血液系统
疾病综合诊疗要点

(上)

刘 南等 ◎主编

吉林科学技术出版社

图书在版编目（CIP）数据

血液系统疾病综合诊疗要点/ 刘南等主编. -- 长春：吉林科学技术出版社，2016.4
ISBN 978-7-5578-0444-2

Ⅰ．①血… Ⅱ.①刘… Ⅲ.①血液病 --诊疗 Ⅳ.① R552

中国版本图书馆CIP数据核字(2016) 第069591号

血液系统疾病综合诊疗要点
XUEYE XITONG JIBING ZONGHE ZHENLIAO YAODIAN

主　　编	刘　南　朱爱萍　闫　慧　张洪霞　赵小强　潘志兰
副主编	胡俊强　熊　涛　许惠丽　张晓丽
	焦长林　鲍　颖　张晓南　杨　扬
出版人	李　梁
责任编辑	张　凌　张　卓
封面设计	长春创意广告图文制作有限责任公司
制　　版	长春创意广告图文制作有限责任公司
开　　本	787mm×1092mm　1/16
字　　数	1047千字
印　　张	43
版　　次	2016年4月第1版
印　　次	2017年6月第1版第2次印刷

出　　版	吉林科学技术出版社
发　　行	吉林科学技术出版社
地　　址	长春市人民大街4646号
邮　　编	130021
发行部电话/传真	0431-85635177　85651759　85651628
	85652585　85635176
储运部电话	0431-86059116
编辑部电话	0431-86037565
网　　址	www.jlstp.net
印　　刷	虎彩印艺股份有限公司

书　号　ISBN 978-7-5578-0444-2
定　价　170.00元
如有印装质量问题　可寄出版社调换
因本书作者较多，联系未果，如作者看到此声明，请尽快来电或来函与编辑部联系，以便商洽相应稿酬支付事宜。
版权所有　翻印必究　举报电话：0431-86037565

主编简介

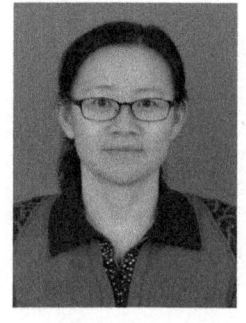

刘 南

1970年出生。菏泽市立医院血液内科主任，副主任医师；泰山医学院、济宁医学院、菏泽医学专科学校教授。任菏泽市血液病学会副主任委员；山东省中西医结合学会血液病分会委员；菏泽市血友病协会副会长。擅长对白血病、淋巴瘤、多发性骨髓瘤、贫血（再生障碍性贫血、溶血等）、出凝血疾病（血小板减少性紫癜、过敏性紫癜等）等血液病的诊治。从事血液病医疗、教学工作近20年，经验丰富。在国家级学术刊物上发表论文10余篇。主持完成7项科研项目，获菏泽市科技进步二等奖2项、三等奖4项。出版了《实用症状鉴别诊断学》、《急诊医学》等多部著作。

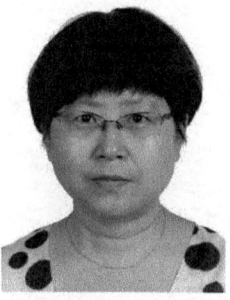

朱爱萍

1964年出生。安徽省安庆市第一人民医院血液肿瘤科主任，副主任医师。安徽省医学会血液学分会委员，安庆市抗癌协会副理事长。1988年毕业于皖南医学院医疗系，毕业至今在安庆市第一人民医院从事内科临床工作。撰写论文发表在《实用内科学杂志》、《皖南医学院学报》、《安徽省医药高等专科学院学报》等。

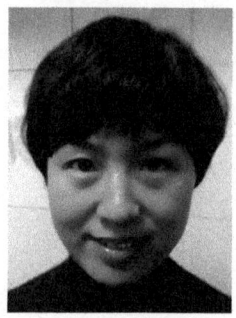

闫 慧

1981年出生。2001年毕业于河北医科大学高级护理专业，毕业后一直从事临床护理工作，于2009年担任护士长职务。荣获唐山市优秀护士，优秀技术能手等称号。先后发表论文3篇，参与编著1部。

编委会

主　编　　刘　南　　朱爱萍　　闫　慧
　　　　　　张洪霞　　赵小强　　潘志兰

副主编　　胡俊强　　熊　涛　　许惠丽　　张晓丽
　　　　　　焦长林　　鲍　颖　　张晓南　　杨　扬

编　委　(按姓氏笔画排序)
　　　　　　叶　红　　长春中医药大学附属医院
　　　　　　朱爱萍　　安徽省安庆市第一人民医院
　　　　　　庄　超　　青岛市妇女儿童医院
　　　　　　刘　南　　菏泽市立医院
　　　　　　闫　慧　　唐山市人民医院
　　　　　　许惠丽　　平顶山市第一人民医院
　　　　　　纪国超　　濮阳市人民医院
　　　　　　杨　扬　　长春中医药大学附属医院
　　　　　　张洪霞　　潍坊市人民医院
　　　　　　张振江　　濮阳市人民医院
　　　　　　张晓丽　　平顶山市第一人民医院
　　　　　　张晓南　　河南省安阳地区医院
　　　　　　张景利　　牡丹江医学院红旗医院
　　　　　　庞延红　　长春中医药大学附属医院
　　　　　　郑慧哲　　牡丹江医学院

参 编 者

赵小强　河南科技大学临床医学院
　　　　河南科技大学第一附属医院
胡俊强　邢台医专第二附属医院
焦长林　郑州颐和医院
鲍　颖　湖北医药学院附属襄阳医院
熊　涛　荆州市中心医院
潘志兰　石家庄市第一医院
戴　惠　长春中医药大学附属医院

前　言

近半个世纪以来，随着医学科学事业的蓬勃发展、血液学专业知识的深入和研究方法的改进，血液学取得了长足的发展。血液病学是理论与实践紧密结合的综合性学科，涉及范围广泛，与细胞学、生物化学、生物物理学、遗传学、免疫医学、分子生物学都有密切的关系。

本书逐步讲述了血液系统基础知识，血液学的组成、血液的生理生化基础及造血系统相关内容，又论述了血液病常用的检验方法，分类叙述了血液病常见的临床症状、贫血性疾病、出血性疾病、白血病、代谢性疾病、血液病常见综合征、造血干细胞移植的治疗以及血液系统常见疾病的护理。内容上体现科学性，突出实用性，希望能成为广大医务工作者的良师益友。

本书由于参编人数较多，文笔不尽一致，加上编者时间精力有限，虽经多次校稿，但疏漏之处在所难免，望广大读者提出宝贵意见和建议，以便修订。

编　者
2016 年 4 月

目 录

- 第一章　血液学绪论 …………………………………………………………………………… 1
  - 第一节　血液学组成与发展 ………………………………………………………………… 1
  - 第二节　血液病患者评估 …………………………………………………………………… 5
  - 第三节　血液病治疗原则 …………………………………………………………………… 9
- 第二章　造血系统概论 ………………………………………………………………………… 16
  - 第一节　造血系统 …………………………………………………………………………… 16
  - 第二节　造血与造血调控 …………………………………………………………………… 18
  - 第三节　造血系统疾病分类及常见的症状和体征 ………………………………………… 21
  - 第四节　造血系统疾病的诊断方法 ………………………………………………………… 22
  - 第五节　造血系统疾病的治疗方法 ………………………………………………………… 25
- 第三章　血液的生理、生化基础 ……………………………………………………………… 28
  - 第一节　血液的基本组成与理化特征 ……………………………………………………… 28
  - 第二节　血细胞和血浆的生理功能 ………………………………………………………… 29
  - 第三节　血凝、抗凝与纤维蛋白溶解 ……………………………………………………… 34
  - 第四节　血型 ………………………………………………………………………………… 37
- 第四章　血液病的常用检验及输血 …………………………………………………………… 40
  - 第一节　红细胞检验 ………………………………………………………………………… 40
  - 第二节　白细胞检验 ………………………………………………………………………… 49
  - 第三节　血小板检验 ………………………………………………………………………… 56
  - 第四节　血红蛋白测定 ……………………………………………………………………… 58
  - 第五节　血液学其他检验 …………………………………………………………………… 61
  - 第六节　微血管和血小板功能 ……………………………………………………………… 65
  - 第七节　纤溶活性 …………………………………………………………………………… 70
  - 第八节　DIC 诊断试验 ……………………………………………………………………… 78
  - 第九节　骨髓细胞化学检验 ………………………………………………………………… 81
- 第五章　血液病常见的临床症状 ……………………………………………………………… 92
  - 第一节　发热 ………………………………………………………………………………… 92
  - 第二节　黄疸 ………………………………………………………………………………… 93
  - 第三节　贫血 ………………………………………………………………………………… 94

第四节	皮肤、黏膜出血	95
第五节	淋巴结肿大	96
第六节	脾肿大	97
第七节	血红蛋白尿	98
第八节	发绀	99

第六章 贫血性疾病 ················· 101

第一节	贫血概述	101
第二节	再生障碍性贫血	110
第三节	纯红细胞再生障碍性贫血	118
第四节	巨幼红细胞性贫血	123
第五节	缺铁性贫血	127
第六节	铁粒幼细胞性贫血	129
第七节	自身免疫性溶血性贫血	133
第八节	阵发性睡眠性血红蛋白尿	139
第九节	海洋性贫血	144
第十节	遗传性球形红细胞增多症	152
第十一节	葡萄糖-6-磷酸脱氢酶缺乏症	154
第十二节	丙酮酸激酶缺乏症	158
第十三节	血型不合所致的溶血性贫血	160
第十四节	急性失血后贫血	164
第十五节	血红蛋白病	168
第十六节	慢性病贫血	182

第七章 出血性疾病 ················· 189

第一节	出血性疾病概述	189
第二节	遗传性出血性毛细血管扩张症	200
第三节	过敏性紫癜	203
第四节	其他血管性紫癜	208
第五节	原发性血小板减少性紫癜	213
第六节	继发性血小板减少性紫癜	221
第七节	血小板功能障碍性疾病	230
第八节	血友病	238
第九节	血管性血友病	243
第十节	血栓性血小板减少性紫癜	245
第十一节	弥散性血管内凝血	256
第十二节	血栓形成与血栓栓塞性疾病	264

第八章 白血病及相关疾病 ················· 278

第一节	白细胞减少症和粒细胞缺乏症	278
第二节	急性淋巴细胞白血病	283
第三节	急性髓细胞白血病	291

第四节　骨髓增生异常综合征 298
　　第五节　传染性单核细胞增多症 306
　　第六节　慢性粒细胞白血病 309
　　第七节　中性粒细胞白血病 322
　　第八节　慢性嗜酸性粒细胞白血病/高嗜酸性 325
　　第九节　真性红细胞增多症 330
　　第十节　慢性特发性骨髓纤维化 334
　　第十一节　原发性血小板增多症 339
　　第十二节　低增生性急性白血病 342
　　第十三节　成人T淋巴细胞白血病 346
　　第十四节　急性混合细胞白血病 352
　　第十五节　中枢神经系统白血病 355
　　第十六节　浆细胞白血病 358
　　第十七节　毛细胞白血病 362
　　第十八节　幼淋细胞白血病 369
　　第十九节　大颗粒淋巴细胞白血病 373
　　第二十节　慢性髓细胞白血病 375
　　第二十一节　慢性淋巴细胞白血病 379
　　第二十二节　霍奇金淋巴瘤 387
　　第二十三节　非霍奇金淋巴瘤 406

第九章　代谢性及脂质贮积病 435
　　第一节　血色病 435
　　第二节　原发性系统性淀粉样变性 436
　　第三节　卟啉病 447
　　第四节　戈谢病 449
　　第五节　尼曼-皮克病 450

第十章　药物与血液病 451
　　第一节　药物性再生障碍性贫血 451
　　第二节　药物性溶血性贫血 456
　　第三节　药源性粒细胞减少症和粒细胞缺乏症 459
　　第四节　药源性血小板减少 464

第十一章　血液病常见综合征 470
　　第一节　POEMS综合征 470
　　第二节　噬血细胞综合征 474
　　第三节　朗格汉斯细胞组织细胞增生症 480
　　第四节　Sézar综合征 487

第十二章　易栓症 489
　　第一节　遗传性易栓症 489
　　第二节　获得性易栓症 497

第三节　抗栓治疗 …………………………………………………………………… 500
第十三章　造血干细胞移植 ……………………………………………………………… 508
　　第一节　概述 ………………………………………………………………………… 508
　　第二节　原理 ………………………………………………………………………… 516
　　第三节　适应证 ……………………………………………………………………… 522
　　第四节　造血干细胞移植的常用技术 ……………………………………………… 528
　　第五节　并发症 ……………………………………………………………………… 537
　　第六节　疗效 ………………………………………………………………………… 555
　　第七节　自体造血干细胞移植 ……………………………………………………… 563
　　第八节　非血缘供者造血干细胞移植 ……………………………………………… 571
　　第九节　单倍体相合造血干细胞移植 ……………………………………………… 573
第十四章　血液系统疾病的护理 ………………………………………………………… 590
　　第一节　急性白血病 ………………………………………………………………… 590
　　第二节　淋巴瘤 ……………………………………………………………………… 593
　　第三节　多发性骨髓瘤 ……………………………………………………………… 597
　　第四节　再生障碍性贫血 …………………………………………………………… 601
　　第五节　弥散性血管内凝血 ………………………………………………………… 602
　　第六节　过敏性紫癜 ………………………………………………………………… 603
　　第七节　血友病 ……………………………………………………………………… 604
　　第八节　静脉血栓形成 ……………………………………………………………… 605
　　第九节　全血及血液成分输注 ……………………………………………………… 609
　　第十节　造血干细胞移植的护理 …………………………………………………… 614
　　第十一节　白细胞减少症 …………………………………………………………… 622
　　第十二节　白细胞增多症 …………………………………………………………… 625
　　第十三节　红细胞增多症 …………………………………………………………… 628
　　第十四节　重度贫血症 ……………………………………………………………… 632
　　第十五节　血小板减少症 …………………………………………………………… 637
　　第十六节　血栓性血小板减少性紫癜 ……………………………………………… 642
　　第十七节　骨髓增生性疾病 ………………………………………………………… 646
　　第十八节　脾功能亢进 ……………………………………………………………… 654
　　第十九节　血液科疾病健康指导 …………………………………………………… 657
参考文献 …………………………………………………………………………………… 670

第一章

血液学绪论

血液学（hematology）是医学科学的一个独立分支。它的主要研究对象是血液和造血组织，包括研究血液中有形成分形态的血细胞形态学；研究细胞来源、增殖、分化和功能的血细胞生理学；研究血细胞组成、结构、代谢和血浆成分的血液生化学；研究血细胞免疫和体液免疫的血液免疫学；研究血液病遗传方式和信息传递的遗传血液学；研究血液流动性和血细胞变形性的血液流变学；研究实验技术和建立实验方法的实验血液学等。近年来，随着基础学科的飞速发展，实验技术的日新月异，促使血液学的研究内容和范畴不断地深入和扩大，开拓了许多新的领域，如血细胞生物学和血液分子生物学等。血液学已成为生理和病理多种专业工作者共同耕耘的园地，血液学范围不断扩大，血液学在医学整体中已成为分子细胞生物学的前驱。总体上血液学可分为临床血液学、基础血液学、实验血液学和血液学检验。

第一节 血液学组成与发展

一、血液学的组成

（一）临床血液学

临床血液学（clinical hematology）是血液学基础，也是血液学得以发展的内在动力。我国的临床血液学以《邓家栋临床血液学》为标志，经过几十年的发展，已为中国血液学树立了标杆。临床血液学是以疾病为研究对象、基础理论与临床实践紧密结合的综合性临床学科，主要包括来源于血液和造血组织的原发性血液病以及非血液病所致的继发性血液病。临床血液学重点研究血细胞（如白血病等）、造血组织（如再生障碍性贫血等），出血倾向（如血友病等）和血栓栓塞（如深静脉血栓形成等）的致病原因、发病机制、临床表现和诊治措施等。此外，也研究临床各科疾病；如肝病、肾病、冠心病、糖尿病、脑血管病、呼吸病、传染病、免疫病、产科病、恶性肿瘤、遗传病等以及外科手术、严重创伤、药物治疗等所引起的血液学异常。近年来，利用分子标志物对白血病进行免疫学分型和对血栓前状态进行精确诊断也取得了极大的进展。生理学家、生物化学家、免疫学家、遗传学家、肿瘤学家等与临床血液学家密切合作，使临床血液学的预防、诊断和治疗水平不断提高，同时，临床血液学又为多基础学科解决了不少问题，并开阔了新的领域。

(二) 基础血液学

基础血液学 (principle and mechanism of hematology) 是研究血液的各种组分，是对血液学基本理论、基本概念的研究，是血液病诊断治疗预防的基础，是指导血液学发展纲领性成果的探索过程。在我国，基础血液学奠基者非朱益栋教授莫属。尤其在血栓止血领域，他为此付出毕生精力。到目前为止，能与国际上基础血液学研究相提并论的成果只有血液学领域中的一个方向，即以王振义教授主编《血栓与止血——基础与临床》为标志。在引领中国血液学教学、科研和临床工作方面都有极高的价值。

(三) 实验血液学

实验血液学 (experiments in hematology) 是根据各种血液学理论和学说进行的体内和体外实验，或者是分子、蛋白水平的模式研究，以证实理论和学说的正确性，并为临床血液学研究提供必要的基础。这不仅是血液学研究的重要环节，也是血液学与其他学科关联、与生命科学协同的重要途径，也被认为可独立展开研究的重要组成部分。遗憾的是，我国还没有任何真正意义上的实验血液学，却有太多的学者、教授将实验室开展的血液学检验与其混为一谈。实验血液学的突破将是我国血液学真正跨入国际先进水平的标志。

(四) 血液学检验

血液学检验 (practical laboratory hematology) 是以血液学的理论为基础，以检验学的实验方法为手段，以临床血液病为工作对象，创建了一个理论—检验—疾病相互结合、紧密联系的体系，且在实践过程中不断发展、完善和提高。医学分子生物学的进展全面推动了血液分子细胞生物学的发展，血细胞的分子和细胞学结构的研究及其在发病中的作用原理，对血液疾病的理论和实践有了更深入的认识；在方法学上，多聚酶链反应等分子生物学研究方法在血液学检验和临床诊断中已广泛应用，使认识和诊断疾病从原来的细胞水平上升到亚细胞水平，将血液学检验提高到崭新的分子水平。公共信息平台的构建和先进实验仪器的快速发展打破了国家间的分界，使中国的血液学检验在标准化、实验室论证体系建设外，一点也不落后于任何一个国家。近十多年来，血液学检验各类专著教材层出不穷。在血液学研究领域已严重失衡，只在数量上弥补了血液学其他领域研究的不足。

二、血液学的发展

血细胞的发现虽已有 150~300 年的历史，但这些细胞的形态学至今还是血液学家研究的重要部分。随着观察血细胞的技术不断改进，光学显微镜的精密度不断提高，染色技术使细胞形态更清晰、易于鉴别，得以区分出各类白细胞，且观察到各种血细胞的异常形态；特殊显微镜的发明使血细胞形态学概念更加充实。目前应用的特殊显微镜有：暗视野显微镜、位相显微镜、偏光显微镜、干涉显微镜以及电子显微镜等。从 19 世纪 60 年代后开始了解到血细胞产生于骨髓，骨髓中有幼稚血细胞，这些幼稚细胞成熟后才进入血液。1929 年发明了骨髓穿刺针，骨髓可像血液一样被吸取和推成薄膜片，在油镜下观察。从此骨髓细胞观察成为血细胞形态学研究的一个重要内容。类似技术也应用于淋巴组织内的血细胞形态观察。

血液学发展很大程度上是研究能力和实验技术的发展，如血细胞吸管（1852—1867年）、血细胞计数板（1855 年）、血红蛋白定量（1878—1895 年）和细胞分类技术（1877—1912 年）。1953 年，美国 Coulter 发明世界上第一台血细胞自动计数仪，迄今已有各种半自动化和全自动化血细胞计数分析仪不断问世，并在世界范围内广泛应用，大大推动了血细胞计数和分类计数的发展。

（一）红细胞的认识

对红细胞功能的认识，最先开始于1871—1876年，已知红细胞有带氧功能且能在组织中参与呼吸作用，1900—1930年对此有更全面的了解。1935年才知红细胞内有碳酸酐酶，能将大量二氧化碳转变成碳酸根离子，使之溶解于血液中；同时也能将碳酸根离子转化成二氧化碳，在肺泡中释放。这一发现不仅明确了红细胞的呼吸作用，而且了解到红细胞和血液酸碱平衡有密切关系。1967年以后明确红细胞内2,3二磷酸甘油醛可作用于脱氧的血红蛋白分子，有利于组织获得更多的氧。1946年，肯定红细胞寿命在120天左右。人体输血能较安全地开展，是在1900年发现红细胞ABO血型之后。在20世纪20年代已知红细胞在体外保存需要葡萄糖，20世纪30年代已应用体外保存的血液作输血之用，20世纪40年代血库才开始逐渐建立。对红细胞糖代谢的全面了解是在1959年后。近30年来，红细胞结构与脂肪、蛋白的关系已较明确。

（二）白细胞的认识

1. **对粒细胞的认识** 1892—1930年已知中性粒细胞有趋化、吞噬和杀灭细菌的作用，到1986年后才知道杀灭细菌的作用依赖于细胞内存在过氧化物酶，使自身体内的H_2O_2起氧化作用之故。嗜酸性粒细胞的功能虽然至今还不十分清楚，但早在1949年就知道嗜酸颗粒会转变成夏科-莱登结晶（Charcot-Leyden crystal）。近年来得知嗜酸性粒细胞内有阳离子蛋白，具有杀死微小生物的作用。对嗜碱性粒细胞功能也有一定了解。嗜碱颗粒中有多种化学成分，如组胺（血清素）等都是一些参与过敏反应的物质。

2. **对单核细胞的认识** 单核细胞的吞噬功能在1910年后才有报道，此类细胞不但能吞噬一般细菌，而且能吞噬较难杀灭的特殊细菌（如结核分枝杆菌、麻风杆菌），也能吞噬较大的真菌和单细胞寄生虫。故当时有人称之为"打扫战场的清道夫"。20世纪60年代后发现，单核细胞能杀死和消化吞噬物质，主要依靠单核细胞内大量存在的溶酶体。近年来更了解到单核细胞在免疫作用中也起了很大作用，能将外来物质消化后提取抗原供给淋巴细胞，同时又可调节淋巴细胞以及其他血细胞生长、增殖或受抑功能。1924年Aschoff曾提出所谓"网状内皮系统"（reticulo-endothelial system，RES）这一名称，1976年后已被否定而代以与单核细胞有关的"单核吞噬细胞系统"（mononuclear phagocyte system；MPS）。现已知单核细胞只是该系统中一个较短暂留在血液内的细胞，以后进入各种组织转变成组织细胞。组织细胞内如已有吞噬物质，则称为巨噬细胞，目前有人称为吞噬细胞。

3. **对淋巴细胞和浆细胞的认识** 对淋巴细胞功能的认识主要在最近30年。过去认为淋巴细胞是淋巴系统中最末的一代，已经成熟到不能再分化，而且对它的作用也很不了解。1959年以来发现，淋巴细胞受到丝裂原和抗原刺激后又转化为抗原（免疫母细胞），并能再进行有丝分裂和增殖。近年来更明确，淋巴细胞虽然形态都相似，但在功能上却显著不同：B细胞产生抗体；T细胞中有的起杀伤作用，有的起辅助作用，有的起抑制作用，有的起诱导作用等。其实各类淋巴细胞还有更细的分工：一个淋巴细胞只对1~2种抗原起反应，抗原有千千万万，可想象淋巴细胞分工的复杂性。至于浆细胞是B淋巴细胞受到抗原刺激后转化出来的一种能分泌免疫球蛋白的细胞，这已在20世纪60年代得到肯定。T细胞还能产生多种细胞激活素（cytokine）。

（三）血栓与止血的认识

1842年发现血小板，直至1882年才知道它有止血功能和修补血管壁的功能，1923年知道血小板有集聚功能和黏附功能。它的作用机制和超微结构在近20年逐渐了解，现已知集聚和黏附功能受到体内许多物质的影响，例如肾上腺素、凝血酶、胶原、前列腺素等；而其中有些物质却又能在血小板内生成并通过微管分泌至血小板外，然后又作用于血小板。血小板超微结构的研究进展明确了血小板内各种亚结构，并且也明确了这些亚结构与上述一些物质的产生和分泌有关。随着使用激光共聚焦显微镜进行单个血小板断层扫描分析单个血小板激活过程中钙离子浓度、应用流式细胞仪观察群体血小板钙离子流变化，证实血小板激活过程中，血小板外钙内流起重要作用，为临床工作中血栓性疾病的诊断及抗血小板药物的研究建立了重要的方法学基础。

对止血与血栓的认识开始于出血问题上。例如，血友病早在2000年以前犹太人法典中已有记载。20世纪50年代以后，对凝血机制有了深入的认识，到了20世纪60年代，"瀑布学说"已成为公认的凝血机制。20世纪60年代以后逐渐认识到血栓形成比止血缺陷对人类健康威胁更大，对血液凝固的研究不仅涉及止血问题，而且也涉及血管内血栓问题。近年来随着研究工作的深入，不仅在凝血因子方面有了新的发现，同时对体内抗凝蛋白，如蛋白C、蛋白S、抗凝血酶和组织因子途径抑制物等也加深了研究，活化蛋白C抵抗（activated protein C resistance，APCR）的研究与临床应用，使血栓与止血实验诊断工作进入了新阶段。纤维蛋白溶解问题也取得新的认识和进展。分子标志物检测，将是研究和诊断血栓前状态和易栓症的重要方法和依据。

（四）造血干细胞的认识

造血干细胞是由胚胎干细胞发育而来，在造血微环境及造血因子等诱导下，增殖、分化、发育成熟为各系血细胞，释放至外周血液执行其生物学功能。造血系统持续不断生成新的血细胞以替换那些衰老退变的细胞，以维持体内恒定的血细胞数量，从而保证生命活动中机体对各类血细胞的需要。多年来，关于血细胞起源问题单元论及多元论争论不休。20世纪初，提出造血干细胞（hematopoietic stem cell，HSC）的概念，当时对这种细胞认识不甚清楚。直至1961年Till等用致死量放射线照射实验小鼠，然后进行骨髓移植，成功地在脾脏形成结节，发现了造血干细胞，即这类形成脾结节的原始细胞。后采用天然性染色体及性别决定基因作为细胞遗传的标志，结合造血干细胞研究中的单个脾集落转移技术，研究结果表明脾集落生成细胞是一类多能造血干细胞。此后进一步深入研究，在实验血液学研究史上写了光辉的一页。1979年，体外培养人造血祖细胞成功，对造血干细胞、祖细胞有了崭新的认识。造血干细胞分化为各系祖细胞，进一步分化、成熟为各系成熟细胞。造血干细胞具有高度自我更新（自我复制）及多向分化这两个最基本的特征，是机体赖以维持正常造血主要原因。20世纪末，由于造血干细胞、造血祖细胞检测技术的进展，使血液学研究深入到对造血和血液病发病机制的探索。为了进一步研究造血干细胞的分化性能，采用了天然的细胞标志纯化造血干细胞和发展体外造血干细胞培养技术，同时为应用造血干细胞移植治疗白血病、再生障碍性贫血等打开了新局面。

（五）造血调控的认识

血细胞生成是造血干细胞经历连续增殖与分化的结果。机体根据需要有条不紊地调控造血干细胞的增殖与分化，保持各类细胞数量的相对恒定。在这个复杂的细胞活动中，造血细胞与间质细胞之间通过受体与配体的相互接触，以及细胞因子与造血细胞受体之间相互作用，并通过不同的信号转导通路启动或关闭一系列的基因而实现对造血细胞增殖、分化与凋亡的调控。近年来，在生理性及病理性造血调控研究方面取得明显进展，对血细胞的发生从分子水平上有了进一步的了解。造血调控研究是造血的基础研究，它对于阐明造血机制以及造血系统疾病的诊断、治疗和病因分析等都有重要作用。细胞因子及其受体的互相作用与信号传导是造血调控研究的另一个热点领域。对各系血细胞的调节因子如 SCF、G-CSF、GM-CSF、EPO、TPO、IL 等的理化性质、氨基酸序列、作用特点均已有较为详细的了解，细胞因子与受体的纯化、克隆、功能研究等不断地有新的进展。造血微环境中同时存在着造血细胞和间质细胞。它们之间的相互作用构成了造血调控的重要内容。造血微环境主要包括基质细胞、细胞外基质分子（extracellular matrixc，ECM）、细胞黏附分子（cell-adhesion molucules，CAM）各种正负调控因子等，造血微环境对于造血干细胞的增殖与自我更新，造血细胞的迁移与定位，各系祖细胞的发育、分化与成熟等均具有十分重要的调控作用。各种 Integrins、Ig 超家族分子、Selectins 等 CAM 间的互相识别，各种蛋白多糖（PGs）如 SHPG、CS、HC 等对细胞因子的富集作用，各型胶原、糖蛋白（如 Fn、Lm、Hn、TSP 等）与造血细胞的定位、分化、成熟、释放等方面的研究也都取得了明显的进展。1973 年 Dexter 等建立了造血细胞体外长期培养体系，为体外模拟造血迈出了一大步。由骨髓细胞构造的贴壁细胞层对造血干细胞增殖与分化的调控是通过造血微环境细胞分泌的细胞因子实现的。造血调控的研究一方面为认识生命科学的许多基本问题提供了重要的研究模型和理论；另一方面在血液系统疾病、恶性肿瘤、遗传性疾病等的发病机制、诊断、治疗和预后判断中均具有十分重要的意义。

（张景利）

第二节　血液病患者评估

怀疑患者有血液系统异常时，应该系统全面了解病史并作体检，获得尽可能多的关于患者疾病的发病和演变过程信息，患者一般健康状况和以往的病史有助于了解疾病的发生和进展，以及遗传和环境因素的影响。医师认真体检时，通过床边观察，仔细寻找疾病体征，获得组织器官异常的证据。皮肤改变，肝、脾或淋巴结肿大等体征对疾病诊断有很大帮助。外周血、骨髓、影像和活体组织检查都是必不可少的。血液系统疾病并不少见，但更多看到的是继发于其他疾病的血液系统改变。例如，贫血的体征和症状以及淋巴结肿大既是血液病的常见临床发现，也是继发性疾病经常可以产生的血液病的体征和症状。尤其当结缔组织疾病患者出现贫血的体征和症状，并有明显的淋巴结肿大时，通常可发现造血和淋巴系统以外的其他系统的原发性病变。

一、病史

在当今技术手段驱动的医疗环境下，仔细询问病史和体检收集信息的重要性已然大不如前，但病史和体检仍然是对任何临床疾病进行评估的第一步。

(一) 症状和体征

1. 体重减轻 很多严重疾病的常见伴随症状，包括原发性血液病，但大多数血液病并不表现明显的体重减轻。很多消耗性疾病，如肿瘤扩散和结核病引起贫血。极度消瘦时，应该怀疑相关疾病，而贫血可能并不是原发性异常。

2. 发热 侵袭性淋巴瘤和急性白血病常见的早期表现是发热，是由于释放的致热原性细胞因子如白细胞介素引起的。化疗引起的造血细胞减少或伴有免疫缺陷导致的感染也通常是引起发热的原因。不明原因的发热，应该考虑淋巴瘤，特别是霍奇金淋巴瘤。原发性骨髓纤维化、急性白血病、晚期骨髓增生异常综合征和其他淋巴瘤也可引起发热。极少数严重恶性贫血或溶血性贫血患者也可出现发热。严重溶血，免疫缺陷或中性粒细胞减少患者并发的菌血症可伴有寒战。夜间盗汗提示低度发热，可见于淋巴瘤或白血病患者。

3. 疲劳、不适和虚弱 这是非特异性的，对其评估也非常复杂和困难。在有严重疾病的患者，这些症状可能是发热、肌肉消耗或其他相关情况引起的。中度或重度贫血患者经常出现疲劳、不适或虚弱，这些症状也可见于血液系统恶性肿瘤。缺铁，甚至并没有明显贫血的缺铁也可出现疲劳或虚弱。

4. 乏力 伴随贫血或恶性疾病过程而出现的消耗表现，常出现全身无力或体能下降。局部身体乏力也可能由血液系统疾病并发神经系统异常所致。维生素 B_{12} 缺乏（如恶性贫血）患者可出现下肢无力，伴有麻木、麻刺感、步态不稳。单克隆免疫球蛋白血症可出现外周神经病引起的肢体无力。白血病、骨髓瘤或淋巴瘤患者出现一个或多个肢体虚弱，可能表明有中枢或外周神经系统侵入。血液系统恶性肿瘤可引起继发性肌病，通常表现为近端肌肉群无力。脚下垂或腕下垂可见于铅中毒，淀粉样变，系统性自身免疫性疾病，或由于长春新碱治疗引起的并发症。

5. 神经系统

(1) 头痛：贫血或者红细胞增多症可导致轻微至严重头痛。血液系统疾病患者可由于白血病或淋巴瘤细胞侵入或压迫大脑，隐球菌或分枝杆菌机会性感染中枢神经系统而导致头痛。血小板减少或者其他出血性疾病导致颅内出血或蛛网膜下腔出血可引起突然的剧烈头痛。

(2) 感觉异常：见于恶性贫血引起的外周神经病变，或继发于血液恶性肿瘤或淀粉样变性的外周神经病变。长春新碱治疗也可引起感觉异常。

(3) 意识模糊：可伴发于颅内肿瘤或感染，也伴发于高热引起。意识模糊见于重度贫血、高钙血症，或高剂量糖皮质激素治疗。意识模糊或明显智力衰退可能是恶性贫血的表现。急性间歇性卟啉病或用大剂量糖皮质激素治疗可引发明显的精神病症状。意识障碍可由于中枢神经系统出血，或白血病和淋巴瘤产生的颅内压增高所引起。重度贫血，红细胞增多症，由血浆单克隆免疫球蛋白引起的血液黏滞度过高，或者白血病性高白细胞血症，特别是慢性粒细胞白血病等，也可伴意识障碍。

6. 颈部 颈部无痛性肿大为淋巴瘤的特征，但一些其他疾病也可引起类似症状。淋巴瘤患者肿大的淋巴结可因继发感染或迅速增大而产生疼痛或触痛。疼痛或触痛性淋巴结病常见于炎性反应，如传染性单核细胞增多症或化脓性淋巴腺炎。淋巴瘤肿大可压迫并阻塞上腔静脉引起颈、面部弥漫性肿胀。

7. 胃肠系统 食欲减低是常见症状但通常无特异性诊断价值。高钙血症和氮质血症可引起食欲减低、恶心和呕吐。在血液系统疾病中可能出现的各种定义不详的消化道症状都归类为"消化不良"。脾脏极度肿大可引起腹胀，少食饱腹感，反酸，呃逆或不适。淋巴瘤阻塞肠道、腹膜后出血、铅中毒、急性溶血、过敏性紫癜、急性间歇性卟啉病等均可引起腹痛。腹泻可发生于恶性贫血，它也是各种形式肠吸收不良的突出症状。血小板减少或其他出血性疾病相关的胃肠出血常常表现为呕血或黑便，但也可能表现为隐匿性的。出血性疾病伴结肠病变可出现便血。高钙血症患者或接受长春花生物碱治疗的患者可发生便秘。

8. 皮肤　皮肤表现对血液系统疾病有非常重要的意义，包括皮肤纹理或颜色的改变，瘙痒及特异或非特异皮肤病变。缺铁性贫血患者的皮肤可变得干燥，头发干而细，指甲脆。甲状腺功能低下可引起贫血，患者的皮肤干燥、粗糙，呈鳞状。恶性贫血，先天性或获得性溶血性贫血患者可呈现明显黄疸。恶性贫血患者因黄疸和苍白同时出现故其皮肤被形容为"柠檬黄"。血液系统恶性肿瘤，特别是淋巴瘤，累及肝脏或造成胆管阻塞，也可出现黄疸。苍白是贫血患者常见的伴随症，但有些严重贫血患者却可不表现苍白。真性红细胞增多症患者可并发难受的红斑性肢痛病。斑片状或广泛的红皮病发生于皮肤T细胞淋巴瘤和某些慢性淋巴细胞白血病或淋巴细胞性淋巴瘤。在骨髓移植后的移植物抗宿主病，其皮肤常常受累，有时甚至非常严重。血色病患者可有青铜色或灰色皮肤色素沉着。硫化血红蛋白血症、氧亲和力降低的异常血红蛋白，以及原发性和继发性红细胞增多症，都可出现皮肤发绀。有冷球蛋白或冷凝集素者，在暴露于冷空气后耳朵或指端可发绀。霍奇金淋巴瘤可出现皮肤瘙痒，甚至极度瘙痒而无可见皮肤病变。蕈样真菌病或其他累及皮肤的淋巴瘤也可表现皮肤瘙痒。相当多的红细胞增多症患者有浴后皮肤瘙痒主诉。

瘀点和瘀斑最常见于血小板减少性紫癜、非血小板减少性紫癜，获得性或遗传性血小板功能异常，以及血管性血友病。如果没有创伤，这些瘀点和瘀斑通常不会引起疼痛，但精神性紫癜和红斑结节可出现疼痛。

浸润性病变可发生于白血病（皮肤性白血病）和淋巴瘤（皮肤性淋巴瘤），有时是患者来看病的主诉。单核细胞白血病比其他类型白血病发生皮肤浸润的频率高。坏死性病变可见于血管内凝血、暴发性紫癜和华法林诱发的皮肤坏死，极少数情况下血液循环有冷球蛋白或冷凝集素的患者，当暴露在寒冷中也可发生皮肤坏死。

（二）家族史

详细的家族史对研究血液病患者非常重要，对溶血性贫血，应询问亲属中有无黄疸、贫血和胆结石。对止血障碍或静脉栓塞的患者，必须特别注意家庭成员中是否有出血表现和静脉血栓栓塞。如果是常染色体隐性遗传病如葡萄糖－6－磷酸脱氢酶（G－6－PD）缺乏症，患者父母通常不患病，但其兄弟姊妹中可能已经有相似的临床综合征。询问关于死于婴儿期兄弟姐妹的情况尤其重要。如果怀疑X连锁遗传，有必要询问外祖父、舅舅、兄弟及其子女的症状。显性遗传性疾病患者如遗传性球形红细胞增多症，医师应该能够在父母一方以及很可能在同胞兄弟中和患者的子女中也发现这些病的特征。种族背景在考虑某些疾病的诊断时也非常重要，如地中海贫血、镰形细胞贫血、葡萄糖－6－磷酸脱氢酶缺乏等在地中海地区或东南亚有特定地理分布的遗传性疾病。

二、体格检查

对每一位患者应做详细的体检，对各系统都要认真检查，以获得对患者一般健康状况的全面了解。人体的某些部位与血液病尤其相关,因此应予以特别重视。这些部位包括皮肤、眼睛、舌、淋巴结、骨骼、肝脾以及神经系统。

(一) 皮肤

1. 苍白和潮红 皮肤的颜色与皮肤中含有的色素和通过皮肤毛细血管的血液有关。血液对皮肤颜色的影响对诊断贫血或红细胞增多症有指导作用,因为血红蛋白水平降低可引起苍白,而血红蛋白水平增高引起皮肤潮红。皮肤中色素的多寡可影响皮肤颜色,可能误导临床医师,例如由于色素减少而皮肤变白或因色素过多而使皮肤颜色失去指导意义。

血流量和血红蛋白量的改变能改变皮肤颜色,这也可能误导临床医师。情绪变化既可引起苍白也可致面部潮红。寒冷或酷热同样可引起皮肤苍白或潮红。长期风吹或日晒能引起持久的皮肤发红,长期饮酒可致面部发红。皮肤发红的程度能通过拇指用力压迫皮肤来判断,如按压前额,使毛细血管中的血液排空,松开拇指后立即比较受压迫部位与周围未受压部位皮肤的颜色。

黏膜和甲床对判断贫血或红细胞增多症较皮肤更可靠。结膜和牙龈可因为炎症不能真实反映血红蛋白水平,或者由于嘴唇压迫,牙龈可呈浅白色。牙龈和甲床也可有色素沉着,使毛细血管模糊不清。有些个体的甲床毛细血管的颜色要从侧面或指甲末端压迫指尖才能完全看清。掌面的皱褶也可用来判断血红蛋白水平,手掌完全展开时应该呈粉红色,否则表示血红蛋白在 70g/L 或以下。肝病可诱发手掌鱼际和小鱼际隆起发红,即便在贫血患者也如此。

2. 发绀 皮肤发绀就像皮肤苍白一样,可因为皮肤色素而很难判断。发绀综合反映血红蛋白减少程度、高铁血红蛋白或硫化血红蛋白的总量。当血红蛋白降低至约 50g/L,高铁血红蛋白含量达 15~20g/L,或硫化血红蛋白含量达 5g/L 时,可引起明显的发绀。

3. 黄疸 黄疸时可在结膜、黏膜、或者没有较深色素的皮肤观察到。黄疸患者应在白天自然光下检查,而不要在白炽灯或者荧光灯下,因为黄色灯光会掩盖患者的皮肤黄色。黄疸是由于皮肤被胆色素染色所致,葡萄糖醛酸胆红素(直接反应或结合胆红素)比非结合胆红素更易使皮肤着色。如果胆红素水平在 2~3mg/dl 以下,肉眼观察不到皮肤黄疸。皮肤黄色色素沉着也可见于胡萝卜素血症,特别在幼儿。

4. 瘀点和瘀斑 瘀点较小(直径 1~3mm),是由皮肤内出血引起的圆形、红色或棕色皮肤病变,主要发生在静脉压力高的部位,如下肢。这些瘀点压之不褪色。瘀点有时稍稍隆起,可触摸得到,这种表现提示血管炎。瘀斑可大小、形态不一,视皮肤出血的程度和时间,可显红色、紫色、蓝色或黄绿色。瘀斑可呈扁平或隆起状,有些有疼痛和触痛。遗传性出血性毛细血管扩张症呈现细小,扁平,无脉动的,紫罗兰色瘀斑,压之褪色。

5. 表皮脱落 某些血液系统疾病如霍奇金淋巴瘤,即便没有皮肤病变,也可出现严重瘙痒。抓痒导致皮肤表皮脱落是皮肤严重瘙痒症的唯一体征。

6. 腿部溃疡 开放性溃疡或溃疡愈合后的瘢痕常见于镰形细胞贫血患者的内外踝,在其他遗传性贫血时少见。

7. 指甲 慢性和严重缺铁性贫血患者的指甲可出现纵向皱褶和扁平,或反甲。

8. 眼睛 通过检查眼睛可发现黄疸、苍白或多血症。通过检查巩膜比检查皮肤更易发现黄疸。血液系统疾病患者还必须做检眼镜检查。视网膜出血和渗出发生在患严重贫血和血小板减少的患者,若出血面很大可使视网膜隆起,看起来像黑色肿瘤。视网膜中心呈白色的圆形出血也常见。静脉扩张可见于红细胞增多症。在巨球蛋白血症患者中,静脉充血呈香肠状节段。

9. 口腔　口腔黏膜溃疡常发生于中性粒细胞减少症患者。白血病患者也可因为牙龈浸润而表现红肿和出血。黏膜出血见于出血性疾病。铅中毒患者的牙基部牙龈处可因硫化铅沉积而形成一条黑线。恶性贫血和缺铁性贫血患者的舌头可变得完全光滑。营养缺乏的患者舌头可变得又红又光滑，并可伴有口角开裂。舌头增大，摸起来比正常的硬，可能表明有原发性淀粉样变性。

10. 淋巴结　淋巴结广泛分布于全身，任何单个或一组淋巴结在发生疾病时均可受累及。体检注意检查颈部、锁骨上、腋下、肱骨内上髁、腹股沟区域的肿大或触痛的淋巴结。正常成人仅在腹股沟处的淋巴结容易被触摸到，正常儿童颈部还可触及多个小的（0.5~1.0cm）的淋巴结。触诊动作应轻柔，最好用指尖作环形移动，缓慢增加压力。触痛的淋巴结通常提示炎症，但快速增生的淋巴瘤在触诊时也可产生触痛。检查深部淋巴结可通过特定的造影技术手段检查，包括CT、磁共振（MRI）、超声波检查、镓造影术、正电子发射断层扫描等。

11. 胸腔　肋骨或胸骨的触痛是一个易被忽视的重要体征，全身性骨痛加剧见于白血病，局部性骨痛加剧见于浆细胞骨髓瘤或转移性肿瘤。应该用指尖间歇性施压，检查所有骨骼表面以确定可能的受累区域。

12. 脾脏　正常成人脾脏在体检时通常不能触及，但偶尔可以摸到脾尖。正常脾脏是否可触及可能与体型有关。通过叩诊、触诊或两者结合可检查出肿大的脾脏。脾脏增大40%便可触及，通过放射性同位素扫描或超声波检查可估计脾的大小，并帮助发现体检时不能触及的脾大。

13. 肝脏　右上象限触及肝脏边缘常常用于检查肝脏肿大，尽管已有证据显示此方法不精确。为了适当评估肝脏大小，有必要通过叩诊决定肝脏的上下边缘。影像检查常用于显示局部浸润性病变。

14. 神经系统　对很多血液病患者必须进行神经功能的全面评估。维生素B_{12}缺乏损害大脑、嗅觉、脊髓和外周神经功能，严重慢性维生素B_{12}缺乏可导致不可逆的神经性退行性病变。白血病脑膜炎常表现有头痛、视觉受损或脑神经功能紊乱。脑内肿瘤生长或脊髓受压迫等，可由恶性淋巴瘤或浆细胞瘤引起。白血病、淋巴瘤和骨髓瘤患者可因为肿瘤浸润、出血、感染或副肿瘤综合征而发生各种各样的神经系统异常。原发性单克隆免疫球蛋白病患者可出现若干类型的感觉和运动神经病变。多神经病是POEMS综合征的特征，表现为多神经病、器官肿大、内分泌病、单克隆免疫球蛋白病和皮肤病变。

15. 关节　膝、肘、踝、肩、腕或髋关节畸形可能是因血友病或严重凝血因子缺乏导致反复出血引起，通常是出血的关节畸形。

（纪国超）

第三节　血液病治疗原则

血液病都属于难治性疾病。依据不同的疾病类型，结合全身支持开展病因治疗是总原则。主要包括血液成分补充、补充造血物质、调整止血血栓平衡，对肿瘤性、遗传性疾病进行综合治疗等。在此，主要阐述血液肿瘤的抗肿瘤药物外治疗和抗血栓性疾病治疗原则。

一、造血细胞移植治疗原则

造血细胞移植成功并应用于临床是近一个世纪的医学探索、研究的重大发现。1975年西雅图研究组发表了引人注目的改善移植预后的研究成果，使得造血细胞移植治疗正式成为血液病广泛使用的最重要治疗手段。

（一）移植适应证

恶性血液淋巴肿瘤患者选择自体或异基因造血干细胞移植部分取决于疾病的治疗状况、对常规剂量化疗的反应以及是否有合适的供者。一般情况下，自体造血干细胞移植适合对常规剂量治疗敏感的恶性疾病，并且使用的治疗药物不会严重损害骨髓。这些疾病的特点是肿瘤细胞可被移植预处理方案中的细胞毒药物清除，而自体骨髓回输则起到促进造血恢复的作用。异基因造血干细胞移植通常用于起源于骨髓的恶性血液病的治疗，如急慢性白血病、再生障碍性贫血以及骨髓增生异常综合征、骨髓增殖性肿瘤。对于那些具有广泛骨髓侵犯的疾病，如低分化淋巴瘤和骨髓瘤，究竟选择自体或异基因造血干细胞移植相对比较困难。一般而言，异基因造血干细胞移植更有利于控制疾病复发，但与异基因造血干细胞移植相关的风险因素，如GVHD、感染和治疗毒副作用，显著影响患者的总生存率。因此，对于这些患者，需要综合考虑患者的情况，如合并疾病、年龄、有无合适的供者、疾病本身特征和患者的意愿等，来决定进行自体或异基因造血干细胞移植。而对于那些GVT效应可能较强的疾病，如CML、AML、ALL和反复复发的低分化淋巴瘤，则推荐考虑选择异基因造血干细胞移植。对于骨髓增生异常综合征、骨髓增殖性肿瘤等，则只能选择异基因造血干细胞移植治疗。

造血干细胞移植可治疗多种良性肿瘤和先天性疾病。特别值得注意的是，HLA相合同胞供者异基因造血干细胞移植治疗重型再生障碍性贫血疗效显著，80%~90%的患者可获得长期无病生存和完全血液学缓解。造血干细胞移植也可以用于治疗血红蛋白异常性疾病，在重型地中海贫血，尤其尚未累及到肝脏的患者中，异基因造血干细胞移植已取得了良好疗效。同样，异基因HCT可作为重型镰刀状贫血年轻患者的治疗选择。对血红蛋白病患者，异基因造血干细胞移植相当于一种基因治疗手段。对那些伴有严重免疫缺陷综合征或其他先天性淋巴免疫缺陷患者，异基因造血干细胞移植是一种可选择的治疗手段。异基因造血干细胞移植已经被用于储积性疾病的治疗，这类疾病是由于溶酶体水解酶或过氧化氢酶的单个基因缺失，而导致一系列临床症状，在这类疾病中尤以黏多糖沉积症的某些亚类的疗效最为显著。目前一些临床试验正在评估自体和异基因造血干细胞移植治疗那些有危及生命或有重要脏器损害的自身免疫性疾病的疗效。

（二）造血干细胞移植疗效

1. 急性髓细胞白血病　造血干细胞移植是治疗AML的重要手段。许多研究均表明异基因造血干细胞移植可明显降低复发率。随着白血病细胞的遗传学检查对预后预测水平的提高，具有高复发风险的患者可选择以移植为基础的治疗。

2. 急性淋巴细胞白血病　异基因造血干细胞移植已被广泛用于成人ALL患者的治疗，特别是具有高危因素的患者，如诊断时高白细胞计数，非T细胞免疫亚型，不良的细胞遗传学特征，髓外侵犯，治疗30天未达到缓解等。许多研究已经表明，这些情况下异基因造血干细胞移植具有重要作用，可降低复发率和提高预期总生存率。

3. Ph 染色体阳性的急性淋巴细胞白血病　应用化疗方案治疗 Ph 染色体阳性成人 ALL 患者疗效不佳，异基因造血干细胞移植可使这些患者生活质量提高，而单独化疗则预后差。

4. 多发性骨髓瘤　年龄小于 70 岁的骨髓瘤患者，开始治疗后一年内进行自体造血干细胞移植已经成为标准的治疗策略。虽然化疗和自体造血干细胞移植均不能治愈骨髓瘤，但是与传统化疗相比，自体造血干细胞移植可提高其无病生存率和总生存率。结合新的化疗药物，如硼替佐米、沙利度胺、来那度胺，作为起始治疗可提高进展期骨髓瘤的有效率和单纯化疗的生存率。

5. 非霍奇金淋巴瘤和霍奇金淋巴瘤　对于中、高危的化疗敏感的淋巴瘤患者，即使在第二次及以后缓解期，接受自体造血干细胞移植疗效仍然优于单纯化疗的挽救性治疗方案。对于 B 细胞 NHL 患者，应用利妥昔单抗作为体内净化和移植后的维持治疗可达到更好的疗效。高危恶性肿瘤，如具有高危因素的弥漫大 B 细胞淋巴瘤、套细胞淋巴瘤、部分 T 细胞淋巴瘤，在第一次缓解后应行自体移植，临床研究已证明可取得比标准化疗更好的疗效。对那些化疗反应差、PET 检查残留病灶持续阳性的淋巴瘤患者，应用自体造血干细胞移植是否可提高疗效尚正处于研究中。对于复发的 NHL 和 HL 患者，经挽救治疗后应用 PET 检查有助于确定患者在自体造血干细胞移植治疗后是否会处于复发的高危状态，对这样的患者应考虑在自体造血干细胞移植后，进行减剂量异基因移植或移植后免疫治疗。

相信在不久的将来，将不再需要利用外周血动员或骨髓抽吸的所有细胞进行移植，而是将根据不同疾病类型和治疗效果来分选所需要移植的细胞种类从而取得最佳疗效。

二、疫苗和免疫细胞治疗原则

（一）疫苗治疗

疫苗是一种用于刺激宿主免疫系统产生中和性抗体，以对抗各类临床靶抗原的生物制剂。尽管用于慢性感染和肿瘤的疫苗治疗已经取得初步疗效，但仍然还没有达到理想的预期目标。血液系统肿瘤是疫苗治疗的一类很好的疾病模型，其中一个重要的原因是由于血液系统肿瘤对免疫效应的敏感性及其标本的易获得性，以便进一步进行深入的机制研究。

治疗性肿瘤疫苗诱发的免疫反应较应用单克隆抗体产生的被动免疫治疗具备更多的优势。在主动免疫治疗中，所有免疫反应产生的效应均来源于宿主本身。同时，因为不具有其他外源性成分而使得宿主的免疫反应更为持久。如果疫苗含有多个靶抗原的成分，则可以产生更为广泛的免疫反应，识别抗原中多个表位。疫苗诱发的免疫反应所产生的抗体可识别肿瘤表面的完整蛋白质，此外可以通过细胞免疫反应递呈肿瘤细胞表面的抗原肽段激活 T 细胞。活化的 T 细胞可以通过多种机制杀灭肿瘤细胞，如通过细胞与细胞接触机制溶解肿瘤细胞，或者通过产生细胞因子而直接杀伤肿瘤细胞。

以细胞为基础的疫苗能够诱发患者体内产生肿瘤反应性 T 细胞用于肿瘤治疗，该方法有待于进一步研究。

（二）免疫细胞治疗

过继 T 细胞治疗是通过 T 细胞输注来增强或建立一种免疫应答，具有较强的抗感染和抗肿瘤效应。目前研究者们已经发现了一些病毒和肿瘤细胞上的靶抗原，改进了抗原特异性 T 细胞的分离方法和使该类 T 细胞在患者体内更长时间保留的基因工程技术，并且认识到了在淋巴细胞缺少的环境中输注 T 细胞有利于提高输注效率和治疗效果，所有这些将推动 T 细胞治疗方案在临床上的进一步开展。在免疫细胞治疗的下一发展阶段可能与特异性调控或抑制途径的靶向干预相结合。

三、抗血栓治疗原则

血栓性疾病是引起致死和致残的主要疾病，因抗血栓药物疗效显著，故是医疗中最常用的药物之一。根据抗血栓药物的作用机制不同可分为抗凝剂、抗血小板药和纤溶药，它们的作用之间有部分重叠。最重要的应用意义是预防高危人群的血栓性疾病。当然在治疗急性血栓形成中也有着重要的应用。但许多药物的风险受益比率较低，以致发生出血等并发症。而出血是在抗凝治疗中最常见的副作用，因此，在选择治疗方案时应为每位患者小心谨慎地权衡风险和利益。这些药物本身可能不会导致出血，但会加重原有的出血。在决定治疗方案时，避免增加出血风险是很重要的。

（一）维生素 K 拮抗剂

维生素 K 拮抗剂作为口服抗凝药，来自于食用发霉的草料所致的低凝血酶原血症。香豆素具有抑制维生素 K 的作用，在 20 世纪 40 年代被提纯并应用于临床。多种药理特性不同的香豆素衍生物统称为维生素 K 拮抗剂，在当今世界各地已被作为抗凝药广泛应用，其中的华法林使用普遍。这些药物被广泛用于预防和治疗血栓性疾病，是现有最为普及的口服抗凝药。

维生素 K 拮抗剂的抗凝效果用血浆凝血酶原时间（PT）监测，它对依赖维生素 K 的凝血因子的降低很敏感，而且会随依赖维生素 K 的凝血因子水平的降低而逐渐延长。影响 PT 的重要成分是促凝血酶原激酶。促凝血酶原激酶成分的差异会导致结果的变化。国际标准化比值（INR）的广泛使用已经促进了结果的可比性，不同实验室得到的 INR 值可以对治疗效果进行可靠比较。治疗初期，INR 应每隔 2~3 天检查 1 次，持续 1~2 周，直到达到稳定的治疗效果。对大多数适应证来说目标 INR 为 2.5，可用的治疗范围是 2~3。对于心瓣膜置换术的患者和那些 INR 在 2~3 但抗凝治疗失败的患者，推荐达到更高的 INR。

（二）肝素和低分子肝素

肝素和低分子肝素（LMWH）是使用最广泛、作用迅速的非口服抗凝剂。肝素的组成具有很大的异质性，它由包括不同链长相对分子质量在 5 000~30 000 之间的不同分子组成。肝素并不直接作用于凝血因子，它通过丝氨酸蛋白酶抑制剂—抗凝血酶发挥作用。只有三分之一的肝素分子含有独特的能与抗凝血酶结合的戊多糖序列并具有抗凝活性。

肝素通常采用静脉给药，以便于快速达到完全的抗凝效果。因为患者对肝素的反应性存在个体差异，所以尽管其抗凝作用迅速，实验室监测还是必不可少。最方便的实验室检测指标是活化部分凝血时间（APTT），血浆存在 0.1U/ml 或者更高的肝素浓度都会影响 APTT。此外，抗活化的 Xa 因子水平可在 APTT 时间不可靠时作为替代检测指标，比如狼疮等疾病而造成患者的 APTT 基础值延长时。通过 APTT 或抗活化 Xa 因子水平的检测来快速达到治疗剂量，对于确保足够的抗凝效果是非常重要的。

（三）纤维蛋白溶解治疗

纤维蛋白溶解治疗是通过注射高剂量纤溶酶原激活剂，加速纤溶酶原转变成有活性的纤溶酶，从而降解纤维蛋白。不同药物特有的生化和药理学特性是决定给药原则、血块溶解的效果和药物本身的不良反应的重要因素。纤溶治疗可用于动脉和静脉血栓的治疗，由于其具有加速血管再灌注，降低发病率和致死率等特点，纤溶治疗已成为急性心肌梗死患者的标准疗法。溶栓治疗也已成为治疗外周血管疾病，心脏搭桥术及心内导管介入的标准疗法。溶栓治疗也用于治疗并发血栓性脑卒中的部分患者。纤溶治疗还能改善严重肺栓塞并伴血流动力学不稳定的患者的预后。血浆纤维蛋白原和D-二聚体水平检测有助于纤溶治疗监测。

（四）抗血小板药

血小板在止血和血栓形成中起着重要的作用，因此抗血小板制剂是治疗血栓性疾病的重要手段。一旦血管受损，血小板即黏附到暴露的内皮下膜上并被激活，释放致密颗粒、α颗粒的内容物，从而发生聚集。凝血酶生成是与血小板黏附和聚集反应同步发生的。与静脉血栓相比，血小板在动脉血栓形成中的作用更明显，这是因为动脉的高剪切力能激活血小板，故抗血小板药物在动脉血栓中的治疗作用大于静脉血栓。

抗血小板治疗联合用药要比单一用药更为有效。因此，对于急性冠脉综合征和冠脉支架术后的患者，多个抗血小板药物联合使用已经成为常规的治疗策略，但同时也会增加并发出血的风险。参与联合用药的药物有：阿司匹林、双嘧达莫、氯吡格雷、受体抑制剂、华法林、利伐沙班和其他新型药物。阿司匹林和氯吡格雷联用降低经皮冠脉介入治疗支架再狭窄的发生，是这一领域的标准治疗方法，其联合使用是治疗急性冠脉综合征的首选。然而，双重或多重抗血小板药物联合使用并不是任何情况下都优于单种药物，例如在某些特殊的患有高风险脑血管疾病的患者中，阿司匹林和氯吡格雷的联合使用不会减少脑卒中的发生，反而会增加出血的概率。在部分患者特别是伴有房颤或者冠状动脉疾病的患者中，会用到华法林、阿司匹林和氯吡格雷的三者联合使用，但有出血风险。随着各类新型药物的问世，其他联合用药的方式也将变得更加普及，例如利伐沙班和阿司匹林合用（加或不加氯吡格雷）。这样的联合使用虽然能发挥更有效的作用，但同时也会相应增加出血等并发症的发生风险。必要时可选择血小板功能检查进行监测。

四、抗感染治疗原则

许多血液系统疾病患者存在感染的风险，包括严重遗传性或获得性的中性粒细胞减少症和再生障碍性贫血，中性粒细胞功能缺陷以及接受导致强烈抑制骨髓化疗的患者。由于细胞毒性化疗药物抑制了正常造血系统功能，化疗期间常常出现全血细胞减少。化疗后中性粒细胞减少期间，大多数患者都会发生感染。淋巴系统肿瘤患者常常发生明显的体液免疫和细胞免疫功能的改变，从而导致非细菌性的感染发病率增加。

（一）危险因素和引起感染的病原体

1. 中性粒细胞减少的严重程度　中性粒细胞减少患者可以发生细菌、真菌、病毒和寄生虫等感染。最常见的最严重的是细菌感染。如果中性粒细胞计数低于$0.5 \times 10^9/L$，细菌感染的风险明显增加。当中性粒细胞计数低于$0.1 \times 10^9/L$，感染的风险进一步加大。中粒细胞减少程度和持续时间是细菌感染风险的重要决定因素。黏膜屏障的破坏，尤其是口腔、食管和肠道黏膜的破坏为病原体的入侵打开门户，从而促进了感染的发展。

2. 细菌　革兰阴性杆菌是最常见的致病菌，包括克雷伯杆菌、大肠埃希菌、假单胞菌属和变形杆菌。这些细菌引起多种感染，包括肺炎、软组织感染、肛周感染、原发性菌血症。使用导尿管或者发生尿路梗阻，可发生尿路感染。目前中性粒细胞减少患者发生的感染，大约一半由革兰阳性菌引起。葡萄球菌和肠球菌是目前中性粒细胞减少并发感染的患者中分离到的最常见的病原菌。其原因可能与半永久性静脉导管的应用和预防性应用抗革兰阴性杆菌药物有一定关系。

3. 真菌　真菌感染常常发生在持续性中性粒细胞减少、淋巴瘤或慢性淋巴细胞白血病患者。念珠菌属是引起真菌感染最主要的病原菌。以往白色念珠菌是最常见的病原菌，然而，近几年非白色念珠菌感染有所增加，部分原因可能是普遍预防性应用抗白色念珠菌药物所致。胃肠道被认为是念珠菌的储存库，有可能发生糜烂性食管炎。念珠菌可以通过留置导管进入血液循环。曲霉菌和毛霉菌也可能引起侵袭性疾病。这些病原菌往往会定植，引起鼻窦和支气管肺炎。由于细胞免疫是防御真菌感染所必需的，因此隐球菌、曲霉菌、球孢子菌、组织胞浆菌和念珠菌感染在长期应用糖皮质激素的白血病和淋巴瘤患者中更为常见。

4. 病毒　病毒感染在细胞免疫功能受损的患者中尤其常见。在免疫功能受损的宿主所感染的病毒中，单纯疱疹病毒、水痘-带状疱疹病毒、巨细胞病毒和腺病毒最为重要。皮肤病变和黏膜炎通常由单纯疱疹病毒所致。带状疱疹病毒感染可能尤其严重，并有播散倾向。

5. 原虫　耶氏肺孢子虫，是一种普遍存在的内源性寄生虫，会导致中性粒细胞减少和细胞免疫缺陷的患者发生肺炎，特别是糖皮质激素治疗减量或停药后经常出现这种感染。另一种原虫即弓形虫，可以引起淋巴瘤或慢性淋巴细胞性白血病患者发生脑脓肿，尤其是糖皮质激素治疗的病例。接受糖皮质激素治疗的患者如果身处流行地区还存在类圆线形虫高度感染的风险。

6. 分枝杆菌感染　淋巴系统恶性肿瘤和结核病之间的关系已经被人们认识，特别偏远地区患者。结核病的死灰复燃，耐药菌株的大量流行，正在成为一个常见和严重的问题，非典型分枝杆菌感染在HIV阳性患者较为常见，化疗患者较罕见。

（二）初次治疗原则

1. 细菌感染　对多种不同的方案进行评估后发现，发热伴中性粒细胞减少患者进行经验性治疗是可以接受的。一般而言，初始经验治疗时联合用药效果好，但是对于中性粒细胞减少程度较轻、无明显的败血症表现以及能耐受氨基糖苷类的患者，单药治疗同样有效。对于所有干细胞衰竭，严重的中性粒细胞和单核细胞减少同时合并感染的患者，不推荐单药治疗。今后几年内，多药耐药病原体的出现将影响经验性治疗的效果。大约60%的院内获得性金黄色葡萄球菌菌株为耐甲氧西林金黄色葡萄球菌（MRSA）。

2. 真菌感染　真菌感染在中性粒细胞减少患者较常见，经验性抗生素治疗3~5天仍无效的发热患者，需要经验性抗真菌治疗。随着新型唑类和棘白霉素类抗真菌药物的出现，虽然两性霉素B脱氧胆酸盐在治疗真菌感染中的地位受到了挑战，但该药仍然是治疗中性粒细胞减少患者多数真菌感染的首选药物。目前有三种脂质体两性霉素制剂：两性霉素B脂质体，两性霉素B脂质复合物和两性霉素B胶质分散体，三者可选择使用。虽然目前耐药问题还不严重，耐药真菌的出现仍然是一个潜在的临床威胁。预防性抗真菌药物可能有助于治疗罕见的耐药菌属感染。抗真菌药物直接的交叉耐药及相互作用，也是一个潜在的重要的问题。

3. 病毒感染　病毒感染的治疗比较有限，阿昔洛韦对单纯疱疹病毒感染有效，大剂量阿昔洛韦可用于治疗水痘-带状疱疹感染，对巨细胞病毒和EB病毒无效。其他制剂，如泛昔洛韦和伐昔洛韦，对单纯疱疹病毒感染同样有效，但可能临床应用较少，且无静脉制剂。更昔洛韦、缬更昔洛韦、膦甲酸钠也可用于治疗巨细胞病毒感染和单纯疱疹感染。在感染早期使用最有效。因此，监测抗原血症和早期治疗高危患者，如移植受者，可以改善预后这些药物联合抗巨细胞病毒的免疫球蛋白已经成功应用于骨髓移植患者的巨细胞病毒性肺炎。利巴韦林用于治疗呼吸道合胞病毒感染。

4. **原虫感染** 耶氏肺孢子虫感染可用甲氧苄啶-磺胺甲噁唑治疗，无法耐受甲氧苄啶、磺胺甲噁唑治疗以及对该药过敏的患者，可用喷他脒治疗。其他治疗方案，包括氨苯砜-甲氧苄啶、伯氨喹-克林霉素和阿托伐醌，已被证实对艾滋病有效。但是化疗相关的免疫抑制患者的治疗，还缺乏相关经验。

5. **分枝杆菌感染** 在全世界范围内，血液系统恶性肿瘤患者存在较高的结核分枝杆菌感染率，所以伴有肺部浸润的中性粒细胞减少患者，应该排除结核。一线抗结核治疗包括利福平、异烟肼、吡嗪酰胺和乙胺丁醇。推荐联合治疗多药耐药结核感染的治疗比较困难，而且预后不良。

（鲍　颖）

第二章

造血系统概论

随着基础医学的发展，分子生物学、细胞遗传学和免疫学的理论和研究方法日益渗入造血系统疾病的研究，使传统的血液病学有了迅猛的发展，研究范围明显扩大，并且出现了很多新兴的边缘学科。如：①血液细胞形态学和骨髓组织病理学。②血液生化学。③血液免疫学；④血液遗传学。⑤血液流变学。⑥成分输血和造血干细胞移植。⑦实验血液学。⑧临床血液学。

第一节 造血系统

造血系统包括血液、骨髓、脾、淋巴结，以及分散在全身各处的淋巴组织和单核－吞噬细胞系统。

一、骨髓（bone marrow）

人体的造血过程分为：①胚胎及胎儿造血期，其中包括卵黄囊造血期、肝造血期和骨髓造血期，后者从胚胎3个月开始。②出生后造血期，出生后骨髓承担全部的造血任务，主要是粒、红、巨核三系血细胞的生成和发育。出生后在某些病理情况下，肝、脾、淋巴结等骨髓外器官也会出现粒、红、巨核细胞的增生，这种现象称为髓外化生或髓外造血（extramedullary hematopoiesis）。骨髓组织是一种海绵状、胶状或脂肪性组织，正常成人骨髓总量为 2 600~4 000ml，其中红骨髓为 1 200~1 500g，小儿（15kg 体重）骨髓总量达 1 600ml，红骨髓为 1 000~1 400g。成人造血组织平均占骨髓总量的40%，脂肪组织占28%，造血组织和脂肪组织比值为1.4。骨髓的供血丰富，进入骨髓腔的小动脉分支形成毛细血管，连接于血窦，形成网状结构，血窦逐渐汇合成小静脉，小动脉和小静脉伴行离开骨髓腔。血窦壁由内皮细胞、基底膜和外膜细胞组成，由于后两者常是断续的，所以窦壁的厚薄不一。平时窦壁是无孔的，仅在血细胞通过时暂时形成小孔，以后又复闭合。血窦壁具有阻挡成熟细胞进入周围血液的作用，称为骨髓的髓血屏障。血窦间充满骨髓的实质，称为造血素。

造血细胞新生于窦间隙造血素内，不同类型的细胞均有其特定部位。幼红细胞常围绕着巨噬细胞靠近血窦旁成堆分布，形成红系造血岛。当幼红细胞成熟后即离开巨噬细胞而贴近血窦壁，脱核后通过内皮细胞进入血窦。幼稚粒系细胞常散在定位于骨小梁旁生长，随着粒系细胞成熟，然后向窦壁移动，以其阿米巴样动作而钻入窦内。巨核细胞紧贴在窦壁上，将其周边的胞质突起深入至窦壁内皮细胞空隙处。从巨核细胞分离的血小板可根据需要直接进入血窦。位于造血素中央的单核细胞多集中在动脉周围。此外，在骨髓切片中尚可见由淋巴细胞、浆细胞和巨噬细胞组成的淋巴小结，少数具有生发中心，血细胞不是连续性，而是分批地从骨髓进入血液。

在骨髓内增殖分化的淋巴系祖细胞再进一步增殖分化为前体细胞，其中T淋巴系前体细胞转入胸腺内增殖，发育成长为T淋巴细胞各亚群，B淋巴系前体细胞则留在骨髓内增殖成长为B细胞。

二、淋巴结和脾

淋巴结（lymph nodes）和脾（spleen）是人体的主要免疫器官。淋巴结主要分布在非黏膜部位，存在于黏膜部位的淋巴组织是淋巴小结，称结外淋巴组织或黏膜相关淋巴样组织（mucosa associatedlymphoid tissue，MALT）。淋巴结外包结缔组织被膜，被膜上有淋巴输入管，直通被膜下周边窦。被膜下为皮质浅区，是B细胞居住地，由B细胞聚集形成初级淋巴滤泡，主要含静止的初始B细胞。在抗原刺激下增殖发展成为生发中心，又称次级淋巴滤泡，由大量增殖分化的B淋巴母细胞组成。后者可转移至淋巴结中心部髓质的髓索上转化成浆细胞，产生抗体。皮质浅区与髓质之间是皮质深区，为T细胞居住地。淋巴结中心部是髓质，由髓索围成髓窦。淋巴结内T、B淋巴细胞免疫应答生成的致敏T淋巴细胞及特异性抗体都汇集于髓窦内，由淋巴输出管输出。

脾外包结缔组织被膜，被膜向下伸展成若干小梁。脾实质由白髓、红髓和边缘区构成。大部分为红髓，白髓为灰白色小点，稀疏分布红髓中，边缘区围绕着白髓。入脾的动脉分支贯穿于白髓的小梁中，成为中央小动脉，小动脉周围为T细胞包围构成淋巴鞘，为T细胞居住区。鞘内还有淋巴小结，为初级淋巴滤泡，它受抗原刺激后可生成生发中心，内含大量B细胞，此为B细胞居住区。红髓由脾索围成无数脾窦，窦内充满循环血液，窦壁由内皮细胞、基底膜及外膜细胞组成，细胞之间有基膜小孔，易为血细胞穿过。中央动脉终端进入红髓，分为很多互不相通的细小笔毛样分支。大多数笔毛样分支直接开放入脾索，笔毛样分支中血液较浓缩，血黏滞度高，所以脾索内血细胞行动迟缓，在索内潴留时间较长，加上脾特殊的血循环结构，血细胞不易迅速通过基膜小孔而达脾血窦。因此脾对血细胞有阻留作用，衰老的红细胞在弯曲的脾索内缓慢行进，尤其在低葡萄糖及酸性环境下，红细胞逐渐形成球形，渗透性脆性增加，无法通过基膜小孔进入脾血窦，最终在脾索中心为巨噬细胞所吞噬。正常血小板在脾索内黏性增加，容易被脾内网状纤维阻滞，约30%被阻留在脾。正常脾对粒细胞的阻留作用不明显。脾是人体最大的淋巴组织，因此具有免疫作用，机体产生的抗体一部分来源于脾，脾是IgM产生的主要场所。脾被膜具有平滑肌纤维，经小梁而深入实质间，脾具有血液贮存功能，对全身血流量起调节作用，急性失血后脾可以收缩。但当脾显著肿大时，其贮血量增大。在胚胎时期脾可以生成各种血细胞，出生后则仅产生单核及淋巴细胞，实验研究证明多能干细胞可出现在脾循环内。所以，在病理情况下可发生髓外造血。正常脾尚具有控制血细胞成熟及自骨髓释放入血的功能，脾切除后，周围血中白细胞和血小板可在几小时内迅速上升，并分别在2~3天及1周内达高峰，血片中可出现靶形红细胞、幼红细胞、铁粒幼细胞及含豪-胶（Howell-Jolly）小体的红细胞。

三、单核-吞噬细胞系统

单核-吞噬细胞系统包括：骨髓内幼单核细胞，血液单核细胞，淋巴结、脾和结缔组织的固定和游走巨噬细胞，肺泡巨噬细胞，肝的 Kupffer 细胞以及神经系统的小神经胶质细胞等。它们都有共同的结构、活跃的吞噬功能、体外黏附玻璃能力，以及细胞膜上具有免疫球蛋白和补体受体。单核-吞噬细胞系统相当于以往 Aschoff 所称的网状内皮系统。单核-吞噬细胞来源于骨髓的祖细胞，在血中成为单核细胞，游走至组织即成为巨噬细胞。除吞噬外来的胶状及颗粒状物外（包括各种微生物），单核-吞噬细胞尚参与免疫反应以及铁、脂肪和蛋白质代谢，并可清除被激活的凝血因子。

（刘 南）

第二节 造血与造血调控

传统将干细胞分胚胎干细胞（embryonic stem cell）和成体干细胞（somatic stem cell）。胚胎干细胞来源于胚胎胚泡的内细胞团，它具有无限的自我更新能力，能分化皮包括生殖细胞在内的各种类型的细胞。成体干细胞存在于分化的组织中，仅能分化成它们所在组织的特定类型细胞，如骨髓中多潜能造血干细胞及间充质干细胞，前者可分化形成各种血细胞，后者可分化为多种类型的结缔组织支持造血。成体干细胞具有可塑性，一旦处于特定微环境中，它们将有可能分化为其他类型的细胞。

造血（hemopoiesis）的过程包括造血干细胞（hemo-poietic stem cell）分化为多向祖细胞（progenitor cells），再不断增殖逐步分化为各系祖细胞，然后成为各系前体细胞（precursor cells），最后发育成为具有生理功能的各系成熟细胞。骨髓中最早的造血干细胞有分化为髓系和淋系干细胞的潜能，可称为全能干细胞。造血过程可参见图 2-1。祖细胞是造血细胞分化的重要阶段，各系定向分化发生在晚期祖细胞阶段。晚期的定向祖细胞经过若干次有丝分裂后，就分化出形态可以辨认的各类前体细胞。粒、红系的前体细胞自原始、早幼到中幼阶段，再进行 3~5 次有丝分裂便成熟进入晚幼阶段，不再合成 DNA，停止增殖，继续进行终末分化。巨核系造血只在祖细胞（CFU-MK）阶段进行增殖，巨核系细胞分化为前体细胞时，即失去了增殖能力。

造血干细胞具有自我更新和自我维持能力。正常造血干细胞只进行不对称性有丝分裂，即每次有丝分裂产生两个子细胞，只有一个分化为早期祖细胞，而另一个仍然保持为干细胞，一旦干细胞分化为早期祖细胞时，就可以进行对称性有丝分裂，因而能大量扩增祖细胞。因此在干细胞的不断有丝分裂中，所增加的仅仅是祖细胞，而干细胞自身数量与特性不变。体内造血干细胞绝大多数处于静止状态（G_0 期）。人类造血干细胞缺乏特异性标志，至今尚无法直接检测，用多参数流式细胞术方法，分选出 $CD_{34}^+ CD_{33}^- DR^-$，$CD_{34}^+ CD_{38}^- Lin^-$ 或 $CD_{34}^+ Thy1^-$ 等细胞群，应认为是富集了干细胞和早期祖细胞。有些替代方法如高增殖潜能集落形成单位（CFU-HPP）以及长期培养起始细胞（LTC-IC），前者指经 28 天以上，后者指长期培养至少经 5 周，实际上都属于人类早期的髓系祖细胞。体内培养能形成集落的祖细胞，称集落形成细胞（colony forming cell，CFC）；集落内部都是一个 CFC 的后代细胞，在集落计数时，称集落形成单位（colony forming unit，CFU），CFU 和 CFC 都代表祖细胞。

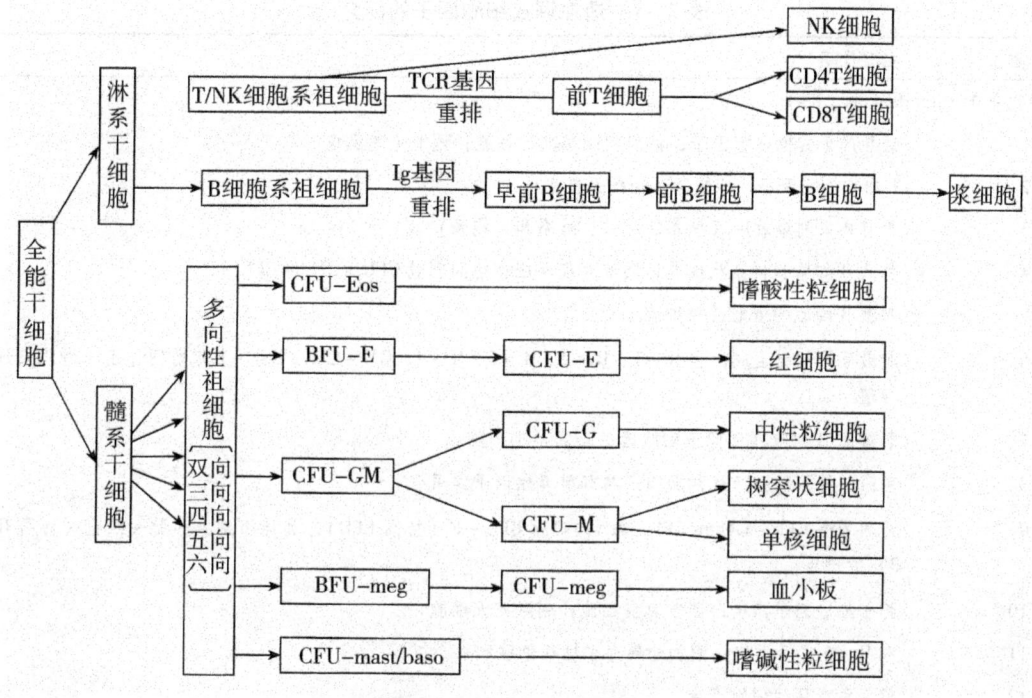

图 2-1 造血过程的模式图

CFU-Eos：嗜酸性粒细胞系集落形成单位；BFU-E：早期红系集落形成单位；CFU-E：晚期红系集落形成单位；CFU-GM：粒单系集落形成单位；CFU-G：粒系集落形成单位；CFU-M：单核系集落形成单位；BFU-meg：早期巨核系集落形成单位；CFU-meg：晚期巨核系集落形成单位；CFU-mast/baso：肥大细胞/嗜碱性粒细胞系集落形成单位

人类每天都有大量血细胞衰老凋亡和消耗，同时每天都产生大量新生血细胞。为保持各阶段细胞增殖与分化，生长和消亡之间的平衡，必须要有造血调控机制。现发现在造血干、祖细胞周围有一个造血微环境，这是由各类调控细胞及细胞因子组成的空间，这个调控造血细胞增殖分化的空间称为造血微环境（hemopoietic microenvi-ronment），又称龛位。造血调控细胞包括巨噬细胞、内皮细胞、含脂细胞、成纤维细胞及肥大细胞等间质细胞（或称基质细胞），以及成熟的血细胞。在造血微环境中，细胞与细胞间近距离调控可通过细胞旁分泌或自分泌的细胞因子，远距离调控可通过体内其他器官分泌的细胞因子，经血液循环运送到造血组织起调控作用，如红细胞生成素（erythropoietin，EPO）及血小板生成素（thrombopoietin，TPO）等，它们实质上属于内分泌激素多肽，可以在血清及尿液中检测出来，其他许多内分泌激素对造血也有影响。近距离作用的细胞因子产量极微，用一般生化方法难以检出，如集落刺激因子（CSF）等。在造血微环境中，近距与远距调控交织形成复杂的调控网络。其中有正调控和负调控，并且取得平衡。细胞因子按其作用也可分为正调控因子和负调控因子，前者如干细胞因子（SCF）、红细胞生成素（EPO）、血小板生成素（TPO）、集落刺激因子（GM-CSF 和 G-CSF 等）及大多数白细胞介素等（表 2-1）；后者包括干扰素（IFN）、肿瘤坏死因子（TNF）、白血病抑制因子（LIF）及转化生长因子 β（TGF-β）等。天然的细胞因子都是糖蛋白，分子量多数在 15 000~60 000，它们的基因多数位于人 5、7 号染色体的长臂。

表 2-1 造血调控细胞因子的简介

细胞因子	主要作用
白细胞介素（interleukins，ILs）	
IL-1	诱导产生其他细胞因子；协同刺激早期干细胞；调节免疫反应
IL-2	T 细胞生长因子；抑制髓系和红系生成
IL-3	具有多系刺激效应（髓系、红系、淋系和巨核系）
IL-4	刺激 B 细胞和树突状细胞；调节免疫反应；协同刺激 CFU-GM 和 CFU-E
IL-5	刺激 B 细胞和嗜酸性粒细胞
IL-6	刺激巨核细胞生成；和 IL-1、IL-2、IL-3、IL-4、GM-CSF、CSF-1 起协同作用；增强浆细胞增殖
IL-7	刺激前 B 细胞（协同干细胞因子）和早期干细胞
IL-8	刺激中性粒细胞产生和功能；具有前炎症因子作用
IL-9	协同刺激 CFU-GM 和 CFU-Mix；刺激 BFU-E（协同 EPO）；加强 T 细胞和肥大细胞（协同 IL-3）的产生
IL-10	抑制细胞因子产生；调节免疫细胞；刺激肥大细胞
IL-11	和 IL-6 作用类似；增加外周血中性粒细胞和血小板
IL-12	增加免疫活性细胞产生
IL-13	增加干细胞因子作用；抑制单核细胞产生细胞因子；刺激 B 细胞，激活 T 细胞
IL-14	B 细胞生长因子
IL-15	调节 T 细胞活性
IL-16	调节免疫
IL-17	诱导产生其他细胞因子（IL-6、IL-8、G-CSF 等）；加强黏附分子表达
IL-18	诱导产生 GM-CSF 相 IFN-γ；抑制 IL-10 等
集落刺激因子（colony-stimulating factors，CSFs）	
CSF-1	加强单核细胞产生和功能
G-CSF	刺激粒细胞产生和功能；协同刺激早期祖细胞；刺激前 B 细胞
GM-CSF	刺激 CFU-GM 和单核、粒细胞、嗜酸和嗜碱性粒细胞的产生；协同 IL-4 诱导树突状细胞产生；协同刺激祖细胞包括早期干细胞
EPO	刺激红系生成；协同刺激 BFU-E 和 CFU-meg；刺激 CFU-E
Flt3 配体	协同刺激多能干细胞（协同 TPO 和干细胞因子）；刺激树突状细胞
干细胞因子	同 Flt3；加强肥大细胞的生成
血小板生成素	主要调节巨核细胞增殖和分化；和干细胞因子及 IL-11 协同作用
C-Mpl 配体	刺激多能干细胞；协同 EPO 促进红系生成

（胡俊强）

第三节 造血系统疾病分类及常见的症状和体征

一、造血系统疾病的分类

造血系统疾病俗称血液病，系指原发于造血系统（如白血病等）和主要累及造血系统的疾病（如缺铁性贫血等）。许多其他系统疾病有血液方面改变者，只能称为系统疾病的血液学表现。

造血系统疾病一般可分为：①红细胞疾病。②白细胞疾病。③出血性疾病，近年来由于血栓性疾病引起临床的广泛重视，已扩大为"止血与血栓"的范畴。随着造血干细胞研究的深入，发现不少造血系统疾病的发病和造血干细胞质和量的异常有关。因此，近年来在上述分类基础上再进一步细分：造血干细胞疾病、红细胞疾病、粒细胞疾病、淋巴、组织细胞疾病、血小板疾病、凝血因子疾病等。2008 年 WHO 发表的造血和淋巴组织肿瘤的 WHO 分型，将造血系统肿瘤进一步分为骨髓增殖性肿瘤、髓系和淋系肿瘤伴嗜酸性粒细胞增多和 PDGFRA、PDGFRB 或 FGFR1 异常、骨髓增生异常/骨髓增殖性肿瘤、骨髓增生异常综合征、急性髓系白血病和相关前体细胞肿瘤、系列不明急性白血病、淋系前体细胞肿瘤、成熟 B 细胞肿瘤、成熟 T 细胞和 NK 细胞肿瘤、霍奇金淋巴瘤、组织细胞和树突状细胞肿瘤、移植后淋巴增殖性疾病。该分类将为国际上造血系统肿瘤的统一分型起重要作用。

二、造血系统疾病常见的症状和体征

1. 贫血 贫血是造血系统疾病的一种常见症状。各种贫血综合征如缺铁性贫血、巨幼细胞性贫血、再生障碍性贫血、铁粒幼细胞性贫血、溶血性贫血等都以贫血为共同表现。造血系统肿瘤如白血病、骨髓瘤、恶性组织细胞病等都可以贫血为首起表现，出血性疾病也可引起贫血。各系统疾病均可引起贫血，如慢性肾病、慢性肝病、各种病原所致的慢性感染、结缔组织病、恶性肿瘤、各种原因的失血等。贫血引起的症状，与红细胞减少引起组织和器官慢性缺氧及由缺氧所致的代偿表现有关。皮肤、黏膜苍白是贫血患者共同的体征，但皮肤、黏膜苍白也见于末梢毛细血管充盈不足或痉挛，如受寒、休克、虚脱及主动脉瓣关闭不全等。贫血的苍白在口唇、甲床、手心最为明显。急性失血性贫血可引起血容量减少，急性血管内溶血可致急性肾衰竭，慢性严重贫血、血红蛋白低于 30g/L 常导致贫血性心脏病，发生心力衰竭可致死。

2. 出血 由于机体正常止血功能障碍所引起的自发性出血，或受伤后出血难止，有出血倾向的疾病称出血性疾病。皮肤、黏膜出血是出血性疾病共同的首起表现，如皮肤瘀点（直径<2mm）、紫癜（3~5mm）、瘀斑（直径>5mm）、血肿（片状出血伴皮肤显著隆起），亦可表现为鼻出血、齿龈渗血和月经过多等。一般皮下的点状出血多为毛细血管性出血；皮下瘀斑或月经量增多常为血小板量和质的异常；深部肌肉血肿及关节腔出血多为凝血机制障碍。手术中出血较重，局部压迫止血效果较持久者多为血管或血小板异常；手术中出血不太严重但术后却有严重渗出，局部压迫止血效果不持久者多为凝血机制异常所致。皮肤紫癜的特点也有助于鉴别，以四肢为主，大小不等的点状出血，稍凸出皮肤，对称分布，为过敏性紫癜的特征；皮下点状出血或较大瘀斑，全身散在分布，多为血小板减少性紫癜；在

舌、唇、颜面部或在出血处有毛细血管扩张，为遗传性出血性毛细血管扩张的特征；反复固定部位的点状出血常提示血管性血友病的可能。内脏出血，如血尿、消化道出血、颅内出血等常是出血性疾病的严重表现，颅内出血可致死。出血倾向不仅是出血性疾病的主要表现，造血系统肿瘤、骨髓增生异常综合征、骨髓增殖性疾病及某些类型的贫血等，凡影响止血和凝血功能者均可引起出血倾向的临床表现。

3. 发热　发热是造血系统疾病的常见症状。发热尚系淋巴瘤、白血病、恶性组织细胞病、朗格汉斯细胞组织细胞增生症、反应性噬血组织细胞增生症及粒细胞缺乏症等的首起表现。造血系统疾病发热的机制主要是两方面：一是因粒细胞减少、免疫功能减退引起的各种病原体感染，为感染性发热；其二是造血系统疾病本身引起的发热，大多系肿瘤性发热，如淋巴瘤、白血病、恶性组织细胞病等引起的非感染性发热，由于肿瘤组织核蛋白代谢亢进，与肿瘤细胞坏死、人体白细胞对组织坏死的反应以及肿瘤组织本身释放的内源性致热原等有关。其中淋巴瘤和恶性组织细胞病等可引起不明原因的长期发热，有时成为临床上的"发热待查"，一时难以明确诊断。淋巴瘤尤其是霍奇金淋巴瘤常可引起特征性周期热，亦称 Pel-Ebstein 热。

4. 淋巴结、肝、脾肿大　是造血系统疾病的常见体征。主要见于造血系统肿瘤浸润或因骨髓病变引起的髓外造血。可见于淋巴瘤、淋巴细胞白血病（急性和慢性）、粒细胞白血病（急性和慢性）、浆细胞病、朗格汉斯细胞组织细胞增生症和恶性组织细胞病、原发性骨髓纤维化、类脂质沉积症等。溶血性贫血尤其是血管外因素引起的，以及脾功能亢进等都可致脾大。

（朱爱萍）

第四节　造血系统疾病的诊断方法

一、基本方法

造血系统疾病诊断的基本方法和内科其他系统疾病一样，主要还是依靠详细的询问病史，全面的体格检查，结合有针对性的实验室检查，用正确的临床思维进行分析，一般都能获得正确的诊断。根据临床经验，许多病例误诊的原因并不是缺乏什么高深的新技术，而是在于询问病史有遗留，重要的体征未发现，临床思维方法不得当。由于许多其他系统疾病都可以有血液学的表现，如贫血、白细胞增多和减少、血小板减少、高球蛋白血症等；而造血系统疾病的某些临床表现，如发热、淋巴结、肝、脾肿大，又常见于其他系统疾病，缺乏特异性。因此，对血液科的临床医师来讲，必须具有扎实的内科基础才能对造血系统疾病进行正确的诊断。

二、血细胞计数和白细胞分类计数

血细胞计数包括红细胞、白细胞和血小板计数以及白细胞分类计数，是造血系统疾病诊断最基础的工作。目前各医院普遍采用自动血细胞分析仪，常用的是电阻法血细胞分析仪。以白细胞五分类仪为代表，该仪器有四种关键结构，即红细胞、白细胞、血小板计数池，流式细胞池，激光散射光测定装置及血红蛋白测定系统。由于血细胞是一种不良导体颗粒，所以产生了电脉冲信号，信号数目与流过小孔的细胞数成正比，由于血细胞大小可产生不同大小的脉冲，仪器预先对红细胞、白细胞及血小板分别设定不同的脉冲大小阈值。经计算从而获得血小板数（PLT）、平均血小板体积（MPV）、血小板比积（PCT）、血小板体积分布宽度（PDW）、红细胞平均体积（MCV）、血红蛋白量（Hb）、血细胞比容（HCT）、红细胞平均血红蛋白浓度（MCHC）、红细胞平均血红蛋白量（MCH）、红细胞体积分布宽度（RDW）及白细胞计数（WBC）等参数。采用流式细胞池及激光法，各个白细胞按照其大小及内部结构不同而产生强度不同及角度不同的散射光，并用计算机进行处理，绘制白细胞分类直方图，获得各类白细胞的百分比和绝对值。这些常规检查的质量直接影响造血系统疾病诊断的正确性，从采血部位到仪器、试剂的标准化，如何减少测量误差是临床诊断中非常重要的关键问题，目前临床工作的实际情况还有许多不尽如人意的地方，并且迄今尚无一台血细胞分析仪可以完全替代显微镜进行白细胞分类计数。因此，为了造血系统疾病的正确诊断，还必须强调制作一张高质量的周围血片进行人工分类计数和观察红细胞、白细胞和血小板的形态改变。此外，正确的诊断还须制定统一的诊断标准，如我国贫血的诊断标准就和国际统一的WHO标准不一致。这就需要我国血液工作者进行高质量的人群调查，像美国第二次全国卫生与营养调查（NHANES Ⅱ）那样，我国尚缺乏类似的普查资料。

三、骨髓检查

临床上骨髓检查习惯上指骨髓细胞形态学检查。实际上骨髓检查的含义更广，它不仅包括细胞形态学检查，而且包括骨髓活组织检查即骨髓病理学检查、骨髓细胞电镜检查、骨髓细胞遗传学检查、骨髓细胞分子生物学检查及骨髓造血祖细胞培养等。虽然目前分子生物学发展迅猛，但迄今骨髓细胞形态学仍然是造血系统疾病最基本的诊断方法。在一般基层医院里，凭着一张制作很好的骨髓涂片和一架好的显微镜就能解决临床上大多数血液病的诊断问题，即使在教学医院有了许多先进的诊断方法，但有些问题最终还得依靠细胞形态学检查来进行分析。血液病的专科医师必须要亲自看过骨髓涂片，才能对经治的病例有一个全面的认识。分析骨髓涂片细胞形态学检查结果必须有两方面的认识，一是骨髓穿刺涂片检查代表穿刺点的骨髓造血情况，这里要考虑抽样误差的问题；其二是骨髓液来自窦血，因此混入周围血是很自然的，骨髓小粒才是真正的造血组织，因此千万不要忽视骨髓小粒检查在估计骨髓增生情况中的意义。如将骨髓小粒放在盖玻片上，不加压力把它拉开，亦即所谓渣拉片，用它来估计骨髓增生情况就比较真实。骨髓涂片细胞形态学检查所获得的结果称为骨髓象。

四、流式细胞术（flow cytometry）

使用流式细胞光度计（flow cytophotometer）亦称流式细胞仪（flow cytometer，FCM）进行疾病的诊断，称流式细胞术。流式细胞仪包括液流系统、光学系统、分选系统和数据处理系统。待测样本中的细胞或其他生物学颗粒性物质，经液流系统单个地流过流式细胞仪中激光照射的区域，细胞受激光的激发产生信号，被仪器中的信号接收器接受并放大，这些放大了的信号经计算机分析并以图表的形式直观地显示出来。通过分选系统，还可以将某些类型的细胞群筛选出来。流式细胞仪产生并分析的信号主要有光散射信号和荧光信号。光散射信号的强弱可以反映细胞的大小、形态及胞浆颗粒化的程度等。依荧光素的不同，用不同波长的激光激发可反映不同的细胞生物学特性。如用荧光染料标记的单克隆抗体特异地与细胞表面的抗原、受体或膜糖蛋白结合，在激光的激发下可发出一定波长的荧光。荧光信号的强度反映膜抗原、受体或糖蛋白的相对数量，对荧光信号进行收集分析，就可以分析细胞亚群和功能。用 DNA 染料对 DNA 进行染色，在激光的激发下发出荧光，测定荧光的强度，就可以得出相对 DNA 含量，进而对细胞周期时相进行分析。用特定的荧光染料，还可以对细胞钙离子浓度、细胞内 pH 值及细胞膜电位等进行测定。FCM 分析目前临床上主要用于白血病和淋巴增生性疾病的免疫分型；利用免疫表型检测微小残留病；FCM 检测肿瘤细胞表达 P-糖蛋白（P170 蛋白）用于多药耐药的检测，要比免疫组化染色和 PCR 检测 mdrl mRNA 更具有优越性；应用 FCM 检测外周血红细胞、中性粒细胞或骨髓单个核细胞 CD55、CD59，可以直接检测 GPI 锚连接蛋白的缺失情况，是目前诊断阵发性睡眠性血红蛋白尿最灵敏、最特异的方法；FCM 尚能检测红细胞、中性粒细胞和血小板抗体，用于免疫血液病的诊断其灵敏度高于血清试验。FCM 在造血系统疾病诊断上的应用，是血液病诊断史上的一个重要发展。

五、分子生物学技术

分子生物学技术包括聚合酶链反应（PCR）、Southern 印迹杂交、限制性片段长度多态性（RFLP）、等位基因特异性寡核苷酸探针（ASO）、单链构象多态性（SSCP）等在造血系统疾病诊断中的应用，使血液病的诊断有了质的飞跃，对过去认识不清的疾病有了新的认识。目前，分子生物学技术已深入到白血病和淋巴增生性疾病的基因诊断和分型。慢性粒细胞白血病 Ph 染色体，t（9;22），形成 BCR/ABL 融合基因；急性早幼粒细胞白血病，t（15;17），形成 PML/RARα 融合基因；以及免疫球蛋白重链（IgH）和 T 细胞受体（TCR）基因的重排，有助于识别恶性淋巴增生性疾病的 T、B 细胞起源等，都已在临床上广泛应用。WT1 基因与肾母细胞瘤（Wilms'tumor，WT）相关，应用 RT-PCR 方法测定白血病细胞 WT1 mRNA 水平，对白血病的预后估计及微量残留病的检测都有重要意义。应用定量 PCR（qPCR）或反转录 PCR（RT-PCR）方法检测 mdrl mRNA，已在临床上广泛用于多药耐药的诊断。基因芯片技术已用来筛选致病基因。分子生物学技术也已广泛用于遗传性血液病的诊断和产前诊断。对 α 珠蛋白生成障碍性贫血国内已普遍采用了 PCR 技术，由于 $α_1$ 和 $α_2$ 珠蛋白基因 3 端序列存在差别，可设计相应的特异引物进行 PCR 分析，可以鉴别 $α_1$ 和 $α_2$ 基因的缺失；对 β 珠蛋白生成障碍性贫血分子突变类型的鉴定，国内也已采用 PCR/ASO 探针杂交、PCR/反向点杂交及多重等位基因特异性 PCR 等技术。基因诊断具有较高的灵敏度和特异度，已广泛应用于珠蛋白生成障碍性贫血的分型和产前诊断。几种主要的凝血因子、抗凝因子及纤溶因子近 10 余年来都已被克隆化，促进了对上述因子相关疾病发病机制等的研究。血友病 A 的基本缺陷为因子Ⅷ的量和（或）质的异常。因子Ⅷ的基因全长 186kb，有 26 个外显子和 25 个内含子。近年来应用 DNA 印迹分析、聚合酶链反应等技术，发现血友病 A 基因突变 300 多种，包括倒位、点突变、缺失或插入，这些突变的识别也为因子Ⅷ的基因诊断提供了可能性。由于导致血友病 A 的因子Ⅷ基因突变主要为内含子 22 倒位和异质性极强的点突变，国内已开始应用 LD-PCR（long distance polymerase chain reaction）进行内含子 22 倒位的检测，用于血友病 A 的产前诊断，对于不存在内含子 22 倒位的家系可利用基因多态性进行遗传连锁分析。

六、影像学诊断

影像学诊断在造血系统疾病诊断中的应用，近年来也有很大的进展。影像学对淋巴瘤的诊断，尤其是浅表淋巴结不肿大的淋巴瘤，以及淋巴瘤的临床分期，具有重要价值。影像学诊断对多发性骨髓瘤及朗格汉斯细胞组织细胞增生症等的诊断也有重要价值。X线淋巴造影、^{99m}Tc-Dextran淋巴显像的应用，使对淋巴瘤深部病灶的诊断成为可能，还能应用于放、化疗效果的评价以及复发的诊断。^{67}Ga扫描对淋巴瘤的纵隔病变有高度灵敏性，可达85%～95%，而对腹膜后淋巴结病变的灵敏性为10%～60%。正电子发射计算机断层显像（PET）系定量代谢显像技术，检测淋巴瘤病灶尤其是深部病灶其诊断价值优于CT。^{99m}Tc-Dextran全身骨显像对多发性骨髓瘤骨病变的灵敏度要高于X线检查。磁共振成像（MRI）在检出骨髓疾病方面比其他影像学检查更具有优越性，补充了骨髓涂片和骨髓活检的不足，后者常存在抽样误差。MRI能检出局灶性骨髓浸润，增加骨髓活检的成功率，能帮助判断恶性血液病脊柱压缩性骨折的病因，能确定骨外肿块的范围，明确脊髓压迫的位置，有助于选择适合自体骨髓移植的患者。硫化^{99m}锝或氯化^{111}铟全身骨髓γ照相可反映全身功能性骨髓的分布，间接反映再生障碍性贫血造血组织减少的程度。

（熊　涛）

第五节　造血系统疾病的治疗方法

一、补充治疗

采用缺什么补什么、缺多少补多少的原则用于造血因子缺乏的血液病的治疗，如缺铁性贫血的铁剂治疗、缺乏叶酸或维生素B_{12}引起的巨幼细胞性贫血，应补充叶酸或维生素B_{12}。遗传性或获得性凝血因子缺乏患者主要也采用补充治疗原则，目前能提供的补充治疗凝血因子制剂有新鲜冷冻血浆、冷沉淀物、纤维蛋白原、因子Ⅷ浓缩物、vWF浓缩物、因子Ⅸ浓缩物、凝血酶原复合物浓缩剂等。成分输血实质上也是补充治疗。肾性贫血补充红细胞生成素，也可以看成内分泌激素的替代治疗。

二、免疫治疗

免疫抑制治疗适用免疫机制介导的血液病，如原发性再生障碍性贫血、纯红细胞再生障碍性贫血、自身免疫性溶血性贫血、特发性血小板减少性紫癜等，均可选用免疫抑制治疗，包括肾上腺皮质激素、抗胸腺细胞球蛋白（ATG）和抗淋巴细胞球蛋白（ALG）、环孢素、大剂量静脉应用丙种球蛋白等。免疫失调在许多血液病的发生发展中起重要作用，适用免疫调节剂的治疗。树突状细胞可以"细胞疫苗"形式用于抗肿瘤治疗。

三、抗肿瘤化学治疗

目前，对造血系统恶性肿瘤的主要治疗方法是抗肿瘤化学治疗。近代肿瘤化学治疗（化疗）始于20世纪40年代，到60年代末，大部分目前常用的化疗药物都已出现，并且开始认识到肿瘤细胞动力学及化疗药物药代动力学的重要性，依据肿瘤细胞动力学设计了联合化疗方案。到了70年代，已有不少成熟的联合化疗方案，例如治疗急性髓细胞白血病的柔红霉素+阿糖胞苷（DA方案）、治疗急性淋巴细胞白血病的长春新碱+柔红霉素+门冬酰胺酶+泼尼松（VDLP方案）、治疗霍奇金淋巴瘤的氮芥+长春新碱+丙卡巴肼+泼尼松

（MOPP方案）、治疗多发性骨髓瘤的左旋美法仑＋泼尼松（MP方案）等。80年代起由于支持疗法的发展特别是细胞因子的应用，使抗肿瘤化学治疗的剂量有可能加大，实验证明，化疗剂量增加1倍，其杀伤力可达10倍，出现了以中剂量/大剂量阿糖胞苷为主的联合化疗方案，以及大剂量甲氨蝶呤治疗白血病及缓解后巩固强化治疗。使抗肿瘤化学治疗在造血系统恶性肿瘤的治疗中取得了很大成绩，使得儿童急性淋巴细胞白血病的5年持续完全缓解率达70%，急性髓细胞白血病的5年无病存活率达40%～50%；成人急性淋巴细胞白血病的5年无病存活率可达30%～50%，急性髓细胞白血病为30%，霍奇金淋巴瘤Ⅰ、Ⅱ期患者的5年生存率达85%～90%，并且不少患者被认为已治愈。但80年代后化疗的疗效未能取得进一步提高，其主要原因是肿瘤细胞的多药耐药，对后者的逆转治疗至今尚未在临床上取得突破性进展。

四、造血细胞因子（hemopoietic cytokine）的应用

80年代中期由于DNA重组技术的发展，可以生产大量高纯度的造血细胞因子，为其临床应用开辟了广阔的前景，这是临床治疗学上划时代的成就。近年来由重组技术生产的干扰素、红细胞生成素、血小板生成素和集落刺激因子已在临床上广泛使用，积累了不少经验。α干扰素对毛细胞白血病显效，对慢性粒细胞性白血病具有使Ph染色体阴转的效能，对低恶度非霍奇金淋巴瘤和多发性骨髓瘤与化疗合用可提高疗效，对骨髓增殖症也有一定疗效。红细胞生成素对肾性贫血取得了显著疗效，和血液透析联合应用大大改善了慢性肾衰竭的生存质量，红细胞生成素还对内源性红细胞生成素分泌减少性贫血，以及伴有继发性铁负荷过多的贫血患者纠正贫血提供了有效的措施。集落刺激因子的应用使造血系统恶性肿瘤的大剂量化疗得以保证，可使粒细胞缺乏时间缩短、程度减轻、并发感染的机会减少、住院天数缩短，从而大大提高了恶性血液病的治疗效果。

五、造血干细胞移植（hemopoietic stem cell trans-plantation）

造血干细胞移植包括异基因骨髓移植、同基因骨髓移植、自身骨髓移植和周围造血干细胞移植及脐血移植。异基因造血干细胞移植又可根据预处理方案分为骨髓清除和非骨髓清除两种。造血干细胞移植在20世纪80年代开始发展迅速，其适应证已从造血系统肿瘤扩展到实体瘤及某些遗传性疾病。异基因骨髓移植已或为根治部分重型再生障碍性贫血及慢性粒细胞白血病的有效方法。据1998年8月底中国骨髓移植登记处的资料显示，迄今国内已有68个单位开展了造血干细胞移植治疗，已登记移植病例1 840例，自体移植1 120例，占60.9%，其中骨髓移植668例，外周血造血干细胞移植420例，混合移植32例。异体移植720例，占39.1%，其中供者造血干细胞来源于骨髓566例，来源于外周血145例，另有同基因移植9例。我国异基因移植的适应证主要是白血病，占91%，其中慢性粒细胞白血病占40%，急性髓细胞白血病（AML）占32%，急性淋巴细胞白血病（ALL）占19%，重型再生障碍性贫血占4%。在自体造血干细胞移植中，AML与ALL分别占42%和18%，淋巴瘤占22%，恶性实体瘤占14%，其他占4%。异基因造血干细胞移植后3年无病生存期：AML第1次完全缓解期（CR_1）患者为70.0%，ALL CR_1 患者为48.2%，慢性髓系白血病第1次慢性期患者为64.2%。

六、基因治疗（gene therapy）和分子靶向治疗（mo-lecular target therapy）

造血系统疾病的基因治疗，总的说来尚处于临床前实验研究阶段。上海复旦大学遗传学研究所以成纤维细胞为受体细胞，经有正常凝血因子Ⅸ的反转录病毒重组体转染，用胶原包埋，注入血友病B患者背部皮下，血中因子Ⅸ表达维持1年多，取得了初步成功。分子靶向治疗直接作用于靶基因或其表达产物而达到治疗目的，使治疗恶性血液病具有高度选择性。甲磺酸伊马替尼（STI571或格列卫）是一种高度特异的酪氨酸激酶抑制剂，是针对Ph+白血病基因产物的分子靶向药物。基于单克隆抗体的靶向治疗也在临床上广泛应用如针对B淋巴细胞的抗CD20（美罗华）。采用表观遗传学原理的药物，如干扰DNA甲基化（5-氮杂胞苷）和DNA甲基转移酶抑制剂（地西他滨）用于MDS的治疗，都是分子靶向治疗。其他分子靶向治疗方法有反义核酸、核酶、小干扰RNA（small interfering RNA, SiRNAs）等，尚处于实验研究阶段。

（潘志兰）

第三章

血液的生理、生化基础

第一节 血液的基本组成与理化特征

一、血液的组成

血液是由血浆和混悬于血浆中的血细胞两部分组成,血细胞分红细胞、白细胞和血小板。

从人体抽出的血液中,如果加入抗凝剂,可使血液不凝固。当血液沉淀后就可以看到两层:上层是淡黄色透明的液体称为血浆,下层是密集的红细胞。血浆中含有水分、蛋白质、电解质及小分子有机化合物(营养物质、代谢产物和激素等)。在血细胞中,红细胞数量最多,约占总数的99%,白细胞最少。红细胞在血液中所占的容积百分比,称为血细胞比容。正常成年男性的血细胞比容为40%~50%;女性为37%~48%。人体内血浆和血细胞量的总和,也就是血液的总量,称为血量。正常成年人体内血液的总量为5 000~6 000ml,占人体体重的7%~8%,幼儿血液的总量约为体重的9%。

二、血液的理化特性

(一) 密度

正常人全血的密度为1.050~1.060,血浆的密度为1.025~1.030,红细胞的密度为1.090~1.092。血浆的密度主要决定于血浆蛋白质的含量;红细胞的密度与其所含血红蛋白的量成正比;全血的密度主要与红细胞的数量有关。

(二) 黏度

血液的黏度比水大。全血黏度的大小主要决定于其所含红细胞的数量;血浆黏度主要决定于血浆蛋白质的浓度。如以水的黏度为1,则全血相对黏度为4~5,血浆为1.6~2.4。

(三) 血液渗透压

血液中晶体物质(主要是NaCl)所形成的渗透压,称为血浆晶体渗透压;由血浆中蛋白质(主要是白蛋白)所形成的渗透压,称为血浆胶体渗透压。血浆总渗透压是这两者之和,约为313mmol/L。血浆蛋白质相对分子质量大,颗粒少,所产生的胶体渗透压很小,不超过1.5mmol/L，约相当于3.33kPa（25mmHg）。

在正常情况下，血浆蛋白质不能透过毛细血管壁。组织间液中的蛋白质含量少，其胶体渗透压低于血浆。因此，血浆胶体渗透压可吸引水进入血管，在保持血量、调节血管内外水的移动以及维持血管内外水平衡中起重要作用，而血浆晶体渗透压在调节细胞内外的水交换，维持细胞正常体积形态中起重要作用。

（四）血浆pH

正常人血浆pH为7.35~7.45。血浆pH能保持相对恒定是由于血浆和红细胞中含有多种缓冲对。①血浆的pH主要取决于血浆中$NaHCO_3/H_2CO_3$的比值，通常这一比值为20。②血浆中的蛋白质钠盐/蛋白质、Na_2HPO_4/NaH_2PO_4，红细胞中的血红蛋白钾盐/血红蛋白、氧合血红蛋白钾盐/氧合血红蛋白、K_2HPO_4/KH_2PO_4等均是很有效的缓冲系统。③肺与肾不断排出体内过多的酸和碱，对血浆pH的稳定亦具有重要作用。

（赵小强）

第二节 血细胞和血浆的生理功能

一、红细胞的生理和功能

（一）红细胞的生理特征和功能

红细胞（RBC）是血液中数量最多的一种血细胞。正常成人红细胞的数量男性约为$(4.5~5.5)\times10^{12}/L$，女性约为$(3.8~4.6)\times10^{12}/L$。

红细胞数量可受年龄、性别、运动、营养、疾病和居住海拔高度等各方面的影响。婴儿时期红细胞数量较多，儿童时期保持低水平，从青春期逐渐达到成人水平；居住在高原地区的人，红细胞数要比居住在平原地区的人明显升高。人体内每天都有大量的红细胞衰老死亡，但也有同样量的红细胞从骨髓中生长出来。因此，人体内红细胞的数量一般保持稳定。红细胞的形态呈扁圆形，约为8μm大小，两面微凹，中间薄，边缘部厚，这样的形态特点有利于红细胞和血流中的O_2和CO_2接触。

1. 红细胞的生理特征

（1）红细胞的可塑性变形：红细胞在全身血管中循环运行，常要挤过口径比它小的毛细血管和血窦孔隙，这时红细胞将发生变形，通过后又恢复原状，这称为红细胞可塑性变形。红细胞的表面积与体积的比值越大，其变性能力也越大。因此，正常的双凹圆蝶形的红细胞的变形能力大于异常球形红细胞的变形能力。

（2）悬浮稳定性与红细胞沉降率（血沉）：把含有抗凝物质的血液放置于垂直竖立的沉降管中，虽然红细胞的比重大于血浆，却下沉得很慢。红细胞能比较稳定地悬浮于血浆中的特性，称为红细胞的悬浮稳定性。通常以第1小时末红细胞沉降的距离（mm）表示红细胞的沉降速度，称为红细胞沉降率（ESR），简称血沉。正常成人男性血沉为0~15mm/h（魏氏法），女性为0~20mm/h。血沉越小，表示红细胞的悬浮稳定性越好。

（3）渗透脆性：红细胞外面的膜，具有特殊的通透性，与血浆保持着相等的渗透压。红细胞膜维持一定的张力，能使红细胞保持大小、形态不变。如果把红细胞悬浮于低渗盐溶液中，水分子将透入红细胞内，引起红细胞膨胀、破裂，逸出血红蛋白，这种现象称为渗透性溶血。红细胞在低渗盐溶液中发生膨胀破裂，这一特性称为红细胞渗透脆性，表示红细胞膜对低渗盐溶液的抵抗力。正常人的红细胞在 0.42%～0.45% 的 NaCl 的溶液中开始溶血，在 0.32%～0.34% 的 NaCl 的溶液中完全溶血。

不同物质组成的等渗溶液，不一定都能使红细胞的形态和大小保持正常。通常把能使悬浮于其中的红细胞形态体积维持正常的盐溶液，称为等张溶液。NaCl 不能自由透过细胞膜，所以 0.9% 的 NaCl 溶液既是等渗溶液，也是等张溶液。尿素能自由进入红细胞，使细胞内渗透压升高，水进入细胞内，导致细胞膨胀破裂。所以 1.9% 的尿素溶液虽是等渗溶液，但却不是等张溶液，将红细胞置于其中，会立即发生溶血。

(4) 红细胞的能量来源：红细胞的能量来源由红细胞直接从血浆摄取葡萄糖，通过糖酵解和磷酸戊糖旁路而获得，所产生的能量主要用于供应膜上钠泵的活动，以维持红细胞内 Na^+ 浓度远低于细胞外，而 K^+ 浓度远高于细胞外。低温储存较久的血液，血浆内 K^+ 浓度升高，就是由于低温下红细胞膜上的钠泵不能正常活动的缘故。

2. 红细胞的功能

(1) 红细胞的主要功能是运输 O_2 和 CO_2：这是由于红细胞内的血红蛋白具有容易和 O_2 和 CO_2 结合，也容易和 O_2 和 CO_2 分离的特点。红细胞把吸入的新鲜氧气输送给体内的每一个细胞，也把细胞活动所产生的二氧化碳携带出来排出体外，通过这两个互相联系的过程，红细胞在体内就成为完成气体交换的有力工具。

(2) 红细胞具有调节酸碱平衡的作用：红细胞内含有碳酸和重碳酸盐，是调节酸碱的缓冲系统，与血浆中的酸性和碱性磷酸盐及蛋白质共同调节体内的血液酸碱度。

(3) 红细胞的免疫调节功能：1981 年，Siegel 提出红细胞免疫系统的新概念，开辟了机体免疫系统的新领域。科学家们发现，红细胞表面存在着补体 C3b 的受体（第一补体受体，CR1）。目前对红细胞免疫功能的表现、调节机制以及与疾病的关系等研究都取得了一定的进展，认为红细胞具有一定的免疫和调节功能。

1) 促吞噬作用：与红细胞表面存在的 CR1 有关。用梅毒螺旋体和肺炎球菌等进行体外和体内试验发现，被抗体致敏的螺旋体或球菌，在含补体、红细胞和白细胞混合液中 80%～95% 被快速吞噬；若缺少红细胞，则需较长时间，且被吞噬得较少。CR1 单克隆抗体能抑制红细胞的黏附肿瘤细胞的活性。Siegel 推测，红细胞能阻止肿瘤细胞在血循环中扩散，因为癌细胞在外周血中遇到红细胞的机会比白细胞大 1 000 倍，癌细胞表面覆盖有抗体补体，易被红细胞黏附而被捕捉吞噬。

2) 清除循环免疫复合物作用：通过 CR1，红细胞与抗原-补体-补体复合物结合，当运至肝脾固定吞噬系统中，免疫复合物（IC）从红细胞上解离，IC 被吞噬清除。

3) 效应细胞作用：细胞表面有过氧化物酶，能使红细胞直接销毁黏附的抗原物质。电镜下可见红细胞发生变形运动以顺应肿瘤细胞的表面形态，包绕坏死的肿瘤细胞碎片，黏附处的红细胞与肿瘤细胞黏附、融合，肿瘤细胞与红细胞结合处有被损现象。这种黏附作用可被 CR1 单克隆抗体或 C3 多克隆抗体阻断。

4) 红细胞对淋巴细胞和细胞因子的调控作用：1993 年，Shau 等发现，红细胞胞质内存在着一种自然杀伤细胞增强因子（NKEF）能增强自然杀伤（NK）细胞活性，认为红细胞在调节 NK 细胞方面起着重要作用。

5) 红细胞能增强淋巴细胞的转化率和加强 T 细胞增殖。研究显示，该作用与红细胞 LFA-3 和淋巴细胞 CD2 相互作用有关。

（二）红细胞的生成和生成调节

1. 红细胞生成所需的原料　在红细胞的生成过程中，与红细胞发育成熟有关的主要物质有以下几种：

（1）铁和蛋白质：蛋白质和铁是合成血红蛋白的重要原料。铁的来源有两条途径：一是来自食物的外源性；另一是红细胞在体内破坏后释放的内源性铁。成人每天需 20~30mg 铁用于血红蛋白合成，其中 95% 均来源于体内铁的再利用。

（2）维生素 B_{12} 和叶酸：维生素 B_{12} 叶酸是红细胞正常发育成熟所必需的物质，称为红细胞成熟因子。维生素 B_{12} 和叶酸都与胞核中 DNA 合成密切相关。

2. 红细胞的生成调节　骨髓中红系祖细胞造血受促红细胞生成素和雄激素等体液因子调节。当机体缺血、缺氧或肾需氧量增加等引起肾的氧供应不足，就会使肾释放促红细胞生成因子或称红细胞生成酶，其在血浆中作用于肝脏产生的促红细胞生成素原，形成具有活性的促红细胞生成素（EPO），刺激骨髓造血，加速红系细胞增生、成熟，释放红细胞进入血液循环，从而解除肾的缺氧状态，这是一种负反馈作用。当血液中促红细胞生成素增加到一定的水平时，也可负反馈地抑制促红细胞生成素原的产生和释放。由于上述两种负反馈效应，血浆中促红细胞生成素的浓度得以维持在一定的水平，从而保持循环血液中红细胞数量的相对稳定。

从青春期开始，男性血液中的红细胞数、血胞比容和血红蛋白浓度均高于女性，这种性别差异与性激素有关。雄激素促进造血，而雌激素则抑制红细胞生成。实验表明，雄激素、甲状腺素和生长激素等，都可增强促红细胞生成素的作用。

（三）红细胞的破坏

用同位素方法测定，正常的红细胞寿命为 120d 左右。衰老的红细胞在血循环中经过长期的血液冲击，发生变形，脆性增加，不能保持正常的代谢功能，结果在血流中或肝、脾内破坏。脾脏在红细胞的破坏中起重要作用，衰老的红细胞在脾脏中被大量破坏，因而有人将脾脏比喻为红细胞的坟墓。红细胞破坏后释放出来的血红蛋白可被重新利用，作为制造新的红细胞的原料。

二、白细胞的生理和功能

白细胞（WBC）的种类较多，根据白细胞染色后细胞内有无颗粒，可分为颗粒白细胞和无颗粒白细胞两类。颗粒白细胞根据粒细胞胞质中嗜色颗粒的特性又可分为中性粒细胞、嗜酸性粒细胞和嗜碱性粒细胞。健康成人在静息时，白细胞总数在（4~10）×10^9/L 范围内。正常时，白细胞总数和分类计数都是相对稳定的，当发生炎症、过敏、组织损伤等情况时，白细胞总数升高并出现分类计数百分比的改变。白细胞在机体中的防御反应中起重要作用。

1. 中性粒细胞　具有高度的吞噬能力和游走能力，占白细胞总数的 50%~70%。中性粒细胞表达 FcγR 在异物入侵和炎症早期，可吞噬、杀灭病原体等异物，并可在抗体参与下发挥抗体依赖性细胞毒性（ADCC）作用，清除抗原异物，参与特异性免疫。

2. 单核细胞　约占白细胞总数的3%~8%。单核细胞参与非特异性免疫和特异性免疫。在非特异性免疫中主要通过吞噬作用杀灭和清除病原体，并介导炎症反应，在特异性免疫中主要发挥免疫调节和抗原呈递功能。

3. 产生抗体或其他杀菌的物质　淋巴细胞在这方面的功能最为突出。淋巴细胞占白细胞总数的20%~40%。淋巴细胞可分为T细胞和B细胞，是重要的免疫细胞，它们是免疫系统重要的组成部分。T细胞来源于骨髓干细胞（胚胎期则来源于卵黄囊和胚肝），在胸腺中发育分化，成熟后离开胸腺进入外周免疫器官的胸腺依赖区定居，并循环血液→组织→淋巴→血液进行淋巴细胞再循环而分布全身。B细胞来源于鸟类法氏囊和哺乳动物骨髓。T、B细胞通过抗原受体TCR和BCR识别抗原，介导细胞免疫和体液免疫，是特异性免疫应答的主要参与者。根据功能和生物学特性，T细胞分为不同亚群，CD_4^+ Th细胞主要分为Th1和Th2两个功能亚群，是免疫系统重要的效应细胞，两者数量、功能平衡与否，直接制约免疫性疾病的发生和发展。CD_8^+ T细胞分为细胞毒性T细胞（CTL）和抑制性T细胞（Ts）。CTL能特异杀伤靶细胞，是第3类重要的效应细胞；Ts可下调免疫应答。B细胞分为B1细胞和B2细胞两个亚群，分别介导对非胸腺依赖抗原和胸腺依赖抗原的免疫应答。此外，B细胞还具有加工呈递抗原的功能，并能分泌细胞因子，参与免疫调节。

4. 通过一些酶的作用，溶解所吞噬的细菌　白细胞内含有多种蛋白溶解酶、溶菌酶，单核细胞还含有丰富的脂肪酶，这些酶能将吞噬后的细菌消化后杀死。

三、血小板的生理和功能

血小板（PLT）是游离在血液中最小的血细胞，它的大小只有红细胞的1/3~1/5，显微镜下可观察到血小板边缘部分透明，中央聚集一些颗粒。血小板是从骨髓成熟的巨核细胞脱落的小块细胞质。血小板胞质中含有α颗粒和致密体。α颗粒中储存有凝血因子等蛋白质分泌物质，致密体中含有Ca^{2+}、二磷酸腺苷（ADP）、5-羟色胺（5-HT）、磷脂等活性物质。

健康成人循环血液中的血小板数为（100~300）×10^9/L。正常人血小板计数可有6%~10%的变化，运动时数目可增加；午后较清晨高；冬季较春季高；妇女月经期血小板减少。在因外科大手术、组织损伤、分娩等情况而发生大量失血后，血小板暂时增多。体内存在能调节血小板生成速度、维持血液中血小板数量稳定的反馈机制。参与血小板生成调节的体液因子有促血小板生成素、巨核系集落刺激因子，其主要作用是刺激巨核细胞蛋白质合成，增加巨核细胞总数，调节巨核系祖细胞的增生。血小板平均寿命为7~14d，然而，血小板只在开始两天具有生理功能。

（一）血小板的生理特性

血小板具有黏附、聚集、收缩吸附等特性，这些都是血小板在受刺激变形后发生的活化反应，是在生理止血过程中发挥作用的基础。

1. 黏附　黏附是指血小板黏附于血管壁或其他异物的特性。

当血管壁损伤或仅有内皮细胞受损，而暴露内皮下组织时，流经此处的血小板即被血管内皮下组织激活，即黏附于其上。黏附过程需要一种由血管内皮细胞合成的von-Willebrand因子（vW因子）参与，它与血小板膜糖蛋白Ⅰ（GPI）结合，成为血小板黏附的必要条件。

2. 聚集　聚集是指黏附的血小板相互之间进一步附着的过程。迅速黏附在血管破损处的血小板，在胶原纤维的刺激下释放二磷酸腺苷（ADP），引起血小板聚集。ADP是引起血小板聚集的重要物质，ADP是通过血小板膜上的ADP受体，并在Ca^{2+}的参与下引起血小板聚集。此外，血小板的聚集还必须有纤维蛋白原的存在。

血小板聚集特性与花生四烯酸的代谢产物前列腺素类物质关系十分密切。当血小板受到胶原或机械因素作用，被表面激活后，血小板内磷脂酶A_2被激活，血小板膜磷脂中的花生四烯酸便在磷脂酶A_2作用下从膜游离出来，并且在血小板环氧化酶的作用下生成环过氧化物前列腺素G_2（PGG_2）和前列腺素H_2（PGH_2）。它们在血小板的血栓烷合成酶的作用下，形成血栓烷A_2（TXA_2）。TXA_2使血小板内环磷酸腺苷（cAMP）减少，胞内游离Ca^{2+}增多，使血小板收缩，释放出5-HT，ADP和更多的TXA_2。5-HT有收缩血管的功能，ADP和TXA_2则使血小板进一步聚集。

3. 释放 聚集后的血小板可收缩而排除其内容物，称为释放反应。即将血小板胞质内致密体及α颗粒中的ADP、5-HT、儿茶酚胺、β血小板巨球蛋白、血小板因子4（PF_4）等活性物质向外排出，有利于血管的收缩与血小板的聚集。

4. 收缩 血小板的收缩特性依赖于血栓收缩蛋白的作用。血栓收缩蛋白的主要成分是肌动蛋白与肌球蛋白。血小板的许多活动，如聚集、释放和血块回缩，都需要血栓收缩蛋白的参与。

5. 吸附 许多血浆凝血因子可被吸附在血小板上。此外，血小板还可大量吸附5-HT。血小板的吸附特性使得血小板聚集在损伤局部，其凝血因子的浓度增高，有利于凝血过程的进行。

（二）血小板在生理性止血中的作用

正常情况下，小血管损伤引起的出血在几分钟内自行停止，这种现象称为生理性止血。生理性止血包括血管收缩、血小板血栓形成和血凝-抗凝3部分反应，这3部分反应在时间上是相继发生，同时又相互重叠的。

1. 小血管受损 小血管受损时，由于损伤刺激可迅速引起局部血管收缩，血流减慢，使血小板在受损血管处被激活，出现黏附、聚集、释放，所释放的ADP、5-HT、血栓烷A_2（TXA_2）等可促进更多的血小板聚集，此为一正反馈效应。

2. 血小板内含有多种与凝血有关的因子 血小板内含有纤维蛋白原、因子Ⅷ和许多血小板因子（PF）。在血小板因子中，最重要的是血小板因子3（PF_3），是凝血过程多个环节中必不可缺的因素。此外，当黏附聚集的血小板暴露出膜上的磷脂表面时，能吸附许多凝血因子，使损伤局部凝血因子浓度升高，加速血液的凝固，在血凝块中，血小板伪足伸入纤维蛋白网中，当伪足中收缩蛋白收缩时，血凝块回缩，挤出血清，形成坚固的止血栓，达到有效的止血。

3. 血小板对纤溶的促进和抑制作用 在血栓形成的早期，血小板释放的抗纤溶酶因子，能抑制纤维蛋白溶酶，防止纤维蛋白溶解，有利止血。血栓形成的晚期，血小板本身释放纤溶酶原激活物，促进纤维蛋白溶解；另一方面，血小板释放的5-HT可刺激血管内皮细胞释放纤溶酶原激活物，间接地促进纤维蛋白溶解，使血栓溶解，保持循环血流畅通。

综上所述，血小板在生理性溶血中的功能活动可大致分为血小板的形成、坚固的血凝块形成，以及对纤维蛋白溶解过程的抑制与促进的双重作用。

(三) 维持毛细血管壁的完整性

血小板能随时沉着于血管壁以填补内皮细胞脱落留下的空隙，并可以融入内皮细胞，因此保持了内皮细胞的完整性，并对内皮细胞有修复作用。当血小板数量减少到 $<50\times10^9/L$ 时，毛细血管易破损，导致红细胞逸出，此时皮肤和黏膜上可出现瘀点。

四、血浆的主要成分与功能

(一) 血浆蛋白

血浆蛋白是血浆中多种蛋白质的总称。用盐析法可以将血浆蛋白分为白蛋白、球蛋白和各种凝血因子3类。

其中白蛋白含量最多，球蛋白次之，各种凝血因子最少，用电泳法则可将球蛋白分为 α_1、α_2、β、γ 球蛋白等组分。血浆蛋白质的主要生理功能有以下几种。

1. 运输功能　血浆蛋白质是多种物质的运输载体，从而参与激素、脂类、维生素及代谢物质等的运输。

2. 缓冲功能　血浆中的蛋白质及其钠盐组成的缓冲对和血浆中其他缓冲对（主要缓冲对是 $NaHCO_3/H_2CO_3$）一起可缓冲血浆中可能出现的酸碱度过大的变化。

3. 参与机体的免疫功能　血浆中的特异性抗体和补体是血浆蛋白。因此，抵抗病原微生物的防御功能部分是通过其实现的。

4. 参与凝血　纤维蛋白溶解的生理性止血功能绝大多数血浆凝血因子、抗凝物质和溶解纤维蛋白的物质都是血浆蛋白质。

5. 形成与维持血浆胶体渗透压平衡　血浆的另一功能是形成与维持血浆胶体渗透压的平衡。

(二) 无机盐

绝大部分无机盐是以离子形式存在，其中的主要离子有 Na^+、K^+、Ca^{2+}、Mg^{2+} 等正离子以及 Cl^-、HCO_3^-、HPO_4^{2-}、SO_4^{2-} 等负离子。正常情况下，血浆中各种离子浓度在一定范围内保持动态平衡，这对于生命活动有重要意义。在细胞外液中，Na^+ 是维持血浆量和渗透压的主要离子，在细胞内液中，K^+ 是维持细胞内液量和渗透压的主要离子。血浆中 Na^+、K^+、Ca^{2+} 保持适当比例，是维持组织细胞的正常兴奋性的前提。

（刘　南）

第三节　血凝、抗凝与纤维蛋白溶解

正常情况下，血凝、抗凝与纤维蛋白溶解过程经常处于动态平衡，它们之间的相互配合，是有效地防止出血或渗血现象、同时保持血管内血流畅通的前提。

一、血液凝固

血液从流动的液体状态转变为不能流动的胶冻状凝块的过程，称为血液凝固，简称血凝。

(一)凝血因子

血浆与组织中直接参与凝血的物质统称为凝血因子。其中包括 12 种按国际命名法用罗马数字编号的因子,还有前激肽释放酶(PK)、高分子量激肽原(HMWK)和血小板磷脂等。凝血因子有以下一些特点:①除 Ca^{2+}、磷脂外,其他的因子都是蛋白质;②有些因子,如因子Ⅱ、Ⅶ、Ⅸ、Ⅹ、Ⅺ、Ⅻ、PK 等均属蛋白内切酶;③因子Ⅱ、Ⅸ、Ⅹ、Ⅺ和Ⅻ都是以无活性的酶原形式存在于血液中,必须通过有限的水解被激活,激活后称为该因子的活性型,并在该因子代号的右下角加字母"a"字。例如,因子Ⅶ激活后成为Ⅶa;④除因子Ⅳ和Ⅷ外,其他的凝血因子都在肝脏合成,其中因子Ⅱ、Ⅶ、Ⅸ、Ⅹ的合成还必有维生素 K 的存在。因此,肝脏疾病或维生素 K 缺乏,都可影响凝血过程。

(二)凝血过程

凝血过程基本上是一系列蛋白质有限水解的过程。大体可以分为 3 个阶段:①因子Ⅹ激活成Ⅹa;②因子Ⅱ激活成Ⅱa(凝血酶生成);③纤维蛋白原转变为纤维蛋白(见图 3-1)。

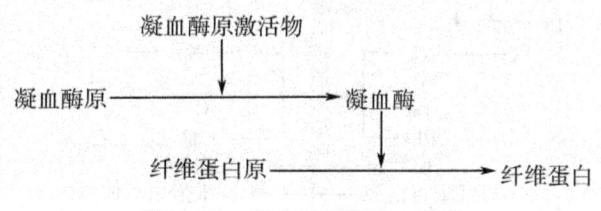

图 3-1 凝血过程的 3 个阶段

1. **因子Ⅹ激活成Ⅹa(凝血酶原激活物形成)** 因子Ⅹ可通过内源性和外源性两条途径激活。只依靠存在于血浆中的凝血因子便能活化因子Ⅹ的,称为内源性途径激活。血管内膜损伤时,或者抽出血液置于玻璃管内所发生的凝血,便是内源性途径激活的;需要损伤组织释放的因子Ⅲ参与激活因子Ⅹ的过程,称为外源性途径激活。

(1) 内源性凝血途径:是由因子Ⅻ与带负电荷的异物表面接触活化而启动的。当因子Ⅻ接触损伤血管所暴露的胶原,或实验用玻璃、棉纱、白陶土等异物时,即被活化为Ⅻa。Ⅻa 随即激活因子Ⅺ和前激肽释放酶(PK)所生成的激肽释放酶(K)又可正反馈地再激活因子Ⅻ,使Ⅻa 大量形成。接下来因子Ⅻa 激活因子Ⅺ成为Ⅺa,在此过程中还有高分子激肽原(HMWK)参与。因子Ⅺa 再在 Ca^{2+} 存在下激活因子Ⅸ,生成Ⅸa。从因子Ⅻ激活到Ⅻa 形成的步骤,称为接触活化阶段。由因子Ⅺa 与因子Ⅷ、血小板 3 因子(PF_3),Ca^{2+} 所形成的复合物(因子Ⅷ复合物)可以激活Ⅹ,生成Ⅹa(见图 3-2)。其中因子Ⅷ是辅助因子,可使激活因子Ⅹ的作用加快几百倍;因子Ⅸa 是一种水解蛋白,可使因子Ⅹ水解而激活Ⅹa;PF_3 提供磷脂表面,反应在该表面进行能够防止凝血因子被血流稀释或被血浆中其他因素抑制。因子Ⅸa 与Ⅹ分别通过 Ca^{2+} 被连在磷脂表面。该反应阶段称为磷脂表面阶段。

(2) 外源性凝血途径:依靠血管外组织释放的因子Ⅲ参与激活因子Ⅹ的过程称为外源性凝血凝途径。例如,创伤出血后所发生的血凝。

因子Ⅲ又称组织凝血致活素,正常时只存在于血管外(在脑、肺、胎盘组织中特别丰富)。创伤出血后,因子Ⅲ进入血管内,与因子Ⅶ及 Ca^{2+} 组成因子Ⅶ复合物,复合物中因子Ⅶ激活因子Ⅹ为Ⅹa。因子Ⅶ在血液中浓度很低必须有因子Ⅲ同时存在才能发挥作用。因子Ⅲ为一磷脂蛋白质,可为因子Ⅶ的催化过程提供磷脂表面,并同时将因子Ⅶ与因子Ⅹ都结合于该表面上。

一般来说，外源性凝血途径启动的凝血反应涉及的凝血因子少，耗时较短。但在通常情况下，单纯由一种途径引起凝血过程并不多见。用纯化的凝血因子进行实验可看到：因子Ⅻa形成后，可以激活因子Ⅲ；而因子Ⅶ复合物能够激活因子Ⅸ等，说明经内源性途径和外源性途径发生的反应可以相互促进。

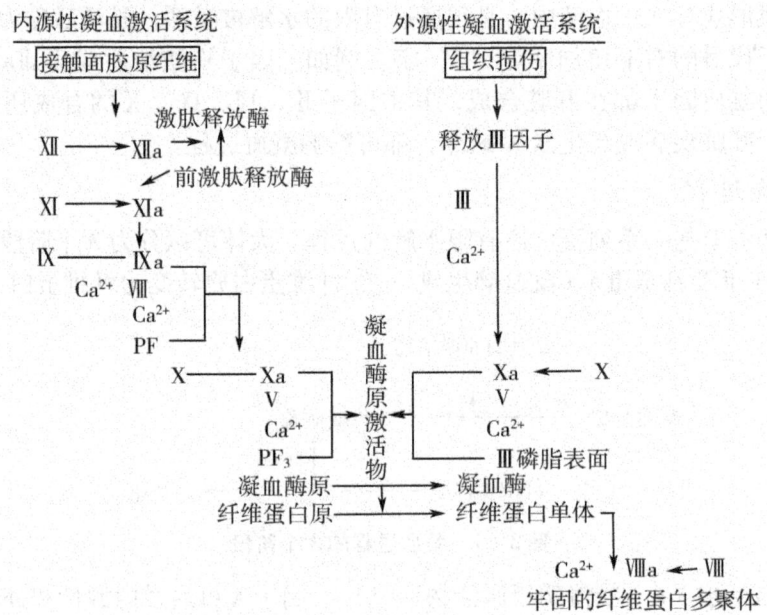

图3-2　内源性和外源性激活系统

2. 凝血酶原激活成凝血酶　从这一阶段开始，直至整个凝血过程终止，内源性途径和外源性途径已合为一条途径，被称为共用通路。

因子Xa形成后，与因子Va、PF_3和Ca^{2+}组成的复合物称为凝血酶原激活物。在该激活物的作用下，凝血酶原（因子Ⅱ）被激活为凝血酶（因子Ⅱa）。在此反应中，因子Xa与凝血酶原同时连接在PF_3提供的磷脂表面，因子Xa使凝血酶原有限水解，成为凝血酶。因子Va作为一种辅助因子，可加快凝血酶的生成速度。

3. 纤维蛋白原转变为纤维蛋白　纤维蛋白原在凝血酶的催化下，水解形成纤维蛋白单体。凝血酶还可激活因子Ⅷ，在Ca^{2+}和因子ⅩⅢa的作用下，纤维蛋白单体相互间以共价键形成牢固的纤维蛋多聚体。纤维蛋白的形成过程，也就是血液凝固的凝胶形成阶段。

血块形成后，由于其中的血小板收缩蛋白的作用，血块回缩变硬，分离出不含血细胞的清亮的液体，这便是血清（serum）。血清与血浆的主要区别在于，血清中缺乏纤维蛋白原和某些被消耗的凝血因子。

二、抗凝与纤维蛋白溶解

正常时，血液总是保持流动状态，即使出血，血凝反应也仅仅限制在受损伤的血管局部。这是由于体内存在着抗凝与纤维蛋白溶解的机制，能够对血凝加以适当的限制并进行调节。

（一）抗凝物质

1. 抗凝血酶Ⅲ　抗凝血酶Ⅲ在血浆中的含量为 18～30mg/100μl。它的作用机制主要是与凝血酶以及因子Ⅻa、Ⅺa、Ⅹa、Ⅸa 和激肽释放酶分子中的丝氨酸残基结合，封闭这些酶的活性中心，从而不可逆地阻断这些凝血因子的作用。

2. 肝素　肝素是一种酸性黏多糖，主要在肥大细胞和嗜碱性粒细胞中合成。肝素在体内分布很广，几乎在所有组织中都有。它的主要作用是增强抗凝血酶Ⅲ的活性。这是通过其与抗凝血酶Ⅲ分子的赖氨酸残基相结合，使抗凝血酶Ⅲ分子构型改变，与凝血酶的亲和力大大增强，从而发挥抗凝作用的。

3. 蛋白质 C　蛋白质 C 是一种在肝内合成且须依赖维生素 K 存在的血浆蛋白。正常时，蛋白质 C 以无活性的酶原形式存在于血浆中，它的激活与凝血酶有关。在血管内皮细胞有一种膜蛋白，称为凝血酶调制素，凝血酶与凝血酶调制素相结合后，可激活蛋白质 C。活化的蛋白质 C 有以下 3 个主要作用：①蛋白质 C 在磷脂和 Ca^{2+} 存在的情况下可灭活 Ⅴa 和 Ⅷa；②阻碍 Ⅹa 与血小板上的磷脂膜结合，从而削弱 Ⅹa 对凝血酶原的激活作用；③刺激纤溶酶原激活物的释放，增强纤维蛋白溶酶的活性，从而促进纤维蛋白溶解。

（二）纤维蛋白溶解

凝血过程中，小血管中的血凝块填空受损伤的部位。出血停止创伤愈合后，纤维蛋白逐渐溶解液化，清除血管内血栓，保持血流通畅。

纤维蛋白溶解过程大致可分为两个阶段，即纤维蛋白溶解酶原的激活，以及纤维蛋白和纤维蛋白原降解。纤维蛋白溶酶原在纤溶酶原激活物的作用下，通过有限水解成为纤维蛋白溶酶。纤溶酶原激活物广泛存在于血浆、脑脊液、腹水、羊水等体液以及绝大多数组织中，主要由血管内皮细胞合成。有两条途径可使纤维蛋白溶解酶原激活：①通过存在于组织之中的称为组织型纤溶酶原激活物（tPA）激活；②通过Ⅻa-激肽释放酶-高分子激肽原系统激活。前一途径可防止血栓形成，后一途径可使凝血与纤维蛋白溶解互相配合并保持平衡。肾小管上皮细胞合成分泌的尿激酶也是一种纤溶酶原激活物，尿激酶与 tPA 都已作为血栓溶解剂应用于临床。

血浆中存在的纤维蛋白溶解抑制物主要有 $α_2$-抗纤溶酶，它不仅能与纤维蛋白溶酶结合成复合物，抑制其活性，还可与纤溶酶原激活物相结合，抑制纤维蛋白溶酶原被激活。

（朱爱萍）

第四节　血型

不同人的血液，有着某些类型的区别，即具有不同的血型。通常所说的血型（blood group），是指红细胞血型，即红细胞膜上特异性抗原的类型。目前已发现有 23 个独立的红细胞血型系统，如 ABO、Rh、MNSs 血型系统等，输血时它们中的任何一个系统不合均可导致溶血性输血反应，其中最重要的是 ABO 与 Rh 血型系统。

一、ABO 血型

ABO 血型是最早发现的人类血型。在红细胞表面有两种不同的凝集原，也即血型抗原，分为 A 抗原和 B 抗原；在血浆和血清中则含有与之相对抗的两种凝集素，即抗 A 和抗 B 两种血型抗体。根据红细胞表面血型抗原的不同，可把血液分为 A 型、B 型、AB 型和 O 型 4 种血型。含有 A 抗原的是 A 型，含有 B 抗原的是 B 型，两种抗原都有的是 AB 型，两种抗原都没有的是 O 型。在同一个体血浆中，不含有与自身红细胞的血型抗原相对抗的血型抗体。A 型血的血浆中含有抗 B 抗体，在 B 型血的血浆中有抗 A 抗体，AB 型的血浆中没有抗体，而 O 型血的血浆中两种抗体都有。相对抗的血型抗原与血型抗体相遇，会发生红细胞凝集反应。因此，可以将 A 型血清与 B 型血清作为标准血清，观察在与受测红细胞混合后是否出现凝集反应来判断受试者的血型。

1. ABO 血型的抗原　血型抗原是存在于红细胞膜上的糖蛋白和糖脂。血型的特异性决定于寡糖链上糖基的组成即其连接顺序。若在第一个半乳糖基上接一个岩藻糖，则形成 H 抗原；在 H 抗原的基础上于第一个半乳糖基上再接一个乙酰半乳糖胺，形成的是 A 抗原；若是在 H 抗原基础上接一个半乳糖基，就形成 B 抗原。所以 ABO 血型的抗原特异性都是在 H 抗原的基础上形成的，O 型红细胞虽然不含 A 抗原和 B 抗原，却含有 H 抗原。血型是由遗传获得的，也就是说红细胞膜上抗原的类型是由基因决定的。

2. 血型抗体　血型抗体有天然抗体与免疫抗体两类。抗 A 和抗 B 抗体均属于天然抗体，出生后半年开始存在于血液中。天然抗体为 IgM 抗体，分子大，不能通过胎盘。可能由于 H 抗原是形成 A、B 抗原的基础，所以在 ABO 血型的血中一般没有抗 H 抗体。免疫抗体是获得性的，是在输血、妊娠或分娩时，机体接受了自身所不存在的红细胞抗原刺激而产生的。免疫抗体属于 IgG 抗体，能通过胎盘进入体内，这具有重要的临床意义。

二、Rh 血型

Rh 血型是在动物实验中发现的。1940 年，Land – Steiner 和 Wiener 将恒河猴（Rhesus monkey）的红细胞注入家兔体内，产生了抗恒河猴红细胞的抗体。用含有这种抗体的血清与人的红细胞混合，发现 85% 美洲白种人的红细胞被凝集，说明人类红细胞上具有与恒河猴红细胞同样的抗原，乃用"Rh"命名。凡是人的红细胞能被抗 Rh 抗体血清凝集者，称为 Rh 阳性，不能被凝集者称为 Rh 阴性。Rh 阴性人口比率在各民族中不同，欧美白种人为 15%；我国新疆的维吾尔族、哈萨克族、塔吉克族及苗族、布依族等人群中，Rh 阴性的人较多（2%～5%）；而汉族与其他大多数少数民族人群中，阴性率不到 1%。

在人的血清中不存在抗 Rh 的天然抗体，但 Rh 阴性的人接受 Rh 阳性者的血液后，会产生免疫抗体即 Rh 抗体。不过，Rh 阴性的受血者第 1 次接受 Rh 阳性血液时一般不产生明显反应，然而当再次接受 Rh 阳性血时，即可发生抗原 - 抗体反应，产生溶血。因此，当一个 Rh 阴性的母亲孕育了 Rh 阳性的胎儿时，胎儿的红细胞因某种原因一旦进入母体，就会刺激母体产生抗 Rh 抗体，这种抗体属于 IgG，可通过胎盘进入胎儿体内。当 Rh 阴性的母亲第 2 次孕育 Rh 阳性的胎儿时，这些抗体则与胎儿的红细胞发生抗原 - 抗体反应，造成新生儿溶血症。

三、输血与交叉配血

输血在临床上应用广泛。例如，手术、抢救大失血、治疗重度贫血、补充凝血因子协助止血，以及改善机体状态增强抵抗力等。但输血时必须严格遵守如下原则。

1. 在正常情况下，坚持同型输血　为确保安全，在输血前，必须先用标准血清对供血者和受血者双方的红细胞作血型鉴定。同时还应进行交叉配血，即将供血者红细胞与受血者的血清混合（为交叉配血的主侧），以及将受血者的红细胞与供血者的血清混合（称为次侧），观察有无红细胞凝集。若主次侧都无凝集，可进行输血。

2. 根据 ABO 血型的特点　在应急状态下如战场前线，若无法得到同型血源时，可考虑将 O 型血输给 A、B 及 AB 血型的人，或 AB 血型的人接受 O 型、A 型及 B 型血的人的血液，但这种异型输血的条件是少量（<400ml）缓慢地进行。因为 O 型血的人血清中有抗 A 与抗 B 抗体，若输入血量大或速度快，这些抗体就不能被受血者的血清稀释，从而使受血者的红细胞凝集；同理，AB 型血受血者的红细胞也有被 A、B 或 O 型血供血者抗体凝集的可能性。

（赵小强）

第四章

血液病的常用检验及输血

第一节 红细胞检验

一、红细胞计数（red blood count，RBC）

1. 测定方法　血细胞计数仪法或显微镜计数法。
2. 标本准备　末梢血 20~100μl 或 EDTA-2K 盐抗凝静脉血 1ml，或紫帽真空管静脉采血，供全血细胞分析或 CBC 全项测定，也可用于涂片染色显微镜检查。
3. 参考范围　成年男性 $4.5×10^{12}$~$5.5×10^{12}$/L（10^6/μl），或 $4.3×10^{12}$~$5.9×10^{12}$/L（10^6/μl）；成年女性 $4.0×10^{12}$~$5.0×10^{12}$/L（10^6/μl），或 $3.8×10^{12}$~$5.2×10^{12}$/L（10^6/μl）。
4. 临床意义　主要用于贫血的形态学分类、红细胞增多症诊断、失水或血液黏度评价。

（1）增多：

1）各种原因失水所致的血液浓缩：红细胞、血红蛋白和红细胞比容积均相对增加。

2）真性红细胞增多症：病因不明，红细胞和血红蛋白显著增多，血液黏度增高，网织细胞相对数不增多，红细胞形态正常或有轻度大小不匀。伴有白细胞和血小板计数增多。

3）缺氧代偿：如①新生儿（胎儿期代偿）。②高原生活，严重者可致高原病。③心脏疾病，如慢性充血性心力衰竭，尤以发绀型先天性心脏病（右向左分流）为甚。④慢性阻塞性肺疾病（COPD）、广泛的肺结核、肺纤维化症、Pickwickian 综合征（主要表现为肥胖、嗜睡、换气不足和红细胞增多）。⑤某些先天性或获得性血红蛋白异常症，如高铁血红蛋白症（MHb）、硫化血红蛋白症（SHb）、慢性一氧化碳中毒（COHb）等。

4）内分泌性：如 Cushing 综合征、男性化卵巢疾病如多囊卵巢综合征（PCOS）、嗜铬细胞瘤、肾上腺肿瘤等。

5）某些肿瘤：如肾癌、肾腺瘤、肾囊肿，肝、子宫、肺、胃、前列腺的良性肿瘤或恶性肿瘤。可能与血浆或肿瘤组织中的红细胞生成素（erythropoietin，EPO）增多有关。

6）其他：①神经性，如小脑肿瘤、电休克。②某些药物，如雄性激素及其衍生物、肾上腺皮质激素使用等。③骨髓纤维化，早期增多，后期减少。

（2）减少：见于各种原因所致的贫血或血液稀释（如快速输液后、妊娠水血症等）。

血细胞计数仪法测定必须进行质量控制。如有冷凝集素存在，红细胞计数结果将显著降低，而 Hb 测定则不受影响；当 RBC 与 Hb 的对应关系相差悬殊时应疑及此。取制备的计数用红细胞稀释液 1 滴在显微镜下观察，见有红细胞凝集现象；此时可将红细胞稀释液置 37℃加温 15min 后再计数。如确证为冷凝集现象，应建议临床做冷凝集试验和肺炎支原体抗体检测。

二、血红蛋白（hemoglobin，Hb，HGB）

1. 测定方法　氰化高铁血红蛋白（HiCN）或十二烷基磺酸钠血红蛋白（SDS – Hb）光度法。不同方法溶血剂不同，必须专用，不可替代或混用；还必须定期用标准品定标，否则将产生较大的误差并影响相关参数的计算值。

2. 标本准备　末梢血或 EDTA – 2K 抗凝静脉血，同 RBC；或紫帽真空管静脉采血。

3. 参考范围　成年男性 130～180g/L（13～18g/dl），成年女性 120～160g/L（12～16g/dl）。

4. 临床意义　用于贫血诊断和鉴别诊断、红细胞增多症诊断，失血、失水、溶血、血液黏度评价和某些致红细胞增多的肿瘤如肾、肝等肿瘤的发现线索。

（1）增多：失水所致的血液浓缩，缺氧代偿如新生儿（胎儿期代偿）、高原生活和高原病、慢性心肺疾病，急性和慢性心肺功能不全，尤以先天性发绀型心脏病为甚。某些肾、肝等肿瘤，真性细胞增多症等。参见 RBC 项。

（2）减少：各种原因的贫血或血液稀释。是贫血诊断的主要依据，对小细胞贫血早期的诊断较 RBC 和红细胞比容积（HCT）为敏感。

贫血诊断标准（WHO），平原地区，HGB（g/L）：成年男性≤130、成年女性≤120、妊娠妇女≤110；6 个月至 5 岁≤110、6～14 岁≤120。

贫血临床分级 HGB（g/L）：轻度 120～90、中度 60～90、重度 30～60、极重度小于 30。

三、红细胞比容积（hematocrit，Hct，HCT）

1. 测定方法　用离心法测定者称为红细胞比积或比容，均为比容积的简称；因是离心力的压缩容积，又称红细胞压积（packed cell volume，PCV）。细胞计数仪法为单个红细胞体积的累加，故本书称为红细胞比容积，用占全血的百分数表示。名称虽有不同，但都是指红细胞占全血的比例（%）。

2. 标本准备　细胞计数仪法同 RBC；Wintrobe 法 EDTA – 2K 抗凝静脉血 2ml 或紫帽真空管静脉采血。

3. 参考范围　成年男性 39%～50%（平均 45%），成年女性 35%～47%（平均 41%）。

4. 临床意义　主要用于失水和血液黏度评价、贫血的诊断和鉴别诊断。

（1）增多：失水所致的血液浓缩，缺氧代偿如新生儿（胎儿期代偿）、高原生活、慢性心肺疾病，急性和慢性心肺功能不全，尤以先天性发绀型心脏病为甚。某些肝、肾等肿瘤，真性红细胞增多症等。

（2）减少：各种原因的贫血或血液稀释。

四、红细胞指数 (erythrocyte indices, EI)

1. **测定方法** 根据 RBC、HGB、HCT 的计算值。计算公式：

平均红细胞体积 (mean corpuscular volume, MCV) = HCT/RBC，单位 fl。

平均红细胞血红蛋白量 (mean corpuscular hemoglobin, MCH) = HGB/RN，单位 pg。

平均红细胞血红蛋白浓度 (MCH concentration, MCHC) = MCH/MCV = HGB/HCT，单位 pg/fl 或 g/L。用公式 MCH/MCV 时单位为 pg/fl；用公式 HGB (g/L) /HCT (%) 时单位为 g/L。临床习惯用百分比 (%) 表示，因为简便直观；pg/fl 数 × 100 (%) 或 g/L 数 × 1/10 (%) 即是。

2. **参考范围** 成年 MCV 80~100fl，MCH 26~34pg，MCHC 31%~35%。

3. **临床意义** 或称红细胞平均值 (mean erythrocyte values)，主要用于贫血的形态学分类。贫血的病因学与红细胞的体积和形态密切相关。根据 MCV、MCH 和 MCHC 的贫血形态学分类和不同疾病红细胞指数改变见表 4-1 和表 4-2。

表 4-1 根据 MCV、MCH、MCHC 的贫血分类

形态学分类	大细胞性	正细胞性	单纯小细胞性	小细胞低色素性
MCV	增大	正常	减小	减小
MCH	增多	正常	减少	减少
MCHC	正常	正常	正常	减小

表 4-2 不同疾病红细胞指数改变

状态	MCV	MCH	MCHC
缺铁性贫血	↓	↓	↓
慢性炎症	↓	N±	N±
恶性贫血，维生素 B_{12}、叶酸缺乏	↓	N 或 >N	>N
遗传性球型红细胞症	N 或 ↓	↑	↑
溶血性或再生障碍性贫血	N±	N±	N±
急性失血性贫血	N±	N±	N±
真性红细胞增多症	N±	N±	N±

注：↑表示增大或升高；↓表示减小或降低；N 表示正常；±表示在一定范围内波动。

五、红细胞体积分布宽度 (red cells volume distribution width, RDW)

1. **测定方法** 红细胞分布直方图的基底宽度，细胞仪自动计算，可用 MCV 的 SD 表示，但须结合 MCV 评价；故较常用 MCV 的变异系数 (CV) 值表示，即 MCV 的标准差 SD) 与 MCV 的比率，是相对值。计算公式为：

RDW (CV%) = SD_{MCV}/MCV

2. **参考范围** 正常成人 11%~14.5%，或小于 15%。

3. **临床意义** 反映红细胞体积的变异，RDW 小于 14.5% 表明红细胞体积为均一性，即大小均匀；大于 15% 反映红细胞体积为非均一性，即大小不匀。用于贫血的形态学分类。

RDW 作为 IDA 的早期诊断指标，比贮存铁各项指标的测定简便快捷，特别适合于日常的诊疗工作。当发现 HGB 和 MCV 正常，而有 RDW 增大时，即可对铁不足作出判断。此时应给予铁剂治疗以补足储备铁，使 RDW 恢复正常，避免发展为临床期贫血。

六、红细胞分布直方图

1. 测定方法　即红细胞体积频数分布图，血细胞计数仪在红细胞计数过程中，自动测定红细胞体积并自动绘制分布直方图。

2. 临床意义　反映 MCV 和 RDW 改变，用于贫血类型和治疗反应的判定，较用数字表示更为直观。分析红细胞参数时须结合红细胞体积分布直方图。

（1）单峰，正态分布，峰值为 80~100fl（MCV 正常）：

1）基底较集中（RDW 正常），见于正常人或均一性正细胞性贫血，如慢性疾病、慢性肝病、非贫血性血红蛋白病、慢性白血病、化疗、遗传性球形红细胞增多症、失血等。

2）基底拉宽（RDW 增大），为非均一性正细胞性贫血，见于混合性贫血、铁或叶酸缺乏早期、血红蛋白病贫血、骨髓纤维化、铁粒幼细胞性贫血等。

（2）单峰，负偏态分布，峰值小于 80fl 甚或小于 60~70fl（MCV 减小）：

1）基底比较集中（RDW 不大），为均一性小细胞性贫血，见于杂合子地中海贫血、慢性疾病。

2）基底特别向左拉宽（RDW 增大），提示小细胞性大小不匀，为非均一性小细胞性贫血，见于缺铁性贫血、维生素 B_6 缺乏性贫血、铁粒幼细胞性贫血、β 地中海贫血、HbH 病、红细胞碎片（见于微血管病性溶血性贫血）。

（3）单峰，正偏态分布，峰值大于 100fl（MCV 增大）：

1）基底比较集中（RDW 不大），为均一性大细胞性贫血，见于再生障碍性贫血、白血病前期、非贫血性红细胞酶或膜缺陷。

2）基底分散特别向右拉宽（RDW 增大），提示大细胞性大小不匀，为非均一性大细胞性贫血，见于恶性贫血、巨幼细胞性贫血、家族性维生素 B_{12} 吸收不良性贫血，也见于免疫性溶血性贫血、冷凝集素血症、慢性淋巴细胞白血病、红白血病。

（4）双峰，峰值分别小于 80fl 和大于 100fl（双峰平均 MCV 可在正常范围）：

1）基底向左右拉宽（RDW 增大），MCV 正常、偏大或偏小，为混合性贫血（铁缺乏和叶酸或维生素 B_{12} 同时缺乏的营养性贫血、孕产妇贫血等）的特征性分布。

2）缺铁性贫血和巨幼细胞性贫血有效治疗过程中也可出现双峰，新峰值接近于 80~100fl。为新生正常态红细胞与原有贫血态红细胞混合存在的结果。

七、显微镜标本异常红细胞及其意义

血细胞形态检查包括细胞大小、均一性、染色性、异常形态、白细胞和血小板质和量、异常细胞以及血液寄生虫。由于制片等因素正常可见有少量变异型细胞，如增多，排除人工假象则属于病理状态，有助于诊断。

1. 叶缘形红细胞（crenated cell，echinocyte）　红细胞边缘呈叶缘状或锯齿状为正常红细胞变异型。

2. 碎裂红细胞（helmet cell，schizocyte）　见于不稳定血红蛋白病、弥散性血管内凝血

（DIC）、静脉内纤维蛋白沉积物、微血管病性溶血性贫血、心脏瓣膜病、严重灼伤、尿毒症、转移性恶性肿瘤、重症缺铁性贫血或失血、正常新生儿。

3. 棘状红细胞（acanthocyte） 见于先天性无β脂蛋白血症、终末期肝病、红细胞丙酮酸激酶缺陷症（PKD）、肾衰竭、个别病例使用肝素后。

4. 球形红细胞（spherocyte） 见于遗传性球形红细胞增多症、免疫性或其他原因的溶血状态。

5. 椭圆红细胞（elliptocyte，ovalocyte） 少量见于正常，增多见于椭圆形红细胞增多症、缺铁性贫血（IDA）、巨幼细胞性贫血、地中海贫血、HbS或HbC病、其他溶血性贫血。

6. 靶形红细胞（target cell，codocyte） 见于血红蛋白病（地中海贫血、HbS、HbC、HbD病）、铁缺乏、肝病、卵磷脂胆固醇酰基转移酶（LCAT）缺陷症。

7. 镰状红细胞（sickle cell，drepanocyte） 镰状红细胞病（HbS）及其变异型如镰状红细胞合并β地中海贫血（S/β）、合并HbD病（血红蛋白SD病）或合并HbC病（血红蛋白SC病）。

8. 口形红细胞（stomatocyte） 红细胞裂口如口唇样，见于遗传性口形红细胞增多症、酒精中毒、Rh全部缺乏症（一种罕见血型）。

9. 三角形红细胞（triangalocyte） 酒精中毒、罕见于HbC病、地中海贫血、非酒精性肝病、血栓性血小板减少性紫癜（TTP）、抗有丝分裂化疗。

10. 离心红细胞（ecentrocytes） 血红蛋白离心性不对称分布，见于红细胞6-磷酸葡萄糖脱氢酶缺陷症（G6-PDD）。

11. 咬痕红细胞（bite cell，degmocyte） 红细胞边缘有缺口如咬痕，见于Heinz'体溶血性贫血、苯偶氮吡啶、磺胺等药物和氧化剂引起的高铁血红蛋白（MetHb，MHb）症、不稳定血红蛋白病如Hb Koln、地中海贫血等。

12. 泪滴红细胞（tear drop cell，dacryocyte） 红细胞如泪滴状，见于骨髓增殖性疾病、全骨髓萎缩症、恶性贫血、地中海贫血。

13. 半影红细胞（himighosts） Hein'z,体溶血性贫血、氧化剂损伤的氧化性溶血性贫血。

14. 嗜碱性点彩细胞（basophilic stippling，punctate basophilia） 见于地中海贫血、不稳定血红蛋白病、嘧啶-5′-核苷酸酶缺陷、铅中毒、溶血状态。

15. 铁粒细胞（siderocytes，pappenheimer bodies） 普鲁士蓝染色，见于某些溶血性贫血、脾切除后、某些巨幼细胞和铁粒幼细胞贫血。

16. 嗜多色性细胞（polychromatophil） 增多见于红细胞增多症、不稳定血红蛋白病、骨髓病、溶血状态或脾切除后。

17. 缗钱状红细胞（rouleaux of RBCs） 由于血浆免疫球蛋白增多引起，如多发性骨髓瘤、巨球蛋白血症、冷凝集素综合征等。

18. 有核红细胞 见于红血病、红白血病、骨髓纤维化、骨髓病、溶血状态、脾切除、巨幼细胞性贫血。

19. Howell-Jolly体 为红细胞核片段，见于溶血性贫血、脾切除后、巨幼细胞性贫血。

20. Cabot环 为红细胞核残留物或有认为是脂质变性，见于巨幼细胞性贫血。

八、贫血的诊断和鉴别诊断程序

贫血是常见症状,引起贫血的原因很多,鉴别诊断须结合病史包括饮食习惯、用药史,女性月经、妊娠及分娩史,慢性疾病史、家族史等;体格检查须注意肝、脾、淋巴结肿大和黄疸;实验室初步检查应包括全血细胞分析(CBC)、网织细胞计数(RET)、胆红素(BIL)、肝肾功能、尿常规、粪常规和隐血。按以下方法鉴别,对多数贫血可及时正确诊断。

(一) 依据 HGB (Hb) 水平确定贫血有无

1. 有贫血 男性 Hb < 130g/L、女性 Hb < 120g/L、孕妇 Hb < 110g/L(平原地区)。
2. 无贫血 男性 Hb ≥ 135g/L、女性 Hb ≥ 125g/L。
3. 界限值 男性 Hb 130 ~ 135g/L、女性 Hb 120 ~ 125g/L,可能有铁不足,尤其是女性。应定期检验 CBC 或血清铁蛋白(FER)。

(二) 确定贫血原因

根据 MCV 和 RDW 贫血形态学分类,结合白细胞和血小板计数及形态学变化,必要的临床资料(如肝、脾、淋巴结有无肿大等)及其他检验检查探讨病因。

1. 均一性细胞性贫血 MCV 小于 80fl,RDW 小于 14.5%,结合 RBC 分析。

(1) RBC 大于 $5 \times 10^6/\mu l$ β地中海贫血:血涂片可见靶形红细胞、异形红细胞,红细胞渗透脆性降低、自溶血试验溶血增强,血清铁正常或升高;Hb 电泳 HbA_2 大于 3.5% 可确证。

(2) RBC 小于 $5 \times 10^6/\mu l$ 进行铁代谢试验:

1) 血清铁(SI)大于 55μg/dl,小于 150μg/dl;铁蛋白(FER)大于 12ng/ml,小于 50ng/ml β地中海贫血可能,继续(1)项检查,Hb 电泳确证。

2) SI 小于 55μg/dl,总铁结合力(TIBC)大于 400μg/dl,铁饱和度(IS)小于 25%,FER 小于 12ng/ml 为缺铁性贫血(IDA)早期或 β 地中海贫血。后者合并铁不足时 HbA_2 降低,须与 IDA 鉴别。铁剂试验治疗 1 个月后复查 Hb 电泳,如 HbA_2 大于 3.5% 可确证。

3) SI 大于 55μg/dl,TIBC 小于 400μg/dl,IS 小于 40%,FER 大于 12ng/ml 多为慢性疾病贫血(自身免疫性疾病、感染性疾病、恶性疾病或铁利用障碍等),结合基础疾病诊断,必要时进行骨髓穿刺铁染色和细胞学检查。

2. 非均一性小细胞性贫血 MCV 小于 80fl,RDW 大于 15%。

(1) 最多见于 IDA:测定铁代谢试验 FER 小于 12ng/ml 或铁剂试验治疗有效,可确证。如不支持诊断,则须复查 CBC 和继续 2.(2)项检查。

(2) 血涂片染色血细胞形态学检验:

1) 有破裂细胞和红细胞碎片:

Ⅰ. 微血管病性溶血性贫血:弥散性血管内凝血(DIC),有基础疾病可资鉴别,尤其是腺癌、革兰阴性杆菌或阳性球菌败血症。血栓性血小板减少性紫癜(TTP),有多量破碎红细胞、血小板减少、暂短性神经系统体征。溶血性尿毒综合征(HUS),结合临床化学检验诊断。

Ⅱ. 免疫性血管炎:如系统性红斑狼疮(SLE)及其他胶原血管炎、洛矶山斑点热等,结合免疫学和免疫组化学检验诊断。

Ⅲ．其他：如心脏瓣膜病、惊厥或子痫、行军性血红蛋白尿、严重灼伤等，结合基础疾病诊断。

2）无破裂细胞和红细胞碎片：

Ⅰ．黑种人：红细胞镰状变试验或 Hb 电泳。

阳性，镰状红细胞/β 地中海贫血（S/β）。用 Hb 电泳确证。

阴性，诊断 IDA。铁代谢试验，FER 小于 12ng/ml，或铁剂试验治疗有效，可确证。

Ⅱ．非黑人：诊断 IDA。铁代谢试验，FER 小于 12ng/ml 或铁剂试验治疗有效可确证。

3．均一性正细胞性贫血　MCV 大于 80fl 而小于 100fl，RDW 小于 14.5%。

（1）网织细胞计数（RET）并计算网织细胞生成指数（RPI）：

1）RPI 等于或大于 3 为高增生性贫血，见于急性溶血或失血。继续 3.（2）项检查。

2）RPI 小于 3 提示红细胞无效增生或低增生性（增生不良性）贫血，继续 3.（7）项检查：

（2）测定血清结合珠蛋白（HPG）、胆红素（BIL）、乳酸脱氢酶（LDH）和尿尿单元（UBG）。

1）HPG 大于 25mg/dl 提示为失血性贫血：应进一步寻找出血原因和出血部位，如消化道出血或月经过多等。

2）HPG 小于 25mg/dl 提示溶血性贫血：血清 BIL 升高，一般 1.0～5.0mg/dl，主要为间接胆红素（IBIL）升高；LDH 同工酶 1，2 组分升高；中等以上溶血可见尿 UBG 升高。急性血管内溶血可见游离血红蛋白血症和血红蛋白尿症，慢性血管内溶血尿含铁血黄素可为阳性。骨髓呈高增生性，但一般无必要进行骨髓检查。

（3）末梢血涂片红细胞形态学检查：简单的血涂片染色显微镜检查，对多数血液学异常可作出比较正确的评价，对 IDA 和大细胞性贫血结合病史诊断的正确率可达 90% 以上。因此，不可以因为有血细胞分析仪而忽略血细胞形态学的检验和研究。

1）镰状红细胞增多：可为镰状红细胞病或特性，主要见于黑种人，纯合子 SS，或双杂合子 SC、SD、SO、S/β。用红细胞镰状变试验（纯合子镰变 100%，杂合子可达 50%）、Hb 电泳等确证。

2）结晶红细胞增多：红细胞内有方形结晶，可能为纯合子 HbC 病，少见。靠 Hb 电泳确证。

3）靶形红细胞增多：有三种可能性：①肝病，结合肝酶（AST、ALT、LDH、ALP、GGT）、人血白蛋白（ALB）和球蛋白（GLO）、血浆凝血酶原时间（PT）诊断。②HbC 特性或疾病，用 Hb 电泳确证。③地中海贫血，红细胞脆性降低、RET 增高。β 地中海贫血 Hb 电泳可见 HbA_2 增高（3.5% 以上）、HbF 增高或正常；α 地中海贫血可见 HbA_2 减低（2.5% 以下），HbF 减少。

4）球形红细胞增多：直接抗球蛋白试验（D-AG）：①遗传性球形红细胞增多症，根据 MCHC 通常在 34% 以上、RET 不增多、脾大、有黄疸史，渗透脆性增大和自溶血增强等可确证。②获得性球形红细胞增多症，无遗传性球形红细胞增多症证据，则可能为温反应性抗体或冷反应性抗体的自身免疫性溶血性贫血，继续 6.（2）项检查。

5）椭圆形红细胞增多：重复检验除外人工假象，如渗透脆性增加，可诊断遗传性椭圆形红细胞增多症。

6) 棘状红细胞增多：①获得性棘状红细胞增多症，见于终末期肝病，查肝病生化组合并结合临床确证。②先天性棘状红细胞增多症，见于遗传性无β脂蛋白血症，查血β脂蛋白或低密度脂蛋白确证。

7) 口形红细胞增多：重复检验以除外人工假象，结合阳性家族史、轻度贫血和黄疸，可诊断遗传性口形红细胞症。

8) 破裂红细胞增多：见于微血管病性溶血性贫血、免疫性血管炎及心脏瓣膜病、行军性血红蛋白尿、严重灼伤等，参见2.（2）项。

9) 疟原虫：结合临床资料诊断疟疾。

非3.（3）1）~9），则继续3.（4）项检查。

（4）D-AG试验：

1) 阳性：继续6.（2）项检查。

2) 阴性：

Ⅰ. 遗传性球形红细胞症：MCHC通常大于34%，红细胞渗透脆性增大。

Ⅱ. 获得性脾功能亢进症：结合病史、有脾大，超声波和CBC检查以诊断。

Ⅲ. 异常血红蛋白病：Hb电泳确证；如为否定结果，继续3.（5）~（7）项检查。

（5）红细胞酶异常：如丙酮酸激酶（PK）、6-磷酸葡萄糖脱氢酶（G6-PD）等缺陷症，用酶学筛查和酶化学确证，参见溶血性贫血有关试验。在溶血危象时测定可能为假阴性结果应注意。

（6）叶酸和维生素 B_{12} 测定：

1) 叶酸、维生素 B_{12} 单独或共同缺乏，全血细胞减少、骨髓红细胞系高度增生、巨细胞变等，为巨幼细胞性贫血的特征。叶酸和维生素 B_{12} 治疗应有明显疗效，参见6.（1）项。

2) 叶酸、维生素 B_{12} 水平不减低，可能合并。

Ⅰ. 骨髓病性贫血：全骨髓萎缩或骨髓成分受白血病、骨转移癌、骨结核或组织胞浆菌等病灶排挤所致。

Ⅱ. 骨髓增生不良：骨髓红细胞系低增生，前体细胞减少，为单纯红细胞再生障碍性贫血；全血细胞系低增生，非造血细胞增多，为再生障碍性贫血。

Ⅲ. 内分泌疾病：如黏液性水肿、慢性淋巴细胞性甲状腺炎（桥本病）、Addison病、垂体功能减退症等，骨髓有轻度低增生。结合临床及相关抗体和激素测定诊断。

（7）铁代谢和肾功能试验：

1) 血清铁（SI）小于55μg/dl，总铁结合力（TIBC）大于400＞μg/dl，铁饱和度（IS）小于25%，铁蛋白（FER）小于12ng/ml IDA早期（红细胞匀质期），可进行铁剂试验治疗以确证。

2) SI小于55μg/dl，TIBC小于400μg/dl，IS小于40%，FER大于12ng/ml 提示为慢性疾病贫血如自身免疫性疾病、感染或肿瘤等，结合基础疾病和相关检验诊断。

3) SI大于150μg/dl，TIBC小于250μg/dl，IS大于25%，FER大于50ng/ml 提示。铁利用障碍。①先天性，表现为铁粒幼细胞性贫血，骨髓铁染色可证明。②获得性，如铅、异烟肼、乙醇等中毒，结合作业史、血和尿铅测定或用药史、酗酒史等诊断。

4) SI大于55μg/dl 而小于150μg/dl，FER大于12ng/ml 而小于50ng/ml。提示β地中

海贫血，电泳 HbA_2 大于 3.5% 可确证。

5）血清尿素氮（BUN）、肌酐（CRE）升高：提示肾性贫血，骨髓低增生。由于红细胞生成素（EPO）缺乏和自身中毒所致。

如无 3.（7）项 1）~5）情况，继续 6.（1）项。

4. 非均一性正细胞性贫血　MCV 大于 80fl 而小于 100fl，RDW 大于 15%。

可能为 IDA 或叶酸缺乏的早期，或混合性贫血、铁粒幼细胞性贫血。叶酸、铁代谢或骨髓细胞学检查有助于诊断。

（1）血清 FER 小于 12ng/ml，红细胞叶酸小于 200ng/ml：提示铁和叶酸缺乏性混合性贫血，红细胞分布直方图可能有双峰，试验治疗可确诊。

（2）血清 FER 大于 12ng/ml，红细胞叶酸小于 200ng/ml：提示早期叶酸缺乏，可进行叶酸试验治疗。

（3）血清 FER 大于 50ng/ml，红细胞叶酸小于 200ng/ml：提示铁利用障碍和叶酸缺乏的铁粒幼细胞性混合性贫血或叶酸缺乏性贫血，可试验治疗以确证。

（4）血清 FER 小于 12ng/ml，红细胞叶酸大于 200ng/ml：提示 IDA 早期，进行铁剂试验治疗确证。

（5）血清 FER 大于 12ng/ml 而小于 50ng/ml，红细胞叶酸大于 200ng/ml：此外还须结合以下情况考虑诊断：黑种人，可能为 HbS 疾病（纯合子 SS）或 HbS 性状（杂合子 SC），可用红细胞镰状变试验或 Hb 电泳确证；非黑人，末梢血可见幼红细胞和幼粒细胞，提示骨髓纤维化，血涂片可见有核红细胞和幼稚白细胞，骨髓穿刺或活检可证明。如得否定结果，应多次复查 CBC 和寻找可能的其他原因。

（6）血清 FER 大于 50ng/ml，红细胞叶酸大于 200ng/ml：提示铁粒幼细胞性贫血，如骨髓铁染色，可见细胞内外铁和环核铁粒幼红细胞增多可诊断。

5. 均一性大细胞性贫血　MCV 大于 100fl，RDW 小于 14.5%。可能为骨髓增殖异常综合征（myelodysplastic syndrome，MDS）、慢性肝病、急性白血病、红细胞酶或膜缺陷或细胞毒化疗后。结合临床、血液学和骨髓细胞学检验鉴别诊断。

6. 非均一性大细胞性贫血　MCV 大于 100fl，RDW 大于 15%。

（1）维生素 B_{12} 和叶酸测定：

1）血浆维生素 B_{12} 大于 300pg/ml 而小于 1 000pg/ml，叶酸小于 2ng/ml，红细胞叶酸小于 200ng/ml 提示叶酸缺乏性巨幼细胞性贫血，骨髓红细胞系高度增生，巨幼细胞变、中性粒细胞分叶过多，叶酸治疗有明显疗效。

2）血浆维生素 B_{12} 小于 300pg/ml，叶酸大于 2ng/ml，红细胞叶酸大于 200ng/ml 提示维生素 B_{12} 缺乏性巨幼细胞性贫血或恶性贫血。可有神经精神症状。可进行胃酸检验、维生素 B_{12} 吸收试验、抗内因子抗体、骨髓细胞学检验以鉴别和确证，或维生素 B_{12} 试验治疗。

3）血浆维生素 B_{12} 小于 300pg/ml，红细胞叶酸小于 200ng/ml 提示叶酸和维生素 B_{12} 缺乏性巨幼细胞性贫血，骨髓高增生性，巨幼细胞变；叶酸和维生素 B_{12} 联合试验治疗，不可单独使用叶酸，因可加重维生素 B_{12} 缺乏和神经系症状。

非以上各项，继续 6.（2）项检查。

(2) 直接抗球蛋白试验（D-AG）：

1）D-AG 阳性：

Ⅰ. 原发性温反应性抗体：为特发性温抗体型免疫性溶血性贫血。

Ⅱ. 继发性温反应性抗体：见于：①感染，如伤寒杆菌、巨细胞病毒（MCV）、乙型肝炎病毒（HBV）感染、传染性单核细胞增多症。②肿瘤，如恶性淋巴瘤、淋巴细胞白血病、多发性骨髓瘤。③结缔组织病，如 SLE、类风湿性关节炎（RA）、结节性动脉周围炎（PN）等。④免疫缺陷综合征。Ⅲ 药物性温反应性抗体：结合青霉素、奎宁、奎尼丁、氯普吗嗪、异烟肼、磺胺、甲基多巴等使用史诊断。

2）D-AG 阴性：

Ⅰ. 抗补体阳性见于如下几种：①原发性冷凝集素综合征：特发性冷凝集素血症，原因不明，女性多见。②继发性冷凝集素综合征：感染，如支原体、传染性单核细胞增多症；肿瘤，如恶性淋巴瘤、慢性淋巴细胞白血病；结缔组织病，如 SLE 等。冷凝激素试验可确证。③原发性阵发性寒冷性血红蛋白尿症（PCH）。④继发性阵发性寒冷性血红蛋白尿症（PCH）。多由感染（麻疹、水痘、先天性梅毒等）引起。IgG 型双相性溶血素（DL 抗体），冷热溶血试验（Donath-Landsteiner test，D-LT）可确证。

Ⅱ. 抗补体阴性：有可能为试验误差，重复 D-AG 试验。

非以上各项，继续 6（3）项。

(3) 骨髓穿刺或骨髓活检，重复查 CBC，血液学专家会诊，监测。

（张洪霞）

第二节 白细胞检验

一、白细胞计数（white blood count，WBC）

1. 测定方法　血细胞仪法或显微镜法。
2. 标本准备　末梢血 20~100μl 或 EDTA-2K 抗凝静脉血 1ml 或紫帽真空管静脉采血，与 CBC 或 RBC 同用一份血。
3. 参考范围　见表 4-3。

表 4-3　白细胞计数参考范围（$G=10^9$，$k=10^3$）

年龄	参考范围	SI 单位	习用单位
成人	4~10	$×10^9$/L 或 G/L	$×10^3$ 或 k/μl
新生儿	13~34	$×10^9$/L 或 G/L	$×10^3$ 或 k/μl
1 月	6~19	$×10^9$/L 或 G/L	$×10^3$ 或 k/μl
6 月~2 岁	6~17	$×10^9$/L 或 G/L	$×10^3$ 或 k/μl
10 岁	5~11	$×10^9$/L 或 G/L	$×10^3$ 或 k/μl

白细胞计数的正常范围，在 20 世纪 50 年代及以前一直为 6 000~8 000/μl。在 20 世纪 60 年代，由于工作量增加，改用试管稀释计数法以致精密度降低，通常采用 5 000~9 000/μl 为参考范围。20 世纪 80 年代国内外采用细胞（粒子）计数仪法，参考范围进一步拉宽

为 4 000~10 000/μl。这只是一个正常人群的参考范围，而绝大多数正常人白细胞计数在 6 000~8 000/μl 的范围内。在病理情况下如患者有发热、皮疹、上呼吸道症状、腹痛、软弱、出血倾向或其他症状，或影响白细胞的药物使用、放射线作业或暴露等情况，白细胞超过 9 000/μl 一般应视为增高，少于 5 000/μl 一般应视为减低；同时须结合白细胞分类百分数和绝对值、显微镜白细胞形态学检验等进行判断。

4. 临床意义　白细胞数和质的变化是反映机体侵袭、损伤、防御或免疫功能的重要指标之一，对疾病诊断扮演着十分重要的角色。主要用于感染性疾病的辅助诊断和鉴别诊断、血液造血系统疾病鉴别诊断和评价，抗代谢和细胞毒性药物治疗监测以及放射性损伤的监测。

(1) 增多：

1) 生理性增多：见于：①饱餐后，特别是摄取富含蛋白质的食物。②情绪激动、体育锻炼或体力劳动后、高温或寒冷刺激等，主要与应激激素水平升高有关。③新生儿及婴幼儿期，出生时中性粒细胞明显增多，之后为淋巴细胞增多所取代，伴随免疫系统发育成熟过程，持续到学龄后。④月经期、妊娠和分娩，妊娠后期轻度增加，分娩期明显增加，与应激和出血有关。⑤下午较上午高。

2) 病理性增多：见于：①感染尤以化脓菌感染为明显，不仅白细胞总数增多，同时有分类计数和白细胞形态改变，如中性粒细胞核像改变、细胞质的中毒性和退行性改变等。②中毒和毒素，内源性中毒如酮症酸中毒、尿毒症等和外源性中毒如生物毒素、化学品、一氧化碳等中毒，刺激粒细胞增多。③炎症、灼伤、组织坏死、创伤等，由于炎性产物、变性的蛋白和应激刺激粒细胞增生和释放，严重者可见未成熟粒细胞增多。④急性溶血、急性出血，刺激骨髓加速造血和中性粒细胞增生释放，网织红细胞、嗜多染性红细胞、有核红细胞等未成熟红细胞增多。⑤恶性肿瘤、恶病质、濒死时，特别是伴有肿瘤破溃、坏死、坏死毒素或骨转移刺激骨髓粒细胞释放。对老年无发热的白细胞增多，应警惕和注意查找潜在的肿瘤性疾病。⑥骨髓增殖性疾病和白血病等。非白血病性白细胞增多为反应性增多，增多的细胞是良性细胞；白血病性白细胞增多是恶性增多，增多的细胞是肿瘤细胞。

(2) 减少：见于某些杆菌或病毒感染、存在自身免疫抗体、造血功能障碍、巨幼细胞性贫血、骨髓病、急性非白血性白血病、恶性组织细胞病、脾功能亢进症等。

1) 急性感染性疾病：白细胞减少可由于中性粒细胞减少或淋巴细胞减少所致，二者的意义不同，特别是对热性疾病的鉴别具有重要意义。急性细菌性感染病情严重时，由于骨髓功能受抑制，白细胞计数由升高转为减少，主要是中性粒细胞由增多转为减少所致，如重症肺炎、败血症等。重症热性疾病白细胞减少提示机体防御能力降低，中性粒细胞减少常伴有核左移和细胞退行性变，淋巴细胞绝对值减少提示细胞免疫功能受损，预后严重。

2) 伤寒：发病初期白细胞可有增多，但迅速转为减少（发病 2~3d 后），主要为中性粒细胞减少，淋巴细胞相对增多，嗜酸细胞减少或消失。具有辅助诊断意义。

3) 急性粟粒性结核：中性粒细胞减少，淋巴细胞相对增多；但嗜酸性细胞仍然存在，此点与肠伤寒不同。

4) 布鲁菌病：又称波状热，主要为中性粒细胞减少，淋巴细胞相对增多，嗜酸细胞减少或消失，此特点与伤寒酷似。

5) 流行性感冒：中性粒细胞减少，淋巴细胞相对增多，嗜酸细胞存在或经过良好者反见有增多。

6）麻疹、风疹、脊髓灰质炎、登革热，中性粒细胞减少，淋巴细胞相对增多。风疹可见粒细胞显著减少，浆细胞增多。

7）获得性免疫缺陷综合征（AIDS）、冠状病毒相关严重急性呼吸综合征（SARS）、白细胞减少是由于淋巴细胞减少所致。

8）寄生虫病：疟疾发作时、黑热病、恙虫病等。

9）其他：如脾功能亢进症、自身免疫性疾病、粒细胞减少症、粒细胞缺乏症、再生障碍性贫血、巨幼细胞性贫血，由于存在自身抗体、白细胞破坏过多、造血功能障碍或缺乏造血组织、缺乏造血原料。

10）放射线损伤：如慢性放射性物质接触或作业、镭、X线照射等。

二、白细胞分类计数（differential leucocyte count，DLC）

1. 测定方法　显微镜法或细胞计数仪法。细胞计数仪法根据白细胞核的体积分类，只用于过筛检查。

2. 标本准备　末梢血或 EDTA – 2K 抗凝静脉血 1ml，或紫帽真空管静脉采血，与 CBC 或 WBC 同用一份血。需用显微镜检查时，血片须在取血后 4h 内制作。

3. 参考范围

细胞仪法：

LYM（淋巴细胞）成人 20% ~ 40%，1月平均 60%，10 岁平均 40%。

MID（中间细胞）成人 3% ~ 13%，1月平均 8%，10 岁平均 7%。

GRA（中性粒细胞）成人 50% ~ 70%，1月平均 30%，10 岁平均 50%。

EOS（嗜酸粒细胞）1% ~ 5%。

BAS（嗜碱粒细胞）0 ~ 1%。

MON（单核细胞）3% ~ 8%。

显微镜法：成人参考范围见表 4 – 4，儿童参考范围见表 4 – 5。

表 4 – 4　成人白细胞分类计数参考范围

符号	名称	相对数（%）	绝对数（×10^9/L）
N – St	嗜中性杆状核粒细胞	1 ~ 5	0.04 ~ 0.50
N – S	嗜中性分叶核粒细胞	50 ~ 70	2.0 ~ 7.0
EOS	嗜酸性粒细胞	0.5 ~ 5	0.02 ~ 0.50
LYM	淋巴细胞	20 ~ 40	0.80 ~ 4.00
MON	单核细胞	3 ~ 8	0.12 ~ 0.80

表 4 – 5　儿童白细胞分类计数参考范围（%）

年龄	N（S+S）	EOS	BAS	LYM	MON
1 日龄	60 ~ 80	1 ~ 5	0 ~ 1	10 ~ 30	5 ~ 10
6 ~ 10 日	30 ~ 45	1 ~ 5	0 ~ 1	35 ~ 50	10 ~ 15
2 周龄	15 ~ 44	1 ~ 5	0 ~ 1	43 ~ 52	6 ~ 12
1 ~ 6 个月	10 ~ 40	1 ~ 5	0 ~ 1	60 ~ 80	5 ~ 9

续 表

年龄	N (S+S)	EOS	BAS	LYM	MON
7~12个月	20~40	1~5	0~1	50~70	5~8
1~3岁	30~50	1~5	0~1	40~60	5~8
4~6岁	35~55	1~5	0~1	40~60	5~8
6~9岁	40~60	1~5	0~1	25~45	3~8
10岁上以			同成人		

血细胞计数仪 DLC 只是一种过筛检查，不能完全取代显微镜检查和人的经验；凡有以下任何一种情况，都应进行显微镜检查。

（1）血液学参数有显著异常者。

（2）白细胞直方图异常，MID 细胞增多，或有警告标志者。

（3）严重感染、不明高热、明显贫血和/或出血倾向者。

（4）寄生虫（特别是华支睾吸虫、肺吸虫、血液寄生虫）病、过敏性疾病、嗜酸细胞浸润性疾病或严重感染嗜酸细胞有特别意义者。

（5）临床疑有血液病或血细胞形态具有诊断意义时。

（6）血液病治疗监测或临床认为有必要观察血细胞形态时。

4. 临床意义　主要用于血液造血系统疾病、感染性疾病、急性失血、急性中毒、过敏性和嗜酸细胞增多性疾病诊断、辅助诊断和筛查，非特异性防御功能和感染性疾病预后评价。

细胞仪 DLC 原理是经稀释的血液加入溶血剂使红细胞溶解，白细胞脱胞浆，根据白细胞核体积进行分类。分布在 35~90fl 区域（L 区，aL）的细胞主要为淋巴细胞，分布在 160~450fl 区域（G 区，aG）的细胞主要为中性粒细胞，介于两者之间，即 90~160fl 区域（M 区，aM）的细胞，称为中间细胞，主要包括单核细胞、嗜酸细胞、嗜碱细胞、原始细胞以及各种前体细胞。五分类是结合阻抗法、激光法和组化法将中间细胞进一步分为 EOS、BAS 和 MON，当五分类有困难时仪器自动转为三分类；此时须结合显微镜检查确证血细胞有无异常改变。无论是三分类抑或是五分类，都不能完全代替显微镜检查和嗜酸细胞直接计数。

（1）白细胞分类计数的意义：

1）中性粒细胞：具有吞噬和激活补体功能，能吞噬细菌和组织细胞碎片，释放弹性蛋白酶和多种细胞因子；激活的补体成分（C3a、C5a、C_{567}^-）具有粒细胞趋化作用。

Ⅰ.增多：反应性增多见于：①感染症，如细菌、病毒、真菌、螺旋体、立克次体、寄生虫，特别是化脓性细菌全身性或严重局部感染如败血症、肺炎、脑膜炎、阑尾炎、急性肾盂炎或肾盂肾炎、丹毒、蜂窝组织炎等。②炎症，如腐蚀性或刺激性化学品损伤、急性胰腺炎、化学性腹膜炎；免疫性如风湿热、类风湿性关节炎、结节性动脉周围炎、脉管炎等。③急性中毒，如化学品或药物中毒，自身代谢性中毒如尿毒症、酮症酸中毒或乳酸性酸中毒。④急性失血，尤以内脏出血如肝、脾、宫外孕破裂出血；1~2h 开始升高，2~5h 达高峰。⑤组织损伤或坏死，如心、肺、肾、脑梗死，肌肉挫伤、大手术后。⑥排异反应。⑦恶性肿瘤，尤其合并感染、坏死或骨髓转移时。

肿瘤性增多。见于骨髓增生性疾病，如白血病，特别是慢性粒细胞白血病；骨髓增殖性疾病，如骨髓纤维化、真性红细胞增多症、原发性血小板增多症等。

Ⅱ．减少：①感染症。某些病毒或杆菌感染如流感、伤寒、副伤寒、布鲁菌病，机体防御或免疫功能降低的严重感染。严重感染症白细胞由增多转为减少，提示机体防御能力衰竭，侵袭大于防御，尤其是伴有中性粒细胞核左移和细胞退行性变者，预后严重。②造血功能障碍。缺乏造血组织如再生障碍性贫血，缺乏造血原料如巨幼细胞性贫血。③骨髓病。非白血性白血病、恶性组织细胞病、肿瘤骨转移、苯中毒、辐射损伤等。④破坏过多。自身抗体如免疫性粒细胞减少症、脾功能亢进症等。⑤药物。多种抗肿瘤药物、氯霉素、头孢菌素类、磺胺类、奎诺酮类、万古霉素、氨基比林、非那西汀、保太松、硫氧嘧啶和甲巯咪唑类、氯丙嗪、奎宁等药物使用。⑥特发性粒细胞减少症、Felty 综合征。

2）嗜酸性粒细胞：与过敏反应密切相关，受嗜酸性细胞趋化因子调节，吞噬免疫复合物和异体蛋白。

Ⅰ．增多：①变态反应性疾病，如支气管哮喘、血管神经性水肿、花粉症、血清病、荨麻疹、药物过敏反应等。②寄生虫病，如肠道蠕虫病，尤其是肠道外感染如华支睾吸虫病、血吸虫病、肺吸虫病、丝虫病、包囊虫病、旋毛虫病、内脏蠕虫蚴移行症等。③某些皮肤病，如湿疹、脓痂病、接触性皮炎、剥脱性皮炎、天疱疮、银屑病等。④肿瘤性疾病，如肿瘤转移坏死时、肺癌、恶性淋巴瘤、慢性粒细胞白血病、真性红细胞增多症等。⑤内分泌疾病，如垂体前叶功能减退症、肾上腺皮质功能减退症。⑥嗜酸性细胞浸润性疾病，如嗜酸性细胞增多综合征、伴有肺浸润的嗜酸细胞增多症如 Loffler 综合征、嗜酸细胞性肺炎、热带嗜酸细胞增多症以及嗜酸细胞性心内膜炎、Churg-Strauss 综合征（变应性嗜酸细胞性肉芽肿血管炎）等。⑦某些感染性疾病，猩红热、麻疹的潜伏期、出疹性疾病。多种传染病的极期减少乃至消失，恢复期增多。在严重感染，由减少逐渐转变为增多，是疾病经过良好的指标。⑧某些结缔组织病，如皮肌炎、结节性动脉周围炎。⑨脾摘除、癫痫发作。⑩恶性贫血或巨幼细胞性贫血维生素 B_{12}、叶酸治疗有效时，可作为疗效判断指标。

Ⅱ．减少：①急性传染病极期（猩红热除外）和严重感染，如伤寒、斑疹伤寒、肺炎、败血症、化脓性疾病等。在经过中嗜酸细胞出现是疾病好转的佐证。②急性粟粒性结核减少或消失，但慢性结核不消失。疟疾发作中。③各种急性应激如创伤、大手术后，皮质醇增多症或皮质激素治疗。④巨幼细胞性贫血、其他骨髓功能严重障碍。

3）嗜碱性粒细胞：表面有 IgE 的 Fc 受体，与 IgE 结合即被致敏，再受相应抗原攻击时发生颗粒释放反应，颗粒含有组胺、慢反应物、肝素、嗜酸细胞趋化因子、血小板活化因子。

Ⅰ．增多：见于骨髓增殖性疾病如慢性粒细胞白血病、骨髓纤维化，也见于慢性溶血、脾切除术后、淋巴瘤、骨髓转移癌、铅中毒、过敏反应等。

Ⅱ．减少：未见有临床意义。

4）淋巴细胞：免疫细胞，合成和释放淋巴因子及免疫球蛋白，参与细胞免疫和体液免疫。

Ⅰ．增多：①生理性增多。6岁前儿童期伴随免疫功能成熟和获得性自动免疫建立过程。②感染。a. 病毒感染，如麻疹、风疹、水痘、流行性腮腺炎、传染性单核细胞增多症、传染性淋巴细胞增多症、病毒性肝炎、流行性出血热等。病毒感染可见胞体大、核不规则、胞浆丰富或呈泡沫状的异型淋巴细胞。异型淋巴细胞增多有时也见于药物过敏、血液透析或体外循环等。b. 细菌感染，如百日咳、结核病、布鲁菌病。c. 螺旋体感染，如梅毒。③急性传染病恢复期。④自身免疫性疾病、器官移植排异反应前。⑤淋巴细胞白血病、淋巴瘤。

Ⅱ．减少：①严重感染，如败血症、急性粟粒性结核等严重疾病，一般在疾病初期减少，恢复期增多。因而在疾病经过中淋巴细胞从减少到增多，提示预后良好。②淋巴组织广泛破坏的疾病，如淋巴肉芽肿、淋巴肉瘤、广泛的淋巴结核、癌高度淋巴结转移。③先天性或获得性免疫缺陷，如先天性免疫球蛋白缺乏症、获得性免疫缺陷如 AIDS、放射性损伤、皮质醇或烷化剂治疗等。

5）单核细胞：吞噬细胞，具有吞噬细菌、清除坏死细胞和异物、活化粒细胞和向 T 细胞传递免疫信息功能。

Ⅰ．增多：①某些病毒、立克次体感染，如麻疹、水痘、风疹、传染性单核细胞增多症、病毒性肝炎、斑疹伤寒。②慢性细菌、螺旋体或寄生虫感染，如结核病、麻风病、亚急性细菌性心内膜炎（SBE）、梅毒、疟疾、黑热病等。③急性传染病或急性感染恢复期。④恶性淋巴瘤、恶性组织细胞病、单核细胞白血病。

Ⅱ．减少：未见有明确的临床诊断意义。①急性感染症初期（恢复期转为增高）。②粒细胞缺乏症、再生障碍性贫血、巨幼细胞性贫血、急性粟粒性结核、淋巴细胞白血病等。

6）浆细胞：正常一般不见浆细胞。反应性增多见于病毒、螺旋体等感染症骨髓受刺激时，如风疹。肿瘤性增多见于多发性骨髓瘤、浆细胞白血病。

（2）白细胞体积分布直方图的意义：

1）正常分布：三分类法分 aL（淋巴细胞分布区域）、aM（中间细胞分布区域）、aG（颗粒细胞分布区域）三个区域，其面积以 aG 最大，aM 最小，aL 居中。某一面积增多或减少，或正常分布为单峰取代，均提示分类计数异常，都需要进行显微镜检查以确证之。

2）单峰分布：说明细胞的单一性，最多见于白血病或类白血病反应。

基底左移单峰，提示为单一的小细胞增多，见于急性或慢性淋巴细胞白血病、小（副）原始粒细胞白血病、淋巴细胞类白血病反应。

基底右移单峰，提示为单一大细胞增多，见于急性粒细胞或（和）单核细胞白血病。

基底拉宽，可能为慢性粒细胞白血病、类白血病反应或异型淋巴细胞显著增多。

（3）白细胞形态异常、核像及其意义：

1）中性粒细胞核分叶过多为核右移，见于巨幼细胞性贫血、恶性贫血。

2）中性粒细胞杆状核和幼稚细胞增多，称为核左移，见于严重感染、急性出血、粒细胞白血病等。非白血病重度核左移血象和临床表现类似白血病，称为类白血病反应。

3）中性粒细胞质有中毒颗粒、空泡形成，或同时有细胞核染色质浓缩，为细胞退行性变的表现，见于严重急性细菌性感染。

4）中性粒细胞颗粒减少，见于慢性粒细胞白血病的某些病例。

5）胞浆包涵体（dohle 体），wright 或 giemsa 染色在粒细胞质中呈现一种淡蓝色小圆或类圆形小体，见于急性感染如肺炎、猩红热、麻疹、败血症、May–Hegglin 异常。

6）奥尔小体（auerrods），wright 或 giemsa 染色存在于幼粒细胞质中的一种红色小杆状体，见于急性粒细胞性白血病。

（4）白细胞参数的临床应用：

1）分析白细胞参数时必须结合临床，如患者有发热，WBC 超过 $9\times10^9/L$（9 000/μl）即为升高，少于 $5\times10^9/L$（5 000/μl）即为减少。WBC 正常也可有质的改变，中性粒细胞核对感染最敏感，必要时应做显微镜检查。

2）中性粒细胞增多、核像左移、无退行性改变为再生性核左移，提示感染或出血严重，但机体反应性尚好；中性粒细胞减少或有中毒或退行性改变、核像左移，为退行性核左移，反映感染严重，机体防御功能损伤，预后严重。

3）感染时嗜酸细胞减少或不见，提示感染严重；嗜酸细胞回升，提示疾病好转。

4）淋巴细胞百分比与中性粒细胞呈相反变化，当感染中性粒细胞增多时，必须注意淋巴细胞绝对值变化。中性粒细胞增高，淋巴细胞绝对值不减少，说明机体防御能力良好，有利于消除感染；淋巴细胞绝对值减少，说明机体免疫功能受损，防御能力减弱，预后险恶。

5）病毒感染如 EB 病毒、风疹病毒、肝炎病毒感染，异型淋巴细胞增多。感染消退单核细胞和淋巴细胞增多，与炎性产物、坏死细胞清除以及抗体产生有关。

（5）中性粒细胞功能检查的临床应用：对易感染倾向患者应检查中性粒细胞功能，包括游走功能、吞噬机能和杀菌功能。

1）中性粒细胞功能异常的代表性疾病：①黏附功能异常：白细胞黏附不全症、肌动蛋白（actin）功能不全症（actin 结合蛋白异常）。②运动功能亢进：家族性地中海热。③游走功能异常：高 IgE 综合征、Wiskott-Aldrich 综合征。④脱颗粒功能异常：Chediak-Higashi 综合征、特殊颗粒缺陷症。⑤杀菌功能异常：慢性肉芽肿、髓过氧化物酶（MPO）缺陷症、6-磷酸葡萄糖脱氢酶（G6PD）缺陷症、谷胱甘肽代谢异常。

2）中性粒细胞功能异常的鉴别诊断：

易感染病史

理学所见→白化症：Chediak-Higashi 综合征

　　　　　→湿疹：Wiskott-Aldrich 综合征

末梢血所见→白细胞减少：白细胞减少症的鉴别

　　　　　→溶血性贫血：G6PD 缺陷症

　　　　　→血小板减少：Wiskott-Aldrich 综合征

　　　　　→巨大颗粒：Chediak-Higashi 综合征

血浆因素检查→无或低免疫球蛋白血症

　　　　　→补体缺陷症

　　　　　→高 IgE 综合征

活性氧产生功能检查→慢性肉芽肿。

　　　　　　　　→G6PD 缺陷症

　　　　　　　　→谷胱甘肽循环异常

游走功能异常→吞噬功能异常→黏附功能异常
　　↓　　　　　　↓　　　　　　↓
MPO 缺陷　Chediak-Higashi 综合征　肌动蛋白异常
　　　　　特殊颗粒异常

（张洪霞）

第三节 血小板检验

一、血小板计数

(一) 测定方法

显微镜计数法或血细胞计数仪法。

(二) 标本准备

末梢血或 EDTA2K 抗凝或紫帽真空管取静脉血,与 RBC 同用一份标本。

(三) 参考范围

显微镜法 100~300k/μl ($\times 10^9$/L)。

细胞仪法 1~14 岁 200~450k/μl ($\times 10^9$/L),15 岁至成人 150~400k/μl ($\times 10^9$/L)。

(四) 临床意义

用于出血血栓性疾病评价,DIC 诊断和手术前准备。有出血倾向而血小板不减少者应结合血小板形态和血块退缩试验,血小板黏附试验和聚集试验对血小板功能作出评价。

减少见于:

1. 获得性血小板减少症

(1) 生成减少:①缺乏造血组织如再生障碍性贫血。②骨髓浸润如急性白血病、骨髓纤维化、肿瘤骨髓转移。③骨髓损害如放射病、骨髓抑制剂或化学品如抗代谢药物使用,铅、苯中毒。④缺乏核苷酸合成原料如维生素 B_{12}、叶酸缺乏等。

(2) 破坏亢进:①免疫性如特发性血小板减少性紫癜 (ITP)、免疫性抗体如 SLE、药物过敏性血小板减少性紫癜、感染性血小板减少症、输血后血小板减少症、新生儿血小板减少症。②脾功能亢进症等。

(3) 消耗过多:如弥漫性血管内凝血 (DIC)、血栓性血小板减少性紫癜 (TTP)、溶血性尿毒综合征 (HUS)、体外循环性血小板减少症、产科大出血并发症等。

(4) 其他原因:如肝病性血小板减少症等。肝素治疗有致血小板减少的报告。EDTA 相关性血小板减少为抗凝剂 EDTA 致血小板凝聚而使其计数显著减少;但临床无出血倾向。当遇此情况,不用抗凝剂直接取末梢血测定可鉴别,或涂片染色镜检观察血小板数量也有鉴别意义。此种情况较为罕见。

2. 先天性血小板减少症

(1) Wiskott-Aldrich 综合征:湿疹、反复感染、血小板减少综合征。

(2) Faconi syndrome 先天性全血细胞减少症或称 Faconi 贫血。

(3) Gross-Groh-Weipple 综合征:又称桡骨缺损伴血小板减少 (radial aplasia with-thrombo-cytopenia syndrome,RAT) 综合征,常染色体隐性遗传,多器官畸形、血小板减少、出血倾向。

(4) May-Hegglin 异常:多形核粒细胞浆有纺锤形或新月形包涵体形成,畸形巨大血小板,轻度出血倾向,约 1/3 有血小板减少,又称先天性骨髓病综合征。

(5) Kasabach – Merritl 综合征：巨大血管瘤，伴血小板减少症。

(6) Muphy – Oski – Gardener 综合征凝血因子Ⅰ、凝血因子Ⅱ、凝血因子Ⅴ、凝血因子Ⅷ减少，出血倾向，血小板减少及其寿命缩短。

(7) Epstein 综合征：又称遗传性血小板减少 – 巨血小板 – 肾炎 – 耳聋综合征。

(8) 胎儿巨幼红细胞增多症等。

增多   见于：

(1) 骨髓增殖性疾病：如原发性血小板增多症、慢性粒细胞白血病、真性红细胞增多症。

(2) 反应性增多：如急性失血、急性溶血、排异反应、某些肿瘤早期。

二、血小板指数（platelet indeces，PI）

（一）参考范围

MPV（fl）：1~14 岁 7.3~11.1，15 岁以上 7.7~11.7。

PCT（％）：1~14 岁 0.185~0.425，15 岁以上 0.158~0.358。

PDW（％）：10~20。

大血小板比率（P – LCR）：15％~40％。

（二）临床意义

为血小板平均值（mean platelet values）。血小板体积正常有变异，新生者偏大，衰老者偏小；大血小板止血功能优于小血小板。

1. 平均血小板体积（mean platelet volume，MPV）

增大见于：

(1) 先天性：Alport 综合征、Swiss – Cheese 血小板综合征、Epstein 综合征、Bernard – Soujier 综合征（巨血小板综合征）、血小板型血管性血友病、May – Hegglin 异常（PLT 减少伴体积增大，形态异常）。

(2) 获得性：特发性血小板减少性紫癜（ITP）、骨髓增殖性疾病（PLT 增多），还见于乙醇性血小板减少症、动脉粥样硬化症、心肌梗死、糖尿病伴血管病变（新生型血小板增多）。

减小见于：

(1) 先天性：RAT 综合征（血小板减少伴桡骨缺损）、Wiskott – Aldrich 综合征（湿疹 – 血小板减少 – 反复感染）。

(2) 获得性：辐射性或化学性骨髓损伤、再生障碍性贫血、巨幼细胞性贫血、脾功能亢进症、急性白血病（衰老型血小板增多）。

MPV 除对以血小板异常为特征的疾病有诊断意义外，对血小板减少和出血倾向的急性免疫性血小板减少性紫癜（ITP）和急性白血病亦有鉴别诊断意义。前者增大，后者减小；虽不能取代骨髓穿刺，但在实用方面简便快速。

血小板减少症的出血倾向与 MPV 相关，MPV > 6.4fl 者出血频率较低，可用作是否需要输血小板的评价指标。

2. 血小板比容积（plateletcrit，PCT） 由血小板数量和体积两个因素决定，通常主要受数量因素影响。增高见于血小板增多的各种原因,减低见于血小板减少的各种原因。

3. 血小板体积分布宽度 (platelet distribution width, PDW)　是血小板体积的变异系数,反映血小板的异质性,与血小板生成、破坏等因素有关。减小说明血小板均一性好,无临床意义;增大见于血小板生成障碍或生成过速,如先天性血小板异常综合征、急性白血病、巨幼细胞性贫血、恶性贫血、免疫性血小板减少性紫癜、慢性粒细胞性白血病和急性出血,也见于肾性贫血。表明除红细胞生成障碍外,还有血小板生成障碍。

几种常见血液病血小板参数改变见表4-6。

表4-6　几种常见血液病血小板参数改变

情况	PLT	PCT	MPV	PDW
免疫性血小板减少症	↓	↓	↑	↑
急性白血病	↓	↓↓	↓	↑
巨幼细胞性贫血	↓	↓	↓	↑
慢性粒细胞白血病	↑	↑	N	↑
骨髓增殖性疾病	↑	↑↑	↑	↑

注:↑表示增多或增大;↓表示减少或减小;多矢号表示变化显著;N表示正常范围。

(张洪霞)

第四节　血红蛋白测定

一、氰化高铁血红蛋白 (HiCN) 测定法

(一) 原理

血红蛋白(除硫化血红蛋白外)中的亚铁离子(Fe^{2+})被高铁氰化钾氧化成高铁离子(Fe^{3+}),血红蛋白转化成高铁血红蛋白。高铁血红蛋白与氰离子(CN^-)结合,生成稳定的氰化高铁血红蛋白 (hemiglobin cyanide, HiCN)。氰化高铁血红蛋白在波长540nm处有一个较宽的吸收峰,它在540nm处的吸光度同它在溶液中的浓度成正比。常规测定可从HiCN参考液制作的标准曲线上读取结果。

(二) 试剂

HiCN试剂:

氰化钾 (KCN)　　　　0.050g

高铁氰化钾 [$K_3Fe(CN)_6$]　　0.200g

无水磷酸二氢钾 (KH_2PO_4)　　0.140g

非离子表面活性剂 [Triton X-100, Saponic218 等] 0.5~1.0ml

上述成分分别溶于蒸馏水中,混合,再加蒸馏水至1 000ml,混匀。试剂为淡黄色透明溶液,pH值在7.0~7.4。血红蛋白应在5min内完全转化为高铁血红蛋白。

(三) 操作

1. 标准曲线制备　将市售氰化高铁血红蛋白 (HiCN) 参考液稀释为四种浓度

（200g/L，100g/L，50g/L，25g/L），然后以 HiCN 试剂调零，分别测定各自在 540nm 处的吸光度。以血红蛋白浓度（g/L）为横坐标，其对应的吸光度为纵坐标，在坐标纸上描点，绘制标准曲线。

2. 常规检测血红蛋白　先将 20μl 血用 5.0ml HiCN 试剂稀释，混匀，静置 5min 后，测定待检标本在 540nm 下的吸光度，查标准曲线求得血红蛋白含量。

（四）附注

（1）血红蛋白测定方法很多，但无论采用何种方法，都必须溯源至 HiCN 的结果。

（2）试剂应贮存在棕色硼硅有塞玻璃瓶中，不能贮存于塑料瓶中，否则会使 CN^- 丢失，造成测定结果偏低。

（3）试剂应置于 4～10℃保存，不能放 0℃以下保存，因为结冰可引起试剂失效。

（4）试剂应保持新鲜，至少一个月配制一次。

（5）氰化钾是剧毒品，配试剂时要严格按剧毒品管理程序操作。

（6）脂血症或标本中存在大量脂质可产生混浊，可引起红蛋白假性升高。白细胞数 $>20\times10^9$/L、血小板计数 $>700\times10^9$/L 及异常球蛋白增高也可出现混浊，均可使血红蛋白假性升高。煤气中毒或大量吸烟引起血液内碳氧血红蛋白增多，也可使测定值增高。若因白细胞数过多引起的混浊，可离心后取上清液比色；若因球蛋白异常增高（如肝硬化患者）引起的混浊，可向比色液中加入少许固体氯化钠（约0.25g）或碳酸钾（约0.1g），混匀后可使溶液澄清。

（7）测定后的 HiCN 比色液不能与酸性溶液混合（目前大都用流动比色，共用 1 个废液瓶，尤须注意），因为氰化钾遇酸可产生剧毒的氢氰酸气体。

（8）为防止氰化钾污染环境，比色测定后的废液集中于广口瓶中处理。废液处理：①首先以水稀释废液（1:1），再按每升上述稀释废液加次氯酸钠（安替福民）35ml，充分混匀后敞开容器口放置 15h 以上，使 CN^- 氧化成 CO_2 和 N_2 挥发，或水解成 CO_3^{2-} 和 NH_4^+，再排入下水道。②如果没有安替福民，可用"84"消毒液 40ml 代替，除毒效果基本相同。③碱性硫酸亚铁除毒：硫酸亚铁和 KCN 在碱性溶液中反应，生成无毒的亚铁氰化钾，取硫酸亚铁（$FeSO_4 \cdot 7H_2O$）50g，氢氧化钠 50g，加水至 1 000ml，搅匀制成悬液。每升 HiCN 废液，加上述碱性硫酸亚铁悬液 40ml，不时搅匀，置 3h 后排入下水道。但除毒效果不如前两种方法好。

（9）HiCN 参考液的纯度检查：

1）波长 450～750nm 的吸收光谱曲线形态应符合文献所述，即峰值在 540nm，谷值在 504nm。

2）A_{540nm}/A_{504nm} 的吸光度比值应为 1.59～1.63。

3）用 HiCN 试剂作空白，波长 710～80nm 处，比色杯光径 1.000cm 时，吸光度应小于 0.002。

二、十二烷基硫酸钠血红蛋白（SLS－Hb）测定法

由于 HiCN 试剂含剧毒的氰化钾会污染环境，对环境保护不利。为此，各国均相继研发不含 KCN 的测定血红蛋白方法，如 SLS－Hb 现已应用于血细胞分析仪上，但其标准应溯源

到 HiCN 量值。

（一）原理

除 SHb 外，血液中各种血红蛋白均可与十二烷基硫酸钠（sodium lauryl sulfate，SLS）作用，生成 SLS-Hb 棕色化合物，SLS-Hb 波峰在 538nm，波谷在 500nm。本法可用 HiCN 法标定的新鲜血，再制备本法的标准曲线。

（二）试剂

（1）60g/L 十二烷基硫酸钠的磷酸盐缓冲液：称取 60g 十二烷基硫酸钠溶解于 33.3mmol/L 磷酸盐缓冲液（pH7.2）中，加 TritonX-100 70ml 于溶液中混匀，再加磷酸盐缓冲液至 1 000ml，混匀。

（2）SLS 应用液：将上述 60g/L SLS 原液用蒸馏水稀释 100 倍，SLS 最终浓度为 2.08mmol/L。

（三）操作

（1）准确吸取 SLS 应用液 5.0ml 置于试管中，加入待测血 20μl，充分混匀。5min 后置 540nm 下以蒸馏水调零，读取待测管吸光度，查标准曲线即得 SLS-Hb 结果。

2. 标准曲线绘制：取不同浓度血红蛋白的全血标本，分别用 HiCN 法定值。再以这批已定值的全血标本，用 SLS-Hb 测定，获得相应的吸光度，绘制出标准曲线。

（四）参考区间

男： 131~172g/L *
女： 113~151g/L *
新生儿： 180~190g/L * *
婴儿： 110~120g/L * *
儿童： 120~140g/L * *

（五）附注

（1）注意选用 CP 级以上的优质十二烷基硫酸钠 [$CH_3(CH_2)_3SO_4Na$，MW 288.38]。本法配方溶血力很强，因此不能用同一管测定液同时测定血红蛋白和白细胞计数。

（2）如无 TritonX-100 可用国产乳化剂 OP 或其他非离子表面活性剂替代。

（3）其他环保的血红蛋白测定方法还很多，如碱羟血红蛋白等。

（六）临床意义

生理性增加：新生儿、高原地区居住者。

减少：主要见于婴幼儿、老年人及妊娠中晚期等。

病理性增加：真性红细胞增多症、代偿性红细胞增多症，如先天性青紫性心脏病、慢性肺部疾病、脱水。

减少：各种贫血、白血病、产后、手术后、大量失血。

在各种贫血时，由于红细胞内血红蛋白含量不同，红细胞和血红蛋白减少程度可不一致。血红蛋白测定可以用于了解贫血的程度。如需要了解贫血的类型，还需做红细胞计数和红细胞形态学检查及红细胞其他相关的指标测定。

（张洪霞）

第五节 血液学其他检验

一、网织细胞、嗜酸细胞计数及中性粒细胞碱性磷酸酶积分

（一）网织细胞计数（reticulocyte count，RET）

1. 测定方法 煌焦油蓝活体染色，计算相对值、绝对值和网织细胞生成指数。
2. 标本准备 末梢血或 EDTA2K 抗凝血，或紫帽真空管静脉采血。
3. 参考范围 相对值 0.5%~1.5%，绝对值（24~84）×10^3/μl 或 G/L。
RPI（reticulocyte production index，网织细胞生成指数）<1，RPI 计算公式：
$$RPI = (pRET/2) \times (pHCT/nHCT)$$
式中，p 为患者人数；n 为常人人数；nHCT 男以 45% 计，女以 40% 计；2 为 RET 成熟时间（天）。
4. 临床意义 反映骨髓造血功能。用于：
（1）血细胞骨髓增生活性评价：
1）增多提示造血旺盛见于增生性贫血，以急性或慢性溶血、溶血性贫血为最显著。
2）减少提示造血不良，见于再生障碍性贫血。
绝对值和生成指数用以矫正 RBC 不同数量水平对结果的影响，比相对值更有意义。
—HCT 减小、RPI 增大（大于 3）提示骨髓造血活跃。
—CT 减小、RPI 减小（小于 2）提示骨髓增生减低或红细胞成熟障碍。
（2）抗贫血治疗骨髓反应评价：
— 巨幼细胞性贫血、缺铁性贫血有效治疗后上升，以前者反应最明显。
— 溶血性贫血有效治疗后下降。
新型的血细胞分析仪除对白细胞进行五分类外，还能对网织红细胞成熟过程分期。在红细胞稀释液中加入荧光色素，网织红细胞中核残留物（主要为脱氧核糖核酸）被荧光染色，荧光强度反映核残留物多寡，亦即网织红细胞成熟阶段的不同。高荧光网织红细胞（HFR）、中荧光网织红细胞（MFR）和低荧光网织红细胞（LFR）分别反应网织红细胞的早、中、晚阶段。正常比例为 HFR > MFR > LFR。骨髓造血功能活跃时，网织红细胞计致（RET）增多，早期网织红细胞（HFR）比例增大；骨髓造血功能低下时 RET 减少，HFR 比例减小。

（二）嗜酸细胞计数（eosinophil count，EOS）

1. 测定方法 显微镜计数法。
2. 标本准备 末梢血或紫帽真空管静脉采血，不得有凝块，在 4 小时内完成计数。
3. 参考范围 30~350/μl（×10^6/L）。
4. 临床意义 用于过敏性疾病、药物过敏反应、寄生虫感染、胶原病、Hodgkin 病和骨髓增殖性疾病的辅助诊断。增多也见于血管神经性水肿、急性排异反应、嗜酸细胞性非过敏性鼻炎、嗜酸细胞性胃肠炎、急性高嗜酸细胞综合征（acute hypereosinophilic syndrome，HES）、肺嗜酸细胞增多症（嗜酸细胞浸润性肺疾病）、嗜酸细胞增多肌痛综合征、变应性

嗜酸细胞肉芽肿血管炎（Churg-Strauss syndrome，CSS）等。血液或内脏寄生虫病、内脏蠕虫蚴移行症，嗜酸细胞通常增加（分类计数常大于30%），而肠蛔虫症一般在正常范围之内。

HES是一种少见但很重要的疾病，1~3年病死率高达81%~95%，主要表现为高嗜酸细胞计数、精神障碍和心脏症状。严重者白细胞可超过90 000/μl（90×10^9/L）、血涂片可见幼稚细胞，心力衰竭、器质性精神障碍（精神错乱、谵妄乃至昏迷），预后不良。

嗜酸细胞浸润性肺疾病包括一组多病因的变态反应性疾病，如Loeffler综合征（单纯性肺嗜酸细胞增多症，轻微呼吸系症状、短暂性肺浸润、嗜酸细胞增多，通常与肺内蠕虫蚴移行相关）、慢性或哮喘型嗜酸细胞性肺炎（与真菌、花粉、真菌孢子、寄生虫、螨、毛屑、异体蛋白、药物等过敏原或骨髓移植相关）和热带嗜酸细胞增多症（与丝虫感染相关）等。

嗜酸细胞增多肌痛综合征（eosinophilia myalgia syndrome，EMS）其特征为：嗜酸细胞计数明显增多达2 000/μl（2×10^9/L）或以上，无力性肌痛，最终发展为Guillain-Baree综合征样多发性神经病而死亡。

CSS是一类病因不明的系统性坏死性血管炎，病理特征为血管炎，受累组织有大量嗜酸细胞浸润和血管外肉芽肿形成。主要累及小动脉、小静脉，冠状血管也可受累。早期表现为过敏症状，常伴有哮喘和变应性鼻炎。后期多器官损害症状，主要累及肺、心、肾、皮肤和外周神经。发病机理与免疫异常有关。实验室检查外周血嗜酸细胞增多，可有红细胞沉降率（ESR）增速、C反应蛋白（CRP）、免疫球蛋白E（lgE）增高。缺乏特异性免疫学标志，活检有助于诊断。

（三）中性粒细胞碱性磷酸酶积分（neutrophil alkaphatase score，NAP）

1. 测定方法　磷酸萘酚（naphthal AS-MX phosphate）在中性粒细胞碱性磷酸酶（NAP）作用下，与固蓝（Fast blue RR salt）形成蓝色偶氮色素沉淀，显微镜计数。NAP活性以阳性颗粒密度表示，分为0~V型，各记0~5点，计数100个中性粒细胞，点数总和为积分值，同时计算NAP阳性细胞百分数。

2. 标本准备　末梢血涂片。

3. 参考范围

（1）阳性细胞百分数：男性60.5%~99%，女性68%~99%。

（2）阳性细胞积分值：男性170~335，女性188~367。

（3）女性积分值较男性约高10%，月经期增高，小儿及70岁以上高龄无性别差异；新生儿最高，20岁左右急剧降低，70岁左右大体不变，之后再次降低；妊娠6个月后明显升高直至分娩6周后。

4. 临床意义　NAP用于①末梢血幼稚细胞的鉴别：慢性粒细胞白血病（CML）减低，类白血病反应升高。②红细胞增多症的鉴别：真性红细胞增多症升高，其他原因红细胞增多在正常范围。③泛发性血细胞减少的鉴别：阵发性睡眠性血红蛋白尿（PNH）多减低，骨髓增殖异常综合征（MDS）有时减低，再生障碍性贫血（AA）升高，恶性贫血、缺铁性贫血可轻度升高，铁粒幼细胞贫血减低，其他原因贫血多正常。④感染性疾病的鉴别，细菌性感染多增高，病毒性感染多减低。

增高见于：

（1）骨髓增殖性疾病真性红细胞增多症（多数）、骨髓纤维化（11%~70%）、急性粒细胞白血病（AML）。

（2）淋巴增殖性疾病淋巴细胞白血病、恶性淋巴瘤。

（3）贫血再生障碍性贫血（大部分），恶性贫血、缺铁性贫血（一部分轻度增高）。

（4）药物影响：口服避孕药、皮质类固醇。

（5）其他细菌性感染的类白血病反应、反应性粒细胞增多症、唐氏综合征（Down 综合征、21 三体综合征或先天性愚型）的大部分。

减低见于：

（1）骨髓增殖性疾病：慢性粒细胞白血病（CML）慢性期的大部分、骨髓纤维化（5%～10%）、急性粒细胞白血病（AML）的一部分（M_2 型）。

（2）贫血 PNH 多为低值与溶血度有关；MDS 的一部分，提示粒细胞有增生异常；范可尼（Fanconi）贫血（骨髓发育不全，先天性再生不良性贫血，隐性遗传）的一部分、缺铁性贫血（IDA）的大部分、巨幼红细胞贫血一部分、铁粒幼细胞贫血。

（3）其他低碱性磷酸酶血症、病毒性感染如传染性单核细胞增多症、放射性损伤。

二、血液寄生虫

（一）疟原虫（malaria plasmodium，MP）

1. 测定方法　疟原虫涂片（malaria smear，MS）Giemsa 或 Wright 染色，显微镜检查。

2. 标本准备　新鲜末梢血或 EDTA 盐抗凝血，或紫帽真空管静脉采血，在化疗前，从疾病发作到发作后 5～6 小时采血最好，此一时期原虫发育旺盛，制作薄涂片和厚涂片各 3 张。

3. 报告方式　查到疟原虫（周期，数量）或未查到疟原虫。

4. 临床意义　用于疟原虫感染的诊断和不明原因热性疾病的评价。一次阴性结果不能排除血液原虫感染，对可疑病例应在不同发热周期最少检查 3 次或以上，以提高检出率。

间日疟初发数天不规则发热，随后转为典型发作，寒战－发热－大汗，持续 4～8 小时，周期 45 小时，在第 3 天发作。三日疟发病早期即呈典型发作，持续 6～10 小时，周期 72 小时，在第 4 天发作，国内已少见。卵型疟发作与间日疟相似，多较轻，周期 48 小时，主要见于赤道非洲。恶性疟症状多样，发热多不规则，持续 20～36 小时，发作周期 48 小时，间期较短。脾肿大、贫血明显。

（二）微丝蚴（microfilaria，Mf）

1. 检查方法　盐水涂片或浓集法显微镜检查。

2. 标本准备　盐水涂片床边取末梢血；浓集法用静脉血，血沉抗凝管或黑帽真空管取静脉血。怀疑丝虫感染应在中午和夜半多次采血检验（班氏及马来丝虫微丝蚴于夜晚 10 时至黎明 2 时，罗氏丝虫微丝蚴于上午 10 时至下午 4 时，血液中数量增多）。

3. 报告方式　查到或未查到。

4. 临床意义　阳性见于丝虫感染，一次阴性结果不能排除丝虫感染。对疫区、来自疫区或曾去疫区旅游者，怀疑丝虫感染时应多次重复检验。此外盘尾丝虫属（Onchocerca）和双板线虫属（Dipetalonema）病原体感染，蚴虫不进入循环；可用皮肤或皮下活组织检验以明确诊断。

三、红细胞沉降速率

(一)红细胞沉降率(erythrocyte sedimentation rate,ESR)

1. 测定方法　Westergren 法。

2. 标本准备　109mmol/L(3.2%)枸橼酸钠 0.4ml,静脉血 1.6ml。抗凝剂与血液的比例要准确为 1:4,即抗凝剂和静脉血的量都要准确,或用黑帽真空管采血。

3. 参考范围　以下均为第 1 小时结果,而非每小时。

50 岁以下男性 $2 \sim 10\text{mm}/1^{st}\text{h}$、女性 $3 \sim 15\text{mm}/1^{st}\text{h}$;

50 岁以上男性 $2 \sim 20\text{mm}/1^{st}\text{h}$、女性 $3 \sim 30\text{mm}/1^{st}\text{h}$。

4. 临床意义　简称血沉。多种病理和生理因素均可使血沉加速,为非特异性试验,临床主要用于潜在性严重疾病筛查,疾病活动性、良恶性、功能性抑或器质性评价。

正常红细胞表面的唾液酸带有负电荷,互相排斥,沉降率很小,生理范围男性 $1 \sim 7\text{mm}/1^{st}\text{h}$、女性 $3 \sim 11\text{mm}/1^{st}\text{h}$。实际测定中由于受多种生理和实验因素影响,国内常以男性 $\geq 15\text{mm}/1^{st}\text{h}$、女性 $\geq 20\text{mm}/1^{st}\text{h}$ 视为有意义增高。促进沉降因素主要为纤维蛋白原、免疫球蛋白、急性期反应蛋白增加,白蛋白减少、红细胞减少或红细胞聚集性增加;胆固醇也有沉降促进作用。血浆蛋白这种改变,使红细胞表面的负电荷中和或减少,易于形成缗钱状以加速沉降。老年生理性增速可能与免疫球蛋白增高或胆固醇增高有关。延缓沉降因素主要为红细胞增加、胆汁酸或碳酸增加等。

加速见于:

(1)细菌感染:如肺炎、肾盂肾炎、浆膜腔炎症、活动性结核病、亚急性心内膜炎等。

(2)非感染性炎症:如活动性风湿病、类风湿性关节炎(RA)、系统性红斑狼疮(SLE)活动期等结缔组织病或风湿性疾病活动期。

(3)高免疫球蛋白血症:如多发性骨髓瘤、巨球蛋白血症、肝硬化。

(4)低白蛋白血症:如急性或慢性肾炎、肾病综合征。

(5)组织损伤:如急性心肌梗死、创伤、肌肉挫伤、大手术后,主要由于急性期反应蛋白增多。

(6)恶性肿瘤:特别是增长迅速和(或)合并坏死时、恶性淋巴瘤、白血病。

(7)其他原因:如贫血、月经期、妊娠 3 个月至分娩后 3 个月、高胆固醇血症。

减缓见于:

(1)红细胞相对或绝对增多的各种原因:如失水、真性红细胞增多症、充血性心力衰竭、慢性肺心病。

(2)纤维蛋白原或球蛋白减少的各种原因:如弥漫性血管内凝血(DIC)、严重肝功能障碍、免疫球蛋白减少或缺乏症、阻塞性黄疸、过敏性疾病和恶病质。

炎性或组织坏死产物被吸收,引起血浆蛋白改变时(发病 3~5 天后)ESR 增快;产物不吸收的炎症如气管炎、胃肠炎、无穿孔的阑尾炎、疖肿、厚壁空洞性肺结核等不快。SLE、风湿性疾病、肺结核等活动时增快,静止时正常;但活动性肺结核约 5%~10% 正常,与纤维蛋白原水平有关。坏死产物不吸收的肿瘤如胃癌不快,晚期胃癌增速主要与贫血有关。

C 反应蛋白(CRP)在急性感染、炎症、组织坏死等应激时,升高早、恢复快,且不受生理因素影响,作为疾病诊断和治疗监测指标均优于 ESR。但 ESR 成本低,方法简便,作为反映全血和血浆成分变化的综合指标仍不失其临床应用价值。

(二) 血沉方程 K 值 (erythrocyte sedimentation rate – K value,ESR – K)

1. 测定方法　测定 ESR 和 HCT,根据 ESR 和 HCT 的计算值。为消除 RBC 数量水平对 ESR 的影响,可计算血沉方程 K 值,计算公式:

ESR = K [– (1 – HCT + lnHCT)]

式中,ln 为以 e 为底数的自然对数。

设 R = [– (1 – HCT + lnHCT)],则

K = ESR/R

R 与 HCT 呈负相关,可从表 4 – 7 查出。ESR 和 HCT 须为同期采取的血样分别测定的结果。

表 4 – 7　从 HCT 查 R 值

HCT (%)	0.00	0.01	0.02	0.03	0.04	0.05	0.06	0.07	0.08	0.09
0.2	0.809	0.771	0.734	0.700	0.667	0.636	0.607	0.579	0.553	0.528
0.3	0.504	0.481	0.459	0.439	0.419	0.400	0.382	0.364	0.348	0.332
0.4	0.316	0.302	0.288	0.274	0.261	0.249	0.233	0.225	0.214	0.203
0.5	0.193	0.183	0.174	0.165	0.156	0.148	0.140	0.132	0.125	0.118
0.6	0.111	0.104	0.098	0.092	0.086	0.081	0.076	0.070	0.066	0.061
0.7	0.057	0.053	0.049	0.045	0.041	0.038	0.034	0.031	0.028	0.026

2. 参考范围　K 值 0 ~ 120。

3. 临床意义　为矫正 RBC 水平对 ESR 影响的一种方法。K 值正常说明 ESR 正常,K 值加大说明 ESR 增快。血沉方程 K 值的意义见表 4 – 8。

表 4 – 8　血沉方程 K 值意义

ESR 测定值	K 值	判断
正常	正常	ESR 正常
正常①	增大	ESR 加快
加快②	正常	ESR 正常
加快	增大	ESR 加快

注:①由于 RBC 增高抵消了 ESR 加快因素的作用。
　　②由于 RBC 减少使 ESR 加快而非真实的加快。

(张洪霞)

第六节　微血管和血小板功能

一、毛细血管抵抗试验 (capillary resistance test,CRT)

(一) 测定方法

血压计袖带打气在收缩压与舒张压之间,压迫 8 分钟。由医生床边测定。

（二）参考范围

在前臂掌侧 5cm 直径的圆面积内，新出血点正常不超过 10 个。超过 10 个为试验阳性。

（三）临床意义

又称束臂试验，是检查微血管和血小板综合因素的临床试验，阳性见于：

(1) 微血管通透性增加，如过敏性紫癜、维生素 C 缺乏、维生素 P（rutin）缺乏、感染中毒、过敏反应。

(2) 微血管功能障碍，如遗传性出血性毛细血管扩张症、老年性紫癜、血管性血友病（von Willebrand disease，vWD）。

(3) 血小板减少症或血小板功能障碍。

二、出血时间（bleeding time，BT）

（一）测定方法

Duke 法或 Ivy 法。

（二）标本准备

末梢血（手指或耳垂）床边试验。

（三）参考范围

Duke 法：1~3min；Ivy 法：2~6min。

（四）临床意义

是微血管和血小板异常的过筛试验。毛细血管出血时间延长主要受血小板数量和质量以及血管壁因素的影响，一般不反映凝血因子和纤溶因子异常。华法林、肝素、尿激酶等抗凝剂和溶栓剂通常无影响。作为出血性疾病过筛试验，其灵敏度虽然不够要求，但是由于方法简便快速，作为手术的安全性保证，特别是急症手术或贫困地区，仍不失其临床应用价值。

延长见于：

(1) 血小板明显减少：如 ITP、DIC 或血小板功能异常如血小板无力症等。

(2) 血管功能或结构异常：如坏血病、过敏性紫癜、遗传性出血性毛细血管扩张症、血管性血友病（vWD）、抗血小板药物如 Aspirin 等使用。

三、阿司匹林耐量试验（aspirin Tolerance Test，ATT）

（一）测定方法

服阿司匹林 0.5g 后 2~4 小时床边测出血时间（BT）。

（二）参考范围

BT 比服药前延长不超过 2 分钟。

（三）临床意义

阿司匹林抑制血小板内环氧化酶，花生四烯酸转变为前列腺素内过氧化物（PGG_2、PGI_2）受阻，血小板血栓素（TXA_2）生成减少，从而血小板聚集功能减弱，并使微血管扩张，vWF 轻度减少的患者出血时间延长。可提高对轻型或亚临床型血管性血友病诊断的敏感性。

四、血块退缩试验（clot retraction test，CRT）

（一）材料方法

静脉血 2~3ml，或红帽真空管采血，抽血计时；也可以用试管法凝血时间的血液，置 37℃。

（二）参考范围

30~60 分钟开始退缩，24 小时内完全退缩。

（三）临床意义

是血小板质或量异常的简易过筛试验。血块退缩受血小板数量和质量的影响，也受凝血因子的影响。当凝血时间正常时，血块退缩不良主要反映血小板因素。血液凝固后血小板释放血栓退缩蛋白，主要是肌动球蛋白，使纤维蛋白网收缩，血块缩小，析出血清。血小板减少或功能障碍时血块退缩不完全，时间延长。内源性凝血因子、凝血酶原、纤维蛋白原减少或分子异常，血块退缩时间延长，此时凝血时间也延长。

五、血小板黏附试验（platelet adhesion test，PadT）

（一）测定方法

玻珠法、玻璃滤器法、旋转法。

（二）标本准备

试验前 10 天内避免使用影响血小板功能的药物，如阿司匹林、氯吡格雷（clopidogrel）、噻氯匹定（ticlopidine）、保泰松、抗组胺制剂、酚噻嗪类等。硅化注射器及试管，3.2% 枸橼酸钠 0.5ml，静脉血 4.5ml 混合；或蓝帽真空管静脉采血。

（三）参考范围

玻珠法 62%±5%，玻璃滤器法 37%±5%，旋转法 37%±5%。

（四）临床意义

1. 增高　提示血小板活性增强，见于高凝状态如急性心肌梗死（AMI）、脑血栓形成、血栓性静脉炎等血栓栓塞性疾病，手术后、糖尿病、高脂血症等。

2. 减低　提示血小板功能障碍，见于抗血小板药物如阿司匹林、氯吡格雷、噻氯匹定等使用，血小板无力症、血管性血友病（vW 病）等。

六、血小板聚集试验（platelet aggregation test，PagT）

（一）测定方法

血小板聚集仪法。

（二）标本准备

同黏附试验，试验前 10 天内避免使用抗血小板聚集药物，试验当天禁用含咖啡因饮料。

(三) 参考范围

随测试仪器、诱导剂种类及其浓度而异。

二磷酸腺苷（ADP）0.5μm/L：37.4% ±14.4%；1.0μm/L：62.7% ±16.1%。

肾上腺素（epinephrine）0.4μg/ml：67.8% ±17.8%。

利托菌素（restocetin）1.5μg/ml：87.5% ±11.4%。

胶原（collagen）10μg/ml：80.0% ±16.5%；3μg/ml：69.4% ±14.9%。

(四) 临床意义

用于血小板异常症的鉴别诊断，见表4-9。

表4-9 血小板聚集试验对血小板异常症的鉴别

疾病或状态	ADP (2μmol/L)	胶原 (1μg/ml)	肾上腺素 (2μg/ml)	利托菌素 (1.2mg/ml)
血小板无力症	缺如	缺如	缺如	正常
遗传性巨血小板综合征①	正常	正常	正常	缺如
胶原不反应症	正常	缺如	正常	正常
贮存池病	仅1次凝集	减低	缺如	缺如
释放机能异常	仅1次凝集	减低	缺如	缺如
vW病	正常	正常	正常	缺如

注：①Bernard-Soulier综合征。

1. 增高　提示血小板活性增强，见于血液高凝状态、弥漫性血管内凝血（DIC）早期、血栓栓塞性疾病、缺血性心脏病、脑梗死、一过性缺血发作（TIA）、糖尿病、高脂血症、肾病综合征、慢性肾炎、颈动脉炎等。

2. 减低　提示血小板功能障碍，见于血小板无力症、vWD、骨髓增殖性疾病（真性红细胞增多症、慢性粒细胞白血病、骨髓纤维化）、特发性血小板减少性紫癜、急性白血病、阵发性睡眠性血红蛋白尿症（PNH）、恶性贫血、异常γ球蛋白血症（多发性骨髓瘤、原发性巨球蛋白血症等）、DIC、肾功能不全、自身免疫性疾病、慢性肝炎、肝硬化或阿司匹林、噻氯匹定、氯吡格雷等抗血小板药物使用等。

七、β血小板球蛋白（β-thromboglobulin，βTG）

(一) 测定方法

RIA、EIA。

(二) 标本准备

EDTA盐抗凝，需加血小板释放反应抑制剂茶碱和PGE_1，或二丁酰环磷酸腺苷（dibutyril cyclin AMP）。为避免对血小板的刺激，静脉穿刺时不用压脉带，用20G针头适度速度抽吸，如同时做多项检测，一次取血不超过10ml。立即3 000r/min离心分离血浆，2~8℃稳定1周，-20℃冻结可长期保存。与血小板第4因子（PF_4）同时测定。

(三) 参考范围

RIA法：6.6~47.9ng/ml（μg/L），中位数17.8ng/ml（μg/L）（n=312，Kaplan等，

1983)。

EIA 法：8.6~41.4ng/ml（μg/L），或 10.8~52.2ng/ml（μg/L）（n=103，Zhang 等，1988)。

（四）临床意义

βTG 和 PF_4 含在血小板 α 颗粒中，血小板活化时释放入血循环。血小板 βTG 和 PF_4 浓度是血浆的 20 000 倍以上，正常血浆水平极低，半衰期 100 分钟。血小板以外的组织细胞几乎不存在，是血小板的特异性蛋白质，血浓度增高或尿排泄增多是血小板活化的标志。具有抑制血管内皮细胞释放 PGI_2，间接促进血小板聚集和血栓形成作用。

1. 升高　静脉血栓形成症、周围动脉障碍、冠心病、急性心肌梗死（AMI）、人工瓣膜、脑血管障碍、肾功能不全、恶性肿瘤、糖尿病、高脂血症、骨髓增殖性疾病、子痫前期、DIC、血栓性血小板减少性紫癜（TTP）。

2. 减低　巨核细胞减少性血小板减少症、血管外血小板破坏过多的血小板减少症。

八、血小板第 4 因子（platelet factor 4，PF_4）

（一）测定方法

RIA、EIA。

（二）标本准备

同 βTG，一般二者同时测定。

（三）参考范围

RIA 法：1.7~20.9ng/ml（μg/L）（n=302，Kaplan）；

EIA 法：3.2±2.3ng/ml（μg/L）。

（四）临床意义

存在于血小板 α 颗粒中，血小板激活时释放，与 βTG 共为血小板特异性蛋白，含有 70 个氨基酸残基的小分子蛋白，分子量 6~20kD。对存在于血液和内皮细胞上的肝素样物质有极强的亲和性，能中和肝素，使抗凝血酶Ⅲ（ATⅢ）作用减弱，又称肝素中和因子。除有促进血栓形成作用外还有增强中性粒细胞、单核细胞和纤维母细胞游走作用、抗胶原酶作用、骨髓巨核细胞成熟抑制作用和新生血管抑制作用等。

1. 增高　见于

（1）血栓性疾病：急性冠脉综合征（AMI）、不稳定性心绞痛、脑血栓症、深部静脉血栓形成（DVT）、肺栓塞、弥漫性血管内凝血（DIC）、血栓性血小板减少性紫癜（TTP）。

（2）恶性肿瘤：实体肿瘤、骨髓增殖性疾病。

（3）其他：糖尿病、哮喘、炎性肠病、体外循环、人工瓣膜、大手术后、妊娠。

2. 减低　血小板减少症。

血小板释放功能与影响 βTG 和 PF_4 水平的几种情况的鉴别。

血小板功能正常：βTG、PF_4 均正常；血小板活性增强：pTG、PF_4 均升高。

肝素使用：βTG 正常、PF_4 升高；肾功能不全：βTG 升高、PF_4 正常。

九、血栓素 B_2（TXB_2）和 6-酮前列腺素 $E_{1\alpha}$（6-keto-$PGE_{1\alpha}$）

TXB_2 是血小板血栓素（TXA_2）的代谢产物，而 6-keto-$PGE_{1\alpha}$ 是血小板前列环素 PGI_2 的代谢产物。TXA_2 和 PGI_2 不稳定，一旦释放便很快失活。测定 TXB_2 和 6-keto-$PGE_{1\alpha}$ 可反映 TXA_2 和 PGI_2 的释放水平。TXA_2 具有强促进血小板聚集作用和血管收缩作用，相反 PGI_2 则具有强抑制血小板聚集作用和血管舒张作用。在高凝状态和血栓栓塞性疾病、糖尿病、肾小球疾病、妊娠高血压综合征、晚期妊娠、器官移植、人工瓣膜、深部静脉血栓形成（DVT）等高凝情况，TXB_2 升高，而 6-keto-$PGE_{1\alpha}$ 降低。先天性或获得性血小板功能障碍，如血小板环氧化酶缺陷症，TXA_2 和 PGI_2 合成障碍，TXB_2 与 6-keto-$PGE_{1\alpha}$ 水平均降低。

（张洪霞）

第七节 纤溶活性

一、纤溶酶原（plasminogen，PLG，Plg），纤溶酶（plasmin，PLM）

（一）测定方法

酶联免疫法（测抗原，PLG：Ag）、生物学法（测活性，PLG：C）。

（二）标本准备

酶联免疫法静脉血 2ml 不抗凝；凝血法（活性测定）用 PT 管，或蓝帽真空管静脉采血，避免溶血和凝块，尽快分离血浆，如不能立即测定应立即冷冻。

（三）参考范围

PLG：Ag 13.1～18.3mg/dl；PLG：C 80%～120% 或 70%～130%。

新生儿约是成人的 50%，2 周后达成人水平。

老龄期渐减低。女性 20～30 岁最高，男性 40～50 岁最高。

上午 8 时最低，下午 8 时最高。

（四）临床意义

PG 是一种单链糖蛋白，由肝细胞产生，血浓度约 20mg/dl。N 末端为谷氨酸者称 Glu-PLG，MW88kD，半衰期 2.2 天；N 末端为赖氨酸者称 Lys-PLG，MW83kD，半衰期 0.8 天。血管内皮细胞、前列腺、子宫等组织产生的组织型纤溶酶原激活物（tPA）与同时释放的纤溶酶原活化抑制物（主要为 PAI-1）结合成 tPA-PAI-1 复合体以调控 PLG 的活化。PLG 经 tPA 激活并经 Glu-PLM、Lys-PLM 转变为 PLM，使纤维蛋白原（Fg）和纤维蛋白（Fb）降解为 FDP（FgDP 和 FbDP）。PLM 活性受 PAI-1、α_2PI、α_2 巨球蛋白（α_2MG）调控，PLM 与 α_2PI 结合成复合物（PIC）而失活。PLM 半衰期很短实际不能测定，其活性水平可用 PIC 水平表示。作为纤溶亢进的标志物，纤溶亢进时 PLG 和 α_2PI 减少，PIC 和 tPA-PAI-1 复合体增多，用于纤溶酶原紊乱的研究、纤溶亢进的诊断和溶栓治疗的监测。

1. 减少 见于：

（1）获得性减少：原发性或继发性纤溶亢进，如 DIC，因活化而消耗；慢性肝炎、肝硬化等严重肝病,因生成减少。此外见于急性白血病左旋天冬酰氨酶(L-asparaginase)治疗、AMI 或大手术后早期、新生儿透明膜病(neonatal hyline disease)。

(2) 先天性异常:缺陷症 PG 水平仅为正常的 45%,分子异常症 PG 不活化,临床均表现为血栓倾向,反复发生血栓性静脉炎、肺栓塞等血栓栓塞性疾病。

2. 增多 见于妊娠末期、蛋白同化激素、炔羟雄烯异噁唑(danazol)、苯乙双胍(降糖灵)长期使用。

坚持体育锻炼有抗御血栓形成的功能,因体育锻炼可减弱纤溶酶原活化抑制物(PAI)的抑制作用,从而增强纤溶酶的纤溶活性。

二、α_2 纤溶酶抑制物 (α_2-plasmin inhibitor,α_2PI)

(一) 测定方法

活性测定用已知浓度的纤溶酶加不同稀释度的样品血浆,37℃温育,用合成底物测定剩余纤溶酶活性,以百分数表示。浓度测定用单克隆性抗体 ELISA 法,一般实验室不测。

(二) 标本准备

枸橼酸乏血小板血浆,用 PT 管取血后立即分离血浆。如不能立即测定则应立即冷冻保存。

(三) 参考范围

相对活性 83% ~115%。

血浆浓度 6~7mg/dl 或 60.5±16.1μg/ml(约 1μmol/L)。

(四) 临床意义

α_2 纤溶酶抑制物(α_2-plasmin inhibitor,α_2PI)属丝氨酸蛋白酶抑制物族(serpin)的单链糖蛋白,纤溶酶的生理抑制物。α_2PI 在细胞内装配后以 464 个氨基酸残基组成的分子分泌入血,一部分分子在 N 末端失去 12 个分子片段成为 452 个氨基酸残基的多肽。血液中 464 与 452 个氨基酸两种分子并存,而以后者居多。α_2PlmRNA 在肾、脾、皮肤、中枢神经均有发现,但以肝脏为主要产生器官。纤溶系不仅在血管内溶解血栓,对血管外细胞的移动或组织重建也起重要作用。在生理状态下纤溶系无活性,当有血栓形成时激活并分解纤维蛋白。α_2PI 与纤溶酶原激活抑制物-1(PAI-1)、凝血酶可活化纤维蛋白溶解抑制物(TAFI)共同调控纤溶系活性维持血栓与出血平衡。

丝氨酸蛋白酶属氨基酸配列有共同的特性,即 C 末端多肽对纤溶酶的赖氨酸结合部有强亲和性。α_2PI 的 C 末端片段与纤溶酶的赖氨酸结合部先是可逆性结合,进一步纤溶酶活性中心丝氨酸残基与 α_2PI 反应部的精氨酸残基以 1∶1 的比例不可逆结合,以阻断纤溶酶的活性。另外,452 个氨基酸分子 α_2PI 的 N 末端在活化的 XIII 因子介导下,与纤维蛋白分子交连部结合,抑制纤溶酶对纤维蛋白的初期分解,调控和稳定血栓的止血作用。

血栓溶解过程中,纤维蛋白分子 C 末端赖氨酸残基暴露,纤溶酶原及 tPA 对此有亲和性,结合后使溶栓过程加速。TAFI 具有分解除去纤维蛋白 C 末端赖氨酸残基的作用,除去赖氨酸残基后纤溶反应被抑制。在溶栓过程中,附着于纤维蛋白分子上的纤溶酶一旦脱落,立即被血流中的 α_2PI 中和而失去溶解纤维蛋白的活性。作为急性期反应蛋白,显著升高的情况较少，未见因增高而引起血栓倾向的报告。

减少见于：

（1）先天性 α_2PI 缺陷症：是一种极为罕见的常染色体隐性遗传性疾病。纯合子血浆 α_2PI 活性在 10% 以下，有出血倾向；杂合子减少约 50%。分为两型，Ⅰ型为 α_2PI 缺陷症，抗原浓度与活性同等程度减少；Ⅱ型为 α_2PI 异常症存在异常 α_2PI 分子，抗原量和活性变化有差异。α_2PI 缺乏时以纤维蛋白早期溶解，创伤或采血后迟发性出血（止血后再出血）为特征。具有出血倾向的患者，当 PT、APTT、纤维蛋白、血小板计数及功能均正常时，须测定 α_2PI 用以鉴别诊断。

（2）后天性 α_2PI 减少症：①因消耗而减少如 DIC、原发性纤溶亢进症、溶栓疗法等。特别是急性早幼粒细胞白血病（APL）合并 DIC 时多显著减少，DIC 病情改善可迅速恢复正常。白血病时由于白细胞产生的弹性蛋白酶具有分解 a_2PI 作用，为 APL 强出血倾向的原因之一。急性淋巴细胞白血病使用 L 天冬酰氨酶（L-asparaginase）治疗时有可能引起 α_2PI 高度减少，应予注意。大量使用尿激酶（UK）溶栓疗法，出血并发症危险性增高。可作为 UK 溶栓疗法的安全监测指标。②因产生不足而减少，如严重肝功能障碍时。同其他肝源性凝血和纤溶因子一样，血浆 α_2PI 浓度是肝脏蛋白质合成功能评价指标之一。

三、纤溶酶-纤溶酶抑制物复合体

（一）测定方法

ELISA 法、LPIA 法、乳胶凝集法。

（二）标本准备

静脉血 2ml，不抗凝或 3.2% 枸橼酸钠按 1:9 的比例抗凝，或用 PT 管或蓝帽真空管采血，立即理性离心，如不能立即测定应立即冷冻。

（三）参考范围

小于 $0.8\mu g/ml$（0.8mg/L）。

（四）临床意义

凝血系活化的结果是血栓形成。新生血栓由于单核-巨噬系统的吞噬和纤溶系的作用而使血栓溶解。如血栓形成是为止血目的，血栓溶解的结果将又引起再出血。所以纤溶系活化的同时又有一组纤溶酶抑制物被激活以调控机体溶血与止血的需要，α_2 纤溶酶抑制物（α_2PI）是其中最重要的一种。纤溶系活化生成纤溶酶（PM）和 α_2PI，二者以 1:1 的分子比形成复合体（PIC）而使 PM 失活。PIC 是纤溶系活化的产物，反映纤溶活性水平，也是血栓形成的证明。除某些特殊疾病外正常人血浆几乎不能检测出。由于纤溶抑制因子的作用，保证血栓早期溶解而又不引起出血。如血栓长期不溶解则导致器官的缺血性损害（图 4-1）。PIC 检测用于 DIC 和血栓性疾病的诊断和溶栓治疗监测和效果评价。

PIC 异常增高即表示是纤溶亢进状态。以 DIC（继发性纤溶亢进）和使用尿激酶（UK）或组织型纤溶酶原激活物（tPA）溶栓治疗（原发性纤溶亢进）升高为明显。临床和凝血学检查不能明确 DIC 的病例，可见 PIC 增高。PIC 对 DIC 诊断的敏感性优于其他指标。

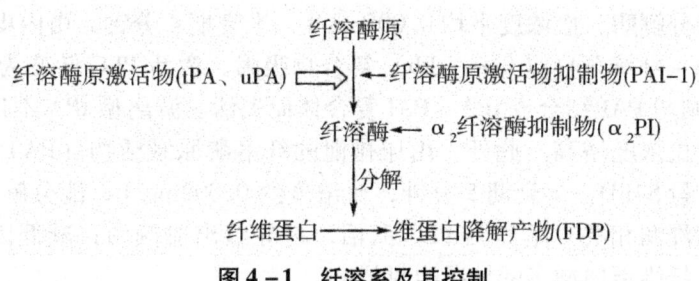

图 4-1　纤溶系及其控制

增高见于：

（1）继发性纤溶亢进：DIC、肺栓塞、深部静脉血栓形成、左房血栓伴脑梗死、大动脉瘤、恶性肿瘤、白血病、伴血管炎的结缔组织病、糖尿病肾病、大手术后等。

（2）原发性纤溶亢进 tPA 溶栓治疗。

DIC 时的升高水平随其基础疾病而异，视凝血和纤溶过程何者占优势。急性早幼粒细胞白血病（APL）和休克合并 DIC 平均增高 $10\mu g/ml$，而败血症合并 DIC 升高程度较低仅为 $2\sim3\mu g/ml$。PIC 与凝血酶（T）抗凝血酶Ⅲ（ATⅢ）复合体（TAT）的比值（PIC/TAT），以 APL 最高，败血症最低。败血症因 PAI-1 升高，血栓溶解延迟，血栓倾向增强，TAT 升高明显，而纤溶程度较轻，故 PIC/TAT 比值较低，处于高凝状态，容易导致多器官缺血性损害。因而有必要早期进行强力抗凝血治疗。

合并 DIC 不伴肝功能障碍者可升高 $8\mu g/ml$，伴有肝功能障碍可升高 $4\mu g/ml$，而有肝硬化通常不见升高；伴有肝细胞癌或转移癌可升高 $1\sim2\mu g/ml$ 的程度。

四、组织型纤溶酶原激活物（tissue type plasminogen activator，tPA）、组织型纤溶酶原激活物-纤溶酶原激活物抑制物-1 复合体（tPA-PAI-1）

（一）测定方法

RIA、EIA、CLIA、生物学法。

（二）标本准备

避免精神刺激和体力活动，安静 10 分钟后，3.2% 枸橼酸钠 0.2ml 抗凝，不用压脉带准确取静脉血 1.8ml，或蓝帽真空管静脉采血，3 000r/min 离心分离血浆。尽可能在 24 小时内测定。-20℃ 稳定 3 周，反复融冻不超过 5 次影响不大。

（三）参考范围

tPA：免疫学法 $1\sim12\mu g/L$ 或 $4.0\pm1.8\mu g/L$；生物学法 $0.17\pm0.01IU/ml$。

tPA-PAI-1：$7.7\pm3.4ng/ml$（$\mu g/L$）或 $8.8\pm3.9ng/ml$；或

男性 $10.1\pm3.9ng/ml$，女性 $6.6\pm2.9ng/ml$。

白天活动期升高，傍晚 6 时最高，深夜 3 时最低。后者为心、脑血管梗死性疾病高发时间。

（四）临床意义

tPA 由血管内皮细胞分泌，也存在于肺、前列腺、肿瘤细胞，MW68kD，单链糖蛋白；

是一种丝氨酸蛋白分解酶,血浓度平均 0.005mg/L,半衰期 4 分钟。由内皮细胞和组织释放的 tPA 被纤溶酶原-纤维蛋白(PLG-Fb)复合物吸附,激活 PLG 转变为 PLM 并分解 Fb。在无 Fb 情况下,则与 PAI 结合成 tPA-PAI 复合体而失活。游离型 tPA 不过 5%,由肝脏代谢,肝功能障碍时血浓度增高。此外,由尿排泄的纤溶酶原激活物(PA)称为 uPA,结构与 tPA 相似,分子量 54kD,半衰期 5 分钟,血浓度约 0.002mg/L,能分解 Fb,与血管外组织炎症反应、肿瘤浸润相关。增高因 PLG 激活,易导致出血倾向;减低因 PLG 活化障碍,易导致血栓倾向。纤维蛋白增多的情况也见增高。

1. tPA-PAI 复合体增加

(1) 高度增加(30ng/ml 以上):DIC 伴 MOF、严重灼伤、妊娠高血压综合征、纤溶疗法后(用 tPA)、重症败血症。

(2) 中度增加(30ng/ml 以下):动脉血栓症、静脉血栓症、血管炎征群、重症肝病和肝癌、感染症、糖尿病特别是合并血管并发症、激烈运动后。

2. tPA-PAI 复合体减少 ①深部静脉血栓形成、PAI 增加的血栓症。②糖尿病性视网膜病变、子宫内膜恶性肿瘤、镰状红细胞贫血。③蛇毒溶栓治疗、高脂血症、口服避孕药、妊娠。④先天性释放障碍。

五、血管刺激试验(vascular stimulation test,VST)

纤溶酶原激活物(PA)由于血管内皮细胞受刺激而释放,可用于血管功能评价。

(1) 静脉压迫试验:用血压计袖带维持血压在收缩压和舒张压之间(约 100mmHg)10 分钟,分别在压迫前后采血,压迫前取血不用压脉带。

(2) 运动负荷试验:二阶梯运动 5 分钟,分别在运动前后采血。

(3) DDAVP 试验:精氨酸加压素诱导体 DDAVP 0.4μg/kg 溶于 20ml 生理盐水,10~20 分钟缓慢静脉注射。分别在注射前后取血。

血管刺激试验后 vWF 和 tPA 增加,否则提示血管机能异常,见于反复发生的血栓栓塞性疾病。

六、纤溶酶原激活物抑制物-1(plasminogen activator inhibitor-1,PAI-1)

(一) 测定方法

生物学法、免疫标记法。

(二) 标本准备

PAI-1 不稳定,血浆在室温放置或反复融冻可快速失活。血小板中含有的 PAI-1 因血小板活化而释放。应在早晨空腹采血,枸橼酸钠抗凝。避免溶血,尽快分离血浆。避免血小板混入(乏血小板血浆),如不能立即测定应立即 -80°C 冻结。活性测定同 tPA、TPA-PAI-1,抗原测定同 β-TG 或与 tPA、β-TG 用同一份标本。

(三) 参考范围

抗原 20~30ng/ml。

活性 7~16U/ml。PAI-1 活性多用对 tPA 的阻断性表示。不同报告差异较大。

(四) 临床意义

血浆 PAI-1 用于反映血栓和出血性疾病的病理生理, 败血症等严重感染多器官衰竭危险性预测, 骨髓移植后合并静脉闭塞症 (veno-occlusive disease) 的诊断, 以及用于把握血栓性疾病的诊疗方针。纤溶酶原激活物抑制物-1 (plasminogen activator inhibitor-1, PAI-1) 由 379 个氨基酸残基组成, 分子量约为 54 000 的单链糖蛋白, 是组织型纤溶酶原激活物 (tissue type plasminogen activator, tPA) 的特异性抑制物, 与 tPA 以 1:1 的比例不可逆结合形成复合体以阻断 tPA 的活性。PAI-1 主要在血管内皮细胞和脂肪细胞内生成; 骨髓巨核细胞也能产生, 贮存于血小板, 后者活化时释放。

纤溶系由促进纤溶的纤溶酶原激活物、纤溶酶及其受体和阻断纤溶反应的因子包括纤溶酶原激活物抑制物 (PAI-1)、α_2 纤溶酶抑制物 (α_2PI)、凝血酶可活化纤维蛋白溶解抑制物 (thrombin activatable fibrinolysis inhibitor, TAFI) 等两个方面的蛋白酶类构成。溶解血栓的主要蛋白分解酶为纤溶酶。

纤溶酶在生理条件下以无活性酶原形式存在于血液中; 血栓形成时由于 tPA 的作用, 纤溶酶原附着于纤维蛋白转变为纤溶酶使纤维蛋白分解。tPA 受其生理抑制物 PAI-1 的阻断; 而纤溶酶的生理抑制物 (阻断因子) 为 α_2PI。由于活化的 XIII 因子的作用, 纤维蛋白交连结合的 α_2PI 调控纤溶酶对纤维蛋白的初期分解。被纤溶酶分解的纤维蛋白分子断端 (C 末端) 暴露出赖氨酸残基, 由于纤溶酶原和 tPA 与赖氨酸有亲和性, 与纤维蛋白断片结合使纤溶作用加速。TAFI 具有分离除去纤维蛋白分子 C 末端赖氨酸残基的作用, 抑制纤溶反应。在血栓溶解进程中, 从纤维蛋白游离的纤溶酶迅速被血液中的 α_2PI 中和。因而, 纤溶酶仅在血栓局部起溶栓作用, 在血流中不能分解纤维蛋白原或其他凝血因子。血栓形成引起的纤溶反应, 为继发性纤溶。

纤溶系不仅溶解血管内的血栓, 对血管外也有分解细胞间质的作用, 从而为细胞移动、炎性细胞浸润和肿瘤细胞侵袭创造条件; 对细胞外组织重建也起重要作用。在组织中对纤溶活性起调控作用的是 PAI-2。纤溶酶原缺陷不仅有血栓形成倾向, 也有创伤愈合不全倾向。创伤愈合需要纤溶酶在损伤组织中沉着, 分解纤维蛋白; 细胞外间质改建也需要纤溶系在组织中沉着, 溶解纤维蛋白, 同时也需要细胞因子和细胞间质蛋白分解酶的活化所介导的作用。

uPA 由白细胞产生, 与白细胞弹性蛋白酶等蛋白分解酶一同起溶栓作用。PAI-1 对 tPA 有中和作用, 而 PAI-2 对 tPA 的中和作用极弱。PAI-1 和 PAI-2 对 uPA 都有中和作用。对血管内溶栓的调控主要由 PAI-1 担当, 与 PAI-2 几乎无关; 而对组织改建、细胞移动起作用的 uPA 调控则由 PAI-1 和 PAI-2 共同承担。

在血栓溶解过程中, PAI-1 是纤溶酶原活化阶段 tPA 的抑制物; α_2PI 是纤溶酶生成后纤溶酶的抑制物。生理状态下纤溶酶原和 α_2PI 血浆浓度, 大体保持在一定水平。而 tPA 和 PAI-1 的浓度容易波动, 病理情况下 PAI-1 可达正常上限的 100 倍。PAI-1 浓度影响血栓溶解速度。tPA 与 PAI-1 的均衡对血栓溶解起限速作用。

对血管内皮细胞和脂肪细胞的各种刺激使 PAI-1 产生增加, 特别是败血症由细菌释放的内毒素直接的, 或炎症细胞因子介导的间接的刺激使 PAI-1 产生增多。DIC 时可达正常的 10~100 倍; 有报告视网膜中心静脉血栓症 PAI-1 可以很高, 妊娠也可达到 100ng/ml。

PAI-1 是 tPA 的生理性抑制因子, 也是决定纤溶平衡的重要因子。PAI-1 缺乏有出血倾向；PAI-1过多有血栓倾向。表现为纤溶活性减低的后天性疾病，多由高PAI-1血症引起。PAI-1的产生受多种生理活性物质影响，可因TNF-α、IFN-γ、TGF-β$_1$、内毒素（LPS）等的刺激而显著升高。感染症、炎症等发生的多器官障碍与PAI-1升高有关。

胰岛素、LDL直接或间接使PAI-1产生增多。有报告，肥胖症、糖尿病、高脂血症等多合并PAI-1增多。这些疾病除作为动脉粥样硬化症的危险因素之外，血栓形成倾向的危险性也增大。血管紧张素Ⅱ除增高血压、使心肌肥大外，也刺激PAI-1释放增多，是易发血栓症的原因之一。DIC时PAI-1增多还因为血小板释放PAI-1增多，是合并多脏器障碍的原因之一。

1. 增高 见于：

(1) 急性血栓栓塞性疾病：深部静脉血栓形成（DVT）、视网膜中心静脉血栓形成、血栓性血小板减少性紫癜；急性心肌梗死（AMI）、脑梗死、DIC等纤溶亢进或溶栓治疗时。

(2) 感染症特别是败血症等严重感染（急性期反应蛋白之一，与纤维蛋白、tPA、tPA-PAI-1复合物同时增加），显著增高预示多器官功能衰竭的危险性增加。

(3) 肝胆疾病：严重肝病、阻塞性黄疸，由于蛋白C产生减少，PAI被中和减少；肝动脉栓塞术（肝癌治疗的一种方法）凝血亢进时。

(4) 血液疾病：血小板增多症、骨髓移植后静脉闭塞症。

(5) 代谢性疾病：2型糖尿病、高甘油三酯血症。

(6) 其他：大手术后、恶性肿瘤、红细胞生成素（EPO）使用；高血压病、妊娠、绝经后、吸烟、饮酒等。

2. 减低 见于先天性PAI-1缺陷症。

七、凝血酶激活的纤维蛋白溶解抑制物（thrombin-activatable fibrinolysisinhibitor, TAFI）

(一) 测定方法

活性测定用血块溶解抑制或光度法；抗原测定用单克隆抗体ELISA法。

(二) 标本准备

用枸橼酸血浆，3.2%枸橼酸钠与血液以1:9的比例静脉采血。2 000g，20min离心，分离血浆-80℃保存。

(三) 参考范围

抗原5~15μg/ml（70~275nmol/L），由于TAFI分子的多态性正常人血浓度分布广泛。

(四) 临床意义

TAFI与在血液中分布的前羧基肽酶B、前羧基肽酶U及前羧基肽酶R（procarboxypeptidase B, U and R）同为分子量55kD的含锌蛋白酶前体。在肝脏生成，分泌入血。在TAFI分子arg92处由凝血酶（T）及凝血酶调节蛋白（thrombomodulin, TM）共同作用，切掉19.1kD的肽，剩余35.9kD的分子即为活化型TAFIa，具有阻断纤溶作用。

由凝血酶切去纤维蛋白原D区后的可溶性纤维蛋白发生聚合反应，使Aα148~160、γ312~324配列暴露。同时发生组织型纤溶酶原活化因子（tPA）和纤溶酶原（PLG）与此配列的特异性结合，tPA激活PLG转变为纤溶酶（PLM）开始分解纤维蛋白。被PLM切断的部分纤维蛋白片段暴露出纤维蛋白分子 C 末端赖氨酸残基。PLG 和 tPA 对此残基有强亲和性，因而聚集了更多的 PLG 和 tPA 与之结合使纤溶加速。因此可以将纤维蛋白 C 末端赖氨酸残基看成是 PLG 和 tPA 的受体。除去此受体纤溶系就不能发挥作用。

TAFⅠa 具有羧基肽酶 B（carboxypeptidaseB，CPB）样活性，即具有特异性切掉肽链 C 末端赖氨酸或精氨酸残基的作用。由 TAFIa 切掉纤维蛋白 C 末端赖氨酸残基，阻断了 PLG 和 tPA 与纤维蛋白的结合，也就阻断了纤溶作用（见图 4-2）。

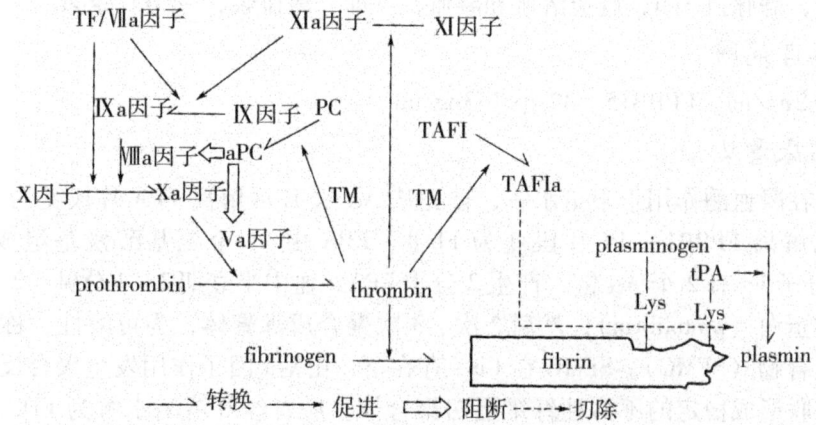

图 4-2 凝血酶和凝血酶调节蛋白对 TAFI 的活化和纤溶作用的阻断

PC – 蛋白 C　　　plasminogen – 纤溶酶原
TM – 凝血酶调节蛋白　　plasmin – 纤溶酶
TAFI – 凝血酶激活纤维蛋白溶解抑制物　　fibrinogen – 纤维蛋白原
TAFⅠa – 活化的 TAFI　　fibrin – 纤维蛋白
prothrombin – 凝血酶原　　Lys – lysine residue，赖氨酸残基
thrombin – 凝血酶

凝血酶对 TAFI 的活化经凝血酶调节蛋白的辅助，加速 1 250 倍。所以，生理 TAFI 活化是由 T 与 TM 的复合体共同完成。而依赖凝血酶的 TAFI 活化与 TM 浓度和凝血酶活性相关。TM 低浓度促进 TAFI 活化，高浓度（10nmol/L 以上）抑制活化；而对凝血酶则需要高浓度。依赖蛋白 C 的凝血酶活化水平决定 TM 的浓度。而凝血酶活化水平又取决于蛋白 C 和 XI 因子，Ⅷ因子和Ⅸ因子的活化水平。

检测目的主要用于出血倾向和血栓倾向的病因学检索。

（1）出血：少量凝血酶即可使纤维蛋白充分形成；而 TAFI 活化则需要高水平的凝血酶和低浓度的 TM。当XI因子、Ⅸ因子、Ⅷ因子缺乏（血友病），凝血酶产生不足，TAFI 活化程度低，血栓形成能力弱，出血倾向强。急性早幼粒细胞白血病，TAFI 活化不良是发生严重出血的原因之一。

（2）血栓：TAFI 血浆浓度升高静脉血栓形成的危险性增大。升高见于稳定性心绞痛、急性冠脉综合征等。TAFI 属于急性期反应蛋白，为炎症标志物，与 CRP 和 HPG 相关；在炎症、DIC 时升高，与凝血酶原和抗纤维蛋白溶解相关。

八、纤维蛋白肽 A 和纤维蛋白肽 B（fibrinopeptide A&B，FPA&FPB）

（一）测定方法

免疫标记法（RIA、ELISA）。

（二）标本准备

肝素抗凝，静脉血 3ml，避免溶血和凝血，立即分离血浆，-20℃冷冻。

（三）参考范围

FPA 小于 2ng/ml，FPBβ15-42 小于 3ng/ml。

（四）临床意义

纤维蛋白在凝血酶作用下限量水解，首先从 Aα 链 E 区解离 FPA 片段变为 FbⅠ，然后从 Bβ 链 E 区解离 FPBβ1~14 片段变为 FbⅡ。FPA 由 15 个氨基酸残基组成的糖蛋白，MW1535。1 分子 Fg 有 2 个 Aα 链，产生 2 分子 FPA，血中半衰期 3~4 分钟。2 个 FbⅡ 分子连接成初纤维蛋白（protofibrin），然后 2 次、3 次聚合成寡聚体，为可溶性，称为可溶性纤维蛋白单体复合物（SFMC）。SFMC 在 Ca^{2+} 存在下，由 ⅩⅢa 因子作用发生聚合反应，分子间 γ 链与 α 链交联形成稳定的不溶性纤维蛋白聚合体。后者经纤溶酶水解为 FDP 的过程中游离 FPBβ15~42 片段，分子量为 3 040 的糖蛋白，是继发性纤维蛋白溶解产物。FPA 反映凝血酶活性，FPB 反映纤溶酶活性。用于血栓形成、DIC 等凝血亢进指标和肝素抗凝治疗监测。

FPA 和 FPB 升高见于手术、外伤、严重肝病、血栓性疾病（急性心肌梗死、脑血栓形成、静脉血栓形成、肺栓塞）、DIC、恶性肿瘤、溶血性贫血、血栓性血小板减少性紫癜、糖尿病、肾疾病、Lesch-Nyhan 综合征（先天性高尿酸血和神经精神发育不全综合征）。

（张洪霞）

第八节　DIC 诊断试验

一、血管内凝血筛查（intravascular coagulation screen，ICS）

（一）检验项目

□CBC 或血小板计数、显微镜检查外周血涂片微血管病性红细胞形态
□Fg 定量或相关试验（凝血酶时间、蝮蛇酶时间、PT 或 APTT）
□FDP（FBP）定量及其相关试验（3P 试验、乙醇胶试验、D-二聚体）

（二）标本采取

随检验项目而异，一般只需查主要项目需要标本约 8~10ml，见有关项。

临床应用：用于血管内凝血、DIC 诊断、DIC 高凝和低凝状态鉴别（见表 4-10）。

表4-10 DIC实验室鉴别

试验参数	急性DIC	慢性DIC
血小板计数（PLT）	↓↓~↓↓↓	N~↑
纤维蛋白原（可凝固的）（Fg）	↓↓~↓↓↓	N或↑
纤维蛋白原降解产物（FDP）	++	+
可溶性纤维蛋白单体（PPP, EGT）	++	+
D-二聚体（D-D）	↑	通常↑
活化部分凝血活酶时间（APTT）	↑~↑↑~↑↑↑	N
凝血酶原时间（PT）	↑↑	N
凝血酶时间（TT）	↑↑	↑
蝮蛇酶时间（RT）	↑	
凝血因子试验	↓	N或↑
β血小板球蛋白（β-TG）	↑	
纤维蛋白溶解活性	N罕有↑	N罕有↑
纤溶酶原（PLG）	↓	N或↓
抗凝血酶Ⅲ（ATⅢ）	↓	
血小板第Ⅳ因子（PF4）	↑	

注：↑表示增多或延长；↓表示减少或缩短；多矢号区别程度；+为阳性；N为正常。

二、可溶性纤维蛋白单体复合物（soluble fibrin monomer complex, SFMC）

（一）测定方法

红细胞凝集法、酶联免疫法。

（二）标本准备

枸橼酸钠抗凝血浆或蓝帽真空管取静脉血，通常应立即测定，否则血浆应冷藏。

（三）参考范围

凝集法：为半定量，用 −、±、1+、2+、3+ 表示，正常为阴性（−）。
酶联免疫法：小于 $2.4\mu g/ml$（mg/L），DIC决定值大于 $97\mu g/ml$（mg/L）。

（四）临床意义

纤维蛋白原（Fg）经凝血酶水解，失去FPA和FPB片段，转变为纤维蛋白（Fb）2个Fb有规则地重合形成初纤维蛋白，然后再2次元、3次元重合形成的寡聚体为可溶性，称为可溶性纤维蛋白单体复合物或可溶性纤维蛋白（soluble fibrin, SF）。为凝血亢进的标志，用于DIC和血栓性疾病的早期诊断。

阳性或升高见于：

（1）DIC早期凝血亢进时。对DIC诊断，SF、TAT、PIC、D-D有两项阳性即可确诊。

（2）血栓性疾病以及恶性肿瘤、妊娠毒血症、感染、挤压综合征等与血栓有关的疾病或病理状态。

三、血浆鱼精蛋白副凝试验（PPP）和乙醇胶试验（EGT）(Plasma prosta-min paracoagulation test, and ethanol gel test)

（一）测定方法
手工法凝集试验。

（二）标本准备
用 PT 管，取静脉血 1.8ml 或蓝帽真空管静脉采血。

（三）参考范围
正常为阴性。

（四）临床意义
为测定 SFMC 和 FDP 的简易试验，阳性提示高凝状态和纤溶亢进，用于 DIC 过筛试验。适用于快速检验。因敏感性不够，阴性不能除外 DIC。可用 SF 和 D-D 代替，以提高试验的敏感性和特异性。

四、纤维蛋白原和纤维蛋白降解产物（Fg&Fb degradation products, FDP）

（一）测定方法
乳胶凝集法、免疫标记法。

（二）标本准备
静脉血 2ml，不抗凝，或 3ml 红帽真空管静脉采血；随时新鲜尿。

（三）参考范围
血清：0～8ng/ml（mg/L），尿：0～1ng/ml（mg/L）。

（四）临床意义
FDP 是 Fg 和 Fb 经纤溶酶降解产物 FgDP 和 FbDP 的总称或总降解产物（TDP），升高提示原发性或继发性纤溶亢进，用于 DIC、血栓性疾病早期诊断，纤溶亢进状态和溶栓治疗评价。急性早幼粒细胞白血病、重症肝病和产科出血时的 FDP 升高多为原发性纤溶亢进（FgDP 升高），应考虑抗纤溶治疗；DIC、血栓性疾病早期的 FDP 升高多为继发性纤溶亢进（FbDP 升高），应考虑抗凝治疗。FDP 升高临床见于多种情况，提示合并有原发性或继发性纤溶亢进，二者鉴别须结合原发病和 D-二聚体（D-D）测定：

——原发性纤溶亢进　FDP 升高，D-D 不升高。
——继发性纤溶亢进　FDP 和 D-D 均升高。

肾小球肾炎尿 FDP 升高，提示肾小球内凝血和纤溶亢进，属继发性纤溶。

主要用于 DIC 诊断，DIC 与非 DIC 之间，FDP 结果差别非常显著。Plt、PT、Fg、FDP 和 D-D 5 项指标中，结合原发疾病有两项以上阳性即应考虑 DIC 早期诊断，如五项均为阳性，DIC 已很明显，预后多较严重。有效溶栓治疗时 FDP 也升高，故也可用于溶栓治疗监测。

五、D-二聚体（D-Dimer，D-D）

（一）测定方法

乳胶凝集法，标记免疫法，前者敏感性较低。

（二）标本准备

塑料注射器，3.2%（109mmol/L）枸橼酸钠抗凝取静脉血，或蓝帽真空管取静脉血，通常应立即测定；新鲜随时尿标本 5~10ml。

（三）参考范围

血浆：0~0.5μg/ml（mg/L），尿液：0~1μg/ml（mg/L）。

（四）临床意义

Fg 的细长分子结构（αα，Bβ，γ）$_2$，中央部 N 末端 S-S 键连接部为 E 区，两端 C 末端 S-S 键连接部分别为两个 D 区，结构模式为｜D-E-D｜。

-Fg 经纤溶酶分解（原发性纤溶）为 D-E-D（X 片段），进一步分解为 D-E（Y 片段）和 D 单体，Y 片段再分解为 D 单体和 E 单体。

-Fg 经凝血酶水解先后失去 FPA 片段和一部分 FPB 片段，转变为 Fb 单体（α，β，γ）$_2$ 即 D-E-D 结构，并有规则连接为可溶性纤维蛋白单体聚合体（SFMC）。后者在 Ca^{2+} 存在下经 XIIIa 因子作用，单体间发生 α 链与 γ 链交联（D-D 交联）形成稳定的不溶性纤维蛋白聚合体，D-D 交联部经纤溶酶分解（继发性纤溶）生成 D-二聚体，模式图如下：

```
|O-E-D··D-E-D··D-E-D··D-E-D  PM   D,Y  PM   D  |
|                          ---→  DY  ---→ D-D|
| D-E-D··D-E-D··D-E-D        E,XD        E  |
```

经 PM（纤溶酶）降解生成 D、E 单体、Y（D-E）片段、DY（D-D-E）片段、XD（D-E-D-D）片段；DY、XD 片段进一步降解为 D-二聚体、E 单体和 D 单体。D-D-二聚体是纤维蛋白 γ 链交联物经纤溶酶作用的降解产物，而 Fg 分子不含有 γ 交联，降解只产生 Y 片段和 D 单体、E 单体，不产生 D-二聚体。D-二聚体是继发性纤溶的特异性标志。升高见于 DIC、DVT、AMI、不稳定性心绞痛、溶栓治疗以及与血栓有关的疾病如肿瘤、急性早幼粒细胞白血病、妊娠高血压综合征等。

对 DIC 诊断，可与 FDP 联合测定，二者高度相关（r=0.907），FDP 有高敏感性，D-D 有高特异性，当 FDP 升高，D-D 大于 0.5mg/L 时，可预测有 DIC 的高度危险性。

（张洪霞）

第九节 骨髓细胞化学检验

一、骨髓铁染色

（一）概述

骨髓铁染色是诊断缺铁性贫血最有价值的方法之一，对铁幼粒细胞性贫血的诊断亦有重要价值，以了解体内铁的储备和利用的情况。血红蛋白的合成与铁的代谢密切相关。在正常情况下，机体的储存铁以铁蛋白及含铁血黄素的形式存在，在幼稚红细胞中也有非血红素的含铁小粒。这些铁与亚铁氰化钾在酸性溶液中形成亚铁氰化铁（即普鲁士蓝反应）呈蓝色。

（二）参考值

约2/3正常人的细胞外铁为++，1/3为+。铁幼粒细胞为（18%~94%），平均值为64.5%。

（三）临床意义

1. 缺铁性贫血　缺铁性贫血患者细胞外铁都不能见到，多数病例的幼红细胞中亦见不到铁小粒，即使见到铁幼粒细胞，其比例亦很低，最低仅1%，平均值为3.4%，在幼红细胞中找不到铁小粒的病例，细胞外铁亦阴性；相反，在细胞外铁阴性的病例中，有时在少数幼红细胞中仍可见到铁小粒。只有严重的缺铁性贫血，幼红细胞的铁小粒才完全消失。这种患者经口服铁剂治疗后，数日之内，细小的铁小粒便出现在幼红细胞中，但细胞外铁的出现则需要较长的时间。

2. 非缺铁性贫血　在非缺铁性贫血中，骨髓中均可见到细胞外铁。大量的细胞外铁（+++~++++）常出现于再生障碍性贫血、地中海贫血，巨细胞性贫血及多次输血的病例中，其次为溶血性贫血、感染、脓毒血症和尿毒症的部分病例。铁粒幼细胞在所有这些病例中均能见到，其最低数为3%，最高数为96%，平均值为55.5%。在地中海贫血、巨幼细胞性贫血、各种溶血性贫血、再生障碍性贫血、白血病和多次输血的病例中，铁粒幼细胞的百分数一般都增高。

3. 铁粒幼细胞贫血　幼红细胞中铁粒明显增多、增大，在核周围呈环状分布，细胞外铁亦增多，这对诊断有重要意义。

二、过氧化物酶染色

（一）概述

利用细胞内的过氧化物酶作用与过氧化氢，使之释放出氧原子，后者能使无色联苯胺氧化成蓝色的联苯胺蓝。联苯胺蓝是一种不稳定的中间产物，可再与硝普钠合成蓝色或棕色化合物沉淀，定位于含酶胞质中。根据颗粒的多少和大小，可分别定位弱阳性、阳性及强阳性。

（二）参考值

正常分布：血细胞与骨髓细胞过氧化酶（POX）染色呈阳性反应者，主要为粒细胞系列，单核细胞呈弱阳性反应，分化的网状细胞可有不同程度的阳性反应，而其他各类型血细胞均为阴性反应。在粒细胞系列中，原粒细胞为阴性反应（含Auer小体者阳性）。自早幼粒细胞起出现阳性反应，随着细胞的成熟，阳性反应逐渐增强。嗜碱性粒细胞在正常情况下多为阴性反应。

（三）临床意义

POX染色有助于急性白血病类型的鉴别。某些急性粒细胞白血病体积较小，类似于原始淋巴细胞，在瑞氏染色的情况下，未能显示颗粒，而过氧化物酶反应显示胞质内含特殊的棕黑色颗粒状阳性物质，Auer 小体亦呈阳性反应，显示棕黑色条状外形，而淋巴细胞均呈阴性。因此，凡原始细胞 POX 呈阳性反应者，即可排除急性淋巴细胞白细胞的诊断。单核细胞白血病，POX 可呈弱阳性或阴性，粒单核细胞性白血病及早幼粒细胞白血病可呈强阳性反应。

三、苏丹黑染色

（一）概述

苏丹黑是一种脂溶性燃料，可以显示组织中的脂类。在多种苏丹黑燃料中，用于染磷脂的重氮染料苏丹黑 B 的效果最佳。由于血细胞中所含脂类物质大多为磷脂，故可用苏丹黑 B 染色。苏丹黑 B 染色的阳性为深黑色颗粒，位于胞质内。脂类物质在粒系等细胞中含量丰富，根据颗粒的多少和大小，对阳性的程度作出分级。

（二）参考值

苏丹黑 B 染色在各系各阶段细胞的正常分布如下：淋巴细胞系及红细胞系苏丹黑染色均为阴性反应。粒细胞系从原始粒细胞直至分叶核粒细胞，阳性反应随着成熟程度逐渐增强，与过氧化物酶颗粒阳性程度大致相符。早幼粒细胞含有少数嗜苏丹黑颗粒，而成熟中性分叶核细胞含有大量嗜苏丹黑颗粒，嗜酸性粒细胞亦呈阳性反应，单核细胞可呈阴性或弱阳性反应。

（三）临床意义

（1）鉴别急性白血病的类型：急性粒细胞性白血病的原粒细胞可呈阳性反应，Auer 小体可呈强阳性反应；急性粒单细胞性白血病及急性红白血病的幼稚粒细胞阳性亦增强；急性单核细胞性白血病的原单核细胞和其他单核细胞一样，呈弱阳性反应；急性淋巴细胞白细胞的原淋巴及幼淋巴细胞均呈阴性反应。

当原粒细胞 POX 呈阴性反应时，苏丹黑 B 染色可呈阳性，借此排除急性淋巴细胞白血病。

（2）慢性粒细胞白血病的中性粒细胞各阶段嗜苏丹黑颗粒明显减少，经治疗缓解后，其嗜苏丹黑反应可转为正常。慢性粒细胞白血病急性变时，原粒细胞苏丹黑染色可呈阴性反应。

（3）尼曼-匹克细胞及高雪细胞苏丹黑 B 染色均呈阳性反应。

四、碱性磷酸酶染色（偶氮偶联法）

（一）概述

中性粒细胞胞质中的碱性磷酸酶（alkaline phosphatase，AKP）在碱性（pH9~9.6）环境下，可将基质液中的萘酚磷酸酯水解，释放出 α 萘酚，后者立即与重氮化盐偶联，在有活性的酶处形成不溶性的有色沉淀。此法操作简便，阳性产物不扩散，无假阳性反应。在油镜下计数 100 个性杆状核及分叶核粒细胞，观察颗粒大小、多少和着色，分为Ⅰ~Ⅳ级，相当于 1~4 分，分别予以记录。全部阳性反应细胞之和即为"阳性率"，所有阳性反应细胞分数的总和即为积分值。

(二) 参考值

中性粒细胞 AKP 的正常值因各实验室条件不同和个体差异，其数值的差别很大。一般说来，细胞阳性率平均为 20% ~ 40%，阳性细胞的强度大多数为 Ⅰ ~ Ⅱ 级，而 Ⅲ 级、Ⅳ 级者极为少见。平均积分为 20 ~ 60 分，一般多在 80 分以下。

(三) 临床意义

(1) 化脓性感染时，中性粒细胞 AKP 活性明显增高，细胞阳性率可达 90% ~ 100%，积分可高达 300 分以上。病毒性或寄生虫感染时无明显变化。

(2) 急性淋巴细胞白血病、恶性淋巴瘤、骨髓纤维化、慢性淋巴细胞白血病时，中性粒细胞 AKP 活性明显升高，恶性肿瘤时活性也可明显升高。多发性骨髓瘤、浆细胞性白血病时活性增高。急性、慢性粒细胞白血病及红白血病时，中性粒细胞 AKP 活性减低，慢性粒细胞白血病急性变化和合并骨髓纤维化时活性增强；单核细胞白血病时，中性粒细胞 AKP 活性一般在正常范围。恶性组织细胞病时其活性降低，急性粒细胞白血病经化疗缓解后，中性粒细胞 AKP 活性增高至正常水平或略高，急性淋巴细胞白血病缓解期活性下降至正常水平。据文献报道，慢性粒细胞白血病经治疗后活性增高者，则有急性变的倾向。

(3) 再生障碍性贫血时，中性粒细胞 AKP 水平增高，其他类型贫血者均无改变，而阵发性血.红蛋白尿时 AKP 活性降低，有助于这两种贫血的鉴别诊断。

(4) 垂体 - 肾上腺皮质功能亢进及应用皮质激素时，中性粒细胞 AKP 活性增高，妊娠 2 ~ 3 个月后，其活性也增高。

五、糖原染色

(一) 概述

含有 1, 2 - 乙二醇基的多糖类经过碘酸氧化后产生醛荃，此醛荃进而与 Shift 试剂作用，使无色品红变为红色化合物，定位于胞质中。红色的深浅与细胞内 1, 2 - 乙二醇基量成正比。阳性反应在细胞质内呈红色颗粒或块状，可按阳性程度分级和计算积分值。血与骨髓涂片中高碘酸 - 希夫 (PAS) 阳性物质多能被淀粉酶所消化，故大多系糖原物质。

(二) 参考值

糖原主要存在于粒细胞系统。原粒细胞呈阴性。自早幼粒细胞以后各阶段随细胞的成熟而糖原增多，成熟粒细胞的糖原最丰富。嗜酸性粒细胞和嗜碱性粒细胞亦为阳性，但不被淀粉酶所消化。单核细胞胞质内含有细小或弥散的阳性颗粒。巨核细胞和血小板均呈阳性反应。10% ~ 50% 的淋巴细胞含有细小阳性颗粒。正常淋巴细胞的 PAS 阳性反应率为 20%，积分为 15 ~ 70 分。幼红细胞和成熟红细胞均呈阴性。

(三) 临床意义

(1) 急性粒细胞白血病时，原粒细胞呈阴性；急性单核细胞白血病时，原单核细胞一般呈阴性，幼单核细胞呈弱阳性；急性淋巴细胞白血病时，原淋巴细胞常为阳性，幼淋巴细胞亦呈较较强阳性。

(2) 缺铁性贫血、地中海贫血的幼红细胞常为弱阳性或阴性。巨幼红细胞贫血和再生障碍性贫血时，幼红细胞糖原均呈阴性。

(3) 淋巴系统恶性肿瘤时，淋巴细胞的糖原常明显增多，非特异性淋巴细胞增生时，淋巴细胞的糖原常轻度增多，急性淋巴细胞白血病时，淋巴细胞糖原减少，但亦有增多者。

(4) 弋谢细胞糖原染色反应阳性，尼曼匹克细胞为阴性或弱阳性反应。

(5) 对鉴别不典型巨核细胞及里-斯细胞（Reed-Sternberg）有所帮助。前者 PAS 反应强阳性，后者则呈阴性或弱阳性。

(6) 红血病及红白血病的有核红细胞常呈较强阳性，可帮助与巨幼细胞性贫血的鉴别（见表 4-11）。

表 4-11 糖原染色在一些疾病的检验结果

细胞类别	增高	减低
粒细胞	化脓感染，类白血病反应，再生障碍性贫血、慢性粒细胞白血病，霍奇金病、淋巴肉瘤	急、慢性粒细胞性白血病，绿色瘤，红白血病，放射病
单核细胞	急性单核细胞白血病	重型粒细胞缺乏症
淋巴细胞	慢性淋巴细胞白血病、淋巴肉瘤、传染性单核细胞增多症、霍奇金病、放射病	急性淋巴细胞白血病
浆细胞	浆细胞白血病	
红细胞	红白血病、缺铁性贫血、重型地中海贫血	溶血性贫血、胎儿溶血疾患、骨髓纤维化症
巨核细胞	失血性贫血、造血旺盛者	血小板减少性紫癜
戈谢细胞	阳性	
尼曼-匹克细胞		弱阳性或阴性
Auer 小体	阳性	

六、酸性磷酸酶染色

（一）概述

染色方法有钙钴法和偶氮偶联法。钙钴法是细胞中的嗜酸磷酸酶在 pH 5.0 左右条件下水解 β-甘油磷酸钠产生磷酸根，然后相继与硝酸钠、硫化铵作用，最后生成硫化铅黑色沉淀，定位于含酶的胞质内。偶氮偶联法是酸性磷酸酶在 pH 5.0 的条件下使孵育液中的基质磷酸萘酸钠水解，产生 α 萘酚，立即与坚牢蓝 BBN 偶联，产生不溶性有色沉淀，定位于含酶的胞质内。

（二）参考值

中性粒细胞、单核细胞、网状细胞、吞噬性网状细胞、组织嗜碱细胞及浆细胞均呈强阳性反应。淋巴细胞、红细胞、巨核细胞及血小板均呈阴性反应。

（三）临床意义

(1) 帮助鉴别高雪细胞和尼曼-匹克细胞，前者呈强阳性反应，后者呈阴性反应。

(2) 里-斯细胞，多发性骨髓瘤细胞单核细胞白血病、恶性组织细胞及毛细胞白血病均呈强阳性反应，毛细胞白血病细胞不被 L-酒石酸所抑制。

(3) 红白血病幼红细胞呈核旁单侧酸性磷酸酶强阳性反应。

(4) 协助 3 种急性白血病鉴别：急性单核细胞白血病的原单核、幼单核细胞常有阳性反应；急性淋巴细胞白血病的原淋巴细胞呈弱阳性反应；急性粒细胞白血病时原粒细胞反应不一，但大多阳性较强。

(5) 血小板减少紫癜中巨核细胞的酸性磷酶活性增强。

七、α-醋酸萘酚酯酶染色和加氟化钠抑制试验

（一）概述

人类白细胞中以 α-醋酸萘酚酯酶（α-NAE）为底物的非特异性酯酶（nonspecfic、esterase. NSE）主要存在于单核细胞和组织细胞中，粒细胞及淋巴细胞中含量甚微。酯酶可将作用液中的底物 α-NAE 水解产生萘酚，萘酚与重氮盐偶联，生成不溶性的有色产物，定位于细胞质酶活性所在处。其活性程度分为：可疑阳性为淡灰的沉淀，弱阳性呈灰黑色，中等阳性呈棕黑色，强阳性呈深黑色，并可记录积分，粒系细胞及淋巴细胞基本呈阴性反应。

由于急性单核细胞白血病细胞的 NSE 均对氟化钠敏感，而急性粒细胞白血病的白血病细胞主要含对氟化钠抵抗性的 NSE，所以，在反应中若加入氟化钠，可见氟化钠对急性单核细胞白血病的白血病细胞的 α-NAE 明显抑制，而对急性粒细胞白血病的白血病细胞 α-NAE 无明显抑制，两者差别明显，称为"氟化钠抑制试验"。

（二）参考值

单核细胞系呈阳性反应；原、幼单核细胞阶段反应较弱；成熟阶段呈中等度阳性反应。

（三）临床意义

有助于急性粒细胞、单核细胞急性单核细胞白血病与急性粒细胞、早幼粒细胞白血病的鉴别。

(1) 急性单核细胞、急性粒细胞单核细胞的 α-NAE 积分较高，加氟化钠抑制后，积分一般下降≥50%。

(2) 急性粒细胞的 α-NAE 阳性较低、氟化钠抑制<50%。

(3) 早幼粒细胞白血病 α-NAE 积分可比急性单核细胞白血病、急性粒细胞、单粒细胞白血病更高，但氟化钠抑制<250%。

(4) 急性淋巴细胞的 α-NAE 积分阴性或更低。

八、醋酸 AS-D 萘酚酯酶（As-D-AE）染色加氟化物抑制试验

（一）概述

AS-D-AE 亦属于非特异性酯酶。当细胞内有这一活性酯酶活性时，能将基质液中脂酸 AS-D-AE 水解，释放出萘酚，与重氮盐偶联生成蓝色不溶性颗粒沉淀。阳性程度根据颗粒大小进行分级并记录积分。本法简便，稳定性好，并可结合氟化钠（NaF）抑制试验判断（与 α-NAE 相似）。

（二）临床意义

(1) 急性粒细胞性白血病，包括早幼粒细胞白血病，AS-D-AE 的阳性率和积分均高，急性粒细胞及早幼粒细胞白血病均不被氟化钠抑制（以抑制率>50% 作为被氟化钠抑

制的标准)。

(2) 急性单核细胞白血病，AS-D-AE 也呈阳性反应，但可被氟化钠抑制。

(3) 急性淋巴细胞白血病，AS-D-AE 呈阴性或弱阳性反应，不被氟化钠抑制。

(4) 急性粒细胞-单核细胞白血病，AS-D-AE 的阳性率程度介于急性粒细胞与急性单核细胞白血病之间，呈中等度增高，亦可被氟化钠抑制。

(5) 有助于急性单核细胞、急性粒细胞及急性淋巴细胞白血病的鉴别诊断。

九、氯化醋酸 AS-D 萘酚酯酶 （AS-D-CE） 染色

(一) 概述

AS-D-CE 系检测急性白血病细胞中以氯化醋酸 AS-D 萘酚为基质的酯酶，可作为粒细胞的标志，有助于急性粒细胞白血病与急性单核细胞白血病的鉴别。

正常时，粒细胞及肥大细胞含有丰富的以氯化醋酸 AS-D-AD 萘酚为基质的酯酶；单核细胞、组织细胞及嗜碱性细胞不含或含量甚微；淋巴细胞、浆细胞、红细胞、巨核细胞以及嗜酸性粒细胞则无此酶活性。当细胞内存在此酶活性时，可将此基质液中氯化醋酸 AS-D 萘酚水解，释出氯化醋酸及 AS-D 萘酚，后者与坚牢紫酱 GBE 进行偶联，形成不溶性橙红色或深红色产物，沉积于细胞内有酯酶活性的部位。

由于 AS-D-CE 几乎仅出现在粒细胞内，而单核细胞多数为阴性，仅少数呈阳性，故有人称 AS-D-AD 为"特异性的酯酶染色"。

(二) 临床意义

AS-D-AD 对鉴别急性粒细胞与急性单核细胞白血病有重要价值。

(1) M_1 （急性粒细胞白血病未分化型），M_2 （急性粒细胞白血病部分分化型）及 M_3 （急性早幼粒细胞白血病）的 AS-D-AD 均呈阳性改变，但其阳性程度不一，其中以 M_1 的阳性较弱，M_2 较强，M_3 最强 (阳性细胞可达 90%)。据报道，AS-D-AD 持续强阳性反应者，提示急性粒细胞白血病恶化。

(2) 慢性粒细胞白血病，粒系细胞全部呈阳性反应。

(3) M_5 （急性单核细胞性白血病）绝大多数幼稚细胞呈阴性反应。国内有人报道，在 11 例 M_5 中 AS-D-AD 的阴性率高达 99.5%，仅 1 例有 6% 的细胞呈弱阳性反应。

(4) M_4 （急性粒细胞-单核细胞白血病）AS-D-CE 虽呈阳性反应，但其阳性程度主要取决于原粒细胞的数量和分化的程度。分化程度较好的原粒细胞，AS-D-AD 呈阳性反应，但原始的幼稚单核细胞多数呈阴性反应。若结合 AS-D-AE + NaF 抑制试验，可进一步确诊，并有助于 M_4、M_5 与急性粒细胞白血病的鉴别。

(5) M_6 （红白血病）的原始及幼稚红细胞的 AS-D-CE 全部为阴性反应，原始及幼稚粒细胞呈阳性反应。

(6) 急性淋巴细胞及慢性淋巴细胞白血病 AS-D-CE 均呈阴性反应。

十、酸性 α-醋酸萘酚酯酶染色

(一) 概述

T 细胞含有酸性非特异性酯酶，在酸性环境下 (pH 5.8) 可将基质液中的。α-醋酸萘

酚水解为 α-萘酚和醋酸，随后 α-萘酚与六偶副产品红偶联成红色颗粒的沉淀物，定位于酯酶活性处，从而标记 T 细胞。T 细胞多呈现 1~2 个较粗大的点状颗粒，也有 3 个以上颗粒或呈现弥散而细小的红色颗粒。B 细胞不显示 ANAE 反应。单核细胞和粒细胞多呈为弥散性红色片状阳性颗粒。急性单核细胞白血病呈多而密的强阳性反应；急性粒细胞白血病为阳性反应。α-NAE 也可作氟化钠抑制试验，急性单核细胞白血病可被抑制，而急性粒细胞及急性淋巴细胞白血病不被抑制。

（二）临床意义

（1）主要用于鉴别 T 细胞和 B 细胞。前者呈阳性反应，后者呈阴性反应。对急性淋巴细胞白血病的免疫分型有帮助。

（2）应用免疫抑制物、肿瘤化疗药物时，T 细胞可降低。细胞免疫缺陷性疾病 T 细胞下降较显著。白血病时 T 细胞也较低，尤以淋巴细胞白血病更为显著。

十一、尿液水解试验及热盐水试验

（一）概述

中性粒细胞的细胞核内含有大量的核糖核酸，单核细胞及淋巴细胞内的细胞核内含极少量的核糖核酸。因此，中性粒细胞的核在核糖核酸酶或氯化钠的作用下可以水解，若再作瑞氏染色，则不易显示中性粒细胞的核，而淋巴细胞、单核细胞的核则很少溶解或不溶解。

尿液可能含有核糖核酸酶活力和盐类物质，在适当的温度、pH 及一定的时间条件下，可以选择性地使粒细胞核的核染色质发生水解，从而失去可染性，生理盐水在 60℃，10min 可以使粒细胞系的核部分或完全溶解，试验具有简便、经济的优点。

（二）临床意义

有助于急性白血病类型的鉴别。急性粒细胞白血病的粒细胞系除嗜酸细胞外，它们的核经尿液水解试验后，均水解而不染色，经热盐水溶解试验后原粒细胞较少溶解或不溶解，早幼粒细胞溶解情况较明显，而急性淋巴细胞及单核细胞白血病中的细胞核经尿液水解试验和热盐水溶解试验后不水解仍染色。

十二、墨汁吞噬试验

（一）概述

中性粒细胞及单核细胞对细菌及异物有吞噬作用。测定其吞噬功能可以作为了解机体免疫功能的一种指标，也可协助临床对某些疾病和白血病类型的鉴别。粒细胞的吞噬功能仅限于成熟阶段的粒细胞，而单核细胞在其分化发育过程中即具备吞噬功能。因此，幼稚单核细胞具有吞噬能力。墨汁吞噬试验方法简便、易行。

（二）参考值

成熟中性粒细胞的平均吞噬率为 $(74\pm15)\%$，范围 $46\%\sim93\%$，平均吞噬指数（即吞噬积分）为 (126 ± 60)。范围 $50\sim249$。成熟单核细胞的平均吞噬率为 $(95\pm5)\%$，范围为 $80\%\sim100\%$。平均吞噬指数为 (318 ± 86)，范围 $150\sim445$。

（三）临床意义

（1）再生障碍性贫血患者的成熟中性粒细胞吞噬功能在治疗前增高，治疗有效后则下降,并趋于正常。地中海贫血墨汁吞噬功能降低,蚕豆病急性溶血时墨汁吞噬功能明显降低,缓解后恢复正常。

(2) 急性粒细胞白血病、急性早幼粒细胞白血病、急性淋巴细胞白血病、原始及幼稚细胞墨汁吞噬试验均阴性,未见吞噬墨汁细胞。急性粒细胞-单核细胞白血病的吞噬指数在30以下,急性单核细胞白血病的吞噬率为50%(范围为39%~73%),吞噬指数为100(范围71~117),急性红白血病的粒细胞型者均阴性,单核细胞型的吞噬率为34%~54%,吞噬指数为96~108。

(3) 慢性粒细胞白血病未治疗者及复发者的成熟中性粒细胞吞噬率及吞噬指数明显低于正常,病情好转或缓解后,吞噬功能回升。慢性粒细胞白血病急粒变的吞墨试验阴性。慢性粒细胞白血病急单变的吞墨率9%,吞噬指数为9。慢性淋巴细胞白血病的成熟中性粒细胞吞噬率及吞噬指数均高于正常。

十三、溶菌酶与过氧化酶双重染色

(一) 概述

溶菌酶是一种水解酶,能溶解细菌特别是腐生球菌。其溶菌作用的强弱与溶菌酶活力成正比,如溶菌酶活力高,则溶菌作用强,溶菌酶活力低,则溶菌作用弱或缺乏。溶菌酶主要来自单核系及粒系较成熟的细胞(原粒细胞、嗜酸性粒细胞、嗜碱性粒细胞除外)。单核细胞的溶菌酶位于细胞表面,易向周围释放,其活力最强。粒细胞系的溶菌酶在细胞内,故释放较少。淋巴细胞、红细胞及血小板几乎均不含溶菌酶。因此,急性单核细胞性白血病的细胞的溶菌酶活力明显升高,急性淋巴细胞性白血病显著降低,而急性粒细胞白血病介于两者之间,与正常较为接近。

溶菌酶与过氧化酶双重染色比溶菌酶活力测定或过氧化酶染色的单项测定更有帮助。

(二) 临床意义

(1) 急性淋巴细胞白血病的溶菌酶与过氧化酶均呈阴性反应。

(2) 急性粒细胞白血病时,多数原粒细胞溶菌酶呈阴性反应,少数呈弱阳性反应。而过氧化酶呈阴性至中度阳性。当溶菌酶与过氧化酶均呈阳性反应时,表明细胞有一定分化,以早幼粒或亚急性粒细胞白血病可能性大。

(3) 急性粒细胞-单核细胞白血病的溶菌酶活性明显高于过氧化酶,此点与急性粒细胞白血病不同,具有鉴别意义。

(4) 早幼粒细胞白血病过氧化酶活性大于溶菌酶活性;反之,急性单核细胞或急性粒细胞-单核细胞白血病的溶菌酶活性可大于过氧化酶活性,对急性单核细胞与早幼细胞白血病有鉴别意义。

十四、血清和尿溶菌酶测定

(一) 概述

溶菌酶是一种水解酶,在许多组织中,包括骨髓和血液中,以及某些渗出液及分泌物中均可存在。溶菌酶能水解革兰阳性球菌壁的乙酰氨基多糖,使细菌失去胞壁而破裂。在人体血清中的溶菌酶,主要来自血中的单核细胞和粒细胞,其中以单核细胞的含量最多。在中性粒细胞中，从中幼粒细胞到成熟粒细胞溶菌酶的活性随细胞的成熟程度而增高。

（二）参考值

溶菌酶的溶解程度测定因所用溶菌酶的标准及菌种不同，其正常值有较大的差异，各实验室可根据自家实验室确定。

（三）临床意义

（1）急性单核细胞白血病的血清及尿溶菌酶含量呈明显升高，若尿液的溶菌酶呈阴性，则可排除急性单核细胞白血病的诊断。

（2）急性粒细胞-单核细胞白血病的血清溶菌酶含量明显增高，其增高程度与白细胞总数有关。治疗前血清溶菌酶含量增高明显者，表示细胞分化程度较好，预后较佳。急性粒细胞-单核细胞白血病经治疗后缓解，白细胞总数减少时，其溶菌酶活力也往往同时下降，但复发时，其溶菌酶含量也随之上升。

（3）急性粒细胞白血病患者的血清溶菌酶含量可以正常或升高，其临床意义同急性粒细胞-单核细胞白血病。

（4）大多数急性淋巴细胞白血病患者的血清溶菌酶含量减少，经治疗达完全缓解时，则恢复正常，尿液溶菌酶呈阴性。

（5）phc 染色体阴性的慢性粒细胞白血病患者的血清尿溶菌酶含量增高，phc 染色体阳性的慢性粒细胞白血病患者则大多数正常。若血清和尿溶菌酶含量升高，表示预后可能不良。

（6）慢性淋巴细胞白血病的血清溶菌酶含量正常。测定血清和尿液中的溶菌酶含量，有助于各种白血病类型的鉴别，若增高，可作为急性单核细胞性白血病、急性粒细胞-单核细胞及急性粒细胞白血病的诊断参考。若明显增高，可排除急性淋巴细胞白血病的诊断。阴性，则可排除急性单核细胞白血病的诊断。同时，对疗效观察及复发亦有一定的参考价值。此外，在恶性组织细胞病、霍奇金病、多发性骨髓瘤、结核病、脾性白细胞减少症中，溶菌酶含量增高，肾脏病尿中溶菌酶含量可明显升高。

有关急性白血病细胞化学染色特点见表 4-12、表 4-13。

表 4-12 急性白血病细胞化学染色的特点

类型	过氧化酶 POX	苏丹黑 SB	糖原 PAS	ALP 碱性 碱反应	ALP 酸性 碱反应	a-NAE 非特异性酯
急性淋巴细胞白血病 $L_{1,2,3}$	(-)(+) <3%	(-)(+) <3%	(-) 或 (++) ~(+++)	↑	(-)~(+)	(-)~(+)
急性粒细胞白血病 $M_{1,2}$	(-)~(+) (+1) >3%	(-)~(+) (+1) >3%	(-) (+)	↓ ↓	(-)~(+)	(-)~(+)
颗粒增多的早幼粒细胞白血病 M_3	(+++)	(+++)	(+)~(++)	↓↓	(-)~(+)	(-)~(+) (+++)
急性粒细胞-单核细胞性白血病 M_4	(-) 或 (+) ~(++)	(-) 或 (+) ~(++)	(+)	不定	(+)~(++)	(+)~(++)

续表

类型	过氧化酶 POX	苏丹黑 SB	糖原 PAS	ALP碱性碱反应	ALP酸性碱反应	a-NAE 非特异性酯
急性粒细胞-单核细胞性白血病 M_5	(-)~(+)	(-)~(+)	(+)	不定	(+)~(++)	(++)~(+++)
红白血病 M_6	红细胞(-) 白细胞(-)~(+)	红细胞(-) 白细胞(-)~(+)	红细胞(+)~(+++) 白细胞(-)~(+)			

表4-13 急性白血病细胞化学染色特点

类型	a-NAE NaFα酚酯酶染色+氟化钠抑氧试验	AS-D-AE 醋酯萘酚酯酶	AS-D-AENaF 醋酚萘酯酶+氟化钠抑制试验不被抑制	AS-D-AE 氮化醋酚萘酸酯酶	尿液水解试验及热盐水试验	墨汁吞噬试验	溶菌酶测定
急性淋巴细胞白血病 $L_{1,2,3}$	不被抑制	大部分(+) 部分为(-)	不被抑制	(-)	核胞不被水解	(-)	↓
急性粒细胞白血病 $M_{1,2}$	不被抑制	大部分(+) 少部分(-)	不被抑制	大部分(+) 少部分(-)	核胞可被水解	(-)	不定
颗粒增多的早幼粒细胞白血病 M_3	不被抑制	基本为(+) 少数为(-)	不被抑制	基本为(+)	同上	(-)	不定
急性粒细胞-单核细胞性白血病 M_4	可被抑制	同上	可被抑制	基本为(+)	同上	(+)	↑↑
急性粒细胞-单核细胞性白血病 M_5	可被抑制	同上	可被抑制	基本都为(-)	同上	(+)	↑↑
红白血病 M_6	红细胞(-) 白细胞(+)	不定	红细胞(-) 白细胞(+)				

(张洪霞)

第五章

血液病常见的临床症状

第一节 发热

发热（fever）是指病理性体温升高的征象。各种原因均可使个体体温超过正常范围，即腋下 >37℃、口腔 >37.3℃、直肠 >37.6℃，一昼夜体温波动在1℃以上。体温在37.5～38℃之间，持续2周以上称为"低热"；体温在39℃或更高，且持续2周以上则称为"高热"。

一、病因和发生机制

各种不同原因的发热均由致热源的作用使产热大于散热而引起。

（一）外源性致热源

包括各种微生物病原体及其产物；炎性渗出物和无菌性坏死组织，后者如恶性肿瘤、白血病、急性溶血性反应等；抗原抗体复合物；某些类固醇物质；多糖体成分，以及多核苷酸、淋巴细胞激活因子等。外源性致热源都为相对分子质量大的物质，特别是细菌内毒素分子量非常大，不能通过血-脑屏障直接作用于体温调节中枢。

（二）内源性致热源

外源性致热源均能激活血液中的中性粒细胞、单核细胞、嗜酸性粒细胞等白细胞，使之形成并释放内源性致热源或白细胞介素-1（IL-1）。内源性致热源可通过血-脑屏障直接作用于体温调节中枢，引起发热。

（三）其他

1. **感染性发热** 败血症、结核病、疟疾、伤寒、感染性心内膜炎、肾盂肾炎、呼吸道病毒感染和慢性支气管炎、真菌感染、寄生虫感染等均可引起发热。
2. **风湿病** 为自身免疫性疾病，常以发热为第一症状，好发于青年女性。常见有风湿热、类风湿关节炎、系统性红斑狼疮、硬皮病、皮肌炎、干燥综合征、结节性多动脉炎、白塞病、结节性脂膜炎、混合结缔组织病等。
3. **恶性肿瘤** 有肝癌、胃癌、肾癌等。表现为肿瘤性发热。

二、伴随症状

1. **发热伴寒战** 见于疟疾、急性溶血、输血反应或革兰阴性杆菌感染等。
2. **发热伴淋巴结肿大** 见于传染性单核细胞增多症、急性白血病、淋巴瘤、转移癌、淋巴结核等。
3. **发热伴肝脾肿大** 见于传染性单核细胞增多症、疟疾、白血病、淋巴瘤、恶性组织细胞增多症等。
4. **发热伴出血** 见于急性白血病、重型再生障碍性贫血、恶性组织细胞增多症、流行性出血热等。

三、临床表现

（1）恶性血液病：发热为本病的主要表现，早期为低热，大多为高热，热型不规则，常伴肝、脾淋巴结肿大，使用抗生素无效。

（2）恶性淋巴瘤：分为霍奇金淋巴瘤和非霍奇金淋巴瘤，常伴有发热，表现为低热或高热。

（3）急性白血病：临床上出现发热。常为低热或因中性粒细胞减少、化疗激素应用后引起感染性发热，一般会高热。

（4）骨髓增生异常综合征：多发性骨髓瘤，由于疾病本身和免疫功能降低合并感染也可出现发热。

（潘志兰）

第二节 黄疸

黄疸（jaundice）是指血液中胆红素浓度增高，导致巩膜、黏膜、皮肤和体液发生黄染的现象。正常人血清总胆红素浓度为 $8.5 \sim 17 \mu mol/L$，其中直接胆红素不超过 $3.4 \mu mol/L$，间接胆红素不超过 $14 \mu mol/L$。总胆红素超过 $34 \mu mol/L$ 时，临床上出现黄疸；$17 \sim 34 \mu mol/L$ 时，临床上不出现肉眼可见的黄疸，称为"隐形黄疸"。

一、病因和发生机制

（一）溶血性黄疸

凡能引起溶血的疾病均可产生溶血性黄疸。见于先天性溶血性贫血，如珠蛋白生成障碍性贫血、遗传性球形红细胞增多症、葡萄糖-6-磷酸脱氢酶缺乏症等；后天获得性溶血性贫血，如自身免疫性溶血性贫血、新生儿溶血、不同血型输入后的溶血、蚕豆病、阵发性睡眠性血红蛋白尿等。大量红细胞破坏，形成大量的非结合胆红素，超过肝细胞摄取、结合和排泌的能力，以及由于溶血性贫血造成的贫血、缺氧和红细胞破坏产物的毒性作用，均可削弱肝细胞对胆红素的代谢能力，使非结合胆红素在血中潴留，超过正常水平而出现黄疸。

（二）肝细胞性黄疸

使肝细胞广泛损害的各种疾病均可发生黄疸，见于恶性组织细胞病、急性白血病和淋巴瘤等浸润肝脏功能损害。此外，尚有传染性单核细胞增多症、郎格罕斯组织细胞增多症（LCH）、神经鞘磷脂病等也可产生黄疸。由于上述疾病导致肝细胞的损伤，使肝细胞对胆红素的摄取、结合和排泌功能降低，因而血中非结合胆红素增加。而未受损的肝细胞仍能将非结合胆红素转变为结合胆红素，形成的结合胆红素一部分经毛细胆管从胆管排泄，一部分经已损害或坏死的肝细胞反流入血中，导致血中结合胆红素增加而出现黄疸。

（三）胆汁淤积性黄疸

胰头部位和肝门处的淋巴瘤可引起肝外性胆汁淤积黄疸。由于胆管阻塞，阻塞上方的压力升高，胆管扩张，最后导致小胆管和毛细胆管破裂，胆汁中的胆红素反流入血中，导致血中结合胆红素增加而出现黄疸。巯嘌呤（6-巯基嘌呤）、甲睾酮（甲基睾丸素）等药物引起肝内胆汁淤积（而并非由机械因素所引起），是由于胆汁分泌功能障碍、毛细胆管的通透性增加、胆汁浓缩而使流量减少，导致胆管内胆盐沉淀和胆栓形成。

二、临床表现

（1）黄疸伴发热：见于恶性组织细胞病、郎格罕斯组织细胞增生症、传染性单核细胞增多症等。

（2）黄疸伴贫血：见于各种溶血性贫血。

（3）黄疸伴脾肿大：见于恶性组织细胞病、恶性淋巴瘤、郎格罕斯细胞组织细胞增生症等。

（张晓丽）

第三节 贫血

贫血（anemia）是指单位容积血液内红细胞数和血红蛋白含量低于正常的病理状态。一般是指成年男性外周血血红蛋白低于120g/L，成年女性低于110g/L，妊娠妇女低于100g/L，其血细胞比容最低值分别为40.0%容积、35.0%容积和30.0%容积者。临床主要表现为器官的低氧状态。以头晕、耳鸣、乏力、疲倦为最常见，严重者可有活动后心悸、气急甚至影响心肾功能。

一、病因和发病机制

骨髓造血干细胞具有自我复制和分化成各系列祖细胞的能力，在相应造血细胞生长因子的作用下最终分化成成熟红细胞，在具有造血功能的红骨髓内，20%~30%的有核细胞是幼红细胞，幼红细胞增殖、成熟过程中需要多种造血原料。红细胞的平均寿命约120d。红细胞的寿命与红细胞膜结构、红细胞内酶系统活力和血红蛋白分子结构正常与否等密切有关。当某些因素导致骨髓造血干细胞损伤，引起造血障碍，可发生再生障碍性贫血；铁或叶酸和维生素B_{12}缺乏可产生缺铁性贫血或巨幼细胞贫血；红细胞膜、红细胞内酶及血红蛋白分子结构异常或红细胞本身正常但存在某些外在因素，均可导致溶血性贫血，前者如遗传性球形红细胞增多症，后者如自身免疫性溶血性贫血；急性慢出血是临床上引起贫血的最常见原因，而慢性失血性贫血实质上就是缺铁性贫血。

二、临床表现

早期和常见的症状为疲倦、乏力、头晕、耳鸣、记忆力衰退、思想不集中等。中至重度贫血常有活动后心悸、气促、踝部水肿、腹胀、多尿等。

皮肤苍白、面色无华，一般以观察指甲、手掌皮肤皱纹处以及口唇黏膜和睑结膜等较为可靠。心脏听诊心率加快，肺动脉瓣或心尖区可闻及中等响度的吹风样收缩期杂音。

除贫血的共同临床表现外，尚有各类贫血的特殊表现。

三、伴随症状

（1）贫血伴月经过多、痔疮出血、钩虫病：常提示缺铁性贫血。
（2）贫血伴神经、精神症状：常提示维生素 B_{12} 缺乏性巨幼细胞贫血。
（3）贫血伴黄疸：主要见于溶血性贫血（简称溶贫）。
（4）贫血伴脾肿大：见于遗传性球形红细胞增多症、脾功能亢进（简称脾亢）、恶性组织细胞病（简称恶组）急慢性白血病、恶性淋巴瘤等。

（焦长林）

第四节　皮肤、黏膜出血

皮肤、黏膜出血（mucocutaneoushemorrhage）是由机体的止血和凝血功能障碍引起。常以全身性或局限性皮肤黏膜自发性出血，或受伤后出血不止为临床特征。皮下出血直径 < 2mm 者称为"瘀点"或出血点，3~5mm 者称为"紫癜"，直径 >5mm 者称为"瘀斑"。

一、病因和发生机制

（一）毛细血管壁缺陷

当毛细血管壁存在先天性缺陷或受损时，则不能正常地收缩发挥止血作用，而致皮肤、黏膜出血。例如，遗传性出血性毛细血管扩张症、血管性血友病、过敏性紫癜等。

（二）血小板异常

血小板在止血过程中起重要作用，在血管损伤处血小板相互黏附、聚集形成白色血栓阻塞伤口。血小板膜的酶可促使血栓素 A_2 形成，后者有强烈的血管收缩作用。血小板数量或功能异常可引起皮肤、黏膜出血。例如，特发性血小板减少性紫癜（ITP）、再生障碍性贫血、血小板无力症、巨血小板综合征等。

（三）凝血障碍

凝血过程中有许多凝血因子参与，是凝血酶原激活的连锁反应，任何一个凝血因子缺乏或功能异常均可引起凝血障碍导致皮肤黏膜出血。例如，血友病、低纤维蛋白原血症、维生素 K 缺乏症、严重肝病等。

（四）循环血液中抗凝物质增多

例如，异常蛋白血症、类肝素抗凝物质增多，抗凝药物治疗过量等。

二、临床表现

（1）过敏性紫癜：紫癜高出皮面有时成圆形丘疹或类似渗出性红斑，以下肢伸侧多见，两侧对称分布，常分批出现。

（2）血管性血友病：一种常染色体显性遗传性出血性疾病。患者自幼即有出血倾向，以皮肤、黏膜出血为多见，关节和肌肉出血甚少见。

（3）血小板异常：血小板减少和血小板功能障碍出血症状：以皮肤瘀点和瘀斑为主，四肢和躯干都有，常有齿龈出血、鼻出血、月经过多。

（4）凝血障碍：血友病是最常见的一组遗传性凝血因子缺乏症。临床表现以软组织、肌肉、负重关节出血为特征，往往自幼有出血倾向，常有家族性出血史。

（焦长林）

第五节　淋巴结肿大

正常成人于腹股沟、颌下，有时在颈部和腋下均可扪及淋巴结，但正常淋巴结体积较小，直径一般不超过0.5cm，且质地软、表面光滑、无压痛、可滑动。若在枕后、耳周围、锁骨上、滑车等处扪及淋巴结，或在其他部位扪及淋巴结大小、质量、表面、压痛感或滑动度等异于正常者，则均属病理现象。

一、病因和发生机制

（一）全身淋巴结肿大

当某些病毒、寄生虫感染或罹患恶性血液病等，可出现不同程度的全身淋巴结肿大。例如，传染性单核细胞增多症、弓形虫病、恶性淋巴瘤、恶性组织细胞病、急性白血病。众所周知，淋巴结主要有三大功能：滤过淋巴、产生淋巴细胞、参与免疫反应。病毒、寄生虫等感染引发机体免疫反应，引起淋巴结肿大；恶性淋巴瘤大多起源于淋巴结，瘤细胞在淋巴结内的增殖是淋巴结肿大；恶性组织细胞病、急性白血病由于恶性组织细胞、白血病细胞浸润淋巴结致使淋巴结肿大（lymphodenopathy）。

（二）局部淋巴结肿大

局部细菌性感染或实体瘤局部淋巴结转移均可引起局部淋巴结肿大。例如，口腔感染可引发颌下淋巴结肿大；消化道肿瘤可发生淋巴结转移，使左锁骨上淋巴结肿大。每个器官或组织均有相应的淋巴引流，局部的炎症和肿瘤可使该部位淋巴区域内的淋巴结肿大。

二、临床表现

（1）淋巴瘤、霍奇金病、非霍奇金淋巴瘤、蕈样霉菌病等，常表现全身浅表淋巴结无痛性、进行性肿大、肿大的淋巴结质坚、相互间可粘连融合。

（2）急、慢性白血病：可表现为无痛性浅表淋巴结肿大，急性白血病常伴感染、出血、贫血等症状。

（3）恶性组织细胞病：临床上常表现肝、脾淋巴结肿大、黄疸、全血细胞减少等症状。

(4) 血管免疫母细胞淋巴结病：浅表淋巴结肿大，可有发热、多汗、消瘦等症状。

(5) 传染性单核细胞增多症：以发热、颈淋巴结肿大和咽痛为本病特有的三联症，部分患者淋巴结有轻度压痛。

(6) 非血液系统疾病：见于各种局部和全身的细菌感染、免疫性疾病、各种恶性肿瘤、肉瘤淋巴结转移。

（郑慧哲）

第六节 脾肿大

正常人一般在肋缘下不能触及脾脏，少数瘦弱的女性和腹壁松弛的人偶尔可触及柔软的边缘。此外，内脏下垂或左侧胸腔积液、积气时横膈下降，可使脾向下移位。脾肿大（splenomegaly）程度分为3度：①轻度肿大：深呼吸气时，脾缘不超过肋下2cm；②中度脾大：脾缘超过肋下2cm至脐平；③高度肿大及巨脾：脾下缘超出脐水平以下，脾尖向右超出前正中线。

一、病因和发生机制

脾脏是髓外造血组织之一，也是免疫器官即机体最大的淋巴组织。多种血液病、微生物和寄生虫的感染、自身免疫性疾病等均可引起脾肿大。例如，恶性淋巴瘤、急、慢性白血病、恶性组织细胞病、传染性单核细胞增多症、伤寒、疟疾等。恶性血液病的发生往往首先侵犯和浸润髓外造血组织致脾肿大；微生物和寄生虫感染、自身免疫性疾病引发机体免疫反应，机体所产生抗体的一部分即来源于脾脏，抗原刺激使生发中心增大和吞噬功能增强等因素使脾肿大。

二、伴随症状

（一）脾肿大伴淋巴结肿大

见于恶性淋巴瘤、白血病、恶性组织细胞病、传染性单核细胞增多症等。

（二）脾肿大伴全血细胞减少

见于恶性组织细胞病、恶性淋巴瘤伴嗜血细胞综合征、毛细胞白血病、部分伤寒、脾功能亢进等。

（三）脾肿大伴黄疸

见于溶血性贫血、恶性组织细胞病、肝硬化等。

三、临床表现

(1) 血液病：见于急、慢性白血病、恶性淋巴瘤、真性红细胞增多症、恶性组织细胞病，常为轻至中度脾肿大。

(2) 感染性疾病：见于伤寒、副伤寒、亚急性感染性心内膜炎等。急性感染时脾呈轻度肿大，质软、轻压痛，当炎症控制后一般短期恢复正常。

(3) 充血性脾肿大：见于肝硬化、肝静脉血栓形成。

(4) 风湿病：SLE、皮肌炎、结节性动脉周围炎、幼年型类风湿病等可伴轻度脾肿大。

(5) 脾肿瘤：脾恶性肿瘤少见，原发者以恶性淋巴瘤为主，继发性脾肿瘤的原发性病变多在消化道，部分患者脾脏表面不光滑而有结节感。

(6) 脾囊肿：少见。有包囊虫病、创伤性囊肿。

（鲍　颖）

第七节　血红蛋白尿

发生血管溶血时可出现血红蛋白尿（hemoglobinuria）。尿色呈酱油色，尿隐血试验强阳性，镜检无红细胞，患者常伴贫血和黄疸。

一、病因和发生机制

当发生血管内溶血时，红细胞在血循环时被破坏，红细胞破裂，大量游离血红蛋白释放入血液中，血浆中游离血红蛋白超过结合珠蛋白结合能力和近端肾小管重吸收能力，多余的血红蛋白即可从肾小球滤出，一般血浆中游离血红蛋白量 $>1.3 \mathrm{g/L}$，即超过肾阈值，便出现血红蛋白尿。例如，血型不合输血、输注低渗溶液、阵发性睡眠性血红蛋白尿综合征、微血管病性溶血性贫血、行军性血红蛋白尿症等。

二、伴随症状

(1) 血红蛋白尿伴随全血降低见于阵发性睡眠性血红蛋白尿。
(2) 血红蛋白尿伴肢体发绀见于凝集素综合征。
(3) 血红蛋白尿伴肾功能不全见于溶血尿毒症综合征。

三、临床表现

（一）血管内溶血

急性血管内溶血比较严重，常有全身症状。例如，腰酸背痛、头痛、呕吐、寒战、高热以及血红蛋白血症和血红蛋白尿。尿液呈洗肉水或酱油样。慢性血管内溶血尚可有含铁血黄素尿。

（二）血管外溶血

见于遗传性球形红细胞增多症、温抗体自体免疫溶血性贫血等。血管外溶血一般较轻，可引起脾肿大，血清游离胆红素轻度增高，多无血红蛋白尿。

（三）继发性自身免疫性溶血性贫血

(1) 造血系统肿瘤：慢性淋巴细胞白血病、淋巴瘤、骨髓瘤等。
(2) 感染：支原体肺炎、传染性单核细胞增多症。
(3) 药物：左旋多巴或甲基多巴等。
(4) 风湿病：系统性红斑狼疮、类风湿关节炎、硬皮病等。
(5) 其他：溃疡性结肠炎、卵巢皮样囊肿等。

（张晓南）

第八节 发绀

发绀（cyanosis）也称"紫绀"，指血液中还原血红蛋白增多，使皮肤、黏膜呈青紫色的现象。广义的发绀包括少数由于异常血红蛋白衍化物（高铁血红蛋白、硫化血红蛋白）所致皮肤黏膜青紫现象。发绀见于皮肤较薄、色素较少和毛细血管丰富的部位。例如，口唇、鼻尖、颊部和甲床等处较为明显，易于观察。

一、病因和发生机制

（一）异常血红蛋白衍化物

1. 药物或化学物质中毒所致高铁血红蛋白血症　血红蛋白分子的二价铁还原成三价铁，以致失去与铁结合的能力，当血中高铁血红蛋白量达 30g/L 时，即可出现发绀。伯氨喹啉、亚硝酸盐、氯酸钾、次硝酸铋、磺胺类、苯丙砜、硝基苯、苯胺等药物或化学物质中毒可产生发绀。

2. 先天性高铁血红蛋白血症　患者自幼即有发绀，而无心肺疾病和引起异常血红蛋白的其他原因。

3. 硫化血红蛋白血症　不存在于正常红细胞中，凡能引起高铁血红蛋白血症的药物或化学物质也能引起硫化血红蛋白血症，但患者需同时伴有便秘或服用硫化物（主要为含硫的氨基酸），在肠内形成大量硫化氢为首要条件。所服用的含氮化合物或芳香族氨基化合物则起触酶作用，使硫化氢作用于血红蛋白，生成硫化血红蛋白，当血中含量达 5g/L 时，即可出现发绀。

（二）血液中还原血红蛋白增多

1. 中心性发绀　由于心肺疾病导致氧饱和度降低引起。

（1）肺性发绀：见于各种严重呼吸系统疾病。例如，呼吸道阻塞、肺部疾病、胸膜疾病和肺血管疾病等。其发生机制是由于呼吸功能衰竭，通气或换气功能障碍，肺氧合作用不足，致体循环毛细血管中还原血红蛋白量增多而出现发绀。

（2）心性混血性发绀：见于发绀型先天性心脏病。其发绀发生机制是由于心与大血管间存在异常通道，部分静脉血未通过肺进行氧合作用，即经异常通道分流混入体循环动脉中，如分流量超过心输出量的 1/3 时，即可引起发绀。

2. 周围性发绀　由于周围循环血流障碍所致。

（1）淤血性周围性发绀：例如，右心衰竭、缩窄性心包炎、局部静脉病变等。其发生机制是因体循环淤血，周围血流缓慢，氧在组织中被过多摄取所致。

（2）缺血性周围性发绀：常见于严重休克，由于周围血管收缩，心输出量减少，循环血容量不足，周围组织血流灌注不足、低氧，致皮肤、黏膜呈青紫色。

3. 混合型发绀　中心性发绀和周围性发绀并存，可见于心力衰竭，因肺淤血血流在肺内氧合不足以及周围血流缓慢，毛细血管内血液脱氧过多所致。

二、伴随症状

1. 急性发绀伴意识障碍和衰竭表现　见于某些药物或化学物质急性中毒、休克、急性

2. 发绀伴呼吸困难　常见于重症心肺疾病和急性呼吸道梗阻、气胸等。

3. 发绀伴杵状指（趾）　病程较长，主要见于发绀型先天性心脏病和某些慢性肺部疾病。

三、临床表现

（1）高铁血红蛋白症发绀：发绀急骤出现，暂时性、病情严重、经过氧疗青紫不减，抽出的血呈深棕色。

（2）先天性高铁血红蛋白症发绀：患者出生后即有发绀，不存在心、肺疾病引起的发绀。

（3）硫化血红蛋白症发绀：发绀持续时间长，可达数月或更长。

（赵小强）

第六章

贫血性疾病

第一节 贫血概述

一、贫血的定义与诊断标准

贫血（anemia）是指人体循环红细胞容量减少而言。临床上常以外周血单位容积内血红蛋白（Hb）量、红细胞（RBC）数及（或）血细胞比容（Hct）代替红细胞容量来反映贫血程度，一般都以 Hb 量低于正常参考值 95% 的下限作为贫血的诊断标准。血红蛋白浓度的降低一般都伴有相应红细胞数量或血细胞比容的减少，但也有不一致。个别轻型缺铁性贫血或珠蛋白生成障碍性贫血可仅有血红蛋白减少，而红细胞数量和血细胞比容都在正常范围内。单位容积血液中血红蛋白量因地区、年龄、性别以及生理性血浆容量的变化而异。婴儿和儿童的血红蛋白量约比成人低 15%。男女之间的差异在青春期后才逐渐明显。妊娠时血容量增加，血红蛋白和红细胞数可因被稀释而相对减少。男性 65 岁以后 Hb 测定值较 65 岁以前为低，但女性无差异。为制定贫血合理的诊断标准，首先需要建立有代表性的健康人群，包括不同性别、年龄、民族和地区血红蛋白浓度的正常参考值。按照 WHO 规定，所测定的代表人群应当除外有营养缺乏症的患者。美国第二次全国卫生与营养调查（NHANES Ⅱ）就是采用标准方法获得的血红蛋白的正常参考值，我国尚缺乏类似的普查资料。国外掌握贫血诊断的 Hb 标准较统一，都以 1972 年 WHO 制定的诊断标准为依据。在海平面地区 Hb 低于以下水平可诊断为贫血：6 个月到 6 岁儿童 110g/L，6～14 岁儿童 120g/L，成年男性 130g/L，成年女性（非妊娠）120g/L，妊娠女性 110g/L。而国内诊断贫血的标准都参照下述标准：在海平面地区，成人男性 Hb 低于 120g/L，成年女性低于 110g/L，孕妇低于 100g/L。选用某一血红蛋白值来划分有无贫血，要做到非常合理是相当困难的。因为正常人群血红蛋白分布曲线和贫血人群血红蛋白分布曲线之间互有重叠。事实上 Hb 正常值的个体差异较大，如某患者一周前 Hb 155g/L，现 Hb 降低为 140g/L，虽然在正常范围，但应认为是有意义的。决定患者是否有贫血时尚须注意 Hb 测定的标准化，以及采血的部位，指端血、耳垂血、静脉血其测定值可略有不同。WHO 规定的标准方法为静脉血氰化高铁 Hb 法。此外，血浆容量的生理和病理变化，如妊娠后 3 个月、全身水肿、充血性心力衰竭、低蛋白血症以及某些细胞因子的作用，因血浆容量增加血液被稀释，Hb 量下降，可误认为贫血，也称为稀释性假性贫血;血浆容量的丢失如失水、腹泻、呕吐、重度烧伤或大量使用利尿剂后血液浓缩,Hb 量可上升,即使有贫血检测值也可正常。急性大量失血,红细胞和血浆同时丢失,虽然红细胞丢失过多,但贫血可不明显。贫血按严重程度可分为:极重度贫血,Hb 量≤30g/L;重度贫血,Hb 量在 31~60g/L;中度贫血,Hb 量在 61~90g/L;轻度贫血,Hb 量在 >90g/L 与低于正常参考值的下限之间。

贫血是一种症状,而不是具体的疾病。各种疾病都可伴有贫血。如果许多原因不同的贫血具有类似的临床表现和血液学特征,则可归纳为一种综合病征,如再生障碍性贫血、缺铁性贫血等。贫血在世界各地属常见病,在发展中国家以及血红蛋白病或葡萄糖-6-磷酸脱氢酶变异的多民族及地区,贫血问题尤为突出。

二、发病机制

(一) 红细胞生成减少

骨髓造血活动与造血组织中造血干细胞的存在有密切的关系。造血干细胞在特定的微环境下分化成各系列祖细胞,经各系前体细胞发育成各系成熟细胞。当某些化学、物理、病毒感染和免疫因素损伤造血干细胞和(或)造血微环境,致使造血干细胞数量减少或质的异常致分化、增殖发生障碍,导致骨髓造血衰竭、周围血液全血细胞减少,称为再生障碍性贫血 (aplastic anemia)。遗传因素也可引起骨髓造血衰竭。

造血干细胞在造血微环境诱导下分化为红系祖细胞,后者在红细胞生成素 (EPO) 的刺激下分化为各期幼红细胞。红系祖细胞或红细胞生成素的免疫性破坏,或红系祖细胞受病毒(人类微小病毒,HPV-B19)感染和溶解,均可导致选择性红系细胞生成障碍。贫血严重而白细胞和血小板大致正常,称为纯红细胞再生障碍性贫血 (pure red cellaplasia anemia)。EPO 产生不足和红系祖细胞对 EPO 反应迟钝是肾性贫血 (renal anemia) 和慢性病贫血 (anemia of chronic disease) 的主要发病机制之一。

自红系祖细胞发育至中幼红细胞,细胞要经过多次分裂增殖,而 DNA 的合成倍增是细胞分裂期前所必需的。维生素 B_{12} 和叶酸则是 DNA 合成的主要辅酶。无论是维生素 B_{12} 或叶酸缺乏或由于其他因素影响 DNA 合成,都可导致核分裂延迟甚至停顿;形成核和胞质发育不平衡、核染色质疏松、形态巨大而畸形的巨幼红细胞。周围血液可见卵圆形的大红细胞,称为巨幼细胞性贫血 (megaloblasticanemia)。

在幼红细胞不断增殖的过程中,细胞质也逐渐发育成熟。早在早幼红细胞质内就开始合成微量血红蛋白,至中幼红细胞阶段血红蛋白合成达到高峰,一直持续到网织红细胞。血红蛋白的合成需要铁。铁通过血浆中的运铁蛋白运输到幼红细胞表面,和幼红细胞表面的运铁蛋白受体结合,通过胞饮方式进入质内,输送到线粒体,和原卟啉合成正铁血红素。珠蛋白是在幼红细胞内的核糖体上合成的。正铁血红素与珠蛋白合成血红蛋白分子。所以任何原因引起的血红蛋白合成障碍,不论是缺铁(缺铁性贫血)或铁代谢紊乱(慢性病贫血)、珠蛋白合成障碍(血红蛋白病)以及血红素卟啉环合成障碍(铁粒幼细胞性贫血)等,都可以导致 Hb 合成障碍,出现大量细胞质不足(小红细胞)及血红蛋白含量减少(低色素)的成熟红细胞,统称为低色素性贫血,其中以缺铁性贫血最常见。

骨髓发生纤维化或骨髓被异常细胞所侵犯,可导致骨髓结构和功能的破坏,同时伴有骨髓外(主要在脾或肝脏,也可在淋巴结等)造血灶的建立。临床上出现贫血,周围血液出现幼粒和幼红细胞，称为幼粒-幼红细胞贫血或骨髓病性贫血（myelophthisic anemia）。

无效红细胞生成是指患者骨髓增生，幼红细胞增多，但由于幼红细胞本身有缺陷导致过早在骨髓凋亡，引起红细胞生成减少，网织红细胞减少，导致贫血。见于骨髓增生异常综合征难治性贫血、巨幼细胞性贫血及珠蛋白生成障碍性贫血等。

（二）红细胞破坏过多

红细胞破坏过多引起的贫血，称溶血性贫血（hemolytic anemia），是由于红细胞破坏增加（寿命缩短），超过骨髓造血代偿能力时而发生的贫血。骨髓造血具有产生红细胞6～8倍的造血代偿潜力，如果红细胞破坏速率在骨髓造血的代偿范围内，则虽然有溶血，红细胞破坏，但不出现贫血，称为溶血性疾患。正常红细胞的寿命约120天，只有在红细胞的寿命缩短至低于15～20天，红细胞破坏速度超过骨髓造血的代偿潜力时才会发生贫血。溶血性疾患有黄疸表现者称溶血性黄疸，黄疸的有无取决于溶血程度和肝脏处理胆红素的能力，因此溶血性贫血不一定都有黄疸。

溶血性贫血的根本原因是红细胞寿命缩短，易于破坏。造成红细胞破坏加速的机制可概括为红细胞本身的内在缺陷和红细胞外部因素异常。前者多为遗传性溶血，后者引起获得性溶血。红细胞内在缺陷包括红细胞膜缺陷、红细胞酶的缺陷和血红蛋白异常。红细胞膜缺陷多因基因突变致红细胞膜骨架蛋白异常，引起红细胞形态改变，这种形态异常红细胞容易在单核-巨噬细胞系统内破坏，如遗传性球形红细胞增多症，也可因造血干细胞克隆性病变引起获得性红细胞膜缺陷，受累红细胞对补体介导的溶血敏感性增高，造成血管内溶血称阵发性睡眠性血红蛋白尿。参与红细胞代谢的酶（糖代谢酶）由于基因突变使酶活性改变，导致无氧糖酵解途径酶缺陷可造成红细胞能量来源不足，使细胞膜功能异常，产生溶血，如丙酮酸激酶缺乏症。磷酸戊糖旁路代谢酶缺陷的结果造成还原型谷胱甘肽的减少，细胞易受氧化损伤而发生溶血，如葡糖糖6-磷酸脱氢酶缺乏。因基因突变，使珠蛋白肽链结构异常（异常血红蛋白病）或肽链合成异常（珠蛋白生成障碍性贫血），导致红细胞硬度增加。或异常血红蛋白在红细胞内形成聚合体、结晶体或包涵体，造成红细胞变形性降低，通过单核-巨噬细胞系统特别是脾时破坏增加。

红细胞外在因素引起溶血性贫血都为获得性，有免疫性因素和非免疫性因素两种。免疫性溶血是抗原抗体介导的红细胞破坏。自身免疫性溶血性贫血患者产生抗红细胞抗体，温抗体型为不完全抗体，与红细胞结合后，致敏红细胞在单核-巨噬细胞系统内被破坏或清除，是免疫性溶血性贫血中最常见的类型。冷抗体型多为完全抗体，可使红细胞直接在血管内破坏。血型不合输血亦可造成血管内溶血。新生儿溶血病是因为母婴血型不合，母亲产生的抗胎儿血型IgG型抗体通过胎盘进入胎儿血液循环，造成溶血，最常见的是ABO血型不合，其次是Rh血型不合。非免疫因素包括各种感染（如疟疾等）。某些化学物质（包括药物）和毒物可以通过氧化或非氧化作用破坏红细胞。葡萄糖-6-磷酸脱氢酶缺乏症患者对氧化性物质特别敏感。药物性溶血性贫血分为药物诱发免疫性和非免疫性溶血性贫血两种。物理和创伤性因素包括人工心脏瓣膜可以引起红细胞的机械性破坏；微血管病性溶血性贫血是因为微血管内皮损伤或纤维蛋白网络形成，红细胞在通过狭窄的血管腔时，造成红细胞破坏，见于弥散性血管内凝血、溶血性尿毒症综合征和血栓性血小板减少性紫癜；行军性血红蛋白尿症是敏感个体因行军和赛跑而造成的红细胞机械性破坏；烧伤可直接破坏红细胞。生物毒素引起溶血，以蛇毒最常见。

(三) 红细胞丢失过多

不论急性或慢性失血都是临床上引起贫血最常见的原因。慢性失血性贫血实质上就是缺铁性贫血。

贫血的发病机制往往是多因素的。例如恶性肿瘤所致贫血的发生机制有失血（失血性贫血）、骨髓浸润（骨髓病性贫血）、肿瘤广泛转移在微血管形成瘤细胞栓（微血管病性溶血性贫血）、营养障碍致造血物质缺乏（营养性贫血）、红细胞生成素减少（慢性病贫血）、化疗和放疗的应用（治疗相关性贫血）。此外，某些肿瘤如胸腺瘤患者体内可产生抗幼红细胞或抗 EPO 抗体，致单纯红细胞再生障碍性贫血，淋巴瘤等可导致自身免疫性溶血性贫血，多发性骨髓瘤等因血浆球蛋白异常增多，大量细胞外液进入血管内可致稀释性贫血。药物也能通过不同机制引起多种类型的贫血，许多药物可抑制骨髓造血引起再生障碍性贫血（如抗肿瘤药和氯霉素等），某些药物可影响红系细胞的 DNA 合成，引起巨幼细胞性贫血（如抗代谢药、抗癫痫药等），阿司匹林可引起胃肠道出血致缺铁性贫血，抗结核药可引起铁粒幼细胞性贫血，药物或其代谢产物可与红细胞膜发生作用，导致新抗原形成，引起药物免疫性溶血性贫血，如奎尼丁、非那西丁、磺胺药等，药物还能作用于有遗传性酶缺陷或异常血红蛋白的患者，引起溶血性贫血发作。同一类型的贫血也可有多种发病机制并存，如巨幼细胞性贫血既有 DNA 合成障碍，又有红细胞破坏过多和幼红细胞过早在髓内凋亡等因素。

三、分类

(一) 贫血的形态学分类

贫血可按不同的发病机制和细胞形态学特征进行分类。按发病机制可分为造血不良、红细胞过度破坏及急、慢性失血三类。按形态学分类，则可分为正常细胞型、大细胞型和小细胞低色素性三类。形态学分类不是固定不变的，例如再生障碍性贫血多数是正常细胞性贫血，但偶可呈大细胞性贫血；溶血性贫血和急性失血后贫血可呈正常细胞性贫血也可呈大细胞性贫血。贫血的形态学分类虽过于简单，但易于掌握，可提供诊断线索，如低色素性贫血多数是缺铁性贫血，大细胞性贫血很可能是由维生素 B_{12} 或叶酸缺乏所引起。

(二) 溶血性贫血的分类

溶血性贫血有多种临床分类方法。按发病和病情可分为急性和慢性溶血性贫血。按溶血的场所可分为血管内溶血和血管外溶血。按病因可分为遗传性和获得性溶血性贫血。按发病机制可分为红细胞内异常和红细胞外异常引起的溶血性贫血。

1. 按临床表现分类　①急性溶血：急性溶血性贫血起病急骤，短期大量溶血引起寒战、高热、头痛、呕吐、四肢腰背疼痛，紧接着出现血红蛋白尿，其后出现黄疸和其他严重贫血的症状和体征。由于红细胞大量破坏，其分解的产物对机体产生毒性作用，严重者可发生周围循环衰竭。红细胞破坏的产物可引起肾小管破坏坏死和管腔阻塞，导致急性肾衰竭。②慢性溶血：慢性溶血性贫血多为血管外溶血，发病缓慢，表现为贫血、黄疸和脾大三大特征。因病程较长，长期的高胆红素血症，患者可并发胆石症和肝功能损害。幼年起病可有骨骼异常等表现。

2. 按溶血场所分类　①血管内溶血：红细胞结构的完整性遭受破坏，在血液循环系统中就会被破坏。血管内溶血临床表现常较为明显，以急性溶血多见，多有腰背酸痛、高热并伴有血红蛋白血症、血红蛋白尿。也有慢性血管内溶血，可有含铁血黄素尿。见于阵发性睡眠性血红蛋白尿、红细胞破碎综合征、ABO 血型不合所致输血反应、阵发性冷性血红蛋白尿、部分感染（如恶性疟疾、梭状芽胞杆菌败血症）相关溶血性贫血、化学因子（砷、蛇毒、蜘蛛毒）引起的溶血性贫血、输注低渗溶液及热损伤引起的溶血性贫血。②血管外溶血：血管外溶血主要发生于脾，红细胞破坏可发生于单核－巨噬细胞系统，临床表现一般较轻，可有血清游离胆红素轻度升高，一般不出现血红蛋白尿，可有脾大。

四、病理生理与临床表现

贫血的病理生理学基础是血红蛋白减少，血液携氧能力减低，全身组织和器官发生缺氧变化等。首先体内相应的代偿机制发挥作用，例如脉率变快、心搏出量增加、呼吸加速、红细胞生成素分泌增多，以及血红蛋白与氧的亲和力降低等。有些脏器（如肾等）则发生血管收缩，使更多的血液流向缺氧较为敏感的器官如脑、心脏等。这些代偿作用加上氧供不足，引起一系列临床表现。红细胞内合成更多的 2，3－二磷酸甘油酸（2，3－DPG），后者与脱氧血红蛋白的 β 链相结合，以降低血红蛋白对氧的亲和力，血红蛋白氧解离曲线右移，使组织获得更多的氧。轻、中度贫血患者持续一定时期后，可由于这种代偿机制而不表现明显的缺氧症状。

贫血症状的有无及轻重，除原发疾病的性质外，主要取决于贫血的程度及其发生的速度，同时也与患者年龄、有无其他心肺疾病以及心血管系统的代偿能力有关。贫血发生缓慢即慢性贫血，无心肺疾病基础，代偿机制可充分发挥，即使血红蛋白低达 80g/L 亦可无症状；有时低至 60g/L 以下才引起患者的注意。反之，如急性溶血和急性失血，虽然贫血不很严重，但由于发生较迅速来不及代偿，症状却很显著。儿童及年轻患者由于其心血管系统代偿功能良好，往往较年老患者容易耐受贫血的影响。

（一）一般表现

皮内毛细血管缺血所致的皮肤黏膜苍白，是贫血最常见的客观体征。但影响皮肤颜色的因素很多，除血红蛋白量外，还和皮内毛细血管分布和舒缩程度、皮肤色素和皮下组织含水量的多寡有关。因此单凭皮肤颜色判断贫血程度常有偏差，一般以观察指甲、手掌皮肤皱纹处，以及口唇黏膜和睑结膜等较为可靠。疲倦、乏力、头晕、耳鸣、记忆力衰退、思想不集中等都是贫血早期和常见的症状，可能由于神经系统及肌肉缺氧所致。贫血严重时可有低热和基础代谢率增高。

（二）呼吸系统

稍事活动或情绪激动即有气急。由于血红蛋白量减少，活动增加必然引起血氧含量进一步降低和二氧化碳含量增高，反射性地刺激呼吸中枢，发生呼吸急促。

（三）循环系统

轻度贫血时，循环系统变化不大。中度贫血患者常表现为窦性心动过速、心搏亢进、脉搏充实、脉压增宽、循环时间加速及心排出量增多等。肺动脉瓣或心尖区可听到中等响度的吹风样收缩期杂音，其产生原因与血液循环加速、血黏度以及缺氧后心肌张力降低有关。当心脏扩大时，杂音还可因二尖瓣和三尖瓣相对性关闭不全所致。当血红蛋白量低于 60g/L 时，约 30% 的患者可有心电图改变，表现为低电压、ST 段压低、T 波平坦倒置，严重者甚至可有 QT 时间延长、心房颤动等。发生心律失常，要考虑是否合并有其他心脏疾患。严重贫血（血红蛋白低于 30g/L 以下）或贫血进展较速的病例，可有明显的全心扩大；以后由于心肌营养障碍，无法代偿日益增加的高输出量状态，最终导致充血性心力衰竭。当贫血被纠正后，上述心脏病变可获得一定程度的恢复。重度贫血患者即使无充血性心力衰竭，但由于血清白蛋白减少、毛细血管通透性增加以及肾血流量减少，引起水、钠潴留，可发生水肿。

（四）消化系统

贫血影响消化系统的功能和消化酶的分泌，出现食欲缺乏、恶心、呕吐、腹胀甚至腹泻。部分患者有明显的舌炎。消化系统表现除因贫血缺氧外，还与原发疾病有关。

（五）泌尿生殖系统

贫血时肾血管收缩和肾缺氧，可导致肾功能变化。早期有多尿、尿比重降低及血尿素氮增多，贫血严重时可出现蛋白尿。月经失调（闭经）和性欲减退也颇常见。除贫血的共同临床表现外，各种类型贫血的特殊表现分别在本节后各病中阐述。

五、实验室检查

实验室检查既是确立贫血的可靠方法，又是明确其类型的重要步骤。兹将贫血的常规实验室检查项目简述如下。各类贫血的特殊检查见本节后各病。

（一）红细胞参数

根据自动血细胞分析仪可获得血红蛋白量、红细胞数、血细胞比容、红细胞平均体积（MCV）、红细胞平均血红蛋白量（MCH）、红细胞平均血红蛋白浓度（MCHC）及红细胞分布宽度（RDW）等参数，有助于贫血的形态学分类（表 6-1）。其中以 MCV 和 RDW 在贫血的分类中意义最大，MCV 是反映红细胞大小的参数，RDW 是反映红细胞大小不一程度的参数（参考值：RDW - CV 12% ~ 14%；RDW - SD 37 ~ 47fl），MCV 与 RDW 可用于 Bessman 贫血分类。

表 6-1 贫血的细胞形态学分类

类型	MCV (fl)	MCH (pg)	MCHC (g/L)	临床类型
大细胞性贫血	>100	>34	320~360	巨幼细胞性贫血、正常幼红细胞大红细胞性贫血*
正常细胞性贫血	80~100	27~34	320~360	急性失血性贫血、溶血性贫血、再生障碍性贫血、骨髓病性贫血、慢性病贫血
小细胞、低色素性贫血	<80	<27	<320	缺铁性贫血、铁粒幼细胞性贫血、珠蛋白生成障碍性贫血、异常血红蛋白病和慢性病贫血

注：*包括溶血性贫血、急性失血后贫血、肝病贫血、难治性贫血。

（二）周围血液涂片

周围血液涂片检查对贫血的诊断具有重要价值，它不仅有助于贫血的形态学分类，而且能从中发现异形红细胞。红细胞有大小不均、小型红细胞增多且中央苍白区扩大，可诊断为低色素性贫血（hypo - chromic anemia）。球形红细胞增多，见于遗传性球形红细胞增多症（hereditary spherocytosis）和自身免疫性溶血性贫血（autoimmune hemolytic anemia，AIHA），椭圆形红细胞增多见于遗传性椭圆形红细胞增多症（hereditary ellipto - cytosis）等，镰形红细胞见于镰状细胞贫血（sickle cell ane - mia），口形红细胞见于遗传性口形红细胞增多症（hereditary stomatocytosis）等，棘形红细胞见于先天性无β脂蛋白血症和肝功能衰竭，靶形红细胞常见于珠蛋白生成障碍性贫血（thalassemia）。各种异形红细胞，如梨形、哑铃形、三角形甚至红细胞碎片，则提示微血管病性溶血性贫血（microangiopathic hemolytic anemia）的可能性。泪滴状红细胞可见于骨髓纤维化。出现幼粒幼红细胞是骨髓病性贫血（myelophthisic anemia）的重要依据。溶血性贫血周围血液可出现幼稚红细胞，但数量不多，1%左右，主要是晚幼红细胞，严重溶血时数量增多且可见豪-胶小体和幼粒细胞。由于网织红细胞和其他较不成熟红细胞自骨髓中大量释放到血液，故周围血液中大红细胞增多。

（三）网织红细胞计数

网织红细胞（reticulocyte）是晚幼红细胞脱核后的新生红细胞，系外周血刚出现 1~2 天的红细胞，在胞质内还残存核糖体等嗜碱性物质，应用煌焦油蓝或新亚甲蓝染色，镜检呈蓝色网状结构。应用荧光探针和残存的核糖核酸相结合，借仪器也能正确测定网织红细胞数，但外周血有幼红细胞出现时要影响测定值，此时仍应推荐手工测定。

网织红细胞计数是反映骨髓红系增生情况的重要指标，是临床上鉴别红系增生不良性贫血和溶血性贫血最简单的方法。溶血性贫血及急性失血性贫血，其贫血原因系外周性，骨髓代偿性增生功能良好，故网织红细胞数增高，溶血性贫血一般可达 5%~20%，除了溶血性贫血再障危象外，网织红细胞增高数和溶血程度相一致；在红细胞生成过程有障碍的贫血，网织红细胞数常不增多，甚至减少，再生障碍性贫血和纯红细胞再生障碍性贫血网织红细胞常有显著减少，骨髓幼红细胞无效增生即髓内过早凋亡，网织红细胞也减少，因此网织红细胞减少常提示贫血原因是骨髓性的。

由于网织红细胞的百分数受红细胞总数的影响，当外周血红细胞数减少时，可使网织红细胞百分数增高，但实际上从骨髓释放的网织红细胞并无增多，因此必须计算绝对值或纠正值才能反映真实情况。

网织红细胞绝对值（$\times 10^9$/L）= [网织红细胞（%）×红细胞数（$\times 10^{12}$/L）] /100，无贫血患者的正常参考值为（24~84）×10^9/L。

网织红细胞纠正值（%）= 网织红细胞（%）×患者的血细胞比容/45。

临床上应用网织红细胞指标时都应报告绝对值，对有贫血的患者如网织红细胞 < 75 × 10^9/L 或更低，常提示贫血是低增生的或红系有成熟障碍；诊断纯红细胞再生障碍性贫血，网织红细胞绝对值要求低于 10 × 10^9/L；如网织红细胞绝对值 > 100 × 10^9/L 常提示贫血的性质为溶血性或出血性及营养性贫血补充治疗后红系的增生反应。应将网织红细胞绝对值、MCV 和 RDW 三项参数作为贫血患者的必检项目。

（四）骨髓象检查

根据骨髓增生与否，可将贫血分为增生性和增生不良性两大类。再生障碍性贫血属骨髓增生不良；缺铁性贫血、巨幼细胞性贫血、溶血性贫血、急性失血性贫血骨髓增生良好，骨髓增生异常综合征贫血的骨髓增生多数也是良好的，幼红细胞比例增多；溶血性贫血骨髓幼红细胞增生常显著，粒红比例倒置，以中幼红和晚幼红细胞最多，形态多正常；单纯幼红细胞减少或阙如应疑及纯红细胞再生障碍性贫血或继发于肾脏及内分泌疾病的贫血。骨髓涂片检查是确定巨幼细胞性贫血的重要方法,但出现幼红细胞巨幼样改变尚见于骨髓增生异常综合征贫血及红白血病等。骨髓涂片铁染色检查是诊断缺铁性贫血和铁粒幼细胞性贫血的重要依据,慢性病贫血有铁利用障碍(骨髓小粒可染铁增多,但铁粒幼细胞减少)。骨髓"干抽"常是诊断骨髓纤维化贫血的线索之一。

(五)溶血性贫血的一般实验室检查

溶血性贫血一般实验室检查的任务是确定患者是否存在溶血。临床常用的检查有:

1. 有关溶血性黄疸的检查 ①血清非结合胆红素水平增加:大量溶血时,血清非结合胆红素增加,结合胆红素常少于总胆红素的15%。由于肝脏清除胆红素的能力很强,黄疸仅轻度或中度,即使大量溶血时,一般也不超过85.5μmol/L。血清胆红素浓度除了取决于血红蛋白分解的程度外,还与肝脏清除胆红素的能力密切相关。慢性溶血性贫血患者长期高胆红素血症,会引起肝功能损害,合并肝细胞性黄疸。②尿胆原增加:正常人每天从尿中排出的尿胆原为0~5.9μmol。急性大量溶血时,尿胆原排出量明显增多。慢性溶血时,只有当肝功能减退时,尿胆原才会增加。③粪胆原排出增加:正常人每天从粪便中排出的粪胆原为68~473μmol/L。当血红蛋白大量分解时,每日粪胆原排出量可多达680~1 700μmol/L,甚至可高达2 550μmol/L。

2. 有关血管内溶血的检查 ①血红蛋白血症(hemo-globinemia):正常血浆只有微量的游离血红蛋白,含量1~10mg/L。当大量溶血时,主要是血管内溶血时可高达1 000mg/L以上。由于血液标本在体外储存时容易造成溶血,游离血红蛋白检测的实际意义不大。②血红蛋白尿(hemoglobinuria):血浆中的游离血红蛋白超过了结合珠蛋白所能结合的量时,多余的血红蛋白即可从肾小球滤出。当尿中没有红细胞而隐血阳性时,可认为有血管内溶血。血红蛋白尿需和大量肌肉损伤时出现的肌红蛋白尿进行鉴别,两者在常用的隐血试验中均呈阳性反应。肌红蛋白是小分子片段,极容易经肾过滤,不会在血浆中积蓄变成肉眼所见的红色,因此观察到血浆变成红色可有助于血红蛋白尿的确定。③含铁血黄素尿(hemosiderinuria):被肾小管重吸收的游离血红蛋白,在近曲小管上皮细胞内被分解为卟啉、铁和珠蛋白。铁以含铁血黄素形式沉积在上皮细胞内,当细胞脱落随尿排出,即成为含铁血黄素尿。含铁血黄素尿主要见于慢性血管内溶血,急性血管内溶血时,含铁血黄素尿要几天后才阳性,并可持续一段时间。④血清结合珠蛋白降低:血清结合珠蛋白是血浆中的一组α_2糖蛋白,作用似血红蛋白的转运蛋白质,在肝内产生。正常血清含量为500~1 500mg/L。当血管内溶血后,1分子的结合珠蛋白可结合1分子的游离血红蛋白。此种结合体很快地从血中被肝细胞清除。血清结合珠蛋白的降低可见于血管内溶血,亦可见于血管外溶血,特别是在微血管病性溶血性贫血时是最敏感的溶血指标,可出现在贫血或血红蛋白血症之前。血清结合珠蛋白降低也见于巨幼细胞性贫血、髓内溶血和肝病时,而在感染及恶性肿瘤中可升高。

3. 血清乳酸脱氢酶(LDH) 血清乳酸脱氢酶活性增加在其同工酶中以LDH_2增加为主,这与溶血性贫血时红细胞内酶(LDH_1、LDH_2、LDH_3)大量进入血浆有关。但很多原因可以引起LDH增高,因此LDH增高对溶血性贫血的诊断缺乏特异性。

4. 红细胞寿命缩短 红细胞寿命测定为诊断溶血的可靠指标,由于测定方法复杂,不作为常规检查。常用^{51}Cr、$^{32}P-DFP$或$^{3}H-DFP$(二异丙基氟磷酸)标记红细胞。^{51}Cr仅代表红细胞寿命指数。$^{32}P-DFP$或$^{3}H-DFP$测定比较接近红细胞的寿命,较^{51}Cr为敏感,能检出轻微红细胞寿命缩短。红细胞肌酸是红细胞寿命的定量指标,因为年轻红细胞肌酸水平高于年老的红细胞，并且和红细胞年龄相一致，因此可作为溶血的指标，特别是血管内溶血。红细胞肌酸水平与网织红细胞数相关，持续时间比网织红细胞长，可达 20 天，且较敏感，在轻微溶血时网织红细胞还没有反应性升高而红细胞肌酸水平已经增加。

六、诊断与鉴别诊断

贫血的诊断一般分三个步骤：①贫血及其严重度的确立；②贫血的性质诊断，即属于何种贫血综合征；③贫血的病因诊断。

贫血及其严重度的确立依据外周血血红蛋白测定就能确立。贫血的性质诊断可以从贫血的形态学分类入手。小细胞低色素性贫血以缺铁性贫血最常见，因此可从铁代谢检查入手；如属铁利用障碍，要考虑慢性病贫血，如属体内铁过多，则可能是铁粒幼细胞性贫血或血红蛋白病，前者经骨髓涂片铁染色即可确诊，后者需要借助血红蛋白性质的检测。大细胞性贫血经骨髓检查可区分巨幼细胞性贫血和非巨幼细胞大细胞性贫血，后者见于急性失血性贫血、溶血性贫血、肝病贫血和内分泌功能减退性贫血，通过网织红细胞、血清维生素 B_{12}、叶酸及相关检查即可确定。正常细胞性贫血如有网织红细胞增高，除外急性出血性贫血后，主要是一组溶血性贫血综合征，由于后者最常见的是自身免疫性溶血性贫血，因此可从血清抗人球蛋白试验入手进行鉴别诊断；如网织红细胞不增多，多系骨髓造血过程有障碍所致的贫血，应仔细检查骨髓象。

伴有网织红细胞增高或伴有黄疸的贫血不一定都是溶血性贫血，需要注意鉴别诊断。贫血伴有网织红细胞增多尚可见于缺铁性贫血或巨幼细胞性贫血补充铁剂、维生素 B_{12} 或叶酸治疗有效时及失血性贫血时。无效造血（骨髓内溶血），周围血可出现幼红细胞，骨髓幼红细胞显著增生。体腔或组织内出血，也可出现贫血伴有无胆红素尿性黄疸，血清非结合胆红素增高。无胆红素尿性黄疸而无贫血，要和以非结合胆红素升高为主的家族性非溶血性黄疸（Gilbert 综合征和 Crigler – Najjar 综合征）、新生儿高胆红素血症、药物诱发性高胆红素血症等鉴别。

贫血的病因诊断十分重要，目的是不要延误重要疾病特别是恶性肿瘤的诊断。贫血的病因诊断必须从详细询问病史、全面体格检查入手。短期内血红蛋白过速下降应疑及急性失血和急性溶血性贫血，许多遗传性贫血患者常自幼即有贫血史，月经期妇女以缺铁性贫血最常见，成年男性发生缺铁性贫血要高度怀疑胃肠道出血，老年人贫血特别是有有害物质暴露史者应高度怀疑骨髓增生异常综合征贫血。药物暴露史的询问也很重要，药物可致多种类型的贫血。不明原因的贫血患者大便潜血、肾功能检查、已婚妇女的妇科检查、农村来的患者的寄生虫检查等，均应视为常规检查。

七、治疗

（1）首先应强调病因治疗。尽快纠正出血的原因，才能彻底治愈出血性贫血。诊断为药物性贫血，应立即停药并绝对避免再次用药，则为最有效的措施。感染引起的贫血应积极控制感染。

（2）缺乏造血原料的贫血，如缺铁性贫血和营养性巨幼细胞性贫血等，应积极补充造血原料，如铁剂、维生素 B_{12} 或叶酸等，可获得良好效果。慢性血管内溶血增加铁丢失亦可补铁治疗。

(3) 刺激红细胞生成的药物临床已肯定的有红细胞生成素（EPO）、司坦唑醇（康力龙）、十一酸睾酮、达那唑、丙酸睾酮等。重组体人红细胞生成素（rHuEPO）治疗慢性肾衰竭贫血有显著疗效，对慢性病贫血也有一定效果。

(4) 免疫抑制剂、肾上腺皮质激素或达那唑可用于温抗体型自身免疫性溶血性贫血，近期疗效较好。重型再生障碍性贫血，近年应用抗胸腺（淋巴）细胞球蛋白和环孢素治疗，疗效可与骨髓移植相比。免疫抑制剂亦可应用于其他免疫性贫血。

(5) 异基因骨髓移植（allogenic bone marrow transplan-tation）对重型再障的疗效已公认，西雅图移植中心报告有效率已达75%，中位生存期超过5年，为当前治疗重型再障最理想的方法。异基因骨髓移植也可用于先天性再障（Fanconi贫血）、珠蛋白生成障碍性贫血及阵发性睡眠性血红蛋白尿，确切的疗效有待进一步总结。

(6) 脾切除（splenectomy）可减少红细胞的破坏场所，用以治疗脾功能亢进所致的贫血和遗传性球形红细胞增多症有显著疗效，常为首选的治疗措施。温抗体型自身免疫性溶血性贫血用肾上腺皮质激素无效者，也可做脾切除术。部分血红蛋白病和红细胞酶缺陷所致溶血性贫血，也可考虑脾切除术。

(7) 急性大量失血引起的贫血必须输血，以补充血容量。输血也可适用于严重和难治的贫血，但仅能取得暂时疗效。输血可引起各种不良反应，并有传播病毒性肝炎和艾滋病的危险，过多的输血又可发生含铁血黄素沉着症，所以输血治疗必须严格掌握适应证。缺铁性贫血、巨幼细胞性贫血和某些溶血性贫血，经过适当治疗血红蛋白都能逐渐恢复，除非贫血极为严重或急需在短期内施行手术者，一般都不需输血。有些溶血性贫血，例如自身免疫性溶血性贫血或阵发性睡眠性血红蛋白尿，输血反可能加剧溶血反应，必须提高警惕。长期反复输血者必须重视去铁治疗。

(8) 一般慢性贫血若代偿好、症状不多，仍可参加轻劳动。但当血红蛋白下降较速、贫血明显（一般低于80g/L）、有症状或伴出血倾向者，应予适当休息。

（胡俊强）

第二节 再生障碍性贫血

再生障碍性贫血（aplastic anemia, AA）简称再障，系由多种病因引起，以造血干细胞数量减少和质的缺陷为主所致的造血障碍，导致红骨髓总容量减少，代以脂肪髓，骨髓中无恶性细胞，无广泛网硬蛋白纤维增生，临床上以全血细胞减少为主要表现的一组综合征。

一、流行病学

据国内21个省（市）自治区的调查，年发病率为0.74/10万，明显低于白血病的发病率；慢性再障的发病率为0.6/10万，急性再障为0.14/10万；各年龄组均可发病，但以青壮年多见；男性发病率略高于女性。西方国家发病率低于我国，为0.2/10万。发病年龄有2个高峰：15~30岁和>60岁。

二、分类和分型

分先天性和获得性两大类，以获得性居绝大多数。先天性再障甚罕见，其主要类型为

Fanconi 贫血。获得性再障可分为原发性和继发性两型。前者原因不明，很可能是免疫介导的，占大多数。又可按临床表现、血象和骨髓象的不同综合分型，分为急性和慢性两型；国外按严重度不同分为严重型、极严重型和非严重型。严重型再障（SAA）的划分标准须血象具备以下 3 项中 2 项：①中性粒细胞绝对值 $<0.5\times10^9$/L。②血小板数 $<20\times10^9$/L。③网织红细胞纠正值 $<1\%$（网织红细胞纠正值 = % 网织红细胞 × 患者血细胞比容/45）。骨髓细胞增生程度低于正常的 25%，如 $<50\%$，则造血细胞 $<30\%$。其中中性粒细胞绝对值 $<0.2\times10^9$/L 者称极重型再障（VSAA）。1987 年第四届全国再障学术会议上将急性再障称为重型再障 I 型，慢性再障后期发生恶化者称为重型再障 II 型。临床上以严重型、极严重型及慢性型分型较为实用。

三、病因

继发性再障可能和下列因素有关。

1. 药物　药物性再障有 2 种类型。

（1）和剂量有关：一般是可逆的，如各种抗肿瘤药。细胞周期特异性药物如阿糖胞苷和甲氨蝶呤等，主要作用于容易分裂的较成熟的多能干细胞，因此发生全血细胞减少时骨髓仍保留一定量的多能干细胞，停药后再障可以恢复；白消安和亚硝脲类不仅作用于进入增殖周期的干细胞，而且也作用于非增殖周期的干细胞，因此常导致长期骨髓抑制难以恢复。此外，无机砷、雌激素、苯妥英钠、吩噻嗪、硫尿嘧啶及氯霉素等也可引起与剂量有关的骨髓抑制。

（2）和剂量关系不大：仅个别患者发生造血障碍，多系药物的特异质反应，常导致持续性再障。这类药物种类繁多，常见的有氯（合）霉素、有机砷、米帕林、三甲双酮、保泰松、金制剂、氨基比林、吡罗昔康（炎痛喜康）、磺胺、甲砜霉素、卡比马唑（甲亢平）、甲巯咪唑（他巴唑）、氯磺丙脲等。药物性再障最常见是由氯霉素引起的。据国内调查，半年内有服用氯霉素者发生再障的危险性为对照组的 33 倍，并且有剂量—反应关系。氯霉素可发生上述 2 种类型的药物性再障，氯（合）霉素的化学结构含有一个硝基苯环，其骨髓毒性作用与亚硝基 - 氯霉素有关。它可抑制骨髓细胞内线粒体 DNA 聚合酶，导致 DNA 及蛋白质合成减少，也可抑制血红素的合成，幼红细胞质内可出现空泡及铁粒幼细胞增多。这种抑制作用是可逆性的，一旦药物停用，血象即恢复。氯霉素也可引起和剂量关系不大的特异质反应，引起骨髓抑制多发生于服用氯霉素后数周或数月，也可在治疗过程中突然发生，这类作用往往不可逆。体外研究发现，氯霉素和甲砜霉素可抑制 CFU - E 和 CFU - C 的生长，因此很可能是通过对干细胞的毒性作用而引起再障。

2. 化学毒物　苯及其衍化物和再障的关系已为许多实验研究所肯定。苯进入人体易固定于富含脂肪的组织，慢性苯中毒时苯主要固定于骨髓，苯的骨髓毒性作用与其代谢产物（苯二酚、邻苯二酚）有关，酚类为原浆毒，可直接抑制细胞核分裂，所形成的半抗原可刺激免疫反应。由于不注意劳动保护，苯中毒致再障的发病率有所上升。苯中毒再障可呈慢性型，也可呈严重型，以后者居多。

3. 电离辐射　X 线、γ 线或中子可穿过或进入细胞，直接损害造血干细胞和骨髓微环境。长期超允许量放射照射（如放射源事故）可致再障。全身照射超过 700～1 000cGy 可致持久性再障，>4 000cGy 时骨髓微环境被破坏。

4. **病毒感染** 病毒性肝炎和再障的关系已较肯定，称为病毒性肝炎相关性再障，是病毒性肝炎最严重的并发症之一，发生率<1.0%，占再障患者的3.2%。引起再障的肝炎类型至今尚未肯定，约80%由病因未明的病毒性肝炎引起，其余由乙型肝炎引起。肝炎相关性再障临床上有2种类型：急性型居多，起病急，肝炎和再障发病间期平均10周左右，肝炎已处于恢复期，但再障病情重，生存期短，发病年龄轻，大多系在病因未明的病毒性肝炎基础上发病；慢性型属少数，大多在慢性乙型肝炎基础上发病，病情轻，肝炎和再障发病间期长，生存期也长。肝炎病毒对造血干细胞有直接抑制作用，还可致染色体畸变，并可通过病毒介导自身免疫异常。病毒感染尚可破坏骨髓微循环。其他病毒如人类微小病毒B_{19}、EB病毒等也有个案报道。

5. **免疫因素** 再障可继发于胸腺瘤、系统性红斑狼疮、嗜酸性筋膜炎和类风湿关节炎等，患者血清中可找到抑制造血干细胞的抗体。

6. **遗传因素** Fanconi贫血系常染色体隐性遗传病，有家族性。贫血多发现在5～10岁，多数患者伴先天性畸形，特别是骨骼系统，如拇指短小或缺如、多指、桡骨缩短、体格矮小、小头、眼裂小、斜视、耳聋、肾畸形及心血管畸形等，皮肤色素沉着也很常见。本病HbF常增高。染色体异常发生率高，可见染色体断裂、缺失、染色单体互换、核内再复制、环形染色体畸形等；淋巴细胞培养加入DNA交联剂可显示大量染色体断裂。DNA修复机制有缺陷，因此恶性肿瘤特别是白血病的发生率显著增高。10%患儿双亲有近亲婚配史。

7. **阵发性睡眠性血红蛋白尿症（PNH）** PNH和再障的关系相当密切，20%～30%PNH可伴再障，15%再障可发生显性PNH，两者都是造血干细胞疾病。明确地从再障转为PNH，而再障表现已不明显；或明确地从PNH转为再障，而PNH表现已不明显；或PNH伴再障及再障伴PNH红细胞，都可称为再障-PNH综合征。

8. **其他因素** 罕有病例报道。再障在妊娠时再发，但多数学者认为可能是巧合。此外，再障尚可继发于慢性肾衰竭、严重甲状腺或腺垂体功能减退症等。

四、发病机制

1. **造血干细胞减少或缺陷** 大量实验研究证实，造血干细胞缺乏或缺陷是再障的主要发病机制。再障患者不仅在骨髓涂片及活检中证实有形态可识别的造血细胞显著减少，且$CD34^+$细胞也显著减少，骨髓祖细胞的体外培养显示CFU-GM、BFU-E、CFU-E与CFU-GEMM的集落形成均显著减少，并且有细胞丛/集落比值升高，长期培养起始细胞（LTC-IC）只有正常的1%。临床和实验研究证实再障造血干细胞具有质的缺陷，其造血干细胞端粒长度缩短，再障与克隆性疾病之间的关系早已受到人们的关注，再障和PNH的关系密切，再障患者应用抗胸腺细胞球蛋白治疗后发展成克隆性疾病可高达57%。

2. **免疫异常** 获得性再障应用抗淋巴细胞球蛋白和（或）环孢素等免疫抑制治疗后，至少有50%～80%的患者获得缓解，说明造血干细胞量的减少和质的缺陷很可能是免疫介导。再障骨髓中T细胞数量显著增多，活化T细胞的靶细胞可能是造血细胞。人类辅助性T细胞有Th1和Th2两种亚型。再障患者骨髓中Th1不足，Th2型细胞因子相对不足，Th1/Th2平衡向Th1偏移，导致IFN-γ、IL-2和TNF-α产生过多。通过对再障患者外周血及骨髓淋巴细胞造血抑制性克隆的研究，发现再障的发病仅与部分淋巴细胞克隆有关，很可能通过特定抗原刺激后而扩增的异常寡克隆淋巴细胞取代多克隆T细胞，能识别并杀伤表达该抗原的 CD34$^+$ 造血细胞，从而导致造血衰竭。由于骨髓中 IFN-γ 和 TNF-α 产生过多，诱导 CD34$^+$ 细胞上调 Fas 抗原的表达，通过 Fas/FasL（Fas 配体）启动凋亡使骨髓 CD34$^+$ 细胞大量凋亡，从而引起造血干细胞减少。原发性获得性再障最近研究发现主要是缺乏 CD$_4^+$CD25$^+$FOXp^{3+} 调节性 T 细胞，导致 T 细胞中 T-bet 蛋白增加，IFN-γ 增多，致造血抑制。

五、病理

1. **再障的骨髓病变** 主要是造血组织减少，红骨髓总容量减少，代以脂肪组织。正常成人骨髓造血组织与脂肪组织比例约为 1:1，再障时多在 2:3 以上。造血灶中造血细胞（指粒、红和巨核系）减少，而"非造血细胞"（指淋巴细胞、浆细胞、组织嗜碱细胞和网状细胞）增多。骨髓中有血浆渗出、出血、淋巴细胞增生及间质水肿。严重型再障骨髓病变发展迅速而广泛；慢性再障则呈渐近性"向心性萎缩"，先累及髂骨，然后是脊突与胸骨。慢性再障尚存在代偿性增生灶，后者主要是幼红细胞增生伴成熟障碍。红系细胞不仅数量减少，还有质的缺陷。

2. **骨髓以外脏器病变** 尸检见皮肤、黏膜出血外，尚有内脏出血，多见于心、胃肠、肺。脑出血的发生率为 52.6%。出血的主要原因是血小板减少和血管壁异常，后者可见甲皱微血管形态和功能改变。血小板质也有异常，小型血小板占 50%，外形不规则、突起少、质透明、颗粒少；血小板黏附性、聚集性和第 3 因子也明显低于正常。血中出现类肝素，蛋白 C 抗原含量及抗凝血酶活性增高。再障患者易并发各种感染，以革兰阴性杆菌包括大肠埃希菌、铜绿假单胞菌及金黄色葡萄球菌为主。细菌入侵途径除皮肤、黏膜外，胃肠道屏障功能降低或因出血及黏膜溃疡也是重要的入侵部位。机体防御功能减退和粒细胞、单核细胞减少以及淋巴组织萎缩都有密切关系，后者以严重型再障为主，导致不同程度的细胞及体液免疫异常。反复输血者可见含铁血黄素沉着，甚至发生铁负荷过多。本病的死亡原因主要为颅内出血、心力衰竭、肺水肿及各种严重感染。

六、临床表现

1. **严重型再障** 起病急，进展迅速，常以出血和感染、发热为首起及主要表现。病初贫血常不明显，但随着病程发展呈进行性进展。患者几乎均有出血倾向，60% 以上有内脏出血，主要表现为消化道出血、血尿、眼底出血（常伴有视力障碍）和颅内出血。皮肤、黏膜出血广泛而严重，且不易控制。病程中几乎均有发热，系感染所致，常在口咽部和肛门周围发生坏死性溃疡，从而导致败血症。肺炎也很常见。感染和出血互为因果，使病情日益恶化，如仅采用一般性治疗，多数在 1 年内死亡。

2. **慢性型再障** 起病慢，以贫血为首起及主要表现；出血多限于皮肤黏膜，且不严重；可并发感染，但常以呼吸道为主，容易控制。若治疗得当、坚持不懈，不少患者可获得长期缓解以至痊愈，但也有部分患者迁延多年不愈，甚至病程长达数十年，少数到后期出现严重型再障的临床表现。

七、辅助检查

1. **血象** 呈全血细胞减少，贫血属正常细胞型，亦可呈轻度大红细胞。红细胞轻度大小不一，但无明显畸形及多染现象，一般无幼红细胞出现。绝对不会有幼粒细胞出现。网织红细胞显著减少。

2. 骨髓象　严重型呈多部位增生减低或重度减低，三系造血细胞明显减少，尤其是巨核细胞和幼红细胞；非造血细胞增多，尤为淋巴细胞增多。慢性型不同部位穿刺所得的骨髓象很不一致，可从增生不良到增生象，但至少要有一个部位增生不良；如增生良好，晚幼红细胞（炭核）比例常增多，其核为不规则分叶状，呈现脱核障碍，但巨核细胞明显减少。慢性型可有轻度红系病态造血，但绝不会出现粒系和巨核细胞病态造血。骨髓涂片肉眼观察油滴增多，骨髓小粒镜检非造血细胞和脂肪细胞增多，一般在60%以上。

3. 骨髓活组织检查和放射性核素骨髓扫描　由于骨髓涂片易受周围血液稀释的影响，有时一两次涂片检查难以正确反映造血情况，而骨髓活组织检查估计增生情况优于涂片，可提高诊断的正确性。硫化^{99m}Tc或氯化^{111}In全身骨髓γ照相可反映全身功能性骨髓的分布，再障时在正常骨髓部位放射性摄取低下甚至消失，因此可以间接反映造血组织减少的程度和部位。

4. 其他检查　造血祖细胞培养不仅有助于诊断，而且有助于检出有无抑制性淋巴细胞或血清中有无抑制因子。成熟中性粒细胞碱性磷酸酶活力增高，血清溶菌酶活力减低。抗碱血红蛋白量增多。染色体检查除Fanconi贫血染色体畸变较多外，一般再障属正常，如有核型异常，须除外骨髓增生异常综合征。

八、诊断

再障诊断标准为：①全血细胞减少，网织红细胞绝对值减少。②一般无肝脾肿大。③骨髓检查显示，至少一个部位增生减低或重度减低（如增生活跃，巨核细胞应明显减少，骨髓小粒成分中应见非造血细胞增多。有条件者应做骨髓活检等检查）。④能除外其他引起全血细胞减少的疾病，如PNH、骨髓增生异常综合征中的难治性贫血、急性造血功能停滞、骨髓纤维化、急性白血病、恶性组织细胞病等。⑤一般抗贫血药物治疗无效。有条件的单位应将骨髓活检作为再障诊断的必备条件。

九、鉴别诊断

1. PNH　尤其是血红蛋白尿不发作者极易误诊为再障。本病出血和感染较少见，网织红细胞增高，骨髓幼红细胞增生，尿中含铁血黄素、糖水试验、酸溶血试验及蛇毒因子溶血试验呈阳性反应，成熟中性粒细胞碱性磷酸酶活力低于正常，外周血红细胞、中性粒细胞或淋巴细胞CD59和CD55标记率降低等，均有助于鉴别。

2. 骨髓增生异常综合征（MDS）　其中难治性贫血型易和不典型再障相混淆，尤其是低增生MDS。MDS虽有全血细胞减少，但骨髓三系细胞均增生，巨核细胞也增多，三系中均可见有病态造血，染色体检查核型异常占31.2%，骨髓组织切片检查可见"幼稚前体细胞异常定位"（ALIP）现象。

3. 低增生性急性白血病　多见于老年人，病程缓慢或急进，肝、脾、淋巴结一般不肿大，外周全血细胞减少，未见或偶见少量原始细胞。骨髓灶性增生减低，但原始细胞百分比已达白血病诊断标准。

4. 纯红细胞再障　溶血性贫血的再障危象和急性造血停滞可呈全血细胞减少，起病急，有明确诱因，去除后可自行缓解，后者骨髓象中可出现巨原红细胞。慢性获得性纯红再障如有白细胞和血小板轻度减少，需注意和慢性再障鉴别。

十、治疗

包括病因治疗、支持疗法和促进骨髓造血功能恢复的各种措施。慢性轻型一般以雄激素为主，辅以其他综合治疗，经过长期不懈的努力，才能取得满意疗效，不少患者血红蛋白恢复正常，但血小板长期处于较低水平，临床无出血表现，可恢复轻工作。严重型患者预后差，上述治疗常无效，诊断一旦确立，宜及早选用骨髓移植或抗淋巴细胞球蛋白（ALG）等治疗。

1. 免疫抑制剂 适用于年龄 >40 岁或无合适供髓者的严重型再障。最常用的是抗胸腺球蛋白（ATG）和 ALG。其机制可能主要通过去除抑制性 T 细胞对骨髓造血的抑制，也有认为尚有免疫刺激作用，通过产生较多造血调节因子促进干细胞增殖，此外可能对造血干细胞本身还有直接刺激作用。剂量因来源不同而异，马及猪 ALG 15~20mg/（kg·d），兔 ATG 3~5.0mg/（kg·d），共5天，用生理盐水稀释后先做过敏试验（1mg 加入 100ml 生理盐水中静滴 1 小时），如无反应，然后缓慢从大静脉内滴注，全量在 12~18 小时内滴完；同时静滴氢化可的松（100~200mg），1/2 剂量在 ALG/ATG 滴注前用，另 1/2 在滴注后用。患者最好给予保护性隔离。为预防血清病，宜在第 5 天后口服泼尼松 1mg/（kg·d），第 15 天后减半，第 30 天停用。不宜应用大剂量肾上腺皮质激素，以免引起股骨头无菌性坏死。疗效要 3 个月后才能评价，无效时可进行第 2 个疗程或换用其他制剂。严重型再障的有效率可达 50%~70%，有效者 50% 可获长期生存。不良反应有发热、寒战、皮疹等过敏反应，以及中性粒细胞和血小板减少引起的感染和出血，滴注静脉可发生静脉炎，血清病在治疗后 7~10 天出现。环孢素由于应用方便、安全，因此比 ALG/ATG 更常用，其机制主要通过阻断 IL-2 受体表达来阻止细胞毒性 T 细胞的激活和增殖，抑制产生 IL-2 和 IFN-γ。剂量为 3~6mg/（kg·d），多数患者需要长期维持治疗，维持量为 2~5mg/（kg·d）。出现疗效后最好能维持治疗 2 年。对严重再障的有效率也可达 50%~60%，出现疗效的时间也需 3 个月。不良反应有肝肾毒性作用、多毛、牙龈肿胀、肌肉震颤。为安全用药，宜采用血药浓度监测，安全有效谷浓度范围为 200~300ng/ml。现代强烈免疫抑制治疗（指 ALG/ATG 和环孢素联合治疗，环孢素口服始于 ATG/ALG 治疗后的第 14 天）已成为严重型再障的标准治疗，有效率可达 70%~80%，并且有效速度为 2 个月，快于单用 ATG。强烈免疫抑制治疗的疗效已可和骨髓移植相近，但前者不能根治，且有远期并发症，如出现克隆性疾病，包括 MIS、PNH 和白血病等。欧洲血液和骨髓移植组采用 ALG、环孢素、甲泼尼龙和 rhG-CSF 联合治疗，对重型再障的有效率已提高到 82%。rhG-CSF 可改善强烈免疫抑制治疗的早期粒细胞缺乏，以免早期死亡。免疫抑制治疗亦可用于慢性再障。其他免疫抑制剂尚有单克隆抗 T 细胞抗体及吗替麦考酚酯等。大剂量 MG 可封闭单核-巨噬细胞 Fc 受体，延长抗体包裹血小板的寿命，亦可封闭抑制性 T 细胞的作用，中和病毒和免疫调节效应，适用于严重型再障有致命出血表现伴血小板同种抗体阳性而使血小板输注无效时，以及病毒相关性严重再障的治疗。国外有应用大剂量环磷酰胺 ［45mg/（kg·d），连续 4 天］治疗严重型再障，但治疗相关病死率高而未被推荐，近来国内有学者将环磷酰胺剂量减为 20~30mg/（kg·d）共 4 天取得成功。但上述免疫抑制剂的疗效均不及 ALG/ATG 和环孢素。

2. **骨髓移植** 是治疗严重型再障的最佳方法,且能达到根治目的。移植后长期无病存活率可达60%~80%,但移植需尽早进行,因初诊者常输红细胞和血小板,这样易使受者对献血员的次要组织相容性抗原致敏,导致移植排斥的发生率升高。一旦确诊严重型或极严重型再障,具有HLA配型相结合的同胞供者,年龄<30岁,应首选异基因骨髓移植;如年龄在30~40岁,到底应首选骨髓移植或免疫抑制治疗,须视患者的一般情况而定;年龄在40~45岁的患者,应2个疗程标准免疫抑制剂治疗失败后才考虑骨髓移植治疗。HLA配型相合无关供者的骨髓移植适应证掌握必须严格,仅适用于<16岁小儿或<40岁的严重型患者(后者需2个疗程标准免疫抑制剂治疗失败),需要有采用高分辨技术配型Ⅰ类和Ⅱ类抗原完全相合的供者,并要在有经验的骨髓移植中心进行治疗。

3. **雄激素** 为治疗慢性再障的首选药物。常用的雄激素有4类。

(1) 17a烷基雄激素类:如司坦唑醇(康力龙)、甲氧雄烯醇酮、羟甲烯龙、氟甲睾酮、美雄酮(大力补)等。

(2) 睾丸素酯类:如丙酸睾酮、庚酸睾酮、环戊丙酸睾酮、十一酸睾酮(安雄)和混合睾酮酯(丙酸睾酮、戊酸睾酮和十一烷酸睾酮,巧理宝)。

(3) 非17a烷基雄激素类:如苯丙酸诺龙和葵酸诺龙等。

(4) 中间活性代谢产物:如本胆烷醇酮和达那唑等。睾酮进入体内,在前列腺细胞内通过5α还原酶的作用形成活力更强的5α双氢睾酮,促使肾脏分泌红细胞生成素,巨噬细胞产生GM-CSF;在肝细胞内经5β还原酶作用生成5β双氢睾酮和本胆烷醇酮,后两者对造血干细胞具有直接刺激作用,促使其增殖和分化。因此雄激素必须在一定量残存的造血干细胞基础上才能发挥作用,严重型再障常无效。慢性再障有一定疗效,但用药剂量要大,持续时间要长。丙酸睾酮50~100mg/d肌注;司坦唑醇(康力龙)6~12mg/d口服;十一酸睾酮(安雄)120~160mg/d口服;巧理宝250mg肌注,每周2次;十一酸睾酮0.25g肌注,每周1次,首次1.0g。疗程至少6个月以上。国内报道的有效率为34.9%~81%,缓解率为19%~54%。红系疗效较好,一般在治疗后1个月网织红细胞开始上升,但血小板多难恢复。部分患者对雄激素有依赖性,停药后复发率达25%~50%,复发后再用药仍可有效。丙酸睾酮的男性化不良反应较大,出现痤疮、毛发增多、声音变粗、女性闭经、儿童骨成熟加速及骨骺早期融合。17a烷基类雄激素的男性化不良反应较丙睾为轻,但肝脏毒性反应显著大于丙睾,多数患者服药后出现丙氨酸氨基转移酶升高,严重者发生肝内胆汁淤积性黄疸,但停药后可消散。

4. **其他治疗** 包括支持疗法。凡有可能引起骨髓损害的物质均应设法去除,禁用一切对骨髓有抑制作用的药物。积极做好个人卫生和护理工作。对粒细胞缺乏者宜保护性隔离,积极预防感染。输血要掌握指征,准备做骨髓移植者移植前输血会直接影响其成功率,一般以输入浓缩红细胞为妥。严重出血者宜输入浓缩血小板,采用单产或HLA相合的血小板输注可提高疗效。反复输血者宜应用去铁胺排铁治疗。

中医药"治宜补肾为本,兼益气活血"。常用中药为鹿角胶、仙茅、仙灵脾、黄芪、生熟地、首乌、当归、苁蓉、巴戟、补骨脂、菟丝子、枸杞子、阿胶等。笔者所在医院对慢性再障患者进行中西医结合治疗,获得满意疗效。

十一、预防

（1）对造血系统有损害的药物应严格掌握使用指征，防止滥用。在使用过程中要定期观察血象。

（2）对接触损害造血系统毒物或放射物质的工作者应加强各种防护措施，定期进行血象检查。

（3）大力开展防治病毒性肝炎及其他病毒感染工作。

十二、纯红细胞再生障碍性贫血

纯红细胞再生障碍性贫血（pure red cell aplasia，PRCA）简称纯红再障，系骨髓红细胞系列选择性再生障碍所致的一组少见综合征。发病机制多数与自身免疫有关。临床上可分为先天性和获得性两大类。获得性又可按病因分为原发性和继发性，按病程分为急性和慢性两型。我国在20世纪80年代前报道的PRCA共95例，其中先天性23例，合并胸腺瘤6例，继发性29例，原发性37例。

本症共同的临床表现是有严重进行性贫血，呈正常红细胞性或轻度大红细胞性贫血，伴网织红细胞显著减少或缺如，外周血白细胞和血小板数正常或接近正常；骨髓有核细胞并不减少，粒系和巨核系增生正常，但幼红细胞系显著减少，应<3%～5%，甚至完全缺乏。个别患者可见幼红细胞系成熟停顿于早期阶段，出现原红细胞小簇且伴巨幼样变，但缺乏较成熟的幼红细胞。铁动力学测定显示其本质是红细胞生成障碍。

（一）先天性纯红再障

先天性纯红再障（diamond-blackfan贫血）90%于初生到1岁内起病。患者为常染色体显性遗传，少数为隐性遗传。通过连锁分析揭示其遗传基因位点至少有3个，其中2个位点已确定，分别为19q13.2和8p23-22。患儿生长发育迟缓，少数也有轻度先天性畸形，如拇指畸形，亦易伴发恶性疾病。患者红系祖细胞不但数量缺乏，并且质有异常。HbF增多，Ⅰ类抗原持续存在，嘌呤解救途径酶活性增高，说明核酸合成有缺陷。75%患者对肾上腺皮质激素治疗有效，无效者亦可做骨髓移植。

（二）急性获得性纯红再障

在慢性溶血性贫血的病程中发生病毒感染特别是人类微小病毒B_{19}感染，可选择性抑制红系祖细胞，发生急性纯红再障，又称溶血性贫血的再生障碍危象。某些患者在病毒感染后发生造血功能暂时停顿，导致全血细胞减少，骨髓中出现巨大原始红细胞，系人类微小病毒B_{19}感染红系祖细胞的细胞学表现，又称急性造血停滞。可测定血清中出现人类微小病毒B_{19}的IgG、IgM抗体，两者均阳性表示有近期感染，最好测定病毒的DNA序列。急性纯红再障也可发生在1～4岁小儿，数周后自愈，并无感染因素，称儿童暂时性幼红细胞减少症。急性纯红再障尚见于病毒性肝炎和某些药物诱发，如苯妥英、硫唑嘌呤、氯霉素、异烟肼和磺胺类药等，停药后大多数患者会完全恢复。

（三）慢性获得性纯红再障

主要见于成人。10%～15%患者伴有胸腺瘤，仅5%胸腺瘤患者有纯红再障；这些胸腺瘤多系良性，70%为纺锤细胞型，少数为恶性；女性多见[男女之比为（1:3）～（1:

4.5)]。少数尚可继发于某些自身免疫病如系统性红斑狼疮和类风湿关节炎,以及某些肿瘤如T细胞大颗粒淋巴细胞白血病、慢性淋巴细胞白血病、淋巴瘤、免疫母细胞淋巴结病、胆管腺癌、甲状腺癌、支气管肺癌及乳腺癌等。肾衰竭贫血重组EPO治疗后产生抗体致PRCA。原因不明者称原发性获得性纯红再障,系多种免疫机制引起红细胞生成抑制,患者血清中存在抗幼红细胞抗体、抗红细胞生成素抗体或具有抑制性T细胞等。患者常伴多种免疫学异常,如免疫球蛋白增高或降低、单株免疫球蛋白及血清多种抗体阳性,如冷凝集素、冷溶血素、嗜异抗体、抗核抗体、Coombs试验等阳性。不伴胸腺瘤的纯红再障多见于男性(男女之比为2:1)。

慢性型者均应详细检查有无胸腺瘤,必须进行X线胸部后前位、侧位和20°斜位摄片,可检出85%~90%的胸腺瘤,CT扫描的检出率可达100%。胸腺瘤诊断一旦确立,应及早切除,术后贫血的缓解率可达30%;如术后未获缓解者,应给予免疫抑制剂治疗。

对不伴胸腺瘤的原发性获得性纯红再障患者应及时选用免疫抑制剂如环孢素、ALG/ATG、硫唑嘌呤、环磷酰胺、巯嘌呤等。雷公藤总苷也可选用。环孢素的疗效高于再障。有认为大剂量免疫球蛋白和环孢素联合应用可提高疗效。持续性人类微小病毒B_{19}感染,HD-MG治疗几乎均有效。治疗有效者常于1~8周后出现网织红细胞增多,应用免疫抑制剂治疗可使6%以上的患者获得缓解,但复发率可达80%。如各种治疗无效,可做脾切除,对某些患者有效,无效者术后再应用免疫抑制剂可望有效。体内抗体滴度高者也可选用血浆置换术。达那唑或利妥昔单抗亦可试用。为改善症状可输红细胞,长期反复输血者铁负荷过多发生率较高,宜及时选用去铁胺。

(焦长林)

第三节 纯红细胞再生障碍性贫血

纯红细胞再生障碍性贫血(pure red cell aplasia)简称纯红再障,是骨髓单纯红细胞系列造血衰竭导致严重贫血的一组综合征。本病在临床上较为少见,年龄多为20~67岁,多见于中年人,男女发病率无明显差别。

一、病因和发病机制

1. 纯红再障常见病因　见表6-2。
2. 发病机制　发病多数与免疫因素有关,目前认为的发病机制有:

(1) 细胞免疫异常:多见于胸腺瘤、T淋巴细胞慢淋白血病、大颗粒淋巴细胞白血病等。如胸腺瘤患者胸腺内及外周淋巴细胞T细胞呈克隆性增殖,后者可间接影响Th1/Th2比值失衡,早期负调控因子(如IL-2、TNF、IFN)增高,抑制红系增生。

(2) 体液免疫异常:部分患者血浆IgG对红细胞系具有选择性的抑制活性;肾功能衰竭患者应用EPO治疗过程约5%患者体内出现EPO抗体,产生EPO抗体导致的纯红再障,其可能的机制与促红素作为一种抗原诱发了机体的免疫反应,机体产生了针对促红素的抗体;也与EPO剂型有关。

主要血型不合骨髓移植后并发纯红再障,与受者体内存在对抗供者来源的红系祖细胞的ABO血型抗体有关。

(3) 某些药物对红系祖细胞具有直接毒性作用。

(4) 病毒诱发所致，如微小病毒 B_{19} 可对红系祖细胞具有趋向性，可以结合在红细胞膜的 P 抗原上，直接对红系祖细胞产生细胞毒作用，抑制红系祖细胞生长，诱导 CFU-E 及 BFU-E 呈凋亡样死亡，导致骨髓红系增生低下或缺如。

表6-2 纯红再障常见病因

先天性
Diamond-Blackfan 综合征
先天性红细胞生成异常综合征
获得性
原发性病因未明
继发性
病毒感染：B19微小病毒、肝炎病毒、Epstein-Barr 病毒等
药物：苯妥英钠、硫唑嘌呤、氯霉素、异烟肼、普鲁卡因酰胺等
促红细胞生成素（EPO）诱导的纯红再障
儿童暂时性幼红细胞减少症
溶血性贫血再障危象
胸腺瘤
淋巴系统恶性肿瘤：淋巴瘤，慢性淋巴细胞性白血病等
自身免疫性疾病：系统性红斑狼疮、类风湿性关节炎等
ABO 血型不合骨髓移植后纯红再障：多见于 A→O（供者→受者）

二、诊断步骤

（一）病史采集要点

（1）重点询问有无使用过易引起纯红再障药物，如氯霉素、氯磺丙脲、硫唑嘌呤、促红细胞生成素等；感染（细菌或病毒）；自身免疫性疾病和胸腺疾病史等。

（2）起病情况：起病大多缓慢。

（3）主要临床表现：原发性纯红再障主要的临床表现是贫血，症状取决于贫血发展速度及其程度，常见有乏力、疲倦、头晕，活动后心悸、气短。一般无出血、发热表现。

（4）继发性 PRCA 除上述表现外，有相应原发病的症状。

（二）体格检查要点

（1）皮肤黏膜：面色苍白。

（2）胸骨无压痛，淋巴结无肿大，肝脾通常无肿大，肝脾均肿大极少见。

（3）伴重症肌无力者，眼睑下垂。

（4）胸腺瘤者需注意上腔静脉压迫综合征的表现。

（三）门诊资料分析

1. 血常规　示红细胞、血红蛋白减少，MCV、MCHC、MCH 正常，白细胞和血小板数正常。

2. 网织红细胞计数　网织红细胞比例小于0.5%，半数患者为0，绝对值减少。

（四）进一步检查项目

1. 骨髓穿刺　骨髓检查是纯红再障重要的诊断依据，表现为骨髓增生活跃，粒红比例范围8.6：1至85.5：0，最主要的特点是红系有核红细胞小于5%或为0（正常值为20%~40%），极少见有原始、早幼红细胞，中、晚幼红细胞少于5%，有核红细胞的形态正常。粒系细胞比例相对增多，各阶段细胞形态正常，淋巴细胞正常，巨核细胞7~35个。

2. 胸部X线或CT检查　注意有无胸腺瘤。国内20%~25%，国外30%~50%左右的患者胸片或CT显示前上纵隔肿物影，X线胸部后前位、侧位和20°斜位摄片，可检出85%~90%的胸腺瘤，CT扫描的检出率可达100%。

3. 酸溶血试验、抗人球蛋白溶血试验　以除外溶血性贫血危象。

4. 微小病毒B_{19}等病毒检测。

5. 自身抗体检测　抗核抗体、抗双链DNA抗体、抗Sm抗体及补体检查，排除系统性红斑狼疮。

三、诊断对策

（一）诊断要点

（1）以贫血为主，无出血和发热，体格检查多无肝脾肿大。

（2）血象示贫血和网织红细胞减少，白细胞和血小板数正常。

（3）骨髓中红细胞系统各阶段细胞显著减少或缺如，粒细胞系和巨核细胞系均正常。

（4）如有条件做骨髓细胞培养，示红细胞系集落不生长。

临床上根据贫血、网织红细胞数减少、最主要骨髓红系各阶段细胞比例小于5%，且能排除其他疾病引起的贫血，即可确诊为纯红细胞再生障碍性贫血，进一步寻找病因，若无继发性因素，即为原发性PRCA。

（二）临床类型

临床上根据病因学可将纯红再障分为先天性和获得性两大类，后者又分为原发性、继发性。

Epo诱导PRCA主要特征：①rhEpo治疗>3周；②未输血情况下每日Hb下降1g/L，红细胞绝对值<10.0×10^9/L；③白细胞、血小板不降低。次要特征包括：皮肤和系统的变应反应；骨髓涂片示红系细胞比例小于5%，血清存在Epo抗体，并证明抗体可中和rhEpo。在停用促红素、使用糖皮质激素或免疫抑制剂后，大多数患者的抗体可消失。

（三）鉴别诊断要点

1. 骨髓增生异常综合征（MDS）　MDS中难治性贫血型（MDS-RA）患者也有贫血，部分患者网织红细胞减少，骨髓红系增生低下，易与纯红再障相混淆，但MDS患者骨髓除红系异常外，粒系、巨核系有病态造血，染色体检查核型异常占20%~60%，骨髓组织切片检查可见造血前驱细胞异常分布现象，糖皮质激素治疗效果差。

2. 阵发性睡眠性血红蛋白尿　尤其是血红蛋白尿不发作者临床上易与纯红再障相混淆，但PNH患者网织红细胞常增高，骨髓幼红细胞增生，尿中含铁血黄素、糖水试验及Ham试验呈阳性反应，CD55⁻、CD59⁻细胞超过5%，均有助于鉴别。

四、治疗对策

（一）治疗原则

（1）病因治疗。
（2）对症治疗：纠正贫血。
（3）免疫抑制剂：肾上腺糖皮质激素、环孢菌素A。
（4）其他治疗。

（二）治疗计划

1. 病因治疗　积极治疗引起纯红再障的病因或原发病。停用一切可疑药物，可使多数药物相关性纯红再障患者逐渐恢复正常。对继发于胸腺瘤的纯红再障患者进行胸腺切除术，缓解率可达25%~50%。如术后未获缓解者，给予肾上腺糖皮质激素或免疫抑制剂可能有效。

2. 支持疗法　重度贫血患者应予适当休息，必要时给予输血治疗，最好采用同型浓缩红细胞输注。应注意输血可引起输血反应、传播病毒性肝炎及艾滋病的可能性，过多的输血可发生含铁血黄素沉着症，因此要严格掌握输血指征。

3. 免疫抑制剂

（1）肾上腺糖皮质激素：适用于与免疫因素有关的纯红再障和胸腺切除术后未缓解的患者。方法为口服泼尼松1mg/（kg·d），4周后根据治疗反应逐渐减量，每周减5mg，对于有依赖性的部分患者，可用泼尼松5~10mg/d长期维持，有效率达40%~50%。亦有人用甲基强的松龙冲击疗法治疗本病，将甲基强的松龙1g加入250ml生理盐水中，静脉滴注，连续3天后改用口服泼尼松80~100mg/d，之后逐渐减量或停药，治疗有效率可达62%。

（2）环孢霉素A（CsA）：CsA治疗PRCA有效性已获公认，是治疗纯红再障的一线药物。环孢菌素可降低T、NK细胞的数量，抑制INF-γ、IL-2分泌，从而解除红系造血的抑制。剂量为4~6mg/（kg·d）。根据血药浓度调整剂量，以维持血药浓度在200~300ng/ml为宜。治疗有效者网织红细胞反应多数在用药后2周至3个月后才出现，血红蛋白增加30g/L以上达到稳定时间最短18天，最长5个月，平均48.36天，骨髓红系细胞恢复最短11天，最长114天，平均44.30天，血红蛋白达正常中位时间为3个月（1~13）个月，所以CsA的治疗疗程不应少于3~6个月。大多数患者还需要小剂量维持治疗。总有效率可达65%~82%左右。主要毒副作用为多毛，牙龈增生，手颤，肝、肾功能损害及高血压，但均可逆，停药后消失。停药后原基本治愈及缓解的患者可复发，复发率达44%，给予原药物再次治疗或药物加量仍能达缓解。

（3）抗淋巴细胞球蛋白（ALG）与抗胸腺细胞球蛋白（ATG）：治疗剂量及疗程与治疗重型再障相类同，有效率接近50%。

4. 大剂量丙种球蛋白　可用于微小病毒B_{19}感染导致IgG损伤的纯红再障，剂量为0.4g/（kg·d）×5d。

5. 重组人EPO（rhuEPO）　多数患者体内EPO水平比较高，运用EPO疗效不肯定。如果体内EPO水平低，则可考虑应用，但需谨慎EPO诱导自身抗体的可能。

6. 血浆置换术　适用于血浆中 IgG 类抗体水平增高且药物治疗无效的重症患者。

7. 单克隆抗体治疗　美罗华（CD20 单抗）对于 B 细胞介导的体液免疫诱发的纯红再障，已经在临床试验性应用，推荐剂量每次 375mg，每周 1 次，共 2~4 次，同时配合应用其他免疫抑制剂，有一定疗效。CD52 单抗已经证实显著减低 T 细胞活性，应用于 T 细胞介导的细胞免疫因素导致的纯红再障，部分病例有一定的疗效。

（三）治疗方案选择

有文献报道，单用雄激素治疗纯红再障的疗效为 36%，单用泼尼松的疗效为 60%，泼尼松+雄激素联合并不能增加疗效，单用 CsA 的疗效为 65%，而 CsA+泼尼松的疗效最好为 70%~80%，总之，①对于继发性纯红再障，若合并胸腺瘤，首选胸腺手术切除术，治愈率达 40%。停用引起纯红再障的药物。②对于手术无效者或原因不明者，可首选肾上腺皮质激素，激素无效或需大剂量维持者，选用环孢菌素治疗。③对于难治性病例，可选用其他免疫抑制剂如抗淋巴细胞球蛋白（ALG）/抗胸腺球蛋白（ATG）及其他治疗，如大剂量丙种球蛋白、血浆置换术等。

五、病程观察及处理

（一）病情观察要点

（1）药物起效之前，当血红蛋白低于 60g/L 及患者对贫血耐受较差时，输注浓缩红细胞 200~400ml，输血次数多者防治血色病。

（2）观察糖皮质激素的副作用如血压、血糖、应激性消化道溃疡、防感染等。

（3）环孢素治疗期间，2 周后查其浓度，每 1~2 周查肝、肾功能，观察手颤、多毛、血压、感染等毒副作用。

（4）因环孢素起效缓慢，需坚持长时间服药，切勿过早停药。

（5）因长期使用免疫抑制尤其环孢菌素联合糖皮质激素者应高度防治感染，特别注意侵袭性真菌感染。

（二）疗效判断与处理

1. 疗效评定标准

（1）基本治愈：贫血症状消失。血红蛋白：男性 120g/L 以上，女性 100g/L 以上；随访 1 年以上无复发。

（2）缓解：贫血症状消失。血红蛋白：男性 120g/L 以上，女性 100g/L 以上；随访 3 个月以上病情稳定或继续改善。

（3）明显进步：贫血症状明显好转。不输血，血红蛋白较治疗前 1 个月内增加 30g/L 以上，并能维持 3 个月。

（4）无效：经充分治疗后症状、血象未达到明显进步者。

2. 处理

（1）有效者：应继续原方案治疗，直至缓解或基本治愈后，环孢菌素 A 应继续治疗 1 年以上。

（2）无变化：治疗 6 个月以上未见疗效者，作全面检查核实诊断，调整治疗方案。

六、预后评估

多数患者通过去除病因、免疫抑制剂的治疗可达缓解，少数患者可治愈，30%左右的患者成为难治性纯红再障，病情反复，少数死于严重感染、继发性血色病合并心功能衰竭。

七、出院随访

（1）出院后继续门诊治疗，定期查血象。

（2）本病复发风险高，需要维持治疗，在取得一定疗效后仍应维持，药物减量亦需缓慢。

（刘　南）

第四节　巨幼红细胞性贫血

由于叶酸或维生素 B_{12} 缺乏或一些影响核苷酸代谢的药物导致细胞核脱氧核糖核酸（DNA）合成障碍所导致的贫血，称巨幼细胞贫血（MA）。因细胞核发育障碍，细胞分裂减慢，核浆发育不平衡，骨髓和外周血细胞体积增大呈巨幼样变，细胞的形态和功能均不正常。此种异常改变可累及红细胞、粒细胞及巨核细胞3系，这类细胞未发育成熟就在髓腔内被破坏，为无效生成。

根据缺乏物质的种类，该病可分为单纯叶酸缺乏性贫血、单纯维生素 B_{12} 缺乏性贫血及叶酸和维生素 B_{12} 同时缺乏性贫血。

一、病因

叶酸属B族维生素，在各种新鲜蔬菜水果及肉类含量丰富，但食物如经长时间的烹煮，叶酸含量可减少50%~90%。人体每日需从食物中摄入叶酸200μg，人体内叶酸储存量为5~20mg，每日排泄出体外的叶酸约为2~5μg。

叶酸缺乏原因：①摄入不足：如婴幼儿未及时添加辅食，偏食或烹调习惯不良，慢性酒精中毒等；②吸收障碍：见于吸收不良综合征、脂肪泻等；③需要增加：主要是生长期的婴儿和儿童、妊娠妇女、多种恶性肿瘤患者；④叶酸拮抗剂的应用；使用甲氨蝶呤、乙胺嘧啶；抗癫痫药如苯妥英钠等。

维生素 B_{12}（$VitB_{12}$）的代谢及缺乏的原因

$VitB_{12}$在人体内以甲基钴胺素形式存在于血浆，以5-脱氧腺苷钴胺素的形式存在于肝和其他组织。正常人每日需 $VitB_{12}$ 0.5~1μg，主要来源于动物肝、肾、肉、鱼、蛋及乳品类等食品。人体内 $VitB_{12}$ 的储存量约为2~5mg，其中50%~90%在肝脏。

$VitB_{12}$缺乏原因：①摄入不足：完全素食者可出现 $VitB_{12}$ 缺乏，但需较长时间；②吸收障碍：$VitB_{12}$缺乏最常见的原因，见于内因子缺乏、胃酸和胃蛋白酶缺乏、胰蛋白酶缺乏、肠道疾病；③药物影响；④肠道寄生虫或细菌大量繁殖可消耗 $VitB_{12}$。

二、发病机制

$VitB_{12}$和叶酸是细胞DNA合成过程中的重要辅酶。$VitB_{12}$和叶酸缺乏或代谢紊乱则发生

DNA 合成障碍，这是导致巨幼红细胞贫血的原因。

叶酸的各种活性形式，包括 N5–甲基 FH4 和 N5, N10–甲烯基 FH4 作为辅酶为 DNA 合成提供一碳基团。其中最重要的是胸苷酸合成酶催化一磷酸脱氧脲苷（dUMP）甲基化形成一磷酸脱氧胸苷（dTMP），继而形成三磷酸脱氧胸苷（dTTP）。因为叶酸缺乏，dTTP 形成减少，DNA 合成障碍，DNA 复制延迟。而 RNA 合成所受影响不大，细胞内 RNA/DNA 比值增大，造成细胞体积增大，胞核发育滞后于胞浆，形成巨幼变。骨髓中红系、粒系和巨核系细胞发生巨幼变，分化成熟异常，在骨髓中过早死亡，导致全血细胞减少。DNA 合成障碍也累及黏膜上皮组织，影响口腔和胃肠道功能。

$VitB_{12}$ 缺乏导致甲硫氨酸合成酶催化高半胱胺酸转变为甲硫氨酸障碍，这一反应由 N5–FH4 提供甲基。因此，N5–FH4 转化为甲基 FH4 障碍，继而引起 N5, N10–甲烯基 FH4 合成减少。后者是 dUMP 形成 dTTP 的甲基供体，故 dTTP 合成和 DNA 合成障碍。$VitB_{12}$ 缺乏还可引起精神神经异常。其机制与两个 $VitB_{12}$ 依赖性酶（L–甲基丙二酰–CoA 变位酶和甲硫氨酸合成酶）的催化反应发生障碍有关。

三、诊断步骤

（一）病史采集要点

1. 起病情况　起病一般隐袭，患者一般在贫血症状明显或出现神经系统症状后才就医，难以了解确切的发病时间。

2. 主要临床症状　以造血系统和消化系统表现最为突出，维生素 B_{12} 缺乏者还可出现神经系统症状。血液系统主要表现为贫血，患者常有不同程度的面色苍白、乏力、头晕、心悸等贫血症状，严重者出现全血细胞减少，可伴反复感染和出血。胃肠道症状表现为反复发作的舌炎，舌面光滑、乳突及味觉消失，食欲不振，可有腹泻、腹胀及便秘等不适。维生素 B_{12} 缺乏特别是恶性贫血常有神经系统症状，主要是脊髓后、侧索和周围神经受损所致。表现为乏力、手足对称性麻木、感觉障碍、下肢步态不稳、行走困难。小儿及老年人常表现为脑神经受损的精神异常、无欲、抑郁、失水和精神错乱。部分巨幼细胞贫血患者的神经症状出现在贫血发生之前。

3. 既往病史　经详细的病史询问常可发现相关的病因，如饮食方式不当、妊娠、哺乳或患有甲亢等疾病，使叶酸和维生素 B_{12} 需要量增加；因有肿瘤或其他疾病使用甲氨蝶呤、阿糖胞苷、5–氟尿嘧啶等药物治疗；患炎症性肠病、胃肠道肿瘤、肠结核等消化系统疾病或曾行胃肠道手术。

（二）体格检查要点

1. 一般情况　病情轻、轻中度贫血患者一般情况较好，重度贫血或伴神经系统症状者一般情况差，婴幼患儿常生长发育较差，颜面多呈虚胖或轻度浮肿，头发细黄且稀疏。

2. 皮肤、黏膜　口腔黏膜、舌乳头萎缩，舌面呈"牛肉样舌"；不同程度的贫血貌（皮肤、口唇、睑结膜、甲床等苍白），血小板减少者可有皮肤紫癜或瘀斑，部分患者有轻度黄疸。

3. 肝脾　婴幼儿可有肝脾轻度肿大。

4. 神经系统　味觉、嗅觉及视力减退，可出现不同感觉障碍，以深感觉障碍明显；共济失调步态；锥体束征阳性、腱反射亢进等。

5. 其他　较长时间贫血患者可合并贫血性心脏病，可有心率快、心脏增大、心脏杂音等体征。

（三）门诊资料分析

1. 血常规　呈大细胞性贫血，MCV、MCH 均增高，MCHC 正常。重者全血细胞减少。网织红细胞计数可正常。血片中可见红细胞大小不等、中央淡染区消失，有大椭圆形红细胞、点彩红细胞等；中性粒细胞核分叶过多（5 叶核占 5% 以上或出现 6 叶以上核），亦可见巨型杆状核粒细胞。

2. 其他检查　大、小便常规常正常。

3. 临床症状和体征　提示患者主要表现为贫血，有时伴神经系统症状，通过详细询问病史可能发现相关病因。

（四）进一步检查项目

1. 骨髓涂片检查　增生活跃或明显活跃，红系增生明显增多，巨幼样变，各阶段胞体增大，胞浆较胞核发育成熟（核幼浆老）；粒系也有巨幼样变，成熟粒细胞分叶增多；巨核细胞体积增大，分叶过多。骨髓铁染色常增多。

2. 血清叶酸和维生素 B_{12} 水平测定　用微生物法或放射免疫法测定，血清叶酸浓度低于 6.8pmol/L 为叶酸缺乏；血清维生素 B_{12} 浓度低于 74pmol/L 为 VitB_{12} 缺乏。因这两类维生素的作用均在细胞内，而不是在血浆中，故此项检查仅可作为初筛试验，单纯的血清叶酸和维生素 B_{12} 水平测定不能作为确定叶酸和维生素 B_{12} 缺乏的诊断。

3. 红细胞叶酸测定　红细胞叶酸不受短期内叶酸摄入的影响，能够较准确地反映体内叶酸的储存量，小于 227nmol/L 提示有叶酸缺乏。

4. 血清高半胱氨酸和甲基丙二酸水平测定　血清高半胱氨酸水平在叶酸缺乏和维生素 B_{12} 缺乏时均升高，血清甲基丙二酸水平升高仅见于维生素 B_{12} 缺乏，故可用于辅助诊断和鉴别诊断叶酸缺乏或维生素 B_{12} 缺乏。

5. 维生素 B_{12} 吸收试验　主要用于判断维生素 B_{12} 缺乏的病因。具体方法是：为患者肌注维生素 B_{12} 1 000μg，1 小时后口服 ^{57}Co 标记的维生素 B_{12} 0.5μC，收集 24 小时尿，测定尿中 ^{57}Co 维生素 B_{12} 的含量。正常人应 >8%，巨幼细胞贫血患者及维生素 B_{12} 吸收不良者 <7%，恶性贫血患者 <5%。在 5 天后重复此试验，同时口服内因子 60mg，尿中 ^{57}Co 维生素 B_{12} 的排出量恢复正常，则提示患者的维生素 B_{12} 缺乏原因是内因子缺乏。如果给患者服用抗生素 7~10 天后试验得到纠正，则表示维生素 B_{12} 缺乏原因是肠道细菌过量繁殖。此试验结果与尿量关系密切，事先了解患者肾功能情况及准确收集 24 小时尿量对正确试验具有重要意义。

6. 内因子抗体测定　为恶性贫血的筛选方法，如阳性，应行维生素 B_{12} 吸收试验。

7. 其他　如心电图、腹部 B 超及全套肝、肾功能生化检查等，以利于鉴别诊断和了解疾病对全身重要脏器功能的影响情况，为正规治疗作准备。

四、诊断对策

（一）诊断要点

根据营养史或特殊用药史，贫血表现，消化道及神经系统症状、体征，结合特征性血象、骨髓象改变可明确巨幼细胞贫血的诊断。进一步明确是叶酸还是维生素 B_{12} 缺乏，需行下列检查：

（1）如怀疑是叶酸缺乏，可测定血清及红细胞叶酸水平，血清叶酸浓度低于 6.8pmol/L，红细胞叶酸小于 227nmol/L 可肯定诊断。

（2）如怀疑是维生素 B_{12} 缺乏，可测定血清维生素 B_{12} 水平，低于 74pmol/L 可诊断。

（3）如无条件进行血清叶酸和维生素 B_{12} 水平测定，可行诊断性治疗达到诊断的目的。方法是给患者服用生理剂量的叶酸（0.2mg/d）或肌注维生素 B_{12}（1μg/d）10 天，用药后患者的临床症状、血象和骨髓象会有改善。

（二）鉴别诊断要点

（1）表现为大细胞贫血或巨幼变化的一些造血系统疾病：如骨髓增生异常综合征中的难治性贫血、急性粒细胞白血病中的 M6、红血病、肿瘤化疗后等，骨髓均可见巨幼样改变等病态造血现象，查叶酸、维生素 B_{12} 不低，且补之无效。

（2）有红细胞抗体的疾病：如温抗体型自身免疫性贫血、Evans 综合征、免疫相关性全血细胞减少，因不同阶段的红细胞可因抗体附着变大，且间接胆红素升高，易与叶酸、维生素 B_{12} 缺乏引起的大细胞贫血混淆。重要的鉴别点是此类患者有自身免疫疾病的特征，需用免疫抑制剂方能纠正。

（3）维生素 B_{12} 引起的神经病变应与其他脱髓鞘疾病鉴别：其他神经系统脱髓鞘疾病根据原发病不同应有各自的临床表现，查维生素 B_{12} 不低。

五、治疗计划

（一）健康教育

纠正偏食习惯，适当进食动物蛋白；纠正不正确的烹调习惯，如蔬菜不宜过度烹煮以防叶酸流失。

（二）补充叶酸和维生素 B_{12}

1. 叶酸缺乏　口服叶酸 5～10mg，每天 3 次。胃肠道不能吸收者可肌肉注射四氢叶酸钙 5～10mg，每天 1 次。用至血红蛋白恢复正常；如同时有维生素 B_{12} 缺乏，需同时注射维生素 B_{12}，否则会加重神经系统损害。

2. 维生素 B_{12} 缺乏　肌注维生素 B_{12} 500μg 每周 2 次；无吸收障碍者也可口服维生素 B_{12} 片剂，500μg 每天 1 次，直至血红蛋白恢复正常。

六、病程观察

（1）治疗过程中密切观察贫血症状、消化系统及神经系统症状的缓解情况，评估治疗的有效性。

（2）治疗期间定期检测外周血象，每周 1～2 次，了解红细胞计数、血红蛋白的恢复情况，以评价疗效。网织红细胞一般在治疗后 5～7 天升高，以后血细胞比容和血红蛋白逐渐增高，血红蛋白可在 1～2 个月内恢复正常，粒细胞和血小板计数及其他实验室异常一般在 7～10 天内恢复正常。

（3）经治疗血红蛋白恢复正常后，复测血清叶酸和维生素 B_{12} 水平是否达到正常。

（4）严重的巨幼细胞贫血在补充治疗后，要警惕低钾血症的发生。因为在贫血恢复的过程中，血中大量的钾离子进入新生成的细胞内，会突然出现低钾血症，故必要时需监测血钾，同时对纳差者需注意补钾。

（5）经充足的补充治疗贫血纠正不理想者，需注意原发病因是否未纠正，或是否同时存在缺铁等其他因素。

七、预后

多数患者预后好，去除病因多可治好；原发病不同，疗程不一。

（刘　南）

第五节　缺铁性贫血

缺铁性贫血（iron deficiency anemia）是最常见的贫血之一，当体内用来制造血红蛋白的贮存铁已被耗尽时，则使红细胞生成障碍，结果导致贫血。本病可发生于男女各年龄段，但多见于青壮年妇女，在婴儿中亦较多见。

一、病因及发病机制

1. 需要量增加和摄入不足　正常成年男性每天需铁 0.5～1.5mg，而生长期婴幼儿需铁 1.5～2mg，青少年和月经期妇女需铁 2mg，妊娠和哺乳期妇女需铁 3mg。若饮食中含铁量不足，如以大米为主食者或婴幼儿未及时添加副食均可发生缺铁。

2. 铁的吸收不良　这是缺铁的常见原因，常见于胃大部切除术后和胃空肠吻合术后，亦可见于萎缩性胃炎的严重胃酸缺乏和小肠黏膜病变、脂肪性腹泻或肠道功能紊乱等引起的吸收不良综合征，大量饮浓茶或吃茶亦不利于铁的吸收。

3. 铁丢失过多　慢性失血是造成缺铁的主要原因，如月经过多、消化道出血、痔出血和反复鼻出血等。每失血 1ml 约丢失铁 0.5mg。

各种缺铁原因先使体内贮存铁（铁蛋白和含铁血黄素）耗尽，但血清铁和血红蛋白的含量仍在正常范围内，此时称为缺铁性贫血潜伏期，进一步发展则血清铁下降，血红素合成减少，血红蛋白下降，产生缺铁性贫血。人体内许多酶如细胞色素氧化酶、琥珀酸脱氢酶、乌头酸酶和黄嘌呤氧化酶及肌红蛋白等也含有铁，因而缺铁时也能影响细胞代谢和引起黏膜组织、脏器功能减退及外胚叶营养障碍和上皮细胞功能降低。近年来发现本病可有免疫异常，如某些患病儿童的 T 淋巴细胞可减少，还可有中性粒细胞功能缺陷等。

二、临床表现

1. 引起缺铁性贫血的原发性疾病的表现　如月经过多、消化性溃疡出血表现。
2. 贫血的一般表现　如皮肤和黏膜苍白、疲乏无力、头晕、心悸等，其轻重与贫血的程度和贫血的进展速度相关。个别患者可因贫血缺氧引起脑水肿和视盘水肿。
3. 组织中缺铁和含铁酶功能紊乱表现　可有反甲、舌炎、唇炎、口角皲裂、皮肤干燥，严重时吞咽困难（plummer–vinson 综合征），不过吞咽困难在我国患者中很少见。

三、辅助检查

（1）血象：呈低色素小细胞性贫血，平均红细胞体积（MCV）低于80fl，平均红细胞血红蛋白含量（MCH）低于26pg，红细胞平均血红蛋白浓度（MCHC）低于320g/L。血涂片见成熟红细胞小，中心染色过浅，网织红细胞正常或稍增加，减少者少见。白细胞计数一般正常，血小板计数常增加，少数可减少。

（2）骨髓：红细胞系统增生活跃，以中晚幼红细胞为主，体积小，胞浆少，边缘不整齐，铁染色显示骨髓细胞外铁消失，骨髓细胞内铁减少（正常人20%~40%的有核红细胞内可见到1~5个铁小粒）。

（3）血清铁（SI）、血清铁蛋白（SF）、总铁结合力（TIBC）测定：SI减低（正常值10.7~28.7μmol/L），TIBC升高（正常值3.3±0.3mg/L），因而血清转铁蛋白饱和度（SI/TIBC）降低，一般低于15%，SF明显减低或测不出（正常值20~200μg/L）。

（4）红细胞游离原卟啉（FEP）测定：由于缺铁使红细胞利用原卟啉合成血红素减少，因而FEP升高。

（5）病因检查：根据引起缺铁性贫血的病因不同进行相应的检查，如消化道出血引起者可做X线钡餐造影、内镜检查，必要时CT检查等。

四、诊断及鉴别诊断

1. 诊断　①有引起缺铁的原因。诊断的关键是确定缺铁的病因，病因不明者一定要排除消化道病变。②小细胞低色素性贫血。③储存铁（SF和骨髓细胞外铁）明显减少或消失，SI和骨髓细胞内铁减少，TIBC升高。④铁剂治疗有效。应注意当作为诊断性治疗时，只能应用口服铁剂。

2. 病情危重指标　①贫血症状明显，血红蛋白<60g/L的重度贫血，特别是<30g/L。②临床发生吞咽困难，说明组织中明显缺铁。③发生视盘水肿和脑水肿。

3. 误诊漏诊原因分析　一般缺铁性贫血的诊断并不困难，但有时病因诊断困难，而原发疾病对患者的危害有时比贫血更严重，如贫血可能为消化道恶性肿瘤伴慢性出血所引起，若对这种原发病的诊断延误或漏诊，即使抗贫血治疗后一过性贫血减轻，也会很快因肿瘤广泛转移而致命。特别是中年以上男性和绝经后的妇女，无明显原因的缺铁性贫血，一定要排除这种可能性。

缺铁性贫血有时合并营养性巨幼细胞性贫血，称混合性贫血，MCV、MCH和MCHC可能会正常而不是典型的缺铁性贫血的改变，若不仔细询问病史，不认真作其他实验室方面的检查，也会误诊漏诊。

4. 鉴别诊断

（1）慢性疾病贫血：可呈小细胞或小细胞低色素性贫血及SI和骨髓细胞内铁减低与缺铁性贫血相似，但慢性疾病贫血有慢性疾病（慢性感染、炎症或肿瘤）史，SF和骨髓细胞外铁增高，TIBC减低，铁剂治疗无效。

（2）海洋性贫血：呈小细胞低色素性贫血，与缺铁性贫血相似，但海洋性贫血有明显家族史，可有黄疸、脾大、网织红细胞增高等溶血的表现，HbF和HbA_2增加，而SF、SI和TIBC多正常，铁剂治疗无效。

(3) 铁粒幼细胞性贫血：可呈小细胞性贫血与缺铁性贫血相似，但铁粒幼细胞性贫血患者 SF、SI 和骨髓细胞内外铁均增高，并出现环状铁粒幼细胞，TIBC 减低，铁剂治疗无效。

(4) 无转铁蛋白血症：呈低色素小细胞性贫血和 SI 减低，与缺铁性贫血相似，但无转铁蛋白血症是遗传病，ITBC 显著减小，铁剂治疗无效，而输正常人血浆，特别是缺铁性贫血患者的血浆有效，因为含有大量转铁蛋白。

五、治疗

1. 一般治疗　加强营养，进食富含铁的食品，如豆制品和肉类等，避免饮浓茶，以免影响铁的吸收。

一般不需要输血，只有当分娩或极重度贫血（Hb 低于 30g/L）症状较重时，可输注浓缩红细胞，每 200ml 可升高 Hb 10g/L。

(1) 稀盐酸 10ml 口服，3 次/d，促进铁的溶解，有利于其吸收。

(2) 维生素 C 0.1g 口服，3 次/d，可保持铁的还原状态，并使食物中三价铁变成二价铁，有利于其吸收。

2. 病因治疗　积极治疗原发病，去除原因，如婴幼儿及时添加食品；月经过多者积极治疗妇科疾病；消化道肿瘤应尽早手术切除。

3. 铁剂治疗

(1) 口服铁剂：常首选硫酸亚铁 0.3g 或富马酸亚铁 0.2g，3 次/d 口服，为减轻胃肠道反应可饭后服，若仍有反应时，可换用琥珀酸亚铁（速力菲）0.1g，3 次/d 口服或硫酸亚铁缓释剂（福乃得）0.5g，1 次/d 完整吞服不嚼碎。一般治疗 4~5 天后网织红细胞开始上升，7~12 天达高峰，2 周左右血红蛋白开始上升。当血红蛋白正常后，为补足贮存铁和防止复发，仍应继续治疗 3~6 个月。

若口服铁剂不能改善贫血，应考虑如下可能：①患者未按医嘱服药。②诊断不是缺铁性贫血。③引起贫血的病因尚未去除，出血量超过新生血量。④铁在消化道吸收不良。⑤存在其他抑制骨髓造血的疾病。因此应对上述原因逐项核实，解决后方能提高疗效。

(2) 注射铁剂：适应证：有明显胃肠道疾患或妊娠呕吐者，不能服用铁剂或服后不能吸收；对口服铁剂有严重的胃肠道反应；慢性失血使铁丢失过多，通过口服不能补偿；妊娠晚期伴严重缺铁性贫血，亟待改善铁的供应者。

剂量、用法和注意事项：铁的注射总量（mg）：300×（15 - 患者血红蛋白克数/dl）+ 500。首剂 50mg，臀部深位肌肉注射，若无反应，以后隔日注射 100mg，直至总剂量给完为止。少数患者注射部位可有疼痛，个别患者可有全身过敏反应，应当注意，疼痛明显和有过敏反应者应停止注射。

（张晓南）

第六节　铁粒幼细胞性贫血

铁粒幼细胞性贫血（SA）是一组由多种不同原因引起血红素合成障碍和铁利用不良的疾病，以骨髓中有大量环形铁粒幼细胞、无效红细胞生成、组织中铁显著增加以及血中不同比例的低色素红细胞为特点。世界卫生组织（WHO）对环状铁粒幼细胞的定义为幼红细胞含铁粒10个以上，绕核周分布≥1/3核周径。

SA可分为遗传性和获得性两大类，获得性又分为原发性和继发性，后者常继发于嗜酒、药物和毒物。其发病机制主要与红系细胞δ-氨基乙酰丙酸（ALA）合成酶缺乏、吡哆醇代谢障碍及骨髓无效红系造血有关。

一、病因和发病机制

（一）病因

主要有获得性和遗传性两类。

1. 获得性 原发性SA。继发性SA：药物（异烟肼、吡嗪酰胺、环丝氨酸、氯霉素等），乙醇，重金属中毒，慢性肿瘤性和炎症性疾病等。

2. 遗传性SA 分X连锁、常染色体遗传及线粒体DNA突变相关3种。

（二）发病机制

其发病机制尚不是很清楚，主要从本病可能发生的生化损害及贫血发生机制两方面探讨。

研究证实本病在线粒体内血红素合成方面存在缺陷，吡哆醇（维生素B_6）代谢存在紊乱。

在红细胞线粒体中，作为卟啉生物合成的第一步，甘氨酸与琥珀酸辅酶A结合成δ-氨基γ酮戊酸。吡哆醇则在体内转变成具有生物活性的5-磷酸吡哆醛，后者作为ALA合成过程不可缺少的辅酶参与这一反应。有证据表明本病的发生是由于这一生化过程存在着遗传缺陷，而各家族的生化缺陷不一定相同。一些动物试验提示缺乏吡哆醇出现典型的铁粒幼细胞性贫血，说明吡哆醇在发病中的可能作用。铁粒幼细胞贫血可由药物引起，这些药物减少血中吡哆醇的水平及中幼红细胞ALA合成酶的活性。

部分病例提示有ALA合成酶的缺陷，部分病例ALA合成酶活性低下，当用吡哆醇治疗后该酶活性恢复。有研究定位该基因于X染色体p11，12，并发现X性连锁基因ALA合成酶DNA水平的缺陷后，证实了某些遗传性的性连锁病例是由于该酶的结构变异，从而导致其功能异常。

二、诊断步骤

（一）病史采集要点

1. 起病情况 获得性SA发病隐匿，见于中、老年，常难追述确切的发病时间；遗传性SA，男性多见，X连锁病例较常染色体遗传为多，多于婴儿或儿童期发病，亦可迟至中年甚至老年才发病。

2. 主要临床表现

（1）获得性SA：主要表现为贫血的症状和体征，苍白、易疲劳、衰弱、活动后呼吸困难及心悸，多数患者因其他疾病检查血象时才发现贫血，肝脾可轻度肿大。

（2）遗传性SA：少见，患儿于出生后数月或数年，贫血即很明显，甚至出生前就有贫血，部分患者有脾大。临床有铁负荷过多的表现，如皮肤色素沉着呈古铜色、肝脾肿大、肝功能受损、性功能减退、糖尿病或心力衰竭。

3. 既往病史　对原发性 SA，病因常难以寻找，部分患者有放、化疗史；继发性 SA 则可有嗜酒史或某些药物服用史，最常见的药物是异烟肼、吡嗪酰胺和环丝胺酸，均为吡哆醇拮抗药；部分继发性 SA 患者可发现有铅、锌等化学物质中毒史。遗传性 SA 患者可有相应家族史。

（二）体格检查要点

1. 一般情况　疲乏，精神差，中度以上贫血可有低热。
2. 皮肤　皮肤、睑结膜、甲床、口唇苍白，呈不同程度的贫血貌。遗传性 SA 或因长期输血继发血色病患者可有皮肤黏膜色素沉着呈古铜色。
3. 肝、脾　获得性及原发性 SA 可有轻度肝脾肿大，遗传性 SA 肝脾肿大明显，脾肿大更为明显。
4. 其他　长期贫血患者可合并贫血性心脏病，可有心率快、心脏增大、心脏杂音等体征。继发性 SA 可有相应病因所导致其他器官受损的体征，如酗酒所致可有酒精性肝硬化的相应体征。

（三）门诊资料分析

1. 血常规　特发性 SA 患者一般呈不同程度的大细胞性贫血，继发性 SA 则常为低色素性贫血，但它们的血涂片常包括一群低色素细胞，红细胞呈双形性，即部分红细胞为低色素性，而另一部分红细胞为正色素性，同时伴组织铁高负荷，红细胞大小不等，嗜碱性点彩；白细胞和血小板数常正常，有时血小板增多可 $>600 \times 10^9/L$，如有白细胞和（或）血小板减少应仔细观察有无病态造血。网织红细胞正常或轻度增高。

遗传性 SA 患者常呈小细胞低色素性贫血，有红细胞双形性，性连锁女性患者携带者，可有明显的双形性细胞。

2. 其他检查　大、小便常规常正常。特发性或遗传性 SA 生化检查如肝功能、肾功能等一般正常，继发性 SA 可根据原发病因的不同出现相应的脏器功能损害的证据。
3. 病史、体征和检查　提示患者主要表现为不同程度的贫血，除有明显家族遗传史的患者，一般病因较难通过初步检查寻找。

（四）进一步检查项目

1. 骨髓涂片检查　骨髓涂片了解红系造血情况，应观察：①有核细胞特别是红系增生情况；②红系有无异常增生或病态造血的表现，如空泡、小细胞、大细胞或双核原始红细胞等；③骨髓普鲁士蓝染色有无病理性铁粒幼细胞，SA 患者可为环形铁粒幼细胞（可高达红细胞的 40% 以上）其胞浆之中普鲁士蓝性颗粒的数量增加；④粒系和巨核系有无病态造血；⑤骨髓储存铁常增加。
2. 染色体检查　伴性遗传 SA 患者 X 染色体改变很重要，常表现为 Xq13 断裂点。近年来，获得性难治性 SA 逐渐被认为具有克隆特性，重要佐证是发现其骨髓细胞遗传学的异常，以 8、11 及 20 号染色体的改变最为多见，也报告过 Ph′ 染色体。
3. 铁代谢相关检查　SA 患者常有铁负荷过高，其铁代谢可有不同程度异常，可与其他贫血性疾病如缺铁性贫血相鉴别。SA 常有血清铁浓度显著增高，血浆总铁结合力减低，血清铁饱和度显著增高，血清铁蛋白浓度增高，红细胞内游离原卟啉（FEP）含量减少或在正常范围。

4. 辅助检查　如心电图、腹部 B 超及全套肝肾功能生化检查等，以利于鉴别诊断和了解疾病对全身重要脏器功能的影响情况，为正规治疗作准备。

三、诊断对策

（一）诊断要点

诊断主要根据难治性贫血，红细胞具有双形性，骨髓可见环形铁粒幼细胞及幼红细胞无效生成等特点进行诊断。

（二）鉴别诊断要点

本病需和以下疾病鉴别：

1. 地中海贫血　为一组遗传性疾病，呈细胞低色素性贫血，可有肝脾肿大。但常有网织红细胞增高、皮肤巩膜黄染等，骨髓检查无病态造血现象，红细胞大小不等，靶形红细胞多见，血红蛋白电泳可发现 Hb – F 或 Hb – A2 增高，有的尚可见异常血红蛋白带。

2. 缺铁性贫血　呈典型小细胞低色素性贫血，骨髓及血涂片见红细胞中心淡染区扩大，无效造血现象，细胞内铁及外铁均减少，化验检查可发现铁蛋白和血清铁降低。

3. 巨幼红细胞性贫血　特发性 SA 表现为大细胞性贫血者，应与巨幼红细胞性贫血相鉴别。

（三）临床类型

1. 遗传性铁粒幼细胞性贫血　可分为 X 染色体伴性遗传（性联性）、常染色体显性或隐性遗传，常为维生素 B_6 反应性，以伴性型多见。

2. 获得性铁粒幼细胞性贫血　①原发性：又称特发性，病因常不明，为骨髓增生异常综合征中一型。②继发性：其他疾病伴发；药物或毒物伴发；其他：乙醇中毒，铜缺乏，锌过量摄入等。

四、治疗对策

（一）治疗原则

（1）辨别 SA 的各种类型，对考虑为继发性因素所致者，应去除相关因素，如停用相应药物等。

（2）遗传性 SA 使用维生素 B_6 治疗，其他类型 SA 也可试用维生素 B_6 治疗。

（3）对症、支持治疗。中、重度贫血可输注浓缩红细胞。

（二）治疗计划

1. 遗传性 SA　确诊者均应使用大剂量维生素 B_6 治疗，100～200mg/d，至少 3 个月，25%～50% 血红蛋白可恢复或接近正常，此后应以 10～30mg/d 维持终生，但红细胞形态改变并不能完全消失，异常的铁粒幼细胞还可继续存在。如果骨髓幼红细胞有巨幼样改变者，可同时加用叶酸。X2LAS 基因突变在 Xp11.21 无神经症状，维生素 B_6 有效；突变在 Xq 13.1～13.3 有共济失调和震颤，红细胞游离原卟啉增高，维生素 B_6 疗效不佳。贫血重者应输血，长期多次输血可发生继发性血色病。血色病时，长期用去铁胺 0.5～1.0g/d，肌内注射。

2. 原发性 SA　应试用维生素 B_6 100~200mg/d 治疗，多数患者无效，仅有极少部分有效但疗效亦较小。对 B_6 无效者，部分学者建议可试用环孢素治疗。贫血较重病例可选择大剂量雄激素治疗，至少 3 个月，但疗效常不显著。贫血严重需依赖输血者，应定期用铁螯合剂驱铁。

3. 继发性 SA　治疗原发病，停止接触或停用可能导致 SA 的毒物或药物。可试用维生素 B_6 治疗。

五、病程观察及处理

（1）治疗期间定期检测外周血象，了解药物治疗效果。
（2）观察患者症状缓解情况。
（3）记录输血次数及量，对长期输血者注意发生血色病可能。

六、预后

对吡哆醇治疗有效者能较好地生存多年，而无效者常因骨髓衰竭、严重贫血、心律失常、肝功能衰竭或继发感染而死亡。

（张晓南）

第七节　自身免疫性溶血性贫血

一、概论

自身免疫性溶血性贫血（autoimmune hemolytic anemia，AIHA）是由于 B 细胞功能异常亢进，产生抗自身红细胞抗体，使红细胞破坏加速而引起的贫血。

（一）分类

AIHA 的自身抗体根据其作用于红细胞时所需的温度不同，分为温抗体型和冷抗体型两大类。

1. 温抗体　一般在 37℃ 时与红细胞结合最活跃的自身抗体称为温抗体，其可分为温性不完全抗体及温性自身溶血素。温性不完全抗体约占所有自身抗体的近 70%，主要是 IgG，其次是 IgM、IgA。IgG 温性不完全抗体又可分为多种亚型，主要为 IgG1 及 IgG3，IgG2 及 IgG4 均少见。

2. 冷抗体　一般在 20℃ 以下与红细胞结合最活跃的自身抗体称为冷抗体。凝集素性 IgM 较多见于冷凝集素综合征，可直接在血循环中发生凝集反应，所以是完全抗体。另外还有一种特殊冷抗体见于阵发性冷性血红蛋白尿症。其在 20℃ 时吸附在红细胞上，当温度升高后即与细胞分离，称为冷热抗体（Donath Landsteiner antibody，D-L 抗体）。

（二）病因

无论温或冷抗体型溶血性贫血，按其病因均可分为原因不明性（原发性）和继发性两大类。近年来由于诊断技术的不断完善，继发性病人数逐渐增加，约高达 55%。继发性温抗体型 AIHA 的原发疾病包括造血系统肿瘤（如白血病、淋巴瘤、骨髓瘤和巨球蛋白血症）、自身免疫性疾病（如系统性红斑狼疮、硬皮病、类风湿关节炎）、感染性疾病（特别是儿童病毒感染）、免疫功能低下（如低丙种球蛋白血症、异常球蛋白血症、免疫缺陷综合征）、胃肠系统疾病（如溃疡性结肠炎）以及良性肿瘤（如卵巢皮样囊肿）等。

继发性冷凝集素综合征可继发于各种感染。阵发性冷性血红蛋白尿症可继发于病毒或梅毒感染。

（三）病机制

本病的发生机制有 3 种可能性：①病毒、药物等作用于红细胞膜，改变其抗原性，刺激体内产生抗红细胞自身抗体。②淋巴组织因感染、肿瘤、遗传基因突变及免疫缺陷等因素，使机体失去免疫监视功能，无法识别自身红细胞，进而产生异常的自身抗体。③辅助性 T 细胞（Th）功能紊乱。Th2 功能亢进，以致产生 IL-4、IL-6 和 IL-10，激活 B 细胞，产生自身红细胞抗体。

AIHA 的红细胞破坏方式主要有 2 种形式：

1. 血管外红细胞破坏　主要见于温抗体型 AIHA。红细胞膜上吸附 IgG 等不完全抗体或补体而致敏。被不完全抗体致敏的红细胞不能很快在血管内破坏而溶血，但可在单核巨噬细胞系统内被巨噬细胞反复吞噬而溶血。巨噬细胞膜上可有 1×10^6 IgG 的 Fc 受体（FcR），它们随巨噬细胞的活跃程度而增减。受体共有 3 种类型：FcRⅠ、FcRⅡ及 FcRⅢ。FcRⅠ几乎都与血浆内单体 IgG 结合，FcRⅡ和 FcRⅢ则主要与致敏红细胞膜上的 IgG 相结合。FcRⅢ对 IgG3 及 IgG1 有重要作用（IgG3 > IgG1），而对 IgG2 及 IgG4 无反应。体外实验观察到，IgG1 和 FcRⅢ结合后主要为吞噬作用，而 IgG3 与 FcRⅢ结合后则为细胞毒溶解，最后在脾内破坏。具有 IgG3 的患者都有溶血征象，而单独 IgG1 者仅 65% 有溶血反应。由此可见，IgG3 对致敏红细胞的破坏作用远较其他亚型严重。

当吸附有 IgG3 或 IgG1 的红细胞一旦与巨噬细胞相遇，其接触部分即可变形，最后被巨噬细胞吞噬；往往只有一部分膜被拖住而消化，红细胞膜发生缺损，虽能自行修复，但膜内蛋白质及磷脂类物质反复丧失后，红细胞趋向球形，最终主要在脾索内阻留破坏。巨噬细胞膜上也有 C3b 受体，如果红细胞膜同时被 IgG 和 C3 致敏，则可加速脾脏对红细胞的破坏作用。

巨噬细胞的吞噬过程一般包括"识别"、"附着"与"摄入"三个阶段，其中"识别"是由巨噬细胞表面的 IgG Fc 受体及 C3b 受体共同介导，"附着"主要依赖 C3b 受体，而"摄入"则主要依赖 IgG Fc 受体。C3 的"附着"作用加上 IgG 的促进"摄入"作用大大增加了巨噬细胞效应而致严重溶血，破坏场所主要在脾脏。

如果单独补体致敏红细胞，除补体被远离红细胞的免疫复合物激活而结合在红细胞膜上导致血管内溶血外，也可使致敏红细胞在肝内破坏，因为肝脏体积大、血流丰富，巨噬细胞数量比脾脏要多。但单纯 C3 型血管外溶血一般都较轻微，因为此类致敏红细胞常仅"附着"在巨噬细胞表面而未被"摄入"，可能不致被吞噬。

2. 血管内红细胞破坏　常见于阵发性冷性血红蛋白尿症，较少见于冷凝集素综合征。血管内红细胞破坏主要由于抗体激活补体引起，后者通过传统途径而引起溶血。抗体（主要系 IgM，少见的有 IgG，IgG 中以 IgG3 最活跃，其次为 IgG1 及 IgG2）与红细胞膜上的抗原结合后抗体结构发生改变，使原来被掩盖的位于 Fc 段上的 CH2 区域补体结合点暴露，与

C1q 相结合（C1 是由 C1q、C1r 和 C1s 所组成）。C1q 是补体中最大的蛋白质，当 Cq 被结合后，结构发生变异，露出酶活性部分，作用于 C1s，最终导致 C1 分子被激活（C1），随后 C3 激活，裂解为 C3b，黏在红细胞膜上。通过一系列激活和裂解作用使 C5b 与 C6~9 结合成复合体，淹没在红细胞双层脂膜中，使红细胞膜损伤，发生离子渗漏，特别是 K^+ 丧失，Na^+ 进入细胞，最终导致红细胞肿胀，红细胞破坏，以致在血管内溶血。

冷凝集素综合征时，IgM 冷凝集素抗体在末梢循环 <30℃ 时结合到红细胞膜上，激活全补体，形成复合物，导致血管内溶血和 Raynaud 现象。如 IgM 在致敏红细胞的过程中未被破坏，复温后冷抗体从细胞表面脱落，补体可被血浆 C3 灭活剂分解。而巨噬细胞上无 IgM 受体，所以仅有被 IgM 致敏的红细胞而无补体激活者不会发生溶血。

阵发性冷性血红蛋白尿症系血浆中一种冷性 IgG 自体抗体，非常容易固定补体；在 20~25℃ 时与 IgG 结合，复温至 37℃ 时全补体迅速被激活，导致血管内溶血。

（四）辅助检查

1. **直接抗球蛋白试验**（direct Coombs test，DAT，又称直接 Coombs 试验） 为检测免疫性溶血性贫血的经典方法，能较敏感地检测吸附在红细胞膜上的不完全抗体和（或）补体，是诊断 AIHA 的重要实验室指标。DAT 检查是将人血清免疫家兔后得到的含有抗体的兔血清与红细胞表面的不完全抗体 Fc 段相结合，导致致敏红细胞相互聚集，即为 DAT 阳性反应。温抗体型 AIHA 又可分为 3 个亚型，即 IgG 型、IgG 及 C3 型，以 IgG 及 C3 型为多见，且临床病情较重。仅抗 C3 抗体阳性者临床病情最轻。在冷凝集素综合征的患者中以抗 C3 抗体多见。

此外尚有 2%~4% AIHA 虽有典型临床表现，并对激素疗效较好，但 DAT 为阴性，可能系假阴性。

假阴性见于红细胞膜上吸附抗体过少，不足以引起 DAT 阳性。

假阳性见于：①正常人因感染使红细胞被 C3 致敏。②某些疾病（如肾炎、PNH 等）使体内 C3 水平提高。③红细胞 C3 受体结合循环免疫复合物。④某些抗生素（如头孢菌素）使红细胞非特异性吸附血浆球蛋白。

2. **间接抗球蛋白试验**（IAT） 当体内自身抗体大量合成，红细胞膜上抗原位点都被占用，抗体不能再吸附时，或致敏红细胞在体内大量崩溃时，才使血清中出现游离的自身抗体。IAT 检查是以正常人 Rh 基因型 O 型红细胞为标准试剂，分别与患者血清相孵育，然后将吸附过的"O"型红细胞做 DAT，阳性结果说明患者血清中存在有游离抗体或补体。极个别正常人血清也可引起 IAT 阳性。

3. **酶处理红细胞凝集试验** 用胰蛋白酶、木瓜蛋白酶及菠萝蛋白酶等处理红细胞方法检测血清中游离的抗体。方法是将酶处理 Rh 基因型的 O 型红细胞分别与患者血清相孵育，发生凝集反应者为阳性结果。该方法是检测血清中自身抗体的有效方法。

酶处理红细胞的作用机制推测是由于蛋白水解酶能水解红细胞表面的 N 乙酰神经氨酸，减低了红细胞膜的 Q 电位，缩短了红细胞之间的正常间距，从而使直径较小的 IgG 分子得以搭接在两个邻近红细胞上，提高了不完全抗体致敏红细胞的凝集敏感性。

IAT 阳性者可将患者血清分别在 20℃ 及 37℃ 与胰蛋白酶处理的红细胞进行溶血及凝集试验。温抗体型 AIHA 仅在 37℃ 时溶血试验呈弱阳性反应而凝集试验则为强阳性反应；而冷凝集素综合征者仅在 20℃ 时溶血及凝集试验均为强阳性反应。所以可用 IAT 及酶处理红细胞凝集溶血试验来鉴定自身抗体的性质。

二、温抗体型自身免疫性溶血性贫血

AIHA中以温抗体型占绝大多数,1980年Petz曾统计其占80.3%,以女性多见,尤其是原发性者。从婴儿至老年都可累及,有报道73%为40岁以上。大约1/4患者是继发于免疫系统疾病,常见的是淋巴增殖性疾病、自身免疫性疾病、先天性免疫缺陷性疾病,各种药物可刺激抗体形成,导致相似的综合征。

(一) 临床表现

本病临床表现和临床过程多样化,轻重不一,以慢性为多。轻微患者在稳定代偿阶段,红细胞数可接近正常范围,仅有Coombs试验阳性。大多数患者起病较慢,有头昏及全身虚弱,有中到重度贫血[Hb60~100g/L;网织红细胞占10%~30%,(200~600)×10^9/L],球形红细胞增多和脾肿大,偶尔有静脉血栓形成。急性发病多见于小儿,特别是伴有感染者,偶尔也见于成年患者。起病急骤,有寒战、高热,患者诉腰背痛、呕吐和腹泻。症状极严重者可有休克及神经系统表现(如头痛、烦躁甚至昏迷)。苍白及黄疸约见于1/3患者,以黄疸为首发症状者较少见,半数以上有脾肿大,一般轻至中度肿大,质硬不痛。1/3患者有中度肝肿大,中等硬度而不痛。淋巴结肿大在原发性者仅有23%。26%温抗体型既无肝脾肿大,也无淋巴结肿大。

(二) 辅助检查

1. **血象** 可表现为红细胞和血红蛋白降低,为中、重度正细胞正色素性贫血。血涂片上可见多量球形细胞。网织红细胞多增高,一般>5%,有的可高达50%。溶血危象时网织红细胞明显减少,可能自身抗体同时作用于幼红细胞所致。网织红细胞减少者预后多不佳。半数以上患者白细胞数正常。急性溶血时白细胞增多,甚至呈类白血病反应。血小板数多在正常范围,偶以血小板增多为首见表现者。有些患者在病程中发生免疫性血小板减少性紫癜,称为Evans综合征。可见在严重AIHA中自身免疫可以同时累及血小板。继发性者以自身免疫性疾病、系统性红斑狼疮最多见。起病时常有血小板减少。

2. **骨髓象** 造血细胞增生活跃,以幼红细胞增生为主,粒红比例倒置。病程中幼红细胞可呈巨幼样变,但血清叶酸及维生素B_{12}测定都在正常范围。

3. **血液生化检查** 血清中胆红素升高,以间接胆红素升高为主。血清结合珠蛋白下降。当有血管内溶血时可有游离血红蛋白升高及出现血红蛋白尿。

(三) 诊断

对获得性溶血患者,DAT阳性,为IgG和(或)C3型,4个月内无输血或特殊药物史,结合临床表现,可考虑为温抗体型AIHA。对DAT阴性的AIHA诊断比较困难,有条件时可进行酶处理红细胞凝集试验,以检测血清中游离的自身抗体。简便的方法可通过激素治疗有效和排除其他溶血性贫血而得到确诊,然后再进一步确定是原发性还是继发性。

(四) 治疗

1. **积极寻找病因、治疗原发病尤为重要** 如系统性红斑狼疮引起的AIHA,治疗时可加大泼尼松剂量。淋巴瘤、慢性淋巴细胞白血病引起的AIHA,经化疗原发疾病缓解后溶血也纠正。药物引起时,停用药物,溶血也纠正。

2. 肾上腺皮质激素 为治疗温抗体型 AIHA 的首选药物。其作用机制是糖皮质激素能溶解淋巴细胞抑制抗体的产生；改变抗体对红细胞表面抗原的亲和力，迅速降低红细胞结合的抗体浓度；阻滞单核-巨噬细胞吞噬和破坏表面有免疫球蛋白覆盖的红细胞。

当患者出现明显的临床症状，首先选用泼尼松治疗。剂量一般为 1~1.5mg/（kg·d），见效者一般于 10d 后可见网织红细胞逐步下降，随后血红蛋白及红细胞计数上升。如用泼尼松治疗 3 周无效，需及时更换其他疗法。待血红蛋白上升至正常水平后原剂量维持 4~6 周，然后逐渐每周减少日服量 10~15mg；待每日量达 30mg 后，每周或每 2 周减少日服量 5mg；至每日量仅有 15mg 后，每 2 周减少日服量 2.5mg。小量激素维持至少 3~6 个月。文献报道，约 75% 患者可获得缓解，但这些患者有 50% 会因泼尼松减量或停药而复发。如出现复发，则需回复至先前最后一次有效剂量，直至获得疗效为止。仅有 15%~20% 患者在撤除激素后能获得长期缓解。对重度溶血或病程进展较快者可采用大剂量甲泼尼龙冲击治疗，剂量为 1g/d，连用 3d，然后改为常规剂量。

3. 脾切除 脾脏是产生抗体的器官，又是致敏红细胞破坏的主要场所。当激素治疗无效，或虽然有效，但激素需要量太大（泼尼松＞20mg/d），以至无法进行有效维持治疗的患者，可考虑进行脾切除术，有效率为 50%~60%。

4. 免疫抑制剂 当激素治疗无效或需较大剂量激素维持治疗者可用免疫抑制剂治疗，有效率约 50%。最常用的药物有环磷酰胺、硫唑嘌呤、甲基苄肼和甲氨蝶呤等。环磷酰胺为 50~100mg/d 或硫唑嘌呤为 2mg/（kg·d）。此类免疫抑制剂可与小剂量激素同用（泼尼松每日 10~20mg），待溶血缓解、血红蛋白升高，可先将激素减量或停用。硫唑嘌呤 25mg，隔日 1 次或每周 2 次维持，总疗程约需半年。在减量中如疾病复发，可恢复原来的剂量；停用免疫抑制剂后患者又复发，可重复应用激素。如 4 周内还未见效，可稍加大剂量，或改用其他药物。用药时必须定期检测血象。

5. 大剂量 MG 剂量为 400 mg/（kg·d），5d 为一疗程，有效率约 40%。其作用机制是阻断巨噬细胞上的 Fc 受体，从而使抗体覆盖的红细胞破坏减少，可迅速使溶血停止；但作用较短暂，疗效不如特发性血小板减少性紫癜。

6. 其他药物

（1）达那唑：为人工合成的雄激素，有报道达那唑与泼尼松合用治疗继发于 SLE 的难治性 AIHA 有效。剂量为 600mg/d，应用时需定期检测肝功能，发现有肝损者需及时停药。

（2）环孢素：是一种有效的免疫抑制剂，已用于治疗 AIHA，并有成功的报道。

7. 血浆置换 原理是运用血细胞分离器将患者富含抗体的血浆去除，换以正常血浆。适用于严重患者，特别是 Evans 综合征，但效果是暂时的，无根治作用，因为 IgG 抗体主要在红细胞表面，血浆中很少。

8. 输血 要严格掌握指征。因为绝大多数 AIHA 患者可在短期内经激素治疗而纠正贫血。由于自身免疫性溶血患者的自身抗体有时对输入的红细胞也有致敏作用，因而输入红细胞的寿命明显缩短，发生溶血。因此原则上不予输血，如发生溶血危象或极度贫血，应输三洗红细胞悬液。同时输血前严格做好交叉配血试验，输血前或开始时应用地塞米松 5 mg 或氢化可的松 200mg，可减轻溶血。

（五）预后

温抗体型 AIHA 经积极治疗，必要时辅以脾切除，不少患者均能控制溶血。按照 AIHA

的分型，根据红细胞破坏的程度不同，病变程度也不同：IgG + C3 型对红细胞破坏最甚，IgG 居中，而单纯 C3 型破坏最轻。一般患者恢复较缓慢，需要几个月甚至几年。

三、冷抗体型自身免疫性溶血性贫血

（一）冷凝集素综合征

冷凝集素综合征（Cold agglutinin syndrome，CAS）与温抗体型 AIHA 相比较少见，主要发生在中老年，Lawrence 报道在 AIHA 中 CAS 约占 15.6%。CAS 可分为原发性和继发性两类。继发性多见于支原体肺炎及传染性单核细胞增多症，其次为淋巴系统肿瘤，偶见于慢性粒细胞白血病、骨髓瘤、系统性红斑狼疮、慢性肝病、巨球蛋白血症、疟疾、流感等。

1. 临床表现和发病机制　原发性进展很慢，大多数患者在寒冷环境下血液中冷抗体作用活跃，红细胞凝集导致局部血流滞缓。临床表现为耳廓、鼻尖、手指及足趾发绀，但一经加温即见消失。患者体征较少，除贫血和黄疸外，肝、脾、淋巴结肿大多不明显。继发性患者常以原发疾病的症状为主。某些患者因急剧血管内溶血而出现血红蛋白尿。

2. 辅助检查　常有轻至中度贫血，无明显红细胞畸形及大小不一，白细胞和血小板数多正常。可有轻度高胆红素血症。反复发作者有含铁血黄素尿，网织红细胞轻度增高。气温过低时静脉抽血可发现有红细胞凝集现象。

冷凝集素试验阳性，尤其是继发性 CAS，效价可高致 1∶1 000 甚至 1∶6 000（正常 <1∶64）。当温度升高达 30℃ 时，在白蛋白或生理盐水内凝集素效价仍然增高，具有 CAS 的诊断价值。

3. 诊断　冷凝集素效价显著增高，DAT 阳性（主要是 C3 型）而 IgG 阴性，少数有酸溶血试验及糖水试验阳性。结合临床表现，可诊断为 CAS。

4. 治疗

（1）避免寒冷最重要，在室内保持较高的温度及在室外多穿衣服可预防 CAS 患者发生溶血危象。对轻微、代偿性贫血的 CAS 患者，不需特殊治疗。

（2）对较严重、原发性的 CAS 患者，糖皮质激素和脾切除治疗是无效的。苯丁酸氮芥治疗效果满意，剂量为 2~4mg/d，至少 3 个月才能决定疗效，可使症状减轻、冷抗体效价降低及血红蛋白上升。环磷酰胺也可应用，每日 100mg 口服。应用此类药物治疗时要定期检测血象。个别也有用青霉胺获得较好效果，它可降低冷凝集素及溶血素的浓度。

（3）对急性继发性 CAS 患者，要积极治疗原发病，可以补充叶酸。

（4）输血：应尽量避免，因冷凝集素的存在使配血发生困难，而且输血可能激发溶血。如病情危重，必须输血时应输经洗涤后的红细胞，并应预温至 37℃ 后保温输注（包括输液）。配血试验应在 37℃ 进行。

（5）血浆置换：可在短时间内清除 IgM 抗体，用于重型溶血患者，但仅有短暂效果，应与免疫抑制剂合用，治疗时必须注意保温。

5. 预后　CAS 的预后较温抗体型 AIHA 为好，多数为轻度贫血，能长期存活。

（二）阵发性冷性血红蛋白尿

阵发性冷性血红蛋白尿（paroxysmal coldhemoglobinuria，PCH）是一种罕见的冷抗体型

AIHA，以全身或局部受寒后突然发生的急性血红蛋白尿为特征，以儿童为常见，Dacie 和 Worlledge 报道在 AIHA 中 PCH 约占 5.1%。原发性 PCH 少见；继发性 PCH 大多继发于病毒感染，如水痘、传染性单核细胞增多症、麻疹、腮腺炎、腺病毒和流感病毒感染等，少见继发于梅毒。

1. 发病机制　PCH 的溶血是由于血中存在一种 7s IgG 冷抗体（即 D-L 抗体）所致。当温度<20℃时，冷抗体即结合于红细胞上并激活补体。当温度升高至 37℃时，抗体脱落，补体激活的顺序完成，即发生溶血。D-L 抗体是一种溶血素，也有凝集作用。

2. 临床表现　多有明显受寒诱因。急性发作为寒战、发热（可高达 40℃）、全身乏力、腹部不适、腰背及下肢疼痛、恶心、呕吐，继而出现暗红色或酱油色尿。全身症状较 CAS 为重，受寒病史至血红蛋白尿发作约数分钟至 8h。急性全身反应及血红蛋白可在数小时内消失，偶有几日者。梅毒引起的 PCH 可有 Raynaud 现象。偶见有冷性荨麻疹。

3. 辅助检查　一般贫血不严重，但发作时贫血较严重，进展迅速，外周血有红细胞大小不一及畸形，并有球形红细胞、红细胞碎片、嗜碱性点彩细胞及幼红细胞。反复发作后有含铁血黄素尿。冷热溶血试验（Donath-Landsteiner test）可阳性；DAT 阳性，为 C3 型。

4. 诊断　冷热溶血试验阳性为诊断本病的主要依据，结合临床表现，可诊断为 PCH。

5. 治疗　保暖最为重要。积极治疗原发病，同时采用支持疗法。

6. 预后　本病大多呈自限性，虽然发作时症状严重，但在几日或几周后可自发缓解。一般 D-L 抗体在发病 2~3 个月后消失，但也有持续多年的。

（许惠丽）

第八节　阵发性睡眠性血红蛋白尿

阵发性睡眠性血红蛋白尿（paroxysmal nocturnalhemoglobinuria，PNH）是红细胞膜的获得性缺陷引起的对补体异常敏感的一种慢性血管内溶血，临床表现以睡眠有关的、间歇发作的血红蛋白尿为特征，可伴有全血细胞减少或反复血栓形成。

一、病因和发病机制

其病因不太清楚，可能与化学、放射或病毒感染有关。其发病机制为 PNH 细胞的 PIG-A 基因发生了突变，导致 PIG-A 蛋白生成减少或缺失，进而导致 GPI 锚连蛋白（如补体调节蛋白 CD55、CD59）减少或缺失，易被补体破坏而引起溶血等临床表现。

二、诊断步骤

（一）病史采集要点

1. 起病情况　发病隐袭，病程迁延，病情轻重不一。发病高峰年龄在 20~40 岁，男性显著多于女性。

2. 血红蛋白尿　以血红蛋白尿为首发症状者占 25%，血红蛋白尿发作的轻重各不相同，在同一病例不同时期发作轻重亦不一致，典型者尿呈酱油色或红葡萄酒色，晨醒时明显，可伴乏力、腰背部疼痛、发热。持续时间不定，数日或数周；血红蛋白尿发作可频繁，也可偶发或数月 1 次，对于后者易被忽视；急性发作与缓解交替出现，其发作常有一定诱因，如睡眠、劳累、感染、输血反应、药物（铁剂、维生素C等）、酸性食物、精神紧张、月经、妊娠、手术、剧烈运动等。轻型血红蛋白尿仅表现为尿潜血阳性；也有约25%的患者从无发作血红蛋白尿。

3. 贫血、感染与出血　大多患者有不同程度中、重度贫血，由于贫血大多缓慢发生，患者常有较好的适应能力，仍能活动，甚至工作。有的患者全血细胞减少，可有感染、出血如轻度皮肤、牙龈等出血，女性月经量增多。

4. 并发症　常有各种并发症如血栓、胆结石、肾功能衰竭、贫血性心脏病等，多数有不同程度的缺铁表现。

（二）体格检查要点

（1）多数患者为贫血貌，皮肤、黏膜苍白，巩膜、皮肤黄染。由于含铁血黄素沉积使脸色及皮肤呈暗褐色。

（2）5%左右患者轻度肝肿大或脾大，15%患者轻度脾肿大。

（3）血小板减少者可有皮肤出血。

（三）门诊资料分析

（1）血常规：绝大多数患者有不同程度的红细胞、血红蛋白减少，如血红蛋白尿频繁发作，尿铁丢失过多，呈小细胞低色素性贫血，50%患者呈全血细胞减少。网织红细胞常增多，急性溶血时外周血出现有核红细胞，但不像其他溶血病那样明显。

（2）尿常规：血红蛋白尿发作期尿潜血试验阳性，尿含铁血黄素试验阳性。

（3）血清间接胆红素升高，乳酸脱氢酶升高。

（四）进一步检查项目

1. 骨髓检查　大多数呈增生性贫血骨髓象，以红细胞系增生明显。少数增生减低，甚至出现再障的骨髓象。

2. 血浆游离血红蛋白增高，结合珠蛋白减低。

3. 补体敏感性增高试验

（1）酸溶血（Ham）试验：为特异的诊断试验。本病阳性率约78%。若试验血清中的补体含量不足，或患者的敏感红细胞太少，可为阴性。

（2）蛇毒因子溶血试验：其特异性与Ham试验相似，但较Ham试验敏感，同时检测可互相补充。

（3）糖水溶血试验、热溶血试验：敏感性高，但特异性差，易出现假阳性。在遗传性球形红细胞增多症、某些自身免疫性溶血性贫血时也可出现阳性。

4. 流式细胞仪检测CD55和CD59　这是目前诊断PNH的敏感性和特异性均较高，可检出补体敏感性增高试验不能检出的患者。有助于早期诊断PNH，还有助于早期发现再障发生PNH转变。红细胞、中性粒细胞、单核细胞、淋巴细胞表面CD55和CD59阴性细胞常超过5%。

5. 铁代谢　经常有血红蛋白尿发作者，持续铁的排泄可引起缺铁，血浆铁降低，总铁结合力高于正常。

三、诊断对策

（一）诊断要点

1. PNH 的诊断标准如下

（1）具有 PNH 溶血性贫血的临床表现。

（2）ham 试验、糖水试验、蛇毒因子溶血试验阳性。

（3）流式细胞仪检测血细胞特异抗体 CD55、CD59 阴性细胞数大于 10%。

2. 再障 – PNH 综合征的诊断标准如下　凡再障转化为 PNH，或 PNH 转化为再障，或兼有两病特征者，均属再障 – PNH 综合征。可将其分为 4 种情况。

（1）再障→PNH：指原有肯定的再障，转为可确定的 PNH，再障的表现已不明显。

（2）PNH→再障：指原有肯定的 PNH，转为明确的再障，PNH 的表现已不明显。

（3）PNH 伴有再障特征：指病例特点以 PNH 为主，但伴有一个或一个以上部位骨髓增生低下，巨核细胞减少，网织红细胞不增高等再障表现者。

（4）再障伴有 PNH 特征：指病例特点以再障为主，但伴有 PNH 的有关化验结果阳性者。

（二）鉴别诊断要点

以全血细胞减少为主要表现者需与再生障碍性贫血，骨髓增生异常综合征相鉴别；PNH 伴有低色素性贫血时应与缺铁性贫血或海洋性贫血相区别；PNH 应与抗体介导的溶血性疾病如阵发性冷性血红蛋白尿、自身免疫性溶血性贫血相鉴别。

1. 再生障碍性贫血　PNH 患者部分有全血细胞减少与再障容易混淆。PNH 患者有轻度黄疸，网织红细胞增高，血红蛋白尿发作，尿含铁血黄素间断或持续阳性，糖水试验、Ham 试验阳性，$CD59^-$ 细胞增多均有助于鉴别。此外，再障患者中性粒细胞碱性磷酸酶的阳性率及积分高，而 PNH 患者减低；其次，红细胞胆碱酯酶活性，在 PNH 是低的，而在再障是正常的。

2. 骨髓增生异常综合征　其病态造血明显，而网织红细胞不高，无含铁血黄素尿，酸溶血试验等阴性。

3. 缺铁性贫血　单纯的缺铁性贫血，网织红细胞不高，尿含铁血黄素阴性，血清铁、铁蛋白降低，铁剂治疗有效。而 PNH 患者，发作期血清铁升高，铁剂治疗血红蛋白虽有上升，但贫血纠正不完全，且铁剂治疗易诱发血红蛋白尿。

4. 阵发性冷性血红蛋白尿　血红蛋白尿的发作与睡眠无关，而与寒冷有关。冷热溶血试验阳性，抗人球蛋白试验阳性，而酸溶血试验等均为阴性。

四、治疗对策

（一）治疗原则

对症及支持疗法，控制溶血发作，促使红细胞生成，血管栓塞的防治。

（二）治疗计划

1. 控制 PNH 溶血发作的治疗

（1）首选糖皮质激素：作用机理可能与激素可抑制抗体与红细胞上抗原的结合，以及阻断补体 C3 活化前的启动环节，从而抑制补体活化而产生抑制溶血的作用。可用地塞米松 10～15mg/d 静滴数天，多数血红蛋白尿可在 1～3 天内得到控制，1 周内尿潜血转阴，有效后改为中剂量泼尼松 0.5mg/（kg·d），维持 1～3 个月后停用。约 50% 以上患者有效。

（2）输血：适用于重度贫血不能耐受或心脏已扩大者。轻度或中度可耐受的贫血不必输血。为减少输血后溶血反应，需输注洗涤红细胞。输血不仅可以纠正严重贫血，且可以抑制红细胞生成，间接减少对补体敏感的红细胞产生。

（3）右旋糖酐：中分子或低分子 6% 右旋糖酐 500ml 静滴数天，逐渐减量至停药，勿突然停药引起反跳溶血。可以快速控制血红蛋白尿。但有出血倾向、过敏反应史慎用。

（4）积极寻找诱因：感染易加重溶血，故需积极加强抗感染，疑为细菌感染，需积极使用抗生素。禁服酸性食物及诱发溶血的药物。

（5）碳酸氢钠：急性溶血发作时，可口服或静脉滴注 5% 碳酸氢钠而减轻症状。

（6）支持疗法：严重贫血者要吸氧、补液、利尿，保证每日有足够尿量，防止急性肾功能衰竭。

（7）低分子量肝素：体外实验显示低分子量肝素可以抑制 PNH 患者红细胞由补体介导的破坏，抑制溶血。

2. 慢性贫血期的治疗

（1）雄激素：机制系抑制补体激活及刺激骨髓红系增生。司坦唑（康力龙）、安雄，丹那唑。连续 3～4 个月，部分患者有效，若用 8 周后无效可停用。注意定期检查肝功能。

（2）激素：在慢性溶血病例不宜长期使用，应严格掌握适应证。仅可在重症时以短期使用为宜。

（3）抗氧化药物：保护细胞膜，常用维生素 E。

（4）补充铁剂和叶酸：缺铁剂者补充小剂量铁剂，但要注意铁剂加重溶血，故治疗剂量为常规量的 1/3～1/10 即可。叶酸相对不足者补充叶酸 10～30mg/d，视溶血程度而异。

（5）低剂量联合化疗：适用于难治性、复发性 PNH 患者，中科院血液病医院试用低剂量联合化疗如 COAP 方案（环磷酰胺 200mg iv 2 天，VCR 2mg 1 天，Ara-C 100mg/d 7d，泼尼松 30mg/d）化疗，部分病例有效。但要注意支持疗法（保护性隔离，必要时成分输血，合理的抗生素应用，造血因子的使用）。

（6）补体反应的抑制：Eculizumab 为抗 C5 的人源化抗体，其对 C5 有较高的亲和力，C5 一直保持结合直至补体复合物从循环中清除。在一项对 11 例输血依赖的 PNH 患者的随机研究中，予以 Eculizumab 600mg/W 连续 4 周，然后 900mg/2W，静脉给药，显示出很好的疗效，目前正在进行Ⅲ期随机临床试验。

3. 对骨髓低增生 PNH 的治疗

（1）环孢素 A：用环孢素治疗 PNA-AA 综合征，疗效较好，用法详见再障章节。但对典型 PNH 患者则疗效不显著。

（2）抗胸腺细胞球蛋白：适用于 PNH 合并再障的患者，用法详见再障章节。

4. 对 PNH 的根治性治疗

（1）造血干细胞移植：适应于重症 PNH 反复治疗无效或严重贫血伴骨髓增生不良的患者。国际骨髓移植登记处中 57 例患者的疗效：77% 患者成功植入，56% 患者总生存期超过 44 个月，34% 患者出现急性 GVHD，33% 患者出现慢性 GVHD。但由于移植的高风险和供者来源选择的困难，同时 PNH 本身可能有一定自然缓解的过程，因此应严格掌握移植适应证。

（2）基因治疗：将正常 PIG-A 的 cDNA 导入 PNH 造血干细胞，使其恢复 GPI 锚连蛋白的表达，将可能使 PNH 得到治愈。但仍处于体外实验阶段。

5. 并发症的防治

（1）深静脉血栓：欧美患者发生血栓的危险远远高于亚洲人，PNH 患者中如中性粒细胞克隆超过 50%、血小板大于 100×10^9 无其他应用华法林的禁忌证者应考虑抗凝治疗。注意出血的危险。

（2）胆石症：PNH 中合并胆囊炎及胆石者，处理上比较棘手。手术会诱发溶血，要做好充分的术前术后处理，应矫正贫血，避免脱水和有损肝脏或能激活补体的麻醉剂。

（3）感染：PNH 患者中性粒细胞常减少，功能缺陷，又对补体敏感，机体抵抗力低下，常见呼吸道、泌尿道等感染，应注意早期防治。

（三）治疗方案选择

本病尚缺乏特效的治疗方法，溶血发作期选用糖皮质激素、对症治疗为主；对骨髓增生低下的 PNH 或 PNH-AA 综合征的患者可选用雄激素联合环孢菌素、ATG 治疗；同基因供者或合并有骨髓衰竭、经常规治疗无效的难治性患者，可行异基因造血干细胞移植。防治感染、血栓形成。

五、病程观察及处理

（一）病情观察要点

（1）急性溶血期注意肾功能，定期查血常规、尿常规、乳酸脱氢酶等，观察溶血控制情况。

（2）观察患者贫血的症状，当血红蛋白低于 60g/L 及患者对贫血耐受较差时，输注洗涤红细胞 200~400ml。

（3）观察糖皮质激素的副作用如血压、血糖、应激性溃疡、防感染等。

（4）达那唑治疗期间，注意肝功能等毒副作用。

（二）疗效判断与处理

1. 疗效评定标准

（1）基本治愈：贫血症状消失。血红蛋白：男性 120g/L 以上，女性 100g/L 以上；随访 1 年以上无复发。

（2）缓解：贫血症状消失。血红蛋白：男性 120g/L 以上，女性 100g/L 以上；随访 3 个月以上病情稳定或继续改善。

（3）明显进步：贫血症状明显好转。不输血，血红蛋白较治疗前 1 个月内增加 30g/L 以上，并能维持 3 个月。

（4）无效：经充分治疗后症状、血象未达到明显进步者。

2. 处理

（1）有效者：应继续原方案治疗，直至缓解。

（2）无变化：治疗未见疗效者，做全面检查核实诊断，调整治疗方案。

六、预后评估

本病多呈慢性过程，中位数生存期约 10 年，也有长达 20 年以上。多数患者长期有中、重度贫血，但其中半数仍可从事日常活动或参加适当工作。约 10% 患者经长时期反复后获得缓解或达到痊愈。极少数可转变为急性白血病、MDS。死亡原因：脑出血、血栓、感染及恶性变。

七、出院随访

（1）定期门诊取药。
（2）定期查尿常规、血常规。
（3）嘱患者停用引起溶血的药物。

（刘　南）

第九节　海洋性贫血

珠蛋白生成障碍性贫血（地中海贫血，简称地贫），是由于血红蛋白的珠蛋白链有一种或几种的合成受到部分或完全抑制引起的一组遗传性溶血性贫血。主要分为 α 地中海贫血和 β 地中海贫血。α 珠蛋白基因缺失或缺陷，导致 α 珠蛋白链生成减少或缺乏，称为 α 地中海贫血，β 珠蛋白基因缺失或缺陷，导致 β 珠蛋白链生成减少或缺乏，称为 β 地中海贫血。其中 β 地中海贫血，较 α 地中海贫血多见。

本病以地中海沿岸和东南亚各国较多见，我国以长江以南各省（市、自治区）发病率高，除广东、广西、海南等地发病率最高外，贵州、云南、四川等也是高发区，湖南、江西也可见，北方少见。20 世纪 80 年代对各省（市、自治区）近 100 万人口普查的资料统计显示，异常血红蛋白病携带率为 0.33%，α 地贫为 2.64%，β 地贫为 0.66%，但高发地区发生率更高，广东省 α 地贫为 6%~7.3%，β 地贫为 1.83%~3.36%，合计近 10%，广西 α 地贫近 15%，β 地贫为 5%。广东省每年重型 β 地贫婴儿出生率（按平均 3% 的 β 地贫携带率计算）约 500 名，10 年累计约 5 000 例。广西重型 α 地贫（胎儿水肿综合征）占围产期死亡率的 26.3%。

根据 α 基因的不同程度缺失或核苷酸的缺陷、插入或置换，导致 α 珠蛋白合成的障碍，临床表现的严重程度取决于异常 α 基因的数目，分为 4 种类型，即静止型（1 个 α 基因异常）、标准型（2 个 α 基因异常），Hbh 病（3 个 α 基因异常）和重型（Hb Bart's 胎儿水肿综合征、4 个 α 基因异常）。

α 地贫主要可以分为缺失型和非缺失型两大基因类型：①缺失型 α 地贫-1，缺失从 5.2kb 到整个基因簇不等，共有 16 种类型，在中国主要是东南亚缺失型，α-SEA 占 95%；缺失型 α 地贫-2，缺失可累及 1 个 α 基因（$α_1$ 或 $α_2$）、部分 $α_2$ 基因或 $α_2$ 基因的 5'端或 $α_1$ 基因的 3'端。目前已发现 8 种基因型，其中最常见的两种缺失型为右缺失型（$-α^{3.7}$）和左缺失型（$-α^{4.2}$）。②非缺失型 α 地贫，指用限制性内切酶图谱法未能检出明显的基因缺失，但在其中可能包括导致基因功能丧失的小片段核苷酸的缺失、插入或碱基替代。至目前共有 40 多种非缺失型 α 地贫被报道，在中国南方最常见的是血红蛋白 constant spring

(Hb CS)基因突变及少量 Hbquong sze（hb QS）基因突变。

β 地中海贫血可分为重型、轻型和中间型。如果父母双方均为 β 地中海贫血杂合子，子女的 1/4 从双亲均遗传到 β 地中海贫血基因，表现为纯合子（重型），2/4 从父母一方遗传到 β 地中海贫血基因，表现为杂合子（轻型），另外 1/4 正常。若两种不同变异型珠蛋白生成障碍性贫血基因的双重杂合子，则表现为中间型。

β 地贫主要可以分为点突变和缺失基因类型，绝大多数 β 地贫是由于 β 珠蛋白基因发生点突变所致，突变涉及基因功能、结构的各个环节。按类 β 珠蛋白基因簇缺失长短大致可分为 5 种，即 $β_0$、δβ、γδβ 地贫、遗传性胎儿血红蛋白持续症及融合基因。实际上，单纯由于 β 基因缺失引起的 $β_0$ 地贫是很少见的。

一、病因和发病机制

地中海贫血是一组常染色体不完全显性遗传性疾病。它是由于基因缺陷导致控制珠蛋白肽链的信息核糖核酸（mRNA）减少，致使一种或几种珠蛋白链的合成减少，造成血红蛋白成分改变，但肽链结构并不改变，导致红细胞寿命缩短而引起的慢性溶血性贫血。

α 地中海贫血是由于位于 16 号染色体上调控 α 珠蛋白的基因缺失或功能缺陷，导致 α 珠蛋白链合成受到部分或完全抑制而引起的。β 地中海贫血是由于位于 11 号染色体短臂的两个 β 珠蛋白基因或与其相关的 DNA 序列发生点突变，在转录、RNA 的加工及翻译过程中出现各种障碍，导致 β 珠蛋白合成不足或缺如。

总的来说，地中海贫血的发生与红细胞无效生成，过剩珠蛋白链的沉淀造成膜的损伤、氧化损害，以及红细胞膜骨架异常和红细胞代谢异常有关。以 β 地中海贫血为例，β 链合成障碍时 HbA（$α_2β_2$）形成减少，引起小细胞低色素性贫血，其血红蛋白总量部分由 γ 链和 δ 链产生增加予以维持，因而 HbF（$α_2γ_2$）与 HbA_2（$α_2δ_2$）常增高。β 链合成减少或缺失，导致 α 链相对过剩，在红细胞和幼红细胞中形成包涵体，附着于红细胞膜，使细胞变僵硬，并影响这种细胞的成熟和增生，可在骨髓内破坏，亦可在通过微循环特别是脾窦时，被撕裂或变成泪滴形红细胞残片。同时由于 α 链包涵体的存在还影响细胞膜的功能，使红细胞寿命缩短。

二、诊断步骤

（一）病史采集及体征、家族史要点

1. β 地中海贫血

（1）轻型：患者无症状或轻度贫血，贫血可因感染、妊娠等情况加重，并可出现轻度黄疸，脾不肿大或仅轻度肿大。父母一方为 β 地中海贫血杂合子。

（2）重型：大多在婴儿期出现贫血、黄疸、肝脾肿大。患儿有特殊面容（头大，额骨隆起，颧骨高出，鼻梁低平，两眼距增宽，面部表情呆钝），发育不良，智力迟钝，易合并感染。若能存活到 10 岁，可出现个体矮小，性功能、肾上腺功能低下，可继发血色病，出现心力衰竭、肝硬化、糖尿病等，年长儿尚可继发胆结石、心包炎和下肢溃疡等。父母均有 β 地中海贫血杂合子。

（3）中间型：介于轻型与重型之间。

2. α地中海贫血

(1) 静止型：无临床症状、体征，亦无贫血。父母一方有α地中海贫血。

(2) 标准型：有轻度贫血，但一般无自觉症状。父母一方有α地中海贫血。

(3) HbH病：有轻、中度贫血，2/3以上病例有肝脾肿大，反复出现黄疸，但无特殊面容，骨骼改变轻微，生长发育无障碍，妊娠、感染及氧化剂等可加重贫血。父母双方常有α地中海贫血。

(4) hbBart胎儿水肿综合征（重型）：该型为α地中海贫血中最严重者，胎儿常于妊娠后期死亡或早产。胎儿生下时，全身水肿、皮肤苍白、肝脾肿大、四肢畸形而小，产后多很快死亡。父母双方均有HbH病或标准型α地中海贫血。

（二）门诊资料分析

1. 血常规　呈小细胞低色素性贫血，白细胞、血小板正常（除合并脾功能亢进外），MCH、MCV小于正常。RBC分布宽度（RDW）变宽，外周血片可见有核红细胞、靶形红细胞等。网织红细胞增高。

2. 其他常规检查　血清间接胆红素增高；尿内尿胆原增多，而胆红素阴性。

3. 腹部B超　绝大多数中重度地贫患者有脾肿大。

（三）进一步检查项目

1. 骨髓涂片检查　红系增生活跃，以中、晚幼红细胞占多数，粒红细胞比例倒置。轻型病例改变可不明显。

2. 血清铁蛋白测定　血清铁蛋白升高，血清铁饱和度正常或升高。

3. 地贫携带者的筛查方法　有很多，但各有利弊。目前临床上应用最为广泛的还是红细胞指数分析法。地贫基因携带者通常表现为小细胞低色素血症，若MCV<80fl和/或MCH<27pg，则高度怀疑为地贫；灵敏度98%；其次是红细胞脆性试验（ROFT），若ROFT<0.16，即可怀疑为地贫。灵敏度77%。该法简便快速、仪器设备要求不高，故特别适合于基层医疗卫生单位。

4. 地贫确诊的检查方法

(1) 血红蛋白电泳、HbA_2、HbF检测：β地贫HbA_2>3.5%，HbF超过5%。HbA_2对α-地贫、β-地贫灵敏度分别为83.3%，95.0%。

(2) 地贫基因分析：这是诊断地中海贫血最可靠的检查，可检出α、β地中海贫血杂合子、纯合子。近年来出现了许多更准确、简便的方法。简介如下：

1) 单管多重PCR检测地贫基因：为检测缺失型α地贫的好方法，可一次性准确地检测$α^{3.7}$、$α^{4.2}$及$α^{SEA}$三种缺失型。此法比普通多管多次PCR省时省物，具有快速、简便、准确、重复性好的优点，所需设备和仪器主要是PCR扩增仪、凝胶电泳仪和紫外透射成像系统，易于推广应用。目前已用于产前诊断、临床检测和新生儿筛查。

2) 基因芯片检测地贫基因：地贫诊断基因芯片（Thalachip TM）是一种基于DNA芯片技术识别中国地区已知地贫基因型的新技术，专为快速检测α和β珠蛋白基因中的DNA缺失和突变而设计，能够同时检测中国地区最常见的$α^{3.7}$、$α^{4.2}$和$α^{SEA}$三种α地贫。基因芯片有24个探针，可同时检测上述三种常见缺失型α珠蛋白的基因点。特别是对HbH病和复合型地贫的基因诊断，基因芯片更具优势。对临床上较难诊断的静止型α地贫亦能做出基因诊断。同时，基因芯片技术具有快速、高效、敏感及自动化等特点，可快速、微量、准确地从分子水平对疾病做出判断。

5. X 线检查　β 地贫重型多有骨骼改变，表现为骨质稀疏、皮质变薄、髓腔增宽，最早见于掌、距骨。颅骨内外板变薄，其间可有垂直状或放射状骨刺，板障增宽。

6. 产前诊断　地贫为常染色体隐性遗传性疾病，如果一对夫妇都带有地贫基因，则他们每次怀孕有 25% 的可能是重型患儿，50% 的可能是轻型患儿，另 25% 的可能是正常胎儿。而大多数妇女并不知道自己是否携带地贫基因，因此，产前筛查对于在怀孕早期有效识别高危夫妇，及时进行遗传咨询，预防重型患儿的出生有重要作用。

目前最适当的产前筛查方法是通过血液分析仪查平均红细胞容量（MCV）和平均红细胞血红蛋白量（MCH）。由于红细胞储存于室温时可能会膨胀，MCH 比 MCV 更为可靠。以 MCH < 27pg 或 MCV < 80fl 为标准，基本可以完全筛查出携带者。当 MCH 或 MCV 小于该标准时，应进行血红蛋白电泳，若 HbA_2 < 2.5%，则高度怀疑为 α 地贫基因携带者。如果发现了 HbH 包涵体，则可以诊断中间型 α 地贫。若 HbA_2 > 3.5%，HbF 超过 5% 则可以诊断 β 地贫，有条件者行基因分析。同时还应注意血清铁蛋白测定，以排除缺铁性贫血。对于双方均明确为携带者时，应于妊娠期行产前诊断。①经典方法是于妊娠 8～10 周用绒毛膜活检法取绒毛滋养细胞，或于 17～20 周用羊水穿刺法取羊水细胞，提取胎儿的 DNA，运用 DNA 点杂交、限制性内切酶酶谱、寡核苷酸探针杂交、PCR 体外扩增 DNA 等方法，进行产前诊断。②以妊娠时期胎盘平均厚度的两个标准差为诊断标准，在妊娠 12 周前用超声法检出 Hb Bart's 病的特异性和灵敏度分别为 97% 和 72%；18 周后，特异性仍为 97%，灵敏度可达 100%。③胎儿心脏水肿相对于胎儿水肿为更客观的指标，在超声图上表现为心胸比例（cardiothoracic ratio，CPT）增大，通常以 CPT > 0.5 作为诊断标准。

三、诊断对策

（一）诊断要点

1. β 地中海贫血

（1）轻型

1）临床表现：无贫血或轻度贫血，有或无肝脾肿大。

2）实验室检查：小细胞低色素性贫血，网织红细胞正常或轻度增高，HbA_2 > 3.5%，HbF 正常或轻度增高，一般不超过 5%。β 基因检查可做出基因诊断。

3）父母中一方为 β 地中海贫血。

4）能除外其他小细胞低色素性贫血疾病，如缺铁性贫血。

（2）中间型

1）临床表现：介于轻型和重型之间。

2）实验室检查：同 β 型重型地中海贫血。

3）有家族史。

（3）重型

1）临床表现：有贫血、黄疸及肝脾肿大。患儿发育不良，具有特殊面容（如眼距增宽、鼻梁低平）。X 线检查骨骼有特殊表现（髓腔扩大、皮质变薄、骨小梁呈毛发直立状）。

2）实验室检查：呈小细胞低色素性贫血，靶形红细胞大于 10%，网织红细胞增高，血红蛋白电泳示 HbF 大于 30%。β 基因检查可做出基因诊断。

3）父母亲均为 β 地中海贫血。

2. α 地中海贫血

（1）静止型

1）临床表现：没有任何临床表现。

2）实验室检查：血红蛋白水平及红细胞形态正常，无 HbH 包涵体，血红蛋白电泳也正常，偶有轻度红细 MVCV、MCH、MCHC 降低或 HbA_2 减少。α 基因检查可做出基因诊断。

3）父母一方为杂合子。

（2）标准型

1）临床表现：无显著性溶血和贫血，可无肝脾肿大。

2）实验室检查：小细胞低色素性改变，HbA_2 含量为正常低限，HbF 正常，基因分析可发现 2 个 α 基因异常。

（3）红蛋白 H 病

1）临床表现：轻度至中度贫血，可有黄疸及肝脾肿大。

2）实验室检查：小细胞低色素性贫血，网织红细胞增高，HbH 明显增高（2.5% ~ 40%），HbF 正常，血红蛋白电泳可出现 HbH 区带。红细胞 HbH 包涵体阳性，基因分析可发现 3 个 α 基因异常。父母一方为杂合子。

（4）血红蛋白 Bart 胎儿水肿综合征

1）胎死宫内、早产或生后数小时死亡。胎儿发育差、全身水肿、皮肤苍白、轻度黄疸、肝脾肿大、体腔积液及伴有器官畸形。

2）实验室检查：重度溶血性贫血，血涂片中靶形红细胞较多。Hb Bart > 80%，抗碱血红蛋白增加，而缺乏 HbA、HbA_2 及 HbF。

3）父母亲均为 α 地中海贫血。

（二）鉴别诊断要点

（1）需与其他小细胞低色素性贫血的疾病相鉴别，如缺铁性贫血，有缺铁的病因及实验室缺铁（铁蛋白低等），无溶血表现及血红蛋白电泳的异常。

（2）需与其他可引起 HbF 增高的疾病相鉴别，如纯红细胞再生障碍性贫血、持久性 HbF 综合征、其他引起髓外造血的疾病。

（3）需与其他可引起 HbA_2 增高的疾病相鉴别，如各种不稳定血红蛋白病等。

四、治疗对策

（一）治疗原则

轻型病例常无须治疗，中间型 β 地贫一般不输血，但在感染、应激、手术等情况，可适当给予浓缩红细胞输注。重型 β 地贫，高量输血联合去铁治疗是基本的治疗措施，造血干细胞移植（包括骨髓、外周血、脐血）是目前根治本病的惟一治疗方法。

（二）治疗措施

1. 输血治疗

（1）对于非重型地贫者，若血红蛋白≥75g/L，无须定期输血；若合并感染、妊娠，可适当给予输血。

（2）对于重型地贫，输血是重要的治疗方法之一。

单纯输红细胞悬液，使 Hb 维持在 60~70g/L，虽可延长患儿生命，但不能改善患儿的生长发育障碍，且其生存质量随年龄增长越来越差，多于第 2 个 10 年内因脏器功能衰竭而死亡。因此，低输血疗法（保持 Hb>70g/L）正逐渐被高输血疗法（维持 Hb>100g/L）和超高输血疗法（维持 Hb>140g/L）所取代。目前提倡的是：先反复输浓缩红细胞，使患儿 Hb 含量达 120~140g/L，然后当 Hb≤80~90g/L 时每隔 3~4 周输浓缩红细胞 10~15ml/kg，使 Hb 维持在 100g/L 以上。高量和超高量输血更利于保证患儿的正常生长发育，抑制骨髓外造血，减轻肝脾肿大，减少肠道吸收，减轻骨骼畸形和慢性低氧血症，并减轻心脏负担以延长患儿的生存期。

近年有人用细胞采集术分离幼红细胞，用大剂量幼红细胞输注疗法治疗地中海贫血患儿。其优点在于幼红细胞寿命长，可延长输血间隔和减少输血次数，减轻体内铁的负荷。

2. 铁螯合剂　长期反复输血可致含铁血黄素沉着，引起继发性血色病，导致心力衰竭、肝硬化、糖尿病、性腺功能障碍、生长发育停滞和皮肤呈青灰色色素沉着。在输血的同时应用铁螯合剂治疗，可以促进铁的排泄，防止发生铁超负荷。

目前临床上常用的铁螯合剂为去铁胺（deferoxamine，Desferal，DFO）。一般主张 3 岁后或患儿在接受 20 次以上输血后有铁负荷过重（血清铁>35.8μmol/L，血清铁蛋白>500μg/L）时才应用。目前有以下 2 种用法：①长期输注：$DFO_20~40μg/(kg·d)$，每周 6 天，用携带式微量输液泵在腹部皮下持续输注 8~12 小时。无微量输液泵时可按 20~50μg/(kg·d) 肌注或静滴，每周用 5~6 天；②冲击输注：用于体内已发生铁超负荷才开始治疗者。DFO80~100μg/(kg·d) 静滴，速度为 5~15μg/(kg·h)，连用 3~5 天。与输注 DFO 同时，每日口服维生素 C，可增加铁的排泄量 1 倍。用药前后应做血清铁蛋白（SF）、尿铁的监测。

长期使用 DFO 一般无明显的毒副作用，如出现注射局部反应、皮疹、疼痛，无须停药。但铁负荷轻者使用大剂量 DFO 可出现白内障、听力丧失、长骨生长障碍等，应予注意。有学者提出用治疗指数指导临床用药。治疗指数为平均每天 DFO 剂量（mg/kg）除以血清铁蛋白浓度（μg/L），该值<0.025 时，一般无毒副作用。

由于皮下或静脉应用去铁胺有一定困难，许多患儿不方便或不能应用，现已有一种新型口服铁螯合剂去铁酮（deferiprone）用于临床，这是一种小分子螯合剂，以 3:1 比例结合铁元素，对去除心脏铁负荷比去铁胺更有效。

3. 抗氧化剂　可以抑制红细胞膜发生脂质过氧化损伤，减轻溶血。常用药物有：

（1）维生素 E：每天 10~50mg，长期口服。

（2）维生素 C：也可清除氧自由基，还能加强维生素 E 的抗氧化作用，与 DFO 同用可增加尿铁的排出。维生素 C 一般剂量不宜过大，每日口服 100~200mg 即可。

（3）阿魏酸钠：为中药当归的有效成分，亦有抗红细胞膜脂质过氧化作用，剂量为 150~300mg/d（小于 5 岁者日服 150mg，大于 5 岁者日服 300mg）。阿魏酸钠对地中海贫血患者确有一定的姑息治疗作用，效果较好，副作用少，值得进一步研究。

（4）其他抗氧化剂：如丹参、微量元素硒等。

4. 脾切除　多数学者认为重型 β 地中海贫血凡并发脾功能亢进者，均应作脾切除治疗。

中间型α地贫（Hb<80g/L，无黄疸）行脾切除疗效极佳。现认为脾切除的指征为：①输血量逐渐增加，间隔时间越来越短（每年输血量>250ml/kg）；②脾功能亢进，如较长期白细胞<3×10^9/L，血小板<100×10^9/L；③巨脾引起压迫症状；④年龄最好在5岁以上。术后给予小剂量双嘧达莫2~3周，以预防术后血小板增多所致的血栓形成。术后还应防止感染，可注射多价肺炎球菌疫苗或长效青霉素。

5. 大部分脾动脉栓塞术和脾动脉结扎术　凡有脾切除手术适应证者均可进行大部分脾动脉栓塞术和脾动脉结扎术治疗。因体质虚弱不耐受手术，或学龄前儿童为防止脾切除后的暴发感染时，更应采用此法。近年来，大部分脾栓塞法采用50%~85%栓塞。栓塞后剩余的脾组织保留了足够的免疫能力，术后体液免疫与细胞免疫降低不明显，避免了脾切除后的凶险感染；另外，由于栓塞后脾已形成包裹不再增生肿大，避免了部分脾切除后复发脾肿大和脾功能亢进的可能。因此认为大部脾栓塞较脾切除法手术安全、简便、经济，术后恢复快，住院时间短，是目前治疗HbH病的重要方法之一。

6. 造血干细胞移植　这是治疗重型地中海贫血的最有效方法，目前全世界已有超过1 500例重型β地贫患者接受各种造血干细胞移植（HSCT）。供体造血干细胞的来源包括骨髓、动员后的外周血造血干细胞（mPBSC）和脐带血和宫内造血干细胞移植。

重型β地贫患者病情程度与移植效果密切相关，因此对病者的评分十分重要，目前通常用意大利Pesaro评分分类标准。移植前受者按三个危险因素评分标准分类：Ⅰ类0分、Ⅱ类1~2分。Ⅲ类3分。危险因素评分：①去铁胺应用史："0"分为规则使用，即第一次输血后18个月开始，每周至少5天，皮下输注持续8~10小时；"1"分为不规则使用。②肝肿大："0"分为右肋下<2cm；"1"分为肝肿大≥2cm。③门静脉纤维化："0"分为肝活检无纤维化；"1"分为有纤维化。肝纤维化及铁负荷是重要危险因素。年龄大小与病程长短、铁负荷、器官损伤程度是一致的，故本病年龄越小，移植效果也越好，成人无病存活率仅62%。BMT效果顺序为Ⅰ>Ⅱ>Ⅲ类；无病存活率分别为91%、84%、58%。因此采集详细的输血、去铁药物应用史、血清铁蛋白浓度及肝活检等极为必要。

HLA配型全相合的同胞供体意大利β地贫患者BMT后随访12年的结果为，Ⅰ、Ⅱ期地贫患者接收HLA全相合同胞供体BMT其长期存活率高达90%以上，无病存活率高达80%。文献报道了9例重型β地贫患儿进行PBSCT（6/6相合同胞供体7例，4/6相合同胞供体1例，5/6相合父亲供体1例），植入率为8/9，而4/6相合者1例未植入。追踪观察24（5~25）月，7例HLA全相合同胞供体均无病存活。因此，HLA全相合的all-BPSCT治疗地贫具有简便、供体痛苦少、植入率高等优点，易为国人接受，值得临床进一步开展。

对于重型α地贫应进行子宫内治疗。严重的Hb Bart's胎儿水肿综合征，一经产前确诊即可对胎儿进行换血治疗，保住胎儿性命，出生后适时行HSCT治疗可以提高患儿的生存率。但目前IUSCT成功所需单个有核细胞数、移植的最佳胎龄、植入后的状态尚待进一步深入研究。

7. 基因调控治疗　采用某些药物调节珠蛋白基因的表达，改善α链和非α链合成率的不平衡状态。以平衡α、β珠蛋白的肽链水平。

目前临床应用于调节珠蛋白基因表达的药物有马利兰、基羟脲（hU）、丁酸盐、5-氮杂胞苷、促红细胞生成素和雷米封等。其中HU应用及实验研究较多。HU低毒，可有效增加α珠蛋白链和β珠蛋白链合成，从而导致血液学和临床症状明显改善。HU治疗的剂量及方法：①5日疗法：50mg/（kg·d）5天为1疗程；②20~30mg/（kg·d），连用3周为1疗程，或25~50mg/（kg·d）5~7天为1疗程；③也有采用15~20mg/（kg·d）连续用药方法。主要对某些β地贫基因缺陷类型有效：①-28/654-2或-28/41-42双重杂合子，β-28纯合子；②IVS-2-654C→T突变中间型β地贫；③HbE/β-28双重杂合子。5~7天显效，Hb上升水平约20~45g/L。中间型效果明显，重症者一般用药初期效果明显，随治疗时间延长，效果渐差。HU毒副作用不大，应注意观察骨髓及肝毒性。

近年Amgen公司出产的新的红系刺激生长因子α-Darbepoeitin的半衰期比EPO长3倍。剂量为4.5~6.75mg/kg每周1次（最大量为9mg/kg，每次），皮下注射，4~12周，对中间型β地贫者可提高Hb 1.5~2.5g/dl。

8. 基因替代治疗　作为一种遗传性疾病，本病最后治愈有赖于重组DNA技术的临床应用，即利用载体将正常β珠蛋白肽链基因导入到β地中海贫血患者的基因组，矫正缺陷基因，使之成为正常基因，恢复其正常调控，以表达合成β珠蛋白肽链。目前的困难在于：本病的异质性较高，很难有针对性的基因替代；用作靶细胞的造血干细胞在体外难以长期培养保持增殖活性；造血干细胞的基因转导率低；目的基因难以适当有效地表达等。

近年研究发现，脐血造血干细胞具有外源性基因导入率高、表达稳定的特点，有可能成为新的基因治疗靶细胞；此外，新型腺病毒基因载体的研制成功；珠蛋白基因在靶细胞中表达机制的深入研究，预示着基因治疗的美好前景。

五、病情观察要点

（1）观察患者贫血的症状，视血红蛋白情况，输注浓缩红细胞200~400ml。
（2）患儿贫血严重时易发生感染，应积极防治。
（3）长期反复输血者应用去铁敏，可减缓血色病的发生。

六、治疗方案选择

轻型病例常无须治疗；中间型α地中海贫血（HbH病）与蚕豆病一样应避免感染和使用氧化性药物，中度贫血伴脾肿大者可予切脾手术。中间型β地贫一般不输血，但在感染、应激、手术等情况，可适当给予浓缩红细胞输注；重型β地中海贫血，高量输血联合去铁胺治疗是基本的治疗措施，造血干细胞移植（包括骨髓、外周血、脐血）是目前根治本病的惟一治疗方法。

七、预后评估

静止型、标准型α地贫及轻型β地中海贫血预后好，患者可生存至老年。重型地中海贫血预后不良，患儿因严重贫血、继发感染而幼年夭折，即使有输血及治疗条件，患者大都在15~25岁死亡。继发性血色病引起心力衰竭是死亡的主要原因。但重型地中海贫血有条件行异基因造血干细胞移植者有望长期生存。

八、出院随访

（1）中、重型地中海贫血患者防感染。
（2）长期输血者需用去铁胺防治血色病。

(3) 在婚配方面向患者提出医学建议避免下一代发生重型地中海贫血。

(4) 夫妻均为杂合子β地中海贫血，应对胎儿进行产前基因诊断，避免重型地中海贫血的患儿出生。

（焦长林）

第十节 遗传性球形红细胞增多症

遗传性球形红细胞增多症（hereditary spherocytosis，HS），是一种红细胞膜骨架蛋白先天性缺陷导致的溶血性贫血。其临床特点为程度不一的贫血、间歇性黄疸、脾肿大和脾切除能显著改善症状。血液学特征为外周血中可见到许多小球形红细胞和红细胞渗透脆性显著提高。可见于任何年龄，男女均可发病。

一、病因和发病机制

在大多数患者家族中，HS 呈常染色体显性遗传，但约有15%~20%患者无家族史，可能与基因突变有关。红细胞膜蛋白基因异常导致了 HS 患者的红细胞膜骨架蛋白（如血影蛋白、锚连膜蛋白、带Ⅲ蛋白等）的异常，红细胞膜骨架蛋白和细胞膜之间的垂直连接存在缺陷，导致双层脂质不稳定，细胞膜脂质逐渐丢失，细胞表面积减少，最后形成球形，易被脾脏破坏引起溶血。

二、诊断步骤

（一）病史采集要点

1. 起病情况　本病可在任何年龄发病，2/3 为成年发病。
2. 主要临床表现　贫血、黄疸和脾大为主要临床表现，三者可同时存在，也可单一发生。部分患者症状轻微，虽有溶血，但由于骨髓红系代偿性增生，可无贫血，只表现为轻度黄疸。贫血程度轻重不一，常因感染或再生障碍危象或溶血危象时加重。黄疸是在新生儿期最常见的临床表现（发生率约50%），新生儿期后，黄疸大多很轻，呈间歇性发作，劳累、情绪波动、妊娠等可加重或诱发黄疸。
3. 并发症　胆囊结石、痛风、下肢复发性溃疡等。
4. 家族史　多数患者有家族史，约25%的患者无明显家族史。

（二）体格检查要点

1. 皮肤、黏膜　无或不同程度的贫血貌，皮肤黏膜及巩膜黄染。
2. 肝脾、淋巴结　脾脏一般呈中度肿大，青少年者生长迟缓可有巨脾，肝不大或轻度肿大，全身浅表淋巴结不大。

（三）门诊资料分析

1. 血常规　贫血轻重不一，白细胞和血小板正常，网织红细胞增高，一般为5%~20%。外周血涂片见到体积小、染色深、中心淡染区消失的小球形红细胞，大多在10%以上（正常<5%）是本病实验室检查的特点。发生再障危象时，外周血三系均减少，网织红细胞计数降低。

2. 其他 总胆红素增高，间接胆红素升高为主，直接胆红素正常，尿胆原和粪胆原阳性等。

（四）进一步检查项目

1. 骨髓象 骨髓增生活跃或明显活跃，粒红比值降低，红系增生最为明显，以中幼红细胞为主，成熟红细胞中球形红细胞比例大于10%以上。

2. 红细胞渗透脆性试验 红细胞渗透脆性试验增高，孵育后脆性试验敏感性高，也是HS的特征。

3. 红细胞膜蛋白定性分析 采用SDS-PAGE分析膜蛋白，80%以上的患者可发现膜收缩蛋白和锚蛋白带3蛋白或带4.2蛋白缺乏或减少，结合免疫印迹法，检出率更高。

4. 红细胞膜蛋白定量分析 采用放射免疫法或ELISA直接测定每个红细胞的膜蛋白含量。

三、诊断对策

（一）诊断要点

一般根据贫血、黄疸、脾肿大，球形红细胞增多及渗透脆性增高，结合有家族史患者，诊断HS容易成立。对于轻型病例，宜选择多项试验确定诊断。对于一个Coombs试验阴性、伴有球形红细胞的溶血性贫血患者，孵育的渗透脆性试验被认为是诊断HS的金指标，尤其是对有北欧血统或有不明原因贫血家族史的患者。

（二）临床分型

根据HS患者临床表现不同，可分为四型：典型HS、轻型HS、无症状携带者和重型HS。

（三）鉴别诊断要点

1. 自身免疫性溶血性贫血 抗人球蛋白试验多数阳性，肾上腺皮质激素治疗有效，无家族史等有助于鉴别，必要时可做红细胞膜蛋白的分析或其他检查。

2. 其他可见小球形红细胞的疾病 其他可见小球形红细胞的疾病有新生儿ABO血型不相容性贫血、G-6-PD缺乏症、不稳定血红蛋白病、Rh抗原缺乏症，红细胞受机械、生物、化学损伤等。一般而言，HS外周血仅有小球形红细胞，其他形态异常的细胞少见，且球形细胞形态大小比较均匀一致，而其他溶血性疾病外周血除见到少量球形细胞之外，常能见到其他形态异常的细胞，且球形细胞大小不一。

四、治疗对策

1. 脾切除 是治疗HS首选方法，有效率达90%以上，术后数天黄疸及贫血即可消退。因脾切除后存在感染、肠系膜或门静脉闭塞等并发症，故应严格掌握脾切指征。国外所提倡的HS脾切指征为：①Hb≤80g/L，网织红细胞≥10%的重型HS。②Hb如为80～110g/L，网织红细胞为8%～10%，具有以下一种情况者应考虑切脾：a.贫血影响生活质量或体能活动；b.贫血影响重要脏器功能；c.发生髓外造血性肿块。③年龄限制：主张10岁以后手术。对于重型HS，手术时机也尽可能延迟至5岁以上。

2. 脾次全切除术 优点是持久减少溶血率并能保留残留脾完全的吞噬功能。缺点是可持续存在轻至中度的溶血，小部分患者可继发胆囊结石和再障危象。有调查显示，残留脾的再生对患者的疗效似乎并无严重影响,脾次全切除方法是治疗 HS 患者(尤其是儿童)的合理有效方法。

3. 大多数 HS 患者应补充叶酸(10mg tid P.O.),以防叶酸缺乏而加重贫血或诱发再障危象。

4. 对症支持处理 贫血严重时需输血,发生危象时注意输血补充血容量,同时抗生素控制感染。

5. 并发症的治疗 胆囊结石症状严重者可行腹腔镜下胆囊切除术。此外,脾切除术中应常规探查胆囊,并发胆囊结石的患者可同时行胆囊切除,但不主张对无胆囊结石者做预防性切除。

五、治疗方案选择

具有脾切指征者应予脾切除治疗,溶血或贫血严重时可加用叶酸,以防叶酸缺乏而加重贫血或诱发再障危象,贫血严重时需输血。

六、预后

HS 预后一般良好,少数可死于再障危象或脾切除后并发症。

七、出院随访

脾切除后注意并发症,如血小板增多、感染情况。

(赵小强)

第十一节 葡萄糖-6-磷酸脱氢酶缺乏症

葡萄糖-6-磷酸脱氢酶缺乏症为葡萄糖-6-磷酸脱氢酶(G-6-PD)显著缺乏所致的一组异质性疾病。为性连锁的不完全显性遗传,G-6-PD 缺乏症在遗传性红细胞酶缺乏症中最为常见。

一、发病机制

葡萄糖-6—磷酸脱氢酶缺乏症(G-6-PD)患者的红细胞在磷酸己糖旁路的代谢中,由于葡萄糖-6-磷酸脱氢酶缺乏使氧化型辅酶Ⅱ(NADP)不能还原为还原型辅酶Ⅱ(NADPH),NADPH 生成不足,导致 GSH 生成低下,功能性缺乏 Cat 和 GSHPX,抗氧化功能障碍,氧化型谷胱甘肽(GSSG)及 GSS-Hb 在红细胞内蓄积,变性形成 Heinz 小体,使红细胞可塑性、变形性降低,在经脾窦时,红细胞不易变形而被阻留破坏,最终溶血,溶血与服用某些药物、感染、新生儿期或服用蚕豆等应激状态有关。应用克隆 G-6-PD 基因技术或 PCR 联合直接测序分析已鉴定出 120 余种遗传学变异型。

二、诊断步骤

(一)病史采集要点

(1)大多数红细胞 G-6-PD 缺乏的患者平时无临床表现。

(2) 主要临床表现：自幼起，当感染、药物、食用蚕豆、蚕豆制品或接触豆花粉后等诱发急性溶血，起病急，可有发热、腰背痛，伴头痛、呕吐、寒战等，贫血、黄疸、血红蛋白尿，严重者可有周围循环衰竭和急性肾衰竭。病程多为自限性。

(3) 家族中有G-6-PD缺乏。

(二) 体格检查要点

平时无体征，当溶血时可有不同程度的贫血表现，黄疸，部分患者肝脾肿大。

(三) 门诊资料分析

1. 血常规检查 溶血时轻重不等的血红蛋白降低，网织红细胞增多，外周血出现有核红细胞，白细胞、血小板正常。

2. 尿常规 提示尿胆原阳性，而尿胆红素阴性，可有尿隐血（尿血红蛋白）阳性。

3. 生化检查 多提示总胆红素轻-中度升高，以间接胆红素升高为主。

(四) 进一步检查项目

1. 红细胞G-6-PD缺乏筛选试验

(1) 高铁血红蛋白还原试验：正常还原率在75%以上，中间缺乏值31%～74%，严重缺乏值30%以下。

(2) 荧光斑点试验：正常10分钟内出现荧光，中间缺乏值10～30分钟出现荧光，严重缺乏值30分钟仍不出现荧光。

(3) 硝基四氮唑蓝（NBT）纸片法：正常滤纸片呈蓝色，中间缺乏值滤纸呈淡紫蓝色，严重缺乏值滤纸呈红色。

在筛选试验中以荧光斑点试验的特异性最高，而高铁血红蛋白还原率的敏感性最强，但后者易出现假阳性。在人群普查应先进行高铁血红蛋白还原率试验筛查，临床上以荧光斑点试验作为筛查手段。

2. 红细胞G-6-PD活性定量测定 酶活性定量测定能准确反映酶活性，通常应用的方法有：

(1) WHO推荐的Zinkham法：正常值为在37℃时，12.1u/gHb（偏差为2.09u/gHb）或G-6-PD/6-PGD比值大于或等于0.95。

(2) 疑诊者采用一般的G-6-PD活性定量检测；对女性杂合子可进行G-6-PD/6-PGD比值法检测。

3. 变性珠蛋白小体（Heinz小体）试验 阳性，可见于G-6-PD缺乏，也可见于其他原因引起的溶血。

三、诊断对策

(一) 诊断要点

G-6-PD缺乏诊断主要依靠检测红细胞G-6-PD活性的实验室检查，阳性家族史或过去病史均有助于临床诊断。病史中有急性溶血特征，并有食蚕豆或服药物史，或新生儿黄疸，或自幼即出现原因未明的慢性溶血者，应考虑本病，加上以下任一项者可确定诊断。

(1) 一项筛选试验G-6-PD活性为严重缺乏值。

(2) 一项G-6-PD活性定量较正常平均值降低40%以上。

（3）两项筛选试验 G-6-PD 活性均为中间缺乏值。

（4）一项筛选试验 G-6-PD 活性属中间缺乏值，伴有明确的家族史。

（5）一项筛选试验 G-6-PD 活性为中间缺乏值，伴有 Heinz 小体生成试验阳性，但要有 40% 的红细胞有 Heinz 小体，每个红细胞要有 5 个以上的 Heinz 小体，并排除血红蛋白病。

（二）鉴别诊断要点

G-6-PD 缺乏所致溶血性贫血需与下列溶血性疾病相鉴别：

可以被药物或感染等诱发的急性溶血，例如不稳定血红蛋白病、阵发性睡眠性血红蛋白尿症、自身免疫性溶血性贫血。

其他遗传性溶血性疾患，例如地中海贫血、血红蛋白病、球形红细胞增多症等。

新生儿高胆红素血症应与由于 ABO 或 Rh 血型不合引起的新生儿黄疸鉴别。

（三）临床类型

G-6-PD 缺乏症临床可引起不同类型的溶血性贫血，主要分为五种：

1. 先天性非球形红细胞溶血性贫血　主要为不同程度的慢性自发性血管外溶血表现，感染或药物常加重溶血。典型病例发病通常在婴儿期，多数情况下骨髓能完全代偿。输血及糖皮质激素可缓解病情，而脾切除疗效不满意。

2. 蚕豆病　患者在食用蚕豆、蚕豆制品或接触蚕豆花粉后而发生的急性溶血性贫血表现。广东、四川、广西、湖南、江西等地为农村常见的血液病。也可发生于意大利和希腊，而非洲和拉丁美洲少见。

患者大多为 1~5 岁的儿童，男性明显多于女性。起病急骤，在进食蚕豆 5~24 小时内即可出现急性血管内溶血的表现，严重的需要紧急输血维持生命。应该指出，溶血的严重程度与进食蚕豆的多少无关。

3. 新生儿黄疸　一般在出生后 2~4 天发现黄疸，也可迟至 1 周后，一般在生后 5~8 天起黄疸开始消退。新生儿出生后数小时至数日出现黄疸、贫血、肝脾肿大，严重者可有核黄疸、胎儿水肿等。贫血程度轻重不一，与黄疸程度无线性关系。

4. 药物诱导的溶血性贫血　患者服用诱发溶血的药物后 1~3 天内出现急性溶血表现。典型表现为服用药物 2~4 天发作血管内溶血，出现头晕、倦怠、食欲不振、恶心、呕吐、发热、黄疸、血红蛋白尿以及肝脏肿大。严重者有脱水、酸中毒、休克甚至肾功能衰竭，急性期大约持续 7 天，恢复期约为 10~40 天。溶血大多为自限性。重复用药可反复发作，如果间歇或持续少量用药，可引起慢性溶血。糖尿病、酸中毒及继发感染等可加重病情。

现已将与 G-6-PD 缺乏者引起溶血的有关药物分为三类：

（1）肯定 G-6-PD 缺乏者溶血的药物，应禁忌使用。

（2）对非先天性非球形红细胞性溶血性贫血（CNSHA）患者，在常规剂量下不引起溶血的药物，只有在下列情况下才会引起溶血：①CNSHA 患者；②超过治疗用量；⑧患者合并感染或同时使用其他氧化性药物。

（3）国内有个别报道可引起 G-6-PD 患者溶血的药物。

5. 感染诱发的溶血性贫血　可能比药物诱发的溶贫更为常见，患者在感染后数日出现血管内溶血表现，常见于细菌性肺炎、病毒性肝炎、伤寒等，另外流感、传染性单核细胞增多症、水痘、腮腺炎、坏死性肠炎、结核病等也有报道。贫血一般相对较轻，黄疸一般不明显。

四、治疗对策

（一）治疗原则

尽早明确诱发溶血原因，积极去除诱因，对症支持治疗，防治并发症。

（二）治疗计划

1. 急性溶血发作

（1）去除或避免诱因：停用诱发药物、不吃蚕豆或豆制品、治疗感染。疟疾流行病区应用抗疟药时应监护。

（2）输血：Hb 70~90g/L，有血红蛋白尿，或 Hb<70g/L，无论有无血红蛋白尿，都应立即输注浓缩红细胞，使 Hb 达到 100~110g/L 为宜。在 G-6-PD 缺乏高发区要注意选择健康供者，否则易导致再次溶血。

（3）纠正水电解质酸碱平衡：溶血期常有酸中毒和高钾血症，应及时纠正。同时需输注足够液体，适当碱化尿液，防止肾功能衰竭。

（4）糖皮质激素：急重患者可用地塞米松 10~20mg/d，静滴数日后改为口服泼尼松。

2. 新生儿黄疸

（1）换血疗法：若新生儿血胆红素>250μmol/L，即可进行换血，换血的供体应为 G-6-PD 含量正常者，该疗法起效快。

（2）光线疗法：用于轻症或换血疗法之后，使用波长 440~470μm 蓝灯照射，第 1 天持续 24 小时，血胆红素定量<140μmol/L 即可停止照射，多数照射 48 小时可好转，照射中有脱水，注意补液。

（3）苯巴比妥：对降血胆红素疗效较好，每天 5mg/kg，分 3 次口服，疗程 5 天。

五、病情观察要点

下列几种自然病程类型，供病情观察时参考。

（一）G-6-PD 缺乏导致的新生儿高胆红素血症

1. 溶血开始时间　以出生 24~72 小时为最多（78%），最晚发病时间是生后 9 天。
2. 溶血高峰时间　以生后 4~7 天最多（68.1%），最迟出现溶血高峰的时间是生后 17 天。
3. 黄疸开始消退时间　大多数在生后 5~9 天（61.1%），最迟者在生后 20 天。
4. 溶血持续天数　平均为 6 天。

（二）蚕豆病

蚕豆病的一般病程为 2~6 天，发热和血红蛋白尿在 5~6 天消失，血红蛋白尿消失后黄疸才消退，贫血可持续 1 个月以上。

（三）药物性溶血

1. 起病时间　多在服药后 12~48 小时发生急性溶血。
2. 急性期　7~12 天。

3. 恢复期 10~40天。

六、治疗方案选择

G-6-PD缺乏者无溶血时无须治疗，需要避免服用可以诱发溶血发作的药物和蚕豆；对急性溶血者，应去除诱因，停用可疑药物，有感染者积极控制感染，供给足够水分，纠正电解质平衡失调；若有显著的血红蛋白尿，使用碱性药物使尿液碱化，防治急性肾功能衰竭；重度贫血者可输血；药物或蚕豆诱发可用糖皮质激素；去除诱因后溶血一般在1周左右可自行停止。

七、预后评估

该病呈自限性，度过急性期后，一般预后良好，但应注意强调避免诱发因素，包括禁食蚕豆等。

八、出院随访

向患者交代避免服用诱发溶血的药物、食物等。

（赵小强）

第十二节 丙酮酸激酶缺乏症

丙酮酸激酶缺乏症（pyruvate kinase deficiency，PKD）是红细胞糖无氧酵解通路中的红细胞酶病，它是丙酮酸激酶（pyruvate kinase，PK）基因缺陷导致PK活性降低或性质改变所致的溶血性贫血。其发生频率明显少于G-6-PD缺陷，到目前为止，有超过300例的红细胞PK缺乏症的病例报道，病例分布遍及世界各地，并且不同地区本病的基因频率差异颇大。

一、病因和发病机制

丙酮酸激酶缺乏症属于常染色体隐性遗传，但偶有呈常染色体显性遗传家系的报道。一般说来，只有纯合子及双杂合子才会表现为溶血性贫血，单纯杂合子患者尽管红细胞中有葡萄糖中间产物改变，但临床上无贫血表现。

PK是糖酵解通路的一个酶，在葡萄糖无氧酵解的过程中，该酶催化磷酸烯醇式丙酮酸转变为丙酮酸，同时ADP转变为ATP。在红细胞中，糖酵解是供能的主要途径，PK缺乏引起红细胞内ATP生成减少，从而引起红细胞内K^+和水的丢失，红细胞内渗透压降低，红细胞皱缩成棘细胞，该种细胞因变形性降低而在脾中被阻留破坏，导致溶血性贫血的发生。PK缺乏导致红细胞中ADP和NAD^+合成受损，加剧了红细胞葡萄糖代谢量的减低，由此而加重PK缺乏患者的溶血。此外，PK缺乏症红细胞中2,3-二磷酸甘油酸（2,3-DPG）积聚，而2,3-DPG是己糖激酶的抑制物，这样亦加剧PK缺乏引起的葡萄糖代谢量的减低，ATP生成量进一步减少使PK缺乏症患者的溶血加重。

二、诊断步骤

(一) 病史采集及体征要点

1. 起病情况 自幼发病，也有青少年或成人发病。

2. 主要临床表现 有些患者贫血很轻微，一直到青少年或成人才出现，甚至极个别者由于溶血被完全代偿而不出现贫血，黄疸为惟一的临床表现；多数患者表现为终生存在的慢性溶血性贫血表现，如贫血、黄疸和脾肿大，不像 G-6-PD 缺乏症受药物诱发溶血；严重者可在婴儿早期即出现症状，可出现中度以上的贫血、黄疸，需反复多次输血才能存活。新生儿的患者可有高胆红素血症。

3. 少数在急性感染或妊娠时，慢性溶血过程加剧，甚至出现"溶血危象"。

4. 并发症 本病可以并发再障危象，其特征为突然而短暂的红细胞造血停滞，血红蛋白浓度急速下降。胆石症为 PKD 较常见的并发症，较少见的并发症有核黄疸、慢性腿部溃疡、继发于胆道疾病的急性胰腺炎、脾脓肿、髓外造血组织的脊髓压迫和游走性静脉炎等。

(二) 门诊资料分析

1. 血常规 血红蛋白一般在 50~60g/L 以上，网织红计数大多在 2.5%~15.0%，外周血涂片镜检可见棘形红细胞和有核红细胞。白细胞和血小板的形态和计数均为正常。

2. 其他常规检查 胆红素增高以间接为主，尿内尿胆原增多，而胆红素阴性，合并胆结石者可伴直接胆红素升高。

3. 腹部 B 超 绝大多数有脾肿大。

(三) 进一步检查项目

(1) 骨髓涂片检查：增生性骨髓象，以红系为主。

(2) 丙酮酸激酶缺乏症 (PK) 活性测定：红细胞的 PK 活性测定能特异地显示 PK 活性的改变。目前常用的方法有荧光斑点法、PK 活性筛选试验和国际血液学标准化委员会推荐的 Blume 法 PK 活性定量测定法。大部分有贫血表现的纯合子或复合杂合子 PK 的活性水平约为正常值的 5%~40%，而临床正常的杂合子其酶活性约为正常的 50%。

(3) 对于不明原因的非球形红细胞溶血性贫血病例，可以进行糖酵解通路中间代谢产物的检查。目前认为，2,3-DPG/ATP 比值的升高，对诊断 PK 缺乏具有较大的意义。自身溶血试验为非特异性的，现在不再用此试验作为对红细胞酶病的实验诊断手段。

三、诊断对策

(一) 诊断要点

如果患者有溶血的证据，有 PK 活性缺乏，即可诊断为 PK 缺乏症。

1. 细胞 PK 缺乏的实验诊断标准 ①PK 荧光斑点试验为 PK 活性缺乏；②PK 活性定量测定属纯合子范围；③PK 活性定量测定属杂合子范围，伴有明显的家族史和/或 2,3-DPG 2 倍以上增高或其他中间代谢产物的改变。符合以上三项中任一项，均可建立 PK 缺乏的实验诊断。

2. PK 缺乏所致溶血性贫血的诊断标准

(1) 红细胞 PK 缺乏所致新生儿高胆红素血症：①生后早期（多为 1 周内）出现黄疸，

其血清总胆红素超过 205.2μmol/L，未成熟儿超过 256.5μmol/L，主要为非结合胆红素增高。②溶血的其他证据（贫血、网织红细胞增多、尿胆红素阳性等）。③符合 PK 缺乏的实验诊断标准。具备以上三项，又排除其他原因所致的黄疸者，可确诊；不具备上述两项和（或）有其他原因并存者，应疑诊为红细胞 PK 缺乏所致。

(2) 红细胞 PK 缺乏所致先天性非球形细胞性溶血性贫血（CNSHA）：①呈慢性溶血过程，有脾大、黄疸、贫血；②符合 PK 缺乏的实验诊断标准；③排除其他红细胞酶病及血红蛋白病；④排除继发性 PKD。符合以上 4 项方可诊断为遗传性 PKD 所致的 CNSHA。

(二) 鉴别诊断要点

(1) 与其他慢性溶血性贫血性疾病 G-6-PD 缺乏症相鉴别，但 G-6-PD 缺乏症者 G-6-PD 酶的活性减低则易鉴别。

(2) 与继发性 PK 缺乏症相鉴别，如白血病、再生障碍性贫血、骨髓增生异常综合征等，化疗后都可以引起继发性 PK 缺乏。

四、治疗对策

目前尚无特异性治疗方法。

1. 输血　不同的 PK 缺乏症患者贫血的程度差异极大，贫血轻微者无须输血，红细胞 PK 缺乏症所致新生儿高胆红素血症时需要置换输血，贫血严重时也需要输注浓缩红细胞，但决定是否给予输血，应根据贫血时贫血的耐受程度而非血红蛋白值。

2. 药物治疗　PK 缺乏目前尚无特异性药物治疗。但有研究提示，大剂量水杨酸制剂对严重 PK 缺乏症患者有诱发溶血的潜在危险性。因此，PK 缺乏症患者应尽量避免使用水杨酸制剂。

3. 脾切除　脾切除对 PK 缺乏症的疗效不如遗传性球形细胞增多症，但可减少输血次数。由于出生后前几年在无脾状态下有发生严重败血症的危险，故患者行脾切除术至少要 5~10 岁后。脾切除术可使预后改善，但并不能纠正溶血状态。

4. 异基因造血干细胞移植　对因 PK 缺乏引起的严重溶血性贫血患者，如需反复输血才能维持生命，异基因造血干细胞移植是惟一的根治手段。

五、预后

由于病情轻重不一，因而预后不一致。婴幼儿可以导致死亡。本症随年龄增长有减弱趋势。大多数患者可以过相对正常的生活，对寿命无明显影响。

（许惠丽）

第十三节　血型不合所致的溶血性贫血

血型不合所致的溶血性贫血，也称同种免疫性溶血性贫血，最常见的是新生儿溶血病（hemolytic disease of the newborn，HDN）。是指母亲妊娠期间对自己缺乏的胎儿红细胞抗原所产生的抗体，经胎盘传入胎儿体内所产生的溶血性贫血。抗体均为 IgG。母婴血型不合最重要和多见的是 ABO 血型不合，其次为 Rh 溶血病，MN 溶血病偶见。其他血型系统如 Kell、Duffy、Lutheran 和 Kidd 等溶血病也有可能，但很罕见。

一、病因和发病机制

新生儿溶血症的机制是发生在抗原抗体之间的免疫变态反应。以 ABO 溶血症为例，母体血清中存在着针对 ABO 血型物质的 IgM 和 IgG 抗体，IgG 类型的抗 A（B）抗体因其分子量较小（7S-γ球蛋白），是惟一能够通过胎盘进入胎儿体内的免疫球蛋白。当胎儿从父方遗传下来的显性抗原恰为母亲所缺少时，通过妊娠、分娩，此抗原可进入母体，刺激母体产生免疫抗体，使胎儿发生溶血。在我国汉族 99.7% 为 Rh 阳性，故 Rh 溶血病在我国少见，而 ABO 血型不合比较多见，约占妊娠总数的 20%~25%。有文献报道，ABOhDN 发病率随母体的抗 A（B）IgG 效价升高而升高，抗体效价的高低与 HDN 的发生成正比。

二、诊断步骤

（一）病史采集要点

1. **发患者群** 只有当孕妇为 O 型或 Rh（-），丈夫为 A 或 B 型或 Rh（+）时，胎儿才有可能发生同种免疫型溶血病。

2. **主要临床表现** ABO 溶血病症状较轻或无症状，而 Rh 溶血病症状严重。新生儿溶血病的临床表现均取决于胎儿红细胞破坏的速度和红细胞生产的代偿程度。主要表现为黄疸和贫血。

黄疸：由于胎盘可有效地清除胆红素，故新生儿即使有溶血性疾病，在出生时也无黄疸。一旦新生儿在出生第一天出现黄疸，必须考虑有新生儿溶血病的可能，应立即做血清学检查以求确诊。黄疸出现越早，进展越快则病情越重。

贫血：出生时，多数新生儿血红蛋白正常或仅有轻度贫血，肝脾可轻度肿大。中度贫血约在出生后 5~6 天才较明显。重度贫血时可发生充血性心力衰竭、浮肿、腹水和胸腔积液，构成胎儿水肿综合征。

3. **胆红素脑病（核黄疸）** 由于间接胆红素可通过血脑屏障，进入基底核、视丘下核、大脑半球的灰质和白质等处，引起神经细胞肿胀、变性和坏死。由高胆红素血症发展为核黄疸可分为 4 期：①先兆期：出现嗜睡、肌张力下降、吸吮反射消失等；②痉挛期：出现两眼上翻、尖叫、发热、角弓反张、抽搐等；③恢复期：随着体内抗体逐渐消耗、溶血减轻、黄疸减退；④后遗症期：患儿恢复数月后可出现失明、耳聋、瘫痪或智力发育不全等。

4. **其他** 少数病例可发生血小板减少性紫癜，也有病例出血由 DIC 引起。通过换血可使出血得到纠正。

（二）门诊资料分析

1. **产前检查** 检查孕妇及丈夫血型。在妊娠第 16 周左右为孕妇查血清抗体，作为基础水平，至第 28~30 周时再测抗体，以后每月测 1 次。如抗体效价上升，提示胎儿已累及，宜同时查羊水胆红素。

2. **产时检查** 观察胎儿面脐血的血型和特异性抗体。

3. **产后检查**

（1）贫血及溶血的依据：红细胞及血红蛋白可正常或中、重度减少，网织红细胞与贫血严重程度成正比；血涂片红细胞大小不等，可见嗜多色性、球形红细胞及有核红细胞；骨髓表现为红系过度增生。

（2）血清学检查：产后诊断的主要依据是血清特异性免疫抗体的检查。具体包括：检查母子血型是否不合；检查婴儿红细胞是否致敏；检查婴儿血清中有无血型抗体存在及其类型；检查母体血清中有无血型抗体的存在，阳性者对诊断有参考意义。

（3）血清胆红素检查：本病对生命和神经系统的最大威胁来自血中游离胆红素增高的程度，故应密切监视血清胆红素含量的变化。

（三）进一步检查项目

1. 内源性 CO 产物测定　当血红素分解为胆红素时，产生同等量的 CO，测量呼气末的 CO 量，或者检测血中碳氧血红蛋白的量，都能够作为胆红素产生的量化指标；另一方面内源性 CO 检测可以鉴别胆红素的来源，如果间接胆红素水平增高，CO 水平低，提示黄疸为非 HDN 所致，而是胆红素代谢障碍或肠肝循环增加等原因引起。

2. 微柱凝胶技术　微柱凝胶技术的原理与抗人球蛋白试验类似，将待测血清或红细胞悬液加入到微管中，通过红细胞抗原和抗体在凝胶介质中发生凝集反应，将红细胞滞留在凝胶微管内判断结果。可用于血型检测、抗体筛查、抗体鉴定和交叉配血等。

3. 红细胞表面 IgG 检测　红细胞中加入抗人 IgG 单克隆抗体，经流式细胞仪检测，可以精确检测出致敏红细胞的量，提高了直接 Coombs 试验的敏感性。

4. 胎儿血型检测　近年来发现孕妇血浆中含有丰富的胎儿 DNA 片断，使用 PCR 扩增技术可以确定胎儿的血型。

5. 孕妇血中胎儿红细胞计数　传统检测方法为酸洗脱试验，现在应用流式细胞仪检测，将抗 HbF 抗体加入到产妇红细胞中，计数 50 000 个产妇红细胞，如果小于 0.1% 则为阴性。阳性结果提示发生了胎母出血，并可以计算出产妇体内胎儿红细胞的量。

6. 超声检查　可以观察胎儿水肿、腹水、胸腔积液、肝脾肿大、胎盘水肿、羊水量、发育情况等。Detti 等报道，用 Doppler 超声测量胎儿大脑中动脉血流速度，可以作为胎儿贫血的指标。

三、诊断对策

（一）诊断要点

ABOhDN 确诊比较困难，因为：①所有 O 型母亲孕育的 A 型或 B 型新生儿中约 1/3 直接 Coombs 试验阳性，2/3 抗体释放试验阳性，而真正发生 HDN 者仅为直接 Coombs 试验阳性中的 1/5；②部分 ABOhDN 患儿直接 Coombs 试验弱阳性或阴性；③ABOhDN 缺乏特异性表现；④黄种人生理性黄疸普遍高于白种人。因此，诊断 ABOhDN 时必须除外其他原因引起的黄疸。

下列表现和实验室检查支持 ABOhDN 的诊断：①母亲 O 型血，新生儿 A 型或 B 型血；②生后 24h 内出现黄疸；③间接高胆红素血症；④直接 Coombs 试验和抗体释放试验阳性；⑤脐血或新生儿血清中出现抗 A 或抗 B 的 IgG 抗体；⑥血涂片中球形红细胞增多；⑦网织红细胞增多或碳氧血红蛋白浓度升高。

(二) 鉴别诊断要点

1. 与生理性新生儿黄疸相鉴别
(1) 生理性黄疸：是指新生儿出生后 2~14 天内由于胆红素代谢所致的黄疸。
(2) 病理性黄疸：新生儿黄疸出现下列情况之一时要考虑病理性黄疸：①出生后 24h 内出现黄疸，胆红素浓度 >102.0μmol/L；②足月儿血清胆红素浓度 >220.6μmol/L，早产儿 >255.0μmol/L；③血清结合胆红素 534.0μmol/L；④血清胆红素每天上升 >85.0μmol/L；⑤黄疸持续时间较长，超过 2~4 周或进行性加重，或退而复现。

2. 与其他因素引起的病理性黄疸相鉴别　包括母乳性黄疸，感染，G-6-PD 缺陷病，地中海贫血，以及其他包括早产儿、遗传代谢性疾病及不明原因的高胆红素血症等。

四、治疗对策

(一) 预防措施

预防 Rh 溶血病的措施要在孕妇未致敏前执行才能有效：①当未致敏 Rh 阴性孕妇在第 1 次分娩 Rh 阳性婴儿后，72 小时内肌注抗 Rh D IgG 300μg，可使孕妇不致敏；②对流产 Rh 阴性的孕妇，不论胎儿 Rh 血型如何，均用 300μg 抗 Rh DIgG 肌注 1 次，以防致敏；③孕妇羊膜穿刺后，不论在妊娠中期或晚期皆肌注 100μg 抗 Rh D IgG。如胎盘被损伤，应增加注射剂量。目前尚无抗 Rh E IgG。

有关 ABO 溶血病的预防方法，尚在探索中。

(二) 治疗方法

新生儿溶血病的治疗主要针对高胆红素血症，防止胆红素脑病的发生。Ahlfors 提出了胆红素（mg/dl）与白蛋白（g/dl）的比例，用以指导高胆红素血症的治疗：出生 72h 以上新生儿，胆红素/白蛋白 <513（mg/g）发生胆红素脑病危险度低；513~619（mg/g）可能与急性胆红素脑病相关，如果迅速降低胆红素，神经系统损伤可以恢复；≥710（mg/g）具有发生不可逆胆红素脑病的高风险，小于 72h 的新生儿比值相应降低。

1. 孕期治疗
(1) 药物治疗：葡萄糖醛酸转移酶诱导剂，如苯巴比妥、尼可刹米等可诱导肝细胞微粒体增加此酶的生成，加速间接胆红素的代谢，减轻胎儿或新生儿的高胆红素血症，可在孕妇自然分娩或引产前 2 周服用苯巴比妥 60~100mg/d，分 3 次口服，尼可刹米 100mg/（kg·d），分 3 次口服，连服 7~14 天。
(2) 提前分娩：可以减少抗体产生，常在孕期第 35~38 周人工提前分娩。

2. 新生儿治疗
(1) 光照疗法：采用蓝光荧光灯裸体照射，总光度 160~300W，持续 1~3 天，或间歇光照，可以使间接胆红素在光作用下转化为光红素，其为水溶性，可经胆汁及尿液排出，从而纠正高胆红素血症。
(2) 血浆置换：换血量约为婴儿血容量的 2 倍（约 150~180ml/kg）以换出血浆中抗体、致敏红细胞和游离胆红素，置换后应继以光照治疗。
(3) 药物治疗：苯巴比妥 15mg/d，尼可刹米 300mg/d，泼尼松 10~15mg/d，分 3 次口服。每日静脉注射白蛋白 1g/kg，以增加对游离胆红素的结合，对于严重贫血的患儿应慎用，以免诱发心衰；也可口服琼脂125~250mg，每4~6小时1次，以阻止肠道胆红素的再吸收。

（4）静脉免疫球蛋白治疗：大剂量静脉注射免疫球蛋白治疗HDN已经研究了近20年，效果显著，国内已有不少报道。但缺乏使用的指征和剂量，国外主张0.4~1.0g/kg，连用1~3天。目前存在的问题是：①国外主要用于RhhDN患儿的治疗，国内绝大多数用于ABOhDN患儿，前者的病情比后者严重得多。②现在已经认识到胆红素有抗氧化等生理作用，过度降低胆红素水平是否对患儿有利，因此关于我国大剂量免疫球蛋白使用的指征和剂量有待进一步研究。

（5）金属卟啉类药物：包括锡-原卟啉、锡-中卟啉、锌-原卟啉、锌-中卟啉等，现在比较重视锡-中卟啉的应用，锡-中卟啉抑制血红素加氧酶的活性，直接减少胆红素的产生。Kappas等证实单剂量锡-中卟啉6μmol/kg比蓝光治疗高胆红素血症效果更好，不良反应为一过性，非剂量依赖性红斑，没有后遗症，但是目前该药还没有正式投入临床。

（6）其他：包括一些药物的治疗，如腺苷蛋氨酸、喜炎平注射液，茵栀黄注射液，以及微生态制剂如金双歧等都有促进黄疸消退的作用。另外，由于高压氧治疗能使肝脏血流量增加，血氧含量增加，能明显改善组织细胞的缺氧状态。能使肝酶活性增加，肝脏摄取、结合、排泄胆红素的能力增强，促使肝脏胆红素的代谢功能转为正常。因此国外也常用高压氧治疗，其疗效与常规的蓝光治疗相同。

五、预后

近年来，由于对Rh型溶血性贫血的预防使新生儿同种免疫性溶血病的发病率、病死率显著下降。新生儿ABO溶血病虽发病率高于Rh溶血病，但因其溶血程度较轻，少见严重的高胆红素血症，预后较好。

（刘　南）

第十四节　急性失血后贫血

失血是贫血最常见的原因之一，可分为急性和慢性两种。由于外伤或疾病过程造成血管破裂或止血机制缺陷，在短时间内大量失血而引起的贫血称为急性失血性贫血。

一、病因和发病机制

急性失血直接引起循环血量减少，动脉血压降低。由于化学感受器和肾上腺素的刺激作用，发生了加压反射，机体重新分配循环血液。除脑及心脏外，其他器官特别是腹内脏器、皮肤和肌肉的血管皆收缩。因而外周阻力增大，心率增快，以尽量保持体内重要器官的血流供应。此外，因毛细血管前阻力血管的收缩反应比较强烈，使毛细血管血压降低，组织液进入毛细血管。同时，因肾血流量减少，患者尿液排泄减少。通过这些代偿作用，血容量逐渐得到补充。失血也损失了血细胞，随着血容量的补充，血液稀释，红细胞和血红蛋白浓度降低，组织发生缺氧，体内红细胞生成素的代偿性分泌增多，促进骨髓造血功能，释放更多的红细胞。如果失血量过多，血容量减少1/3时，心排血量与动脉压大幅度下降，又不能及时补足血量，最终会导致休克。在休克过程中，由于器官组织代谢障碍、酸中毒及毛细血管壁损害,可导致弥漫性血管内凝血(DIC),结果使休克成为不可逆性,导致死亡。

二、诊断步骤

(一)病史采集要点

1. 起病情况　一般情况下起病迅速,视基础疾病及患者耐受能力不同而有所区别。通常外伤等造成的内脏或大血管的破裂出血速度快,患者可迅速出现晕厥,如不能及时采取有效抢救措施,则患者可在短期内死亡。

2. 主要临床表现　失血的早期,表现为兴奋、烦躁不安、焦虑等。此时神志清楚,随着失血的进行,患者从兴奋转为抑制,表情淡漠、感觉迟钝甚至意识丧失。

3. 既往病史　急性失血时一般病因明确,常可通过询问既往病史而作出判断。引起急性失血的常见原因主要有:各种外伤及外科手术时的出血;食道或胃底静脉破裂、胃或十二指肠溃疡等疾病引起的消化道大出血;宫外孕、前置胎盘或分娩时的各种妇产科大出血;内脏特别是脾、肝等脏器破裂时的出血;大量肺或支气管咯血;炎症、肿瘤等侵蚀血管壁引起的突然大出血;各种止血机制有缺陷的疾病,特别是血友病、血管性血友病、血小板功能障碍时的出血等。病因明确者要注意询问患者有无影响出凝血机制的疾病或相关药物的服用史,如有无血友病、遗传性血栓症等或正在服用阿司匹林、华法林等抗血小板及抗凝药物,因为这些疾病及服用药物情况将影响患者的病情及治疗,如病因不明确者,应根据患者性别、年龄等一般情况结合急性失血的常见病因在最短的时间内找出病因;病史的询问很有帮助,注意询问患者既往的病史,如有无消化道溃疡、肝硬化、肺结核或支气管扩张(可能引起大量的咯血)、育龄妇女停经(提示宫外孕可能性)、外伤等容易引起急性出血的病史。

(二)实验室检查

急性失血的最初数小时,因血细胞和血浆损失的比例大致相等,只有血容量的减少而血红蛋白和红细胞比积可仍在正常范围内。其后随着血液稀释,血红蛋白量和红细胞比积才逐渐下降,出血后2~3天最为显著。贫血呈正常细胞和正常色素性。血中网织红细胞在急性失血后3~5天内开始升高,6~11天达高峰,但一般不会超过15%。急性失血后2~5小时,白细胞也迅速增高,可达$(10~20)\times 10^9/L$,最高可达$35\times 10^9/L$,主要是中性粒细胞增多,核左移,甚至出现幼粒细胞。急性失血后1~2小时内,血小板开始升高,个别可达$1\,000\times 10^9/L$。急性失血后2天骨髓可呈增生象,主要是幼红细胞增生,呈正常幼红细胞型。约在出血停止后10~14天,幼红细胞增生象基本消失,白细胞和血小板多在3~5天恢复正常,白细胞、血小板和网织红细胞持续升高者,必须排除潜在出血的可能。急性内出血,血液进入体腔、囊肿内和组织间隙,常因红细胞破坏,可出现游离胆红素和血清乳酸脱氢酶升高,结合珠蛋白降低,加上网织红细胞增多,酷似溶血性贫血,须注意鉴别。

三、诊断对策

根据病史和临床表现诊断一般并无困难。要注意与其他可能在短期内引起贫血或血压下降的疾病相鉴别,如急性溶血性贫血、DIC、感染性休克、过敏性休克等。诊断的内容还应包括病因的诊断及失血程度的准确判断。

四、治疗对策

（一）治疗原则

（1）监测并稳定生命体征是急性失血的首要任务。
（2）在稳定生命体征的同时尽快明确病因。
（3）病因治疗。
（4）急性期后的治疗。

（二）治疗计划

1. 生命体征的监测和稳定

（1）生命体征的监测：应尽快开始对患者的生命体征的持续监测，特别是血压，有条件者可行中心静脉置管，使用漂浮导管监测，指导输血补液的进行。

（2）生命体征的稳定：对出现休克的患者，应采取下述措施以挽救患者的生命。

1）体位：应将患者仰卧位，下肢抬高20°~30°，头胸部抬高10°~20°，这既能增加回心血量，也有利于呼吸。

2）吸氧：保持患者呼吸道通畅，要在床边放置吸痰器，及时清除鼻腔和口腔中的异物，同时让患者头偏向一侧，防止呕吐物阻塞呼吸道。给予低到中流量吸氧以增加组织的氧浓度，及时改善缺氧状态。

3）迅速建立静脉管道：失血性休克患者的有效循环血量都有不同程度的减少，而造成组织供血不足、缺氧。因此，及时扩容是抢救失血性休克的首要措施。重度休克患者应建立2条有效静脉通道，以达到迅速补充血容量和静脉给药的目的。其穿刺部位可选择肘正中静脉、贵要静脉或大隐静脉等较粗大而表浅的静脉，对表浅静脉充盈程度极差、穿刺十分困难者，应及早行静脉切开或中心静脉穿刺，切勿轮流穿刺而延误抢救。

4）输液种类与速度：选择1条静脉主要用于扩容，首先快速输入晶体液，常用的液体有5%葡萄糖盐水、林格液等，100滴/分钟左右，以备输血，这样既能扩充细胞外液，又兼补血容量和电解质。避免肾衰的发生。同时还可输入低分子右旋糖酐、白蛋白、血浆等维持胶体渗透压，起到扩容、疏通微循环、加强心脏收缩的作用。另1条静脉用于各类急救药品的输入，如多巴胺20mg加入5%葡萄糖盐水中，40滴/分钟左右，多巴胺除加强心搏出量外，还有选择性地扩张肾血管的作用。在抢救失血性休克的过程中，当血压回升到12/8kPa时，输血输液的速度可适当放慢，以避免发生急性肺水肿。

（3）完善检查：急查血常规、血型，根据估计的出血量、止血的效果配型输注，完善病因的相关检查，肝肾脏功能、心电图等常规检查。

2. 病因治疗　应针对引起低血容量的病因而采取相应措施。如外伤性肝脾破裂患者，在积极抢救休克的同时，应在短时间内迅速准备手术。

3. 急性期后的治疗　一般休克得以纠正，常常并发不同程度的轻、中度贫血，对于失血性休克经初步抢救成功，不再有活动性出血，并发轻、中度贫血的患者，可应用thuEPO进行纠正贫血的治疗，并注意同时补充铁剂。

五、病程观察及处理

(一) 病情观察要点

大量失血的过程中患者有一定的临床及检查指标表现,这些表现随着病情的严重程度而变化,床边观察病情,是早期发现疾病的发生和了解治疗效果的重要手段,其中要特别重视休克的早期表现。

1. 症状体征　大量失血的早期,中枢神经兴奋性增强,患者表现为兴奋、烦躁不安、焦虑、恐惧等。此时神志清楚,而面容痛苦。随着失血的进行,外周血循环的进一步不足,各个组织包括脑组织供血不足,精神状态从兴奋转为抑制,表情淡漠、感觉迟钝甚至浅昏迷。失血性休克患者由于微循环灌注不足,轻度表现为肢体发凉,毛细血管充盈迟缓,病情继续恶化,皮肤黏膜由苍白转为紫绀,四肢厥冷,出汗,体温不升。患者一旦出现休克,周围静脉和四肢远端静脉就会出现充盈迟缓,血管壁弹性消失,触之有条索感,同时出现苍白口唇,指甲发绀。说明微循环血流不足或淤滞。四肢厥冷提示休克继续加重,若胸前或腹壁出现瘀血点时,则提示有 DIC 出现的可能。

2. 生命体征的监测　失血性休克患者,血压都有不同程度的下降。轻度休克时表现为收缩压正常,舒张压稍高,脉压缩小。中度休克时收缩压在 67.5mmHg 左右,脉压小,严重时血压测不到。休克早期,由于心脏的代偿作用,脉搏常表现为快、细,可达 100 次/min 或以上,晚期则表现为慢、细。休克早期呼吸频率及深度较平稳,晚期由于肺循环障碍、酸性代谢产物的影响,可出现肺瘀血、肺萎缩等,表现为进行性呼吸困难,呼吸深度和频率均有改变。体温一般多不升。应用监测仪持续监测患者血压、脉搏、血氧饱和度。如果患者出现面色苍白、四肢厥冷、血压低于正常值,说明循环血量不足,应加快输血及输液速度。如果患者心率加快,伴有寒战,血压高于正常值,应迅速减慢输血及输液速度,并注意观察病情的变化。密切观察并记录呼吸频率,有无呼吸困难,舌下坠或分泌物阻塞呼吸道。定时测量体温,如患者高热应给予降温,降温可采取物理降温和药物降温。如患者出现寒战,应采取保暖或用药等措施,以降低耗氧量。

3. 出入量(包括尿量)的监测　应给患者留置尿管并做记录,测尿比重,观察尿色,记录尿量,尿量可反映肾脏的血流情况,帮助了解脏器血循环情况,指导输液速度。尿量减少时需注意肾前性肾脏功能不全和肾性功能不全的鉴别,查尿比重可有所提示。观察尿色,酱油色尿可能提示溶血,血尿可能提示凝血机制障碍(如 DIC)或局部的出血。要详细记录胶体、晶体液各输入量。

(二) 疗效判断与处理

抢救有效指标的判断:经治疗后患者从烦躁转为平静,神志从淡漠、迟钝而能答话自如,皮肤黏膜由苍白转为红润,自感口渴减轻,肢体由凉变温,表浅静脉有充盈,血压回升,脉搏有力,尿量正常,说明抢救有成效。

六、预后评估

预后与病因、出血速度、抢救是否及时、患者的一般情况相关。

(焦长林)

第十五节 血红蛋白病

一、概述

血红蛋白病（hemoglobinopathy）是由于血红蛋白一级分子结构异常（异常血红蛋白病），或由于一种或一种以上珠蛋白肽链不能合成或合成不足，但缺失或不足的珠蛋白肽链一级分子结构正常（珠蛋白生成障碍性贫血，原称地中海贫血及海洋性贫血）所引起的一组遗传性血液病。临床可表现为溶血性贫血、高铁血红蛋白血症或因血红蛋白氧亲和力增高或减低而引起组织缺氧或代偿性红细胞增多所致发绀。

人类血红蛋白是一种结合蛋白，由珠蛋白和亚铁血红素组成，分子量64 400。人类与动物的血红蛋白，血红素相同，而珠蛋白不同；血红素由原卟啉与亚铁原子组成。每一个血红蛋白有两对珠蛋白肽链，一对是α链，包括α与ξ_2种肽链；由141个氨基酸残基构成，含较多组氨酸，其中$α_{87}$位（即F8）组氨酸与血红素铁的结合，在运氧中具有重要生理作用。另一对是非α链，有β、γ、δ及$ε_4$种肽链；ξ、ε、α与γ链，分别组成胚胎早期（妊娠3个月以内）血红蛋白、HbGowerl（$\xi_2ε_2$）、HbGower2（$α_2ε_2$）、HbPortland（$\xi_2γ_2$）。β链含146个氨基酸残基，β93半胱氨酸易被氧化产生混合二硫化物及其他硫醚类物质，可降低血红蛋白稳定性。δ链亦由146个氨基酸残基组成，仅10个氨基酸与β链不同。由于δ链中第22位丙氨酸置换了β22谷氨酸，第116位精氨酸换了β116组氨酸，因此δ链的正电荷大于β链，HbA_2（$α_2δ$）等电点升高，电泳时靠近负极。γ链虽由146个氨基酸组成，但与β链有39个氨基酸不同，且含有4个异亮氨酸，为α、β与δ链所阙如，因此可用分析异亮氨酸方法测定HbF（$α_2γ_2$）含量。初生时Gγ与Aγ的比例是3∶1，儿童和成人两者之比为2∶3。每一条肽链和一个血红素连接，构成一个血红蛋白单体，人类血红蛋白是由两对（4条）血红蛋白单体聚合而成的四聚体。人类血红蛋白中珠蛋白结构略有不同，但血红素相同。

血红蛋白的四级结构：由氨基酸顺序排列的肽链结构称为血红蛋白的一级结构。肽链中的氨基酸可分为亲水的极化氨基酸（其侧链为羧基、氨基），与非极化的氨基酸（其侧链是芳香族）。肽链中的各种氨基酸的侧链相互拉紧形成α螺旋，螺旋形节段间由短而非螺旋形节段相连。螺旋形节段从N端至C端分别以A-H表示（图6-1），α类肽链包含7个螺旋（无D螺旋），非α类肽链包含8个螺旋片段。非螺旋形节段用AB、CD等表示，称为血红蛋白二级结构。血红素的铁原子有6个配位键，第5个配位键结合在肽链F段第8位氨基酸上（即α链第87位或β链第92位组氨酸的咪唑基上），第6个配位键结合氧，并间接结合在肽链E段的第7位氨基酸上（即α链第58位或β链第63位组氨酸的咪唑基上）。肽链围绕血红素为中心，构成内外两层螺旋状蛇形盘曲的三维空间结构，称为三级结构（参见图6-1）。亲水氨基酸分布于外层，使血红蛋白能溶于水而不致沉淀；疏水氨基酸分布于内层，使水分子不能进入血红素腔内部，避免血红素的Fe^{2+}氧化为Fe^{3+}。四个血红蛋白单体（肽链三级结构加血红素），按一定的空间关系结合成四聚体，如HbA（或HbA_1，$α_2β_2$）、HbA_2（$α_2δ_2$）及HbF（$α_2γ_2$），称异质型四聚体；由两对同样的三级结构血红蛋白单体结合成的四聚体，如HbH（$β_4$）及HbBart（$γ_4$），称为同质型四聚体。以上所述四聚体为血红蛋白四级结构。通过 X 线衍射研究四聚体的空间结构关系，发现 $\alpha_1\beta_1$ 及 $\alpha_2\beta_2$ 的接触面较大，相互移动度较小，疏水，有利于血红蛋白分子构型的稳定性。$\alpha_1\beta_2$ 及 $\alpha_2\beta_1$ 接触面小而不牢固，移动度大，有利于血红蛋白对氧的正常摄取与释放。正常血红蛋白的氧亲和力影响因素较多，保持血红素铁在亚铁（Fe^{2+}）而非高铁（Fe^{3+}）状态十分主要；pH 较低时，血红蛋白的氧亲和力较低（Bohr 效应）；2,3-二磷酸甘油酸（2,3-DPG）通过与脱氧血红蛋白的相互作用使脱氧状态稳定；由于成人血红蛋白（HbA）对 2,3-DPG 亲和力高于 HbF，因此 HbF 的氧亲和力高于 HbA。综上所述，血红蛋白与分子的外表结构必需完整，带有负电荷；α、β链结合部位要固定，包围血红素腔的氨基酸顺序排列需完整，否则血红蛋白就不能维持分子结构稳定性及正常运氧生理功能，并易遭破坏。

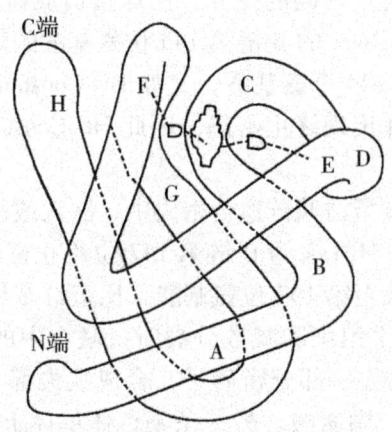

图 6-1 血红蛋白三级结构示意图
肽链 N~C 端折叠成 8 个螺旋节段（A~H），螺旋节段由非螺旋节段（AB~GH）相连，血红素位于中心与 F8E7 组氨酸相连，构成内外两层螺旋状蛇形盘曲的三维空间结构

正常人出生后有三种血红蛋白：①血红蛋白 A（HbA），由一对 α 链和一对 β 链组成（$\alpha_2\beta_2$），占正常成人及 6 岁以上儿童血红蛋白总量的 90% 以上。胚胎 2 个月时 HbA 即有少量出现，初生时占 10%~40%，出生 6 个月后即达成人水平。②血红蛋白 A_2（HbA_2），由一对 α 链和一对 δ 链组成（$\alpha_2\delta_2$）。自出生 6~12 个月起，占血红蛋白的 2%~3%。③胎儿血红蛋白（HbF），由一对 α 链和 γ 链组成（$\alpha_2\gamma_2$），初生时占体内血红蛋白的 70%~90%，以后渐减，至生后 6 个月，含量降至血红蛋白总量的 1% 左右。血红蛋白的不同肽链是由不同的遗传基因控制的，α 链基因位于第 16 号染色体短臂，β、δ、γ 链位于第 11 号染色体短臂，呈连锁关系。α 珠蛋白基因的缺失或缺陷，导致 α 珠蛋白链合成减少或缺乏，称为 α 珠蛋白生成障碍性贫血。β 珠蛋白基因缺陷，导致 β 珠蛋白链合成减少或缺乏，称为 β 珠蛋白生成障碍性贫血。珠蛋白基因突变而致肽链的单个或多个氨基酸替代或阙如，导致珠蛋白分子结构改变，称为异常血红蛋白。全世界范围内经结构分析证实的异常血红蛋白日益增多，但仅不到 1/3 的异常血红蛋白伴有临床症状。世界卫生组织估计，全球约有 1.5 亿人携带血红蛋白病基因，并已将血红蛋白病列为严重危害人类健康的 6 种常见疾病之一。异常血红蛋白病在我国以云南、贵州、广西、新疆等地发病率较高，近年已发现异常血红蛋白 67 种，包括 α 链（34 种）、β 链（26 种）、γ 链（4 种）等异常，其中 19 种为我国首见。珠蛋

白生成障碍性贫血多发于华南及西南地区。根据近10年来我国28个省市、自治区近100万人口的普查资料，异常血红蛋白病的发病率为0.33%，α珠蛋白生成障碍性贫血的发病率为2.64%，β珠蛋白生成障碍性贫血的发病率为0.66%。

(一) 分子遗传学

血红蛋白病的分子遗传学变化大致可归纳为以下数类：

1. 单个碱基替代　由于遗传密码中单个碱基替代，导致由该碱基决定的氨基酸发生相应的变化，形成肽链中单个氨基酸置换的异常血红蛋白，例如HbS、HbC等。目前发现的异常血红蛋白中，以本类型最多见，约占90%。

2. 终止密码的突变　因终止密码的变异，使珠蛋白肽链不在正常的位置终止，导致肽链延长或缩短，如HbMcKees Rock的B链第145位氨基酸的碱基由UAU变为UAA（终止密码），使β链提前结束，仅含144个氨基酸。又如Hb Constant Spring α链第142位终止密码TAA变为CAA，直至173位才出现终止密码，因此Hb ConstantSpring α链比正常α链多32个氨基酸。

3. 移码突变　如正常血红蛋白肽链遗传密码中，嵌入或缺失1~2个碱基，使正常三联密码子碱基成分发生改变，如HbTak为β链第147位终止密码UAA前插入AC，使UAA→Thr（苏氨酸），而致β链延长至第157位氨基酸，比正常β链多11个氨基酸。

4. 密码子缺失或插入　生殖细胞减数分裂时，联会中的染色体发生错配或不等交换，形成两种珠蛋白基因。一种失去一部分密码子，合成缺失部分氨基酸的肽链，如Hb Lyon，β链第17~18位缺失赖氨酸、缬氨酸。另一条染色体单体上却嵌入了相应密码子，合成插入部分氨基酸的肽链。α珠蛋白基因的缺失是α珠蛋白生成障碍性贫血最常见的原因。β珠蛋白基因和δ珠蛋白基因大片段缺失，可致遗传性胎儿血红蛋白持续存在综合征，或δβ珠蛋白生成障碍性贫血。

5. 融合基因　减数分裂时，不同珠蛋白基因之间发生不等交换，合成融合链的异常血红蛋白，如δ链和β链基因错误联合，产生不等交换，形成融合δβ（Hb Lepore）和βδ（Hb反Lepore）。

6. 启动子突变　启动子区有单个核苷酸被置换，使启动子功能降低。如包括β珠蛋白基因启动子在内的小片段缺失，可导致β珠蛋白生成障碍性贫血，表现为HbA_2显著升高，可能因主要的转录因子和基因座控制区（LCR）在β珠蛋白基因启动子缺失情况下与δ珠蛋白基因启动子相互协同作用所致。

7. 剪接突变　在天然剪接位点或内含子中的重要位点发生点突变会减少或抑制剪接加工，导致珠蛋白生成障碍性贫血。β珠蛋白基因第24~27位密码子突变易发生剪接位点激活，如β24位点GGT→GGA突变（均编码甘氨酸）不引起氨基酸替代，但可改变剪接过程，导致β珠蛋白生成障碍性贫血。

(二) 血红蛋白病的分子机制与溶血原理

血红蛋白病种类繁多，临床症状多样化，但归纳其结构变异所导致功能异常，大致分为以下数类：

1. 因分子内部氨基酸替代所产生的异常血红蛋白　血红蛋白分子内部为非极性氨基酸，如被不同理化性质的氨基酸替代，会影响分子的构型和稳定性。此类异常血红蛋白包括血红蛋白 M（HbM）、不稳定血红蛋白（UHb）和氧亲和力改变的血红蛋白。

(1) HbM：肽链中与血红素铁原子连接的组氨酸被酪氨酸所替代，最常见的是 E_7 或 F_8 的组氨酸为酪氨酸所替代，酪氨酸酚基上的氧与血红素的铁原子构成离子键，使铁原子呈稳定的高铁状态，影响血红蛋白的正常释氧功能，使组织供氧不足，出现发绀及红细胞增多。高铁血红素并易与珠蛋白链分离，使血红蛋白分子结构不稳定而发生溶血。

(2) UHb：肽链中与血红素紧密结合的氨基酸发生替代或缺失，影响肽链的立体结构或减弱与血红素的结合力，形成 UHb 分子。水易进入血红蛋白腔内，使亚铁血红素氧化为高铁血红素；β 链第 93 位半胱氨酸的硫氢基被氧化，产生硫化物，形成硫化血红蛋白，使珠蛋白链与血红素分离。游离珠蛋白链在 37℃ 即不稳定，四聚体易解离为单体，在红细胞内聚集沉淀，形成包涵体，使细胞膜僵硬，通过微循环时往往导致膜部分丧失，最终变为球形红细胞，在脾阻留而破坏。

2. 因分子外部氨基酸替代所产生的异常血红蛋白 种类很多，一般均对分子构型、功能和稳定性没有明显影响。HbE 是 β 链第 26 位谷氨酸被赖氨酸替代。因谷、赖两种氨基酸理化性质相同，其替代位置虽在 $α_1β_1$ 接触面上，但对血红蛋白分子的稳定性和功能影响不大。这类异常血红蛋白中少数可产生溶解度改变，如 HbS 和 HbC 均由于其分子外部形状或电荷改变，缺氧时溶解度降低；HbS 聚合为螺旋状体，扭曲成镰刀形纤维；而 HbC 聚合成一种副结晶；两者均使细胞膜变硬，难以通过微循环，丧失部分红细胞膜，形成球形红细胞，在脾窦内阻留溶破。

β 珠蛋白生成障碍性贫血患者，过剩的 α 肽链形成多聚体，引起红细胞膜损害，致使大量幼红细胞无效生成。α 珠蛋白生成障碍性贫血，过剩的 β 及 γ 链形成 HbH（$β_4$）或 Hb Barts（$γ_4$）。HbH 是一种不稳定血红蛋白，HbH 包涵体结合在红细胞膜上，使膜对阳离子通透性发生改变，钾盐与水逐渐从红细胞内渗透至细胞外。缺钾红细胞寿命缩短，易在单核-巨噬细胞系统被破坏，导致溶血。Hb Barts 对氧亲和力增高，造成组织缺氧。

(三) 诊断

本病分布因地区、民族而异，故应详细询问患者籍贯、民族，临床有无黄疸、贫血、肝脾大、生长发育迟缓或发绀、红细胞增多；家系中有无同样病史患者。实验室检查包括网织红细胞计数、血细胞比容、周围红细胞形态及红细胞脆性试验，了解有无低色素、小细胞性贫血。如上述检查提示有血红蛋白病可能，应对患者及其家系做下列有关实验室检查（表 6-3），进一步确诊。

表 6-3 血红蛋白病的实验室检查

实验项目	实验目的
红细胞包涵体检查	HbH、α 链聚合体
红细胞 Heinz 小体检查及生成试验	UHb
HbF 碱变性试验	HbF
HbF 酸洗脱法	HbF
还原型血红色蛋白溶解度试验	HbS
红细胞镰变试验	HbS
红细胞渗透脆性试验	珠蛋白生成障碍性贫血脆性↓

续 表

实验项目	实验目的
光吸收曲线	HbM、UHb
热不稳定试验	UHb
异丙醇试验	UHb
氧离解曲线沉淀	氧亲和力异常血红蛋白
纸上电泳	检出异常 Hb 类型
琼脂电泳	检出异常 Hb 类型
醋酸纤维薄膜电泳	HbA$_2$ 定量
淀粉凝胶电泳	确定异常 Hb 类型
淀粉板电泳	异常 Hb 分离
聚丙烯凝胶电泳	异常 Hb 分离
血红蛋白基因诊断	确定病变基因

我国较多大城市已建立先进的基因诊断技术，对血红蛋白病进行基因诊断和产前诊断：

1. 常用基因诊断方法　包括抽提全血、干纸片血、羊水细胞、绒毛细胞 DNA 做 DNA 点杂交，适用于诊断基因缺失的遗传病，如 α 珠蛋白生成障碍性贫血患者 α 珠蛋白基因不同程度的缺失。

2. 限制性内切酶酶谱法　适用于诊断基因突变改变了限制酶切点或 DNA 缺失而改变酶解片段大小长短的遗传病。

3. 限制性内切酶片段多态性分析（RFLP）　RFLP 按孟德尔方式遗传，如某种遗传病基因与特异的 RFLP 紧密相连，即可将这一多态片段作为"遗传标记"，通过 RFLP 连锁分析推测该家庭成员和胎儿是否携带遗传病基因，RFLP 连锁分析适用于诊断已有先证者的单基因遗传病。

4. 寡核苷酸杂交　是一种直接基因诊断技术，对于基因突变部位的碱基序列已查明的遗传病，均可以直接检测和鉴定其突变的基因。

5. 聚合酶链反应（PCR）DNA 体外扩增　此种高效 DNA 分析技术可以直接通过 PCR 产物的电泳分析技术进行基因诊断，适用于诊断基因缺失或部分 DNA 缺失所致的遗传病。RNA 诊断检测基因能否转录，转录物（mRNA）是否正常及转录效率的高低等。应用反转录-聚合酶链反应（RT-PCR），不仅解决了 RNA 的稳定性问题（通过反转录酶将 mRNA 转换成 DNA），且十分灵敏。经氨基酸或基因克隆测序，了解珠蛋白基因病变。

6. 对非缺失型突变基因　可结合限制酶切位点的改变，如与 RFLP 位点相连锁，则可用限制酶消化 PCR 扩增产物，直接电泳分析，不需应用基因探针进行分子杂交，大大简化实验操作，使基因诊断可在半天内完成。

（四）预防与治疗

在本病高发地区及患者家系中，做好婚前检查、遗传咨询及血红蛋白病筛查工作，宣传近亲结婚的危害性，劝阻双方均为本病基因携带者婚配；对高危家系应作产前诊断，早期发现重型胎儿，劝其终止妊娠。我国已应用 RFLP 连锁分析，间接检测 β 珠蛋白生成障碍性贫血基因，或应用人工合成的寡核苷酸探针进行杂交，直接检测突变基因。PCR 提高了本病产前诊断的灵敏性,并已应用于临床。治疗详见"二、珠蛋白生成障碍性贫血"中的"重型β珠蛋白生成障碍性贫血"。

二、珠蛋白生成障碍性贫血

原称海洋性贫血（thalassemia）或地中海贫血,是由于血红蛋白的珠蛋白链合成障碍或速率降低,血红蛋白产量减少所引起的一组遗传性溶血性贫血。珠蛋白生成障碍性贫血是一组遗传异质性疾病,按受抑制的肽链不同而区分为α、β、δ、δβ和γβ珠蛋白生成障碍性贫血等。临床有重要意义的主要为α及β珠蛋白生成障碍性贫血。αβ珠蛋白生成障碍性贫血的混合杂合子状态,由于受影响的珠蛋白链分别在α及β链,临床表现不严重。珠蛋白生成障碍性贫血也可与异常血红蛋白基因产生双重杂合子:①α珠蛋白生成障碍性贫血基因与血红蛋白Constant Spring基因双重杂合子,临床表现与HbH相似;②血红蛋白Lepore是α与β基因融合的产物,杂合子Hb Lepore与杂合子β珠蛋白生成障碍性贫血临床表现相似,而上述两种疾病的双重杂合子,或β珠蛋白生成障碍性贫血与HbE、HbS等异常血红蛋白基因杂合,由于均为β基因突变,临床表现与重型β珠蛋白生成障碍性贫血相似或稍轻。

遗传性胎儿血红蛋白持续存在（hereditary persistencefetal hemoglobin,HPFH）综合征患者生后不能将γ链的合成转变为β链的合成,而致红细胞内高浓度HbF持续存在,病因与β和δ基因的异常或缺失有关,如常见非洲型（亦称缺失型）有β珠蛋白基因的广泛DNA缺失（δ和β基因缺失,γ基因正常）。本病亦可见于印度和东南亚。非缺失型HPFH是由于γ与β基因在减数分裂时发生不对称交换,产生融合基因,γ基因转录调控区发生点突变,使γ链合成增多。此型除见于黑种人外,尚见于希腊人及英国人。缺失型HPFH纯合子患者血红蛋白100%均为HbF,无HbA、HbA_2。患者红细胞可呈低色素性、大小不均,无明显临床表现。缺失型HPFH杂合子患者血红蛋白中约20%~30%为HbF,HbA_2轻度减低,其余为HbA。患者无临床表现,非缺失型HPFH纯合子患者血红蛋白中20%为HbF,杂合子患者血红蛋白的10%~20%为HbF。HbA_2轻度减少或正常、血象正常,上述各型HPFH纯、杂合子均不需特殊治疗。

综上所述,凡属珠蛋白链合成障碍,临床表现与各种典型珠蛋白生成障碍性贫血相似的病态,均可称为珠蛋白生成障碍性贫血综合征。

本病在各地区各民族中发病情况差别甚大。β珠蛋白生成障碍性贫血较广泛存在于全世界各地和多种民族,以地中海区域、中东、南亚、东南亚等地区多见。α珠蛋白生成障碍性贫血分布不如前者广泛,最多见于东南亚。东南亚部分地区,人群中有40%以上携带1种或1种以上珠蛋白生成障碍性贫血基因。如各型α或β珠蛋白生成障碍性贫血,血红蛋白E及血红蛋白CS等,引起各种复杂的珠蛋白生成障碍性贫血综合征。近年报道在中东、地中海、非洲某些地区与美国黑种人中α珠蛋白生成障碍性贫血亦不少见。国内珠蛋白生成障碍性贫血最多见于广东、广西、四川、贵州等地,其次是长江以南各省市。

(一) α珠蛋白生成障碍性贫血

本病原称α海洋性贫血（α-thalassemia）亦称α地中海贫血,因α珠蛋白链合成部分或完全受抑制而引起。控制α链合成的基因位于第16号染色体,每条16号染色体有2个α基因,如2个基因均缺失,α链合成完全抑制,以$α^0$表示;如每条16号染色体上仅缺失一

个 α 基因，则 α 链合成部分受抑制，以 α$^+$ 表示；另一种因 α 链终止密码突变而产生的异常血红蛋白（HbConstant Spring，HbCS）常见于东南亚，泰国人中 4% 为 HbCS 基因携带者，其 α 链合成能力亦明显降低；临床表现与 α$^+$ 珠蛋白生成障碍性贫血相似。由上述三种基因相互作用构成各种类型的 α 珠蛋白生成障碍性贫血的临床类型及分子遗传基础分列于表6-4。各类 α 珠蛋白生成障碍性贫血以血红蛋白 H 病（HbH 病）及血红蛋白 Bart's 胎儿水肿综合征具重要临床意义。

表6-4 α 珠蛋白生成障碍性贫血的主要临床类型与遗传基础

类型	临床表现	分子遗传基础
静止型 α$^+$ 特征（α$^-$/αα）	无症状；出生时 Hb Bart's 0~2%，以后正常；α/β 合成比例约 0.8	α$^+$ 杂合子，2 个连锁的 α 基因中缺失 1 个，αmRNA 减少
标准型（α^0 特征）（α$^-$/α^1）或（-/αα）	无症状；出生时 Hb Bart's 5%~10%，以后正常；α/β 合成比例约 0.6	α$^+$ 纯合子，或 α^0 缺失 2 个连锁的 α 基因，αmRNA 明显减少
HbH 病（-/α$^-$）	慢性贫血；出生时 Hb Bart's 5%~25%，以后微量；HbH 出生时少量，以后 5%~30%；α/β 合成比例约 0.4	α^0 与 α$^+$（或 HbCS）杂合子，缺失 3 个 α 基因，αmRNA 显著减少
Hb Bart's 胎儿水肿综合征（-/-）	妊娠晚期死胎；Hb Bart's 近 100%	α^0 纯合子，缺失 4 个 α 基因，αmRNA 阙如

东方人 α^0 基因单倍型及 α$^+$ 基因单倍型相对常见，故 HbH 病、胎儿水肿综合征较常见。黑种人常有 α$^+$ 基因单倍型，很少有 α^0 基因单倍型，因而 HbH 病少见，胎儿水肿综合征则未见报道。

1. 胎儿水肿综合征（hydrops fetalis syndrome） 本病为 α^0 基因纯合子，即第 16 对染色体上共缺失 4 个 α 基因，属 α 珠蛋白生成障碍性贫血中最严重类型。α 链完全阙如，不能合成 HbA，多余的 γ 链聚合成 Hb Bart's（γ$_4$）。Hb Bart's 对氧亲和力高，结构不稳定，红细胞寿命短，发生溶血性贫血，致使组织严重缺氧。约半数怀有这种胎儿的母亲孕期并发妊娠高血压，胎儿多在妊娠 30~40 周死亡。临床表现有全身水肿、苍白、贫血、腹水、肝脾明显肿大。血红蛋白约 30~100g/L，外周血靶形红细胞多见，幼红细胞及网织红细胞增多。血红蛋白电泳分析：Hb Bart's 占 80%~100%，可有少量 HbH 及 Hb portland。HbA、HbA$_2$ 及 HbF 均阙如。患儿父母为 α^0 特征，常有红细胞形态异常及渗透性减低。家庭成员中可能有 HbH 病患者。

2. 血红蛋白 H 病（hemoglobin H disease） 本病多见于东南亚，亦见于中东及地中海沿岸。我国以南方各地，尤以广东、广西多见。为 α^0 和 α$^+$ 或 HbCS 基因双重杂合子。α 链合成减少，β 链相对过剩，聚合成 HbH（β$_4$）。HbH 对氧亲和力较高，失去正常运氧功能，而且是一种不稳定的血红蛋白，含有较多的 -SH 基，红细胞氧化后使 β$_4$ 解离成游离的 β 链，在红细胞内沉淀，并附着于膜上，形成 HbH 包涵体，使红细胞膜受损，并易在脾内破坏。红细胞寿命为正常人的 1/3。本病临床表现差异较大，起病年龄 6 个月~50 岁不等，约半数在 20 岁以后起病。患者出生时健康，贫血轻度，Hb Barts 约占 5%~25%，并有少量 HbH。生后 Hb Bart's 减少，HbH 渐增多（5%~40%）。HbA、HbA$_2$ 及 HbF 减少。部分患者可出现少量 HbCS，临床表现有轻至中度贫血，约 2/3 的患者肝脾大，伴发感染后常发生严重贫血、黄疸，需输血、补液及适当抗感染治疗。服用氧化剂药物或妊娠时溶血可明显加重。血红蛋白70~80g/L左右，严重时低至30g/L以下。贫血呈低色素、小细胞性。靶形红细胞多见。煌焦油孵育后红细胞内可见HbH包涵体。切脾后患者红细胞内易见亚甲蓝阳性HbH包涵体。HbH在pH8.6或8.8电泳时，向阳极方向移动，泳速快于HbA；在pH6.5电泳时，仍向阳极方向移动。患者父母之一方为α^0特征，另一方为α^+特征。

近年来研究认为非缺失型HbH病（$\alpha\alpha^T/-$）属重型珠蛋白生成障碍性贫血，其临床表现、血液学改变及α珠蛋白合成障碍程度均较缺失型HbH病（$-/\alpha^-$）严重。迄今发现的非缺失型α珠蛋白生成障碍性贫血基因突变类型有16种，我国目前已知的非缺失型α基因突变类型仅HbCS和CD_{125}两种，但非缺失型HbH在我国发病率较高，约占HbH病的50%。

诊断根据临床表现、实验室检查和家系调查分析。本病应与缺铁性贫血、β珠蛋白生成障碍性贫血鉴别。本病铁储备正常或增多。铁负荷不如重型β珠蛋白生成障碍性贫血严重，不需铁螯合剂治疗。HbH患者较易发生缺铁，如合并缺铁时，HbH可消失；缺铁纠正后，HbH又出现。β珠蛋白生成障碍性贫血多伴HbF或HbA_2增高，而本病则HbF、HbA_2常减低（约1%~2%），并可检出Hb Bart's及HbH异常泳带，HbH包涵体阳性。急性溶血时应与G6PD缺陷鉴别，后者急性溶血时伴有血红蛋白尿，一般无脾大，红细胞无珠蛋白生成障碍性贫血特征表现。获得性HbH偶见于白血病患者，应予鉴别。预防和治疗可参照β珠蛋白生成障碍性贫血。轻型α珠蛋白生成障碍性贫血不需治疗。HbH病因骨髓内溶血较轻，脾切除效果较重型β珠蛋白生成障碍性贫血为佳。

（二）β珠蛋白生成障碍性贫血

本病原称β海洋性贫血（β-thalassemia），亦称β地中海贫血，是指β链合成部分受抑（β^+基因）或完全抑制（β^0基因）而引起的一组血红蛋白病。其分子缺陷主要为β珠蛋白基因的点突变，全球已报道200余种β珠蛋白点突变，我国人群发现30种，其中6种在我国各民族中分布频率较高，如CD41-42（TCTT），IVS-2-654（C→T），CD17（A→T），-28（A→G），CD71-72（+A）及HbE（p26谷→赖）。如β、δ链合成同时受抑制（$\delta\beta^0$及$\delta\beta^+$基因）则称为δβ珠蛋白生成障碍性贫血。血红蛋白Lepore的异常珠蛋白链由部分δ链和部分β链连接而成。由于δ和β链合成均显著降低，临床表现与δβ珠蛋白生成障碍性贫血相似。如11号染色体短臂包括ε、γ、δ和β基因簇在内的大片段基因缺失，可致εγδβ珠蛋白生成障碍性贫血，现仅报道杂合子病例，患者出生后可有新生儿溶血，成人期表现与杂合子β珠蛋白生成障碍性贫血相似。东南亚地区HbE发生频率高于β珠蛋白生成障碍性贫血，因此β珠蛋白生成障碍性贫血/HbE病比纯合型β珠蛋白生成障碍性贫血更多见。上述各种β珠蛋白生成障碍性贫血的不同遗传状态，临床表现轻重不一，可分为下列三种类型。

1. 重型β珠蛋白生成障碍性贫血（β-thalassemia major） 亦称Cooley贫血，患儿出生时正常，生后半年起逐渐苍白，重度贫血，黄疸，肝脾大。生长发育迟缓、矮小、肌张力松弛、常有发热及消化不良。因长期骨髓增生，骨质疏松，骨骼生长畸形，并可引起病理骨折。颅骨增厚，额部隆起，鼻梁凹陷，二眼距增宽，呈特殊面容。X线检查见颅骨板障增宽，皮质变薄，骨小梁条纹清晰，似短发直立状；由于髓外造血灶，可压迫脊髓，产生相应神经症状。

血红蛋白常低于60g/L，呈低色素小细胞性贫血，靶形红细胞占10%~35%，网织红细胞占 2%~15%。切脾后周围血涂片中可见幼红细胞及泪滴形红细胞。骨髓和血液与甲紫或煌焦油孵育后，幼红细胞、红细胞内可见 α 珠蛋白链包涵物。骨髓红系极度增生，细胞外铁与细胞内铁粒增多。血红蛋白分析示 HbF 30%~90%，甚至可高达 100%。HbA 多低于 40%，或仅为 0，红细胞渗透脆性明显减低。

如无适当输血治疗，患者往往于婴幼儿期死亡。患者一般为 β^+、β^0 基因纯合子。由于 β 珠蛋白基因突变，βmRNA 缺乏或转录及翻译缺陷，导致 β 肽链减少或阙如。正常人 α/β 链合成比例为 1:1，本病患者为 5~(15:1)，α 链相对增多。未结合的 α 链自聚成不稳定的 α 链聚合体（α_2、α_3、α_4），在幼红和红细胞内沉淀而形成包涵体，引起膜的损害，影响幼红细胞成熟，导致大量红细胞无效生成并在脾内破坏。^{51}Cr 标记红细胞半衰期最短者仅 9 天。β 链合成抑制引起 γ 链代偿合成，使 HbF 增高。HbF 的氧亲和力高，使组织缺氧加重。骨髓红系增生超过正常的 20~40 倍，引起骨髓腔扩张，骨骼畸形。大量幼红细胞的转换，引起代谢亢进、高尿酸血症和叶酸缺乏。由于红细胞对铁利用不佳，溶血及反复输血又增加铁负荷。体内含铁血黄素沉积引起心、肝、肾等重要脏器功能损害。

诊断根据典型病史，临床表现尤以特殊面容、骨骼 X 线表现、重度低色素小细胞性溶血性贫血及 HbF 增多等。患者亲生父母应为轻型 β 珠蛋白生成障碍性贫血患者。用核素法测定红细胞 α、β 链合成比例，有助诊断；并有助于 β^0 与 β^+ 基因型的鉴别。Hb Lepore 纯合子临床亦表现为重型珠蛋白生成障碍性贫血，血红蛋白电泳 HbF 约 75%，Hb Lepore 约 25%，HbA 及 HbA_2 阙如；其父母表现为轻型珠蛋白生成障碍性贫血，HbF 升高，Hb Lepore 5%~15%。

治疗：①一般治疗：防治感染，禁用氧化剂药物，补充叶酸，贫血加重时应予输血，多数重型患者需出生后早期定期输血治疗。输血指征为血红蛋白经常低于 70g/L，生长发育落后，骨骼、面型改变或病理骨折等。一般均主张高量输血，维持血红蛋白 100g/L 左右。高量输血仅在疗程开始时较"低量输血"增加 30% 血量，因"低量输血"患者，脾大明显，输入红细胞破坏增多，且因贫血时食物中铁吸收量高，故体内铁储积量并不低于高量输血者。②脾切除：对输血需求量不断增高，有明显脾功能亢进，铁储存增高患者，应予脾切除。为预防脾切除后暴发性感染，应尽量避免 5 岁前切脾；脾切除前 2 周接种肺炎链球菌疫苗，术后 3~5 年复种 1 次，<2 岁儿童对上述多糖疫苗反应差，如 2 岁前曾接种，应于 2 岁时复种。对小于 5 岁儿童脾切除者应预防性应用抗生素（如口服青霉素等）。对脾切除患者及其家属进行健康教育，患者如有发热应及时就医。③去铁治疗：反复输血，血清铁蛋白 (SF) >1 000μg/L 患者，应给予铁螯合剂治疗，如去铁胺 (deferoxamine, DFO)，儿童每次 20~40mg/kg，成人每次 50mg/kg，每周 5~6 次晚间进行 8~12 小时皮下滴注或溶于 2~4ml 注射用水内肌注，同时服用维生素 C，每日 2~3mg/kg，促进铁排出；对严重铁过载患者（SF>2 500μg/L 和严重心律不齐，心功能不全），每日 DFO 50mg/kg，持续静脉滴注。去铁酮 (deferiprone, DFP)，每日 50~100mg，分 3 次口服，不良反应主要为中性粒细胞减少，发生率<1%。DFO 与 DFP 联合治疗：DFP 80~110mg/(kg·d)，白天用，DFO 40~60mg/(kg·d)，晚间用，每周至少 3 次。地拉罗司 (deferasirox, DFS)，每日 20~30mg/kg，1 次口服，耐受性好，毒副作用少。④对患者心、肝、肾及各种内分泌障碍，如心包炎、心律不齐、心力衰竭，肝肾功能异常，性腺、甲状腺功能减退，糖代谢异常，骨质疏松，胆石症，慢性下肢溃疡感染等均应对症处理。⑤造血干细胞移植：近年报道对重型患者

早期（<16岁，无体内铁贮存过多并发症）进行异基因骨髓移植。80%以上患者获无病生存，国内已有同胞脐血移植治疗成功报道。⑥药物调控珠蛋白基因，诱导 HbF 合成增加（如羟基脲、苯丁酸钠）已临床试用于珠蛋白生成障碍性贫血及镰状细胞贫血，并已应用于临床，如羟基脲每日 25~50μg/kg，每疗程 5~7 天。

2. 中间型 β 珠蛋白生成障碍性贫血（β-thalassemia in-termedia）　本组患者临床表现贫血程度略轻于重型珠蛋白生成障碍性贫血，一般不需经常输血，血红蛋白可维持在 60~70g/L 以上。患者贫血、黄疸程度不一，脾轻至中度肿大，少数病例有轻度骨骼改变，性发育迟，但性功能仍能成熟。患者常可生存至成年，甚至老年。本组患者包含多种不同遗传基础的血红蛋白病，如症状较轻的纯合子 β 珠蛋白生成障碍性贫血，贫血与脾大明显的杂合子 β 珠蛋白生成障碍性贫血，β 和 δβ 珠蛋白生成障碍性贫血，β 和 α 珠蛋白生成障碍性贫血的双重杂合子，或 β 珠蛋白生成障碍性贫血与 HbE、S、C、Lepore 等异常血红蛋白的双重杂合子。

根据临床表现，详细家系调查及实验室检查可与其他血红蛋白病鉴别。δβ 珠蛋白生成障碍性贫血纯合子的临床表现为中间型珠蛋白生成障碍性贫血，电泳检查 HbA、HbA_2 阙如，HbF100%，父母均为轻型珠蛋白生成障碍性贫血（HbF 5%~20%，HbA_2 正常）；HbE 复合珠蛋白生成障碍性贫血患者，血红蛋白成分分析呈 HbE + HbF 或 HbE + HbF + HbA_2 等实验室检查特点。治疗与防治同重型患者。

3. 轻型 β 珠蛋白生成障碍性贫血　父母中至少有一人患同样疾病。临床可无症状或仅轻度贫血，偶有轻度脾大。血片中可见少量靶形红细胞。红细胞较小，血红蛋白含量较低。红细胞渗透脆性减低，本病特征性表现为 HbA_2 升高，约 90% 以上患者 HbA_2 4%~8%（正常 HbA_2 2%~3%）。由于临床无明显症状，多在普查时发现。本病需与 HbH、δβ 珠蛋白生成障碍性贫血及 Hb Lepore 杂合子等鉴别。并需与缺铁性贫血鉴别，后者 HbA_2 正常，骨髓可染铁、血清铁及血清铁蛋白均减低，铁剂治疗有效。轻型患者无症状者不需治疗，但应预防感染。如合并感染或妊娠，贫血加重，应加服叶酸。少数有脾功能亢进者，亦可考虑脾切除。

三、不稳定血红蛋白病

不稳定血红蛋白病（unstable hemoglobinopathy, UHb）是由于 α 或 β 珠蛋白肽链与血红素的紧密结合的氨基酸发生替代或缺失，损害肽链的立体结构或减弱与血红素的结合力，形成分子结构不稳定的异常血红蛋白。这类 UHb 易受氧化而丢失血红素，在红细胞内聚集沉淀形成变性珠蛋白小体（Heinz 小体），使红细胞膜变僵硬，易被脾破坏，导致溶血性贫血。以往曾称为先天性变性珠蛋白小体贫血。本病属常染色体显性遗传，但不少患者无家族史。迄今已发现 200 种以上不稳定血红蛋白，种类虽多但总发病率较低。绝大多数是由 β 链变异引起。

各种不稳定血红蛋白的临床表现轻重不一，按其贫血程度可分为四组：①重度溶血性贫血：常为 β 链氨基酸替代或缺失引起，1 岁以内起病，表现为慢性溶血性贫血，血红蛋白 40~80g/L，网织红细胞 20%~75%，切脾不能改善贫血；②中度溶血性贫血：儿童或青春期起病，脾大，发作性黄疸，血红蛋白 60~100g/L，切脾可使贫血减轻或消失；③轻度贫血或无贫血：网织红细胞轻度增高，感染及服用氧化剂药物均可引起溶血急性发作，甚至发生溶血危象，较常见的不稳定血红蛋白病如 Hb Zurich、Hb Kohn 属此组；④无贫血及任何临床表现，但实验室检查可有不稳定血红蛋白检出。多数患者在溶血发作时尿液呈深褐色或黑色，为血红素与珠蛋白肽链解离后产生的二吡咯色素尿。同时伴有高铁血红蛋白血症的患者可出现发绀。脾切除或急性溶血期患者红细胞内可见变性珠蛋白小体，用甲紫或煌焦油蓝染色后即可显示，呈单个球形蓝染色。G6PD 缺乏患者本试验也可阳性。未切除脾及非急性溶血期患者，变性珠蛋白小体生成试验高于正常（新鲜血加入乙酰苯肼37℃温育2～4小时后，可诱发红细胞内生成变性珠蛋白小体）。热变性试验（新鲜溶血液，加热50℃2小时后，如沉淀血红蛋白＞5%，提示 UHb 存在）及异丙醇试验（新鲜溶血液加入异丙醇37℃ 10～15分钟，UHb 可产生绒毛状沉淀）是诊断本病简便、敏感并具有一定特异性的试验。血红蛋白电泳对不稳定血红蛋白检出率不高，仅 Hb Kohn、HbSydney、Hb Zurich 等少数不稳定血红蛋白可与 HbA 分开而被检出。UHb 氧离解曲线异常伴有发绀症状者，溶血液经37℃温育后高铁血红蛋白可达20%～30%。本病应与 G6PD 缺陷及其他血红蛋白病鉴别。对本病患者应注意防止感染和避免服用磺胺类及其他氧化型药物。急性溶血时应积极对症治疗。妊娠期贫血可加重。脾切除可使红细胞寿命延长，溶血减轻，对中度贫血患者效果较好，但对重型患者可能无效。

四、高铁血红蛋白血症及硫血红蛋白血症

正常人血红蛋白含二价铁（Fe^{2+}），与氧结合为氧化血红蛋白，如血红蛋白中 Fe^{2+} 被氧化为三价铁（Fe^{3+}）时，称为高铁血红蛋白（Met Hb），Met Hb 氧亲和力高，使氧不能释放到组织，体内 Met Hb＞10% 时，称高铁血红蛋白血症（methemoglobinemia）。

（一）获得性高铁血红蛋白血症（acquired methemoglo–binemia）

由于药物或化学物质（如硝酸盐和含硝酸盐化合物、苯胺、磺胺等）引起血红素铁氧化；临床症状严重度取决于 Met Hb 含量、发病速度及患者心、肺和造血系统对缺氧的代偿能力。Met Hb＞15% 时，常有脑缺血症状；达40% 时可产生心悸、乏力、呼吸困难等缺氧表现；＞60% 时可出现虚脱、出汗、昏迷甚至死亡。慢性型多表现发绀，缺乏全身症状。不能用心、肺疾病解释的发绀，且吸氧无效者，应考虑本病。患者血液加入几滴10% 氰化钾后，产生鲜红色氰化高铁血红蛋白，可与硫化血红蛋白及其他 Met Hb 鉴别。分光光度计检测，630nm 处有一深色特殊吸光带，加数滴5% 氰化钾后即消失。轻症患者（Met Hb 20%～30%）不需特殊处理，停服有关药物或脱离化学物质接触24～72小时后，Met Hb 自行降至正常，如 Met Hb＞40%，应给亚甲蓝1～2mg/kg，加入25% 葡萄糖液20～30ml 缓慢静注，如青紫未退可重复治疗，维持治疗可口服亚甲蓝（60mg，3～4次/日）或维生素 C（300～600mg/d）。

（二）先天性高铁血红蛋白血症（congenital methemo–globinemia）

遗传性细胞色素 bs 还原酶（bs R）缺乏（酶活力＜20%）使 Met Hb 还原能力减低，AR 遗传，纯合子酶活力极低，血 Met Hb 可达50%～60%，患者生后即有发绀，但寿命正常。本病分单纯红细胞型及全身型（占10%～15%），前者血中 Met Hb 8%～40%，静脉血呈巧克力色。后者除高铁血红蛋白血症外，尚伴智力低下及中枢神经症状，多数夭折。治疗：维生素 C 300～600mg/d，分次口服，亚甲蓝静注可暂时纠正高铁血红蛋白血症，但不

宜长期应用。

（三）血红蛋白 M 病（hemoglobin M disease）

珠蛋白基因突变，如血红素邻近的氨基酸被酪氨酸替代，使铁稳定在三价状态，已知多种 HbM 如 HbM - Boston、Iwate、Sakaton 等均可引起高铁血红蛋白血症，HbM 在 450～750nm 处有特殊吸收光谱，本病患者用亚甲蓝及维生素 C 治疗无效。

红细胞内存在抗氧化系统：①NADH - 细胞色素 b5 还原酶，通过 NADH 将电子传递给细胞色素 b5（氧化型）- 细胞色素 b5（还原型），使 Met Hb 还原为 Hb，此途径占红细胞还原能力的 69%。②NADPH 还原酶：利用 NADPH 使 Met Hb 还原为 Hb，以亚甲蓝作为电子传递物，占还原能力的 5%。③非酶还原物：如维生素 C 等，占 16%。

（四）硫血红蛋白血症（sulfhemoglobinemia）

正常人血红蛋白中硫血红蛋白约占 0～2%，高于正常为硫血红蛋白血症，常伴发于高铁血红蛋白血症，接触硝基甲苯、乙酰苯胺、农用杀虫剂代森锌等，均可引起本病，硫血红蛋白形成后不能逆转，含硫血红蛋白红细胞寿命及渗透性均正常，临床表现主要为缺氧发绀，与高铁血红蛋白血症不易区分，亚甲蓝及维生素 C 治疗无效。

五、血红蛋白 S 病

血红蛋白 S 病（hemoglobin S disease）亦称镰状细胞病（sickle cell disease）。血红蛋白 S（HbS）是 β 珠蛋白链第 6 位谷氨酸被缬氨酸替代所致的异常血红蛋白（$\alpha_2\beta_2$ 6 谷→缬）。由于分子表面电荷改变，在氧张力和 pH 减低时，高浓度的脱氧 HbS 发生分子间的相互作用，在红细胞内聚合成液晶，其溶解度比氧合 HbS 低 5 倍。脱氧 HbS 分子连接呈细丝状多聚体，细丝缠成中空螺旋形细长条，使红细胞由正常双凹盘状变形如镰刀状（镰变）。镰变红细胞膜僵硬，无法通过微循环，而引起局部缺氧。血黏稠度增加，小血管淤滞栓塞。当血红蛋白与氧结合时，分子间的相互作用消失，红细胞镰状化可迅速恢复正常。如红细胞膜明显受损，红细胞失钾失水，可导致镰状细胞不可逆，引起微血管阻塞范围扩大成为大面积梗死，酸中毒或红细胞内 2，3 - 二磷酸甘油酸增高，红细胞氧亲和力降低，增加脱氧血红素形成，进一步加重红细胞镰变。上述引起红细胞镰变的多聚体的形成和稳定均需 β 珠蛋白链的参与。HbA 含 β 链易参与 HbS 多聚体的形成。HbF 不含 β 链，可抑制 HbS 的多聚体化，故不含 HbF 的红细胞易镰变。肾髓质的高渗环境中能引起局部红细胞镰变及肾乳头梗死形成。本病主要见于非洲与美洲黑种人，前者 HbS 杂合子约占 20%，美洲黑种人移民中约占 8%～10%。我国已有报道，患者亲代系非洲黑种人。

血红蛋白 S 病可分下列三种主要类型。

（一）HbS 纯合子（镰状细胞病）

患者红细胞内 HbS 浓度高，对氧亲和力显著减低，氧解离曲线右移，加速氧的释放，使患者能耐受严重缺氧。同时也因氧亲和力低而促进脱氧血红蛋白生成。患者红细胞内氧浓度即使在生理性变化范围内，也可发生镰变。患者生后 3～4 个月，当 HbF 被 HbS 替代时，即开始出现症状和体征：如苍白、黄疸、肝脾大、发育较差。由镰状红细胞阻塞微循环而产生的症状可遍及全身，引起脏器功能障碍，表现为腹痛、气急、肾区痛、血尿。发作性剧烈腹痛常被误诊为急腹症。此外尚有手、足、关节骨骼肿痛及下肢溃疡等。患者躯干短小、四肢细长，性成熟延迟。可因造血旺盛而发生叶酸缺乏性贫血，也可因再生障碍危象（特别是微小病毒 B19 感染引起的红系造血抑制）而使贫血突然加重，并发感染而致早年死亡。血红蛋白在 50～100g/L 之间。重亚硫酸钠镰变试验可见大量镰状红细胞生成。红细胞平均寿命约 10～15 天，红细胞内 HbF 含量较低者寿命较短，易成为不可逆镰状红细胞。血红蛋白溶解度试验降低。血红蛋白碱性条件下电泳，HbS 位于 HbA 与 HbA_2 间；酸性电泳时，HbS 位于 HbA 的阳极端。纯合子 HbS 在 80% 以上，HbF 2%～20%，HbA_2 正常，HbA 阙如。

（二）HbS 杂合子（镰状细胞特征）

患者为 HbS 与 HbA 基因杂合子，从双亲分别继承了一个正常 β 基因及一个异常 β 基因（$β^{6谷\to缬}$）。患者一般无临床症状，血象可正常，但在缺氧状态时（如全身麻醉、高空作业、严重肺部疾病等），红细胞可发生镰变，出现脾、肾梗死症状，表现为左上腹疼痛，无痛性血尿等。血红蛋白电泳：HbA 约 60%，HbS 约 35%，HbA_2 正常。患者常同时伴有叶酸缺乏。伴缺铁时 HbS 比例减少。患者寿命一般不受影响。

（三）HbS 与 β 珠蛋白生成障碍性贫血

杂合子 HbS 与 $β^+$ 或 $β^0$ 基因双杂合子，如患者为 $β^{6谷\to缬}$ 与 $β^0$ 基因杂合子，则临床表现类似 HbS 纯合子。由于无正常 β 链生成，血红蛋白电泳：无 HbA、HbS 浓度较高，HbA_2 轻度增多，HbF 5%～10%。常在幼年起病，伴严重溶血性贫血，血管梗死，常早年死亡。

本组疾病尚无特殊治疗，可补充叶酸，积极预防感染和缺氧。溶血发作时应供氧及补液。发生梗死危象时，除上述治疗外，尚可使用血管扩张药（如罂粟碱）及抗凝剂（如双香豆素）。再障危象、进行性器官损害、外科手术时应予输血或部分换血，对防止病情恶化效果较好。国外已报道，对镰状细胞病患者试行异基因骨髓移植，取得疗效。在本病多发人群及地区，应进行 HbS 普查，开展遗传咨询，劝阻杂合子婚配。对高危家系孕妇，应作好产前诊断，提倡优生优育。

六、血红蛋白 C 病

血红蛋白 C（HbC，$α_2^A β^{6谷\to赖}$）多见于非洲黑种人。西非加纳等发病率可达 14%～28%。美国黑种人中 HbC 杂合子亦可达 2%～3%，我国尚无报道。HbC 的氧亲和力较低，氧合 HbC 或含 HbC 红细胞在高渗介质中时，HbC 易形成细胞内结晶。故含 HbC 的红细胞较正常红细胞僵硬，易在循环血液中丢失部分细胞膜而形成小球形细胞。本病可分为以下三型。

（一）血红蛋白 C 病（hemoglobin C disease）

即 HbC 纯合子。患者从父母各继承一个异常 β 基因（$β^{6谷\to赖}$），临床表现轻度溶血性贫血，常伴脾大、胆石症，血片中见靶形及小球形红细胞增多，偶可见红细胞内有长形结晶。如以洗涤过的患者红细胞加 3% 的枸橼酸液，置室温数小时后检查可见上述红细胞内结晶增多。血红蛋白电泳：HbC 可高达 90% 以上，HbA 阙如，HbF 增多。本病尚无根治疗法，切脾疗效不明显。患者寿命一般不受影响，应注意防治感染，补充叶酸，对症治疗。

（二）HbC 特征

即 HbC 与 HbA 杂合子。患者无临床表现，血象正常，可见靶形红细胞。血红蛋白电泳：HbC 约 40%，HbA_2、HbF 正常，余为 HbA。本病不需治疗。

（三）镰状红细胞血红蛋白

C 病即 HbC 与 HbS 杂合子。患者症状介于纯合子 HbS 与杂合子 HbS 患者之间，常于儿童青春期出现轻中度溶血性贫血，脾大，可发生视网膜病变、血尿。妊娠期易有并发症。治疗原则参照上文"五、血红蛋白 S 病"。

七、血红蛋白 D 病

血红蛋白 D 病（hemoglobin D disease，HbD）不是一种单一的异常血红蛋白，其特点是在碱性 pH 电泳时位置与 HbS 相同，而在 pH 6.2 琼脂电泳时与 HbS 分离。元溶解度异常，镰变试验阴性。现已发现有几种 β 或 α 链氨基酸顺序不同的 HbD，最多见的是 HbD Punjab（或 HbD-Lo-sAngeles，$\alpha_2^A\beta_2^{121谷\to 谷胺}$）。纯合子 HbD-Punjab 无症状，或仅轻度贫血，无脾大，血片中有较多靶形红细胞。杂合子多无症状。主要见于印度、巴基斯坦和伊朗。我国内蒙、新疆、青海、河北及河南等省区有少数病例散发。经肽链分子杂交，证明为 β 链异常者，称为 HbDβ 包头，HbDβ 乌兰花；α 链异常者称为 HbDα 内蒙古，均为 HbD 杂合子，无贫血及其他症状。纯合子极罕见，其 HbD 可达 95% 左右，杂合子 HbD 约 35%~50%。在 pH 6.25 琼脂电泳中，HbD 与 HbA 泳速相同，可与 HbS 相区别。

八、血红蛋白 E 病

血红蛋白 E（HbE $\alpha_2^A\beta_2^{26谷\to 赖}$）其氨基酸替代位置虽在 $\alpha_1\beta_1$ 接触面上，但因谷氨酸和赖氨酸理化性质相似，对血红蛋白分子的稳定性和功能影响不大。血红蛋白 E 病（he-moglobin E disease）属常染色体不完全显性遗传，多见于东南亚；也为我国各族人民中较常见的异常血红蛋白，遍布南北 16 个省区，以广西壮族自治区及广东、云南省多见。HbE 纯合子伴有轻度溶血性贫血，呈小细胞、低色素性。靶形红细胞可达 25%~75%。感染时贫血加重。患者发育正常，无脾大。血红蛋白电泳：HbE 高达 90% 以上；在碱性 pH 电泳时，HbE 与 HbA_2 泳速相同，但 HbE 浓度高，HbA_2 即使在病理情况下，亦罕有高于 10% 者，以此可资鉴别；HbF 正常或略增高；HbA 则阙如。HbE 特征是 HbA 与 HbE 基因杂合子，患者无贫血也无临床症状，血片中靶形红细胞<5%，HbE 约 30%~40%，其余为 HbA。患者父母中至少一人为 HbE 特征。HbE 对氧化剂不稳定，异丙醇试验多呈阳性，热变性试验也轻度阳性。部分患者变性珠蛋白小体生成率增高。

HbE 与 β 珠蛋白生成障碍性贫血基因的双重杂合子的症状与重型或中间型 β 珠蛋白生成障碍性贫血相似。血红蛋白电泳，HbE 约 60%~80%，HbF15%~40%。治疗参见重型珠蛋白生成障碍性贫血。切脾后症状可有好转，但数年后贫血又渐加重。HbE 与 α 珠蛋白生成障碍性贫血基因的双重杂合子，由于遗传缺陷分布于 α、β 两个基因，一般均无症状。$HbE-\alpha^+$ 基因型患者的 HbE 约 15%~22%。$HbE-\alpha^0$ 基因型患者的 HbE 浓度为 23%~32%。这些患者因平时无临床表现多在普查时被发现。

（熊 涛）

第十六节 慢性病贫血

慢性病贫血（anemla of chronic disease，ACD），也被称为"炎性贫血"（anemia of inflam-rnation，AI），发病率仅次于缺铁性贫血，其特点是血清铁浓度降低、转铁蛋白水平正常或降低，铁蛋白水平正常或升高。ACD 的机制是细胞因子对红细胞生成抑制所致。在这些细胞因子中，白细胞介素 6（IL-6）起着重要作用。IL-6 可增加肝脏合成铁调节蛋白 hepcidin，阻止铁从巨噬细胞和肝细胞的释放，从而造成红细胞生成障碍。原发病的有效治疗是纠正 ACD 的最主要手段，在原发病无法缓解的情况下，促红细胞生成素（EPO）的治疗可部分纠正 ACD。

一、定义和病因

慢性病贫血是指伴发于慢性感染、炎症及一些肿瘤的轻至中度的贫血，常常表现为正细胞、正色素贫血，但有时也可表现为轻度低色素、小细胞贫血，血清铁浓度降低、总铁结合力及转铁蛋白水平正常或降低、铁蛋白水平常常升高以及红细胞生成减少。由于其病理生理过程主要是炎症介导，目前更多地称之为炎症性贫血（anemla oflnflammation，AI）。

早在 19 世纪初期，有学者发现结核病患者常常伴面色苍白，这是有关慢性感染与贫血关系的最早的报道，甚至早于血细胞数目的测定。后来红细胞数量的测定证实了炎症与贫血的相关性，首先提出了"感染性贫血"（anemia of infection）这一名称。随后发现除感染性疾病外，一些结缔组织病及恶性肿瘤也可合并类似的贫血，因此提出"慢性病贫血"（anemia of chronic disease，ACD）的名称。ACD 被广泛采纳并沿用至今。

因全球范围内感染和慢性炎性疾病的高发以及发达国家恶性肿瘤的高发，使 ACD 的发病率列贫血的第 2 位，仅次于缺铁性贫血。ACD 是住院患者中最常见的贫血类型。ACD 一般都有基础疾病，包括：慢性感染（肺脓肿、结核、肺炎、亚急性细菌性心内膜炎、盆腔感染、骨髓炎、慢性泌尿系感染、慢性真菌感染、脑膜炎、获得性免疫缺陷综合征等）；慢性炎症性疾病（类风湿关节炎、风湿热、系统性红斑狼疮、严重创伤、烧伤、血管炎、无菌性脓肿等）；肿瘤（各种癌症，霍奇金淋巴瘤、非霍奇金淋巴瘤、白血病、多发性骨髓瘤等）；其他（酒精性肝病、充血性心力衰竭、栓塞性静脉炎、缺血性心肌病）。

二、发病机制

ACD 的发病机制目前并未完全清晰。在慢性疾病过程中，ACD 主要引起机体红细胞生成障碍，不能补偿机体对红细胞的需求。但这种障碍只是轻度的，所以导致的贫血也只是轻到中度。核心的问题是，什么因素导致红细胞生成障碍，铁又是如何被扣留在巨噬细胞和肝细胞中，不能被充分利用。

（一）EPO 分泌相对不足及作用钝化

机体针对贫血、组织氧合功能降低的正常反应是代偿性 EPO 升高及造血增加，一般 EPO 升高（log）及贫血程度（线性）呈半 log 相关性。而类风湿关节炎（RA）合并 ACD 患者的血清 EPO 水平升高，但是低于 IDA 患者。血液系统肿瘤及实体瘤合并贫血的研究结果与之类似，提示 ACD 患者骨髓反应性代偿不足的一个可能原因就是 EPO 生成相对不足。

支持这一假说的实验有：体外实验发现 IL-1、TNF-α 通过产生氧自由基而下调转录因子 GATA-1（EPO 启动子），直接抑制 EPO 表达。小鼠注射脂多糖（LPS）或 IL-1β 后肾脏 EPOmRNA 产生减少、循环 EPO 水平降低，也证实了细胞因子对 EPO 生成的抑制。

但并非所有患者都有 EPO 不足，并且 EPO 减少并不是 AI 主要的机制。如果是，则小剂量的 EPO 治疗即可逆转贫血，然而这并不符合临床治疗的情况，提示体内可能存在红系前体细胞对 EPO 刺激反应不足。处于慢性炎症状态的肾病血清（快速反应蛋白 CRP 高于 20mg/L）所需的 EPO 剂量较单纯肾病未处于炎症状态的患者升高了 80%，另一项研究表示 CRP>50mg/L 的患者尽管增加了 EPO 治疗剂量，但贫血仍较 CRP<50mg/L 的患者更低，支持炎症导致了 EPO 的相对抵抗。其他临床研究也发现红系前体细胞对 EPO 的反应与潜在疾病的严重程度及循环细胞因子水平呈负相关，与前炎症因子抑制红系前体细胞增殖、下调 EPO 受体及受体后信号传导有关。

（二）红细胞破坏/寿命缩短

一些研究发现慢性疾病患者的红细胞寿命缩短了 20%~30%。有学者发现将 ACD 患者的红细胞输注到正常人体内，红细胞寿命是正常的，但正常红细胞输注到 ACD 患者体内则红细胞寿命缩短，提示是由于细胞外因素导致了红细胞破坏增多。ACD 中大量细胞因子进一步激活了巨噬细胞的吞噬功能以及脾脏的滤过功能，导致对轻微受损的红细胞破坏增加，这一发现与 ACD 外周血中以年轻的红细胞为主也相符合。还有一些其他的因素如细菌毒素、体温升高、宿主来源的抗体或补体介导了红细胞破坏。

（三）铁代谢异常及铁限制性红细胞生成

1. hepcidin 的作用　ACD 发病机理研究中，里程碑式的标志是铁代谢研究的进展。即 ACD 患者网状内皮系统细胞摄取铁增多并引起细胞内铁蓄积，导致循环铁转移入网状内皮系统，继而红系前体细胞可利用的铁减少，引起铁限制性造血。铁代谢调节参与 ACD 的机制一直不清楚。直至 2000 年，小分子肽段铁调节蛋白 hepcidin 的发现将炎症因子与铁代谢有机联系起来。hepcidin 是肝脏分泌的抗感染急性相蛋白及铁调节蛋白，是 ACD 中铁代谢通路的中心环节。进一步研究发现 hepcidin 通过增加巨噬细胞及肝细胞表面二价金属转运蛋白（divalerit metal transporter，DMT-1）以增加铁转运入细胞，同时减少巨噬细胞及肠上皮细胞表面的 ferroportin 致铁输出减少，从而引起血清铁下降。贫血、缺氧时 hepcidin 下调，在炎症免疫反应中 hepcidirii 升高（图 6-2）。

2. IL-6、hepcidin 以及低铁血症　ACD 中多种细胞因子可诱导 hepcidin 升高，近期研究发现 IL-6 是影响 hepcidin 最重要的因素。IL-6 基因敲除的小鼠中，在用矿物油处理的炎症过程中未出现 hepcidin 升高及低铁血症。体外培养的肝细胞中 IL-6 可有效诱导 hepci-din 产生，而 IL-1 或 TNF-α 并不参与这一反应。在健康受试者中输注 IL-6 后数小时内诱导 hepcjdin 产生并导致低铁血症。11-6-hepcldin 轴在炎症相关性低铁血症中起重要作用。

3. 巨噬细胞及肝细胞铁释放减少　血清铁浓度依赖于巨噬细胞及肝细胞的铁释放，稳定状态下机体每日约 20~25mg 铁进入血浆/转铁蛋白池，几乎均来自巨噬细胞内的衰老红细胞铁再循环以及肝细胞的铁储备，仅 1~2mg 铁来源于饮食。与转铁蛋白结合的铁仅 2~4mg，但是所有铁代谢过程均需通过这个形式，因此转铁蛋白池的铁在数小时内就更替一次。缺乏 hepcidin 或 hepcidin 过表达的转基因小鼠中发现 hepcidin 是铁释放的抑制因子，可同时抑制肠道铁吸收。炎症状态下，IL-6 诱导 hepcidin 生成，随之 hepcidin 抑制铁释放导致血清铁降低，hepcidin 与细胞膜的 ferroportin 分子结合，并且诱导其内化及降解，后者是铁释放的唯一输出方式。Hepcidin 浓度更高，ferroportin 浓度则更低，肠细胞、巨噬细胞及肝细胞中铁输出就更少。

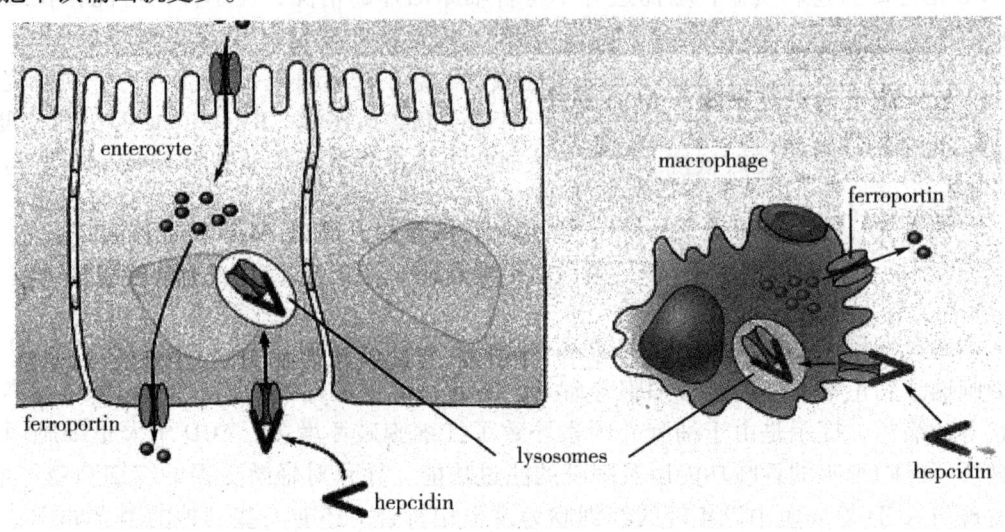

图 6-2 hepcidin 作用机制

图左侧为肠上皮细胞基底面铁输出蛋白 ferroportin 与铁调蛋白 hepcidin 结合并内化，导致肠吸收铁降低，血清铁降低；图右侧为巨噬细胞/肝细胞表面 ferroportin 减少，铁在网状内皮系统蓄积，血清铁降低

4. 肠道铁吸收减少　长时间的 ACD 患者中红细胞可呈小细胞低色素，部分原因是铁储备逐渐降低导致缺铁、铁限制性造血。肠道铁吸收在炎症状态下被抑制，可能是 IL-6 及 hepcidin 介导的。正常人体内储存铁有 400~1 000mg，每日造血需要的铁仅 1~2mg 来源于饮食。真正的铁缺乏可能会最终在慢性疾病中出现，尤其在铁储备有限而 IL-6 水平非常高的儿童患者，例如全身型幼年类风湿关节炎。这部分患者 EPO 相应升高，但是对口服铁补充治疗无反应，而肠外补铁可纠正部分贫血。

（四）红系前体细胞增殖受损

ACD 患者的红系前体细胞（爆式红系形成单位 BFU-E 及红系集落形成单位 CFU-E）增殖及分化受损，与细胞因子如干扰素-α（IFN-α）、-β、-γ、TNF-α 及 IL-1 有关。这些细胞因子影响 BFU-E 及 CFU-E 的生长，其中 IFN-γ 是最强的抑制因子，与血红蛋白浓度及网织红细胞数量的负相关性最强。潜在的机制可能涉及细胞因子介导的细胞凋亡，至少部分与神经酰胺的形成有关，后者下调祖细胞表面 EPO 受体（EPOR）的表达，降低 EPO 的产生及活性，并减少其他造血细胞因子（如干细胞生长因子 SCF）减少。另外细胞因子诱导巨噬细胞样细胞产生不稳定的自由基（如 NO）或过氧化物阴离子可对红系祖细胞产生直接毒性。

总之，ACD 的发病涉及多个方面，基础疾病可通过一系列细胞因子影响肝脏铁调节蛋白 hepcidin 的合成，阻止铁从巨噬细胞和肝细胞的释放，从而造成红细胞生成障碍；红系造血前体细胞的增殖受损；红细胞生成素（EPO）产生减少/反应钝化以及红细胞寿命缩短。各种因素相互影响，最终导致贫血。

三、临床表现及实验室检查

ACD 患者伴随的轻至中度贫血症状常常被原发疾病的临床表现所覆盖。而且血红蛋白浓度 7~11g/dl 间可不出现相关症状。但患者处于严重呼吸功能不全、发热及衰弱的患者中贫血导致的携氧能力下降常常加重前期症状。常规查体难以发现相关体征，因此诊断需依赖实验室检查。

（一）实验室检查

1. 红细胞及网织红细胞 ACD 通常表现为轻至中度（血红蛋白浓度 70~110g/L）的正色素、正细胞性贫血，当疾病加重或者病程延长时可演变成小细胞低色素型贫血。网织红细胞绝对计数通常正常或者轻度升高。

2. 铁相关指标 血清铁及总铁结合力降低、铁蛋白升高是 ACD 特征性表现。总铁结合力常常反映出转铁蛋白水平，转铁蛋白水平半衰期 8~12 天，变化较血清铁缓慢，在 ACD 中可正常或轻度降低。

血清铁蛋白水平反应铁储备，在 ACD 中升高、在缺铁性贫血（IDA）中降低，对鉴别两种疾病很有帮助。铁蛋白在炎症刺激后也升高，且长时间 ACD 患者可出现铁储备下降，合并 IDA。ACD 中如果铁蛋白浓度 <60μg/L 被认为合并 IDA。

可溶性转铁蛋白受体是转铁蛋白膜受体片断的分解产物，当铁供给减少时升高（IDA），而在 ACD 中因为合并炎症因子的负调节作用则正常或减少。可溶性转铁蛋白受体与铁蛋白对数值（log 铁蛋白）的比值对鉴别 ACD、IDA 及二者合并较铁蛋白鉴别的价值更大，小于 1 提示 ACD、当大于 2 提示存在 IDA。

3. 骨髓铁染色 骨髓穿刺或者活检对诊断 ACD 很有帮助，但很少作为常规检查手段。总的来说，除相关原发病骨髓受累外，骨髓细胞形态学多正常。而铁染色的铁分布对鉴别 IDA 则有帮助。IDA 中铁粒幼细胞及巨噬细胞内均缺铁，而 ACD 中铁粒幼细胞数量减少，但巨噬细胞内铁粒增多。尽管铁染色可作为鉴别 ACD 及 IDA 的金标准，但临床上因铁蛋白测定的便利性，骨髓穿刺属有创检查，这使铁染色很少作为常规检查手段。

表 6-5 显示了鉴别 ACD、IDA 或二者同时存在时常用的实验室检查。

表 6-5 ACD、IDA 及二者同时存在时的实验室指标

指标	ACD	IDA	二者合并
血清铁	↓（常>50μg/L）	↓（<50μg/L）	
转铁蛋白浓度	↓或正常	↑	
转铁蛋白饱和度	↓（>16%）	↓（<15%）	
总铁结合力	↓	↑	正常或↓
铁蛋白	正常或↑	↓	↓或正常
可溶性转铁蛋白受体	正常	↑	正常或↑
可溶性转铁蛋白受体/log 铁蛋白	低（小于1）	高（大于2）	高（大于2）
骨髓铁染色	巨噬细胞内铁↑	↓	正常或↓
细胞因子水平	升高	正常	升高

4. EPO 测定　ACD 需根据贫血的严重程度来决定是否测量 EPO 浓度。血红蛋白水平在 100g/L 以下才需要监测 EPO 水平，因为在此之上 EPO 有一定的代偿范围。EPO 水平可作为 ACD 治疗疗效的参考标准，有学者通过测量肿瘤非化疗患者接受 EPO 治疗 2 周后的 EPO 及铁蛋白浓度，提出如分别高于 100U/L 及 400ng/ml 则提示对 EPO 治疗无反应，但这一结果对化疗的患者不适用。

5. hepcidin 测定　自 2000 年分别从尿液及血透置换液中发现 hepcidin 以后，很多中心开始测量血液或尿液的 hepcidin 含量。尿 hepcidin 含量在 ACD 中明显高于正常人或 IDA 患者，可有效将二者鉴别。血清 hepcidin 浓度对二者鉴别意义不大，可能与 hepcidin 快速清除、血液浓度不稳定有关。肾功能不全的患者中血 hepcidin 前体（pro - hepcidin）浓度与 ACD 相关。尽管目前 hepcidin 测量尚未应用于常规诊断，但其有广泛的应用价值。

（二）诊断与鉴别诊断

1. 诊断　根据患者基础疾病、贫血及相关铁代谢指标检查，可诊断 ACD。国内制定的 ACD 诊断依据为：

（1）临床表现：①轻至中度贫血；②常常伴随慢性感染、炎症或肿瘤。

（2）实验室检查：①多为正细胞正色素性贫血，30%～50% 可为小细胞低色素性贫血，但 MCV 很少 <72fl；②网织红细胞正常；③骨髓铁染色提示铁粒幼细胞减少，巨噬细胞内铁粒增多；④红细胞游离原卟啉增多；⑤血清铁及总铁结合力均降低，转铁蛋白饱和度正常或稍低，通常 16%～30%；⑥血清铁蛋白升高。

诊断 ACD 时需先排除这些慢性疾病合并的失血、溶血及药物导致的骨髓抑制等因素。

2. 鉴别诊断

（1）在感染、炎症及肿瘤患者中，药物可导致骨髓抑制，或者诱发的溶血性贫血。当骨髓被细胞毒药物抑制或者产生非特异性毒性反应时，血清铁升高、网织红细胞计数降低。溶血性贫血时网织红细胞、结合珠蛋白、胆红素及 LDH 升高。

（2）慢性失血导致铁储备丢失、血清铁降低、铁蛋白降低但转铁蛋白升高。尽管 ACD 铁蛋白多升高，但合并慢性失血时铁蛋白可降低，需积极发现出血部位，例如是否静脉抽血过多（医源性）或月经失血等。多次检查粪便潜血以除外消化道出血。当发现出血部位时口服或者静脉补铁治疗有效，可证实为 ACD 合并 IDA。

（3）肾功能不全导致的 EPO 缺乏性贫血。尿毒症患者中血清铁水平正常或升高，但同时血肌酐也升高可明确诊断。肾功能衰竭导致的炎症状态可合并出现 ACD 病对 EPO 治疗抵抗，炎症状态时 ESR 及 CRP 升高。

（4）内分泌异常包括甲状腺功能低减、甲状腺功能亢进、睾丸功能衰竭或者糖尿病可导致慢性正细胞、正色素性贫血。不同于 ACD 或者 IDA，内分泌异常患者中血清铁可正常。

（5）骨髓中肿瘤细胞浸润导致的贫血。贫血可在恶性肿瘤，尤其在恶性淋巴瘤病情进展中出现，并可有血清铁正常或升高。骨髓受累时血涂片通常发现异常红细胞、泪滴状红细胞、幼红细胞以及不成熟髓系细胞，骨髓涂片可确定诊断。但骨髓受累时多伴随有 ACD。

（6）轻微的地中海贫血：是某些地区贫血常见的原因，可与 ACD 相混淆。地中海贫血时小红细胞数目增多且持续终身，且贫血严重程度常常超过 ACD。

（7）稀释性贫血：妊娠以及严重血浆蛋白增多（如高球蛋白血症、多发性骨髓瘤等）中可出现稀释性贫血。

四、治疗

(一) 治疗的合理性

ACD 需要治疗的条件有两个：首先，贫血对机体造成伤害，需要心脏代偿性提高心排出量以维持组织氧供；第二，贫血是一些疾病的不良预后指标。ACD 中，中度贫血是需要治疗的，尤其是 65 岁以上、合并单个或多个危险因素（如冠心病、肺病及慢性肾病）的患者。贫血纠正后输血减少、血红蛋白升高，患者的生活质量可相应提高。

在肿瘤、慢性肾病及充血性心衰患者中贫血是预后相对不佳的指标。一项 10 万名透析患者的回顾性分析中，血红蛋白低于 80g/L 组较 100～110g/L 组死亡 OR 值升高 1 倍；在 HCT 先小于 30%、后逐渐发展超过 30% 组与开始即 HCT>30% 组的 OR 值相当。但是，不是贫血被完全纠正的患者预后最好，而是 HCT 33%～36% 组的透析患者死亡风险最低。这一证据随后被慢性肾病及肿瘤患者采纳，推荐 HGB 水平控制在 110～120g/L 间为合适的范围。

(二) 治疗选择

ACD 首先需要治疗基础疾病，例如类风湿关节炎患者采用抗 TNF-α 受体。同时需去除引起贫血的其他因素，例如消化道出血、营养性贫血、溶血性贫血以及药物副反应等。如果原发病无法根治而贫血症状明显时需采取相应治疗手段。

1. 输血 输血是一种快速有效改善贫血且被广泛采用的方法，对严重贫血或危及生命的贫血，尤其是伴有出血的患者很有帮助。输血可改善心肌梗死合并贫血患者的存活率，但输血本身可增加 ICU 患者多器官衰竭的发生率及死亡率。输血是否可调节免疫系统导致临床不良反应尚不清楚，但肿瘤或慢性肾病合并 ACD 的患者并不推荐长期输血，因为容易合并铁过载及肾移植前患者对 HLA 抗原致敏。

2. 补铁治疗 口服铁剂吸收不良、铁利用率低，而直接补充的铁仅一部分参与造血，更多的铁被网状内皮系统储存。ACD 患者是否补铁治疗是有争议的，因为铁是微生物增殖必需的营养，微生物及肿瘤细胞所需铁被限制在 RES 中本身是机体的一种保护机制。在一项透析并接受铁剂治疗患者细菌感染风险的研究中，发现当转铁蛋白饱和度 >20% 以及铁蛋白 >100ng/ml 时，感染细菌的风险明显升高，可能与铁抑制细胞免疫反应及下调 IFN-γ 相关。另外在长期免疫激活背景下的患者采用铁剂治疗，可激活高度毒性的羟自由基引起组织损伤及血管内皮功能异常，增加了急性冠脉事件的风险。

另一方面，铁剂治疗可带来益处，可抑制 TNF-α 形成、减少类风湿关节炎和终末期肾功能衰竭患者的疾病进展，炎性肠病合并贫血的患者在胃肠道外补铁治疗后可增加血红蛋白水平。ACD 合并绝对的铁缺乏应该采用补铁治疗，EPO 治疗后功能性铁缺乏时也应该考虑补铁治疗，因为这部分患者血红蛋白升高的获益大于感染的风险。但目前 ACD 中铁蛋白超过 100ng/ml 则不推荐铁剂治疗。在接受化疗的肿瘤患者及透析患者中已证实胃肠外补铁可增加 EPO 治疗疗效。

3. EPO EPO 可下调 hepcidirI 水平，促进造血，有效改善 ACD。同时 EPO 的其他生物学效应，如抗炎、增加 T 细胞免疫反应，对某些基础疾病有好处，联合 EPO 及铁治疗不仅纠正了贫血还可使疾病活动程度减轻。目前已在正在接受化疗的肿瘤患者、慢性肾病及 HIV

血液系统疾病综合诊疗要点

感染接受治疗的患者中证实，EPO 有纠正 ACD 的疗效。EPO 的反应率在骨髓增生异常综合征和多发性骨髓瘤、类风湿关节炎及慢性肾病分别为 25%、80% 及 95%，治疗作用包括逆转细胞因子的抗增殖、刺激铁吸收及促进红系前体细胞中血红素的合成等。对治疗无反应的原因可能是前炎症细胞因子水平高或同时铁供给不足。

但是，在一些实体瘤包括乳腺癌、卵巢癌、前列腺癌、肝癌和肾癌细胞及髓细胞中发现了 EPOR，尤其是 90% 乳腺癌细胞表达高水平的 EPOR。一部分体外实验发现，肿瘤细胞接受 EPO 刺激后可表现为增殖反应。另外，EPO-EPOR 可能诱导新生血管形成，因为裸鼠移植瘤中加入抑制 EPOR 信号传导的药物后新生血管被抑制、移植瘤细胞被破坏。在 EPO 治疗乳腺癌转移合并贫血患者的研究中，因治疗组死亡率有增加而被终止。随后，一项双盲、前瞻性研究对患颈部鳞癌接受局部放疗的患者予以 EPO 治疗以维持 HGB > 130g/L（女）及 140g/L（男），结果提示 EPO 治疗组肿瘤复发率高于安慰剂组，同时也发现肿瘤患者使用 EPO 后出现血栓的风险较前增高。

美国血液学协会推荐的肿瘤患者 EPO 治疗指南，提出 EPO 治疗的适应证为：

（1）HGB < 100g/L，使用目的是减少输血次数，100～120g/L 的患者应酌情考虑。

（2）实体瘤/非髓系血液肿瘤需联合使用化疗，治疗目标为 HGB 纠正至 120g/L。FDA 批准的重组人 EPO 以及衍生物治疗是局限于接受化疗的、HGB 在 10g/dl 以下的（需要输血的）以及无法治愈的肿瘤患者中。

国外推荐的 EPO 剂量为：EPO 150U/kg 体重，每周三次或者 40 000U 每周一次，EPO 一般至少使用 4 周。4～8 周时如 HGB 升高不足 10g/L 可酌情将 EPO 加至 300U/kg 体重。同时应评估是否存在缺铁，可酌情考虑补铁治疗。如治疗 6～8 周 HGB 升高不足 10～20g/L，则可认为治疗无反应。认为治疗无效的患者应停用。如 HGB 水平升至 120g/L 后需减量 25%～40% 并维持 EPO 使用，以保持 HGB 在 100～120g/L 水平。

目前 ACD 治疗中仍有许多问题尚未解决，如 EPO 合用铁剂的有效率及对预后影响如何？外源性铁剂如何更好地被红细胞被利用？感染同时补充铁剂的疗效及风险如何？

随着 ACD 机制的研究越来越清晰，一些新的治疗策略将会成为可能，如铁螯合剂治疗以增加内源性 EPO 水平，hepcidin 的拮抗剂以阻断 RES 铁储留，能在炎症状态下有效刺激造血的药物等。

（张景利）

第七章

出血性疾病

第一节 出血性疾病概述

出血性疾病指由于遗传性或获得性原因，导致患者止血、凝血及纤维蛋白溶解机制的缺陷或抗凝机制异常所致的一组疾病。该类疾病有以下特点：①自发性或轻微外伤出血难止。②出血常发生于多部位或非寻常部位，呈广泛性或局部性。③病情反复发作，且持续时间较长。④不能解释的手术或创伤时出血严重。⑤一般止血药物效果差，血液制品效果佳。⑥部分患者有明显的出血史或家族史。该组疾病病因复杂，在临床上占血液疾病30%，近年来随着分子生物学、免疫学和生物化学的发展，对其有了更新的认识。

一、正常止凝血机制

正常的止血由三个过程组成。初级止血过程（一期止血）依赖于血小板的激活，形成血小板栓子（白色血栓）；次级止血过程（二期止血）依赖于凝血机制参与，形成纤维蛋白凝块（红色血栓）；纤维蛋白溶解过程在于清除纤维蛋白，恢复正常的血流。

（一）血管壁的止血功能

参与止血作用的血管主要有小动脉、小静脉和毛细血管，其基本结构可分为内膜层、中膜层和外膜层。

1. 血管壁的结构　内膜层由内皮细胞组成，血管内皮细胞是位于循环血液与血管壁内皮下组织之间的单层细胞，内皮细胞有一种特异的细胞器被称为棒杆状小体或 Weibel-Palade 小体，其为血管性血友病因子（von Willebrand factor，vWF）贮存加工的场所。内皮细胞合成和分泌的其他分子包括血小板活化因子（PAF），凝血酶敏感蛋白（thrombospondin，TSP），纤维连接蛋白（fibrinectin，Fn），纤溶酶原激活物抑制剂-1（plasminogen activator inhibitor-1，PAI-1），血栓调节蛋白（thrombomodulin，TM）和层素（laminin，Ln）。vWF 参与血小板与血管基底膜的黏附，内皮细胞表面的糖萼（glycocalyx）蛋白是多种受体所在部位。

中膜层是介于内皮细胞和外膜层之间的结构，包括基底膜、微纤维、Ⅲ、Ⅳ、Ⅴ型胶原、平滑肌和弹力纤维。基底膜是一种胶原蛋白，能支撑内皮细胞及诱导血小板的黏附和聚集，并启动内、外源性凝血过程；平滑肌和弹力纤维参与血管的收缩功能。

血管内皮细胞和中膜层均可表达组织因子（tissue factor，TF），启动外源性凝血过程。外膜层由结缔组织构成，是血管与组织之间的分界层。

2. 血管壁的止血功能

（1）增强收缩反应：血管损伤时通过神经轴突反射和缩血管活性物质如儿茶酚胺、血管紧张素、血栓烷 A_2（thromboxane A_2，TXA_2）、5-羟色胺（5-HT）及内皮素-1（endothelin-1，ET-1）的释放，使受损血管收缩以利止血。ET-1是目前所知内皮细胞产生的最强烈缩血管物质。

（2）激活血小板：主要通过下述三个途径实现。vWF的作用（下述）；PAF，迄今所知最强的血小板诱聚剂；TXA_2，除收缩血管外，尚能促进血小板黏附、聚集和活化。在上述因子的作用下，以血管内皮细胞下胶原的暴露为基础，使血小板发生黏附和聚集，形成血小板栓子。

（3）激活凝血系统：胶原的暴露激活凝血因子Ⅻ、血管内皮细胞表达Ⅺ/Ⅺa活性，并结合活化的Xa加速内皮细胞表面凝血酶原的激活；内皮细胞表达TF；分别启动内、外源性凝血过程。

（4）抑制纤溶：通过血管内皮细胞合成分泌PAI-1实现。

（5）增高局部血黏度：通过激活凝血因子Ⅻ和激肽释放酶原生成激肽；激活血小板释放血管通透性因子；两者的作用使血管通透性增加、血浆外渗、血液浓缩、血黏度增高、血流缓慢，有利于止血。

（二）血小板的止血功能

1. 血小板结构和生化组成　电镜下，血小板由表面结构、骨架、细胞器和特殊膜系统四部分组成，各部分生化组成各有特点。

（1）血小板表面主要由糖萼蛋白和细胞膜组成：糖萼蛋白为细胞外衣，由糖蛋白和糖链部分组成，是许多血小板膜受体（ADP、肾上腺素、胶原、凝血酶）的所在部位；细胞膜主要由蛋白质和脂质组成，其中膜脂质磷脂酰丝氨酸主要分布在内侧面，在血小板激活时转向外侧，可能为血小板第3因子（platelet factor 3，PF_3）的主要成分；膜蛋白主要为糖蛋白，其中 GPⅠb/Ⅸ参与血小板的黏附，GPⅡb/Ⅲa与血小板的聚集有关，GPⅠa/Ⅱa是胶原的受体，GPⅠc/Ⅱa为Fn的受体，GPⅣ是TSP的受体，GPⅤ参与血小板的黏附。

（2）骨架系统包括微管和微丝，前者维持血小板的形状，后者的肌动蛋白细丝和肌球蛋白粗丝构成血小板的收缩蛋白，参与血小板的收缩、微足形成和释放反应。

（3）电镜下血小板内有许多细胞器，其中重要的是 α 颗粒、致密（δ）颗粒、溶酶体（γ）颗粒。

α颗粒主要含以下活性物质：①β-血小板球蛋白（β-thromboglobulin，β-TG），是血小板特异的蛋白质，可抑制血管内皮细胞产生 PGI_2，促进血小板的聚集。②血小板第4因子（platelet factor 4，PF_4），中和肝素的抗凝活性，减慢凝血酶的灭活，促进血栓形成。③TSP，是血小板α颗粒的主要糖蛋白，但非血小板特异的蛋白质，主要通过依赖和非依赖血小板纤维蛋白原受体系统的两种机制促进血小板的聚集。④血小板源生长因子（platelet derived growth factor，PDGF），在凝血酶作用下释放，刺激成纤维细胞和肌细胞生长和分裂，参与动脉粥样硬化的发生。⑤Fn，非血小板特异，在血小板受凝血酶或胶原刺激后释放于膜表面，介导血小板对胶原的黏附反应。

δ 颗粒含有：①ATP 和 ADP，前者维持血小板形态、功能和代谢活动，后者促进血小板的聚集和释放。②5-HT，接受凝血酶的刺激，促进血小板的聚集和血管收缩。

γ 颗粒含有多种酸性水解酶和组织蛋白酶，是血小板的消化结构。

（4）血小板的特殊膜系统主要包含开放管道系统（open canalicular system，OCS）和致密管道系统（dense tubular system，DTS）。OCS 是血小板内与血浆物质交换的通道，DTS 参与花生四烯酸代谢、前列腺素合成、血小板的收缩活动和释放反应。

2. 血小板的止血功能

（1）黏附功能：血小板黏附（platelet adhesion）是指血小板黏着于血管内皮下组分和其他异物表面的功能，血小板膜糖蛋白 GP Ib-Ⅸ 作为 vWF 的受体，通过 vWF 和内皮下胶原结合来实现。

（2）聚集功能：血小板聚集（platelet aggregation）是指血小板与血小板之间相互结合形成血小板团的功能。激活的血小板在 Ca^{2+} 存在的条件下，膜糖蛋白 GP Ⅱb/Ⅲa 作为纤维蛋白原受体，通过纤维蛋白原、vWF、Fn 发生聚集。

（3）促凝功能：指血小板参与凝血的过程。①PF_3 促凝活性，特指 PF_3 参与凝血因子Ⅸa-Ⅷa-Ca^{2+} 和 Ⅹa-Va-Ca^{2+} 复合物的形成。②接触产物生成活性（contact product-forming activity，CPFA），指血小板受 ADP 或胶原刺激后，CPFA 从血小板膜磷脂成分释放，激活因子Ⅻ。③胶原诱导的凝血活性（collagen induced coagulant activity，CICA），血小板受 ADP 或胶原刺激后，CICA 从血小板膜磷脂成分释放，激活因子Ⅺ。④α 颗粒中凝血因子（Ⅴ、Ⅺ、纤维蛋白原）的释放。

（4）释放反应：指血小板在活化中由于病理因素或诱导剂的作用，将其颗粒内容物通过 OCS 释放到细胞外的过程。β-TG、PF_4、血栓烷素 B_2（TXB_2）、血小板颗粒膜蛋白-140（GMP-140）已作为检测血小板活化分子标志物。

（5）血块收缩功能：通过激活血小板的肌动蛋白细丝和肌球蛋白粗丝的相互作用，形成的血小板微足的向心性收缩来完成。

（6）维护血管内皮的完整性：血小板填充血管内皮细胞脱落形成的孔隙，参与血管内皮细胞的再生和修复，增加血管壁的抗力，降低血管壁的通透性和脆性。

（三）血液凝固

1. 凝血因子的特性　凝血因子迄今已知至少有 14 种，包括经典凝血因子 12 个和激肽系统 2 个，经典凝血因子采用罗马数字命名。除Ⅳ因子是钙离子外，其余均为蛋白质；除Ⅲ因子存在于组织外，其余均存在于血浆中。凝血因子的特性见表 7-1。

表 7-1　多种凝血因子特征

因子	常用名称	血浆浓度（mg/L）	半寿期	功能	作用
Ⅰ	纤维蛋白原	2 000~4 000	90	结构蛋白	形成纤维蛋白
Ⅱ	凝血酶原	150~200	60	蛋白酶原	维生素 K 依赖，形成凝血酶，水解纤维蛋白原为纤维蛋白；激活因子Ⅴ、Ⅷ；激活蛋白 C
Ⅲ	组织因子	0	-	辅因子/启动物	Ⅶ/Ⅲ复合物激活 Ⅹ

因子	常用名称	血浆浓度（mg/L）	半寿期	功能	作用
V	易变因子	5~10	12~15	辅因子	Xa辅因子，形成Xa/Va复合物，激活凝血酶原
VII	稳定因子	0.5~2	6~8	蛋白酶原	维生素K依赖，VII/III复合物激活X及IX
VIII	抗血友病球蛋白（AHG）	0.1	8~12	辅因子	IXa辅因子，IXa/VIIIa/磷脂复合物激活Xa
IX	血浆凝血活酶成分（PTC）	3~4	12~24	蛋白酶原	维生素K依赖，IXa/VIIIa/磷脂复合物激活X
X	Stuart Prower 因子	6~8	48~72	蛋白酶原	维生素K依赖，Xa/Va/磷脂复合物激活凝血酶原
XI	血浆凝血活酶前质（PTA）	4~6	48~84	蛋白酶原	在Ca^{2+}存在下激活IX；XIa与高分子量激肽原结合成复合物
XII	接触因子（Hageman因子）	2.9	48~52	蛋白酶原	被负电荷表面或激肽释放酶激活；XIIa激活激肽释放酶及因子XI
XIII	纤维蛋白稳定因子	25	72~120	转谷氨酰胺酶原	纤维蛋白单体的肽键间形成交叉联合，稳定纤维凝块
激肽释放酶原（fletcher因子）		1.5~5	35	蛋白酶原	被XIIa激活形成激肽酶，与高分子量激肽原形成复合物
高分子量激肽原（fitzgerald因子）		7.0	144	辅因子	与XI及激肽释放酶原形成复合物，吸附在负电荷表面

2. 凝血过程的瀑布学说　凝血反应是凝血因子通过酶促反应而相继被激活，以瀑布效应形成纤维蛋白的过程。

（1）内源性凝血途径：指从凝血因子XII（FXII）被激活到活化形式的凝血因子X（FXa）形成的过程。血浆中FXII以酶原形式存在，带负电荷的异物表面或损伤的血管内皮下成分与之接触，即可激活FXII成为FXIIa（接触激活）；FXIIa将前激肽释放酶（prekallikrein，PK）激活为激肽释放酶（kallikrein，KK），KK可反馈地通过酶解方式激活FXII（液相激活）。FXIIa激活FXI成为FXIa，在此过程中，高分子量激肽原（high molecular weight kininogen，HMWK）发挥辅因子作用。FXIa在Ca^{2+}存在条件下，激活FIX为FIXa。FIXa、FVIIIa和Ca^{2+}在活化的血小板提供PF_3的作用下形成FX激活复合物，该复合物激活FX成为FXa。

（2）外源性凝血途径：血管内皮细胞受损或组织损伤，均能将TF释放入血，TF作为辅因子与FVII结合形成FVII/TF复合物，该复合物被血液中痕量FXa激活形成FVIIa/TF，后者正反馈激活FX形成FXa。

（3）共同通路：FXa在FVa和Ca^{2+}存在条件下，以活化血小板提供的PF_3为磷脂表面，形成凝血酶原复合物，该复合物由FXa首先水解凝血酶原（FⅡ）分子精氨酸271–苏氨酸272肽键，释放出凝血酶原碎片1+2（F_{1+2}）后，形成尚不具备酶解活性的前凝血酶2（prothrombase 2）；前凝血酶2仍为单链分子，再经FXa进一步作用于精氨酸320–异亮氨酸321肽键，形成含有A、B两条多肽链的凝血酶（FⅡa, thrombin）。FⅡa先后裂解纤维蛋白原2条Aα链的氨基端精氨酸16–甘氨酸17肽键和2条Bβ链的氨基端精氨酸14–甘氨酸15肽键，相继脱下含16个氨基酸残基的纤维蛋白肽A与含14个氨基酸残基的纤维蛋白肽B（FPA，FPB）后形成纤维蛋白单体，单体间通过自动聚合形成可溶性纤维蛋白单体复合物，该复合物在FXⅢα作用下形成交联，产生非可溶性纤维蛋白，完成血液凝固过程。F_{1+2}、FPA、FPB作为体内凝血激活状态分子标志物，而用于对机体凝血过程激活的预测。

3. 经典凝血途径的修正　经典的瀑布学说认为接触激活相是内源性途径的始动阶段，内源性途径是生理性止凝血过程的主要途径，外源性途径是次要的或辅助性的。

近期研究表明，内源性凝血过程中的接触激活不参与生理性止血，而主要与病理条件下（如内毒素血症致DIC）血压降低和炎症反应有关。因为KK作用于HMWK使之生成缓激肽，缓激肽通过刺激血管内皮细胞释放内皮衍生松弛因子（endothelial derived relaxing factor, EDRF）与PGI_2引起血管扩张，说明接触激活是DIC引起低血压休克的基本原因；其次FXⅡa与KK对白细胞具有趋化效应，且能激活补体系统，故与炎症反应的发生发展有关。另有研究发现，FⅦ缺陷可导致严重出血倾向；补充FⅦ或应用组织因子通路抑制物（tissue factor pathway inhibitor, TFPI）单克隆抗体，可以纠正血友病甲（FⅧ缺陷）的出血倾向。因此Davie与Broze对经典的瀑布学说进行了修正，认为凝血过程分为两个阶段，首先是启动阶段，确认生理性止血过程是由组织因子启动，由于TFPI的作用只可能形成少量凝血酶，不足以完成凝血过程；然后是放大阶段，即少量凝血酶反馈激活血小板与FXI，激活内源性凝血过程。在病理性止血过程中凝血过程是由于内皮细胞或单核细胞在损伤、感染、内毒素、细胞因子、缺氧作用下表达产生TF而启动的，组织因子在凝血过程中属于主角地位。

（四）抗凝系统的作用

体内凝血的启动及凝血因子的活化，同时也引起凝血抑制物的干预。体内抗凝系统大致可分为两个方面：细胞抗凝机制和体液抗凝机制。前者指单核–巨噬细胞系统对激活的凝血因子、凝血酶原酶复合物及可溶性纤维蛋白单体的吞噬作用，后者则主要包括以下几个方面：

1. 抗凝血酶系统　曾称为抗凝血酶–Ⅲ和肝素辅因子Ⅰ，是最重要的抗凝因子，主要作用机制是其羧基端一个精氨酸残基与丝氨酸蛋白酶活性部位丝氨酸相结合，从而形成一个1∶1不可逆的共价复合物，主要灭活凝血酶，尚能抑制FXa、Ⅸa、Ⅺa、Ⅻa。肝素主要作用于抗凝血酶的赖氨酸残基而放大其抗凝血酶活性。

2. 蛋白C系统　主要包括蛋白C（PC）、蛋白S（PS）和凝血酶调节蛋白（thrombomodulin, TM，又称血栓调节蛋白）和蛋白C抑制物。PC在凝血酶作用下形成活化的蛋白C（APC），主要能灭活凝血辅因子FVa、FⅧa；阻碍因子Xa与血小板结合；促进纤维蛋白溶解；PS主要通过加速APC对FVa的灭活而发挥作用；TM是固定于胞膜上，本质是凝血酶受体，在Ca^{2+}存在的条件下，加速PC的活化。

3. TFPI系统　直接抑制FXa，并以依赖FXa形成在Ca^{2+}存在的条件下，抑制TF/FⅦa复合物。

4. 其他 包括肝素辅因子Ⅱ、肝素、α_2-巨球蛋白、α_1-抗胰蛋白酶等。

(五) 纤维蛋白溶解系统

纤溶系统主要由纤溶酶原和纤溶酶、纤溶酶原激活剂、纤溶抑制物组成。机体对纤维蛋白的清除主要依靠纤溶酶对纤维蛋白的降解。纤溶系统的激活主要包括：①内激活途径：凝血接触激活中产生FⅫa及FⅫa碎片（Ⅻf）激活PK形成KK，KK激活纤溶酶原形成纤溶酶。②外激活途径：血管内皮细胞在各种病理因素作用下释放t-PA从而激活纤溶酶原，此过程受到纤溶酶原活化剂抑制物-Ⅰ（PAI-Ⅰ）调节。③外源性激活途径：将体外的激活纤溶系统的制剂SK、UK、rt-PA注入体内激活纤溶系统达到溶栓目的。原发性纤溶亢进主要由外激活途径完成，而继发性纤溶亢进由内、外两条激活途径实现。

纤维蛋白（原）降解产物见图7-1。

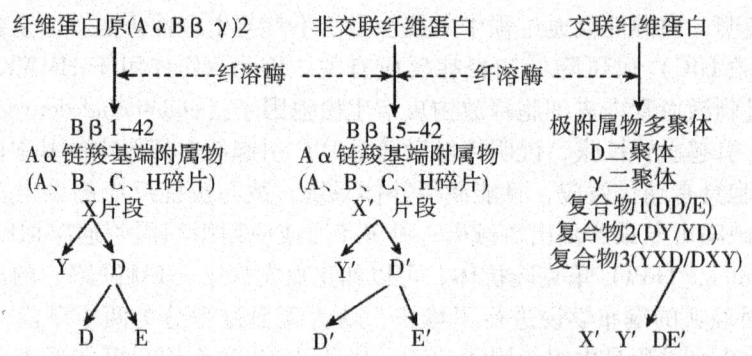

图7-1 纤维蛋白（原）降解产物-FDP

二、分类

出血性疾病目前分遗传性和获得性两种情况，分类主要以病理环节为基础。

(一) 血管壁异常

此类疾病由血管壁结构及其周围支撑组织功能异常或受损所致，遗传性临床少见，如遗传性毛细血管扩张症、巨大海绵状血管瘤、马方综合征等。获得性包括免疫性（过敏性紫癜）、感染性（败血症细菌栓塞性紫癜）、化学性、代谢性（类固醇性紫癜）及机械性紫癜。

(二) 血小板异常

1. 血小板数量减少 ①生成减少，指各种原因导致巨核细胞（血小板）生成障碍，如再生障碍性贫血、急性白血病、肿瘤骨髓浸润等。②消耗过多，如弥散性血管内凝血（DIC）、血栓性血小板减少性紫癜（TTP）、溶血尿毒综合征（HUS）等。③破坏过多，如免疫性血小板减少性紫癜（ITP）。

2. 血小板增多症 常伴有血小板功能下降，见于反应性血小板增多症及骨髓增殖性疾病。

3. 血小板功能缺陷 先天性：①黏附异常（巨大血小板综合征、血管性血友病等）。②分泌异常（灰色血小板综合征、贮存池病等）。③活化异常（环氧化酶缺乏症、TXA_2合成酶缺乏症等）。④聚集异常（血小板无力症等）。⑤促凝功能缺陷（PF_3缺乏症）。获得性：药物、尿毒症、免疫性疾病、肝病、白血病、骨髓增生异常综合征、骨髓增殖性疾病、异常蛋白血症及抗血小板抗体等因素均可引起不同程度的血小板功能缺陷。

（三）凝血因子异常

临床上以获得性因素为多见，主要包括：①重症肝病。缺乏纤维蛋白原、凝血酶原、因子V、Ⅶ、Ⅸ、Ⅹ、Ⅺ、Ⅻ、Ⅷ等。②维生素K依赖性因子Ⅱ、Ⅶ、Ⅸ、Ⅹ缺乏，见于胆道疾病、广谱抗生素长期应用，口服抗凝剂等。

遗传性因素最多见的是血友病甲（FⅧ缺乏），其次为血友病乙（FⅨ缺乏）、遗传性凝血因子Ⅺ缺乏症、纤维蛋白原和凝血酶原疾病。此外，还可见FV、Ⅶ、Ⅹ、Ⅻ、ⅩⅢ激肽释放酶原及高分子量激肽原缺乏症，家族性复合性凝血因子缺乏症等。

（四）纤维蛋白（原）溶解亢进

获得性包括原发性和继发性两种。所谓原发性指组织型纤溶酶原激活物（t-PA）或尿激酶型纤溶酶原激活物（u-PA）释放入血（前列腺、甲状腺、胰腺手术过度挤压）或抗纤溶酶活性降低（肝病、肿瘤）所致纤溶亢进；继发性指凝血反应启动后FⅫa激活激肽释放酶原生成激肽释放酶，后者激活纤溶系统，同时纤维蛋白沉积于血管内皮细胞表面导致t-PA的释放，见于DIC及各种血栓性疾病。

先天性少见，包括α_2-纤溶酶抑制物（α_2-PI）缺乏症、纤溶酶原活化物抑制物（PAD）缺乏症等。

（五）病理性抗凝物质过多

（1）因子Ⅷ抑制物：①血友病性，指反复输注FⅧ产生抗体后致病。②非血友病性见于妊娠、自身免疫性疾病、淋巴系统恶性增殖性疾病、药物反应等。原发性多见于50岁以上患者，常无明显诱因。

（2）获得性FⅨ、Ⅺ、Ⅴ、ⅩⅢ抑制物。

（3）狼疮样抗凝物质：本质为抗磷脂抗体，体外有抗凝血活性，体内损伤血管内皮细胞，导致血栓形成。

（4）组织因子抑制物。

（5）高肝素血症：见于肝素应用过量，重症肝病（肝素灭活能力下降）等。

（六）复合因素引起的出血性疾病

临床上较常见的为各种致病因素导致的弥散性血管内凝血和重症肝病引起的出血。

三、诊断

（一）病史特征

1. 年龄　①出生后出现的出血如脐带断端出血及幼年期出血是遗传性疾病的特征，见于各种凝血因子的缺乏；产后数小时出现的紫癜和瘀斑伴血小板减少，应考虑同种免疫性血小板减少性紫癜。②成年后出血多为获得性因素所致，如免疫性血小板减少性紫癜、存在凝血因子抑制物。轻度血友病可在成年后发病。③老年期出血常与血管病变有关。④出血症状可随年龄增加而改善是血管性血友病及先天性血小板功能缺陷的临床特征。⑤老年人的免疫性血小板减少应警惕继发于淋巴系统恶性增殖性疾病（恶性淋巴瘤、慢性淋巴细胞性白血病等）的可能，凝血因子活性下降应考虑循环中存在病理性抗凝物质。

2. 性别　①血管性血友病属于常染色体遗传，男女均可患病，随着检测水平提高，证实该病在遗传性疾病中发病率最高。②血友病甲在男性中占绝大多数，女性甚为罕见。③免疫性血小板减少多见于女性患者。

3. 手术和创伤　①无诱因的出血或临床上原发病不能解释的出血，常提示患者有严重的出血性疾病，如重型血友病或 DIC。②小手术或轻度外伤后出血，特别是渗血不止是遗传性疾病的重要特征。③小手术或轻度外伤后延迟出血见于凝血机制障碍，而不常见于血管-血小板性出血。④大型手术特别是联合器官移植以及严重创伤后的出血，如果排除大血管损伤，要考虑伴发 DIC 的可能。⑤子宫、卵巢、前列腺、胰腺、甲状腺是 t-PA 含量最丰富的部位，这些部位手术后出血应考虑原发性纤维蛋白原溶解亢进可能。⑥小伤口或注射部位出血不止，常提示有血小板减少、严重凝血机制缺陷或复合性止凝血机制紊乱。

4. 药物　多种药物常通过以下几个方面与出血性疾病相关：①药物过敏性紫癜，相关药物如青霉素、链霉素、磺胺药、异烟肼等。②药物免疫性血小板减少性紫癜，相关药物包括水杨酸类解热镇痛药、多种抗生素、植物碱类如奎尼丁、镇静催眠药、磺胺衍化物、氢氯噻嗪、洋地黄类、金盐、西咪替丁等。国外统计奎尼丁、磺胺衍化物、金盐最易导致药物免疫性血小板减少。③药物致血小板生成减少，如抗肿瘤药物引起骨髓抑制；氢氯噻嗪、雌激素类选择性抑制巨核细胞生长。④影响血小板功能药物，包括：影响前列腺素合成药物如阿司匹林、增加血小板 cAMP 类药物如双嘧达莫、肝素及纤溶剂、β 内酰胺类抗生素、低或中分子右旋糖酐。⑤广谱抗生素导致肠道菌群失调，维生素 K 合成减少。⑥诱导凝血因子抗体形成，如青霉素、链霉素、磺胺药、异烟肼等。⑦医源性抗凝、溶栓药物应用过量。值得注意的是，青霉素可通过过敏性紫癜、免疫性血小板减少、诱导凝血因子抗体产生等多种机制引起出血。

5. 妊娠、分娩　①妊娠常合并免疫性血小板减少，分娩后可缓解。②易并发 FⅧ抑制物的产生。③并发血栓性微血管病，如 TTP、HUS、HELLP（妊娠-肝酶升高-溶血-血小板减少）综合征、急性脂肪肝。④产科意外（羊水栓塞、胎盘早剥、前置胎盘、宫内死胎、感染性流产）可导致 DIC。

6. 家族史　与出血性疾病相关的遗传方式：①常染色体显性遗传。②常染色体不完全显性遗传。③常染色体隐性遗传。④X 染色体隐性遗传。

（二）出血频度、程度

1. 经常性严重出血　提示有遗传性凝血机制障碍、重症血管性血友病；重症肝病。

2. 间歇性反复出血　为血小板减少性疾病的常见表现。固定部位的反复出血表明局部血管性病变如遗传性毛细血管扩张症。

3. 一过性出血　通常提示获得性疾病。如病毒感染导致急性特发性血小板减少性紫癜、凝血因子抑制物的形成、药物免疫性血小板减少及过敏因素等。

4. 暴发性出血　多为严重血小板减少及复合性止凝血障碍所致。①急性血小板减少症：病因包括急性 ITP、TTP、药物免疫性血小板减少、血小板 GPⅡb/Ⅲa 拮抗剂相关性血小板减少。②暴发性紫癜：如 Waterhouse-Friderichsen 综合征，主要表现以紫癜为首发症状的严重感染，伴血小板进行性下降、酸中毒、休克和神志改变。③DIC 暴发期。④传染病如流行性出血热、钩端螺旋体病等。

5. 延迟出血 是凝血机制障碍性疾病的特征，由于缺乏牢固纤维蛋白网支持，血小板血栓增大后崩解，随后发生出血。

（三）临床表现

1. 皮肤黏膜出血 是血小板和血管性出血性疾病最常见、最易发现的症状和体征，可表现为：①出血点、紫癜和瘀斑。大片瘀斑特别是位于以摩擦部位如后背、胁腹部及四肢是严重血小板减少、凝血障碍性疾病的特征。②血泡：为大小不等的口腔及舌部位的黏膜下出血，常见于暴发性紫癜、急性血小板减少症等疾病。③鼻出血：局部异常可为遗传性毛细血管扩张症，全身性疾病多为血小板减少。④齿龈出血：多由局部炎症引起，严重者见于血小板减少及凝血功能障碍。

2. 深部器官出血 ①血肿：为深部皮下、肌肉及其他软组织出血的表现，多见于凝血机制障碍，轻度外伤后或自发性血肿为血友病的特征。②关节积血：常见于负重的关节，尤其是膝关节，多见于严重凝血机制障碍，如血友病。③浆膜腔出血：血性浆膜腔积液排除外伤及肿瘤性因素，多见于凝血机制障碍。④眼底出血：见于重症血小板减少。

3. 内脏出血 ①呼吸道：表现为咯血。如果除外呼吸道病变，多见于重症血小板减少和凝血机制障碍，此外，由于肺组织富含 t-PA，纤溶亢进亦可参与出血过程。②消化道：如果排除消化道本身病变，凝血因子缺陷和血小板减少可能为消化道出血的原因，但复合因素更为多见。③泌尿道：肿瘤性疾病出现血尿，如果排除转移，应考虑 DIC 的可能；前列腺术后出血可有纤溶亢进因素参与。④颅内出血：常见于血小板减少症患者，因中枢神经系统内丰富微血管之完整性需依靠血小板来完成；也见于凝血机制紊乱或发生于复合因素所致的止凝血障碍。⑤阴道出血和月经过多：可为血小板减少首发表现，对判断病程的长短有重要意义。亦可见于纤溶亢进、抗凝物质增多者。

四、临床特征

1. 毛细血管-血小板型止血缺陷 ①以皮肤、黏膜出血为主，分布广泛，眼底颅内出血多见，而肌肉、关节、内脏出血少见。②创伤后伤口即刻发生渗血难止，持续时间一般不长。③压迫止血有效，止血后不易复发。④遗传性最可能为血管性血友病，较少见为血小板功能障碍；获得性最多见是 ITP，其次是脾功能亢进。

2. 凝血障碍-抗凝物质型止血缺陷 ①以肌肉、关节和内脏出血为主，也可伴皮肤黏膜出血，大面积瘀斑下常可触及血肿。②创伤当时出血可能不明显，但延迟出血严重。③出血持续时间较长，局部压迫和药物止血效果差，但输血或血制品有显效。④遗传性常见为血友病（甲、乙）；获得性多见于肝病，其次为维生素 K 缺乏、DIC、凝血因子抑制物、抗凝治疗。

3. 纤维蛋白溶解（纤溶）活性增强 ①以皮肤瘀斑，可融合成大片状地图样为特征。②注射部位或创面渗血难止。③凝血块易溶解。④多为获得性或继发性。

五、实验室检查

出血性疾病血液学检验的项目和手段已达到基因诊断水平。从众多检验项目中提出一组适用于初诊患者的过筛、并有助于进一步确定检验项目的选择，是十分必要的。

血液系统疾病综合诊疗要点

（一）毛细血管-血小板型止血缺陷

1. 筛选试验　常用出血时间（BT 国际标准化出血时间测定器法）和血小板计数（PLT）。

（1）BT 和 PLT 均正常：除正常人外，多数是血管性紫癜。

（2）BT 延长伴 PLT 减少：多数是血小板减少性紫癜。

（3）BT 延长伴 PLT 增多：多数是血小板增多症伴功能异常。

（4）BT 延长伴 PLT 正常：多数是血小板功能异常或某些凝血因子缺陷所引致。

2. 血小板功能检测

（1）黏附功能：采用血小板黏附试验（PAdT）。

（2）聚集功能：常用血小板聚集试验（PAgT）。

（3）释放反应：β-TG、PF_4、GMP-140、TSP、5-HT 测定。

（4）花生四烯酸代谢：TXB_2、cAMP/cGMP 测定等。

（5）收缩蛋白试验：常用血块收缩时间。

（6）促凝活性：PF_3 有效性（PF_3aT）测定。

（二）凝血障碍-抗凝物质型止血缺陷

1. 筛选试验　常用活化的部分凝血活酶时间（APTT）、血浆凝血酶原时间（PT）和凝血酶时间（TT）。APTT 模拟内源性凝血过程，主要反映因子Ⅴ、Ⅷ、Ⅸ、Ⅹ、Ⅺ的变化；PT 模拟外源性凝血过程，主要反映因子Ⅴ、Ⅶ、Ⅹ的变化；TT 延长表明纤维蛋白原减少或血浆存在抗凝物质。

（1）APTT 和 PT 均正常：除正常人外，仅见于 FⅩⅢ缺乏症。

（2）APTT 延长伴 PT 正常：多数是内源凝血途径缺陷，若临床上有出血倾向，为血友病（甲、乙）、遗传性凝血因子Ⅺ缺乏症、循环中出现抗因子Ⅷ、Ⅸ或Ⅺ抗体、血管性血友病等；若临床上无出血倾向，则为 FⅫ、激肽释放酶原、高分子量激肽原缺乏。

（3）APTT 正常伴 PT 延长：多数是外源凝血途径缺陷，见于遗传性或获得性 FⅦ缺陷症，其中获得性者常见于肝病、维生素 K 缺乏、循环中 FⅦ抗体出现和口服抗凝剂等。

（4）APTT 和 PT 均延长：多数是由于共同途径凝血缺陷所致的出血性疾病。如遗传性和获得性因子Ⅹ、Ⅴ、凝血酶原和纤维蛋白原缺陷症。获得性者主要见于肝病和 DIC、口服抗凝剂、循环中抗凝血因子（Ⅹ、Ⅴ和凝血酶原）抗体出现及肝素治疗时。为明确病因，应进一步选择 TT 和纤维蛋白原（Fg）定量。①TT 正常：FⅩ、FⅤ、凝血酶原缺陷，见于肝病、维生素 K 缺乏。②TT 延长和 Fg 下降（0.75g/L）：低或乏纤维蛋白原血症。③TT 延长和 Fg 正常（或不低于 0.75g/L）：血浆中存在抗凝物质。此时如果延长的 TT 可被甲苯胺蓝所纠正，表明肝素样物质增多；反之，表明 FDP 增多。

（5）凝血障碍与血小板异常共存：血管性血友病、DIC 等。

2. 凝血因子检测

（1）凝血因子促凝活性（F：C）和抗原性（F：Ag）测定：包括因子Ⅱ、Ⅴ、Ⅶ、Ⅷ、Ⅸ、Ⅹ。

（2）vWF 相关试验：vWF 抗原测定（vWF：Ag）、瑞斯托霉素辅因子活性测定（vWF：RcoF）、瑞斯托霉素诱导的血小板凝集试验（RIPA）、vWF 多聚体分析等。

（三）纤维蛋白溶解亢进出血的实验诊断

1. 筛选试验　常用纤维蛋白（原）降解产物（FDP）和 D－二聚体（D－D）测定。FDP 是血循环中纤维蛋白（原）在纤溶酶作用下生成 X（x）、Y（y）、D（d）、E（e）碎片，含量增高反映纤溶系统的激活。D－二聚体是交联纤维蛋白的降解产物，其表明纤维蛋白的形成及溶解的发生，理论上可用于原发性纤溶和继发性纤溶亢进的鉴别。

（1）FDP 和 D－D 均正常：表示纤溶活性正常。

（2）FDP 阳性伴 D－D 阴性：理论上只见于纤维蛋白原被降解而未有纤维蛋白降解，见于原发性纤溶。实际上在肝病、术后大出血、重症 DIC、纤溶初期、剧烈运动后、类风湿因子阳性、抗 Rh（D）抗体存在条件下，可出现 FDP 假阳性。

（3）FDP 阴性伴 D－D 阳性：理论上只见于纤维蛋白被降解，见于血栓栓子自发性溶解。而在 DIC、动静脉血栓形成和溶栓治疗后，可出现 FDP 假阴性。

（4）FDP 和 D－D 均阳性：纤维蛋白原和纤维蛋白同时被降解，见于继发性纤溶，如 DIC 和溶栓治疗。

2. 纤溶功能检测

（1）t－PA（活性及抗原性）和 u－PA 测定。

（2）纤溶酶原活性（PLG：a）和抗原含量（PLG：Ag）测定。

（3）纤溶酶原激活抑制物（PAI）测定和 α_2－抗纤溶酶（α_2－PI）测定。

（四）分子标志物检测

1. 血管内皮细胞受损　①血浆 ET－1。②TM 抗原及活性检测。
2. 血小板激活　①β－TG。②PF_4。③GMP－140。④TXB_2。
3. 凝血因子活化　①F_{1+2}。②FPA。③可溶性纤维蛋白单体复合物（SFMC）。
4. 抗凝和纤溶　①凝血酶－抗凝血酶Ⅲ复合物（TAT）。②纤维蛋白肽 B β_{1-42} 和 B β_{15-42}，前者为纤维蛋白原降解产物，后者见于纤维蛋白降解。

六、治疗

1. 毛细血管－血小板型止血缺陷　局部治疗包括压迫冷敷、应用凝血酶及明胶海绵等；降低血管壁脆性和通透性的药物主要有：芦丁（rutin），属黄酮类，可增强毛细血管壁抗力；卡巴克络（carbazochrome），可增强毛细血管及周围组织中的酸性黏多糖，降低血管壁通透性；酚磺乙胺（dicynone），增强血小板黏附、降低血管壁通透性；维生素 C，作为羟化酶辅酶参与胶原组织中脯氨酸和赖氨酸羟化；肾上腺皮质激素，可降低血管壁脆性和通透性。另外可选用血管收缩药如垂体后叶素等。

促进血小板生成药物如：血小板生成素（thrombopoietin，TPO）可刺激骨髓巨核细胞生成发育成熟及血小板生成；酚磺乙胺尚有促进血小板由骨髓释放作用。

增强血小板功能的药物巴曲酶（立止血，batroxobin，reptilase）为血液凝固酶，促进血小板活化，诱导血小板聚集。

肾上腺皮质激素、免疫抑制剂、大剂量免疫球蛋白、脾切除对免疫性血小板减少有效。

血小板输注的适应证为严重血小板减少症（$\leq 20 \times 10^9/L$）或（和）血小板功能缺陷。

2. 凝血障碍——抗凝物质型止血缺陷　维生素 K 参与因子 Ⅱ、Ⅶ、Ⅸ、Ⅹ 的合成。血浆及凝血因子制品主要有：新鲜冷冻血浆，指新鲜全血去红细胞于 6h 内冷冻至 -18℃，富含因子 Ⅱ、Ⅴ、Ⅶ、Ⅸ、Ⅹ、Ⅺ、Ⅻ；冷沉淀物，新鲜冷冻血浆于 4℃ 融化时产生，富含因子 Ⅰ、Ⅷ、Ⅻ、vWF、Fn；纤维蛋白原制剂；FⅧ浓缩物；vWF 浓缩物；FⅨ浓缩物；凝血酶原复合物浓缩物（PCC），富含因子 Ⅱ、Ⅶ、Ⅸ、Ⅹ。其适应证包括严重肝病、血友病、维生素 K 缺乏、DIC；凝血因子替代治疗并发症：过敏反应、凝血因子抗体、溶血性贫血、血栓形成、病毒性肝炎、AIDS 等。

针对病理性循环抗凝物质的治疗包括：鱼精蛋白，适应于肝素过量、重症肝病；肾上腺皮质激素和免疫抑制剂的应用；补充大剂量凝血因子以中和抗体以及血浆置换。

3. **纤维蛋白溶解活性增强** 氨基己酸（EACA），竞争性抑制纤溶酶原与纤维蛋白的结合，使纤溶酶原不被其活化剂激活，其适应证有全身纤溶亢进（高纤溶酶血症、肝病、肿瘤、手术）、局部纤溶亢进（节育环月经过多、蛛网膜下腔出血、前列腺术后）；同类药物有氨甲苯酸（PAMBA）和氨甲环酸（AMCA）。

（许惠丽）

第二节 遗传性出血性毛细血管扩张症

遗传性出血性毛细血管扩张症（hereditary hemorrhagic talangiectasia，HHT）又名 Rendu-Osler-Weber 病，是一种以局部毛细血管扩张和扭曲为特征的常染色体显性遗传性疾病，常有同一部位反复出血。其发病率有地理差异性，国外报告的发病率介于 1/2351 人与 2/10 万人之间，因本病病理损害随年龄增长而加重，故发病者多为中老年人。

一、病因和发病机制

本病常染色体遗传性疾病，其发病与 endoglin 和 ALK-1 基因突变有关。根据突变基因的不同，HHT 分为两型，endoglin 基因异常导致的 HHT 为 Ⅰ 型，ALK-1 基因突变者为 Ⅱ 型。目前认为，HHT 发病机理可能是由于 endoglin 和 ALK-1 基因的突变影响了其 mRNA 的转录，使其在细胞表面的表达量降低，从而影响了血管内皮细胞和平滑肌细胞的增殖过程，使血管壁缺乏弹性组织和平滑肌的支持，导致血管扩张，外伤时血管不能收缩而发生局部出血。

二、诊断步骤

（一）病史采集要点

1. **主要临床表现** 特点为一个或几个部位反复出血，且随年龄增长而加重。其中又以鼻衄最为常见，甚至可反复大量出血。出血可在儿童期发生。内脏出血往往是成年患者明显而严重的临床症状。可累及消化系统、呼吸系统、中枢神经系统、泌尿生殖系统等，表现为消化道出血、咯血、血胸、血尿、女性月经过多等。

2. **家族史** 常染色体显性遗传家族史对诊断有帮助。但有 20% 的患者无明显家族史。且家族内或家族间成员的发病年龄及严重程度也有差异。

（二）体格检查要点

1. **皮肤、黏膜** 局部毛细血管扩张是本病最具有特征性的病变。常见于口唇、口腔、鼻、舌、面部、耳、手掌、甲床等处，颜色鲜红或紫红，扁平呈细点状、结节状，压之褪色。偶见呈血管痣或血管瘤样改变，高于皮面，加压后可消失，玻片轻压可见扩张的小动脉搏动。

2. 呼吸系统　可并发肺动静脉瘘，尤其是Ⅰ型HHT患者。可有紫绀、杵状指、肺部闻及啰音。

3. 肝脏受累　肝内动静脉瘘可导致肝脏肿大，肝区震颤并可闻及血管杂音。

4. 贫血　伴有出血时可有不同程度的贫血貌。

（三）门诊资料分析

1. 血常规　一般正常，在反复严重出血的患者可有小细胞低色素性贫血、血小板数正常。少数并发肺动静脉瘘者红细胞增多。

2. 出血、凝血功能检查　血小板计数、血小板功能、凝血时间多在正常范围，少数可合并血小板黏附或聚集功能异常，或有FⅧ：C或vWF水平降低。约半数患者有出血时间延长及毛细血管脆性试验阳性。

（四）进一步检查项目

1. 毛细血管镜检查　50%患者甲皱毛细血管镜检查有异常，病变部位小动脉、小静脉及毛细血管壁变薄、小血管扩张、扭曲，甚至聚集成团，针刺反应阴性。

2. 骨髓检查　红细胞系增生活跃，继发缺铁性贫血者骨髓铁染色有细胞内铁和外铁的缺乏。

3. 内镜检查　对反复呕血、黑粪或咯血、血尿者，相应内镜可见局部黏膜毛细血管呈瘤样扩张，触之易出血且不易止血。其他特征如皮肤病变的肉眼及毛细血管镜所见。

4. 超声多普勒检查　肝脏超声多普勒检查可见普遍扩张的肝动脉血流增加及特有的肝动脉分支形成的多发性动脉瘤样扩张。

5. 影像学检查　常规胸部X线检查，肺内血管病变者可见血管束与肺门相连的硬币样致密影。高速螺旋CT检查能清晰显示肺部动静脉瘘的血管结构，其敏感性比常规胸部X线检查更高。核磁共振显像对脑血管病变的检出率高，且无创伤性，为首选检查方法。

三、诊断对策

（一）诊断要点

本病根据患者某一个或几个部位反复出血，多部位毛细血管扩张，有家族史，而血小板和凝血方面的相关检查基本正常即可诊断。2000年国际HHT基金科学顾问委员会对HHT临床诊断标准修正如下：

（1）反复自发性鼻衄。

（2）多个特征性部位的毛细血管扩张，如唇、口腔和鼻黏膜、手指等处。

（3）内脏受累，如消化道毛细血管扩张（有或无出血），肺、肝、脑动静脉瘘。

（4）阳性家族史。

符合其中三项或三项以上可明确诊断为HHT，若仅具备二项则为可疑，少于二项则不能诊断HHT。

(二) 鉴别诊断要点

1. **皮肤血管痣（或称角化性血管瘤、红痣）** 多见于年长者，仅见于皮肤，多见于躯干和肢体部位。呈樱红色，高出皮肤表面，大小不一，边缘清晰，压之不褪色，也无痛感，且有缓慢长大趋势，为局部表皮过度角化所致，并无出血倾向。

2. **蜘蛛痣** 多见于肝病和妊娠期妇女，一般分布于面、颈和胸前部，不见于黏膜。痣的中心稍隆起，周围有向外伸出的血管，形似蜘蛛伪足状，压痣的中心可使辐射状的小血管网褪色。为小动脉及其分支扩张所引起，一般无自然出血倾向。

3. **CREST综合征** 属系统性硬化症的一种亚型。主要累及女性，病程进展缓慢。表现为雷诺现象、指（趾）硬化、食管蠕动异常、皮下钙质沉积和皮肤多发性毛细血管扩张。毛细血管扩张常发生在手上，无阳性家族史，少有出血倾向。

4. **共济失调毛细血管扩张症** 是一种常染色体隐性遗传性疾病，以早期发生进行性小脑共济失调和眼毛细血管扩张为特征。球结膜毛细血管扩张一般在共济失调后出现，然后向鼻周区扩展。常并发呼吸道感染，亦可有淋巴网状系统恶性肿瘤。

5. **血管发育不良症** 是内脏血管获得性异常，与尿毒症和血液透析有关，急慢性胃肠道出血多见。病变可为孤立性或弥漫性。

(三) 临床类型

根据致病基因分型：

1. **Ⅰ型HHT** 由endoglin基因异常导致，肺动静脉畸形的发病率高于Ⅱ型。
2. **Ⅱ型HHT** 是由于ALK-1基因突变所致。

四、治疗对策

(一) 治疗原则

本病属遗传性疾病，尚无特效治疗措施，只能对症和支持治疗。

(二) 治疗计划

1. **局部止血措施** 皮肤外伤出血不止者可采用局部直接压迫止血、外科缝合包扎压迫等处理，鼻腔、口腔黏膜出血均可采用上述方法止血或用凡士林纱条填塞。反复鼻衄者还可用气囊压迫、电灼术或化学烧灼法止血。必要时可采用冷冻疗法或鼻中隔整形术。

2. **止血剂的应用** 对咯血、消化道出血、严重鼻衄、手术后大出血者可用垂体后叶素10U加入5%葡萄糖液20~40ml，缓慢静脉推注；或用10~20U垂体后叶素加入5%葡萄糖液500ml中静脉滴注。垂体后叶素内含血管加压素能使血管收缩，尤其对肺血管具有强大收缩作用，能减少肺内血流量，降低肺静脉压，同时也可降低门静脉压，因此对肺部、胃肠道以及其他部位的出血有较强的止血作用。对严重的胃肠道出血，亦可选用生长抑素，对伴有高血压、冠心病的高龄患者较为安全。其他止血药如安络血、止血敏、氨甲苯酸、立止血等均可考虑应用。严重消化道出血者除可用上述药物外，还可口服纤维蛋白原-凝血酶制剂，即以纤维蛋白原0.5g溶于50ml冰水中，口服后转动体位，10~15分钟后再口服凝血酶溶液10~20ml，有较好的止血效果。

3. **性激素应用** 有报道炔雌醇0.5~1mg/d可能有益，男性患者可同时服用甲基睾丸酮以减轻雌激素的毒副作用。机理可能与药物抑制前列环素的生成和释放，使血循环凝滞性增高，并促进局部黏膜鳞状化生有关。

4. 内镜治疗　对于用药物不能控制的消化道出血患者，可进行内镜止血治疗，包括激光、热探头、高频电灼等。对急性出血的治疗有效率可达90%以上。

5. 介入治疗　当肺动静脉瘘血管直径超过3mm时，引起异常栓塞并发症的危险性增加，此时可考虑用气囊或钢圈介入栓塞治疗。此外，肝脏和脑部的动静脉畸形必要时也可行介入栓塞治疗。

6. 手术治疗　近年来由于内镜治疗技术的进展，须手术治疗的消化道出血患者已大为减少。对保守治疗难以控制的反复消化道大出血患者，如出血部位明确，可考虑手术治疗。对于有较大肺内动静脉瘘并出现明显缺氧，甚至心力衰竭及大咯血患者，可慎重考虑肺组织切除术。因肝内较大动静脉瘘而导致心力衰竭，在无门-体静脉分流的情况下，亦可考虑行血管瘘局部的肝动脉结扎术。

7. 支持治疗　出血后严重贫血者可输注浓缩红细胞。

（三）治疗方案选择

止血治疗应尽可能用非创伤性手段。因本病受累范围广泛，不易切除，术后难以根除复发，且术中有一定危险性，对一般病例应严格控制手术的适应证。手术止血或其他原因接受手术，应注意防止扩张的毛细血管发生术中或术后出血。

五、预后评估

本病一般预后良好，仅有极少数患者死于难于控制的大出血，部分患者可出现不同程度的贫血、心力衰竭、反复肺部感染等并发症。预后与出血严重程度、频度密切相关。

六、出院随访

无需预防用药。应当注意的问题包括：避免外伤，防止过劳，慎用阿司匹林、双密达莫、非甾体类抗炎药、避免应用可引起血容量增加、血压增高及血管扩张（如激肽释放酶等）的药物和因素。避免外伤和手术治疗，如确需手术、分娩的患者，应事先做好止血的准备措施。

（赵小强）

第三节　过敏性紫癜

过敏性紫癜（anaphylactoid purpura）又称 Henoch–Schonlein 紫癜（Henoch–Schonlein purpura, HSP），是一种常见的血管变态反应性出血性疾病。该病由不同原因引起，因机体对某些过敏原发生变态反应，导致毛细血管壁通透性和脆性增高，皮下组织、黏膜及内脏器官出血及水肿。临床上以非血小板减少性紫癜、关节炎、腹痛、肾炎为主要表现。本病发病率约10~13.5人/10万，儿童和青少年多见，常见发病年龄为7~14岁，2岁以前及20岁以后者少见。男女之比为1.4:1。发病有明显的季节性，以冬春两季为多。

一、病因和发病机制

病因尚不完全清楚，可能由多种因素分别或协同作用引起，与本病发病有关因素有：感染（细菌、病毒、寄生虫等）、药物（青霉素、链霉素、氯霉素、磺胺、解热镇痛药、抗结核药、水杨酸类、丙酸睾丸酮、碘化物等）、食物（牛奶、蛋类、豆类、海鲜等）、预防接种、接触农药、植物花粉及蚊虫叮咬等。

致敏原进入人体后，可能通过以下两种机制导致本病的发生：

1. Ⅰ型变态反应　致敏原进入机体与体内蛋白质结合成为抗原，后者刺激机体产生 IgE 抗体，该抗体结合于血管周围及结缔组织中的肥大细胞及血液中的嗜碱性粒细胞表面。当致敏原再次进入时，直接与 IgE 结合，激发肥大细胞等释放组胺、慢反应物质（SRS-A）等炎症介质，引发小血管炎。

2. Ⅲ型变态反应　过敏原进入机体后，刺激机体产生抗体，形成循环抗原抗体复合物，后者通过替代途径激活补体系统，造成小血管损伤。

上述两种可能机制作用的结果都是引起皮肤及内脏器官的小血管炎、血浆外渗，皮肤、关节、消化道、肾脏等器官的血管受累，可引起相应的一系列临床症状。

二、诊断步骤

（一）病史采集要点

本病多发于儿童和青少年，大多数患者发病前数天至 3 周常有发热咽痛、乏力、全身不适、食欲不振等前驱症状，随后出现皮肤紫癜、多发性关节炎、腹痛或便血、血尿等。主要的症状有：

1. 皮肤症状　是本病最主要和突出的临床表现。表现为皮肤出血性皮疹，皮疹多在前驱症状后 2~3 天出现，呈对称性分布，分批出现，以双下肢及臀部，尤其下肢伸侧多见，偶存痒感，可时隐时现，反复发作，一般 7~14 天消退。每次发作时情况相同，但持续时间较前次发作短且症状较轻。

2. 关节症状　多发生于皮肤紫癜之后，主要表现为关节疼痛、肿胀，活动受限。多发生于膝、踝、肘、腕关节，疼痛有时可呈游走性。以上症状反复发作，关节腔可有渗出液，但不遗留关节畸形。

3. 消化道症状　主要为腹痛、腹泻、呕吐、呕血和便血等。腹痛以突然发作的阵发性绞痛为特征，位于脐周、下腹或全腹，若出现气腹应考虑有肠坏死、肠孔约 1%~5% 的患者可发生肠套叠，还有极少数患者发生肠梗阻，这可能与肠壁水肿、蠕动增强或形成血肿有关。

腹痛与紫癜不一致，多数病例先有紫癜而后有腹痛，但也有部分患者腹部症状发生于皮肤紫癜前，易误诊为急腹症。

4. 肾脏症状　可出现浮肿、高血压、肾功能不全，以及血尿、蛋白尿和管型尿等肾脏受累症状。约 94% 的尿液改变在紫癜发生后 8 周内出现，又以 1 周内为最多，肾炎是本病的主要并发症，约 1% 的患者，尤其伴肾病综合征的患者，可反复发作并发展为慢性肾炎，但发展为不可逆性尿毒症者少见。

5. 其他　少数病例病变累及中枢神经系统，可引起头痛、抽搐、呕吐、中枢性瘫痪、昏迷甚至死亡；另外，少数病例可有咳嗽、哮喘、咯血等肺部受累和胸闷、心悸、心功能不全等心脏受累的表现；出血也可发生在结膜、眼睑或视网膜，少数可有视神经萎缩、虹膜炎和眼炎；还有患者偶可伴发睾丸炎。

(二) 体格检查要点

1. 紫癜 表现为皮肤出血性皮疹,以双下肢伸侧面和臀部出现大小不一的紫癜为特征,尤以足背、膝关节和踝关节周围为多见,常呈对称性;皮疹大小不等,呈紫红色,略高出皮肤,压之不褪色,可相互融合。除皮肤紫癜外,还可有荨麻疹、多形红斑、血管神经性水肿,甚至为坏死及溃疡等。

2. 关节 主要表现为关节肿胀,压痛,无关节畸形。

3. 腹部 腹型患者腹部检查有压痛,但无腹肌紧张及反跳痛,呈症状与体征分离的现象。

高血压和浮肿见于肾型患者,血压一般易控制。浮肿为凹陷性。

(三) 门诊资料分析

1. 血常规检查 白细胞数轻度至中度增高,伴嗜酸性粒细胞增多。血红蛋白和红细胞一般正常或轻度降低,合并内脏出血者可伴有失血性贫血。约93%的患者血小板计数正常。

2. 尿常规 肾受累者可有血尿、蛋白尿、管型尿等尿液改变。

3. 大便常规 消化道出血者大便潜血可呈阳性。有时可找到寄生虫卵。

4. 生化检查 肾功能不全者血尿素氮和肌酐升高。

5. 其他 约2/3的患者血沉轻度增快,抗"O"增高。

(四) 进一步检查项目

1. 出、凝血功能 出血时间、凝血时间及血小板功能检查均在正常范围。约有近半数患者有毛细血管脆性试验阳性。甲皱毛细血管镜检偶可见毛细血管扩张、扭曲或畸形,对针刺反应减弱。消化道出血患者因子XIII水平可下降。

2. 骨髓穿刺 骨髓象检查正常。

3. 尿酶区带检测 检测尿酶区带异常能间接反映肾小管病变,与肾损伤程度有相关性,对及时发现肾损害及判断预后有帮助。

4. 肾活检 肾受累者可做肾活检以明确病理类型,若50%以上的肾小球有新月体形成,则预后很差。

三、诊断对策

(一) 国内诊断标准

(1) 病前有感染、用药、食物过敏的前驱病史或为过敏体质。

(2) 发病前1~3周常有发热、咽痛、上呼吸道感染及全身不适等前驱症。

(3) 以下肢大关节附近及臀部分批出现对称分布、大小不一的斑丘疹样紫癜为主,可伴荨麻疹或水肿,多形性红斑,病程中可有消化道、关节或肾脏受累的表现,少数患者腹痛或关节炎可在紫癜出现前2周发生。

(4) 血小板计数、血小板功能及凝血功能检查均正常,毛细血管脆性试验可呈阳性。

(5) 组织学检查,受累部位皮肤真皮层的小血管周围中性粒细胞聚集,血管壁可有灶性纤维样坏死,上皮细胞增生和红细胞渗出血管外。免疫荧光检查显示血管炎病灶有IgA和C3在真皮层血管壁沉着。

(6) 能排除其他原因引起的血管炎,如冷球蛋白综合征、良性高球蛋白性紫癜、环形毛细血管扩张性紫癜、色素沉着性紫癜性苔藓样皮炎等。临床表现符合，特别是非血小板减少性紫癜，有可扪及性典型皮疹，能除外其他类型紫癜者，可以确定诊断。鉴别诊断确有困难者可作病理检查。

美国风湿病学会1990年制定的诊断标准如下：
（1）初发病时年龄在20岁以下。
（2）紫癜高出皮面，可扪及。紫癜非因血小板减少所致。
（3）胃肠道出血黑便、血便、大便潜血试验阳性。
（4）病理示弥漫性小血管周围炎，中性粒细胞在血管周围堆积。
具备两项以上可诊断。

（二）鉴别诊断要点

1. 单纯皮肤型　需与血小板减少性紫癜、单纯性紫癜、机械性紫癜、药物性紫癜、感染性紫癜相鉴别。根据皮疹的形态、分布及血小板数量一般不难鉴别。
2. 关节型　关节症状若发生在紫癜之前，需与风湿性关节炎与风湿热鉴别。
3. 腹型　腹痛发生在紫癜之前需与急性阑尾炎、肠梗阻、肠套叠、急性菌痢鉴别。过敏性紫癜的腹痛虽较剧烈，但位置不固定，无腹肌紧张及反跳痛，呈症状与体征分离的现象，与外科急腹症不同。
4. 肾型　需与急性肾小球肾炎、肾病综合征、狼疮性肾炎相鉴别。
5. 混合型　应与系统性红斑狼疮、韦格纳肉芽肿、多发性微脉管炎鉴别，后两者与HSP患者的区别在于HSP患者血清中没有IgG抗中性细胞胞浆抗体。

（三）临床类型

本病症状多变，根据其病变主要累及部位、程度不同，分为以下几种类型：

1. 单纯皮肤型（紫癜型）　为最常见的类型。主要表现为皮肤出血性皮疹。
2. 关节型　主要以关节疼痛、肿胀为主。
3. 腹型　为最具潜在危险的类型。表现为消化道症状，如腹痛、呕吐、呕血、腹泻、便血等。空、回肠血管最易受累。多见于儿童。
4. 肾型　为最严重的类型。多见于儿童，其肾脏受累可在紫癜、腹痛、关节炎消失后才发生。
5. 混合型　以上四种类型有两种或两种以上合并存在。
6. 其他少见类型。

四、治疗对策

（一）治疗原则

治疗的关键在于去除病因，以对症治疗为主。

（二）治疗计划

1. 病因治疗　及早查清及消除致病因素是治疗本病的关键。去除可能的致敏原，包括控制感染，驱虫治疗，禁食可疑引起过敏的食物和药物，避免接触疑为过敏原的用品或植物花粉等。

2. 一般治疗
(1) 卧床休息：临床观察发现，皮肤型、关节型患者卧床可加快症状消失。相反，过早下床行走症状易复现。
(2) 抗组胺类药物：本病属于变态反应性疾病，对轻症患者可用抗组织胺类药物，如扑尔敏、异丙嗪、氯苯那敏等。
(3) 维生素C、芦丁及钙剂：能增强毛细血管抗力，降低毛细血管通透性及脆性，可用作辅助治疗。

3. 对症治疗
(1) 关节痛：可口服水杨酸类如阿司匹林等，该类药有干扰血小板功能的作用，勿用于合并肠道出血的患者。
(2) 腹痛：可皮下注射或静滴山莨菪碱、阿托品等，腹痛疑为肠套叠或肠穿孔者，需及时手术治疗。
(3) 消化道出血：予止血治疗，贫血严重时输血。
(4) 紫癜性肾炎：轻症无需治疗，但病情活动期应每周随访尿常规；有浮肿、尿少时，可用利尿剂、山梨醇等；对急性肾炎综合征、肾病综合征及肾炎-肾病综合征。主张用皮质激素、免疫抑制剂、抗凝剂联合治疗；对严重的急进型肾炎，病理检查发现50%以上肾小球有新月体形成者，主张静脉甲基泼尼松龙冲击治疗，随后口服泼尼松加硫唑嘌呤或环磷酰胺；急性肾功能不全者必要时做血透或腹透；慢性肾功能不全者可考虑做肾移植，但移植后约50%的患者肾内有IgA沉积。
(5) 有脑部并发症者：可用大剂量皮质激素、甘露醇脱水减压治疗。

4. 普鲁卡因封闭疗法　普鲁卡因具有调节中枢神经系统，抑制过敏反应，使血管功能恢复的作用。用法为：0.5%普鲁卡因150~300mg加入5%葡萄糖溶液500ml中静脉滴注，每日1次，连用7~10天为一疗程。用药前需作过敏试验，阴性者方可使用。

5. 肾上腺皮质激素　具有抑制免疫反应及减低毛细血管通透性作用，对控制关节疼痛、腹痛、胃肠道症状及皮肤紫癜的消退，血管神经性水肿的减退有明显疗效。而对肾型可能无效，也不能预防肾炎并发症的发生。对病程长短及复发的次数也没有影响。常用泼尼松1~2mg/(kg·d)口服，重症者可用地塞米松10~20毫克加入5%葡萄糖液中静脉滴注。激素的用量可根据症状改善情况，逐渐减少以至停药。疗程一般需3~4个月。

6. 免疫抑制剂　适用于症状较重，反复发作，肾上腺皮质激素治疗无效或肾型的患者。用环磷酰胺2~3mg/(kg·d)或硫唑嘌呤2~3mg/(kg·d)口服，连续数周到数月。免疫抑制剂可与肾上腺皮质激素合用。注意监测血象及其他副作用。

7. 雷公藤　对肾型患者疗效较好。一般用雷公藤总甙片1~1.5mg/(kg·d)分2~3次口服，疗程为3个月。

8. 其他　抗凝剂如阿司匹林、潘生丁等有辅助作用。另有文献报道尿激酶能减少纤维蛋白在肾小球的沉积，对紫癜性肾炎有效。用法为3~5mg/(kg·d)，加入5%葡萄糖内静脉滴注，7~10天为一疗程。亦有人提出用大剂量丙种球蛋白冲击疗法和血浆置换治疗重症紫癜性肾病，其疗效有待进一步观察。

(三) 治疗方案选择
轻型患者主要采用祛除病因，支持和对症治疗以及抗组胺药物等即可。皮肤以及关节、腹部症状严重的患者可加用肾上腺皮质激素，以缓解症状。肾型患者需使用免疫抑制剂，可与肾上腺皮质激素联用，亦可加用雷公藤及抗凝剂等。

五、病程观察及处理

（一）病情观察要点

（1）记录皮疹、腹痛、关节痛以及消化道出血情况有无改善。

（2）定期复查尿常规，了解尿中红细胞、蛋白、管型情况。

（3）定期复查血生化检查，了解尿素氮、肌酐变化。

（4）注意药物副反应，肝脏损害、血细胞下降等，需监测肝功能、血常规，治疗初期每2周1次，以后可酌情延长间隔时间。

（二）疗效判断与处理

1. 疗效标准

（1）显效：治疗后一切症状消失，有关检查正常。观察一年未复发者可视为临床治愈。与未治疗或其他治疗相比，达到痊愈所需时间显著缩短，并发症发生率及一年内复发率显著减少者可视为治疗显效。

（2）有效：治疗后病情明显好转，但未恢复正常，可视为临床好转。与未治疗组相比达此程度所需时间明显缩短，可视为有效。若治疗后痊愈但2个月内又复发者，可为近期有效。

（3）无效：治疗后病情好转的程度和所需时间，与未治疗组相比无显著差别。

2. 处理

（1）显效者：病情稳定者激素逐渐减量至停用。

（2）病情反复：须仔细寻找病因，积极预防和控制感染，寻找和避免接触过敏因素。

（3）无效：核查诊断，调整治疗方案。

六、预后评估

本病多数患者预后良好，其临床症状多在发作后3~6周恢复，也有反复发作长达数年之久者，但复发者病情较初发时有逐渐减缓趋势。肾脏受损程度是决定预后的关键因素。约有2%患者发生终末期肾炎，有报道在起病头3个月内出现肾脏病变或病情反复发作并伴有肾病时常预后不良。

七、出院随访

预防感染，注意寻找和避免接触过敏原。监测血常规、肝功能情况，注意肾上腺皮质激素和免疫抑制剂的副作用。定期门诊复查，激素逐渐减量。

（赵小强）

第四节 其他血管性紫癜

除上述遗传性毛细血管扩张症和过敏性紫癜外，一般将其他血管性紫癜依其发生原因分为原发性和继发性两大类。原发性血管性紫癜包括有：单纯性紫癜、海绵状血管瘤（Kasabach – Merritt 综合征）、遗传性结缔组织病、老年性紫癜等；继发性血管性紫癜包括有：维生素 C 缺乏性紫癜、药物性紫癜、感染性紫癜、异常蛋白血症、自身红细胞致敏性紫癜（Gardener – Dianmond's 综合症）、DNA 自身致致敏性紫癜等。这类疾病的共同特征是：皮肤黏膜出血倾向，瘀点、瘀斑为多；血小板计数正常；毛细血管脆性试验可以阳性；血管完整性受损，伴有血管渗透性和脆性增加，其病因和发病机制多不清楚。现分述如下。

一、单纯性紫癜

该病是一种不明原因的皮肤紫癜，多见于女性，常发生于绝经期前，在月经期加重。临床表现为健康女性反复出现的皮肤瘀点、瘀斑，大小不等，分布不均，不高出皮面，压之不退色。多见于四肢和臀部，尤以双下肢常见，不经治疗可自行消退，黏膜出血少见，无内脏出血等其他不适。束臂试验可呈阳性，部分患者有抗血小板抗体，各项出凝血功能检查均正常。

（一）发病机制

发病可能与雌激素对血管壁或/和周围组织的影响有关。其病理变化可分为两类：①血管受累。②血小板功能失常。

（二）诊断根据

（1）素来体健，多数为下肢自发出现瘀点、瘀斑，可自行消退，无家族史。
（2）束臂试验阳性或阴性，但出凝血功能检查正常。
（3）能排除其他原因所致紫癜。

生育年龄女性，在谨慎排除其他原因的紫癜后，可考虑该病的诊断。类风湿性关节炎、风湿热以及应用肾上腺皮质激素和阿司匹林均可能伴发单纯性紫癜。

（三）鉴别诊断

1. **阿司匹林样缺陷** 一种常染色体显性遗传病，血小板释放功能障碍，对阿司匹林敏感。血小板计数正常，血小板对腺苷二磷酸等诱聚剂的聚集反应正常。可有黏膜出血以及外伤或手术时严重出血情况。

2. **轻型血管性血友病** 表现为内脏出血，亦可有黏膜出血。Ⅷ：C 降低，vWF：Ag 减少，血小板黏附率可降低，部分患者出血时间延长，阿司匹林耐量试验阳性。

（四）治疗和预后

本病预后良好，不需特殊治疗，以解释病情为主，部分患者可用维生素 C、芦丁和卡巴克络等药物。因非甾体类消炎药可抑制血小板功能，患者应避免服用。

二、老年性紫癜

该病为老年患者自发或轻微损伤后出现的慢性皮肤紫癜。多见于 60 岁以上老年男性。

患者随年龄增长，皮肤胶原、弹性蛋白、皮下脂肪逐渐消失，小血管缺乏胶原物质的支撑，血管周围的结缔组织萎缩，血管脆性增加而导致出血。紫癜主要出现于前臂桡侧、伸侧表面、颈部、手背、腕部等部位，其发生与皮肤组织过多活动有关，其体表分布与暴露部位一致的特点，还提示与光化辐射促使皮肤胶原变性有关。紫癜消退缓慢，多在消退后遗留色素沉着。

本病无需治疗,应注意避免外伤。

三、遗传性结缔组织病

是一组先天性糖蛋白结构异常,导致结缔组织基质发育异常使血管脆性增加引起出血的疾病,包括 Ehlers – Danlos 综合征、弹性假黄瘤和成骨不全等。该组疾病目前尚缺乏有效治疗,应注意避免外伤。

1. EhlersDanlos 综合征　也称皮肤伸展过度综合征。是一种罕见的常染色体显性遗传性结缔组织病。发病是由于胶原组织先天性缺陷伴血小板黏附胶原机制障碍所致。可能还有弹力纤维灶性增多,以致皮肤弹性过强,关节伸展过度,血管脆性增加。其临床特点为:①皮肤过度松弛,关节伸展过度,可向各个方向弯曲。②血管脆性增强,易形成大片瘀斑和血肿,创伤、手术时出血过多。③损伤后愈合缓慢,常形成特殊的"卷烟纸"样褐色疤痕。④皮下易见活动性结节。⑤骨隆突处可形成假性肿瘤及伴有其他的先天性畸形。束臂试验阳性,其他出凝血检查无异常,但少数患者可合并Ⅻ或Ⅺ因子缺乏以及血小板功能异常。

2. 弹性假黄瘤(Gronblad – Strandberg 综合征)　为常染色体隐性遗传,是一种因弹性纤维先天缺陷使毛细血管脆性增加而引发出血的结缔组织病。除皮肤紫癜外,蛛网膜下、视网膜、胃肠道、肾、膀胱、子宫等部位可有自发性出血。

3. 成骨不全　成骨不全者胶原纤维中氨基酸成分缺陷,骨质发育不良,少数人可有紫癜。

四、维生素 C 缺乏性紫癜

维生素 C 缺乏症,也称坏血病(Scurvy),是由于维生素 C 缺乏所引起的疾病。

(一) 病因和发病机制

维生素 C 在水果和蔬菜中含量丰富,肝、肾、脾中也较多,而谷类、乳类、脂肪、肉类含量较少。在某些长期摄入不足或哺乳、妊娠等日常摄入量不能满足机体需要的情况下可发病。维生素 C 缺乏使胶原分子中的羟脯氨酸和羟赖氨酸合成减少,结构异常的胶原聚集,小血管的内皮层和血管周围结缔组织缺陷,毛细血管通透性和脆性增加。

(二) 临床表现

1. 出血　牙龈、皮肤毛囊周围出血,毛囊角化,鼻出血,牙龈浮肿、溃疡等;也可有肌肉、关节和内脏出血。瘀点常分布于大腿内侧和臀部。

2. 骨骼改变　X 线检查见长骨骨骺端密度增厚、钙化,骨骺端骨刺形成,其他膜下出血可使骨皮质与骨膜分离,甚至发生骨骺端分离、移位和骨折。

(三) 实验室检查

束臂试验阳性,血小板的质和量可异常,偶有出血时间延长,其他出凝血检查正常,尿中维生素 C 排除量减少。

(四) 诊断

根据特殊病史及临床表现,必要时试验性维生素 C 治疗可明确诊断。

（五）防治

治疗口服维生素 C，成人 1g/d，婴儿 50mg/d，3 周后症状可明显改善。预防应进食富含维生素 C 的新鲜水果、蔬菜，改进烹调方法，减少其丢失和破坏。

五、药物性紫癜

（一）病因和发病机制

药物引起的紫癜多数与血小板数量减少有关，但少数情况下也可以引起血管性紫癜，此时血小板数量正常。其发病机理可能是药物进入机体后产生特异性抗血管抗体、形成免疫复合物来损伤血管内皮细胞，削弱血管周围的支撑组织和干扰血小板功能，但缺乏直接的证据。

可引起本型紫癜的药物有：解热镇痛药（阿司匹林、消炎痛、非那西丁），镇静催眠药（眠尔通、水合氯醛、利眠宁、巴比妥类），抗感染药（青霉素、链霉素、氯霉素、磺胺、异烟肼、乙硫异烟胺、奎宁），降压药（利血平、甲基多巴），利尿剂（氯噻嗪、速尿）以及碘化物、汞剂、砷剂、铋剂、别嘌醇、阿托品、香豆素类、普鲁卡因等。

（二）临床表现

皮肤瘀点、瘀斑，以四肢为多，停药后可迅速消退，服药又可诱发。

另外，长期使用糖皮质激素的患者皮肤结缔组织萎缩，皮肤血管支架系统发生改变，其血管脆性增加，也可使皮肤反复出现紫癜。紫癜多见于下肢和前臂，即所谓的"类固醇性紫癜"。

（三）治疗

停用相关药物，部分可给予维生素 C 及皮质激素等。

六、感染性紫癜

（一）病因和发病机制

细菌、病毒、立克次体、原虫等感染均可引起皮肤紫癜。常见有：

（1）细菌性：流行性脑膜炎、伤寒、猩红热、白喉、心内膜炎、败血症等。
（2）病毒性：水痘、麻疹、流行性感冒、流行性出血热、传染性单核细胞增多症等。
（3）立克次体：斑疹伤寒等。
（4）螺旋体：钩端螺旋体病。
（5）原虫：疟疾、弓形体病等。病原微生物、细菌产物、毒素和免疫复合物直接损伤血管内皮细胞，或毛细血管细菌性栓塞致血管炎，导致毛细血管通透性增加。

（二）临床表现

全身皮肤瘀点、瘀斑，可融合成片状，伴 DIC 时，全身多部位有出血倾向，束臂试验阳性。

（三）治疗

以控制感染为主。

附：暴发性紫癜

好发于儿童的感染性紫癜，起病急、病情重、发展快，病变范围广泛，并可能成为坏死性。可发生于各种细菌、病毒感染，患者先有高热、寒战，继而出现大片触痛性瘀斑，以下肢为主，可伴出血性大疱、坏死，内脏亦可受累，可发展为休克甚至死亡。实验室检查有微血管性溶血，白细胞增多，血小板减少，部分患者血浆Ⅷ、Ⅴ因子和纤维蛋白原含量减低，有急性血管内凝血和纤溶亢进的表现。急性期除抗感染外，应予强有力的对症支持治疗，当确认有DIC时按DIC处理。

七、异常蛋白血症引起的紫癜

多克隆或单克隆高球蛋白血症如冷球蛋白血症、冷纤维蛋白原血症、良性高球蛋白血症、巨球蛋白血症和多发性骨髓瘤。发生机制是血浆黏度增加、血流缓慢及免疫复合物引起血管壁损害，此外球蛋白还可损害血小板功能，影响纤维蛋白聚合。

1. 良性高丙种球蛋白血症　多发生于中、青年女性。紫癜主要分布在双下肢，反复出现（尤其在过度劳累、长时间站立或衣物过紧等）。紫癜出现前局部可有触痛、瘙痒、红斑等，反复发生的部位常导致进行性色素沉着。血中多克隆丙种球蛋白增加。常伴有系统性红斑狼疮、干燥综合征、类风湿性关节炎、多发性硬化等其他疾病。本病原发者勿需积极治疗，继发者以治疗原发病为主。血浆置换可降低球蛋白，去除免疫复合物，减少紫癜的发生。

2. 冷球蛋白血症（cryoglobulinemia）和冷纤维蛋白原血症（cryofibririnogeremia）　紫癜是冷球蛋白血症的主要表现之一。冷球蛋白血症患者血管中的冷球蛋白沉着，阻碍血管微循环，导致循环障碍、血管损伤、血管脆性增加。临床表现有肢体远端、鼻、耳、面部等部位的紫癜，雷诺现象、网状红斑、高黏滞综合征、溃疡、坏疽等，遇冷时症状加重。冷纤维蛋白原血症可单独或与冷球蛋白血症合并发生，多继发于肿瘤。除以上临床表现外，还可有视网膜出血及视网膜静脉血栓形成。多数研究认为其发病机制是患者血液中存在由纤维蛋白、纤维蛋白原及纤维结合素组成的复合物，遇冷时沉淀于血管，引起紫癜或血栓栓塞。

治疗均应注意保暖。血浆置换可暂时缓解症状，有原发病者应积极治疗原发病。

3. 巨球蛋白血症和多发性骨髓瘤　除皮肤紫癜外，多表现为黏膜出血，以鼻、牙龈和阴道出血较常见。常表现为高黏滞综合征，发病机制为血浆中单克隆免疫球蛋白的异常使血液黏滞度增加，血流缓慢，局部缺氧而损伤血管，导致紫癜。其出血亦可由血小板减少引起，异常的蛋白可影响血小板功能以及纤维蛋白的聚合。治疗主要针对原发病。

4. 淀粉样变　其紫癜是由于淀粉样物质沉积于小血管周围导致血管损伤，血小板功能也有异常，有时亦可合并血小板减少性紫癜。此外，也可有X因子缺乏等凝血功能障碍，凝血时间延长，部分患者纤溶亢进。以治疗原发病为主。

八、自身红细胞致敏性紫癜

又称Gardner–Diamond综合征。本病少见。多发生于情绪紧张或精神异常的中、青年女性，以自发出现的单个或成批的痛性瘀斑为特征。

（一）发病机制

尚不明确，一般认为与患者对自身红细胞膜的一种组分过敏有关。常在创伤、手术或精神应激后出现，心理疾病患者有发生本病的倾向，曾称为"精神性紫癜"。

(二）临床表现

常以局部瘙痒、疼痛和烧灼感起病，随后出现瘀斑，其周围可有红斑和水肿，并逐渐扩大成为疼痛性瘀斑。发疹同时可伴头痛、眩晕、腹痛、腹泻、恶心呕吐等。严重者可伴胃肠道出血、血尿、月经过多等。出血可自行停止，但可反复发作。

（三）实验室检查

各种出凝血试验均正常，用自体全血、洗涤红细胞、自身血红蛋白、或从自身红细胞提取的磷脂酰-L-丝氨酸做皮试，可诱发阳性过敏反应。但皮下注射自身DNA、RNA、自身白细胞和血浆等均不引起阳性反应。

目前尚无有效治疗，在某些患者用精神疗法治疗，可以减少复发。本病为良性，多数患者在40岁左右自愈。

九、DNA自身致敏性紫癜

该病多见于女性，既往无外伤史。以疼痛性皮肤瘀斑为特点。

（一）发病机制

因患者对自身白细胞、自体或异体的脱氧核糖核酸（DNA）过敏而引发紫癜。

（二）临床表现

与自身红细胞致敏性紫癜类似，但该病先出现在四肢，常在局部皮肤出现自发性疼痛性结节和风团，迅速增大、变硬，在24小时内发展成痛性紫癜，数天或2~3周内消退。

（三）实验室检查

部分患者束臂试验阳性，向患者皮下注射其DNA或自身裂解白细胞悬液，可诱发疼痛性紫癜。用RNA、自身血浆或红细胞，用DNA酶或氯喹处理的DNA或白细胞等做皮试均阴性。

（四）治疗

氯喹对该症治疗有效，但停药后易复发。剂量为250mg，每天4次，连续服用1周，此后减量为250~500mg/d。本病预后良好，病程较为迁延。

十、其他

其他的血管性紫癜尚有机械性紫癜、人为性紫癜、直立性紫癜、医源性紫癜、特发性色素沉着性紫癜、糖尿病微血管病变等。

（张晓南）

第五节 原发性血小板减少性紫癜

原发性血小板减少性紫癜（Idiopathie Thrombocytopenic Purpura, ITP）或称特发性血小板减少性紫癜是一种原因不明的获得性出血性疾病。其特点为皮肤、黏膜出血，严重者有内脏出血；外周血血小板减少，骨髓巨核细胞数正常或增多，但伴有发育或成熟障碍，患者血清或血小板表面常存在抗血小板抗体，血小板表面补体增高。目前多数学者仍认为本病与自身免疫有关，故又称自身免疫性血小板减少性紫癜（Autoimmune thrombocytopenic Purpura,

ATP)。该病发病率:据统计欧美国家为 6~11/10 万人口,日本为 16.7/10 万人口,占血小板减少患者的 3.9%~14.6%,占住院患者总数的 0.18%。国内上海有一家医院统计占住院患者总数的 0.13%。根据发病机制、诱发因素、临床表现、治疗效果和病程,ITP 可分为急性型和慢性型两类。

一、急性型 ITP

(一)病因和发病机制

其发病与多种病毒感染有关,包括疱疹类病毒(单纯疱疹病毒、水痘、带状疱疹病毒、EB 病毒、巨细胞病毒等)、微小病毒 B_{19}、麻疹病毒、风疹病毒、流行性腮腺炎病毒等,部分和疫苗接种有关。其发病机制可能有以下几种:①病毒改变血小板膜糖蛋白结构,使血小板抗原性发生改变,引起自身免疫反应,产生抗血小板抗体破坏血小板。②病毒感染后,经免疫应答形成循环免疫复合物(CIC),通过 CIC 抗体分子上的 FC 片段与血小板膜上 FC 受体相结合,使血小板易在单核-巨噬细胞系统内被④并破坏。③抗病毒抗体与血小板膜表面成分存在交叉反应,引起血小板破坏。④病毒可直接作用于巨核细胞形成核内包涵体,使血小板产生减少。

(二)诊断步骤

1. 病史采集要点

(1)好发人群:常见于儿童,男女发病率相近。

(2)起病情况:好发于冬春季节,起病前 1~3 周 80% 的患者有急性上呼吸道或其他病毒感染史。起病急骤,可有畏寒、发热。

(3)主要临床表现:广泛而严重的皮肤瘀点、瘀斑,多为全身性,首发于四肢。逐渐扩展至躯干。黏膜出血以牙龈出血和鼻衄为常见,口腔可有血疱。常有血尿、黑便等泌尿道和胃肠道出血表现,不到 1% 的患者可有颅内出血,一旦发生则危及生命。结合膜下出血多见,少数有视网膜出血。

2. 体格检查要点

(1)皮肤、黏膜:有散在瘀点、瘀斑,口腔、舌黏膜可有血疱。

(2)肝脾、淋巴结:脾脏常不肿大。

3. 门诊资料分析

(1)血常规:常有严重的血小板减少,多数在 $20 \times 10^9/L$ 以下。失血过多可致继发性贫血而出现红细胞及血红蛋白降低。贫血与失血量成比例。白细胞计数常正常,分类可有淋巴细胞相对增多及嗜酸性粒细胞增多。

(2)止血和凝血功能检查:出血时间延长,血块收缩不良,束臂试验阳性。凝血功能正常。

4. 进一步检查项目

(1)骨髓检查:多数病例可见巨核细胞数量增多,部分巨核细胞数可正常。以幼稚型巨核细胞为主,其核分叶少或无分叶,胞浆中可见空泡、变性及颗粒缺乏等改变。

(2)免疫学检测:血小板相关抗体(PAIgG、PAIgA、及 PAIgM)相关补体(PAC3)及循环免疫复合物(CIC)多数呈阳性。其中以 PAIgG 升高最常见。血小板回升时 PAIgG 开始下降，直至恢复正常。

（三）诊断对策

1. 诊断要点

（1）起病前 1~3 周有上呼吸道感染或病毒感染史，以儿童为多。

（2）全身皮肤、黏膜突然出现严重的瘀点、瘀斑和血疱。

（3）脾脏不大或仅轻度肿大。

（4）血小板明显减少（常在 20×10^9/L 以下）。

（5）骨髓象：核细胞增生或正常，幼稚型巨核细胞增多，巨核细胞伴成熟障碍。

（6）排除继发性血小板减少症。

2. 鉴别诊断要点

（1）败血症所致血小板减少：特别是脑膜炎双球菌败血症，亦可突然发生皮肤紫癜及血小板减少。但此症常有脑膜炎表现，多次作血培养可协助诊断。

（2）药物性血小板减少：应仔细询问服药史。疑为药物所致血小板减少应立即停药，若血小板数在 7~10 天后仍未恢复正常，则药物所致血小板减少可能性不大。

（3）先天性血小板减少：应调查家族史，必要时检查其他家族成员加以鉴别。

（4）急性白血病：可表现皮肤瘀点和瘀斑，血小板亦可减少，但其贫血和失血不成比例，常有肝脾、淋巴结肿大、胸骨压痛等浸润表现，骨髓检查可以确诊。

（四）治疗对策

1. 治疗原则

（1）尽早明确诊断，积极治疗。

（2）卧床休息，减少活动，以防出血加重。

（3）积极预防和控制感染。

（4）合理的对症支持治疗，严格掌握血小板输注指征。

（5）注意防治药物的毒副作用，激素治疗无效时不宜长期大剂量应用，应尽早减量。

2. 治疗计划

（1）血小板输注：对严重出血或血小板 $<20 \times 10^9$/L 患者给予输注浓缩血小板，具有防止颅内出血的作用。

（2）肾上腺皮质激素：多数学者对 AITP 儿童患者仍首先考虑肾上腺皮质激素应用。可用泼尼松 1~3mg/（kg·d），有加速血小板回升，增强毛细血管张力作用，AITP 起病 2 周内有发生颅内出血危险，应用皮质激素后，出血危险性减少。

（3）大剂量丙种球蛋白（HDIVIg）输注：剂量 400mg/（kg·d），静脉输注，连续 5 天，60%~85% 的患者血小板水平迅速升高。其副作用少，且与其他治疗有协同作用，缺点是价格昂贵。

（4）脾切除术：对有颅内出血患者，可行紧急脾切除并联合大剂量皮质激素治疗。少数 6~12 个月肾上腺皮质激素、大剂量丙种球蛋白治疗无效而又出血严重者，可考虑脾切除。

（5）一般治疗：起病后 1~2 周应限制活动，避免外伤及任何非紧急手术（如拔牙等）。有明显瘀斑及活动性出血，应住院观察治疗；避免应用阿司匹林及其他抑制血小板功能的药物如噻氯匹定、双嘧达莫等。

3. 治疗方案选择 由于80%以上的患者能在数周内自发缓解，对出血症状轻微、血小板减少不严重者，可以对症支持治疗为主，而不给予特殊治疗；对出血严重者应积极给予肾上腺皮质激素、大剂量丙种球蛋白等免疫抑制治疗。儿童脾切除即使必要，也应尽量推迟到5岁以后。

（五）病程观察及处理

1. 病情观察要点 监测血象，血小板 $< 20 \times 10^9/L$ 时颅内出血危险增高，可作眼底检查，了解有无视网膜出血。平时注意观察皮肤、黏膜以及消化道、泌尿生殖道的出血情况。
2. 疗效判断与处理 详见慢性ITP。

（六）预后评估

本病为良性疾病，预后良好。病程多为自限性，80%以上的患者能在数周内自行缓解，平均病程4～6周，少数可迁延半年或数年以上转为慢性。少数重度血小板减少患者因并发颅内出血而死亡。

二、慢性型ITP

（一）病因和发病机制

其病因和发病机制至今仍未完全阐明，目前认为有几方面：

1. 自身抗血小板抗体 80%～90%的ITP患者血清或血小板表面存在抗血小板抗体，血小板表面检测到的抗体为血小板相关抗体（PAIg），其中PAIgG最常见，此外还有PAIgM、PAIgA和PAC3。PAIg水平与血小板数和血小板寿命均呈负相关。表明PAIg的检测在慢性ITP中有意义。已证实脾脏是产生抗血小板抗体的主要部位，其内的单核-巨噬细胞又能清除致敏血小板。另有学者证明骨髓、肝脏亦是产生抗血小板抗体以及清除致敏血小板的部位。

2. 巨核细胞相关IgG 近年有作者发现本病患者巨核细胞相关IgG明显升高，可能抑制巨核细胞造血，血小板无效生成。

3. 细胞免疫 ITP的细胞免疫研究则开展较晚。慢性ITP患者外周血总T细胞及助性T细胞Th明显减低，T抑制细胞（Ts）明显增高，因而Th/Ts比值显著低于正常，提示T细胞功能缺陷。目前认为ITP主要缺陷在T细胞功能而不在B细胞。

4. 雌激素 由于慢性ITP常发生于育龄妇女，妊娠期容易复发，提示雌激素参与其发病。有人认为雌激素可直接抑制血小板生成，并刺激单核-巨噬细胞系统对与抗体结合的血小板的吞噬和破坏。

（二）诊断步骤

1. 病史采集要点

（1）好发人群：常见于年轻女性，女性发病率是男性的3～4倍。

（2）起病情况：起病缓慢，病程较长，症状较急性型轻，但容易反复发作。

（3）主要临床表现：出血程度与血小板计数有关，轻症患者表现为散在的皮肤出血点或轻度的鼻衄、牙龈出血等。女性月经过多可能是首发或唯一的症状。严重血小板减少时口腔和舌黏膜可发生血疱，关节、视网膜出血少见。结膜下出血、泌尿道和消化道出血也可发生。颅内出血很少见,但在血小板严重减少患者,如发生视网膜出血,应注意预防。

2. 体格检查要点

(1) 皮肤、黏膜:有散在性瘀点、瘀斑,以下肢远端和静脉穿刺部位多见,一般无皮下血肿。反复发作消化道、泌尿生殖道出血患者可有贫血貌。

(2) 肝脾、淋巴结:少数患者可有轻度脾肿大。如有明显脾肿大,要除外继发性血小板减少的可能。

3. 门诊资料分析

(1) 血常规:白细胞数及分类多为正常。红细胞及血红蛋白可因出血而降低,多为正细胞性贫血,若出血严重且持续时间长,可为小细胞低色素性。严重出血可伴有网织红细胞增多。血小板中度减少,常在 $(30~80)\times10^9/L$,可见畸形、巨大血小板及血小板碎片,血小板减少而平均体积增大,为ITP的特异表现。

(2) 止血和凝血功能检查:出血时间延长,血块收缩不良,束臂试验阳性,均与血小板减少有关。凝血功能正常。

4. 进一步检查项目

(1) 骨髓检查:骨髓有核细胞增生活跃,粒系无异常;红系可轻度增生。其特征性变化是巨核细胞数一般明显增多,亦可正常,但存在成熟障碍,以颗粒型巨核细胞为主,产血小板巨核细胞明显减少或缺乏,血小板罕见。

(2) 免疫学检测:血小板表现相关抗体 PAIgG、PAIgA、PAIgM 和血小板相关补体 PAC3 测定显示:约90%的患者 PAIgG 和 PAIgA 与血小板数量负相关,30%~70% CITP 患者有 PAC3 增高,约20%~30% ITP 患者有 PAIgM 增高。一般认为治疗前 PAIgM 显著升高者,常出血症状较严重且疗效多不满意或治疗无效。若缓解期患者 PAIgG 持续高水平,则容易复发。切脾后 PAIgG 可降至正常,如仍然升高,则提示抗体主要在肝脏或骨髓中产生,或有副脾存在。

(3) 血小板寿命:用核素法或丙二醛法检测血小板生存时间,ITP 患者的血小板寿命较正常人明显缩短。

(三) 诊断对策

1. 诊断要点　全国第五届血栓与止血会议修订的诊断标准如下:

(1) 多次化验检查血小板计数减少。

(2) 脾脏不增大或仅轻度增大。

(3) 骨髓检查巨核细胞数增多或正常,有成熟障碍。

(4) 以下五点中应具备任何一点:

1) 泼尼松治疗有效。

2) 切脾治疗有效。

3) PAIgG 增多。

4) PAC3 增多。

5) 血小板寿命测定缩短。

(5) 排除继发性血小板减少症。

ITP 重型标准:

(1) 有3个以上出血部位。

(2) 血小板计数 $< 10 \times 10^9/L$。

George 等制定的慢性难治性 ITP 诊断标准如下：

(1) 糖皮质激素和脾切除治疗无效；

(2) 年龄 >10 岁；

(3) 病程 >3 个月；

(4) 无其他导致血小板减少的疾病；

(5) 血小板计数 $< 50 \times 10^9/L$。

2. 鉴别诊断要点

(1) 身免疫性疾病：可以血小板减少为早期唯一的表现。对年轻女性血小板减少者，应常规行抗核抗体、抗双链 DNA 抗体、补体等有关结缔组织病的各项免疫学检查。还应注意甲状腺功能的检测。

(2) Evans 综合征：除血小板减少外，还伴有自身免疫性溶血性贫血，患者有黄疸，血清 Coombs 试验阳性。

(3) 血小板生成障碍所致继发性减少：常见于早期再生障碍性贫血（AA）、急性白血病、骨髓增生异常综合征（MDS）、放疗、化疗药物所致血小板减少。这些情况除血小板减少外还有其他血象和骨髓象改变，有放化疗史，一般鉴别不难。

(4) 血小板分布异常所引起血小板减少：如肝硬化、血吸虫病所致脾肿大、骨髓纤维化、脾功能亢进等，可使血小板在肝脏、脾脏滞留，导致外周血小板减少。鉴别要点是明显的脾肿大，有些伴有肝脏肿大。外周血亦常有白细胞减少的改变。

(5) 血栓性血小板减少性紫癜（TTP）：一般存在微血管性溶血性贫血、血小板减少、神经精神异常称为三联征。还可有肾损害和发热等，与上述三项共同存在称为五联征。

（四）治疗对策

1. 治疗原则　慢性 ITP 的治疗根据病情采取不同的方法。一般来说，血小板计数 $> 50 \times 10^9/L$（国外标准 $>30 \times 10^9/L$）、无出血情况者可不需治疗，定期观察。反之，则应予以积极治疗。

2. 治疗计划

(1) 紧急治疗：

1) 紧急输注血小板：因患者血循环中有较多血小板抗体，输入的血小板很快被破坏，故血小板数可无明显增加，但可使毛细血管脆性得到改善，使出血减轻。输入血小板有效期仅为 1~3 天。

2) 大剂量静脉输注丙种球蛋白：剂量为 0.4g（kg·d），连用 5 天；或 1.0g/（kg·d），连用 2 天。

3) 大剂量静脉输注甲基泼尼松龙：剂量：1 000mg/d，静脉滴注 30 分钟，连用 3 天，后逐渐减量。

4) 血浆置换：每次置换 3 000 ml 血浆，3~5 日内连续 3 次以上，可有效清除患者血浆中的抗血小板抗体。

5) 紧急脾切除术：当采用上述方法治疗效果不佳，仍有持续出血威胁生命，应行紧急脾切除手术。

(2) 常规治疗：

1) 糖皮质激素：是治疗本病的首选药物。其作用机制包括：①抑制单核－巨噬细胞系统的吞噬和破坏作用，延长血小板的寿命。②减少抗血小板抗体的产生。③抑制抗原抗体反应，并使已结合了的抗体游离。④改善毛细血管通透性。⑤降低抗体对巨核细胞产生血小板的影响，刺激骨髓造血及血小板向外周血的释放。

首选泼尼松，初始剂量为1mg/（kg·d），分次或顿服，病情严重者用等效量地塞米松或甲基泼尼松龙静脉滴注。血小板升至正常或接近正常后，逐步减量（每周减5mg），最后以5~10mg维持，3~6个月后停药。维持治疗最多不超过一年，如治疗4周后PLT<50×10^9/L或6周后PLT仍不能达到正常，提示取得完全缓解可能性不大，应迅速减量至停药。

副作用包括有柯兴氏面容，体液滞留、胃酸过多，血压升高，血钾降低、血糖升高，骨质疏松和激素性精神病等。

2) 脾切除术：是治疗本病最有效的方法之一。作用机制是减少血小板抗体生成，消除血小板破坏的场所。

适应证：①正规糖皮质激素治疗3~6个月无效者。②糖皮质激素治疗有效，但维持量需泼尼松>30mg/d者。③有糖皮质激素使用禁忌证。④^{51}Cr扫描脾区放射指数增高。

禁忌证：①首次发病的早期病例，尤其是儿童（因自行缓解率较高）。②2岁以下儿童，脾切除后易发生暴发性严重感染。③骨髓巨核细胞数低于正常者。④妊娠期。⑤因其他原因不能耐受手术者。

脾切除疗效脾切除后70%~90%的患者可获明显疗效，其中60%的患者可持续完全缓解，其余病例血小板有一定程度的上升和出血症状改善，仍需小计量的皮质激素维持治疗。影响脾切除疗效的因素尚不确切，据报道与以下因素有关：①年龄：儿童缓解率高于成人，老年人疗效较差。②性别：女性好于男性。③病程：病程短者（≤6个月）疗效较好。④与糖皮质激素和大剂量丙种球蛋白疗效关：术前糖皮质激素或大剂量丙种球蛋白治疗有效者效果较好。⑤脾切除术后血小板上升速度与峰值关系。⑥血清中PAIgG浓度：术前后PAIgG明显增高者，脾切除疗效较差。⑦血小板破坏（阻留）场所：血小板在肝或在肝脾两处破坏者脾切除疗效较差。⑧副脾或残余脾组织存在。

脾切除术前准备①对长期应用皮质激素者，术前3天及术后短期内适当增加剂量，亦可考虑静脉给药。②对激素无效者，术前、术中输注血小板悬液及大剂量免疫球蛋白（HDIgG），可使血小板数增加，增加手术安全性。必要时亦可静脉滴注长春新碱（VCR）0.02mg/（kg·W）（每次不超过2mg）。

近年来对ITP患者经腹腔镜脾切除已获得成功，并因其安全有效、创伤性小的特点，有逐步取代传统开腹脾切除的趋势。脾切除的并发症主要为继发感染，尤以儿童患者多见。

3) 脾动脉栓塞术：即在X线透视引导下，用动脉导管将人工栓子注入脾动脉及其分支，使部分脾实质发生缺血性梗死。副反应主要有疼痛、发热、恶心、脾区积液、胸膜渗出、急性胰腺炎等。

4) 脾区照射：对不能耐受手术者可考虑脾区照射，总剂量为75~1 370cGy，在1~6周内完成。

(3) 慢性难治性ITP的治疗：经足量皮质激素及脾切除治疗无效的ITP属难治性ITP。常用治疗措施包括：

1) 免疫抑制剂：适用于皮质激素或脾切除治疗疗效不明显者，以及不宜应用皮质激素和/或脾切除术者。作用机制是抑制单核-吞噬细胞的吞噬功能，抑制细胞和体液免疫反应，增加血小板生成。常用药物有：

A. 长春生物碱：VCR1~2mg（0.02mg/kg·W）或长春花碱（VLB）5~10mg（0.1mg/kg·W）溶于500ml生理盐水，缓慢静脉滴注6~8小时，每周1次，连续4~6周。副作用主要是周围神经病变和轻度骨髓抑制。

B. 环磷酰胺（CTX）：2~4mg/（kg·d），分次口服；或400~600mg静脉注射，每3周1次。副作用主要是胃肠道反应、骨髓抑制、不育、出血性膀胱炎及继发恶性肿瘤等。

C. 硫唑嘌呤：1~3mg/（kg·d），分次口服。起效慢，需服3~6个月以上。副作用为骨髓抑制、恶心、呕吐或厌食，继发性肿瘤等。

D. 达那唑：属免疫调节剂，与皮质激素有协同作用。每次200mg，每日2~4次。至少服2个月。然后逐渐减量至最低剂量（50mg/d）维持治疗，持续1年。与激素有协同作用，与泼尼松联用可减少泼尼松用量。副作用包括体重增加、痤疮、食欲减退、可逆性肝功能损害（ALT升高）及红斑等。

E. 环孢菌素A（CsA）：4~12mg/（kg·d），一般于治疗1~4周出现疗效，停药后易复发。副作用：上腹饱胀、食欲减退、肝、肾功能损害，牙龈增生、多毛症和继发性肿瘤等。

2）大剂量静脉滴注免疫球蛋白：现已广泛应用。剂量400mg/（kg·d）。连用5天或1 000mg/（kg·d），连用2天，副作用轻微。

3）大剂量甲基泼尼松龙冲击疗法：成人剂量1 000mg/d，静脉滴注，连续3天。对急性、有严重出血倾向者更为适用。常用于紧急情况或术前准备。

4）抗Rh（D）球蛋白：通过调节免疫系统使血小板上升。有点为无免疫抑制作用，对免疫功能低下者更适用，可肌肉注射给药。对Rh（D）抗原阴性者无效。剂量：0.1~4.5mg/次，连续5天，在20~30分钟内静脉输注。副作用可有轻度溶血、胆红素轻度增高，暂时性抗人球蛋白（Coombs）试验阳性。

5）α-干扰素：剂量为300万U，皮下注射，每周3次，12次为一疗程，据报道有效率69%~85%。作用机制不明，可能与其抑制B细胞产生抗血小板抗体有关。副作用：发热、流感样症状、ALT升高，少数有皮肤红斑、白细胞一过性减少。

6）其他还有用免疫吸附、维生素C、秋水仙碱、他莫昔芬、联合化疗等治疗难治性ITP的报道。近年来，国内外学者临床试用骁悉（MMF）、白细胞介素-11（IL-11）、抗CD20单抗、自体干细胞输注等治疗难治性ITP，也取得了初步的疗效。

3. 治疗方案选择　ITP的治疗可分为紧急治疗，常规治疗、难治性ITP治疗等。紧急治疗适用于ITP重症型，以及患者有显著的黏膜出血或疑有颅内出血，血小板计数明显低下（如 $<10\times10^9/L$）者。常规治疗仍以糖皮质激素和脾切除治疗为主，适用于大多数患者。经足量皮质激素及脾切除治疗无效的慢性难治性ITP患者，可加用免疫抑制剂、大剂量静脉滴注免疫球蛋白等疗法。许多新方法仍在试验性阶段，可用于难治性ITP治疗，但尚不能替代经典的糖皮质激素和脾切除治疗。

（五）病程观察及处理

1. 病情观察要点　与急性ITP相同。

2. 疗效判断与处理　全国第五届血栓与止血会议修订的诊断标准如下：
（1）显效：血小板计数恢复正常，无出血症状，持续3个月以上。维持2年以上无复发者为基本治愈。
（2）良效：血小板计数升至50×10^9/L或较原水平上升30×10^9/L以上，无效基本无出血症状，持续2个月以上。
（3）进步：血小板计数有所上升，出血症状改善，持续2周以上。
（4）无效：血小板计数及出血症状无改善或恶化。
此外，国外报告的疗效标准如下：
（1）显效：板上升达≥100×10^9/L，持续2个月或2个月以上。
（2）良好：血小板上升达50×10^9/L，但<100×10^9/L，持续2个月以上。
（3）进步：血小板波动在（20~50）×10^9/L（至少较治疗前增加1倍），持续2个月以上。
（4）暂时疗效：血小板上升高达50×10^9/L，但不能维持。
（5）无效：血小板达不到以上标准。

（六）预后评估
慢性ITP，一般病程较长，发作与缓解相间，偶有急性发作。自发缓解者很少。部分患者对糖皮质激素及脾切除治疗均无效。颅内出血仍是致死的主要原因。

（七）出院随访
出院后应避免外伤，定期门诊检查血小板计数与肝肾功能等，应当注意治疗有效后糖皮质激素及免疫抑制剂等均应逐渐减量，有一定的维持治疗时间，不宜突然停用。同时注意观察药物的毒副作用。

（熊　涛）

第六节　继发性血小板减少性紫癜

继发性血小板减少性紫癜是指继发于其他疾病或原因所致的血小板减少性紫癜。

一、药物性血小板减少性紫癜

药物性血小板减少性紫癜是指由药物引起的血小板减少。停药后症状减轻或消失，再次用药则血小板又减少。

（一）病因和发病机制
药物所致的血小板减少性紫癜根据发病机制可分为三种类型：
1. 药物直接破坏血小板型　鱼精蛋白、肝素、瑞斯托霉素均可引起血小板聚集，进而导致血小板减少。
2. 药物抑制血小板生成　药物作用于骨髓造血组织，使造血细胞（包括巨核细胞）生长、发育和成熟障碍所致。又分为两种情况：①对骨髓三系均抑制的药物，如氯霉素、抗肿瘤化疗药、磺胺药、抗甲状腺药物、抗糖尿病药、镇静剂、解热镇痛药等。②选择性抑制巨核细胞，如雌激素、氯噻嗪、乙醇等。

3. 免疫性血小板破坏　能引起免疫性血小板减少的药物有：①抗生素，如头孢菌素、青霉素、红霉素、利福平；对氨基水杨酸钠、磺胺药等。②镇静、抗癫痫药，如苯妥英钠、苯巴比妥等。③解热镇痛药，如保泰松、阿司匹林、消炎痛等。④磺脲类降糖药。⑤其他，如奎宁、奎尼丁、甲基多巴、氯噻嗪、铋剂、丙硫氧嘧啶、金盐、抗凝剂等。

（二）诊断步骤

1. 病史采集要点

（1）起病情况：起病与用药有相关性，在用药后出现，不同药物出现症状的快慢不一。

（2）出血：程度不一。肝素引起者通常不伴有出血，其他药物所致者可有明显出血症状，如皮肤瘀点、瘀斑、鼻衄、牙龈出血，甚至消化道和泌尿道出血。

（3）感染：伴有白细胞减少者可有发热等感染表现。

（4）贫血：伴有血红蛋白减少者有面色苍白、头晕、眼花等贫血表现。

（5）血栓形成：少数肝素所致患者可有肢体肿胀疼痛、呼吸困难、腹痛、皮肤坏死等动静脉血栓表现。

（6）前驱症状：部分患者有发热、寒战、嗜睡、瘙痒等前驱症状。

2. 体格检查要点

（1）皮肤黏膜：皮肤瘀点、瘀斑，鼻腔、牙龈渗血，口腔黏膜出现血疱。有骨髓全面抑制者可有贫血貌。

（2）感染：白细胞同时受抑制者，要注意发现各部位可能存在的感染。

（3）血栓：有肢体末端肿胀或局部缺血、坏死，注意有无双侧肾上腺血栓而导致的严重低血压。

3. 门诊资料分析

（1）血常规：血小板减少，出血严重或伴发溶血性贫血患者，可有红细胞和血红蛋白降低，网织红升高表现，骨髓全面受抑制者可有白细胞减少。

（2）其他：出血时间延长，血块回缩不良；可有大便潜血阳性。

4. 进一步检查项目

（1）骨髓检查：由药物抑制骨髓造血所致者，骨髓有核细胞增生低下，巨核细胞明显减少或缺如。由免疫性血小板破坏所致者，骨髓有核细胞增生活跃，巨核细胞数增多或正常，但常有巨核细胞成熟障碍，产血小板的巨核细胞减少或缺如。

（2）血小板抗体测定：免疫性因素致病者可检测到高水平的抗体。

（三）诊断对策

1. 诊断要点　有肯定的服药史，出血和血小板下降的严重程度不一，免疫性者在出血前有药物过敏样前驱症状，重复用药可诱发，停药后症状改善。结合实验室检查可诊断。

2. 鉴别诊断要点　需与特发性血小板减少性紫癜等病鉴别，停药后观察血小板恢复情况有助鉴别。

（四）治疗对策

1. 肝素相关的血小板减少性紫癜　血小板计数在 $50 \times 10^9/L$ 以上时，可不停药，定期监测血小板数；当血小板数下降至 $50 \times 10^9/L$ 以下，就应停用肝素。轻型患者不需治疗，血小板即可很快恢复；血小板严重减少，伴有血栓形成患者，在停药基础上，应积极抗血栓，可试用低分子量肝素（注意可能与肝素有交叉反应）、维生素 K 拮抗剂、纤溶酶。

2. 药物抑制血小板生成者　除停药外，治疗同再生障碍性贫血。

3. 药物免疫性血小板减少性紫癜　①立即停用可疑药物，避免使用影响血小板功能的药物。②对血小板重度降低，有严重出血者，应输注浓缩血小板。③短期内应用肾上腺皮质激素有利于止血，血浆置换术和静脉输注免疫球蛋白对重型患者，亦可试用。④金盐所致的血小板减少，可使用解毒剂如二巯丙醇加速药物的排泄。

（五）预后评估

本病预后一般较好，病程视药物的性质，特别是药物排泄速度而异。但在急性期，严重血小板减少时，可因颅内出血而致危及生命，故应加注意。应禁用引起本病的药物。

二、感染性血小板减少性紫癜

本病主要是由于感染（包括病毒、细菌、立克次体、支原体及其他病原体等所致）引起的血小板减少症。

（一）病因和发病机制

1. 病毒感染　是引起血小板减少最常见的原因。通过减弱巨核细胞生成血小板的能力，对血小板的直接破坏，经免疫反应使单核巨噬细胞系统对血小板的破坏增加几方面机制起作用。

2. 细菌败血症　其发生与细菌对血小板的直接破坏作用、影响骨髓生成血小板、免疫复合物沉积于血小板膜导致血小板的破坏增加有关。

3. 原虫感染　与原虫的直接破坏作用、DIC、自身免疫作用、脾亢等有关。

（二）诊断步骤

1. 临床表现　一般出血症状较轻，有时甚至无出血症状。但在新生儿血小板减少性紫癜、弥散性血管内凝血、流行性出血热等疾病时，血小板明显减少，出血症状严重。

2. 门诊资料分析

（1）血常规：血小板轻度或中度血小板减少，严重时可降至 $(10\sim20)\times10^9/L$。

（2）其他：出血时间延长，血块回缩不良，束臂试验阳性。

3. 进一步检查项目　骨髓检查：视病因和发病机制不同而异。病原体直接损伤巨核细胞时，巨核细胞数明显减少甚至缺如；血小板破坏或消耗过多时，骨髓巨核细胞数常可增多。

（三）诊断对策

1. 诊断要点　有明确的感染史，感染控制后血小板逐渐恢复的患者，结合实验室检查可考虑本病诊断。

2. 鉴别诊断要点　根据血小板减少发展的经过，结合外周血和骨髓检查，可与再生障碍性贫血，急性白血病导致的血小板减少鉴别。

（四）治疗对策

1. 治疗原则　以病因治疗为主，辅以支持治疗等。

2. 治疗计划
(1) 病因治疗，尽快控制感染。
(2) 血小板严重减少致出血明显时，可输注浓缩血小板。
(3) 肾上腺皮质激素对改善出血症状有一定作用。
(4) 大剂量免疫球蛋白静脉注射有助提升血小板。
(5) 并发再生障碍性贫血者，按再障处理。
(6) 注意预防颅内出血和弥散性血管内凝血的发生。

（五）预后评估

感染性血小板减少在感染控制后 2~6 周，多数患者血小板可望恢复正常，少数迁延至 3 个月以上才得以恢复。若发生骨髓增生低下或再生障碍，血小板可持续减少，伴有红、白细胞减少，直至再障改善，才可望恢复。

三、继发性免疫性血小板减少性紫癜

本病为自身免疫性疾病导致的血小板减少，如系统性红斑狼疮、类风湿性关节炎、硬皮病、皮肌炎、甲状腺炎、甲状腺功能亢进症等。

（一）病因和发病机制

其发病与自身免疫有关。患者体内有红细胞、血小板的自身抗体，有些还有白细胞自身抗体，致使红细胞、血小板以及白细胞都受到破坏。

（二）诊断步骤

1. 病史采集要点
(1) 出血：皮肤、黏膜以及消化道、泌尿生殖道的出血表现。
(2) 贫血：出血严重或伴发溶血时，可有头晕乏力、心悸气促等。
(3) 原发病的表现：关节痛等。

2. 体格检查要点
(1) 皮肤、黏膜：可见紫癜、瘀斑，贫血貌，伴有溶血时可见黄疸。
(2) 肝脾、淋巴结：无明显肿大。

3. 门诊资料分析
(1) 血常规：血小板减少，可同时伴有红细胞及血红蛋白降低，网织红细胞增高，白细胞减少。
(2) 其他：出血时间延长，血块回缩不良，束臂试验阳性。伴有溶血时有间接胆红素的升高，尿胆原阳性。

4. 进一步检查项目
(1) 骨髓检查：巨核细胞数正常或增多，可出现成熟障碍。红系和粒系也可增生活跃。
(2) 免疫学检查：有抗核抗体、抗双链 DNA 抗体、抗甲状腺球蛋白抗体阳性等相关的免疫学检查异常。

（三）诊断

血小板减少性紫癜患者，若发现与自身免疫有关的疾病，结合临床表现和实验室检查，应考虑本病的诊断。

（四）治疗

治疗针对原发病，其余参照 ITP 的治疗。

四、周期性血小板减少

本病的特点为周期性血小板减少，发作及间隔时间有规律性，周期为 20~40 天。发作期时血小板明显减少，伴有出血症状，恢复期血小板数达正常甚至增多。

（一）病因和发病机制

其发病与巨核细胞周期性减少或消失，导致血小板生成减少；以及周期性出现免疫介导的血小板破坏增加有关。

（二）诊断步骤

1. 临床表现　本病呈周期性血小板减少伴皮肤、黏膜及消化道或泌尿道出血。女性的临床表现常与月经周期一致。

2. 门诊资料分析　血常规示血小板发作时明显减少，数天后可逐步上升，如此反复发作。红细胞、血红蛋白及白细胞则变化不大。

3. 进一步检查项目　骨髓象巨核细胞可增高、减少亦可为正常，可有成熟障碍。血小板生存时间多正常。

（三）诊断与鉴别诊断

根据血小板减少周期性发作的特点，本病不难诊断。

（四）治疗

肾上腺皮质激素仅可减轻出血症状，但不能改变周期性血小板减少的规律。个别病例用环孢素、硫唑嘌呤、达那唑治疗有效。其他治疗如卵巢切除、脾切除、静脉应用大剂量免疫球蛋白等疗效均不佳。

五、血管瘤-血小板减少综合征

是指由于巨大海绵窦状血管瘤导致血小板减少。

（一）病因和发病机制

血小板在血管瘤内破坏是血小板减少的原因。血管瘤内可能存在慢性血管内凝血，使血小板消耗增多，引起血小板减少。

（二）诊断步骤

1. 临床表现　本病的临床表现特征是巨大或广泛的海绵窦状血管瘤及血小板减少所引起的出血。血管瘤常为单一而表浅，但也可见于内脏或其他部位。

2. 门诊资料分析

（1）血常规：血小板减少，但其减少程度与出血严重程度不一致。

（2）外周血涂片：红细胞碎片易见。

（3）凝血功能：凝血时间延长，凝血酶原时间延长，纤维蛋白原减少，FDP 阳性或 3P 试验阳性。

3. 进一步检查项目　骨髓检查巨核细胞正常或增多。

（三）治疗

海绵窦状血管瘤一般采用血管瘤切除术，不宜手术者可采用放射治疗，剂量须达到 18Gy 才能使血管瘤退缩。肾上腺皮质激素不能提升血小板。但有时可改善出血症状。当血小板明显减少，出血症状严重时，应输注血小板。

（四）预后

本病病程一般较长，预后良好。但尚有 20% 的患者可因出血、感染、呼吸道阻塞而死亡。肝海绵窦状血管瘤可致肝功能障碍，甚至导致肝功能衰竭导致死亡。

六、输血后血小板减少

其特征是在输注含有血小板成分血液 7~10 天后，发生急性严重血小板减少和出血症状。患者血清中发现有针对输入血小板抗原的抗体。患者多数在发病前有妊娠史或输血史。

（一）病因和发病机制

本病的发生与血小板特异性抗原的同种免疫有密切关系。

（二）诊断步骤

1. 临床表现

（1）起病情况：患者多为经产妇，往往在输注含血小板的血制品后 5~8 天发病，起病急骤。

（2）出血：皮肤出现瘀斑、紫癜、口腔及舌黏膜血疱，且有血尿、血便，甚至因颅内出血而致死。

2. 门诊资料分析

（1）血常规：血小板减少，常少于 10×10^9/L。

（2）其他：凝血筛选试验正常。

3. 进一步检查项目

（1）骨髓检查：巨核细胞正常或增高，部分有成熟障碍，骨髓细胞外铁可减少。

（2）免疫学检查：能发现特异的血小板同种抗体。

（三）诊断与鉴别诊断

凡中年经产妇有输血史，本次输血后 1 周左右发生严重皮肤、黏膜出血，血小板数进行性下降者应考虑本病存在。结合血清学检查特异的血小板同种抗体存在，可确诊。

本病应与 ITP、DIC、药物性血小板减少性紫癜等其他引起血小板减少的疾病鉴别。应注意本病与输血的关系。

（四）治疗

1. 血浆置换　起效迅速，平均在 2 天（1~5 天）内可使出血症状缓解，血小板明显回升。

2. 大剂量免疫球蛋白静脉输注　剂量 400mg/（kg·d），连续 3~5 天；或单独静脉滴注 1 次，剂量为 1.0g/kg，亦能使血小板迅速升高。

3. 肾上腺皮质激素　治疗效果欠佳，但可能有改善出血症状的作用。建议与血浆置换、大剂量免疫球蛋白合用。

4. 输注血小板　一般不主张。因输入的血小板在患者体内迅速破坏失效，甚至可能发生严重的输血反应而死亡。

（五）预后

本病多数呈自限性，经1~6周血小板可自行恢复至正常。重症患者有颅内出血的危险。

七、脾亢性血小板减少

脾功能亢进（脾亢）是指临床表现有脾脏肿大，伴一种或多种血细胞减少而骨髓造血细胞相应增生，脾切除后减少的血细胞可恢复正常，症状得到缓解的一组综合征。脾亢性血小板减少与脾功能亢进程度密切相关。

（一）病因和发病机制

原发性和继发性脾亢可通过脾脏的滞留吞噬作用、体液因素的作用、自身免疫作用、血液稀释作用等导致外周血血小板的减少。

（二）诊断步骤

1. 临床表现

（1）原发病的表现。

（2）脾亢的表现：①贫血、感染和出血的症状和体征。②脾肿大。

2. 实验室检查

（1）血常规：血小板减少；红细胞和血红蛋白减少，常呈正细胞正色素性或小细胞低色素性贫血；白细胞减少，以中性粒细胞减少为主。

（2）骨髓检查：有核细胞增生明显活跃，以外周血中缺少的细胞过度增生为主要表现。

（三）诊断对策

诊断要点

国内诊断标准：

（1）脾脏肿大。

（2）外周血细胞减少：其中红细胞、白细胞或血小板可一种或多种同时减少。

（3）骨髓造血细胞增生：骨髓增生活跃或明显活跃。部分病例可出现轻度成熟障碍表现（因外周血细胞大量破坏、骨髓中成熟细胞释放过多造成类似成熟障碍的现象）。

（4）脾切除可使外周血象接近或恢复正常。

（5）^{51}Cr标记的红细胞或血小板注入体内后，做体表放射性测定，可发现脾区体表放射性比率大于肝脏2~3倍，提示标记的血细胞在脾内过度破坏或滞留。在考虑功能亢进（脾亢）诊断时，以前四条更为重要。

（四）治疗

（1）继发性者应注意治疗原发病。

（2）脾切除术：适用于：①脾肿大显著，造成明显压迫症状。②粒细胞极度减少并有反反复复感染者。③贫血严重，尤其是有溶血性贫血。④显著血小板减少而致出血者。

（五）预后

本病的预后与疾病类型有关。原发性脾亢脾切除效果较好。继发性脾亢，其预后随原发病不同而异。

八、人类免疫缺陷病毒（HIV）引起的血小板减少性紫癜

血小板减少可以是 HIV 感染的首发症状。在有症状患者其发生率更高，表现为出血。

（一）病因和发病机制

其发生可能与血小板上循环免疫复合物的沉积，抗 HIV 抗体与血小板膜的交叉反应有关，致血小板寿命缩短；此外，HIV 损伤巨核细胞导致血小板生成减少也参与本病的发生。

（二）诊断步骤

1. 临床表现

（1）起病情况：可发生于 HIV 感染的各个阶段，无年龄差异。

（2）AIDS 有关表现：如机会感染、中枢神经系统感染表现，淋巴结病综合征，皮肤或内脏卡波济（Kapasi）肉瘤等。

（3）贫血、出血、感染的表现。

2. 实验室检查

（1）血常规：全血细胞减少，特别是淋巴细胞减少，有些患者仅有血小板减少。

（2）骨髓检查：巨核细胞数正常或增多。

（3）免疫学检查：T 淋巴细胞减少，辅助性 T 细胞（Th）及抑制性细胞（Ts）比例倒置。PAIgG 升高。

（4）HIV 抗体测定阳性。

（三）诊断对策

1. 诊断要点

（1）疑诊三联症：①贫血。②淋巴细胞减少。③多克隆高丙种球蛋白血症。

（2）确诊：①患者有机会致病感染及/或恶性肿瘤（T 淋巴细胞瘤、卡巴济肉瘤或其他肿瘤）表现。②细胞免疫缺陷如 T 细胞减低，Th/Ts 倒置。③直接从感染细胞培养中找到病毒颗粒。④HIV 抗体阳性。

2. 鉴别诊断要点　本病需与继发性免疫性血小板减少性紫癜、药物性血小板减少性紫癜、脾功能亢进、肿瘤所致血小板减少鉴别。根据临床和实验室检查血清抗 HIV 抗体阳性，不难鉴别。

（四）治疗

1. 治疗原则　在抗 HIV 感染的同时，可以采用类似 ITP 的治疗。

2. 治疗计划

（1）针对 HIV 感染的治疗：包括应用叠氮胸腺嘧啶脱氧核苷（AZT）、地达诺新、扎西达宾和斯他呋啶等。AZT 剂量为 200mg，每 6 小时一次。

（2）针对血小板减少的治疗：与 ITP 类似。但糖皮质激素主张短期应用。

九、骨髓浸润性血小板减少

指白血病、淋巴瘤等肿瘤性疾病时，肿瘤细胞浸润骨髓，影响造血组织，导致血小板生成障碍而减少。

(一) 临床表现

临床可有血小板减少的各种出血表现，以皮肤瘀点、瘀斑和紫癜最常见。亦常有鼻衄、牙龈出血、血尿。颅内出血、消化道出血、肺及泌尿生殖道出血亦可发生。

(二) 实验室检查

1. 血常规　血小板减少，一般认为自发性出血时，血小板数多 $<50\times10^9/L$。致死性出血患者血小板数常 $<20\times10^9/L$。白血病时还可有白细胞、红细胞和血红蛋白的异常。
2. 骨髓检查　常可见白血病细胞、转移癌细胞等肿瘤细胞。巨核细胞受到抑制而减少。
3. 组织学活检　骨髓、淋巴结、肝脾活检有助诊断。

(三) 治疗

(1) 治疗原发病是根本措施。
(2) 支持治疗：输注浓集血小板悬液，保持血小板在 $20\times10^9/L$ 以上。
(3) 止血剂：安络血能改善血管的功能，对出血有一定预防作用。

(四) 预后

由于原发病常难以根治，预后较差。

十、输大量库血所致血小板减少

此种情况的发生可能与失血后巨核细胞来不及代偿，处于"耗竭"状态，而输入的库血中，血小板已不具活力，以及库血中存在血小板凝集因子有关，最终导致血小板减少。其血小板减少程度与所输库血的量有关。

预防方法是每输 10~12 个单位库血后，应补充输注浓缩血小板。

十一、低温麻醉所致血小板减少

低温麻醉时，有时会发生可逆性血小板减少，一般不引起出血症状，但有时在复温后血小板减少可以持续存在，成为出血的原因之一。可能与血小板在低温环境下过久，发生不可逆聚集，在肝脾阻留增加，导致外周血血小板减少有关。

低温麻醉时应用肝素可以降低血小板减少的发生率。

十二、假性血小板减少

除实验误差及血液凝固引起假性血小板减少外，血液中存在抗凝剂依赖或不依赖的凝集素，可导致血小板聚集而发生假性血小板减少。患者无出血情况。此时多次血小板计数、更换抗凝剂、血涂片检查外周血血小板分布情况对诊断有帮助。有作者提出在 EDTA 抗凝剂中加入高浓度氟化钠（>10g/L）能预防 EDTA 引起的假性血小板减少。

(焦长林)

第七节 血小板功能障碍性疾病

一、先天性血小板功能障碍性疾病

先天性血小板功能障碍性疾病是一组由遗传因素引起血小板膜缺陷、血小板贮存颗粒、花生四烯酸代谢异常而导致的疾病。其特征是自幼有出血倾向，外伤、手术后或拔牙后均有异常出血，可有月经过多。实验室检查表现血小板数正常或轻度减少、可伴有形态畸形或巨大血小板，血小板黏附或/和聚集、释放功能异常，出血时间延长、凝血酶原消耗不良等。

（一）血小板无力症（thrombasthenia）

1. 病因和发病机制　本病呈常染色体隐性遗传，在近亲婚配人群中较为常见，男女均可发病。其发生是由于患者血小板膜糖蛋白（GP）Ⅱb或Ⅲa基因缺陷引起的GPⅡb和/或GPⅢa数量或结构异常，导致血小板对多种诱聚剂（如腺苷二磷酸、凝血酶、胶原等）的先天性、遗传性无聚集或反应减低。

2. 诊断步骤

（1）病史采集要点：

1）年龄：多在幼儿期就出现症状，病情随着年龄增长有逐步减轻的趋势。

2）出血情况：轻重不一，杂合子可无症状。表现为皮肤黏膜瘀点、瘀斑、鼻衄、牙龈出血较常见，也可有消化道及泌尿道出血，关节血肿、颅内出血少见，女性患者以月经过多为常见且突出。

3）诱发因素：外伤、手术及分娩常可引起严重出血。

4）家族史：家族成员的发病有常染色体隐性遗传性疾病的特点。父母有无近亲结婚。

（2）体格检查要点：

1）皮肤黏膜：可见瘀点、瘀斑，鼻腔和牙龈渗血。出血严重者可有贫血貌。

2）其他：少数严重出血者要注意有无关节肿胀、畸形，同时做眼底和神经系统检查了解有无颅内出血。

（3）门诊资料分析：

1）血常规：血红蛋白、红细胞、白细胞和血小板计数正常。血小板形态正常。而血涂片见血小板分散无成簇现象是本病的特征之一。

2）止血、凝血功能：出血时间延长，血块回缩不良。

（4）进一步检查项目：

1）血小板聚集试验：腺苷二磷酸、肾上腺素、胶原、花生四烯酸及凝血酶诱导的血小板聚集反应减低或缺如。瑞斯托霉素引起的聚集第一相正常，第二相减低。

2）血小板黏附试验：血小板对玻璃柱的黏附性明显降低。在低剪切力下可黏附于去内皮的血管壁，但不能形成血小板栓子，在高剪切力下则不能黏附。

3）血小板膜GPⅡb/Ⅲa（CD_{41}/CD_{61}）减少或有质的异常。

3. 诊断对策

（1）诊断要点：国内诊断标准

1）临床表现：

A. 常染色体隐性遗传。

B. 自幼有出血症状，表现为中度或重度皮肤、黏膜出血，可有月经过多，外伤手术后出血不止。

2）实验室检查：

A. 血小板计数正常。血涂片上血小板散在分布，不聚集成堆。

B. 出血时间延长。

C. 血块回缩不良，也可正常。

D. 血小板聚集试验加 ADP、肾上腺素、胶原、凝血酶、花生四烯酸均不引起聚集；少数加胶原、花生四烯酸、凝血酶有聚集反应。而加瑞斯托霉素，聚集正常或减低。

E. 血小板玻珠滞留试验减低。

F. 血小板膜 GPⅡb/Ⅲa（CD_{41}/CD_{61}）减少或有质的异常。

（2）鉴别诊断要点：

1）灰色血小板综合征：可有血块回缩不良，但血小板聚集仅轻度异常，且缺乏血小板α颗粒分泌蛋白。

2）先天性无纤维蛋白原血症：该病患者有出血倾向，血小板数量和形态均正常，出血时间延长，但凝血检查异常。

3）巨大血小板综合征：出血症状与血小板无力症不能区别，但有血小板减少伴巨大血小板，血块收缩正常，血小板聚集试验加瑞斯托霉素不聚集，而加其他诱聚剂时聚集基本正常。

（3）临床类型：根据 GPⅡb/Ⅲa 含量减少的程度或结构的异常，可分为三型（表7-2）。

表7-2 血小板无力症分型

分型	所占比例	GPⅡb/Ⅲa含量	血小板聚集	血块退缩	血小板纤维蛋白原
Ⅰ型	75%	<5%（Ⅲa<10%）	不聚	不收缩	中、重度减少
Ⅱ型	16%	5%~25%	减低	部分收缩	减少（30%~70%）
变异型	9%	40%~100%	减低	正常或部分收缩	不定

4. 治疗对策

（1）治疗原则：

1）本病尚无根治方法，以对症治疗为主。

2）禁用抗血小板药物（如阿司匹林、双嘧达莫、肝素等），避免外伤。

（2）治疗计划：

1）一般治疗：注意口腔卫生，能减少牙龈出血。

2）支持治疗：血小板输注对严重出血患者疗效明显，但反复输注可因产生同种免疫而致血小板输注无效，最好选择输注去除白细胞的 ABO 及 HLA 配型一致的单采血小板。对于已发生同种免疫反应的患者，可试用血浆置换及大剂量丙种球蛋白。患者需接受拔牙、扁桃体摘除或其他外科手术以及分娩时应预防性输注血小板直至伤口愈合。

3) 局部止血：牙龈出血时，局部使用明胶海绵及凝血酶压迫止血。鼻衄时可采用鼻腔填塞，必要时结扎或栓塞供应鼻部的动脉。

4) 药物：女性月经过多可使用避孕药、妇康片或达那唑；全身或口腔局部使用抗纤溶药物可作为牙龈出血及拔牙的辅助治疗措施；长期慢性失血者应补充铁剂和叶酸。

5) 异基因骨髓移植：对严重出血而血小板无效输注的患者可能有效，但风险较高。

5. 预后评估　本病预后较好。但缺乏有效预防自发性出血的措施，出血仍是患者需经常在意和预防的问题。

（二）巨大血小板综合征

1. 病因和发病机制　本病属常染色体隐性遗传，但其中一种变异型属常染色体显性遗传。常见于父母近亲结婚的子女。男女均可受累。本病的基本缺陷是血小板膜 GPIb－IX 复合物和 GPV 的缺陷，导致血小板功能异常。

2. 诊断步骤

（1）病史采集要点：

1) 发病情况：纯合子自出生后第一周或最初几个月就有症状，杂合子临床可无症状。不同患者或同一患者在不同时期出血程度可差异很大。

2) 出血情况：轻至中度皮肤、黏膜出血，以鼻衄最常见，瘀斑、牙龈出血、月经过多、胃肠道出血较常见，血尿、视网膜出血、颅内出血少见。

3) 家族史：家族成员的发病有常染色体隐性遗传性疾病的特点。父母有无近亲结婚。

（2）体格检查要点：

1) 皮肤黏膜：可见瘀点、瘀斑，鼻腔和牙龈渗血。出血严重者可有贫血貌。

2) 肝脾：多不肿大。

（3）门诊资料分析：

1) 血常规：血小板计数减少，外周血涂片血小板体积增大。

2) 止血、凝血功能：出血时间延长，血块收缩正常。

（4）进一步检查项目：

1) 血小板聚集试验：加瑞斯托霉素不聚集，而加 ADP、肾上腺素、胶原等其他诱导剂，聚集基本正常，对凝血酶的反应呈剂量依赖性，低剂量无反应而高剂量正常。

2) 血小板黏附试验：血小板对玻璃柱的黏附性可降低。

3) 血浆血管性血友病因子（vWF）：检测正常。

4) 血小板膜 GPIb 减少。

3. 诊断对策

（1）诊断要点：国内诊断标准：

1) 临床表现：

A. 常染色体隐性遗传，男女均可罹患。

B. 轻至中度皮肤、黏膜出血，女性月经过多。

C. 肝脾不肿大。

2) 实验室检查：

A. 血小板减少伴巨大血小板。

B. 出血时间延长。

C. 血小板聚集试验加瑞斯托霉素不聚集；加其他诱聚剂聚集基本正常。

D. 血小板玻珠滞留试验可减低。

E. 血块收缩正常。

F. vWF 正常。

G. 血小板膜缺乏 GPIb。

H. 排除继发性巨大血小板症。

（2）鉴别诊断要点：本病应与血小板无力症，及其他先天性血小板减少伴有巨大血小板的疾病如 May – Hegglin 异常、Epstein 综合征、灰色血小板综合征等鉴别。

4. 治疗对策 本病尚无有效治疗方法，出血治疗与血小板无力症基本相同，以对症、支持治疗为主。

5. 预后评估 本病预后良好。

（三）贮存池病

1. δ – 贮存池病（δ – SDP）

（1）病因和发病机制：本病又称致密颗粒缺乏症。遗传方式未明，部分呈常染色体显性遗传。基本缺陷为血小板致密颗粒及其内容物减少或缺乏。

（2）诊断步骤：

1）病史采集要点：

A. 出血：轻中度出血，表现皮肤瘀斑、鼻衄、牙龈出血、月经过多和外科或创伤后出血过多。而关节腔、肌肉和胃肠道出血罕见。

B. 其他遗传性疾病表现：本病可单独存在，也可以是其他遗传性疾病的一部分。故可有眼、皮肤、毛发白化、湿疹、反复感染等其他疾病的表现。

2）体格检查要点：皮肤瘀点、瘀斑为主要表现。

3）门诊资料分析：

A. 血常规：血小板数及形态正常。白细胞、红细胞和血红蛋白一般正常。

B. 止血、凝血功能：出血时间延长，凝血因子和纤溶功能均正常。

4）进一步检查项目：

A. 血小板聚集试验：肾上腺素、ADP 诱导的血小板聚集反应第一波正常，但第二波有不同程度异常。

B. 血小板致密颗粒内容物 ATP、ADP、5 – HT、Ca^{2+} 上等明显减少。

（3）诊断对策：根据临床出血表现及实验室检查证实血小板致密颗粒内容物 ATP、ADP、5 – HT、Ca^{2+} 等有明显减少，整个血小板 ATP/ADP ≥ 3.0 则可以诊断。

（4）治疗对策：以对症支持治疗为主。若出血严重应输注血小板。月经过多可口服避孕药以控制月经量。

（5）预后评估 预后良好，出血表现一般较轻。

2. α – 贮存池病（α – SPD）

（1）病因和发病机制：又称灰色血小板综合征，为常染色体显性遗传。本病的主要异常是血小板 α 颗粒内容物（如 PF_4、β – TG、纤维蛋白原、vWF、血小板源生长因子）不能贮存于 α 颗粒中。

(2) 诊断步骤：

1) 临床表现：常见轻度皮肤黏膜出血，如皮肤瘀斑、鼻衄等。严重者可有硬脑膜外血肿。

2) 门诊资料分析：

A. 血常规 血小板轻度至中度减少，体积可稍增大，血涂片中血小板呈灰色。

B. 止血、凝血功能 出血时间延长。

3) 进一步检查项目：

A. 骨髓活检：可见纤维化。

B. 血小板聚集试验：对肾上腺素、瑞斯托霉素、ADP 诱导的血小板聚集试验基本正常，对胶原或凝血酶聚集反应可减低或缺如。

C. 血小板 α 颗粒内容物明显减少，致密颗粒内容物则正常。

(3) 诊断对策：

1) 诊断要点：根据临床表现及实验室检查，特别是血小板 α 颗粒内容物的明显减少，可以诊断。

2) 鉴别诊断要点：Quebec 血小板病：也是一种遗传性血小板功能缺陷性疾病，但其 α 颗粒正常，肾上腺素诱导的聚集反应缺如，输注血小板无效。

(4) 治疗对策：治疗原则与 δ-贮存池病相同。

(5) 预后评估：预后良好。

3. α、δ-贮存池病 本病一般出血较轻，外伤或手术时出血增多。测定血小板内丙二醛含量及用花生四烯酸诱导聚集有缺陷。电镜见血小板内同时有 α 和 δ 颗粒缺乏，以后者为主。治疗同 δ-贮存池病。

（四）花生四烯酸代谢障碍性疾病

1. 病因和发病机制 本病的病因包括花生四烯酸释放缺陷、环氧化酶缺陷、血栓素 A_2（TXA_2）合成酶缺陷以及对 TXA_2 反应缺陷和钙离子动员和钙离子反应性异常等。

2. 临床特点 临床有出血倾向，出血时间延长，血小板对 ADP、肾上腺素的聚集反应有二相聚集缺陷，对胶原、凝血酶的聚集减弱，尤其对花生四烯酸无聚集反应。这与服用阿司匹林的患者表现相同，故曾称为"阿司匹林样缺陷"。

3. 治疗对策 主要是避免应用阿司匹林类药物，必要时可适当应用肾上腺皮质激素和 1-脱氨基-8-右旋精氨酸加压素（DDAVP），出血明显者应输注血小板。

（五）血小板促凝活性缺陷性疾病

1. 病因和发病机制 本病属常染色体隐性遗传，其病因和发病机制未明。主要表现为血小板第 3 因子（PF_3）活性的异常，活化血小板促进凝血的功能减弱，引起出血表现。

2. 诊断步骤

(1) 病史采集要点

1) 出血表现：皮肤瘀点、瘀斑、鼻衄、月经过多、外伤或小手术后出血不止。

2) 家族史：家族成员的发病有常染色体隐性遗传性疾病的特点。

(2) 体格检查要点：皮肤瘀点、瘀斑、紫癜，外伤后可有关节和肌肉血肿。

(3) 门诊资料分析：
1) 血常规：血小板计数以及形态正常。
2) 止血、凝血功能：出血时间正常，凝血酶原消耗不良，凝血酶原时间延长。
(4) 进一步检查项目：
1) 血小板聚集和释放功能均正常。
2) PF_3 活力（有效性）检测：用白陶土诱导检测或凝血活酶生成试验均显示 PF_3 有效性降低。

3. 诊断对策
(1) 诊断要点：国内诊断标准：
1) 临床表现：皮肤瘀点、瘀斑、黏膜出血、月经过多或小手术后出血不止。
2) 实验室检查：①血小板计数、出血时间、血小板形态正常。②血小板玻珠滞留试验，血小板对 ADP、肾上腺素、胶原、瑞斯托霉素聚集，血小板释放反应均正常。③凝血酶原消耗试验异常。④用白陶土检测 PF_3 活力（有效性）或凝血活酶生成试验结果显示 PF_3 活力降低。
3) 排除血小板无力症等其他血小板功能缺陷所致 PF_3 活力降低。
(2) 鉴别诊断要点：需与血小板无力症等其他血小板功能缺陷疾病鉴别，详见有关著作。

4. 治疗对策　本病出血可输注单采血小板治疗，能有效地帮助止血。有些患者输注凝血酶原复合物亦有一定疗效。

5. 预后评估　在有效输注血小板等支持对症治疗的基础上，本病预后良好。

二、获得性血小板功能障碍性疾病

获得性血小板功能障碍性疾病是指后天由于其他病因所致的血小板功能障碍，导致出血。

（一）病因和发病机制

许多血液病、非血液病以及某些药物均可通过不同机制影响血小板功能。其发病机制较先天性血小板功能异常更为复杂。涉及血小板形态、血小板膜糖蛋白、致密颗粒、α-颗粒、花生四烯酸代谢等多个方面。常见继发血小板功能障碍的疾病有：慢性肝、肾疾病、某些药物、骨髓增殖性疾病、白血病、异常球蛋白血症、弥散性血管内凝血等。

（二）分述

1. 肝脏疾病　肝炎、肝硬化等肝脏疾病患者临床上常有出血倾向，其原因包括：①凝血因子合成减少。②肝素类物质增多。③并发 DIC。④血小板质和量的异常。在血小板方面除血小板减少外，血小板功能障碍占有重要地位。表现为患者血小板膜 GPIb 减少，导致血小板黏附率减低；同时患者血小板对凝血酶和 ADP 诱导的聚集反应障碍，考虑是由于纤维蛋白（原）降解产物（FDP）以及肝脏产生的异常纤维蛋白原抑制了血小板聚集功能；血小板膜磷脂损害，PF_3 活性减低，血小板促凝活性减低，血浆中 β-TG 含量降低，表现血小板释放功能亦有障碍。

治疗主要针对原发病，必要时输注血小板及补充凝血因子。

2. **尿毒症** 尿毒症患者可有皮肤黏膜出血，但颅内出血等严重出血则少见。患者血小板功能障碍是出血的主要原因。止血、凝血功能检查有出血时间延长，血块退缩不良。其发生可能与肾功能衰竭，机体产生酚类和胍基琥珀酸类等有害的代谢产物增多，而排泄减少在体内积存有关。作用机制为：①血小板第3因子（PF_3）有效性降低。②血小板膜受体（GPⅠb）有缺陷，血小板黏附活性减低。③血小板对ADP、肾上腺素、胶原等诱导的聚集功能减低。④血小板内致密颗粒、α-颗粒内容物及分泌功能均有缺陷。⑤花生四烯酸代谢缺陷。

治疗上用DDAVP、雄激素等可缩短出血时间，改善出血症状。

3. **药物** 获得性血小板功能障碍的病因中，药物是最常见的一个因素。影响血小板功能的药物很多，引起血小板功能障碍的机制也不一致，见表7-3。

表7-3 影响血小板功能的药物

类别	药物
影响前列腺素合成的药物	阿司匹林、非甾体类抗炎药（吲哚美辛、布洛芬、保泰松）、皮质类固醇、苯磺唑酮等
增加血小板cAMP浓度药物	
腺苷酸环化酶激活剂	PGI_2、PGE_1及PGD_2等
磷酸二酯酶抑制剂	双嘧达莫、咖啡因及茶碱等
抗凝剂	肝素
纤溶剂	链激酶、尿激酶及t-PA等
内酰胺类抗生素	青霉素类和头孢菌素类等
血浆扩容剂	右旋糖酐、羟乙基淀粉
心血管药物	硝酸甘油、普萘洛尔、硝普钠、维拉帕米及奎尼丁
抗肿瘤	柔红霉素、卡氮芥、光辉霉素
其他	局部麻醉药、抗组胺药、三环类抗抑郁药、乙醇等

（1）影响前列腺素合成的药物：常见有阿司匹林和非甾体类抗炎药。其中阿司匹林可使血小板环氧化酶不可逆的乙酰化，阻断了花生四烯酸的代谢途径，TXA_2生成受抑制，使出血时间延长，影响血小板聚集；阿司匹林又可使纤维蛋白原乙酰化，干扰纤维蛋白形成及加速纤溶，影响止血过程；高浓度阿司匹林使PF_3活性减低。

非甾体类抗炎药亦可抑制TXA_2合成，其主要是竞争性抑制环氧化酶而非乙酰化。它们同样抑制血小板聚集及释放功能，但抑制作用可逆，所以抑制时间较短，对出血时间影响甚小，引起出血倾向不如阿司匹林明显。

临床应用阿司匹林以减少心肌梗死、血栓形成及子痫等血栓性疾病的发生，但出血的危险性随之增加，应尽量使用低剂量。对有出血倾向的患者，应避免实用阿司匹林。由此引起的出血，可采用DDAVP治疗及输注单采血小板。

（2）增加血小板内cAMP浓度的药物：前列腺素及其类似物可激活腺苷酸环化酶，使ATP转化为cAMP增加。双嘧达莫（潘生丁）、茶碱等则通过抑制磷酸二酯酶，使cAMP降解减少而在血小板内蓄积。二者最终导致血小板内cAMP浓度增加，影响血小板的聚集和释放功能。

(3) 抗凝剂：如肝素，它除具有抗凝作用，使凝血时间延长、凝血酶时间和凝血酶原时间延长外，还能引起血小板减少及抑制血小板功能。肝素能结合于血小板表面影响血小板的聚集、释放功能。

(4) 纤溶剂：纤溶类溶栓剂导致的出血主要是由于低纤维蛋白原血症及纤维蛋白降解产物（FDP）干扰纤维蛋白凝块形成，常伴有血管壁损伤。但药理剂量的链激酶、尿激酶及t-PA也可以影响血小板功能，增加出血的危险性。

(5) 抗生素：青霉素及头孢菌素在大剂量静脉使用时，可引起血小板功能障碍，特别是对于伴有低蛋白血症、肾功能不全的患者。主要是通过亲脂机制与血小板膜结合，抑制血小板聚集和释放功能。同时，体内大剂量青霉素还可抑制凝血酶或花生四烯酸的血小板Ca^{2+}内流，也能抑制血小板黏附于内皮下组织。患者出血时间延长，有导致出血的可能。

(6) 血浆扩容剂：低分子、高分子右旋糖酐均可影响血小板功能，尤以高分子右旋糖酐为甚。它能吸附在血小板膜表面，抑制血小板黏附于玻璃珠，抑制血小板的聚集、分泌和抗凝活性，使出血时间延长。已广泛用于抗血栓治疗。

(7) 心血管药物：硝酸甘油、亚硝酸异戊酯、普萘洛尔及硝普钠等，可抑制血小板聚集和分泌，但不影响出血时间。钙通道拮抗剂如硝苯地平、维拉帕米等在高浓度时可抑制血小板聚集功能，但治疗剂量一般不影响出血时间。奎尼丁在高浓度时可拮抗血小板 α-肾上腺素能受体，使出血时间延长和增强阿司匹林的作用，导致出血症状。

(8) 噻氯匹啶（ticlopdine）：可抑制血小板膜蛋白受体（GPⅡb/Ⅲa），从而抑制 ADP、胶原、凝血酶、花生四烯酸、TXA_2 多种诱导剂引起的血小板聚集。同时，还抑制血小板黏附于损伤的血管内皮细胞下组织，使出血时间延长。

(9) 抗抑郁药、抗肿瘤药及麻醉药：三环类抗抑郁药可使血小板聚集反应减弱，但不伴有出血。部分抗肿瘤药高剂量时可有出血时间延长、血小板聚集反应减低，伴有出血情况。麻醉药氟烷可引起轻度的出血时间延长，但不增加外科手术出血的风险。

4. 骨髓增殖性疾病　骨髓增殖性疾病（MPD）包括真性红细胞增多症（PV）、慢性粒细胞白血病（CML）、原发性血小板增多症（ET）和骨髓纤维化（MF）。出血及血栓形成是此类病症特有的并发症。临床表现为皮肤黏膜出血，如皮肤瘀点、瘀斑、鼻衄、胃肠道出血、月经过多等；动静脉均可有血栓形成，又以脑动脉与肢体动脉血栓形成为多见。MPD患者血小板功能异常的主要表现有：

(1) 血小板形态异常：血小板大小不等，可有畸形血小板。电镜下可见血小板致密管道系统和开放管道系统增生等超微结构异常。

(2) 血小板表面膜功能缺陷：大多数 MPD 患者有血小板膜 GPⅠb/Ⅸ 减少，GPⅣ 增多，$α_2$-肾上腺素受体和前列腺素 D_2 受体减少。体外可见血小板自发凝集。血小板的聚集及分泌反应降低。血小板促凝活性也降低。MPD 患者出现血小板功能缺陷可能是由于异常的巨核细胞克隆所产生的血小板存在内在性缺陷所致。

(3) 获得性贮存池病：多数 MPD 患者血小板致密颗粒、α-颗粒及其内容物明显减少，可能是由于循环或骨髓中的血小板活化、内容物释放入血循环有关。表现类似贮存池病。

(4) 花生四烯酸代谢异常：大部分患者的血小板脂肪氧化酶活性减低，伴有环氧化酶合成活性亢进，血小板生成血栓烷 A_2 能力增强，易致血栓形成。

治疗　对 PV 患者，预防血栓形成和出血并发症的最有效办法是将血细胞比容控制在

45%以下。血小板升高与并发症关系不大。对于没有症状的年轻患者,除非发生严重出血或血栓并发症,不提倡使用骨髓抑制剂降低血小板。阿司匹林治疗血栓形成有效,但可增加出血危险,所以不用于预防血栓形成。血小板清除术对预防并发症的发生疗效不肯定或仅有短暂疗效。

5. 白血病　白血病的出血主要是由于血小板的减少,DIC时有凝血因子的减少,同时也有血小板功能的缺陷。血小板体积增大,形态异常,颗粒减少,血小板促凝活性降低,血小板聚集和释放反应异常。其原因可能由于继发性贮存池病或血小板激活过程的缺陷。

对多毛细胞白血病患者,脾切除术可改善其血小板功能。

6. 异常球蛋白血症　多发性骨髓瘤、巨球蛋白血症、意义未明的单克隆丙种球蛋白血症、淀粉样变患者常有出血倾向及出血时间延长。出血原因主要是血小板减少,其次为血小板功能缺陷、肝素样抗凝物质、高黏综合征和淀粉样变性并发症(如获得性凝血因子X缺乏或纤溶功能亢进)等异常。M蛋白能抑制血小板的功能。血小板的黏附、聚集功能及PF_3活性均有降低。可能与M蛋白包裹血小板和胶原,阻断了他们的互作用有关。同时,M蛋白与vWF结合后还可加速vWF被清除或干扰vWF与血小板膜GPI结合,导致获得性vWD。

治疗血浆清除术可快速降低M蛋白浓度,控制出血,但疗效短暂,而化疗能更持久地使M蛋白降低。DDAVP对因vWF功能障碍或伴获得性vWD患者的出血有一定疗效。

(潘志兰)

第八节　血友病

血友病为一组较常见的遗传性出血性疾病,具有X性联隐性遗传的特点。根据缺乏的凝血因子不同,可分为血友病甲(血友病A,FⅧ缺乏症)和血友病乙(血友病B,FIX缺乏症)。在凝血酶促反应过程中,FⅧa作为FIXa的非酶性辅因子,与FIXa按1:1结合,在Ca^{2+}及磷脂存在的条件下,激活FX生成凝血活酶。血友病甲或血友病乙由于FⅧ或FIX促凝活性减少导致凝血活酶生成障碍,凝血时间延长,终身具有轻微创伤后异常出血倾向。欧美各国发病率统计约为(5~10)/10万,日本0.4/10万,我国的发病率较低,据1992年24个省市37个地区普查为2.72/10万人口。其中约有80%为血友病甲。

(一) 病因与发病机制

血友病甲与血友病乙均为伴性隐性遗传性疾病,遗传基因位于X染色体上,故女性传递,男性发病。若男性血友病甲患者与正常女性结婚,其女儿均为携带者,儿子则全部健康;若女性血友病甲携带者与正常男性结婚,其儿子半数发病,女儿也有半数为携带者;若男性患者与女性血友病携带者结婚,其儿子与女儿均有半数发病的概率,女儿还有半数为携带者;若男性患者与女性患者结婚,其下一代不论男女均为血友病患者,但后者在临床上极少见。约70%的血友病甲有阳性家族史,30%的病例无家族史,其中部分可能是由于基因突变所致。FⅧ在正常人血浆中含量仅为0.1mg/L,是所有凝血因子中含量最低的。FⅧ很不稳定,需以血管性血友病因子(vWF)为载体形成复合物方能稳定。FⅧ的生物活性通过FⅧ促凝成分(FⅧ:C)来实现,FⅧ:C活性的正常值为50%~150%。劳动、剧烈运动、注入肾上腺素和应激状态,均能使血浆FⅧ:C水平增高。FⅧ:C活性不稳定,FⅧ:C输入体内后半衰期仅12h。FⅧ基因位于染色体Xq28,FⅧ的合成部位未完全阐明,但肝间质细胞、外周血细胞及某些淋巴细胞都有FⅧ基因的表达。血友病甲最主要的发病机制是内含子22倒位和错义突变。重型血友病A中，42%为内含子22倒位，其余的有大片段缺失、无义突变、错义突变导致阅读框架移位等。中型和轻型血友病中，86%为错义突变，多数这些突变的发病机制尚不完全清楚。基因缺陷导致FⅧ合成障碍或FⅧ分子结构异常导致促凝活性降低，是甲型血友病的发病基础。血友病乙占血友病总数的15%~20%，其遗传方式与血友病甲相同，基因位于X染色体长臂末端Xq26.3~27.2。FⅨ在肝内合成，是维生素K依赖性凝血因子。血浆FⅨ水平10mg/L，为FⅧ的100倍。血友病乙的病因是遗传性FⅨ合成减少或变异型FⅨ合成所致。

（二）临床表现

出血及出血所致的压迫症状或并发症是血友病的主要临床表现。皮肤、黏膜出血虽然并非血友病的特征性出血表现，但由于皮下组织、口腔黏膜、牙龈、舌等部位容易受伤，故损伤后过量出血常见。关节腔或深部组织出血是本病的特征。肌肉出血多见于负重的肌肉群，如腰大肌、腿部、臀部等，可形成血肿，局部肿痛，活动受限。关节出血多累及负重或活动较多的大关节，如膝关节，其次为踝、腕及肩等关节。急性期因关节腔及周围软组织出血致使局部红肿，活动受限，患者感疼痛明显。多数患者因反复关节腔出血致使血液不能完全吸收，形成慢性炎症、滑膜增厚、纤维化、软骨变性及坏死，最终关节僵硬、畸形变，周围肌肉萎缩，导致正常活动受限。创伤后出血也是血友病的主要表现，即使拔牙、肌肉注射都可导致持久的出血或渗血，可历时数天甚至数周。由于骨膜下或肌腱、筋膜下出血形成血友病血囊肿的发生率很低，常见部位为骨盆和大腿。消化道出血、血尿也较为常见。颅内出血及硬脊膜下血肿不常见，多发生于外伤后，病死率高。深部组织内血肿可压迫附近血管引起组织坏死，压迫神经可产生疼痛、麻痹等症状。口腔、喉、舌或颈部严重出血可引起窒息。血友病乙重型患者的比例较血友病甲少，因此临床出血表现较轻，但部分携带者FⅨ水平明显低于正常，可有出血表现。

（三）临床分型

1. **重型**　约50%~60%患者为重型患者，其血浆中FⅧ活性<1%，常在2岁以前就有严重出血，甚至结扎脐带时出血不止。

2. **中间型**　FⅧ活性为1%~5%，约占患者总数的25%~30%，起病在童年时期以后，以皮下及肌肉出血居多，亦有关节腔出血，但反复次数较少。

3. **轻型**　约占15%~20%，FⅧ活性为6%~25%，出血多在青年期，由于运动、拔牙或外科手术后出血不止而被发现，出血轻微，可以正常生活。

4. **亚临床型**　FⅧ活性为26%~45%，只有大手术后才发生出血，须经实验室检查方能证实为本病。

血友病乙的临床分型标准：FⅨ:C重型<1%，中间型1%~5%，轻型5%~40%。

通过检测FⅧ抗原水平，将血友病甲分为三类：血浆中无法检测到FⅧ抗原，为交叉反应物质阴性（CRM⁻）；血浆中可以检测到抗原，且抗原和活性平行降低则称为交叉反应物质下降型（CR^{Med}）；另有约5%的患者血浆中可以检测到抗原，但活性降低程度大于抗原，称为交叉反应物质阳性型（CRM⁺）。CRM⁻者占血友病甲的一半左右，此类患者接受替代治疗后易于产生抑制性抗体；CRM⁺占5%，此类患者的发病主要是FⅧ:C结构和功能异常。

90% 的血友病乙为 CRM$^-$，10% 为 CRM$^+$。

（四）实验室检查

1. 凝血时间　凝血时间延长为本组疾病的特点，但不同的检测方法敏感性各不相同。普通试管法凝血时间仅能检测出重型血友病，复钙时间（再钙化时间）可检测出部分中间型患者。这两种方法不敏感，目前趋于淘汰。硅管法和活化凝血时间（ACT）这两种方法较为敏感和准确，可检测出亚临床型血友病患者，但操作较烦琐。

2. 活化的部分凝血活酶时间（APTT）　敏感度较高，是目前本病最简便、快速、实用的过筛试验，但部分轻型病例 APTT 正常。

3. 凝血活酶生成试验　Biggs 法（B-TGT）、简易凝血活酶生成试验（STGT）是敏感的检查方法，有助于诊断部分亚临床型病例，结合纠正试验可以鉴别血友病的类型。正常血浆经硫酸钡吸附后尚含有 FⅧ、FⅪ，正常血清中含有 FⅨ、FⅪ，因此，如果患者 STGT 仅被硫酸钡吸附正常血浆纠正时，为 FⅧ缺乏症；仅被正常血清纠正时，为 FⅨ缺乏症；如两者皆可纠正，则为 FⅪ缺乏症。借此可将三者加以鉴别。

4. FⅧ、FⅨ促凝活性测定　是分型和确诊的主要依据。

5. FⅧ、FⅨ抗原测定　在多数血友病患者中，血浆抗原水平与活性水平平行减少，但部分患者的抗原与活性水平不平行。

6. vWF∶Ag（也称 FⅧR∶Ag）测定　血友病甲患者血浆中含量正常或增高。血友病携带者在妊娠第 8~12 孕周通过胎儿镜羊膜穿刺或绒毛取样，测定 vWF∶Ag、FⅧ∶C 及 FⅨ∶C，可在产前诊断胎儿是否患血友病，以便考虑中止妊娠问题。随着基因诊断技术的发展，DNA 重组技术检测及限制性内切酶片段长度多态性（RFLP）分析等已应用于对携带者及胎儿的检查，大大提高了检测的准确性。

（五）鉴别诊断

血友病甲与血友病乙的鉴别有赖于实验室检查。

血友病甲与血管性血友病的鉴别要点有：后者为常染色体遗传性疾病，两性均可发病；出血好发于黏膜和内脏，很少累及关节腔及肌肉深部，罕见关节畸形，随着年龄增长出血症状减轻；实验室检查发现出血时间延长，血小板黏附率降低，多数患者的血小板对瑞斯托霉素无凝集反应，血浆中 FⅧ∶C/vWF∶Ag 比例增高或正常，血浆中 vWF 减少或缺陷，而血友病甲除 FⅧ∶C 和 FⅧ∶C/vWF∶Ag 比例降低外，上述其他实验室检查均正常。

FⅧ或 FⅨ减少还可见于严重肝疾病、严重胆道梗阻、抗凝治疗、长期广谱抗生素治疗、弥散性血管内凝血等疾病状态下。

获得性血友病：非血友病患者血液中存在获得性 FⅧ或 FⅨ抑制物时又称获得性血友病，通常抑制物多针对 FⅧ。患者多为 70 岁以上老年人，其余患者多数有自身免疫性疾病基础，FⅧ抑制物继发于淋巴细胞增殖性疾病也见报道，经产妇也可出现 FⅧ抑制物。获得性血友病患者血液中可检测到 FⅧ抗体，与血友病甲鉴别应不难。

轻型血友病甲患者需注意有无合并 FⅤ减少，同时检测 APTT、PT 有价值。

（六）治疗

1. 预防　应将疾病的性质、防治知识及注意事项向患者、家属、学校及工作单位宣教，使他们能正确对待疾病并和医务人员密切合作，避免创伤及较重的体力活动。尽量避免手术，如必须施行手术，术前应作好充分准备。出血时应及时就医。禁止肌肉注射或皮下注射，静脉穿刺后至少压迫5min以预防出血。禁服阿司匹林、吲哚美辛、双嘧达莫等抑制血小板功能的药物及使血管扩张的药物。美国国家血友病基金会的医学专家委员会推荐对重症甲型及乙型血友病患儿早期（1~2岁）进行预防性治疗，维持FⅧ：C或FⅨ：C>1%。推荐剂量为：FⅧ：25~40U/（kg·次），每周三次，FⅨ：25~40U/（kg·次），每周两次。

2. 局部止血治疗　若发生轻微损伤，可用明胶海绵、纤维蛋白泡沫、凝血酶、肾上腺素等局部压迫止血。国外配制止血剂中含冷沉淀、凝血酶、氨基己酸，用于血友病甲患者的局部治疗止血效果较好。

3. 替代治疗　为出血时的主要治疗方法。可选用的制剂：①新鲜血浆和新鲜冰冻血浆。含所有的凝血因子，每1ml新鲜血浆内含1U FⅧ：C和IU FⅨ：C；血友病乙患者可采用储存血浆治疗（以5d内为宜）。一次最大安全量为10~15ml/kg，容量因素使其应用受到限制。②冷沉淀制剂。每袋20ml冷沉淀制剂取自200ml新鲜血浆，冰冻保存于-20℃以下，室温下放置1h活性将丧失50%。适用于轻型和中型血友病甲患者。具有效力大而容量小的优点。③凝血酶原复合物浓缩剂（PCC）。每瓶200U，相当于200ml血浆中所含有的因子Ⅸ，适用于血友病乙。④FⅧ浓缩剂。是从多份血浆中提取浓缩得来并已灭活病毒，根据来源分为人型及猪型两种，猪型FⅧ浓缩剂多用于有抗FⅧ抗体患者的治疗。⑤重组FⅧ及FⅨ（rFⅧ及rFⅨ）。目前欧美经济发达国家均使用rFⅧ及rFⅨ。rFⅧ的功能特征、药代动力学等生化特征与血浆源性制品大致相同，临床应用安全、有效，少数患者应用后可产生FⅧ抑制性抗体但多数滴度不高，对诱导免疫耐受治疗反应良好。第一代rFⅧ为全长FⅧ，利用人体白蛋白作为稳定剂。第二代rFⅧ利用蔗糖代替蛋白作为稳定剂，使病毒传播性疾病的发生率进一步降低。第二代重组人凝血因子Ⅷ（第二代rFⅧ），目前已经在国内上市。rFⅨ浓缩剂的回收率低，使用时剂量要较血浆制品大些，推荐rFⅨ用量=体重（kg）×预期增加值（%）×1.2。每公斤体重输入IU FⅧ，可使体内FⅧ的活性升高2%，每输注1U FⅨ仅提高其活性0.5%~1%。因FⅧ在体内的生物半衰期仅12h，替代疗法一般需要12~24h输注一次，病情严重者8~12h一次。FⅨ首剂半衰期约2~3h，以后为20~30h，故第一次输注后2~4h就应做第二次输注，以后每24h输注一次。替代治疗的目标是将患者血浆FⅧ、FⅨ活性水平提高到足以止血的水平。血友病甲患者轻度出血时，通常需要将FⅧ水平提高至正常人的25%~30%，重度出血需提高至50%以上。关节腔出血、表浅肌肉血肿输注FⅧ25U/kg，每24h一次，治疗1~2d，使FⅧ：C升至30%~50%即可；若出血发生在多次出血或已畸形变的关节，替代治疗需维持数周。鼻或口腔黏膜出血局部治疗无效者、胃肠道出血及持续的血尿，需使FⅧ：C达到50%左右，输注FⅧ25U/kg，每12h一次，治疗至病情控制。对于威胁生命的出血，如颅内出血、腹膜后出血、颈部及咽喉部出血、严重损伤出血、外科手术等，应及时补充FⅧ：C至正常水平，通常剂量为输注FⅧ 50U/kg，每8~12h输注一次，维持凝血因子在正常水平至少7~10d或直至出血完全停止，血肿开始吸收。血友病乙患者在大手术或严重出血时，FⅨ需提高至25%以上。

4. 血友病患者的外科手术问题　即使是拔牙等小手术也应尽量避免，围术期准备应充分。血友病甲患者大手术时，术前数小时应开始补充凝血因子使之正常，术中可维持静脉滴注，术后监测至少 2 次/d，使谷浓度达到足够止血的水平，替代治疗持续到创口完全愈合。膝关节、髋关节置换时替代治疗需数周。

5. 1 - 去氨基 - 8 - 右旋精氨酸加压素（1 - desamino - 8D - arginine vasopressin, DDAVP） 是一种人工合成的抗利尿激素衍生物，有增加血浆内 FⅧ水平的作用，静脉注射后可使FⅧ：C 及 vWF：Ag 增加 2~3 倍。适用于轻型血友病甲和血友病甲携带者。每次剂量为 0.3~0.5μg/kg，通常每次剂量不超过 20μg。缓慢静脉注射，注射后 30~60min 作用达高峰。因该药能激活纤溶系统，需同时合用抗纤溶药物。每 12h 1 次，2~5d 为一疗程。DDAVP 也可鼻腔喷雾使用，剂量须提高到静脉用量的 10 倍左右。副作用包括暂时性面部潮红及水滞留，水滞留作用可持续 24h。

6. 其他药物治疗

（1）抑制纤维蛋白溶解药物：可保护已形成的血凝块不易被溶解，与替代疗法同时合用有协同作用；部分轻型血友病患者在口腔小手术时单独应用疗效满意。常用药物有：6 - 氨基己酸 0.1g/kg，每日口服 3~4 次，或 4~6g 溶于 100ml 5% 葡萄糖液或盐水中静脉滴注；氨甲环酸 250mg 每日口服 3~4 次，或 250~500mg 每天 1~2 次静脉滴注。肾出血不宜应用，以免造成梗阻。

（2）达那唑（danazol，炔羟雄烯异唑）：是一种合成的雄性激素，每日 400~600mg，可提高Ⅷ因子活性水平。

（3）女性避孕药：复方炔诺酮，每日 1mg，连用 1~2 个月，可提高Ⅷ因子浓度，对血尿、深部组织血肿有一定疗效。

（4）糖皮质激素：对减少出血、促进急性积血吸收、减少局部炎症反应均有一定的疗效。

7. 基因治疗 血友病是单基因病，病因明确；凝血因子因可在多种细胞中合成，靶细胞选择余地大、治疗效果直观，适宜基因治疗。临床基因治疗开始于 1990 年，采用的策略是在患者体细胞中增加一个与致病基因相对应的、有功能的外源基因，并通过这个基因的表达产物来弥补生理缺陷，以达到治疗目的。迄今已有数千人接受了基因治疗。

8. 替代治疗的不良反应及处理

（1）产生抑制性抗体：是血友病治疗最主要的并发症。血友病甲患者反复输注 FⅧ后数周至数月内可产生抗 FⅧ抗体，有文献报道发生比例可高达 30%，尤其好发于婴儿及儿童。该抗体属 IgG，对 FⅧ：C 有特异性中和作用。血友病乙产生抗 FⅨ抗体者较少，仅占 1% 左右。抗凝血因子抗体的产生是机体对外源性抗原免疫反应的结果，其中 80% 为重型患者，抗体的出现与基因背景、FⅧ制剂的纯化方法有关。抑制性抗体使输注的凝血因子很快被中和，给治疗带来很大困难。对这些患者治疗的目的是止血、去除抗体。出血时的治疗方法如下。

1）轻中度出血：无论抗体滴度水平如何，推荐使用 FⅧ旁路途径药物治疗。FⅧ旁路途径药物有两种选择：①rFⅦa：rFⅦa 理论上能在组织损伤部位发挥止血作用，同时可以避免血栓形成事件。临床资料表明，单独使用 rFⅦa 治疗 8h 以内关节腔出血、一般外科手术中急性出血、有抗体生成的血友病患者择期手术，都可取得理想的疗效。通常剂量为 90~110μg/kg，每 2~3h 一次，24h 后间隔时间可延长，关节腔出血和一般外科手术中急性出血平均注射 2~3 次可达止血，较大的手术需给药 3~5d 或直至创伤愈合。②凝血酶原复合物浓缩剂（PCC）和活化凝血酶原复合物浓缩剂（APCC），对存在抗体的血友病者治疗有效率仅50%~60%。尽管疗效较低，仍可考虑采用。需注意制剂中含有少量活化的凝血因子，可能诱发血栓形成。

2）严重出血：绝大多数情况下选择FⅧ制剂治疗。①猪FⅧ制剂的应用。FⅧ抗体有相对的种属特异性，当抗体为抗人FⅧ抗体时，输注高纯度的猪FⅧ制剂能有效止血。但反复输注会产生抗猪FⅧ抗体，少部分患者有发热、血小板减少。抑制性抗体滴度<10Bu时FⅧ（或FⅨ）60~100U/kg，每8~12h一次直到出血被控制，或使血浆FⅧ或FⅨ水平达60%~100%；输后抗体显著升高的患者推荐联合免疫抑制剂如环磷酰胺治疗。抑制性抗体滴度>10Bu及抗猪FⅧ抗体阳性时，即使输注大剂量FⅧ或FⅨ也很难起效，血浆置换或体外抗体吸附联合大剂量FⅧ或FⅨ及免疫抑制治疗有效，但急性严重出血时患者血流动力学稳定与否、血浆置换及体外抗体吸附需要特殊的设备及专业人员，限制了其应用。②诱导免疫耐受去除抗体。单独应用免疫抑制剂的作用很有限，输注大剂量凝血因子联合免疫抑制治疗可抑制抗体生成效应，反复治疗后可诱发部分免疫耐受性，使高反应者转成低反应者。目前临床多在输入FⅧ或FⅨ后继以大剂量静脉丙种球蛋白、环磷酰胺，规则地输注FⅧ或FⅨ，多数患者可在2~3周内产生免疫耐受，抗体滴度下降。血浆置换的方法也可应用。FⅨ抗体阳性者输入大剂量FⅨ浓缩剂有诱发超敏反应的危险，并发肾病综合征者也有发生，成功地诱导免疫耐受仅占少数。

（2）病毒感染：输注血制品存在乙型及丙型肝炎病毒、B_{19}微小病毒、HIV等感染的可能，重组凝血因子地出现在很大程度上避免了病毒传播的可能。

（3）血栓形成事件：大剂量使用PCC等制剂时，因其中含有部分已活化的凝血因子，治疗中有发生血栓形成的可能。

（4）溶血。FⅧ浓缩剂是从大量混合血浆中制备而来，其中混有抗A、抗B同型凝集素，大量输注FⅧ浓缩剂有发生溶血的可能。反复多次输注FⅧ患者体内结合珠蛋白水平较低，可能是因为体内存在慢性亚临床型溶血。

（潘志兰）

第九节　血管性血友病

血管性血友病（von Willebrand disease，vWD）于1926年由Eric Von Willebrand首先报道，是最多见的遗传性出血性疾病，其发病率约占人口的1%，但出现临床症状者仅占患者的0.1%。血管性血友病因子（von Wille-brand factor，vWF）作为血小板黏附于内皮下的桥梁及FⅧ的载体，在止血中发挥着至关重要的作用。因vWF发生量或质的改变而导致止血功能缺陷，即称为vWD。临床上以皮肤、黏膜出血为主要表现，出血时间延长。本病为常染色体遗传性疾病，多数患者为显性遗传，少数为隐性遗传。

（一）病因及发病机制

vWF基因位于12号染色体短臂末端，vWF由血管内皮细胞和巨核细胞合成，血小板中也含有vWF。正常人血浆中的vWF由不同数量亚单位、分子量变化范围很大的多种多聚体组成。vWF基因异常，使vWF的合成或释放减少、多聚体形成障碍或出现vWF质的异常，导致vWD的发生。

血管内皮细胞受损时，内皮下组织中的 vWF 暴露于血液中，血小板通过 GPIb 与 vWF 结合黏附于血管内皮下组织，血小板活化后 GPⅡb/Ⅲa 进一步与 vWF 结合，最终形成血小板血栓；vWF 作为瑞斯托霉素辅因子，加速瑞斯托霉素诱导的血小板聚集。vWF 含量减少或与 GPIb 相互作用处分子结构改变，将影响血小板黏附于受损血管，出血时间延长。vWF 的另一个重要功能是作为 FⅧ的载体蛋白稳定Ⅷ：C，间接影响凝血过程。vWF 含量减少或与 FⅧ结合处分子结构改变将导致 FⅧ：C 灭活加速，出现二期止血障碍。

（二）临床表现

本病的出血倾向差异很大，随年龄增长出血症状可减轻。出血多见于皮肤和黏膜，鼻腔和齿龈出血、月经过多是最多见的表现，拔牙及创伤后过度出血也常见，亦可有消化道出血、血尿等。根据病理生理学改变，临床上将 vWD 分为三型：1 型最多见，约占 vWD 的 3/4，vWF 多聚体浓度降低而多聚体的结构和功能正常，为常染色体显性遗传，临床上有轻到中度出血症状。2 型 vWF 中大多数缺乏较大分子量的多聚体并伴有功能异常，多为常染色体显性遗传。高分子量 vWF 多聚体缺失且与血小板结合能力明显降低者为 2A 型，约占 2 型的 75%。与血小板 GPIb 结合明显增加者为 2B 型，约占 2 型的 20%。此型的重要特点为血小板减少、缺乏大的多聚体，vWF 可自发地或在低浓度瑞斯托霉素时与血小板结合。多聚体分布正常，vWF 质的异常使之与血小板 GPIb 亲和力降低者为 2M 型。vWF 量与多聚体分布正常，但 vWF 质的异常导致与 FⅧ亲和力降低者为 2N 型，出血表现较重。3 型 vWF 几乎完全缺失，FⅧ：C < 10%，甚至 < 1%，终身出血症状严重，可发生自发性关节和肌肉出血而致残。为常染色体隐性遗传，发病率最低。

（三）实验室检查

出血时间（BT）延长为本病的主要特点，但部分患者可正常。血小板黏附率减低，除 2B 型外多数患者对瑞斯托霉素诱导的聚集反应下降，重者几乎不发生聚集，而对其他诱导剂反应正常。2B 型及假性 vWD 血小板可对低浓度瑞斯托霉素起聚集反应。FⅧ：C 和 FⅧ抗原含量正常或减低。通过对 vWF 抗原的定量测定、琼脂糖凝胶电泳多聚体分析及瑞斯托霉素辅因子活性测定等检查进行临床分型。

（四）诊断与鉴别诊断

1. 诊断　本病的诊断要点：自幼有皮肤、黏膜出血史，症状随年龄增长而减轻；约半数病例有家族史；出血时间延长；血小板黏附率降低及对瑞斯托霉素聚集反应减弱或不聚集；Ⅷ：C 降低；vWF 抗原减少或多聚体分布或功能异常。

2. 鉴别诊断

（1）血友病甲：血友病为伴性遗传性疾病，实验室检查的主要特征为 FⅧ减少，有关 vWF 检查无异常。

（2）巨大血小板综合征：其生化特点为血小板 GPIb 缺乏，导致出血时间延长；血涂片可见特征性的巨大血小板，vWF 功能正常。

（3）血小板型血管性血友病：又称"假性" vWD，发病机制为血小板膜糖蛋白缺陷，与 vWF 亲和力增高，使血浆中 vWF 浓度降低引起类似于 vWD 的表现，部分患者血小板减少，vWF 功能正常。

（4）获得性血管性血友病：又称 vWD 综合征。本病的临床表现类似于遗传性血管性血友病。发病是由于 vWF 合成减少、消耗增加或抗体产生所致。常见于淋巴细胞增殖性疾病、慢性骨髓增殖性疾病、心血管疾病、免疫性疾病和其他恶性肿瘤等，治疗以原发病为主，必要时可静脉输注大剂量免疫球蛋白或替代治疗。

（五）治疗

轻型患者可不需特殊治疗，但禁服阿司匹林、双嘧达莫、吲哚美辛、前列腺素 E 等影响血小板功能的药物。尽量避免手术，必须手术时应作好充分准备。口服避孕药如复方炔诺酮等，可使月经过多及持续时间延长的症状改善。治疗目的是使 BT、FⅧ：C 恢复正常，以往成功的治疗经验有重要的参考价值。

1. DDAVP（1-去氨基-8D-精氨酸加压素） 可促使组织中 vWF 释放入血，FⅧ：C 增高。DDAVP 对大多数 1 型和 2 型患者有效。2B 型不宜使用 DDAVP 治疗。

2. 替代治疗 3 型及对 DDAVP 反应差者在出血或围术期需替代治疗。输注冷沉淀物可使 BT 和凝血异常同时得到纠正，为首选制剂，但其制备过程中无病毒灭活过程；新鲜冷冻血浆也可使用；高纯度 FⅧ 制剂中缺少与 vWF 活性有关的高分子多聚体，不能纠正 BT 延长，不易选用。输注正常血浆 10~15ml/kg 可使血中 FⅧ：C 活性达 75% 以上，同时能纠正出血时间延长。vWF 半衰期为 24h，故必要时应每 24h 或 48h 输血浆一次，每次 5ml/kg。术前输 400~600ml 血浆，可使出血时间维持在 2~4min 内。

3. 其他治疗 纤溶抑制剂如 6-氨基己酸（EACA）和氨甲环酸对月经过多者有一定疗效，对常规剂量无效的月经过多患者，氨甲环酸口服剂量可达到 3g/d。某些非损伤性运动可提高 FⅧ：C 及 vWF 浓度，也有缩短出血时间的作用。

（赵小强）

第十节　血栓性血小板减少性紫癜

血栓性血小板减少性紫癜是一临床综合征，以血管内皮细胞损伤、全身微血管内血小板聚集、血小板（透明）血栓形成为主要特征。常为暴发性，未使用血浆置换治疗前死亡率高，达 90% 甚至以上，临床罕见。既往发病机制和病因皆不明，现发病机制已经较为明确，大量的研究发现 TTP 的发病与金属酶 ADAMTS13（a disintegrin and metalloprotease with thrombospondin type 1 motifs）的活性丧失密切相关。活性的丧失可以是遗传性基因缺陷导致的酶的缺失，这在 TTP 的患者中所占比例很小；更大部分患者发病是由于继发性因素引起酶活性的下降（如产生了针对这一金属酶的抗体）。在继发性 TTP 患者中，多数患者无明显诱因，但部分患者可以找到诱发因素。比较常见的包括妊娠、肿瘤、丝裂原 C、大剂量化疗、HIV 感染、某些药物。典型的临床表现称为五联征，包括微血管病性溶血性贫血、血小板减少引起的出血倾向、神经系统异常、肾脏受累及发热。特征性的病理表现为微血管内血小板（透明）血栓的形成。本疾病 1924 年由 Moschcowiz 首先报道，1947 年由 Karl Singer 首次命名为 TTP。国外统计每年人群发生率 0.01‰，国内以病例报告为主，近年有逐渐增多的趋势。任何年龄均可发病，好发年龄 15~50 岁，90% 急骤起病，10% 缓慢发病。女性多于男性，约占总病例的 60%，女性发病多见于育龄期。

血液系统疾病综合诊疗要点

一、病因和发病机制

血栓性血小板减少性紫癜的发病与超高分子量的血管性血友病因子多聚体（ultra-high-molecular-weight forms of vWF，ULvWF）有关。ULvWF由内皮细胞和血小板合成，分别储存在Weibel-Palade小体和α颗粒中，一般情况下并不释放入外周循环中，只有当全身血管内皮细胞受损或受强烈刺激时才释放入血，UL-vWF促血小板聚集活性极高，在高剪切应激下促使血小板黏附聚集。正常情况下ULvWF的释放并不引起血栓无限制的形成，因为血浆中还含有可以降解ULvWF的酶即ADAMTS13。ULvWF释出后很快被vWF特异性金属蛋白酶AD-AMTS13降解为小分子vWF多聚体，其促血小板聚集活性极弱或缺乏。因此，正常血循环中无ULvWF。作为vWF讲解蛋白酶ADAMTS13为金属蛋白酶AD-AMTS（a disintegrin and metalloprotease with thrombospondin type l repeats）家族中19个成员之一，其基因定位于9q34上，为1 427个氨基酸的前体蛋白，结构复杂，为迄今所知唯一的裂解vWF的酶。

TTP患者的发病是由于各种原因所致ADAMTS13的相对或绝对不足，导致超高分子量的vWF多聚体不能被及时降解，因而在微血管中和血小板相结合，随即发生血小板聚集形成血栓；血栓的形成消耗大量的血小板造成出血倾向；血栓的形成造成相应血管的狭窄，红细胞通过这些狭窄的血管时被挤碎而发生微血管病性溶血性贫血，外周血涂片可见红细胞变形或红细胞碎片；形成血栓的脏器供血受到影响而导致相应器官缺血坏死发生功能障碍，如肾脏和中枢神经系统。血栓栓塞按其严重度及频度依次为：胰、肾上腺、心脏、脑、肾，而肝和肺罕见。

导致ADAMTS13不足的原因可分为遗传性和继发性的两大类。遗传性TTP患者的发病原因为ADAMTS13的缺乏，其缺乏为ADAMTS13基因突变所致，如Thr Ile突变，CUB区突变使酶活性减低，呈常染色体隐性或显性遗传，继发性TTP患者的发病原因可能为在短时间内产生的ULvWF过多，超过了血浆处理能力诱导血小板聚集，也可能是产生了针对AD-AMTS13的抗体，或者两种因素共同参与。ADAMTS13基因的检查有助于遗传性TTP的诊断，检测ADAMTS13的活性有助于血栓性血小板减少性紫癜的诊断。

二、诊断步骤

（一）病史采集要点

1. 个人特征　血栓性血小板减少性紫癜患者在育龄女性相对常见。
2. 寻找可能诱因　一部分患者可以找到明显的诱因。可能的诱因包括妊娠、药物（青霉素、磺胺类、碘剂、苯妥英钠、阿司匹林、普鲁卡因胺、口服避孕药、环孢素等）、中毒（CO、染料、漆、蜂蜇、狗咬等）、结缔组织病（如类风湿关节炎、强直性脊柱炎、系统性红斑狼疮、干燥综合征等）、感染（HIV感染、流感病毒、细菌等）、肿瘤大剂量化疗等。要注意询问了解患者有无相关的既往史或服药史。
3. 起病情况　部分呈反复发作型，可持续数月甚至数年。多数呈急性爆发起病，进展迅速，若不及时诊断处理则大部分患者走向死亡。
4. 主要临床表现　典型的临床表现为微血管病性溶血性贫血、血小板减少、肾脏受累、神经系统异常、发热这五联征。根据血栓形成的部位和严重程度不同患者的临床表现各有不同。TTP 的患者常以出血及神经系统异常位手法症状。血小板明显减少的患者（Plt < 20 ~ 30 × 10^9/L）相比较而言更容易发生神经系统和肾脏受累。发热这一症状不具有特异性。部分患者可有关节炎、胸痛、雷诺现象等前驱症状。

①血小板减少引起的出血皮肤瘀斑、瘀点、鼻出血、牙龈出血等皮肤黏膜的出血常见，皮肤紫癜及视网膜出血为最常见的出血表现。育龄女性月经过多、穿刺口难止血亦多见。严重者可出现内脏出血如消化道、泌尿道、肺脏等，可表现为黑便（或仅表现为大便潜血阳性）、血便、呕血、血尿、咯血等。临床上要时刻注意患者有无各种出血的表现。颅内出血为最常见的 TTP 致死原因，遇患者有恶心、中枢性呕吐、头痛等症状要警惕颅内出血可能。遇有视物黑影等视觉障碍者要及时检查眼底，眼底出血提示患者容易出现颅内出血。②微血管病性溶血性贫血视溶血严重程度、贫血发生速度及患者耐受程度可出现不同程度的溶血性贫血的症状：头晕、视物模糊、皮肤巩膜黄染、尿黄、腰疼等。③神经系统症状大于 90% 的死亡病例中出现了神经系统症状。神经系统的症状有一过性、多变性、进展快的特点。可能的临床表现包括头痛；精神状态及意识的改变如精神错乱、谵妄、意识模糊、部分患者可陷入深昏迷；也可出现定位的神经系统症状体征如癫痫、轻瘫、失语、视觉障碍等。④肾脏损害　一般表现为蛋白尿、血尿或氮质血症，肉眼血尿（注意部分可能为泌尿道出血所致的非肾小球源性血尿）及严重的肾功能衰竭较少见，如出现严重的肾功能不全可出现相应的临床表现如浮肿、腹水、尿少、无尿、心功能衰竭引起的气促等。⑤发热 90% 以上的患者可出现发热，可达 38 ~ 40℃，原因不明，可能与感染、溶血、组织坏死等相关。⑥其他部分患者曾出现下腹疼痛，可能与内脏出血或小栓塞有关，疼痛可以剧烈，注意与急腹症相鉴别。心脏供血系统的血栓形成可能导致心脏梗死、严重的心律失常、心功能衰竭甚至猝死。也有患者表现为胸痛和关节肌肉疼痛等。

（二）体格检查要点

1. 皮肤黏膜　常有出血表现如皮肤瘀斑、瘀点、鼻出血、牙龈出血、穿刺部位难止血，注意眼底检查有无眼底出血；有不同程度的贫血貌（面色、口唇、睑结膜、甲床等皮肤黏膜的苍白）、黄疸（睑结膜、全身皮肤等）。

2. 淋巴结、肝脾　淋巴结、肝、脾一般不肿大，感染、肿瘤等其他原因引起的除外，注意鉴别。

3. 神经系统检查　相当一部分患者有意识障碍，如谵妄、精神错乱、意识模糊，昏迷等，部分患者可有神经系统定位体征如偏瘫、失语等。神经系统表现可波动，临床需密切床边观察，特别是意识障碍的患者，因他（她）们不能清楚地表达主诉。血小板明显减少或合并有凝血功能障碍者要注意有无颅内出血的神经系统体征如脑膜刺激征。

4. 其他　部分肾功能受损严重者可出现浮肿、腹水、气促等肾功能衰竭的临床表现。

（三）门诊资料分析

(1) 血常规：贫血的程度可轻可重，约 1/3 的患者有重度贫血（血红蛋白小于 60g/L），呈正细胞正色素性贫血，网织红细胞通常升高；血小板减少是 TTP 一个早期的实验室发现，一般较微血管溶血及 LDH 升高早。血小板减少的程度常与血红蛋白下降的程度平行，多数下降严重，常 < 20 × 10^9/L。白细胞可正常或增多，可有明显的核左移。

(2) 尿常规：可出现蛋白尿、镜下血尿、管型尿。

(3) 肾功能检查：约 50% 的患者可出现尿素氮和（或）血肌酐的升高，提示明显的肾脏受累，并可能随着疾病进展而进一步升高。

(4) 血清胆红素升高，以未结合胆红素为主，呈溶血性贫血的黄疸表现；血清乳酸脱氢酶升高，不仅升高早，可提示诊断，且与病情的严重程度平行，是观察病情，指导治疗的良好指标。

(5) 如患者有突发的溶血性贫血、出血、神经系统异常表现，初步实验室检查发现血小板下降，有溶血性贫血的实验室检查证据（如正细胞正色素性的贫血、网织红细胞计数或绝对值升高、血清胆红素升高并以未结合胆红素为主），发热，肾脏受累的表现（尿常规提示蛋白尿、血尿、管型尿，血清肌酐或尿素氮升高）这五个典型的临床表现则需高度怀疑 TTP 的诊断，应尽快收入院行进一步检查。但 TTP 患者不一定有典型表现特别是早期患者，且 TTP 延迟治疗效果差，死亡率高，因此临床上不必等待诊断明确后才行治疗，当患者出现三联征（微血管病性溶血、血小板减少引起的出血倾向、神经系统异常）时即应怀疑 TTP 的诊断，在进一步完善检查明确诊断的同时，应权衡利弊尽快开始血浆置换，特别是继续检查项目提示患者出现下述情况时：Coombs 试验阴性的溶血性贫血、外周血涂片见红细胞变形货红细胞碎片、伴有血小板减少（常严重减少）而凝血功能检查正常或仅轻度异常。

（四）进一步检查项目

1. 骨髓及外周血涂片　95% 的患者可见外周血中变形的红细胞或红细胞碎片。若血涂片中无红细胞碎片则不支持血栓性血小板减少性紫癜的诊断。骨髓涂片中可见骨髓红系增生活跃，血小板少见，巨核细胞数量正常或增多，有成熟障碍，粒细胞系统比例及细胞形态基本正常，粒红比下降。

2. 免疫相关检查　Coombs 试验阴性，少数继发性 TTP 患者 Combs 试验可阳性。多至 20% 患者的抗 ANA 抗体阳性。为排除继发于结缔组织并的患者需常规行免疫相关检查如各种抗核抗体、类风湿因子、补体等。

3. 病毒相关检查　如 HIV 抗体、肝炎病毒等，以寻找诱因，并有利于治疗方案的制定。

4. 凝血功能检查　凝血酶原时间、部分凝血酶原时间、纤维蛋白原水平、纤维蛋白原降解产物水平等反映凝血功能的指标常正常或仅轻度异常，如果有明显的凝血功能异常，提示凝血因子的大量消耗或纤溶系统的亢进，则需注意 DIC 的可能。

5. 头颅影像学检查　在条件允许下（患者可搬动）可行头颅 CT 或 MRI 检查，可以发现临床上表现不明显的神经系统病变或鉴别其他原因引起的神经系统异常表现。但应注意的是有时候临床上神经系统异常表现非常明显，但影像学检查可为阴性。

6. 基因检查　怀疑遗传性 TTP 患者可考虑行相关基因检查。

7. 辅助检查　胸片、心电图、腹部 B 超等全面系统的辅助检查有助于评估患者的整体情况以制定个体化的治疗方案，全面的检查也有助于发现一些较少见的临床表现：心电图可能会出现 ST-T 改变，心律失常及传导阻滞少见。胸片可能出现广泛性肺泡和间质性浸润改变。

8. 病理活检　皮肤瘀点区取材 50% 患者有阳性结果。病理显示：小动脉、小静脉、毛细血管内可见透明（血小板）血栓，而血管壁无明显炎症反应的表现。微小血栓可在任何组织中发现，但脑、心脏、肾脏、腹部器官和淋巴结内出现频率最高。病理活检结果正常不能排除本疾病。

9. ADAMTS13 活性的检测　有条件者可检测 ADAMTS13 酶的活性。有研究检测了各种病因所致 TTP 患者的 ADAMTS13 的活性，显示无论是哪种原因下 ADAMTS13 的活性都所降低，包括特发性和有明显诱因者如感染、药物、妊娠者等，血浆中 ADAMTS13 酶活性的下降有助于血栓性血小板减少性紫癜的诊断。但上述研究亦发现各患者酶活性下降的程度不同，有的下降并不明显，且 ADAMTS13 的活性受许多因素如肝脏功能的影响，其他疾病的患者也可能出现酶活性的下降，妊娠期有生理性的酶活性降低。因此应结合临床表现、其他检验结果、治疗效果综合判断。

三、诊断对策

（一）诊断要点

目前血栓性血小板减少性紫癜的诊断主要依靠临床表现结合实验室检查。典型的五联征可诊断。①微血管病溶血性贫血：正细胞正色素性贫血，外周血可见红细胞碎片>2%，网织红细胞计数升高，胆红素升高以非结合胆红素为主。②血小板减少。③神经系统异常：可表现为头痛、性格改变、精神错乱、神志异常、语言、感觉、运动障碍、抽搐、偏瘫、木僵、病理反射阳性。常有一过性、反复性、多样性的特征。④肾损伤：血肌酐>177μmol/L 及（或）尿常规见蛋白尿、血尿、管型尿。⑤发热：常超过 38℃。多数学者认为有上述①②③三项表现，同时可排除其他可引起类似临床表现疾病者可以诊断，据统计上述五个临床表现在临床病例中发生率分别为微血管性溶血性贫血 96%~100%，血小板减少 83%~96%，神经系统异常 63%~92%，肾脏损伤 58%~88%，发热 24%~98%。表现为五联征（40%~73%）的为典型病例，而表现为前三者亦称为 TTP 三联征（74%~100%）。

（二）鉴别诊断要点

主要与下述几种疾病相鉴别。

1. DIC　DIC 的患者也可出现血小板下降、微血管病性溶血性贫血。DIC 患者可由感染诱发或伴发感染，患者常有发热的表现；血栓的形成及微循环障碍可导致包括中枢神经系统和肾脏的各脏器功能损害。因而 DIC 的临床表现可类似 TTP。但 DIC 患者有明显的凝血功能障碍可同时伴有纤溶系统的异常。而 TTP 患者凝血及纤溶系统的检查一般正常或仅轻度异常，可与之鉴别。

2. Evans 综合征　为自身免疫性溶血伴有免疫性血小板减少性紫癜。可能有肾脏受累表现。在临床需与 TTP 相鉴别。Evans 综合征 Combs 实验常阳性，外周血无变形红细胞或红细胞碎片，一般无神经系统异常。

3. 系统性红斑狼疮（SLE）　两者都较常见于育龄妇女。系统性红斑狼疮可出现溶血性贫血、免疫性血小板减少，可侵犯肾脏及中枢系统造成相应的临床表现，有时与 TTP 难于鉴别。鉴别要点：红斑狼疮患者可有关节痛、皮肤黏膜损害（典型的如蝶形红斑、盘状红斑、口腔溃疡等）、多浆膜腔积液等多系统受累的表现，血清血检查显示免疫相关抗体常阳性，补体降低，而外周血涂片红细胞碎片阴性。

4. 溶血尿毒症综合征（HUs）　本疾病的临床表现及病理特征与 TTP 极为相似，亦有学者认为两种疾病实际上是同一基本疾病的不同临床表现。目前认为 TTP 和 HUS 都属于血栓性微血管疾病（thrombotic microangiopathy，TMA）。TMA是一类以全身性或肾内血小板聚集、减少以及红细胞机械性受损为特征的微血管阻塞性疾病，主要包括血栓性血小板减少性紫癜和溶血性尿毒症综合征，溶血尿毒症综合征常见于婴儿及幼儿，主要表现为发热、血小板减少、微血管病性溶血性贫血、高血压，突出地表现为不同程度的急性肾功能衰竭。在许多的病理当中，发病前都有病毒感染或不明原因的低热史，因而推测HUS的发病是由感染或感染-免疫因素参与。已有报道证实部分HUS患儿的发病与大肠埃希菌O157：H7（escherichia coli O157：H7）的感染有关。这种细菌含有类志贺毒素可破坏内皮细胞，这一现象可能为HUS的发病诱因。与TTP一样，在溶血尿毒症综合征中没有DIC的证据；但与TTP不同的是，内皮的损伤及血小板血栓的形成似乎只局限于肾脏。病理显示透明血栓主要存在于入球小动脉和肾小球的毛细血管内，而在其他部位的血管未见。神经系统症状少见，即使出现也多考虑与尿毒症及高血压性脑病有关。目前没有特殊治疗被证实有效，但如能在急性期行透析等积极的支持治疗，儿童患者的初期死亡率只有5%，成人患者可能较之为高。有效的支持治疗下，经2~5周的急性期患者明显好转，其中10%~50%的患者可能遗留有慢性肾功能损害。在溶血尿毒症综合征的患者中，所检测到的ADAMTS13酶活性正常，未检测到相关的抗体。

（三）临床类型

根据病因分型：①遗传性：由于基因的异常或缺失导致ADAMTS13酶活性的缺失或降低。如Upshaw-Schulman综合征，表现为新生儿在分娩后立即发生的TTP，有反复发作的倾向，是由ADAMTS13缺失造成，呈常染色体隐性遗传。因血浆中不存在ADAMTS13抗体，因而对输注血浆治疗敏感，脾切除和免疫抑制剂对遗传性TTP的治疗无效。②获得性：各种原因造成的内皮损伤同时伴有ADAMTS13继发性的相对或绝对不足。

根据起病病程及对治疗的反应分型：①急性（acute TTP）。②慢性复发性（chronic relapsingTTP，CRTTP）。

根据发病有无明显的诱因可以把获得性TTP患者分为特发性（无明显诱因者）和继发性TTP，继发性TTP患者根据其诱因的不同而又有不同的特点，如：

药物相关性TTP：不同的药物所引起的TTP其发病机制、临床表现、对治疗的反应、预后都不相同。如抗肿瘤药物相关性TTP/HUS的发病机制主要与免疫介导或药物直接毒性相关，药物直接毒性所致的TTP/HUS预后不佳。血浆置换对大多数药物相关性TTP/HUS有一定的疗效。常见的引起TTP HUS的药物包括抗肿瘤药物（丝裂霉素、顺铂、博莱霉素、喷司他丁、阿糖胞苷、柔芝霉素、羟基脲）、抗血小板药物（噻氯匹定、氯吡格雷、双嘧达莫）、免疫抑制剂（环孢素、他可莫司）、奎宁、抗生素（氨苄西林、克拉霉素、青霉素、利福平）、H_2受体阻断剂、激素（结合型雌激素、达那唑）、干扰素、非甾体类抗炎药、青霉胺等。

妊娠相关性TTP 妊娠相关的TTP/HUS的发生率约1/25 000，其中妊娠早期发病者约占23%，62%发生于围产期，15%发生于产后数周。对于妊娠期伴有上述表现，特别是神经系统表现的女性，应考虑TTP/HUS的可能性。

感染相关性TTP 感染可能合并TTP/HUS，许多初发或复发性TTP/HUS都与感染有关。常见的相关感染有支原体肺炎、链球菌肺炎、金黄色葡萄球菌性败血症、痢疾志贺菌性肠炎等。手术、胰腺炎诱发也有报道。

四、治疗对策

（一）治疗原则

（1）因 TTP 的主要治疗措施血浆置换不良反应和并发症较少，而延迟治疗患者预后明显变差，因而 TTP 强调早期治疗，不必等待明确诊断。

（2）除少数轻症患者外，大部分患者都需要行血浆置换。

（3）在治疗进行的同时应完善全面的诊断，特别是治疗效果不佳时，避免误诊。

（4）注意患者生命体征、各项实验室指标包括血小板、凝血功能等的监测，及时处理，避免急性期死亡。

（5）在病情未得到控制时输注血小板可能加速血小板血栓的形成使病情恶化，因此血小板的输注要慎重，只有在提示颅内出血时考虑。

（6）积极预防和控制感染。

（7）TTP 常急性起病且临床表现危重，但如能及时诊断处理，部分患者可不留后遗症完全康复，因此应与患者及家属详细交代病情，增强其信心。

（二）治疗计划

1. 基础治疗

（1）良好的监护是治疗的基础：对 TTP 患者的监护包括下面几点：①生命体征的监护：微血栓的形成可影响重要器官的运作包括心、脑、肾等，可能造成严重的心律失常、心脏骤停、呼吸节律异常等，微血管病性溶血性贫血造成的休克较少见，但在行血浆置换、大量补液的过程中，常可造成循环系统失衡。大剂量糖皮质激素的使用可能诱发高血压。因而 24 小时的生命体征监护常常是必不可缺的，特别是昏迷的患者。②神经系统的监测：注意患者的意识状态的改变、颅内出血的征象。患者可能有反复癫痫的发作，注意防护，若发作频繁，应给与相应的药物预防。③出血倾向的监测：注意皮肤、黏膜有无新发出血表现，穿刺时是否很难止血，眼底检查可了解有无眼底出血，颅内出血可表现为脑膜刺激征或定位体征如偏瘫、感觉障碍等。每日应检测血小板计数、血红蛋白水平、出凝血指标（如出血时间、凝血酶原时间、部分凝血酶原时间等）、纤溶系统指标（纤维蛋白原水平、D-二聚体等），特别是在使用抗血小板药物、肝素时。在使用大剂量糖皮质激素时应注意有无消化道出血的表现，应使用质子泵抑制剂预防。④肝肾功能监测：TTP 患者容易累及肾脏，特别在治疗的早期肾功能可继续恶化，导致严重的水、电解质紊乱、酸碱失衡，应检测肾功能，必要时透析治疗。由于疾病本身、各种药物、合并严重感染等因素肝功能常受损，应注意检测，可给与护肝治疗。注意经肝肾排泄的药物需根据肝肾功能调节药物用量。

（2）血制品的输注：微血管病性溶血、出血、合并感染、反复的抽血检查、血浆置换及透析治疗都有可能造成血红蛋白的丢失。应根据患者的监测结果及一般情况必要时给予输注同型浓缩红细胞。血小板低下可导致严重的出血而致命，但在血液中的致病因素未清除之前，输注血小板悬液会加重血小板的聚集、更多的血小板血栓形成，疾病恶化，因而血小板的输注为相对禁忌证，除颅内出血外，一般情况下不管血小板计数下降有多严重都不给予输注血小板。此时应嘱患者安静卧床、避免活动、保持情绪稳定。可使用一般止血药物如卡巴克洛（安络血）40~60mg 每次，加入葡萄糖液中静脉滴注；酚磺乙胺（止血敏）0.25~

0.5g，每天2~3次静脉注射或静脉滴注。

（3）感染的防治：感染可为TTP的诱发因素；在病程中亦容易合并感染，患者易患的因素包括①治疗中可能会使用大剂量的糖皮质激素、免疫抑制剂，导致机体的免疫力下降而易感染。②各种穿刺操作频繁，且因血浆置换和透析常需要静脉置管，导致感染概率增高。③有意识障碍的患者容易出现误吸而致吸入性肺炎，长期卧床如护理不佳易致褥疮的发生。④发热为TTP常见的临床表现之一，发热原因不一定为感染，但在临床上常导致抗生素的过度使用，抗生素的不当使用则可能导致菌群失调，造成机会感染。感染的发生加重内皮的损伤而使TTP的病情恶化，感染可导致各种严重的并发症如感染性休克加重病情，感染本身及抗生素的使用损害肝肾功能，使TTP的治疗受到影响。因而必须重视感染的防治。加强护理及医疗工作中的无菌观念，注意无菌操作，合理使用抗生素，一旦有感染发生因尽量取得病原学证据，针对病原体用药。必要时可静脉输注丙种球蛋白。

2. 特异治疗

（1）血浆置换（PE）：目前为治疗TTP的首选方法。血浆置患可移除患者血浆中增高的异常高分子量vWF，降低血浆中ADAMTS13抑制物的水平，将正常血浆中的ADAMTS13替换入患者体内，抑制TI，血浆诱导的血管内皮细胞因子，抑制内皮细胞释放异常vWF多聚体，增强血浆抗氧化能力，从而打断TTP发生发展的病理生理环节。自80年代开始应用血浆置换治疗TTP以来，TTP治疗的有效率从原来的10%提高到80%以上，生存率有了很大的提高。目前血浆置换已应用于81%~90%的患者中，有效率为85%~90%，病死率由原来的95%降至9%~22%，整体生存率提高到70%~85%。TTP的治疗应尽早开始，一般以新鲜血浆为置换液，在开始治疗的前2天，每天置换1.5个血浆容量（约45ml/kg），以后每天置换1个血浆容量，直至疗程结束。或根据患者的情况每天置换40~80ml/kg体重，若效果不佳，可增加到40ml/kg每次，每天两次或每次80ml/kg每天一次，一次置换量不宜超过4L。血浆置换应每天进行，直至神经系统症状明显改善，血小板计数、血清乳酸脱氢酶水平恢复正常。再逐渐减少置换次数，如可改为2天至3天一次，在减量后1到2周内停用。一般情况下血小板减少及升高的血清乳酸脱氢酶在1到2周内恢复，深昏迷可能完全逆转。初始治疗反应常在1周内出现，一般不会超过1月，肾功能的恢复可能需要更长的时间。

PE一般用新鲜冰冻血浆（fresh frozen plasma，FFP）作为替代物。它可以补充正常人血浆中的有效成分，如PGI_2、去vWF蛋白酶，抑制血管内皮细胞凋亡，新鲜冰冻血浆的冷上清制剂（cryosupernatant plasma，CSP）可能效果更好，它是去除了血浆中的ULvWF、纤维蛋白原（FIB）和纤维连接蛋白后的上清部分（即新鲜冰冻血浆制备冷沉淀后的剩余部分）。它可以提供与FFP同样有效的成分，又避免输入血浆中的ULvWF等促进血栓形成的有害因子，TTP患者如使用新鲜血浆置换效果不佳改用冷上清作为置换液可能有效。除冷上清外，亦有报道使用SDP作为FFP的替代物，SDP是通过SD（solvent/detergent）法灭活了脂质包膜病毒后的血浆，有小宗的临床对照研究显示两者在治疗效果上无明显差异，且SDP可避免许多可能的血源传播感染的发生。

行血浆置换前应测量TPR、血压、体重，查血常规及生化全项，了解患者的心肺功能，根据病情及患者的耐受性，确定每次血浆置换量，严格控制输入量及输入速度。除准备血浆置换所需的置换器及其管道、抗凝剂、新鲜冰冻血浆及补充液等外，还应准备好抢救物品。

建立血管通路、连接血路的过程应严格执行无菌操作，避免污染。密切观察生命体征及出入液量的变化，因血浆置换时机体丢失大量血浆，如量换液不足，患者会出现低血容量反应，引起面色苍白，胸闷，心悸，低血压等不良反应。一旦出现低血容量反应，应立即减慢血流速度，加快补液速度。血浆置换中出现低血压的另一个常见原因是患者对输入的血制品过敏。因此当患者出现低血压表现时要注意鉴别，如考虑过敏性休克则应立即结束血浆置换，给于补液抗过敏治疗如肾上腺素、糖皮质激素等。不能鉴别两者时不应盲目加快血浆输入速度，以免加重病情。

血浆置换中可见的一些并发症包括由穿刺操作导致的如感染、导管血栓形成、静脉血栓形成、锁骨下静脉穿刺出血、气胸等，因此在置管及置管后的护理要注意操作规范、谨慎，穿刺时要严格无菌操作，选择好血管，一次穿刺成功，穿刺后固定好位置，每天换药1次。密切观察穿刺部位有无红、肿、热、痛的感觉，一旦出血拔出针头，加压包扎，重新穿刺。部分并发症是在血浆置换过程中诱发的，如枸橼酸钠反应，PE治疗选择枸橼酸钠（ACD）抗凝，短时间大量抗凝剂进入体内，可使枸橼酸钠中的枸橼酸盐与血浆中的游离钙结合，使血浆游离钙降低而引起一过性低血钙，患者出现口周麻木、四肢抽搐等，为预防低血钙的发生，可在血浆置换前常规给予10%葡萄糖酸钙；在血浆置换过程中，如果胶体溶液血浆补充的过多过快，可致循环负荷加大，突发左心衰竭和肺水肿，因此须监测生命体征，保持补充的替代液量与换出的血浆量平衡，保持血量和血浆渗透压的稳定。

（2）血浆输注：如果没有条件进行血浆置换，可改用血浆输注作为主要的治疗措施，但治疗效果不及血浆置换。血浆输注也可作为恢复后的维持治疗手段或在患者已明显好转时与血浆置换交替使用作为减量过程中的过渡措施。输新鲜冷冻血浆，初次用量为8ml/（kg·d）连续7天，第2周改为每周3次，第3周改为每周2次；或30ml/（kg·d）第1天，15ml/（kg·d）第2~7天；或10~20ml/kg，开始每日输注，病情稳定后逐渐减量。

（3）免疫抑制剂：许多研究显示自身免疫在获得性TTP的发病中起重要作用，在部分患者的血清中发现了自身抗体，为免疫抑制剂治疗TTP提供了理论基础。临床治疗效果也支持免疫抑制剂在获得性TTP中的应用。

肾上腺皮质激素：糖皮质激素可抑制免疫，减低血管内皮损伤，减少血小板和红细胞被巨噬细胞破坏及血小板表面相关抗体（PAIgG）的生成。通常作为血浆置换的辅助用药，但也有报道可单独用于没有神经系统症状的轻症病例。一般开始时给予甲基强的松龙0.75mg/kg每天静脉滴注，或地塞米松10~20mg/d静脉滴注，或强的松每天1~2mg/kg分次口服，病情稳定后逐渐减量，一直维持到病情缓解。也可于急性期给予甲基强的松龙（methylprednisolone）冲击治疗，起效快，常用剂量为甲基强的松龙1 000mg/d，大剂量激素治疗可能导致多种并发症如血糖血压的升高、消化道应激性溃疡的形成及出血、合并或加重感染、精神异常等，因此，在应用激素的同时应密切观察副反应，积极防治。

长春新碱：是作用较强vWF抑制剂，它可以改变血小板表面的糖蛋白受体，从而保持血小板活性，阻止vWF多聚体的附着，同时具有免疫调节作用，TTP患者血浆中存在IgG抗体，它能破坏内皮细胞，促使TTP发生，长春新碱能阻止这一破坏过程。既往有病例报道显示其对部分TTP有效，尤其对PE及抗血小板药物无效的病例及继发于妊娠、丝裂霉素的TTP病例。用法为1.4 mg/m^{2}避光持续静滴6~8小时，每周一次，共4~6次，最大不超过2mg/m^2。长春新碱毒性反应较轻，最重要的是神经毒性，常对称发生于肢端，可出现手套、袜子样感觉，停药后只能部分恢复，偶尔有骨髓抑制。它是 TTP 的重要辅助治疗方法之一，目前主要用于难治复发性 TTP 患者的治疗。

环孢菌素：是一种含 11 个氨基酸残基的环多肽，有很强的免疫抑制作用，选择性作用于 T 细胞亚群。主要的副作用为肾毒性，其他可出现消化道反应、肝功能损伤、多毛、色素沉着、牙龈增生等。有报道显示在难治复发的患者中与糖皮质激素联合应用可以减少皮质激素的用量和维持治疗的时间。用法为 300～500mg/d，或 3～5mg/kg 每天，如果有效须减量维持。可试用于难治、复发 TTP，包括对激素、PE、脾切除无效者，在骨髓移植继发 TTP 患者中 PE 疗效欠佳时也可应用。

其他免疫抑制剂如环磷酸胺、硫唑嘌呤等也有报道应用于防止 TTP 的复发治疗中。

（4）抗血小板药物：由于 TTP 中大量的血小板血栓的形成，因此认为在上述治疗的同时加用抗血小板药物可能可以改善患者的病情。但须注意的是对血小板的抑制作用可能会导致出血的加重，其中更有报道显示抗血小板药物噻氯匹定（ticlopidine）本身即可能诱发 TTP，在大多数情况下，抗血小板制剂都是作为辅助用药，因而很难单独评价其疗效。目前并无大宗的临床验证支持抗血小板在 TTP 中的应用，所以在 TTP 中应用抗血小板药物应根据患者具体情况，谨慎使用，注意观察，在急性期最好不用，并避免应用噻氯匹定。

阿司匹林（aspirin）：为环氧化酶抑制剂，通过抑制环氧化酶、阻断花生四烯酸代谢、减少 TXA_2 生成而发挥抗血小板聚集的作用。1.2～1.8g/d 分次口服。

双嘧达莫（dipyridamoLe）：为磷酸二酯酶抑制剂，通过抑制磷酸二酯酶或增加腺苷环化酶活性，提高血小板内 cAMP 水平而抑制血小板聚集。还有增加血管前列环素生成抑制血小板 TXA_2 生成的作用。用法为 0.4～0.6g/d 分次口服。

其他如低分子右旋糖酐、血栓通、苯磺唑酮（sulphinpyrazone）、PGI_2 等也有报道应用于 TTP 的治疗。

（5）静脉内免疫球蛋白（intravenouslmmunoglobulin，IVIg）：有研究显示，在应用 IVIg 后病情缓解的 TTP 患者其血浆中的 vWF 多聚体消失，因此认为正常人血浆中的 IgG 可以中和这种由血管内皮细胞释放的 vWF 多聚体，抑制血小板聚集。副作用少，但价格较昂贵。用法：静脉丙种球蛋白 0.4g/kg 每天，连用 3～5 天。须注意出入量的平衡。目前认为 IVIg 对于长期复发的 TTP 患者可能有益。

（6）脾切除：其机理可能是去除了一个血小板和红细胞破坏和滞留的部位；去除了一个产生异常应力的部位，而异常的应力可增加 vWF 多聚体的释放。有应用于对血浆置换、免疫抑制剂、激素等治疗无效的患者，其疗效并不确切，且通常并不能取得完全持久的缓解。有研究认为其不能防止 CRTTP 的复发，但有时可延长间隔期，故有人建议用于发作频繁的 CRTTP 患者。但脾切除创伤大，对于一般情况差或血小板很低的患者存在一定禁忌，而且对于小儿来说，脾切除会削弱机体免疫功能。随着介入放射学的发展，现在已有人用脾动脉部分栓塞代替脾切除，也能取得较好效果。

（7）蛋白 A 免疫吸附（protein A immunoabsorption，PAI）：在血浆置换的过程中，通过选择性的免疫（葡萄球菌蛋白 A 免疫吸附柱，可以结合 IgG1，2，4 等）吸附作用清除血浆中的 ADAMTs 抗体。毒性作用小。因此，对 PE 治疗无效的患者来说，PAI 治疗为一种可以尝试的方法。

（8）联合化疗：有个案报道应用 CHOP 方案（环磷酰胺 750mg/m² d1，阿霉素 50mg/m²

d1，长春新碱1.4mg/m² d1，泼尼松100mg d1~5）联合化疗治疗复发性TTP有效。

（9）美罗华：美罗华为CD20的单克隆抗体，主要用于CD20阳性的淋巴细胞增殖性疾病，临床上使用于特发性血小板减少性紫癜及部分自身免疫性疾病亦有效，有病例报道美罗华应用于其他方法无效的难治性TTP中有效，但只属于个案报道，无大宗临床报道支持。且报道中指出美罗华作用的机制可能为抑制淋巴细胞从而使ANSMTS 13抗体的浓度减低，这一效果可能只是暂时的，不能使患者长期处于缓解状态。

（10）基因治疗：合成纯化的ADAMTS输入患者体内，治疗TTP特别是遗传性TTP患者应当是未来研究努力的方向。

（三）治疗方案选择

由于TTP这一疾病一般进展迅速，可在数日内恶化死亡，因此一旦确诊应立即治疗。治疗的首选方法为血浆置换。若第一天治疗有效则应每天持续进行血浆置换，直至神经系统症状明显改善，血小板计数、血清乳酸脱氢酶水平恢复正常，再逐渐减量直至停用。若无条件进行血浆置换亦应尽快施行血浆输注。但血浆输注较血浆置换效果差。也可以血浆置换为主，适当结合血浆输注，特别是可在减量过程当中应用。若治疗效果不佳或无效，可加大血浆置换的量，同时加用激素治疗，也可试用甲基强的松龙冲击治疗。改血浆置换液为新鲜冰冻血浆的冷上清制剂可能有效。仍效果不佳者可根据患者病情、诱因等结合免疫抑制剂、抗血小板药物等综合治疗，但使用抗血小板药物要小心，因可能会加重出血。若病情恶化或复发，应重新进行血浆置换。对于继发于感染性疾病或并发严重感染性疾病的患者，特别是艾滋病患者，免疫抑制剂应谨慎应用。

对于复发性、难治性TTP可联合应用免疫抑制剂、蛋白A免疫吸附、静脉内免疫球蛋白、抗血小板药物等其他疗法，大剂量血浆置换无效或必须依靠长期血浆置换以维持部分缓解的病例可考虑脾切除。继发于骨髓移植的病例对常规治疗通常无效。环孢素可能有效。肿瘤或抗肿瘤药物引起的TTP预后不佳，链球菌蛋白A免疫吸附对部分病例可能有效。

有报道认为糖皮质激素可单独应用于没有神经系统症状的轻症病例，病情稳定后逐渐减量，一直维持到病情缓解。但亦有学者认为部分无症状的轻症患者如未接受血浆置换可能会突然死亡，仅以糖皮质激素治疗不可取。

遗传性TTP患者由于血浆中并不存在ADAMTS13的抑制物，因此对血浆治疗敏感。只需少量血浆（10~15ml/kg）提供低水平的ADAMTS13活性即有效。因而遗传性的患者一般只需输注血浆治疗而不必行血浆置换，脾切除或免疫抑制剂对于遗传性患者来说显然是不适宜的。

五、病程观察

（一）病情观察要点

血浆疗法强度和时间的监测指标为临床状态（包括神经系统症状和体征），血小板计数，血清LDH值、网织红细胞数及末梢血涂片中破碎红细胞计数，其中以PLT和LDH较敏感。

（二）疗效判断

疗效标准：根据Lichtin疗效标准，持续6个月以上为治愈：①血小板计数正常。②血红蛋白与网织红细胞计数正常。③尿常规、血尿素氮、肌酐与肾功能正常。④一切临床症状、体征消失。⑤其他异常表现消失。

TTP的复发：血浆置换停止后30天内再发为病情恶化，而在完全缓解停止血浆置换治疗30天后再发者称为复发。在1个月内复发为近期复发，1个月后复发为晚期复发。正规治疗下30%复发，减少疗程复发率更高，复发中的一般在治疗停止后的2个月，其余在数个月至数年内发生。约一半病例可多次复发，无明显周期性和诱因。

难治性TTP的定义为有下述一条：①血浆置换加糖皮质激素治疗无效。②综合治疗如血浆置换、糖皮质激素、长春新碱、环磷酰胺甚至脾切除等目前治疗TTP所有措施均无效。③血浆置换依赖，每2~3天需置换1次。④反复多次发作。

六、出院随访

因TTP患者当中部分患者即使正规治疗，在停药后仍然复发，因此出院后应定期随访，密切观察病情。

（张晓南）

第十一节 弥散性血管内凝血

弥散性血管内凝血（disseminated intravascular coagulation，DIC）是一种在严重原发病基础之上，以机体广泛的微血栓形成，伴随继发性纤维蛋白溶解亢进为特征的获得性全身性血栓-出血综合征。DIC并非一独立疾病，而是继发于严重疾病的病理过程。由于血管内皮细胞损伤，血小板活化，凝血反应启动，从而导致弥散于血管内特别是毛细血管内的微血栓形成。在这一过程中，血小板和凝血因子因大量消耗而减少，继发性纤溶亢进又导致凝血因子大量降解，产生具有抗凝血活性的纤维蛋白（原）降解产物，从而引起多脏器栓塞和功能衰竭、广泛严重的全身出血、顽固性休克及微血管病性溶血性贫血。大多数DIC起病急骤，病情复杂，发展迅猛，诊断困难，预后凶险，如不及时识别处理，常危及患者生命。

一、病因

1. **感染性疾病** 细菌包括革兰阴性及阳性菌感染、重症结核；病毒如流行性出血热、重症病毒性肝炎等；原虫、立克次体、螺旋体及真菌感染等。

2. **恶性肿瘤** 多种造血系统肿瘤如急慢性白血病、淋巴瘤，其中发病率最高的是急性早幼粒细胞白血病；其他实体瘤以肺癌、胰腺癌、前列腺癌、肝癌多见，且广泛转移者更易诱发DIC。

3. **病理产科** 为急性DIC常见病因，包括妊娠高血压综合征、羊水栓塞、胎盘前置、胎盘早剥、死胎滞留及感染性流产等。

4. **外科大手术及严重创伤** 特别是涉及富含组织因子的器官如肺、前列腺、胰腺、肾上腺、颅脑手术、联合器官移植及严重创伤如多发性骨折、挤压伤综合征、严重烧伤等，均可诱发DIC。

5. **内科与儿科疾病** 各种原因所致休克、恶性高血压、严重缺氧、重症肝病及急性胰腺炎、急性肾小管坏死及肾病综合征、溶血性贫血、糖尿病酮症酸中毒及系统性红斑狼疮等。

二、诱因

1. **休克** 休克为 DIC 之表现，亦是 DIC 发病诱因，其主要原因为：①血流动力学的紊乱，血流缓慢。②多种生物介质活化血小板，激活凝血过程。③组织细胞的缺氧坏死，引起 TF 释放。④合并代谢性酸中毒。⑤血管通透性增加，血浆外渗，引起血液浓缩及黏滞度增高。

2. **酸中毒** 败血症合并酸中毒，DIC 发生率增加 3～4 倍。酸中毒诱发 DIC 的机制：①血液凝固性升高。②血小板聚集性增强。③酸性代谢产物对内皮细胞损伤。

3. **单核－巨噬系统功能受抑** 严重肝病、脾切除术后、糖皮质激素大量应用可封闭单核－巨噬细胞功能，降低其清除已激活凝血因子的能力。

4. **缺氧** 组织坏死细胞溶解，内皮细胞损伤，TF 表达释放。

5. **妊娠** 妊娠期多种凝血因子水平增高如高纤维蛋白原血症、血小板活性增强、纤溶活性减低、血流动力学异常均影响 DIC 发生。

三、发病机制

DIC 发病机制甚为复杂，且可因基础疾病不同而异，现将其归纳如下。

1. **血管壁损伤** 在各种病因如缺血、缺氧、内毒素、抗原抗体复合物、酸中毒等作用下，血管内皮细胞发生两种变化：轻度损伤（亦称内皮激活）主要涉及其功能变化，包括：①vWF 合成释放增加。②PAF 释放。③合成 FⅤ、HMWK，表达 TF。④合成分泌 PAI。重度损伤表明血管壁结构破坏，包括：①血小板黏附于胶原。②伴随血小板黏附聚集出现血小板释放反应。③TF 合成和活性增加。④抗凝蛋白（AT－Ⅲ、PC、PS）含量及活性下降。无论内皮激活或血管壁结构缺损均导致血浆内皮素升高。

2. **血小板活化** 包括血小板聚集直接形成血小板血栓；刺激花生四烯酸代谢与 TXA_2 生成；活化的血小板释放 PF_3 促进凝血；血小板释放 ADP 和 5－HT 加速诱导血小板聚集及缩血管作用。

3. **凝血途径的激活** 凝血途径的激活是 DIC 发病机制中最重要的一环。组织损伤、内毒素血症、感染等可使组织因子及其类似物释放入血而启动外源性凝血过程。血管内皮受损，因子Ⅻ和内皮下胶原组织发生接触激活而启动内源性凝血过程。细菌内毒素、血浆中游离饱和脂肪酸、抗原抗体复合物等可直接激活因子Ⅻ。

4. **抗凝系统受损** AT－Ⅲ是最主要的凝血抑制物，其血浆水平下降，一方面由于激活的中性粒细胞释放弹性蛋白酶的水解作用，另一面则由于 AT－Ⅲ的生成受到干扰；PC 系统的破坏导致以产生活化蛋白 C（APC）来维持血液循环中抗凝系统稳定的能力下降；DIC 患者存在获得性 TFPI 的不足或功能缺陷。

5. **纤维蛋白溶解系统功能紊乱** DIC 早期凝血系统被激活，而由于血管内皮细胞持续高表达 PAI－1，同时缺氧使 t－PA 合成减少，PAI－1 释放增加导致纤溶系统则极度受抑；晚期 DIC 可产生继发性纤溶亢进。

四、病理生理

1. **微血栓形成** 是 DIC 最本质的病理变化。血栓成分早期为血小板血栓，随后大量的纤维蛋白沉积形成 DIC 的主要类型血栓，此后红细胞被包绕形成混合血栓。微血栓的发生部位广泛，以肺、心、脑、肾最为多见，并引起相应的功能改变。DIC 微血栓形成的主要原因包括：①血小板活化、聚集形成血小板血栓。②酰键式纤维蛋白聚体形成。③内毒素、缺氧、酸中毒致内皮细胞脱落，形成小块堵塞血管。④可溶性纤维蛋白单体复合物（SFMC）在 PF_4 及粒细胞释放的某些蛋白作用下沉积于微循环。

2. 凝血障碍　是 DIC 最常见的病理变化。可分为三个阶段：①初发性高凝期：为 DIC 早期改变，以血小板活化、黏附聚集并释放大量血小板因子、凝血酶及纤维蛋白大量形成为特征。②消耗性低凝期：血小板、纤维蛋白原、凝血酶原及其他因子因广泛微血栓形成而大量消耗，从而血栓形成过程减弱。③继发性纤溶亢进期，凝血过程中因子Ⅻα激活激肽释放酶进而激活纤溶酶原，微血栓刺激血管内皮细胞释放 t-PA 使纤溶系统激活，临床上以广泛再发性出血倾向为特征。

3. 微循环衰竭　微循环衰竭与 DIC 互为诱因，是 DIC 最常见的后果。DIC 休克机制如下：①因子Ⅻα激活激肽和补体系统，激肽、缓激肽及由此诱生的 EDRF、PGI_2 及某些补体碎片（C3a、C5a 等）使微动脉及毛细血管前括约肌舒张，外周阻力显著下降，导致低血压。②PAF 的产生导致血小板活化及释放反应，参与休克的发生。③凝血纤溶产物：大量纤维蛋白肽 A（FPA）及肽 B（FPB）可引起微静脉及小静脉收缩；FDP 引起血管舒张、毛细血管通透性升高，血浆外渗，导致休克的发生。

4. 微血管病性溶血　①缺氧与酸中毒使红细胞可塑变形能力降低。②微血栓形成，可塑性降低的红细胞在通过纤维蛋白网时受到挤压而破碎。③败血症 DIC 时，内毒素与纤溶碎片 D 激活补体系统，引起白细胞的趋化反应，产生大量自由基，使红细胞代谢及结构发生改变，导致溶血。

五、临床表现

DIC 除原发病表现外，常见有四大临床表现即出血、休克、栓塞和溶血。但有些慢性 DIC 者特别是肿瘤引发的仅有实验室检查异常而无任何临床表现。

1. 出血　出血是 DIC 最引人注意的表现，发生率达 80%～90%。DIC 出血常有以下特点：①早期表现穿刺部位瘀斑或出血不止或试管血不凝固。②最常见的为皮肤、黏膜自发性出血，表现为淤点、淤斑，甚至大片广泛紫癜伴中心皮肤黏膜栓塞性坏死，手术、穿刺和导管部位的出血不止。③不能用原发病解释的多部位（一般至少 2 个部位）、多脏器的自发性出血。④严重者可致颅内出血，且常为 DIC 致死原因。⑤适当采用抗凝辅以补充凝血因子和血小板治疗，可取得较好效果。

2. 休克　休克与低血压是 DIC 又一主要表现，也是 DIC 诊断依据之一，常发生在革兰阴性菌败血症患者。DIC 时休克本身无特殊性，但由于继发于严重基础疾病之上，易被基础疾病的临床征象所掩盖而不易识别。DIC 休克一般有以下特点：①起病突然，早期找不到明确病因。②常伴有全身多发性出血倾向，但休克程度与出血症状不相称。③早期出现重要脏器的功能障碍。④休克多甚顽固，常规抗休克治疗效果不佳。

3. 微血栓形成　多发性微血栓形成必然是 DIC 最早期的表现之一，但可能较隐匿，不易识别。皮肤、黏膜微血栓表现为血栓性坏死，主要特点为全身出血性皮肤淤斑进展为界限清晰的紫黑色皮肤坏死，主要分布在循环末端如指、趾、鼻和外生殖器等。肺微血栓常导致急性呼吸窘迫综合征，表现为不明原因的呼吸快、低氧血症；肾微血栓引起急性肾衰竭，表现为少尿、无尿；心脏微血栓轻者表现为不明原因的心跳加快，重者导致心功能不全及急性心肌梗死；脑组织受累可表现为神志模糊、嗜睡与昏迷等。广泛的微血栓形成也是引起多脏器功能衰竭（multiple organ failure，MOF）的重要因素。

4. 微血管病性溶血　患者可出现不明原因的与出血程度不成比例的贫血症状，可并发寒战、高热、黄疸、血红蛋白尿等，外周血出现较多的红细胞碎片（>2%）或（和）畸形红细胞。微血管病性溶血性贫血的征象并非一定与 DIC 共存，也可在急性肾衰竭、血栓性血小板减少性紫癜、肿瘤广泛性转移、恶性高血压等疾病中出现，所以在考虑溶血与 DIC 的关系时应加以鉴别。

六、相关检查

DIC 实验室检查主要针对其病理过程中的血管壁（血管内皮细胞为主）、血小板数量及质量、凝血和抗凝系统及纤溶的变化进行检测，这对 DIC 的诊治有至关重要的意义。由于 DIC 表现缺乏特异性，常与基础疾病的表现重叠，多数 DIC 的判断需有实验指标的支持；DIC 的多种检查项目不具备高度特异性，检查结果需密切结合临床综合分析，动态观察十分重要。鉴于 DIC 的危重性，对化验要求简单实用，先易后难，超过 90% 的患者可通过血小板计数、活化的部分凝血活酶时间（APTT）和凝血酶原时间（PT）、纤维蛋白原（FIB）定量、3P 试验及 D - 二聚体确诊。

（一）血管内皮细胞的检测

1. 血浆内皮素 -1（ET-1）测定　ET-1 是血管内皮细胞损伤的分子标志物之一，正常参考值 <5ng/L，其参与 DIC 的发病和发展过程，并可能与预后有关。

2. 血管性血友病抗原（vWF：Ag）测定　采用免疫火箭电泳法，参考值（94.1±32.5）%，因检测耗时不适于急诊应用。

3. 血浆血栓调节蛋白（TM）活性测定　采用发色底物法，参考值（100±13）%，敏感性高，可用于前 DIC 的诊断，DIC 好转时 TM 迅速下降，有助于疗效判断。

（二）血小板检查

1. 血小板计数　血小板计数减少是 DIC 中最常见而且重要的实验异常，若血小板计数正常，诊断难以成立。动态观察血小板计数如呈进行性减少更有价值。

2. 血小板活化的分子标志物改变　β-TG、PF_4 存在于血小板颗粒中，是血小板特有的蛋白质，可作为血小板体内活化的指标，急性 DIC 时增高尤为显著，对慢性或代偿性 DIC 诊断意义更大；PF_4 可与血浆游离肝素结合，DIC 时血栓形成导致血浆肝素样物质减少，因此 PF_4 升高可作为广泛血小板聚集活化的指标；GMP-140 是血小板 α 颗粒膜外显糖蛋白，其水平的变化可反映血小板活化的程度；TXB_2 是花生四烯酸代谢启动的分子标志物，在急性 DIC 的早、中期其水平显著升高，后期由于血小板数量减少逐渐下降至正常，在慢性或代偿性 DIC，TXB_2 也有较大的诊断意义。

（三）血浆凝血因子的检查

1. APTT 和 PT　分别反映内、外源性凝血过程的改变。DIC 时由于凝血因子的广泛消耗，APTT 和 PT 可有不同程度的延长，两者同时延长诊断意义更大。

2. 纤维蛋白原（FIB） DIC 时纤维蛋白原减少甚为多见，严重者可呈乏纤维蛋白原血症状态，但是由于纤维蛋白原在体内代谢快、代偿能力强且为急性时相反应蛋白，因此在慢性、亚急性 DIC，甚至急性 DIC 早期，纤维蛋白原可正常甚至升高，所以观察纤维蛋白原水平动态变化更有意义。

3. 组织因子 TF 是凝血反应（特别是病理性）的始动因子，鉴于 TF 的可诱导性表达，因此对评估前 DIC、早期 DIC 尤为重要。

4. 因子 V、因子 Ⅶ 因子 V 是组成凝血活酶所必需的消耗性因子，因子 Ⅶ 是外源性凝血途径中必需的非消耗性因子，两者均产生于肝。DIC 时因子 V 呈消耗性减少，因子 Ⅶ 理论上并不减少，以此可与肝病两者的合成减少相鉴别。

5. 因子 Ⅷ DIC 时 Ⅷ：C 减低发生率为 60%～80%，早期 Ⅷ：C 可有暂时性升高，中后期因子 Ⅷ 虽有消耗，但 Ⅷ：C 仍在正常低限；在慢性 DIC，因生成加速也罕见 Ⅷ：C 下降。

6. 因子 X 是组成凝血活酶的重要成分，DIC 时呈消耗性减少，其异常敏感性明显高于 PT、APTT 和纤维蛋白原等指标。

7. 分子标志物 血浆凝血酶原片段 1+2（F_{1+2}）是凝血酶原转变为凝血酶过程中最早释放出来的片段，它直接反映凝血酶的生成；纤维蛋白肽 A（FPA）反映凝血酶水解纤维蛋白原的活性，两者均有助于前 DIC、早期 DIC 的诊断。

（四）抗凝物质检测

1. 血浆抗凝血酶 Ⅲ（AT-Ⅲ）活性测定 DIC 时 AT-Ⅲ 与凝血酶结合而呈消耗性减少，敏感性达 90%。对前 DIC 及早期 DIC 诊断意义更大。但 AT-Ⅲ 由肝生成，故对重症肝病性 DIC 诊断价值有限。

2. 血浆蛋白 C（PC）、蛋白 S（PS）测定 PC 和 PS 在发病过程中明显下降，其主要原因在于消耗性减少及肝功能受损时生成障碍，但由于其依赖于维生素 K 合成，因此在维生素 K 缺乏及肝功能不良患者，PC 和 PS 不宜作为 DIC 实验诊断指标。

3. 血浆组织因子途径抑制物（TFPI）测定 TFPI 抑制 TF/Ⅶa 的活性，DIC 时存在 TFPI 的调控不足。

4. 血浆凝血酶-抗凝血酶复合物（TAT）测定 AT-Ⅲ 与产生的凝血酶迅速结合形成 TAT，从而使凝血过程减弱，TAT 反映凝血酶与抗凝血酶结合形成复合物的量，间接提示凝血酶的生成，是前 DIC 及早期 DIC 敏感指标之一。

（五）纤溶活性检查

1. 血浆鱼精蛋白副凝固试验（3P 试验） 是临床上常用的可溶性纤维蛋白单体复合物（SFMC）定性试验，它反映凝血和纤溶两个病理过程的存在。DIC 血浆中出现的 SFMC 主要是纤维蛋白单体与 FDP 中的碎片 X 所组成的复合物，鱼精蛋白可使此复合物解离，纤维蛋白单体聚合形成纤维蛋白丝胶状物，此称为副凝固现象。本试验阳性，主要表明血液中有 SFMC 存在；而血清鱼精蛋白副凝固试验阳性，才表明有 FDP 增多。碎片 X 是一种分子量较大的早期降解产物，在 DIC 早期，纤溶系统尚未启动，血浆内无足够的 FDP 和 SFMC 产生；而晚期由于继发性纤溶亢进，体内无过量的纤维蛋白单体存在，碎片 X 极少，而分子量较小的晚期降解产物 Y、D、E 增多，此类小碎片不能与纤维蛋白单体形成 SFMC；因此在这两种情况下 3P 试验可呈阴性结果。此外，血液中医源性肝素增多可干扰鱼精蛋白的作用，导致 3P 试验假阴性。在手术、创伤情况下，血液中凝血酶及纤溶酶水平增加，可导致 3P 试验假阳性。

2. FDP　反映血液中纤维蛋白（原）在纤溶酶作用下生成 X（x）、Y（y）、D（d）、E（e）碎片的含量，DIC 时阳性率为 85%～100%，诊断有效率为 75%，血清 HP>20mg/L，对继发性纤溶有诊断价值。

3. D-二聚体　D-二聚体增高表明体内有纤维蛋白的形成及继发性纤溶的发生，其敏感性及特异性均较高，被认为是目前诊断 DIC 最有价值的指标之一。

4. 血浆纤溶酶原（PLG）活性　血浆纤溶酶原活性降低，表明其被消耗而提示纤溶活性增强。

5. 血浆纤溶酶与抗纤溶酶复合物（PAP）　在 DIC 的早期 PAP 可正常或轻度下降，而在继发性纤溶亢进期 PAP 明显上升。

6. 血浆纤维蛋白肽 B β_{1-42} 和 β_{15-42} 测定　前者为纤维蛋白原的降解产物，后者是纤维蛋白的降解产物，两者升高表明纤溶酶的激活，是 DIC 的敏感指标之一。

7. SFMC 定量　反映凝血和纤溶两个病理过程的存在，对 DIC 的早期诊断极有价值，与 3P 试验相比，本试验更直接、敏感、特异。

七、诊断

（一）DIC 诊断标准

1. 存在易致 DIC 的基础疾病　如感染、恶性肿瘤、病理产科、大型手术及创伤等。

2. 有下列两项以上临床表现　①严重或多发性出血倾向。②不能用原发病解释的微循环障碍或休克。③广泛性皮肤、黏膜栓塞、灶性缺血性坏死、脱落及溃疡形成，或不明原因的肺、肾、脑等脏器功能衰竭。④抗凝治疗有效。

3. 实验检查符合下列条件

（1）同时有下列三项以上实验异常：①血小板计数 $<100×10^9/L$ 或呈进行性下降（白血病、肝病 $<50×10^9/L$）。或下列两项以上血小板活化分子标志物血浆水平增高：β-TG，PF_4，TXB_2，GMP-140。②血浆纤维蛋白原含量 <1.5g/L（肝病 <1.0g/L，白血病 <1.8g/L）或 >4.0g/L 并呈进行性下降。③3P 试验阳性，或血浆 FDP>20mg/L（肝病 >60mg/L）或血浆 D-二聚体水平增高（阳性）。④PT 延长或缩短 3s 以上（肝病 >5s）。⑤AT-Ⅲ 活性 <60%（不适用于肝病）或 PC 活性降低。⑥血浆 PLG<200mg/L。⑦因子Ⅷ：C<50%（肝病必备）。⑧血浆 ET-1 含量 >80ng/L 或 TM 增高 2 倍以上。

（2）疑难或特殊病例应有下列两项以上异常：①F_{1+2}、TAT 或 FPA 含量增高。②血浆 TF 含量增高（阳性）或 TFPI 水平下降。③血浆 SFMC 含量升高。④血浆 PAP 水平升高。

（二）前 DIC 的诊断参考标准

（1）存在易致 DIC 基础疾病。

（2）有下列一项以上临床表现：①皮肤黏膜栓塞、灶性缺血性坏死、脱落及溃疡形成。②原发病不易解释的微循环障碍，如皮肤苍白、湿冷及发绀。③不明原因的肺、肾、脑等轻度或可逆性功能障碍。④抗凝治疗有效。

(3) 有下列三项以上实验异常：①正常操作条件下，采集血标本易凝固，或 PT 缩短 3s、APTT 缩短 5s 以上。②血浆血小板激活分子标志物含量增加：$\beta-TG$，PF_4，TXB_2，GMP-140。③凝血激活分子标志物增加：F_{1+2}，TAT，FPA，SFMC。④抗凝活性降低：AT-Ⅲ，PC。⑤血管内皮细胞受损分子标志物增高：ET-1，TM。

（三）基层医疗单位或紧急情况下 DIC 诊断参考标准

(1) 血小板计数 $<50\times10^9/L$ 或呈进行性下降。

(2) 血浆纤维蛋白原含量 <1.5g/L 并呈进行性下降。

(3) 3P 试验阳性或 HP>20mg/L 或 D-二聚体增多。

(4) PT 延长或缩短 3s 以上，或呈动态变化。

(5) 外周血破碎红细胞 >10%。

(6) 血沉 <15mm/h。

(7) 血凝块静置 2h 出现溶解现象。

（四）鉴别诊断

1. 重症肝病 重症肝病的出血机制较为复杂，涉及内皮损伤、血小板减少激活、凝血因子减少、纤溶亢进多种因素，临床上与重症肝病诱发 DIC 较难鉴别。肝病合并 DIC 的诊断较其他疾病引起的 DIC 有更加严格的要求，其中引人注意的是因子Ⅷ的变化。目前认为因子Ⅷ可能由肝间质组织等单核-巨噬细胞系统合成，在肝病时尽管大多数凝血因子合成减少，活性下降，但由于库普弗细胞功能亢进，因子Ⅷ活性增强；内皮损伤导致 vWF 水平升高。当肝病合并 DIC 时，由于凝血因子的消耗，因子Ⅷ和 vWF 水平下降。所以，因子Ⅷ活性高低是单纯肝病性出血和肝病合并 DIC 鉴别诊断的要点之一。Ⅷ：C<50% 以上或动态下降是肝病合并 DIC 诊断不可缺少的条件。

2. 原发性纤维蛋白溶解亢进 本病罕见，在出血倾向、纤维蛋白原水平低下及纤溶亢进方面与 DIC 十分相似，但本病不涉及血小板的活化和下降，无凝血反应的启动和内皮细胞损伤。D-二聚体作为交联纤维蛋白之降解产物，理论上只见于 DIC，有鉴别诊断意义。

3. 血栓性血小板减少性紫癜 以血小板血栓形成为主要病理变化，临床上以血小板减少性出血、微血管病性溶血、神经精神症状、发热和肾功能损害为特征，表现与 DIC 有较多相似之处。但本病休克和呼吸衰竭少见，微血管病性溶血重，无凝血及纤溶系统的激活，血浆置换可奏效。

八、治疗

（一）治疗原发病、消除诱因

原发病的治疗是终止 DIC 病理过程的关键。积极控制感染，抗生素应足量早期联合应用，选择敏感杀菌药物。对于革兰阴性菌感染，应考虑到抗生素诱导的内毒素释放效应，应尽可能使用低诱导内毒素释放的抗生素。积极抢救休克，改善微循环，主要措施有补充血浆容量，输血浆、白蛋白、葡聚糖等，合理应用血管活性药物。纠正酸碱失衡、电解质紊乱及缺氧，改善心肌代谢、增强心肌收缩力。

（二）抗凝治疗

抗凝治疗是阻断 DIC 病理过程的最重要措施之一，目的在于抑制广泛性微血栓形成，防止血小板和凝血因子的进一步消耗，为重建凝血-抗凝平衡创造条件。

1. 普通肝素　　肝素治疗 DIC 的机制主要包括：①抑制凝血因子Ⅻa、Ⅺa、Ⅸa 活性。②抑制因子 Xa 对凝血酶原的激活，在肝素辅因子（HC-Ⅱ）存在条件下肝素结合 AT-Ⅲ后可与凝血酶形成复合物，降低凝血酶活性。③肝素与血管内膜结合使内皮细胞释放 t-PA，促进纤溶活性。④通过抗血小板聚集作用，使凝血活性受抑。⑤肝素诱导 TFPI 活性，抵抗 TF 作用。

肝素的剂量选择：以下几种具体用法可供参考：①首剂 50~100U/kg 静脉滴注，每 6~8h 半量重复，皮下注射，根据 APTT 调整用量，适用于急性 DIC 患者。②每日总量 200U/kg，分 3~4 次给药，皮下注射，每疗程 8d，适用于慢性 DIC 患者。③每日以 10~15U/(kg·h)，持续静脉滴注，可逆转 DIC 的病理过程而无严重出血危险，无需血液学监测，适用于急性 DIC 患者。④每日总量 50U/kg，为小剂量应用，分 3~4 次给药，皮下注射，连续 5~8d，适用于 DIC 预防。

肝素治疗时血液学监护：①CT（试管法）：CT 正常在 8~12min，肝素的有效治疗应控制 CT 在正常高限的 2 倍左右，即 25min；超过 30min，意味肝素过量；低于 15min，则肝素用量不足。②APTT：控制 APTT 延长 1~1.5 倍。

肝素的剂量调整：①根据 DIC 的临床类型和病期，急性型、重症 DIC 早期，肝素用量应适当增加。②酸中毒时，肝素灭活快，用量宜偏大。③肝素在肝代谢，50% 由肾排除，肝肾功能障碍时用量宜小。④血小板重度减少，凝血因子明显低下时，应减少肝素用量。⑤血浆 AT-Ⅲ减少时肝素用量增加，但应提高 AT-Ⅲ水平。

肝素治疗有效指标及停药指征：提示肝素治疗有效：①出血停止或逐步减轻。②休克改善或纠正。③尿量增加。④PT 比治疗前缩短 5s 以上，纤维蛋白原及血小板计数不再进一步下降或有不同程度的回升。⑤其他凝血现象检查逐步改善。停药指征：①诱发 DIC 的原发病已控制或缓解C。②临床上病情改善明显，如出血停止、休克纠正、有关脏器恢复正常。③PT 缩短到接近正常，纤维蛋白原升到 1.0~1.5g/L 以上，血小板数量逐渐回升或至少不再下降。④APTT 超过肝素治疗前 2 倍以上，或 PT 超过 30s，凝血酶时间超过 50s，APTT 延长接近 100s。⑤出现肝素过量的表现。

肝素无效的原因：①病因未去除。②血小板因素：血小板大量破坏，PF_4 大量释放于血液循环，拮抗肝素的作用。③AT-Ⅲ减少：因肝素的抗凝作用是通过 AT-Ⅲ发挥的，故造成肝素作用减弱。

2. 低分子量肝素（low molecular weight heparin，LMWH）　　DIC 凝血的启动几乎均首先形成 Xa，再形成凝血酶。一般认为抗凝治疗中，抗 Xa 活性与其抗凝能力密切相关，而抗凝血酶活性则与用药后出血并发症有关。鉴于 LMWH 抗 Xa 作用远大于抗凝血酶活性（4:1），而普通肝素为 1:1，因此 LMWH 抗 DIC 疗效优于普通肝素。

LMWH 用法：①预防：每日总量 50~100U/kg，分 2 次皮下注射，疗程 5~10d。②治疗：每日总量 200U/kg，分 2 次皮下注射，疗程 5~8d。当疑有治疗相关性出血，可以做抗 Xa 活性试验检测，以使肝促凝血活酶试验（hepaplastin test）延长至正常 4~5 倍为最佳治疗剂量。也可用 APTT 监测，标准同普通肝素。

3. 戊聚糖钠　　戊聚糖钠完全通过化学合成，更多地优于普通肝素和低分子肝素。它通过与 ATⅢ结合，高选择性地抑制 FXa 活性，使凝血反应过程在核心步骤被阻断，其疗效确切，不良反应小，是具有良好疗效/安全比的抗凝药物。每天皮下注射戊聚糖钠1.5～3mg，连续10d。已用于DIC和大型骨科手术预防静脉血栓栓塞的发生。

其他抗凝治疗包括AT－Ⅲ、APC、重组可溶性TM、TFPI及抗TF制剂、因子Ⅹa抑制物（DX9065）、甲磺酸胍己苯酯（FOY）、水蛭素等。

（三）抗血小板治疗

抗血小板功能药物：双嘧达莫，抑制ADP诱导的血小板聚集，防止可溶性纤维蛋白单体作用；葡聚糖，降低红细胞和血小板黏附；阿司匹林，抑制环氧化酶，干扰TXA_2形成；噻氯匹定，抑制血小板膜ADP受体而影响GPⅡb/Ⅲa表达，干扰血小板聚集；其他抗血小板药物如TCV－309特异抑制PAF生物作用，SM－10661选择性拮抗PAF，对内毒素休克并发DIC有效，但尚未应用于临床。

（四）抗纤维蛋白溶解药物

DIC时抗纤溶药物应慎重选择，药物包括：6－氨基己酸、对羧基苄胺、氨甲环酸、抑肽酶等。

用药的参考指标：①DIC早期，以微血栓形成为主，无明显继发性纤维蛋白溶解亢进，不论是否已进行肝素或其他抗凝治疗，不宜应用抗纤溶药物。②DIC中期，此期仍以微血栓形成为主，开始出现继发性纤维蛋白溶解亢进现象，可在应用足量肝素的基础上，投用小剂量抗纤溶药物。③DIC晚期，此期微血栓形成已基本停止，继发性纤溶亢进是主要矛盾，故在使用适量肝素的基础上，可大剂量应用抗纤溶药物，特别是抑肽酶等制剂。对于有出血倾向而没有排除DIC，或怀疑为DIC所致的患者，不宜将抗纤溶制剂作为首选的止血药予以使用，以免诱发或加重DIC。

（五）血小板及凝血因子补充

适当输注新鲜全血、新鲜血浆、纤维蛋白原、血小板悬液、凝血酶原复合物浓缩剂，可补充消耗的凝血因子，纠正出血倾向。

（六）其他治疗

1. 糖皮质激素　优点在于抗休克有益，抑制纤维蛋白溶解活性，稳定溶酶体膜，诱导脂调素（lipomodulin）表达，抑制磷脂酶A_2，减少TXA_2产生，抑制细胞因子合成。缺点是封闭单核－巨噬细胞功能，抑制血管内皮细胞表达TFPI。应用原则为宁早勿晚、短期大量，避免长期使用。

2. 抑制白细胞—血管内皮细胞反应　选用己酮可可碱、抗白细胞黏附分子CD11/CD18单抗。

3. 保护单核－巨噬细胞系统功能　给予含纤黏蛋白的冷沉淀物。

4. 去氨基－8－D－精氨酸加压素（DDAVP）　可降低内毒素引起的循环PAI－1活性及生成。

（刘　南）

第十二节　血栓形成与血栓栓塞性疾病

血栓是血液成分在血管或心脏内膜表面形成的凝块或沉积物。血栓栓塞性疾病指由于先天遗传性或后天获得性原因，导致患者止血和抗血栓机制失衡，引起血凝块阻塞血管的疾病。血栓并非一种永久的结构，它经历延伸和滋长、溶解、机化、再通和钙化、栓塞不同的病理过程，该组疾病是当今世界上致病、致畸、致死的主要原因。

一、血栓形成机制

早在1845年德国病理学家Virchow就提出血栓形成机制三要素学说，即血管壁的损伤，血流的紊乱和血液成分的异常。在此基础上，经过160多年的临床和实验研究，并随着近年来分子生物学、免疫学和生物化学的发展，对其发病机制有更丰富的认识。

（一）血管壁的损伤

引起血管损伤的原因包括机械因素（血液流动产生的切变应力、血管内压力及机械性损伤）；化学物和代谢产物；感染因素（细菌病毒及内毒素血症的作用）及免疫因素。

1. 血管内皮细胞的抗血栓形成作用

（1）生成和释放促进血管松弛的物质：主要包括内皮衍生松弛因子（endothelial-derived relaxing factor，EDRF）和前列环素I_2（prostacyclin I_2，PGI_2）。EDRF实质是内皮衍生的一氧化氮（NO），它激活血小板鸟苷酸环化酶，使cGMP增加；PGI_2是内皮细胞磷脂代谢产物，它与血小板膜上相应受体结合，激活腺苷酸环化酶，使cAMP增加。cGMP和cAMP协同可发挥舒张血管及抑制血小板聚集作用。

（2）生成和释放抑制血小板黏附和聚集的物质：除EDRF和PGI_2外，血管内皮细胞上ADP酶能水解血小板诱聚剂ADP，生成AMP和腺苷，后者具有抑制血小板聚集的作用。

（3）生成抗凝类物质：血管内皮细胞膜表面结合的大量硫酸乙酰肝素；分泌抗凝血酶（antithrombin，AT）；合成分泌凝血酶调节蛋白（thrombomodulin，TM）；产生组织因子途径抑制物（tissue factor pathway inhibitor，TFPI）及细胞表面分布蛋白C（protein C，PC）受体。上述物质均抑制血栓形成。

（4）释放促进纤溶活性的物质：血管内皮细胞合成和分泌组织型纤溶酶原激活剂（tissue plasminogen activator，t-PA）和尿激酶型纤溶酶原激活剂（urokinase type plasminogen activator，u-PA），完整的血管内皮细胞表面存在t-PA和纤溶酶原受体，两者能促进纤溶活性。

（5）血管内皮细胞可摄取或破坏促进血小板聚集的物质如5-羟色胺。

2. 血管壁的促血栓形成作用

（1）内皮细胞产生内皮素-1（endothelin-1，ET-1），是目前所知最强烈的缩血管物质。

（2）血管内皮细胞合成和分泌黏附分子包括von Wil-lebrand因子（vWF），Ⅲ、Ⅳ、Ⅴ型胶原及凝血酶敏感蛋白（thrombospondin，TSP），纤维联接蛋白（fibrinectin，Fn）。vWF是参与血小板与血管基底膜黏附的主要蛋白。

（3）内皮细胞产生血小板活化因子（platelet activatingfactor，PAF）是迄今所知最强的血小板诱聚剂。

（4）血管内皮细胞表达组织因子（tissue factor，TF）：TF是跨膜糖蛋白，在血管外层的平滑肌细胞、成纤维细胞、星形细胞和树突状细胞可恒定表达，以备止血。而正常情况下，血管内皮细胞、单核细胞、中性粒细胞及巨噬细胞不表达 TF 活性，在病理因素（缺氧、内毒素、IL-1、TNF 等）作用下，可启动血管内皮细胞和单核细胞 TF 诱导性表达，导致血液凝固。

(5) 血管内皮细胞表达 XI/XIa 活性，并结合活化的 X（Xa）加速内皮细胞表面凝血酶原的激活。

(6) 血管内皮细胞合成分泌纤溶酶原激活物抑制剂-1（plasminogen activator inhibitor-1, PAI-）。

血管壁的损伤主要导致其抗栓和促栓机制失衡，如促进血小板的黏附聚集和活化（vWF、Fn、PAF 释放增多）；血管壁的痉挛（ET-1 增多，PGI_2 和 EDRF 减少）；促凝活性增强（TF 表达）；抗凝活性下降；纤溶机制异常。

（二）血流的紊乱

血液是一种非牛顿流体，意即血流缓慢（低切变应力）导致血黏度升高，而黏度升高加重血流缓慢。凝血因子局部的堆积，单核-巨噬细胞系统清除作用受限，易形成静脉血栓。当血流速很快（高切变应力），在血管分叉处易形成湍流，造成血管壁损伤、内皮下胶原的暴露、红细胞内 ADP 的释放及血小板的活化，易形成动脉血栓。

（三）血液成分的改变

1. 血小板的变化　血小板膜表面糖蛋白（GP）Ib 在血小板静息的状态下即可与 vWF 结合而发生黏附反应，而血小板聚集必须依靠血小板的活化才能实现，GPIIb-IIIa 的表达是血小板活化的基础。血小板激活方式有三种：①释放 5-HT 或 ADP。血小板受 ADP 刺激后，GPIIb-IIIa 的表达；接触产物生成活性（CFPA）和胶原诱导的凝血活性（CICA）从血小板膜磷脂成分释放，分别激活因子XII和因子XI，参与凝血反应。②依赖于花生四烯酸代谢过程中 TXA_2 的产生。TXA_2 激活的血小板磷脂酰丝氨酸由膜内向外翻转，形成 PF_3，启动凝血过程。③胶原和凝血酶刺激血小板释放 PAF，促进纤维蛋白原和 GPIIb-IIIa 的结合。

活化的血小板胞质中 Ca^{2+} 浓度升高后，其促凝作用体现在以下几个方面：①磷脂酰丝氨酸通过磷脂翻转酶的作用从膜内侧转移到膜表面，与凝血因子 X、IXa、VIIIa、V 相互作用形成凝血酶原酶，从而启动血小板表面的凝血反应。②GPIIIa 上的纤维蛋白原受体在静息血小板上是通过凝血酶原上的 RGD 与凝血酶原结合，在血小板活化时，结合在 GPIIIa 上的凝血酶原迅速被纤维蛋白原取代后，快速形成凝血酶。③活化血小板表面存在效应细胞蛋白酶受体-1（effector cell protease receptor-1）能与 Xa 结合，参与凝血反应。④活化的 GPIb 可激活 XI。

血小板由诱导剂和血流切变应力两个方面引起聚集。诱导剂可分为以下几种：①弱作用：ADP、儿茶酚胺、血管加压素；②中等作用：TXA_2；③强作用：凝血酶、胶原、PAF。切变应力引起血小板聚集包括以下两种情况，在低切变应力（$18mN/mm^3$）下，GPIIb-IIIa、纤维蛋白原、Ca^{2+} 参与聚集过程；在高切变应力（$108mN/mm^3$）下，除 GPIIb-IIIa、纤维蛋白原、Ca^{2+} 外，尚有 GPIb 和 vWF 参与。

血小板功能亢进是引起血栓形成的常见原因，具体表现在：血小板对诱导剂的敏感性升高；释放反应增强（TXA_2、PF_4、β-TG 的作用）；血小板抗纤溶活性增强（血小板合成释放 PAI-1，TGF-β 加强内皮细胞合成 PAI-1）。凡是血管内皮损伤、血流切变应力改变、某些药物和各种疾病（SLE、TTP、DIC、HUS 和冠心病等）都可导致血小板活化而形成血栓。另外血小板数量增多特别是超过 $800\times10^9/L$ 时有明显的血栓形成倾向。

新近的研究表明，血小板膜糖蛋白基因变异与血栓形成也有一定的关系，GPⅢa 基因的 PLA_2 多态性与急性血栓形成之间相关；GPⅠa 基因的 a_2 多态性及 GPⅠba 的 Ko 多态性、可变数目串联重复序列（VNTR）、Kozak 多态性均与血栓形成有关。

2. 凝血因子异常　研究表明，纤维蛋白原增加（肥胖、糖尿病、高脂血症等）、因子Ⅶ活性增高（吸烟、口服避孕药、饮酒）是动脉粥样硬化血栓形成的两大独立危险因素。纤维蛋白原及因子Ⅶ结构异常，手术和创伤使凝血因子Ⅷ、Ⅸ、Ⅹ升高均有利于血栓形成。先天性凝血因子Ⅴ、Ⅷ增高患者常伴有自发性血栓形成倾向。

3. 抗凝系统减弱　先天性 AT-Ⅲ减少或缺乏、获得性 AT-Ⅲ消耗过多、蛋白 C 和 S 缺乏症以及肝素辅因子Ⅱ（HC-Ⅱ）缺乏，均有利于血栓形成。

4. 纤溶活性过低　先天性因子Ⅻ缺乏症导致患者纤维蛋白溶解系统的内激活途径缺陷；广泛的内皮细胞损伤导致 t-PA 释放耗竭；大手术和严重创伤时纤溶抑制物（a_2-巨球蛋白）增多；异常纤维蛋白原对凝血酶反应差，形成纤维蛋白缓慢，但形成的异常纤维蛋白对纤溶酶不敏感等因素均易造成血栓性疾病。

5. 白细胞因素　白细胞在正常情况下对血管内皮黏附作用轻微，在病理情况下明显增加。粒细胞和单核细胞表面都有黏附受体（一种糖蛋白复合体 CD11/CD18），可增加白细胞对内皮的黏附作用，黏附后又释放一系列血管毒性物质（如中性弹力酶、白三烯、氧化物质、IL-1、TNF、胶原酶等），降低了内皮细胞抗栓功能；病理情况下单核细胞表面可诱导性表达 TF，启动凝血反应。急性早幼粒细胞白血病，病态的早幼粒细胞释放促凝物质，诱发 DIC。

6. 副凝现象　指体内非凝血酶依赖性的类纤维蛋白沉积过程。在体内血流较快部位，虽然有凝血酶的产生及纤维蛋白单体的形成，但由于稀释作用，纤维蛋白稳定因子浓度较低，纤维蛋白单体可与纤维蛋白原或纤维蛋白较大的降解产物形成可溶性纤维蛋白单体复合物。这些复合物可以被单核巨噬细胞系统吞噬，在微循环中沉淀下来。PF_4、中性粒细胞释放的某些蛋白质均可使纤维蛋白单体从可溶性纤维蛋白单体复合物中解离出来，并通过氢键而聚合沉淀，形成微血栓。

二、分类

血栓的主要构成为血小板、白细胞、红细胞和纤维蛋白。按性质与组成可分六类：血小板血栓、白色血栓、红色血栓、混合性血栓、微血栓、感染性血栓。仅以血小板聚集而成的栓子常发生于微血管；血小板栓子伴有纤维蛋白构成白色血栓，见于动脉粥样硬化斑块；红色血栓多发生于静脉，局部血流缓慢为先决条件；混合血栓最常见，包含所有四种成分，可见于动脉、静脉，或心脏部位；微血栓有紧密的纤维蛋白束组成，主要见于 DIC，感染性血栓以内皮损伤为基础，血栓中有白细胞或细菌的聚集。临床上将血栓分为动脉血栓、静脉血栓、动静脉血栓和微血管血栓，一般而言，血小板活化是动脉血栓形成的基础，凝血-抗凝异常/血流缓慢易造成静脉血栓。血栓栓塞性疾病的临床分类见表 7-4。

表 7-4　血栓性疾病的临床分类

累及血管	相关疾病
动脉血栓	动脉粥样硬化（脑血栓形成、心肌梗死）
	糖尿病
	糖尿病
	血栓闭塞性脉管炎
	骨髓增殖性肿瘤（真性红细胞增多症、血小板增多症）
静脉血栓	肺血栓栓塞
	深部静脉血栓形成（手术、感染、烧伤、器官移植、心力衰竭）
	肝、门静脉系统
	肾静脉
	髂肌静脉（肥胖、年老、制动）
	浅表静脉血栓形成（血栓性静脉炎）
动-静脉血栓	结缔组织疾病
	抗磷脂综合征
	恶性肿瘤
	医源性（手术、导管、低温麻醉、血管缝合、口服避孕药、抗纤溶药）
微血栓	DIC
	ARDS
	TTP
	HUS
	肾炎
	视网膜中央动脉阻塞
	突发性耳聋

三、诊断

血栓形成的过程基本可以分两个阶段，一为血栓形成前状态（高凝状态）和血栓形成初期，二为血栓形成期。后者血栓造成脏器缺血坏死，临床表现突出，诊断较容易；而前者有血栓形成倾向或血栓尚不足以影响脏器血液供应，临床表现轻微，诊断困难。因此，预示血栓形成前的高凝状态实验诊断尤为重要。

（一）实验室检查

血栓性疾病常用实验诊断项目见表 7-5。

表7-5 血栓性疾病实验诊断项目

类别	常用诊断项目	分子标志物
血管壁与内皮细胞	出血时间 （国际出血时间测定器法）	ET-1 vWF TM Weible-Palade 小体 6-ket-PGF_{1a}
血小板数量与功能	血小板计数 PAdT PAgT PP_1 有效性	β-TG PF_1 GMP-140 TSP TXB_2 5-HT GP Ⅱb-Ⅲa 血小板胞质内钙离子
凝血功能	APTT PT TT 凝血因子活性、抗原性	TF F_{1+2} FPA-16 FPB-14 SFMC
抗凝蛋白	AT-Ⅲ 蛋白C、S活性、抗原性	TFPI TAT PCP
纤溶系统	PLG活性、抗原性	$B\beta_{1-42}$ 和 $B\beta_{15-42}$ D-二聚体 FDP t-PA u-PA PAI
白细胞		白三烯 B_4 免疫球蛋白家族黏附分子

（二）器械检查

1. **血管造影** 包括动静脉造影，能显示血栓的部位，但由于是创伤性检查、部分患者碘过敏、检查本身可损伤血管内皮引起血栓形成，故受到一定限制。

2. **超声多普勒检查** 包括多普勒频谱和彩色多普勒检查。前者可反映血流持续时间、流速、血流信号的强弱及血流的方向；后者可测定血流的方向、流速、血管管径及有无血流存在。

3. **CT和MRI血管造影术** 可精确诊断实质脏器中血栓形成的梗死病灶，但对肢体血管血栓形成的诊断不理想。

4. **数字减影血管造影术** 能克服常规血管造影的缺点。

5. **放射性核素检查** 通过放射性核素标记纤维蛋白原和血小板来检测。

四、血栓栓塞性疾病

易栓症（thrombophilia）：血栓的形成主要和血管壁的异常、血液成分的改变或血流紊乱有关，这些改变可以是先天遗传的或后天获得的；可以是生理性的（比如年老）或是病理性的（比如肿瘤、药物等）。既往曾用血栓前状态、高凝状态、血栓形成综合征来命名这种病理状态。自从1965年Egeberg采用易栓症的概念报道了一例家族遗传性抗凝血酶缺乏症后，易栓症的含义被逐步扩大，目前认为，易栓症不是单一的疾病，而是指由于抗凝蛋白、凝血因子、纤溶蛋白等的遗传性或获得性缺陷或存在获得性危险因素而容易发生血栓栓塞的疾病状态。易栓症的病因分类见表7-6。

表7-6 易栓症的分类

（一）天然凝血抑制物缺乏	（一）易栓疾病
1. 遗传性抗凝血酶（AT）缺乏症	1. 抗磷脂综合征
2. 遗传性蛋白C（PC）缺乏症	2. 肿瘤性疾病
3. 遗传性蛋白S（PS）缺乏症	3. 后天性凝血因子水平升高
4. 遗传性肝素辅因子-Ⅱ缺乏症	4. 获得性抗凝蛋白缺乏
（二）凝血因子缺陷	5. 糖尿病
1. 遗传性抗活化的蛋白C症：因子V Leiden、因子V香港等	6. 骨髓增生性疾病
2. 凝血酶原20210A基因突变	7. 肾病综合征
3. 异常纤维蛋白原血症	8. 阵发性睡眠性血红蛋白尿症
4. 凝血因子Ⅻ缺乏症	（二）易栓状态
（三）纤溶蛋白缺陷	1. 年龄增加
1. 异常纤溶酶原血症	2. 血栓形成既往史
2. 组织型纤溶酶原活化物（t-PA）缺乏	3. 长时间制动
3. 纤溶酶原活化抑制物-1（PAI-1）增多	4. 创伤及围术期
（四）血小板功能障碍	5. 妊娠和产褥期
黏性血小板综合征	6. 口服避孕药及激素替代疗法
（五）代谢缺陷	
1. 高同型半胱氨酸血症	
2. 富组氨酸糖蛋白增多症	

（一）先天遗传性易栓症

天然凝血抑制物缺乏症中，AT、PC和PS的缺乏在西方的检出率低于1%，在我国的人群中检出率不详。这些天然抗凝蛋白缺乏的杂合子发生血栓的危险性比正常人约升高10倍，其中以抗凝血酶缺乏的危险性最高；纯合子极为罕见，患者往往于出生后不久发生致死性血栓形成。在高加索人群中，约10%的深静脉血栓患者可发现存在天然凝血抑制物的缺陷，而在中国人群中，检出率高达50%，与其他亚洲国家相似。因此AT、PC和PS缺乏似乎是亚洲人种最常见的遗传性易栓因素。

凝血因子缺陷中，F V Leiden最初报道于1994年，是高加索人群中最常见的遗传性易栓缺陷，总人群中的检出率高达5%；静脉血栓患者中的检出率为20%；易栓症患者中的检出率可达50%。F V Leiden具有抗活化蛋白C的特性，即不易被活化的蛋白C降解，血浆中因子Ⅴa水平升高，导致血栓形成的危险性升高。杂合子者静脉血栓的危险性升高3~8倍，纯合子者升高50~80倍。虽然F V Leiden的血栓危险性低于天然抗凝蛋白缺乏者，但由于人群携带率高,故最为常见,即便纯合子的检出率也在 1/5 000。凝血酶原 20210A 突变是由于凝血酶原 3′端非翻译区第 20210 核苷酸发生了突变(G 变成 A),最终导致凝血酶原水平升高。在高加索人群中,凝血酶原 20210A 突变的检出率达 2%~3%,在亚洲国家检出率几乎为零。凝血酶原 20210A 携带者血栓危险性升高约 3 倍,在静脉血栓患者中,检出率为 6%。先天遗传性易栓症临床特征见表 7-7。

表 7-7 先天遗传性易栓症临床特征

病因分类	血栓特征	发病机制	遗传方式
一、天然凝血抑制物缺乏			
AT 缺陷	静脉血栓	不能抑制凝血酶和 Xa	AD
肝素辅因子 Ⅱ 缺陷	静脉血栓	不能抑制凝血酶	AD
蛋白 C 缺陷	静脉血栓	不能生成 APC 以灭活 Va、Ⅷa	AD/AR
蛋白 S 缺陷	静、动脉血栓	减少 PC 的活性	AD
二、凝血因子缺陷			
APC 抵抗	静脉血栓	Va 异常,不被 APC 灭活	AD
纤维蛋白原结构异常	静脉血栓为主	异常纤维蛋白不易纤溶	AD
Ⅺ 缺陷	静、动脉血栓	纤溶内激活途径缺陷	AD
凝血酶原 G20210A	静脉血栓	凝血酶原活性升高	不详
三、纤溶蛋白缺陷			
纤溶酶原缺陷	静脉血栓	纤溶酶缺乏,纤溶活性下降	AR/AD
t-PA 释放障碍	静脉血栓	纤溶酶原不能活化	AD
PAI 活性升高	静、动脉血栓	中和 t-PA	AD
富组氨酸糖蛋白增多	动脉血栓为主	结合纤溶酶原,纤溶活性下降	AD
四、血小板功能障碍			
黏性血小板综合征	动脉血栓为主	血小板聚集性增高	AR
五、代谢缺陷			
高同型半胱氨酸血症	动脉血栓	内皮细胞中毒、血管止血机制紊乱	AR

注:AD:常染色体显性遗传;AR:常染色体隐性遗传。

1. **抗凝血酶缺乏症**(antithrombin deficiency) 临床表现主要为静脉血栓形成,多发于下肢深部静脉,其次为髂静脉、肠系膜静脉。约有半数患者发生肺栓塞,少数发生脑梗死,动脉血栓并不多见。本症的实验室检查主要通过肝素辅因子活性、血浆 AT 活性、血浆 AT 抗原和交叉免疫电泳来进行。

Lane 于 1997 年根据基因突变位点与性质,结合临床表型和实验室检查结果,将本症分为两型:①Ⅰ型:血浆 AT 含量与活性平行下降,通常仅达正常值的 50%;②Ⅱ型:血浆 AT 含量正常,而活性下降。根据基因缺陷所累及的功能异常,又分为以下三个亚型 ⅡRS(反应位点功能异常)、ⅡHBS(肝素结合位点功能异常)、ⅡPE(多种分子缺陷),遗传性 AT 缺陷症的分型见表 7-8。

表 7-8 遗传性 AT 缺乏症的分型

型别	凝血酶灭活活性	肝素结合活性	AT 含量	交叉免疫电泳
Ⅰ	↓	↓	↓	正常
ⅡRS	↓	↓	正常	正常
ⅡHBS	正常	↓	正常	异常
ⅡPE	↓	↓	正常	异常

本症的治疗包括：AT 浓缩剂，适用于短期或紧急情况下治疗，能迅速提升血浆 AT 水平，首剂 50~70U/kg，每日 1 次，输注 lU/kg 可使血浆活性升高 1%~15%；肝素，应配合 AT 浓缩剂使用；华法林，在长期治疗中使用；溶栓剂，适用于致命性血栓形成，如肺栓塞。

2. 蛋白 C 缺乏症（protein C deficiency） 本症以静脉血栓多见，如下肢深部静脉血栓、肺栓塞、浅表血栓性静脉炎等，约 20% 的患者发生动脉血栓或心肌梗死。手术、创伤、妊娠或口服避孕药均能诱发血栓形成。实验室主要通过检测 PC 含量和活性进行分型，见表 7-9。

表 7-9 遗传性 PC 缺陷症的分型

型别	含量	活性	
		抗凝活性	蛋白酶活性
Ⅰ	↓	↓	↓
Ⅱa	正常	↓	↓
Ⅱb	正常	↓	正常

无血栓形成的杂合子通常无须预防治疗，但应避免外伤、手术、口服避孕药等。肝素和华法林可作为预防血栓形成的药物，但华法林治疗中应避免发生出血性皮肤坏死，在华法林治疗前 2 天，应输注 PC 浓缩剂、新鲜血浆以提高血浆 PC 浓度。PC 浓缩剂以 39U/kg 静脉滴注，每 18 小时 1 次，可使血浆 PC 活性达到 50%；输注 0.45U/kg 可使血浆活性增高 1%。

3. 蛋白 S 缺乏症（protein S deficiency） 本症以静脉血栓形成多见，发病部位如股静脉、肾静脉、门脉系统等，约 30% 发生肺栓塞。动脉血栓并非少见，多见于年轻人，发生肠系膜动脉栓塞、心肌梗死、脑梗死等。实验室检查提示 PS 含量及活性降低是本症的主要特征。本症的分型见表 7-10。

表 7-10 遗传性 PS 缺陷分型

型别	PS 含量		游离蛋白 S 活性
	总蛋白 S	游离蛋白 S	
Ⅰ	↓	↓	↓
Ⅱ	正常	正常	↓
Ⅲ	正常	↓	↓

目前尚无 PS 浓缩剂提供，可参照 PC 缺陷症治疗，妊娠妇女可给予肝素以降低血栓形成的风险。

4. 抗活化蛋白 C 与 FV Leiden（activated protein C re-sistance, factor V Leiden） 活化蛋白 C 抵抗（APCR）是指 APTT 试验中给标本加入活化蛋白 C 与未加相比，APTT 不延

长或不明显延长的现象，其中重要的原因在于 FV 分子中精氨酸 506 突变为谷氨酰胺所致，这种突变造成 FV 能够对抗 APC 的灭活。由于首先在荷兰 Leiden 发现，故名 FV Leiden。FV Leiden 只是 APCR 的一个特例，两者并非等同关系。

临床表现以深静脉血栓形成为主，如肺栓塞，也可累及门静脉系统、眼底静脉和发生浅表血栓性静脉炎。首次发病年龄 18~53 岁，平均 28 岁。实验室检查可先以 APCR 初步筛选，随后做基因分析予以确诊。对本症无血栓形成史者，在手术、妊娠等情况下给予预防性抗凝治疗；有血栓形成史者，治疗原则基本同 AT、PC、PS 缺陷者，需华法林长期治疗。

（二）获得性易栓症

1. 抗磷脂综合征（antiphospholipid syndrome，APS） 抗磷脂抗体主要包括狼疮型抗凝物和抗心磷脂抗体，是获得性易栓症的最常见原因，由抗磷脂抗体引起的一组相关的临床症候群称为抗磷脂综合征（APS）。抗磷脂抗体在系统性红斑狼疮阳性率约为 50%。本症血栓形成的发生率约 30%~40%，血栓既可发生于动脉，也可发生于静脉，但以静脉为主，占 70% 左右，抗磷脂抗体阳性患者发生静脉血栓的危险性比正常人高约 10 倍。在一些抗磷脂抗体阳性患者的血清中发现了针对 PC、PS 或凝血酶调节蛋白等抗凝蛋白的抗体，这也许能部分解释患者的易栓倾向。抗磷脂抗体还可能通过影响血小板活性、血管内皮功能而诱发血栓形成。可能缘于胎盘血管的血栓形成，习惯性流产、胎死宫内、早产和胎儿发育迟缓是抗磷脂抗体相关的常见并发症。

2. 肿瘤性疾病 肿瘤相关的血栓形成和血栓性静脉炎称为 Trousseau 综合征（Trousseau syndrome）。恶性肿瘤患者中静脉血栓形成的发生率高达 3%~18%。研究显示，19% 的静脉血栓患者在诊断的同时发现有恶性肿瘤，另有 5% 的患者在静脉血栓事件后 1 年内发现恶性肿瘤。有些患者可于肿瘤确诊前数年反复发生静脉血栓或血栓性静脉炎。为此，曾有学者提出对于不明原因的静脉血栓或血栓性静脉炎患者，应常规筛查隐匿性恶性肿瘤。筛查试验一般包括粪便潜血试验、盆腔检查、前列腺检查、痰细胞学、肿瘤标记物检测、腹部和盆腔超声波及 CT、乳房 X 射线造影、消化道内镜等。一般认为，在各种肿瘤中，以腺癌更易引发血栓。恶性肿瘤引起静脉血栓的机制为多方面，包括肿瘤释放组织凝血活酶样物质、肿瘤机械性阻塞静脉、患病后活动减少、手术、放化疗等。

3. 获得性凝血因子水平升高 凝血因子活性的正常水平范围较大，一般在 50%~150% 高水平的凝血酶原、因子Ⅷ、因子Ⅸ、因子Ⅺ，以及高水平的凝血酶激活的纤溶抑制物（TAFI）与静脉血栓形成的危险性增加有关。凝血因子水平在 90% 普通人群水平之上视为高水平，处于高水平的这部分人群（占普通人群的 10%）静脉血栓形成的危险增加 2~3 倍。高水平凝血因子的原因不详，但从家庭聚集现象和有些凝血因子随年龄增长而增长来看，可能为遗传性和获得性因素综合所致。

4. 口服避孕药和激素替代疗法 口服避孕药（OCs）问世于 1959 年，但 1961 年即报道了因子宫内膜异位症口服避孕药而发生肺栓塞的首例病例，1962 年报道了首例口服避孕药的患者发生缺血性卒中，1963 报道了首例心肌梗死。研究证明，OCs 静脉血栓形成的危险性增加 4~8 倍。

由于担心单用雌激素会增加子宫内膜癌的发生率，目前激素替代疗法（HRT）通常联合应用一种雌激素和一种孕激素。研究表明，HRT 可使静脉血栓的危险增加 2~4 倍。

OCs 和 HRT 可增加凝血因子Ⅶ、Ⅸ、Ⅹ、Ⅻ和ⅩⅢ水平，降低多种抗凝蛋白，从而导致血栓形成。

5. 手术和创伤　手术相关的静脉血栓形成在国内至今未引起足够重视。据国外资料，如不采取预防血栓的措施，手术相关的静脉血栓发生率可达50%，由于大多无症状或症状轻微，易被忽视。不同类型的手术发生率有很大差异，尤其以骨科和神经外科手术的发生率为最高。髋关节和膝关节矫形术的血栓发生率约为30%~50%，即使在预防性抗凝治疗下，仍在1%~3%左右。腹部手术可达30%，妇科和泌尿科手术（特别是开放式前列腺根除术）也有较高的静脉血栓危险。严重创伤，尤其是头部创伤、脊髓损伤、骨盆骨折、下肢骨折，静脉血栓形成的危险性曾经高达50%~60%。手术和外伤导致血栓形成的主要原因是组织因子的释放、血管内皮损伤及术后制动等。

五、防治

血栓栓塞性疾病的常用药物主要包括抗血小板、抗凝和溶栓药物。

（一）抗血小板药物　分类见表7-11。

表7-11　抗血小板药物分类

抑制血小板花生四烯酸代谢
磷脂酶 A_2 抑制剂：阿托品、氢化可的松、E-5510等
环氧化酶抑制剂：阿司匹林、吲哚美辛、布洛芬、保泰松、苯磺唑酮
TXA_2 合成酶抑制剂：咪唑类药物
血小板膜受体抑制剂
纤维蛋白原受体（GPⅡb-Ⅲa）：单克隆抗体阿昔单抗、替罗非班、依替巴肽
ADP受体：腺苷及其类似物、氯吡格雷
胶原受体（GPⅠa-Ⅱb）GKWEWGGPK九肽
增加血小板核苷酸的代谢
cAMP兴奋剂：前列腺素E
磷酸二酯酶抑制剂：双嘧达莫
其他
西洛他唑、钙拮抗药、PAF拮抗药

血小板激活方式主要有三种，ADP受体的兴奋、花生四烯酸代谢、PAF的释放，所造成的结果包括GPⅡb-Ⅲa的表达、PF_3 的形成和凝血过程的启动。因此封闭ADP受体、阻断花生四烯酸的代谢、拮抗GPⅡb-Ⅲa是抗血小板治疗的重点。

1. 阿司匹林　不可逆的抑制环氧化酶1和2，从而阻断 TXA_2 的合成。这种作用持续血小板的一生，约7~10日。目前多数人认为以小剂量即50~100mg/d已足以抑制血小板聚集，个别患者可应用300mg/d，再大剂量可抑制血管内皮细胞花生四烯酸的代谢，PGI_2 的合成减少，反而有利于血栓形成。

2. 双嘧达莫　能抑制ADP诱导的血小板聚集，使血小板cAMP增高；增强动脉壁合成前列环素；促进NO的释放。应用剂量口服25~50mg，每日3次，也可200~400mg/d加生理盐水或5%葡萄糖滴注。

3. ADP受体阻断药　代表药物为氯吡格雷（clopi-dogrel），氯吡格雷通过选择性抑制

ADP 与其血小板受体的结合及继发于 ADP 介导的糖蛋白 GPⅡb/Ⅲa 复合物的活化而抑制血小板聚集；氯吡格雷还能通过阻断由释放的 ADP 引起的血小板活化的扩增，抑制其他激动药诱导的血小板聚集；氯吡格雷通过不可逆地修饰血小板 ADP 受体发挥作用，使暴露于氯吡格雷的血小板的寿命受到影响。常用剂量为 75mg/d，在心绞痛、闭塞性周围动脉疾病及缺血性脑卒中的患者中显示出良好的疗效，该药的不良反应包括出血，胃肠道反应如腹痛、消化不良、胃炎和便秘，皮疹和其他皮肤病，神经系统症状如头痛、眩晕、头昏和感觉异常，肝脏和胆道疾病等。

4. 血小板膜 GPⅡb/Ⅲa 抑制剂　①单克隆抗体：阿昔单抗（abciximab），封闭纤维蛋白原受体，抑制血小板黏附和聚集。在血管成形术前 10 分钟，静脉滴注 $250\mu g/kg$ 体重，持续 1 分钟以上，然后以 $10\mu g/min$，维持 12 小时，然而严重的出血危险性不容忽略。②替罗非班（tirofiban）是一种非肽类的酪氨酸衍生物，为血小板糖蛋白Ⅱb/Ⅲa 受体拮抗药，对于血管成形术/动脉内斑块切除术患者开始接受治疗时，应与肝素联用由静脉输注，起始推注剂量为 $10\mu g/kg$，3 分钟内完成，而后以 $0.15\mu g/(kg\cdot min)$ 的速率维持滴注，维持持续 36 小时。

（二）抗凝治疗

1. 肝素　广泛的抗凝活性是通过与 AT 的结合，放大 AT 的作用而实现，对凝血酶的抑制作用强，其适应证主要为预防和治疗各种动静脉血栓栓塞性疾病、DIC 及血栓前期的高凝状态；急性缺血性脑血管综合征、心绞痛及周围血管疾病。一般分三种剂量：①小剂量，24 小时成人用量为 6 000～12 000U，每 8～12 小时分次应用，不必血液学监测。多用于冠心病心绞痛、高凝状态及预防性给药。②中剂量，24 小时总量为 20 000U 左右，持续静滴或每 4～6 小时分次给药，适用于血栓栓塞性疾病和 DIC。③大剂量，比中剂量增加一倍左右，需监测凝血功能，以 APTT 延长不超过正常的 1.5～2.5 倍为宜，适用于肺栓塞。肝素的疗程一般不超过 10 天。肝素无效时应考虑以下原因：①病因未去除。②大量血栓已形成如 DIC 晚期。③血中 AT、HC-Ⅱ缺乏或耗竭。④严重酸中毒、缺氧时肝素灭活。⑤大量血小板破坏释出 PF4 和 TSP 拮抗肝素的作用；肝素主要副作用是出血、血小板减少、过敏反应，长期用药可引起注射部位皮肤坏死和骨质疏松。肝素所致的血小板减少症发生率约 5%，轻型为肝素对血小板的直接作用所致，用药 2～4 天内发生，停用后很快恢复；重型因肝素依赖性抗血小板抗体所致，初用者 4～15 天内发生，再次用药在 2～9 天出现，常伴有血栓栓塞和出血，预后不佳。

2. 低分子量肝素（LMWH）　指分子量低于 12 000 的肝素，其特点有：①通过 AT 抑制 Xa 的作用较强，所以临床出血倾向较小；②皮下注射吸收完全，生物利用度高，半寿期较长，抗血栓能力强；③与 PF4 的亲和力低而不发生中和反应。其适用于不稳定心绞痛、急性脑梗死、DIC、血液透析及防治深部静脉血栓和肺栓塞。

3. 口服抗凝药　主要是香豆素类衍生物和茚二酮衍生物。前者包括华法林（苄丙酮香豆素）、双香豆素、醋硝香豆素（新抗凝）等，其中华法林应用最广，该类药物抑制维生素 K 还原酶的活性而影响维生素 K 的再利用，在体内影响Ⅱ、Ⅶ、Ⅸ、Ⅹ因子的羧基化而起抗凝作用；后者在结构上类似维生素 K，起竞争性拮抗作用。口服抗凝药优点是口服有效，作用时间长，但奏效慢，不易控制，多数用于预防。华法林的首剂剂量为 7.5～10mg/d，5 天后可获得稳定的抗凝作用，其后，以每天 2.5～5mg/d，使 INR 维持在 2.0～3.0 左右。鉴于抗凝因子 PC、PS 亦为维生素 K 依赖,且华法林对 PC、PS 的影响先于凝血因子,所以华法林治疗早期可能有血栓形成倾向,应合用肝素 3~5 天,以起到抗凝效应。口服抗凝剂的主要副作用是出血,可补充维生素 K_1,必要时输注凝血酶原复合物或新鲜血浆;偶有皮肤坏死和胆汁滞留性黄疸。使口服抗凝药的敏感性增高的因素:①老年人;②肝功能损害;③发热、甲状腺功能亢进;④服用广谱抗生素、磺胺药、吲哚美辛、保泰松、水杨酸、氯喹、西咪替丁、别嘌醇、奎尼丁、利血平、甲状腺素、胰高糖素、苯磺唑酮等。以下原因可影响该药的疗效:①肠道吸收差;②黏液性水肿;③服用巴比妥类、肾上腺皮质激素、雌激素、灰黄霉素、利福平、苯妥英钠等。口服抗凝剂主要用于高凝状态、心脏换瓣术后、房颤、急性心肌梗死、深静脉血栓形成、大手术或分娩后等情况。在维生素 K 依赖凝血因子中,Ⅶ半衰期最短,口服抗凝剂最先影响Ⅶ水平,可用反映外源性凝血过程的 PT、INR 作为观察指标,预防性抗凝要求 INR 在 1.5~2.5,治疗性抗凝 INR 为 2.5~3.5。

4. Xa 拮抗药利伐沙班、磺达肝癸钠,Ⅱa 拮抗药阿加曲班业已开始应用于临床。

(三) 溶栓治疗

目前已广泛应用于治疗急性心肌梗死、肺栓塞、深静脉血栓形成、外周动脉血栓形成等。

1. 第一代溶栓药物

(1) 链激酶(SK):由 β 溶血性链球菌产生提取的一种单链蛋白,有间接的纤溶酶原激活作用,形成纤溶酶。由于 SK 为细菌产物,在治疗后 8~9 天,产生大量抗 SK 抗体并在体内维持 4~6 个月,因此部分患者接受治疗后出现血压下降或皮肤潮红等过敏现象,故主张先注射少量链激酶以观察反应并中和部分抗体,然后用足够剂量静脉滴注。急性心肌梗死以 150 万 U 静滴 60~90 分钟;肺栓塞和新鲜静脉血栓形成,先大剂量 25 万 U 静滴 20 分钟,继以每小时 10 万 U 速度静滴 24~72 小时;急性四肢缺血症状经动脉导管在血栓附近以每小时 5 000U 的速度滴注,直至好转。

(2) 尿激酶(UK):由尿中提取或组织培养人肾细胞制成,直接的纤溶酶原激活剂,体内半寿期约 15 分钟,无抗原性及过敏反应,一半被肾脏清除,其余由肝脏分解。临床应用参考剂量:急性心肌梗死为 200 万~300 万 U;肺栓塞和新鲜深静脉血栓,15 万~30 万 U 在 12~24 小时内滴注;急性四肢端缺血。可用导管介入血栓局部,每小时滴注 37 万~75 万 U,后根据纤维蛋白原含量加以调整。

2. 第二代溶栓药物

(1) 重组组织纤溶酶原激活物(rt-PA):t-PA 于血管内皮细胞中合成,在组织器官中以子宫、卵巢、前列腺、淋巴结、肺脏含量最为丰富。rt-PA 来源于黑色素瘤培养液中大肠杆菌 DNA 重组,选择性激活血凝块纤溶酶原,半寿期 6~8 分钟,应持续静滴 3~4 小时。该药无抗原性及过敏反应,大剂量应用可出现低纤维蛋白原血症,全疗程总量应低于 100mg。据报道,rt-PA 与肝素或阿司匹林联用疗效优于单用。

(2) 重组单链尿激酶(rscu-PA):有血、尿或条件培养液中提取,半衰期很短,只能静脉滴注,价格昂贵,目前仅小规模临床应用。

(3) 乙酰化纤溶酶原-链激酶复合物(APSAC):是一种经 cDNA 重组技术制成的链激酶-纤溶酶原复合物的改良型溶栓剂,其本质为选择性长效 SK 制剂,半衰期长,可一次性静脉推注给药,可提高纤溶效果的选择性,缺点是可引起过敏反应和被抗体中和活性。治疗急性心肌梗死的推荐剂量为30mg，在5分钟内一次推注。

3. 第三代溶栓药物　是正在开发中的新型药物，目的是提高选择性溶栓效果和延长天然型溶栓药物的半衰期以减少药物的剂量。包括改造自然型 t–PA 的分子结构，组建嵌合型（t–PA 和 scu–PA）溶栓剂，单抗导向溶栓剂，葡激酶的开发等。

（胡俊强）

第八章

白血病及相关疾病

第一节 白细胞减少症和粒细胞缺乏症

白细胞减少症和中性粒细胞缺乏症是由各种病因引发的一组综合征。人体内白细胞和中性粒细胞的正常值随年龄、性别、民族、体质和生理状况而异。我国健康成人外周血白细胞计数为 $(4\sim10)\times10^9/L$,中性粒细胞计数为 $(2\sim7.5)\times10^9/L$。外周血白细胞计数持续低于 $(4\sim10)\times10^9/L$,中性粒细胞百分比正常或稍减少时称为白细胞减少症。中性粒细胞计数低于 $1.5\times10^9/L$,称为中性粒细胞减少症。外周血白细胞计数低于 $2\times10^9/L$,中性粒细胞计数 $<0.5\times10^9/L$,称为粒细胞缺乏症。此时,中性粒细胞百分数大多低于 $10\%\sim20\%$。当中性粒细胞计数 $<0.1\times10^9/L$ 被视为严重粒细胞缺乏症。

通常,当中性粒细胞计数 $<(0.5\sim1)\times10^9/L$,即有感染发生。当降至 $<0.5\times10^9/L$,严重感染发生机会更多。

一、病因和发病机制

在生理状态时,中性粒细胞由骨髓前体细胞经系列分裂和同步发育成熟,完全发育成熟的中性粒细胞贮存在中性粒细胞储池,在抗御微生物入侵需要时由储池释放在循环中运行。随即进入血管外间隙吞噬和杀死微生物。

引起中性粒细胞减少和缺乏的病因很多,根据各种病原和针对的部位而区分为骨髓区;末梢血区;血管外区。

(一) 作用于骨髓区

1. 骨髓损伤 临床所见白细胞减少,大多为骨髓造血损伤,中性粒细胞不能正常生成和释放而致。最常见的药物损害见(表8-1)。抗肿瘤药和免疫抑制药对增殖性细胞损伤导致骨髓直接抑制。辐射能导致骨髓急性自限性损伤和慢性衰竭。慢性放射性损伤可较后时间发生骨髓增生不良和非淋巴细胞白血病,二者皆可以中性粒细胞减少出现。苯中毒亦可致急、慢性中性粒细胞减少,发生骨髓造血衰竭和急性非淋巴细胞白血病风险很高。

免疫机制诱导的骨髓衰竭,是由于自体抗体作用或T淋巴细胞抑制骨髓前体细胞的生长,如获得性再生障碍性贫血,部分风湿和自身免疫性疾病患者同时伴有免疫性中性粒细胞减少。感染如伤寒、副伤寒,结核分技杆菌,某些病毒、真菌感染时,会发生中粒细胞减少。异常细胞侵入骨髓可致中性粒细胞减少，如肺癌、乳腺癌、前列腺癌、胃癌的恶性细胞侵入骨髓而使骨髓造血功能衰竭。

表8-1 可导致中性粒细胞减少或缺乏的药物

种类	药物
抗生素	氯霉素、青霉素类、磺胺药、利福平、万古霉素、异烟肼
抗惊厥药	苯妥英钠、美芬妥英、三甲双酮、卡马西平
降糖药	甲苯磺丁脲、氯磺丙脲
抗甲亢药	甲巯咪唑、硫氧嘧啶
降压药	甲基多巴、卡托普利
抗心律失常药	妥卡因、普卡酰胺、普萘洛尔、喹尼丁
抗疟药	氨苯砜、奎宁、乙胺嘧啶
抗组胺药	西咪替丁、溴苯那敏、曲吡那敏
抗炎药	氨基比林、保泰松、金剂、布洛芬、吲哚美辛
免疫抑制剂	抗代谢药、细胞毒性药、烷化剂、抗代谢药、蒽环素类、长春花碱、顺铂、羟基脲、放线菌素D
其他药物	重组干扰素、别嘌呤醇、左咪唑、青霉胺、齐多夫定、链激酶

2. 成熟障碍、功能性骨髓衰竭时 骨髓中虽然充满粒细胞的前体细胞，但其成熟停顿。如叶酸缺乏、维生素 B_{12} 缺乏，严重的缺铁性贫血。恶性和其他克隆性疾病如骨髓增生异常综合征，阵发性睡眠性血红蛋白尿。

（二）作用于外周血

遗传性良性假性中性粒细胞减少症；粒细胞过多地附着于毛细血管壁，致循环血液粒细胞减少，即"假性粒细胞减少症"。

（三）作用于血管外

血管外区在中性粒细胞需求增高的情况下，如急性严重感染，感染区急需中性粒细胞，大量中性粒细胞由骨髓释出，奔赴感染组织，如此期骨髓粒细胞增生未及时提供补偿，会导致短期中性粒细胞不足。不过此种情况会很快得到补偿，因为骨髓回应感染能力极为有效，中性粒细胞数能充分提升到正常水平以上。

但在自身免疫性粒中性细胞减少和脾功能亢进时，中性粒细胞的消耗超过骨髓增生能力，中性粒细胞减少持续存在。

综合上述，中性粒细胞减少发病机制：①粒细胞生成减少或无效生成；②粒细胞破坏过多；③粒细胞分布异常。

二、诊断步骤

（一）病史采集要点

1. 起病情况 依中性粒细胞减少程度而定。中性粒细胞 $>1.0\times10^9/L$，可不发病。当中性粒细胞 $<0.5\times10^9/L$，会急骤起病。

2. 主要临床表现 中性粒细胞减少主要临床症状是感染、发热。中性粒细胞 $<0.5\times$

$10^9/L$，（粒细胞缺乏）起病急、突发畏寒、高热、头痛、困倦、全身关节酸痛。粒细胞缺乏性咽喉炎、咽痛、充血、肿胀、颌下和颈淋巴结肿大。常见扁桃体、软腭、唇、舌、皮肤、鼻腔、肛门、直肠及阴道等处坏死性溃疡。感染局部充血、疼痛和压痛。

患者发病前2~3天常感疲劳、极度乏力，易被忽视。

慢性中性粒细胞减少，患者常无症状，有的患者会有头晕、疲乏、失眠、多梦。有的患者不常感染，有的常有反复感冒、上呼吸道感染、泌尿道感染。

3. 既往病史　了解有无苯及其衍生物等化学品接触史，有无药物应用史、病毒感染史、各种射线（X线、γ射线接触史）。

（二）体格检查要点

（1）一般情况：精神状态、体温，有无感染存在。

（2）皮肤黏膜：唇、颊部、咽部、扁桃体充血、肿胀、触痛、溃疡。全身皮肤疖。肛周、会阴肿胀、触痛、溃痛。

（3）肝、脾、淋巴结、颌下、耳后、颈部、腹股沟淋巴结肿大，肝脾一般不肿大，如发生败血症，肝脾可能会触及。

（4）呼吸道支气管炎、肺炎。叩诊浊音，语颤增强，可闻及干湿性啰音或呼吸音减少。

（5）心血管方面：发热心率增快，若年龄大感染严重者可能会发生心功能不全。严重肺部感染，败血症者可能会出现血压下降、休克。

（三）门诊资料分析

1. 血常规　白细胞、中性粒细胞计数减少或缺乏，淋巴细胞比例相对性增高。红细胞计数血色素水平正常。血小板计数正常。

2. 尿常规　并发泌尿系统感染、尿白细胞阳性，有时会出现红细胞阳性。

3. 大便常规　并发腹泻肠道感染时，大便会出现白细胞、红细胞。

（四）进一步检查项目

1. 骨髓涂片、活检　了解粒系增生度、成熟度及有无形态学异常。如骨髓粒系增生低下或成熟障碍，提示粒细胞减少是骨髓增生不良所致；如粒细胞增生活跃，提示粒细胞无效生成或破坏过多。

2. 肾上腺素试验　注射0.1%肾上腺素0.1~0.3ml以后，粒细胞增加至原来水平1倍或达到正常，提示"假性粒细胞减少"。本方法仅用于白细胞和粒细胞减少，而不用于缺乏。目前已很少应用该试验。

3. 强的松试验　口服强的松40mg，正常反应者在服后5小时中性粒细胞计数 $>2.0 \times 10^9/L$。

4. 造血干细胞体外培养（如G-CFU）。

5. 静脉血细菌培养+药敏试验　若中性粒细胞缺乏>10天，发热持续不退（经有效广谱抗生素治疗），应进行静脉血真菌培养+药敏试验。

6. 咽拭子细菌培养+药敏　痰细菌真菌培养+药敏。其他体液、分泌物细菌培养+药敏。

7. 心电图、腹部B超　包括肝、胆道、脾、双肾、输尿管便于鉴别诊断和对全身重要器官了解。

8. 病毒学检查　病毒性肝炎全套血清学检查包括巨细胞病毒（CMV）、EB 病毒、微小病毒 B 19、疱疹病毒等。

9. 肝、肾功能生化检查。

三、诊断对策

（一）诊断要点

对于一个中性粒细胞减少或缺乏的患者首先要解决的问题是：疾病的严重程度（即该患者是否有感染发热、败血症）。若伴有败血症者，则应立即给予静脉经验性抗生素治疗并进行细菌学检查。然后是进行病因学的诊断。

（二）鉴别诊断要点

应与下列疾病鉴别：

1. **低增生性急性白血病**　病程进展较缓慢，白血病细胞浸润不明显，肝、脾、淋巴结一般不肿大。外周血三系细胞减少未见或仅见少量原始细胞。骨髓象呈增生减低、原始细胞 >30%。

2. **重型再生障碍性贫血**　起病急，血象呈血小板严重减少网织红细胞及中性粒细胞百分数和计数明显降低，淋巴细胞百分数明显增高的全血细胞减少。骨髓增生减低或重度减低，红系、粒系和巨核系均减少，淋巴细胞比例增高。

3. **急性造血功能停滞**　起病急，多数患者有感染、药物、化学中毒、疫苗接种、接触射线等诱因，重度全血细胞减少，骨髓造血功能衰竭。去除诱因并充分支持治疗后血象和骨髓象在 6 周内完全恢复正常且不复发。

4. **几种特殊类型的中性粒细胞减少症**

（1）自身免疫性中性粒细胞减少症：中性粒细胞自身抗体可加速中性粒细胞更新和造血损伤。抗中性粒细胞抗体实验一项或多项阳性是这类中性粒细胞减少患者的特征。有报道系统性红斑狼疮约 50% 的患者发生中性粒细胞减少，Feltg 综合征患者持续性中性粒细胞显著减少为特征，难治性感染常见。

（2）合并感染性疾病的中性粒细胞减少症：一些急性或慢性的细菌、病毒、寄生虫或立克次体病，通过损伤造血前体细胞而导致中性粒细胞减少和全血细胞减少。

四、治疗对策

（一）治疗原则

（1）病因治疗：停用导致粒细胞减少或缺乏的可疑药物，停止接触可疑毒物，即针对导致中性粒细胞减少的各种原发病的治疗。

（2）特异性治疗：中性粒细胞减少的主要表现是感染，对这些患者应迅速完成血液与体液的取样培养，不待培养结果回报立即开始经验性抗生素治疗。

（3）合理支持治疗。

（4）防治药物副作用，注意药物选择尽量个体化。

（5）做好消毒隔离防护措施。

（6）做好基础护理，每天定期皮肤、口腔、会阴、肛周清洁消毒，病室消毒。

(二）治疗计划

1. **提升中性粒细胞数** 促白细胞生成药物，重组人粒细胞集落刺激因子（GCSF）。粒细胞-巨噬细胞集落刺激因子（GM-CSF）5μg/kg 皮下注射 qd~bid。直到中性粒细胞升高 $>1.0\times10^9/L$，这对中性粒细胞缺乏症患者极为重要。临床证明集落刺激因子提升白细胞和中性粒细胞疗效好、快。促白细胞生成药物临床应用很多，维生素 B_4、维生素 B_6、利血生、肌苷、雄激素、碳酸锂、峰岭胶囊等。初始患者要选用 1~2 种，每 4~6 周更换一组，直到有效。提升白细胞的中药有女贞子、鸡血藤、党参、白术、黄芪、阿胶等。

2. **免疫调节剂治疗** 糖皮质激素、大剂量丙种球蛋白（400mg/kg·d）输注，对抗中性粒细胞抗体阳性或由T淋巴细胞介导的骨髓衰竭患者有效。

3. **抗生素应用** 由感染引起者或因血细胞减少，粒细胞缺乏并发感染的患者及早使用有效的抗生素很重要。合理联合应用两种或两种以上抗生素提高疗效。

氨基糖苷类与第三代头孢菌素合用或氨基糖苷类与碳青霉烯类联合应用。有金黄色葡萄球菌感染，如皮肤、肛周感染，加用万古霉素，抗生素的剂量要足，用药时间够，血药浓度达到最大杀菌值，这对粒细胞缺乏的患者尤为重要。

经验性抗生素治疗 3~4 天，如病原菌已明确，应根据药敏调整抗生素，如病原菌尚未明确，而患者仍发热，应重复细菌、真菌培养，同时更换抗生素或加用抗真菌药。同时应认真检查患者有无组织器官脓肿形成。有无病毒感染或寄生虫感染。经上述治疗后仍应继续给予口服抗生素 7~14 天。

4. **异基因造血干细胞移植** 适用于重型再生障碍性贫血、骨髓增生异常综合征，阵发性睡眠性血红蛋白尿、淋巴瘤等。先天性中性粒细胞减少症，要注意异基因造血干细胞移植相关并发症及死亡率，应权衡利弊，绝对掌握好治疗的适应证。

五、病程观察及处理

（1）定期检查外周血象，急性粒细胞缺乏者每天或隔天检查血象，了解血细胞计数和分类百分比。还要注意红细胞计数、血红蛋白量、血小板计数。尿、血及其他有关部位体液和分泌物培养。

（2）注意观察并记录体温变化情况，记录主要变化，注意感染性休克发生。

（3）记录感染病灶变化及感染的程度、部位。

（4）注意药物副反应，药物是否有效，感染有否控制。

（5）中性粒细胞减少患者如无发热、无感染征象，就在门诊进行中性粒细胞减少方面的追查。

六、预后评估

（1）粒细胞缺乏，应采用有效的提升血细胞治疗和消毒隔离预防感染，有效的控制感染，否则病死率相当高。

（2）粒细胞减少，病情不如粒缺那么凶险，但要找出导致粒细胞减少的病因，病因治疗很重要。同时给予有效提升白细胞药物治疗。

（焦长林）

第二节 急性淋巴细胞白血病

急性白血病（acute leukemia）是早期造血干/祖细胞在分化过程中出现分化阻滞，凋亡障碍，大量的原始及幼稚细胞在造血组织中异常增殖，从而引起一组造血系统的恶性疾病。由于造血干/祖细胞的恶变，生成的白血病细胞逐步取代骨髓组织，抑制了正常红细胞、白细胞和血小板的增生，患者出现贫血、感染和出血等正常血细胞减少症候群。大量积聚的白血病细胞随着血流全身播散，逐渐侵犯淋巴结、肝、脾及其他重要的组织器官。急性淋巴细胞白血病（acute lymphocytic leukemia，ALL）儿童多见。国外资料显示，在1~15岁儿童中ALL占所有恶性肿瘤的15%，在15~19岁人群中占5%，而20岁以上人群中<10%。

一、流行病学

ALL的发病率具有种族、性别和年龄分布的特点。根据1996年IARC登记的世界166个地区的白血病发病率情况来看，淋巴细胞白血病男性最高为8.1/10万，最低为0.5/10万；女性最高为4.2/10万，最低为0.3/10万。在美国，白人儿童的ALL发病率为（2.0~2.6）/10万，黑人儿童为（0.7~1.0）/10万；ALL发病率男女之比为（1.2~1.6）:1；在年龄上存在2个高峰，<5岁的儿童（3.8/10万）和>70岁的老人（3.7/10万）。欧洲也有同样趋势。在中国，ALL主要见于儿童和青少年。

二、发病机制

白血病与其他肿瘤一样，其基本生物学特性是增殖失控、分化受阻和凋亡异常。导致这些特性的根本原因在于三大类癌基因，即原癌基因、抑癌基因和凋亡基因的结构及功能异常，对白血病的发生、发展及预后具有重要作用。正常干细胞在不断产生祖细胞的同时具有自我更新和自我维持，使自己永不消亡，但不能增殖；祖细胞则有高度增殖力，因此干细胞能够在体内长期或永久地重建造血，而祖细胞在体内只能短期重建造血。急性白血病是多能干/祖细胞肿瘤性病变，并且阻滞于分化特定阶段。近年来研究表明白血病细胞克隆具有异质性，其恶变性质不均一，可发生在造血干细胞定向、分化各个途径中。60%~85%ALL可发现克隆性染色体异常，主要为染色体数量和结构异常，染色体的异常改变又常导致特殊融合基因的产生，从而使细胞的生物学特征发生改变，导致白血病的产生。

三、临床表现

急性白血病起病多急骤，临床表现主要为骨髓正常造血功能衰竭和白血病细胞髓外浸润所致。常见症状主要为发热、进行性贫血、出血及组织脏器浸润。但也有些起病缓慢者多以进行性乏力、面色苍白、食欲不振等为首发症状。

1. 发热 发热是急性白血病常见的症状之一，大多为感染所致。感染引起的发热常以弛张热或稽留热为主，病原体以细菌多见。发病初期往往是革兰阳性球菌如粪链球菌、金黄色葡萄球菌；随着疾病进展，后期多以革兰阴性杆菌为主，如铜绿假单胞菌、大肠埃希菌、阴沟杆菌、假单胞杆菌等，少部分为真菌感染，以念珠菌及曲菌多见。发生病毒感染时病情常较凶险。感染可发生在体内任何部位，但以咽峡炎、口腔炎最多见，上呼吸道感染、肛周炎、肺炎、肠炎、耳部炎症、疖亦较常见。感染严重者，尤其是在化疗后，还可发生败血症、脓毒血症，从而危及生命。除感染外，白血病本身亦可引起发热，体温一般在38～39℃，并对抗感染治疗无效。

2. 出血　约半数患者在诊断时伴有出血症状，以皮肤黏膜出血最为明显，表现为皮肤瘀点、瘀斑、鼻出血、牙龈出血、口腔黏膜出血。少数患者有眼眶出血，女性患者常伴有月经过多。严重时可出现血尿、消化道出血，甚至因颅内出血而危及生命。ALL出血的主要原因是由于白血病细胞的异常增殖，使骨髓巨核细胞生成受抑，导致血小板减少。此外，白血病细胞对血管壁的浸润使血管脆性增加。

3. 贫血　贫血常是急性白血病的早期表现之一，患者常感到疲乏无力、面色苍白、虚弱、心悸、气短，贫血常呈进行性加重。造成贫血的主要原因为白血病细胞增殖使正常的红系祖细胞生成受到抑制；其次为无效红细胞生成及红细胞寿命缩短；再次为出血后失血使贫血加重。

4. 浸润

（1）骨关节浸润：由于白血病细胞对骨髓的浸润或骨骼坏死引起骨关节疼痛。成人ALL骨痛与儿童不同，多发生在肋骨和脊椎，因同时伴有骨质疏松，常表现为钝痛，有时呈剧痛。儿童多发生在四肢长骨，表现为严重的锐痛，行走困难。关节疼痛多发生在大关节，呈对称性、游走性疼痛，往往无红肿现象，易被误诊为风湿病。胸骨下端局限性压痛是急性白血病最常见的骨骼浸润表现，对诊断有重要意义。少数ALL患者因骨髓坏死，常出现全身骨骼剧痛。

（2）肝、脾、淋巴结肿大：半数以上患者有肝、脾、淋巴结肿大，ALL较急性非淋巴细胞白血病多见。淋巴结肿大常表现为全身浅表淋巴结轻至中度肿大，质地中等，无压痛。ALL患者有时也有深部淋巴结肿大，如纵隔、后腹膜、脊柱旁，通常<3cm。肝脾肿大一般为轻至中度，质地中等。

（3）中枢神经系统浸润：白血病中枢神经系统浸润有脑脊膜浸润（脑脊膜白血病）、脑实质浸润（脑实质白血病）、脊髓浸润（脊髓白血病），统称为中枢神经系统白血病（central nervoussystem leukemia, CNS - L）。CNS - L可发生在疾病的任何阶段，ALL发生CNS - L比急性非淋巴细胞白血病高，大多数发生在疾病的缓解期，约3% ALL患儿在确诊ALL时即可发生，成人ALL在确诊时约10%伴CNS - L。最常见为脑脊膜白血病，临床主要表现为头痛、头晕、恶性、呕吐，严重者有抽搐、昏迷；可有颈项抵抗感；脑脊液检查示压力增高，白细胞及蛋白含量上升，可找到白血病细胞。脑实质白血病类似脑瘤的表现，可有脑神经受压相应的临床症状，有时伴癫痫样发作。脊髓白血病可表现为截瘫及大小便障碍。凡白血病有不明原因头痛、恶心或呕吐，即使神经系统体征阴性，亦应做腰椎穿刺，以排除是否有CNS - L。

（4）其他组织浸润：皮肤浸润可表现为皮下结节、丘疹、红斑、牙龈肿胀等。ALL除成人T细胞白血病有皮肤结节、红皮病外，其他类型ALL皮肤浸润极为少见。此外，急性白血病有时可伴有肺实质、胸膜、心包浸润，出现胸腔及心包积液，临床出现相应的症状。男性ALL患者可有睾丸浸润，常出现在缓解期，表现为单侧或双侧睾丸无痛性肿大，质地坚硬，无触痛。女性极少数伴有卵巢浸润，肾脏浸润极为罕见。

四、辅助检查

1. **血象** 红细胞和血小板常减少,一般为中等度的正细胞正色素性贫血,血涂片可见少量有核红细胞。血小板早期轻度减少,晚期明显减少,同时常伴有血小板功能异常。白细胞计数高低不一,ALL 患者约 2/3 诊断时白细胞计数是增高的,大多在 $(10\sim100)\times10^9/L$ 之间,少数可 $>100\times10^9/L$,高白细胞以 T-ALL 和早期 B-ALL 较多见。外周血涂片中大多数患者可见到原始和幼稚细胞,但少数患者外周血中未见原始、幼稚细胞,同时白细胞计数也不高,这种类型的白血病常称为"非白血病性白血病"。

2. **骨髓象** 骨髓中常显示有核细胞增生明显活跃或极度活跃,主要为原始及幼稚淋巴细胞的大量增生,原始细胞 >10%,原始 + 幼稚细胞 >30%。偶尔有患者起病时外周血全血细胞减少,骨髓增生低下。红系和巨核系细胞因受白血病细胞增殖的影响,均有一定程度的抑制。有骨髓坏死者则呈现"干抽"现象,或骨髓液呈"冻样"改变,涂片中可见破碎细胞及蓝细胞。

3. **形态学分型** 按 FAB 分类,ALL 可分为 L1、L2、L3。

(1) L1 型:原始及幼稚细胞以小细胞为主。核为圆形,核染色质较粗、结构一致,核仁小且不清楚;胞质少,呈轻或中度嗜碱性,极少有空泡。以儿童多见。

(2) L2 型:原始和幼稚细胞以大细胞为主。核形不规则,核染色质较疏松、结构较不一致,核仁较清楚、1 个或多个;胞质较多,呈轻或中度嗜碱性,空泡极少。以成人多见。

(3) L3 型:以大细胞为主。细胞大小较一致;核形较规则,核染色质细而致密,核仁清晰、1 个或多个、泡沫状;胞质为深蓝色,呈蜂窝状。

细胞形态学分型中,细胞化学染色有助于区分 ALL 和 AML。ALL 细胞化学染色的特点为:原始细胞过氧化物酶(POX)和苏丹黑 B(SBB)染色阳性率 ≤3%;过碘酸 – 席夫(PAS)反应呈块状或粗颗粒状;特异性酯酶和非特异性酯酶染色均为阴性;中性粒细胞碱性磷酸酶增高。

4. **免疫学分型** 细胞免疫学检查对 ALL 的分型诊断具有重要意义。采用单克隆抗体检测细胞表面(Sm)或细胞质(Cy)内的分化抗原,依据抗原表达将 ALL 分为若干亚型。按照免疫学标记 85% 的 ALL 为 B-ALL,15% 属 T-ALL。目前根据 8 种单克隆抗体将 T-ALL 分为与正常胸腺发育阶段相对应的 3 个亚型:Ⅰ型为幼稚胸腺细胞型(immature T-ALL);Ⅱ型为普通胸腺细胞型(common T-ALL);Ⅲ型为成熟胸腺细胞型(mature T-ALL)(表 8-2)。非 T 细胞型可再分早期前 B-ALL(B-Ⅰ)、普通 B 细胞(common ALL,B-Ⅱ)、前 B-ALL(B-Ⅲ)和成熟 B-ALL(B-Ⅳ)(表 8-3)。

表 8-2 T-ALL 亚型

亚型	CD7	CD5	CD2	CyCD3	SmCD3	CD4	CD8	CD1a
Ⅰ	+	-/+	-/+	-/+	-	-	-	-
Ⅱ	+	+	+	+	-/+	+	+	+
Ⅲ	+	+	+	+/-	+	+/-	-/+	-

表8-3 B-ALL亚型

亚型	HLA-DR	CD10	CD19	CD20	CD22	CyIgM	SmIg
B-I	+	-	+/-	-	-	-	-
B-II	+	+	+	-/+	-/+	-	-
B-III	+	+	+	+	+	+	-
B-IV	+	+/-	+	+	+	-	+

WHO分类法更注重于免疫分型并将ALL与淋巴母细胞淋巴瘤合并。WHO分类中的前体淋巴母细胞白血病/淋巴瘤（又分为B细胞型及T细胞型）相当于FAB分型中的L1及L2型。WHO分类中的Burkitt淋巴瘤/白血病相当于FAB分型中的L3型。

5. 细胞遗传学和分子生物学特征　随着细胞遗传学技术的不断发展，急性白血病染色体的变化不仅与诊断有关，而且与方案选择及预后有关。约60%以上ALL有染色体异常，包括染色体数目及结构异常，从而导致基因发生变化。

（1）染色体数目异常：主要分为4种：①假二倍体：染色体数目正常，但有结构异常。此型缓解期短，预后较差。②低二倍体：染色体数目在44～45之间，伴有微小的结构变化，预后较差。③临界超二倍体，染色体数目在47～50之间，儿童ALL如出现这种染色体异常，对预后影响不大，成人相对预后较差一些，应尽早使用有效的化疗。④超二倍体：染色体数目>50（50～65之间），儿童中20%～30%、成人5%～12%有超二倍体，其预后较好，中位生存时间较长。

（2）染色体结构异常和基因的变化：

1）B-ALL相关的染色体的异常：如：①t（9；22）（q34；q11）：ph1染色体在成人ALL中约占25%，在儿童中占3%，在40～50岁年龄组ALL中可高达50%，并且可检测到bcr/abl融合基因，其融合蛋白约75%为p190，25%为p210。这些患者在诊断时往往白细胞升高，老年人及男性多见，FAB分型呈L2型。此型完全缓解率低，复发率高，预后差。②t（4；11）（q21；q23）：3%～5%成人ALL可见此易位，形成MLL/AF4融合基因。伴有该异常的ALL免疫表型为前B细胞。临床上白细胞往往升高，有脾肿大和CNS-L，对常规化疗反应欠佳，缓解期短，预后较差。③t（1；19）（q23；q13）：此型约占儿童ALL的5%和成人ALL的3%，免疫表型为前B-ALL。这种易位产生F2A/PBX1融合基因，可阻断HOX基因和E2A靶基因的表达。临床常见白细胞增高，对标准治疗方案效果欠佳，预后较差（儿童更明显），而强烈化疗后预后良好。④t（12；21）（p13；q22）：在儿童B-ALL中最为常见，约为20%，成人约2%，主要累及TEL和AML1基因，产生TEL/AML1融合基因，免疫表型为早期前B-ALL。此型为ALL中预后较好的一种亚型。⑤t（8；14）（q24；q32）：是B-ALL中最常见的易位，和Burkit淋巴瘤的细胞特点相似，属L3型。此外也可以是t（2；8）（p12；q24）或t（8；22）（q24；q11）易位。这些易位使8q24上c-Myc癌基因易位到14号染色体上和免疫球蛋白重链IgH并列，或于2p12和22q11免疫球蛋白轻链基因IgK和Igγ并列，形成IgH-Myc、Myc-Igκ、c和Igγ-Myc融合基因，使Myc基因调控失常而过度表达，导致细胞的恶性转化，此种患者对化疗药物易产生耐药，中位生存期<1年。

2）T-ALL相关的染色体异常：T-ALL的遗传学异常主要是以一些转录因子的过表达

为主要特点。T-ALL患者最常见的是累及1p32上的TAL1基因重排，其中3% ALL患者可见t(1;14)(p32;q11)易位，形成TCRaa-TAL1融合基因。T-ALL也可存在位于10q24的HOX11基因的过表达，t(10;14)(q24;q11)易位，形成TCRaa-hOX11融合基因，而使HOX11基因活化。另一个HOX11L2基因位于5q35，可通过t(5;14)(q35;q32)或t(5;14)(q35;q11)而活化。此外，25% T-ALL有t(11;14)(p13;q11)易位，并形成TCRaa-TTG2融合基因。另外，4%儿童T-ALL有del(11)，可以是11p12和11p13，该基因异常导致LMO_2基因上游自身负调控区域丢失，从而使得邻近LMO_2基因启动子被激活。

6. 血液生化检查 急性白血病，特别是在化疗期间，因白细胞破坏过多，血尿酸增高，尿中尿酸的排泄量增加，可出现尿酸结晶，若不及时处理，可引起尿酸性肾病。ALL患者末端脱氧核糖核酸转移酶（TdT）大多增高，血清乳酸脱氢酶（LDH）可升高。

五、诊断

ALL的诊断通常并不困难，一般临床上往往有贫血、发热或骨痛和肝、脾、淋巴结肿大。大多数患者外周血白细胞显著增高，并可见大量白血病细胞。骨髓检查即可确诊，即骨髓中原始+幼淋巴细胞≥30%。ALL诊断确定后，还必须通过细胞化学染色和免疫单克隆抗体方法进一步明确其类型和亚型。

六、鉴别诊断

一些疾病可产生与ALL相似的症状和血象，但只要详细询问病史，仔细检查和观察，比较容易鉴别。

1. 再障 再障和急性白血病都可以出现发热、出血、贫血和全血细胞减少，但再障患者的外周血涂片中找不到白血病细胞，肝、脾一般不肿大，骨髓检查可给予明确。

2. 传染性单核细胞增多症 传染性单核细胞增多症的患者外周血涂片中可见异常淋巴细胞，有时可能被误认为白血病细胞，一般来说做嗜异体凝聚试验和骨髓检查即可鉴别。

3. 骨髓病性贫血 癌肿骨髓转移时，外周血中常出现幼粒细胞和有核红细胞，骨髓涂片中的肿瘤细胞有时也会被误认为白血病细胞，如神经母纤维瘤细胞尤其容易被误认为原淋细胞，但骨髓中肿瘤细胞常聚集成堆，体积较大，细胞化学染色反应与白血病细胞或正常骨髓造血细胞也不一样。一般通过询问病史，全面分析患者的情况，不难做出正确诊断。

七、治疗

（一）支持治疗

大多数急性白血病都因发热、出血、贫血和（或）肝、脾、淋巴结肿大求治而确诊。因此对这些患者，在尽早进行化疗的同时，还应积极支持治疗，尤其是对化疗后白细胞减少或粒细胞缺乏的治疗，因其常合并严重感染，是死亡的主要原因。

1. 感染的处理 急性白血病在发病和治疗过程中易出现感染，故首先应加强预防措施。有条件者应安置在无菌层流病房进行化疗，降低感染率，强调口腔、鼻腔、皮肤、肛门周围的清洁卫生。化疗前如有局灶性感染，有条件者应予去除。有资料显示，当化疗后中性粒细胞绝对计数（ANC）$< 0.5 \times 10^9/L$，且持续1周以上者，几乎100%发生严重感染；当ANC $< 0.1 \times 10^9/L$而未能纠正者，80%死于感染；若ANC $< 1.0 \times 10^9/L$而未能纠正者，60%左右死于感染；当ANC $< 1.0 \times 10^9/L$但能纠正而恢复到$1.0 \times 10^9/L$以上者，仅1/4死于感染。当患者体温升高达38.5℃以上，且在停止输液、输血等2.5h后高热仍不退时，应首先考虑感染。ALL患者一旦感染，常来势凶猛、进展迅速，尤其是革兰阴性杆菌感染。当粒细胞减少患者合并铜绿假单胞菌败血症时，若未予以及时治疗，死亡率甚高。经验性抗生素的早期应用大大降低了粒细胞减少患者感染的死亡率。故一旦出现发热，应尽早寻找感染源，详细询问病史及做全面体格检查，反复做血、痰、咽拭、尿、肛周等分泌物的细菌培养及药敏试验，行肺部X线检查，同时开始经验性抗炎治疗，选用广谱抗生素。对于粒细胞减少的白血病患者，则应侧重于选择抗革兰阴性杆菌的药物。最常用的方案为氨基糖苷类加抗铜绿假单胞菌的β内酰胺类。对于肾功能不全患者，特别是老年人或有明显听力障碍的患者，主张以第三代头孢菌素类代替氨基糖苷类抗生素。经验性抗生素治疗3~4d后若体温下降，再继续治疗3d；若体温不退，此时可参照病原菌的阳性结果和药敏情况调整用药。若各种培养阴性，患者仍有持续发热，则应考虑患者是否有真菌感染，可加用抗真菌药物。由于患者化疗后细胞免疫和体液免疫功能显著缺陷，故合并病毒感染的机会相对较多，尤其是巨细胞病毒和带状疱疹病毒感染，在正常人可呈良性且有自限性，在ALL患者病情可能较严重。有病毒感染时可采用无环鸟苷、大蒜制剂及IFN-α或β。对体液免疫功能降低的患者，可用IVIG 0.2~0.4g/（kg·d），在一定程度上可帮助控制感染。

2. 出血的处理　出血是化疗前或化疗后常见的严重的临床表现。患者起病时由于血循环中白血病细胞数过高，脑部血管白细胞淤积，故颅内出血常是致命的并发症，因此对白细胞过高的患者应积极设法降低白细胞，如用白细胞分离术等。其次化疗后骨髓抑制、血小板计数明显降低，易发生出血。ALL出血若是血小板减少所致，可输注单采血小板，并加用一些止血药物如卡洛柳钠（安络血）、酚磺乙胺（止血敏）等；若为凝血因子减少所致，可输注相应的血浆制品如凝血酶原复合物、纤维蛋白原等。

3. 贫血的处理　贫血可引起全身各组织器官的缺氧，导致功能衰竭，因此贫血患者伴有心悸、心动过速、气急、气短或血红蛋白$<60g/L$时可输入红细胞悬液，以改善机体缺氧状况。纠正贫血的最根本方法是尽快使白血病缓解。

4. 高尿酸血症的处理　急性白血病最常见的代谢异常是高尿酸血症。对已有血尿酸增高者，在化疗期间随白细胞破坏过多，高尿酸血症可能加重，应及早给予别嘌醇0.1g，每日3次口服，防止尿酸性肾病的发生。同时补充足量的液体，使患者保持足够的尿液，以加速尿酸的排泄，并给一些碱性药物如碳酸氢钠，防止尿酸在肾小管沉淀。对白细胞计数$>20 \times 10^9/L$的患者，在急性白血病诱导化疗期间也采用上述治疗原则，以减少尿酸形成。

（二）化学治疗

随着医学的不断发展，急性白血病已由不治之症成为可以治愈的恶性疾病之一。骨髓和外周血干细胞移植开展是治愈白血病的方法之一，但却受到供体、年龄、设备诸多条件的限制，尚不能普及，因此化疗仍是目前临床治疗白血病最常用的手段。通过化疗大量杀灭白血病细胞，以减少肿瘤负荷。一次足量的化疗可以杀灭体内2~5个对数的白血病细胞，骨髓抑制越明显，越早获得完全缓解，持续完全缓解就越长，长期无病生存率越高。但遗憾的是化疗作用是全身性的，有很大毒性，它既作用于白血病细胞，也影响正常细胞。

1. 化疗策略　应用化疗的目的是杀灭肿瘤细胞，故在化疗时应注意：①初治诱导缓解的重要性：因为初治患者存在肿瘤原发耐药的概率较低，骨髓内保留的正常 CFU - GEMM 相对要多一些，患者整体情况好，如有感染，较易控制。②强调一疗程缓解率：此与缓解时残留细胞群数有关。③采取联合方案，加大剂量：这与缓解率有关，亦与一疗程缓解率有关。④缓解后治疗：其目的是消灭残存白血病细胞，阻止耐药细胞生长，防止复发，延长生存期。缓解后强化治疗无疑对治愈白血病起决定作用。

2. 化疗治疗原则　联合化疗至今仍是急性白血病治疗的主要方法。强烈诱导、及早巩固、大剂量强化、酌情维持及个体化治疗是白血病化疗的重要原则。此外，髓外白血病的防治（中枢神经系统、睾丸等），支持治疗的进一步加强，生物反应的调控治疗，免疫、分子靶向治疗及多药耐药逆转治疗，都应十分注意。

3. ALL 化疗　ALL 一旦被确诊，应立即进行化疗。首先是诱导缓解，目的是杀死患者体内的白血病细胞，从而使患者临床症状和体征完全消失，骨髓恢复正常造血。然后是缓解后治疗，包括巩固强化治疗、维持治疗及 CNS - L 的防治等。近来资料显示，儿童 ALL 的完全缓解（CR）率可达 98%，5 年无病生存（DFS）达 70%~80%。成人 ALL 的 CR 率在 74%~93%，5 年 DFS 为 33%~48%。

（1）诱导缓解治疗：成人 ALL 标准的诱导化疗方案以长春新碱、泼尼松和蒽环类药物（柔红霉素或多柔比星）组成的 DVP 方案或加左旋门冬酰胺酶（L - ASP）组成的 VDLP 方案最常用，CR 率一般在 75%~90%，中位缓解时间为 18 个月左右。有报道认为在 DVP 方案基础上加用 L - ASP 不影响 CR 率，但可以改善 DFS。在诱导缓解治疗中 L - ASP 可用，也可不用，但缓解后巩固治疗中最好能用。另外，诱导缓解中可提高蒽环类的药物剂量，如柔红霉素（DNR）45~60mg/（$m^2 \cdot d$），用 2~3d。地塞米松代替泼尼松，因为地塞米松在脑脊液中浓度高，维持的半衰期长，有更好地预防 CNS - L 的复发和提高 DFS 的作用。

为了提高 CR 率，继而改善 DFS，在成人 ALL 中诱导缓解治疗中加环磷酰胺（CTX）可提高 T - ALL 的疗效，加用大剂量阿糖胞苷（HD - AraC）主要在于提高 DFS 以及有效预防 CNS 的复发。MD Anderson 癌症中心尝试 Hyper - CVAD 与甲氨蝶呤（MTX）联合 HD - AraC 方案交替使用，其 CR 率可达 92%。此外，替尼泊苷（VM26）、大剂量 MTX、米托蒽醌也被广泛应用于 ALL 患者的诱导缓解治疗。

成人 ALL 患者经诱导治疗，约 20% 未能达 CR，约 10% 成人患者在确诊和治疗开始后最初 8 周内死亡。死亡率与年龄相关，患者年龄 >60 岁，约 2/3 死于感染，尤其在中性粒细胞减少期，各种广谱抗生素的大量使用使真菌感染机会明显增加。正规的标准剂量联合化疗 1~2 个疗程，未 CR 者属于难治性白血病，应改变化疗方案。

（2）缓解后治疗：ALL 在取得 CR 后应及时给予缓解后的强化治疗，进一步清除体内残留白血病细胞，防止复发，延长缓解期，使患者能长期存活。缓解后治疗可以采用大剂量化疗，应用诱导缓解时未曾应用的新的化疗药物，也可应用原诱导缓解或序贯的巩固化疗方案。如 CAM [CTX 1 000 mg/m^2，第 1 日，静滴；Ara - C 1 000 mg/m^2，每 12h 1 次，第 1~3 日，静滴，用 6 次；巯嘌呤（6 - MP）50mg/m^2，第 1~7 日，晚上顿服]、VDL、VDLP 方案也可作为缓解后的巩固治疗。

大剂量化疗——主要是 HD - AraC 或 HD - MTX，已越来越多地应用于成人 ALL 的巩固治疗。HD - AraC 常用剂量为每次 1~3g/m^2（每 12h 1 次，一般用 6 次），HD - MTX 为 2~

$3g/m^2$，对于预防全身和睾丸复发、治疗 CNS-L 具有肯定价值。MD Anderson 癌症中心 Hyper-CVAD 治疗方案是典型的 HD-AraC、HD-MTX、HD-CTX、大剂量糖皮质激素相结合的方案：Hyper-CVAD（第 1、3、5、7 疗程），CTX 300 mg/m²，每 12h 1 次，第 1~3 日（美司钠等量解救）；VCR 2mg，第 4、11 日；多柔比星 50mg/m²，第 4 日；地塞米松 40mg/d，第 1~4、11~14 日。HD MTX-AraC（第 2、4、6、8 疗程），MTX 1.0g/m²，第 1 日；AraC 3.0g/m²，每 12h 1 次，第 2、3 日；甲泼尼龙 50mg，每 12h 1 次，第 1~3 日。中位随访时间为 63 个月，5 年生存率为 38%，5 年持续 CR 率为 38%。

ALL 患者强化巩固治疗后，继续进行维持治疗对于延长患者缓解期及 DFS 是十分重要的。目前成人 ALL 维持治疗的方法是参考儿童 ALL，基本方案是：6-MP 75~100mg/m²，晚上顿服；MTX 20mg/m²，每周 1 次，口服或静注。此外，成人 ALL 的维持治疗也可间歇使用联合化疗方案，或单药持续给药与联合化疗间歇序贯应用，维持治疗期间的强化治疗多选用 COAD、VDLP、VDL+HD-AraC 方案。强化化疗的间隔则根据不同的危险度，高危患者维持治疗开始每 3 个月需强化 1 次；中危患者每半年强化 1 次；而标危患者在 CR 后 12 个月强化 1 次即可。维持治疗的持续时间往往为 2~3 年，至少不应少于 1 年。

（3）髓外白血病的防治：髓外白血病是指骨髓以外部位所发生的白血病，这些部位在常规化疗时化疗药物不能达到有效的杀伤浓度。除了 CNS 外，尚有睾丸、卵巢等。这些部位残留的白血病细胞是造成临床复发的主要原因。因此加强对髓外白血病的防治是使 ALL 患者持续缓解、避免复发甚至治愈的重要环节。

成人 ALL 初治时脑膜白血病的发生率 <10%，但如不接受 CNS 预防措施，30%~50% 成人 ALL 可发展为 CNS-L。发生 CNS-L 的相关因素主要是外周血白细胞增高，特别是处于增殖周期的白血病细胞比例较高。其次 B-ALL，尤其是 L3 型 CNS-L 的发生率高。

1）CNS-L 的预防和治疗：包括：①鞘内化疗：预防性治疗通常在诱导缓解期，外周血中原始细胞基本消失，血小板回升即可开始鞘内注射 MTX 10mg + 地塞米松 2.5mg（每周 1~2 次，连用 4~6 次）。如出现 CNS-L，则 MTX + 地塞米松隔日鞘内注射至脑脊液生化、常规达正常为止，以后每 4~6 周 1 次，随全身化疗结束而停用。若 MTX 效果不佳，也可使用或加用 AraC 30~50mg/次。②全脑照射+鞘内注射 MTX：全脑预防性照射剂量，标危组为 18Gy，高危组或已发生 CNS-L 者为 24Gy。因全脑照射后长期生存者的随访发现有智力降低、神经内分泌功能降低和继发性脑肿瘤，故目前全脑预防性照射只应用于高危患者。③全身化疗：CNS-L 是全身白血病的一部分，由于血脑屏障的存在，常规全身用药大多不能在脑脊液中达到足够浓度，无法起预防和治疗作用，故应使用能通过血脑屏障的药物，并大剂量给药，如中、大剂量 MTX 或大剂量 Ara-C。当中剂量 MTX（500~1 500mg/m²）或大剂量 MTX（1 500~2 500mg/m²）静脉用药时，脑脊液内浓度达 10^{-7}~10^{-5}mol/L。一般认为 10^{6}mol/L 浓度有杀灭白血病细胞的作用。临床上可以用大剂量 MTX 静注 + MTX（10mg/m²）鞘内注射预防 CNS-L。大剂量 Ara-C 静脉给药能很快到达脑脊液，渗入脑脊液的比例较高，约为血清浓度的 40%，使其在脑脊液中的浓度与血浆达到平衡，以预防脑膜白血病。

2）睾丸白血病：睾丸白血病的发生率仅次于 CNS-L，也是 ALL 细胞最易浸润的"庇护所"之一。5%~10% 长期生存的男性患者可发生睾丸浸润。生存越久，发生率越高，且多累及双侧睾丸，可根据临床表现和睾丸穿刺活检确诊。对睾丸白血病的治疗主要用局部放射治疗，同时加全身化疗，特别是大剂量化疗可明显提高疗效，还可用类固醇激素治疗。

3）卵巢白血病 卵巢白血病十分罕见。在可能情况下以手术全切除为主，可配合全身化疗或局部放疗。

（4）Ph/bcr-abl 阳性 ALL 治疗：Ph/bcr-abl 阳性 ALL（在成人 ALL 中总的发病率为 25%，且随年龄增长而有所增加，50 岁以上患者发病率在 40% 以上）是一个预后最差的亚型。Ph/bcr-abl 阳性 ALL 的 CR 率加权平均值为 66%，然而只有不到 10% 患者在强烈诱导治疗后可达到分子遗传学的缓解，传统化疗甚至是包括大剂量化疗（如 HD-AraC）后中位缓解期很短（9 个月），2~3 年的 LFS 为 0~15%，非常差。目前最好的结果是在 CR1 时进行干细胞移植，最好是来源于 HLA 相合的同胞供者，也可以是无关供体或自体干细胞移植。

最近出现了一些新的分子靶向治疗手段，可直接选择性抑制 bcr-abl 基因。伊马替尼作为 Ph（+）ALL 的一线治疗的研究已逐渐开展。现一般认为：①在诱导和巩固阶段用化疗与伊马替尼联合有协同作用，CR 率达 95%，并有助于防止继发耐药。②化疗与伊马替尼同时使用有更高的 PCR 转阴率。③老年 Ph（+）ALL 的患者采用伊马替尼 600mg/d 和泼尼松诱导，也可获 90% 的 CR 率。④使用伊马替尼能更好地维持细胞和分子遗传学的缓解，减少复发。⑤CD20-ALL 可加用抗 CD20 单抗。

（三）造血干细胞移植

ALL 患者用化疗能够获得长期 DFS，尤其是儿童 ALL，CR 率高，长期生存率也较高，这些并不急需在 CRI 时就进行干细胞移植。成人标危 ALL 在 CRI 时也不主张进行干细胞移植。目前欧洲骨髓移植协作组公布的 allo-hSCT 在 ALL 治疗中的适应证为：CR1 的高危/极高危患者（PH$^+$、诱导缓解化疗无效、T-ALL 且泼尼松反应不良、诱导化疗 6 周后 MRD > 10^{-2} 等）；CR2 患者（CRI 持续时间 <30 个月或 CR1 期 MRD 持续高水平）。

（朱爱萍）

第三节 急性髓细胞白血病

急性髓细胞白血病（acute myeloid leukemia，AML）是造血系统的一类恶性肿瘤，白血病细胞在骨髓和血液中大量积聚，浸润全身器官和组织。AML 是一个具有明显异质性的疾病群，它可以由正常髓细胞分化发育过程中不同阶段的祖细胞恶性增殖而产生，不同阶段祖细胞的 AML 具有不同特征，故 FAB 分型有 $M_0 \sim M_7$，虽然 AML 有其异质性，但对其分子生物学特征和临床治疗方面除了急性早幼粒细胞白血病有比较深入的了解和针对靶基因采取诱导分化治疗外，其他髓系白血病仍以联合化疗为主。AML 总的缓解率可达 60%~80%，但 5 年无病生存（DFS）率仍在 25%~30%。

一、流行病学

美国 AML 每年发病率约为 3.6/10 万，男性略高于女性（1.2：1），随年龄增长，发病率逐渐升高，65 岁以下为 1.7/10 万，而 65 岁以上则为 16.2/10 万。过去 10 年间 AML 发病率迅速增加。我国近几年也呈上升趋势，20 世纪 80 年代末我国 22 个省进行了白血病年均发病率调查，总发病率为 2.76/10 万，其中 AML 为 1.85/10 万。与 ALL 不同的是，AML 以成人多见（成人急性白血病中 ALL 占 20%，AML 占 80%），其发病率随年龄增长渐次上升，

20岁以下年轻患者仅占全部 AML 的 5%，一般过 40 岁后发病增加，而 50% 以上 AML 年龄≥60 岁，中位发病年龄为 60~65 岁。男性发病率比女性略高，至老年期男性发病率明显高于女性。

二、病因和发病机制

AML 的病因和发病机制类似 ALL，主要为遗传因素、电离辐射、化学药物和某些职业相关因素，但病毒致 AML 还没有直接证据。

1. **遗传因素** 体细胞染色体异常如 Down 综合征（21-三体）、Patau 综合征（13-三体）和 Klinefelter 综合征（XXY 畸形）的患者中，AML 的发生率增加。此外，一些常染色体遗传病如先天性血管扩张红斑病（Bloom 综合征）、先天性再生障碍性贫血（Fanconi 贫血）、先天性丙种球蛋白缺失症和 Kostmann 综合征等，AML 的发病率均较高。

2. **电离辐射** 日本遭原子弹袭击后的幸存者中，AML 的发生率明显提高，爆炸 5~7 年后是发病高峰。单纯的放疗很少增加 AML 的患病率。

3. **化学因素** 苯作为溶剂，应用于化工、塑料、橡皮和制药行业，它的致白血病作用已经肯定。吸烟、接触石油制品、燃料均会增加 AML 的患病率。抗癌药物，尤其是烷化剂可引起继发性白血病，多发生在接触后 4~6 年内，5 号和 7 号染色体异常多见。拓扑异构酶Ⅱ抑制剂相关的白血病发生在 1~3 年内，染色体异常表现为 11q23。乙双吗啉、氯霉素、保泰松亦可能有致白血病作用。氯喹、甲氧沙林可引起骨髓抑制，继而发展为 AML。

AML 的恶性克隆性增殖累及造血细胞的水平不一，可以是多能干细胞，也可以是粒-单核细胞祖细胞，白血病细胞失去进一步分化成熟的能力，阻滞在较早阶段。髓系造血细胞发生白血病变的机制可能还与染色体断裂、易位有关，使癌基因的位置发生移动和被激活，染色体内基因结构的改变可导致细胞发生突变。

三、临床表现

AML 的临床表型与 ALL 大致相同，但各有其特点。

1. **贫血** AML 患者起病急缓不一，有些自感乏力、心悸、气短、食欲下降和体重减轻，多数为轻至中度贫血。老年患者贫血更为多见，甚至为严重贫血，可能少数在确诊前数月或数年先有难治性贫血，以后再发展为 AML。

2. **出血** AML 患者起病时血小板减少极为常见，约 1/3 患者血小板数 $< 20 \times 10^9$/L，60% 初发患者有不同程度的出血，临床主要表现为皮肤瘀点和瘀斑、鼻出血、牙龈出血、口腔黏膜出血，少数患者有眼球结膜出血，女性患者常伴有月经过多。出血的主要原因是由于白血病细胞的异常增殖，使骨髓巨核细胞生成受抑，导致血小板减少；也可能是继发于 DIC 所致，这通常见于急性早幼粒细胞白血病患者，其表现为广泛皮肤、黏膜或注射部位、穿刺部位大片出血，甚至因颅内和消化道大出血而死亡。

3. **感染** 10% 的 AML 患者，发热是首发症状，而感染是发热最常见的原因。几乎所有 AML 患者发病时中性粒细胞绝对值是下降的，同时伴粒细胞功能的缺陷。感染可发生在体内任何部位，约 25% 出现严重的软组织或下呼吸道感染，多数为细菌感染，极少数为真菌感染。

4. **白血病细胞浸润** AML 髓外浸润主要以 M_4 和 M_5 多见，白血病细胞可侵及牙龈，出现牙龈增生和肿胀,甚至表面破溃出血。皮肤浸润表现为斑丘疹、结节状或肿块。眼部浸润一般出现在原始细胞极度升高的患者,以视网膜浸润为主,有时在眼球后部位可见绿色瘤,主要是因瘤细胞内含大量髓过氧化物酶,使瘤体切面呈绿色。肝、脾、淋巴结肿大比 ALL 少,肝、脾通常肋下刚及,明显的肝、脾、淋巴结肿大者≤10%。中枢神经系统浸润方面,AML 明显低于 ALL,包括初发和复发患者,成人 CNS-L 发生率大约为 15%。极少数患者(2%~14%)首先发现有肿块,可出现在软组织、乳房、子宫、卵巢、硬脑(脊)膜、胃肠道、肺、纵隔、前列腺、骨骼或全身其他部位。肿块是由白血病细胞积聚而成,称为粒细胞肉瘤。肿块可以于 AML 诊断时被发现,亦可在 AML 诊断确立前即出现。这种粒细胞肉瘤多见于伴有 t(8;21)染色体易位的患者。

四、辅助检查

1. **血象** AML 患者的白细胞均值约为 $15 \times 10^9/L$,约半数 AML 患者白细胞在($10 \sim 100$)$\times 10^9/L$,而 20% 患者的白细胞 $> 100 \times 10^9/L$,25%~40% 患者白细胞计数 $< 5.0 \times 10^9/L$,少数患者白细胞数 $< 4 \times 10^9/L$,常为 M_3 型和老年患者。外周血分类中可见不同数量的白血病细胞,大约有 5% 患者外周血中很难找到原始细胞。外周血中性粒细胞吞噬和趋化功能削弱,形态有异常改变(核呈分叶状,缺乏正常的嗜天青颗粒)。大多数患者有不同程度的正细胞正色素性贫血,有些甚至出现严重贫血,网织红细胞常减少。75% 患者血小板计数 $< 100 \times 10^9/L$,而 25% 患者 $< 25 \times 10^9/L$,尤其是 M_3 型。血小板的形态和功能异常,巨大畸形含异常颗粒,失去正常的聚合、黏附功能。

2. **骨髓象** 急性白血病的诊断依赖于骨髓穿刺和活检。多数患者骨髓象示细胞显著增多,白血病原始和(或)幼稚细胞占骨髓细胞的 30%~100%,取代了正常的骨髓组织。白血病细胞常有形态异常和核质发育不平衡,如胞质内出现 Auer 小体,则可确诊 AML 而排除 ALL。偶尔可见骨髓纤维化(M_7 多见)和骨髓坏死。

3. **其他实验室检查** 在出现 DIC 时,除血小板减少外,可有血浆凝血酶原时间(PT)和活化部分凝血活酶时间(APTT)延长,血浆纤维蛋白原降低,纤维蛋白降解产物增加和 D-二聚体升高。高尿酸血症常见于白细胞数增高和诱导化疗期的患者,往往与肿瘤溶解有关,表现为高钙血症、高钾血症、高尿酸血症、高磷酸血症和肾功能不全,这些症状往往出现在治疗开始后不久,不予适当治疗将危及生命,但 AML 的高尿酸血症发生率比 ALL 低。血清乳酸脱氢酶(LDH)可升高,在 M_4 和 M_5 中多见,但也比 ALL 轻。血清溶菌酶在 AML 患者中增高,以 M_4 和 M_5 型多见。

五、分型

根据白血病细胞的形态学、细胞化学、免疫表型、细胞遗传学及分子生物学的特点,可以将 AML 进行多种分类。

1. **形态学** 典型 AML 白血病细胞直径在 $12 \sim 20 \mu m$ 之间,形态有异常改变,如染色质粗糙、排列紊乱、核的形态异常(切迹、分叶),核仁明显,胞质中常含有嗜天青颗粒。AML 的一个重要特征是胞质中可见 Auer 小体,经 Wright-Giemsa 染色呈红色。法国、美国、英国协作组(FAB 协作组)根据形态学和组织化学将 AML 分为 8 个亚型:M_0、M_1、M_2 和 M_3 型是原粒细胞分化停滞在不同阶段,M_4 和 M_5 型白血病未成熟细胞为粒(单核)

系，M_6 型为红系，M_7 型为巨核系（表 8-4）。

表 8-4 AML 的 FAB 分类

亚型	形态	POX	NSE	PAS	染色体改变
M0，急性未分化型白血病	大小一致，未分化的原粒细胞	-	-	-	多样
M_1，急粒白血病未分化型	未分化的原粒细胞，无嗜天青颗粒	+/-	+/-		多样
M_2，急粒白血病部分分化型	含颗粒的细胞占主体，可见 Auer 小体	+++	+/-	+	多样；t（8；21）
M_3，急性早幼粒细胞白血病	以多颗粒的早幼粒细胞为主	+++	+	+	t（15；17）
M_4，急性粒-单核细胞白血病	原粒细胞和原单核细胞为主	++	+++	++	多样；Inv/del（16）
M_{4EO} 急粒-单核伴嗜酸性粒细胞增多	除 M_4 型特点外，含有嗜酸性粒细胞				
M_5，急性单核细胞白血病	原单核细胞为主	+/-	+++	++	多样 11q23 异常
M_{5a}，未分化型	原单核细胞≥80%				
M_{5b}，部分分化型原单核细胞>20%					
M_6，急性红白血病	原红细胞为主，巨大畸形红细胞可见	-	-	++	多样
M_7，急性巨核细胞白血病	原巨核细胞为主		+/-		多样

2. **免疫表型** 根据细胞表面抗原对单克隆抗体的免疫反应，在一定程度上有助于 AML 进行分型。在 AML 的单克隆抗体检测中，未成熟的粒-单核细胞表面抗原可以与抗 CD13、抗 CD14、CD15、抗 CD33 和抗 CD34 结合，这种反应出现在 AML 患者的白血病细胞中。而 M_6、M_7 型表达红系、巨核系的免疫表型，M_6 型为抗血型糖蛋白 A，M_7 型表达抗血小板糖蛋白 CD41、CD42b、CD61。AML 同时表达 HLA-DR 抗原，但通常缺乏 T 细胞、B 细胞和其他淋巴细胞抗原。仅 10%~20% AML 患者可表达 T、B 细胞等淋巴细胞抗原，这些患者淋巴细胞抗原的表达并不改变疾病的发展，但对化疗的反应可能较差。

3. **细胞遗传学和分子生物学** 在 AML 中，不同的形态学表现和临床亚型往往有特征性的染色体异常。染色体异常包括数目异常、染色体多或少；更多见的是染色体易位、缺失和倒置。在诊断 AML 时进行细胞遗传学的检测成为预测患者预后及治疗方案选择的依据。50%~60% 的初发成人 AML 骨髓可检测到染色体克隆的异常（至少 2 个细胞分裂中期的细胞有染色体结构异常或染色体三体，至少 3 个细胞分裂中期的细胞发现染色体单体）；10%~20% 患者存在复杂核型，即至少有 3 种染色体异常；另有 40%~50% 患者通过常规染色体显带技术检测不到细胞遗传学异常。一些协作研究已经提出在根据诊断时的核型变化，将 AML 分为预后良好、中等和不良三组。而且有资料证实，在诊断时即使只有 1 个中期细胞存在核型异常，但只要这种核型持续存在，就会导致更高的累积复发率及更低的 DFS 和总生存（OS）。当急性白血病患者经过化疗达完全缓解（CR）期，染色体异常消失；而当疾病复发后，染色体异常将又出现。

在所有细胞遗传学分类中，正常核型的患者比例最高，为中等预后。但发现对此类患者采取相同的治疗方案，其效果并非相同，可能原因是正常核型的 AML 患者在分子水平上存在异质性。目前影响正常核型 AML 患者最重要的因子是 FLT3 基因的内部串联重复（FLT3 - ITD），大约发生在 1/3 的患者中，提示预后不良，尤其是伴有不表达 FLT3 野生型等位基因或高度突变的 FLT3 基因的患者，预后更差。另外，在正常核型 AML 中有 5%～10% 的 MLL - PTD 突变，另一些有 BAALC 和 ERG 的过度表达，这些突变和过度表达均提示其预后不良。相反，如出现 NPMI 和 CEBPA 突变，则提示其预后较好。

六、诊断

根据 AML 临床表型、外周血象及骨髓检查，一般均能给予明确诊断。随后结合骨髓涂片中的细胞化学、免疫学、染色体及分子生物学的检测，按照 FAB 或 WHO 分型进一步确立其分型。

七、鉴别诊断

1. 再障　白血病和再障都可表现为外周全血细胞减少，但再障的骨髓象示细胞增生低下或极度低下，无原幼细胞发现，淋巴细胞相对增多。

2. MDS　表现为外周血细胞减少，出现病态造血，骨髓中可见一系或多系病态造血，原始细胞 <20%。

3. 类白血病反应　严重感染可出现类白血病反应，外周血中可见幼稚粒细胞，但骨髓和外周血中以后期幼粒细胞为主，原始和（或）幼稚细胞增多不明显，一般 <10%，细胞化学染色 NAP 积分升高，经抗感染治疗后白细胞逐渐下降。

八、治疗

AML 诊断确立后，应迅速对患者病情作一评估，然后给予适当的治疗。除了判断 AML 的亚型，还应对患者的全身整体情况做出评判，包括心血管系统、呼吸系统和肝肾功能等。还应评定与预后有关的某些因素，这些将影响患者能否达到 CR 和维持缓解的时间。如患者同时伴有感染，因寻找原因，积极抗感染处理。某些患者存在严重的贫血和血小板减少，应及时给予输注红细胞和血小板。尤其是急性早幼粒细胞白血病，若并发 DIC，除积极治疗原发病外，可使用低分子量肝素，24h 内肝素剂量为 3 000～6 000U；若同时伴有凝血因子减少包括纤维蛋白溶解亢进所致，可输注相应的血浆制品如凝血酶原复合物、纤维蛋白原等。

约 50% 患者血清尿酸浓度轻度或中度升高，仅 10% 有严重升高。尿酸在肾内形成结晶引起严重的肾病是较少见的并发症。化疗将加重高尿酸血症，应立即给予患者别嘌醇，并嘱咐其多饮水并碱化尿液。

多年来成人 AML 的总体疗效逐步改善，目前仍以细胞毒化学药物治疗为主。AML 的化疗一般分为诱导缓解治疗和缓解后治疗两个阶段。诱导缓解治疗的目的是达到临床和血液学的 CR，而缓解后的治疗则是尽可能地减少机体亚临床的白血病细胞负荷，达到真正的治愈。

1. 诱导缓解治疗　目前非 APL 的 AML 诱导缓解经典方案为 DA "3 + 7" 方案：柔红霉素（DNR）45mg/m^2 静注，用 3d；阿糖胞苷（AraC）100mg/（m^2 · d）静滴，用 7d，最好 24h 内持续静滴。小于 55～60 岁患者的 CR 率为 60%～75%，遗传学特征不良组（即核型差的成人 AML) CR 率为 55%~58%。有许多随机研究在 AraC 用量不变的基础上比较了盐酸柔红霉素与伊达比星（idarubicin）、安吖啶（amsacrine）、阿柔比星、米托蒽醌，结果显示这些药物均优于 DNR（45 mg/m²）。因此，目前主张采用比 45mg/m² 更大剂量的柔红霉素，或换用其他蒽环类，如伊达比星或米托蒽醌。伊达比星替代 DNR，组成伊达比星加 AraC 的"3+7"方案，伊达比星 12mg/(m²·d) 静滴，每日 1 次，连续 3d，而 Ara-C 的用法同上。此方案比"DA 3+7"方案有较高的长期 DFS 率。研究表明，此结果可能与伊达比星比 DNR 具有更好的中枢渗透性和在细胞内积蓄，以至不易被 P 糖蛋白（Pgp）泵出和与不易耐药有关。

近几年来有许多"3+7"方案基础上的改良方案，通过增加 AraC 的剂量或加用依托泊苷来提高诱导化疗强度，对初始缓解率虽无明显提高，但 DFS 率得到改善，尤其对于 50 岁以下的患者。最近几年广泛的临床试验结果表明，在 AML 中具有潜在应用价值的其他新药包括以下 4 类：①核苷类似物：氟达拉滨（fludarabine）。②拓扑异构酶 I 抑制剂：托泊替康（topotecan）和 q-氨基喜树碱（9-amino camptothecin）。③去甲基化制剂：氮杂胞苷（5-azacytidine）相地西他滨（decitabine）。④铂和烷化剂类似物：卡铂（carboplatin）和 tablimustine。这些新药目前主要被用于难治性 AML 和复发 AML 的诱导缓解治疗。

2. 缓解后治疗　20 世纪 80 年代以前 AML 的缓解后治疗主要是长期地维持治疗。维持治疗的方案很多，多数由 2 种以上的药物构成，但总的细胞毒杀伤程度通常低于诱导缓解治疗，复发率比较高。近来缓解后治疗方案的选择主要依据细胞遗传学特征而定。

(1) 预后好的遗传学特征组：这组患者对诱导缓解的初始反应率在 85% 左右，经过强烈缓解后治疗 5 年生存率 >50%。缓解后治疗的化疗方案有很多，但大多数认为年龄在 55 岁以下者，大剂量阿糖胞苷（HD-AraC）是缓解后治疗的有效方案。HD-AraC 的具体用法为：AraC 2.0~3.0g/m²，每 12h 1 次，每次持续静滴 3h，第 1~3 日，共 6 次，根据骨髓造血功能恢复的快慢，每 35~42 日为一疗程，共 4~5 个疗程。主要毒副作用为皮疹、充血性结膜炎、胃肠道反应和中枢神经系统（常为小脑共济失调）毒性。CALGB 报道称对那些有 t(8;21) 易位的患者，3~4 个疗程的 HD-AraC 是最合适的，这组患者 3 年 DFS 约为 60%。对本组患者缓解后是否需要进行自体造血干细胞移植尚有争议。自体造血干细胞移植后复发率明显下降，但移植相关死亡率为 18%，故总生存率无差别。而异基因干细胞移植治疗相关死亡率高，对这组患者不作为标准方案。

(2) 预后中等的遗传学特征组：对 55~65 岁的患者，建议行 HLA 相合同胞的异基因移植，3 年生存率达 65%，3 年复发率为 18%。至于初次缓解期何时行异基因干细胞移植为宜，尚无前瞻性研究，IBMTR 的回顾性资料提示缓解后继续化疗无特别优点，如果有 HLA 相配的供体，应当尽快实施移植。无合适同胞供者，可接受 HD-AraC 方案，HD-AraC 的剂量为 1.5~3g/m²。有关核型中等 AML 患者的自体造血干细胞移植有相当多的报道。MRC 研究报道，接受自体移植的患者复发率为 35%，而接受强化疗的患者复发率为 55%，5 年生存率分别为 56% 和 48%。提倡移植前给予几个疗程强烈化疗以达到体内净化，或移植前加用抗 CD33 单抗。

(3) 预后不良的遗传学特征组：含 3 种以上异常的复杂核型，这组患者长期以来被认为是 AML 中治疗效果最差的，虽然初始治疗反应可能 >50%，但无论缓解后治疗采用什么方案，总的长期生存很差。目前治疗趋势是，如果有 HLA 相合同胞供者，应当在诱导缓解后尽快行异基因造血干细胞移植,5 年生存率达 44%,而接受化疗组仅 15%。如无 HLA 相合同胞,可在第一次缓解后就接受 HLA 相合的无关供者或半相合同胞供者,长期生存仍可达 40%~50%。无合适供者,则接受 2~3 个疗程 HD – AraC 或类似方案,再行自体造血干细胞移植。

3. 老年 AML 的治疗 老年 AML 的治疗仍是一个具有很大挑战的问题,因为细胞遗传学的预后分组主要是以年轻患者(年龄<60 岁)的研究结果而定,某些染色体的异常对老年和中青年 AML 临床预后的影响是不同的。如 MDR 的表达,<56 岁的为 33%,而>75 岁的为 57%;预后良好的核型在<56 岁为 17%,>75 岁则降至 4%;而年龄<56 岁和>75 岁 AML 患者核型不良的分别为 35% 和 51%。且老年患者体能状态差,某些有 MDS 的病史,骨髓中伴有多系分化异常,因此要寻求新的治疗措施,以改善老年患者的生存。

有研究显示,化疗比单纯支持治疗的生存率有增加的趋势,但是年龄>80 岁的老年患者不会从标准化疗中受益。多中心研究显示,老年患者用标准方案治疗后的 CR 率达 45%~55%,但 3 年 DFS 率<15%;尤其是对 60 岁以上患者,在诱导治疗和缓解后治疗中采用 HD – AraC,并不优于标准剂量 AraC。将依托泊苷、巯嘌呤等其他药物加到诱导化疗方案中,缓解率略有提高,但并不改善患者的 DFS。目前尚无随机对照显示缓解后的治疗能够改善老年患者的预后,但有研究表明,老年 AML 患者进行诱导缓解和缓解后治疗可获得较长的 DFS,因此给予缓解后治疗是合理的。可以采用重复诱导缓解方案、减弱的诱导方案(DA:"2+5")或 AraC 单药治疗。

九、预后

AML 的预后因素主要与年龄、外周血白细胞和原始细胞数的高低,以及患者的全身状况、细胞遗传学改变及治疗疗效有关。

患病时的年龄是影响预后最重要的因素,因为年龄较大的患者对化疗耐受性差,难以达到 CR。同时老年患者的 AML 生物学特征与年轻患者不同。老年患者的白血病细胞常有 MDRI(多药耐药基因)的表达,对化疗药物有抗药性。随着年龄增加,对药物的抗药性也增加。老年 AML 患者合并慢性疾病或并发症,对治疗的耐受性下降,如果治疗前有其他急性疾病,也会降低生存率。同时老年患者的一般情况将影响其对化疗的反应和预后,白细胞计数较高是影响预后的又一独立因素,维持 CR 的时间与外周血白细胞计数、外周血白血病细胞绝对值呈负相关。患者白细胞数 $>100×10^9/L$,则早期中枢神经系统出血及治疗后复发比例较高,均会影响预后。FAB 分类诊断也会影响预后,其中 M_4 及 M_5 的预后较差,M_7 的预后最差。染色体异常是影响预后的一个独立因素(前面已述)。骨髓有多系细胞异常造血者,或在 AML 诊断前已有一段时间存在贫血、白细胞减少和血小板减少者,预后较差。此类患者可能由 MDS 演变而来。应用细胞毒性药物治疗其他恶性疾病而引起的继发性白血病预后亦差。

除了治疗前的因素,一些治疗时的因素也关系到能否达到 CR,如治疗后多久白血病细胞在外周血中消失。患者经过一个疗程即达到 CR,预后要好于通过几个疗程才能达到 CR。

(朱爱萍)

第四节 骨髓增生异常综合征

骨髓增生异常综合征（myelodyoplastic syndromes，MDS）是一组起源于造血干/祖细胞的克隆性疾病。临床特征是骨髓造血细胞发育异常的形态学改变和外周血中血细胞减少，部分可转化为急性髓系白血病，少部分可以长期不发生恶性转变。近年的研究表明染色体改变在疾病的发生、发展中有重要的作用，染色体核型数量在 MDS 疾病进展和预后中具有重要意义。有关 MDS 的诊断，发病机制和治疗方法的研究也取得了较大的进展。

一、病因和发病机制

原发 MDS 病因不明，苯、化学药物（烷化剂）、电离辐射与 MDS 的发病相关。上述因素可破坏 DNA，损伤 DNA 修复酶，影响染色体完整性。

二、诊断步骤

（一）病史采集要点

1. 起病情况　MDS 一般起病相对缓慢，往往在数周甚至数月后才就诊。需要耐心细致地了解起病确切时间，疾病进展演变过程。

2. 主要临床表现　这主要由各类血细胞减少程度和有无伴随疾病而定。贫血、出血和感染都会出现，但发生的频率完全不一样。有报道，贫血见于 45%~93% 的患者（在我们临床所见之几乎 100% 的患者都有贫血）。血小板减少见于 28%~45% 的患者，中性粒细胞减少见于 24%~39% 的患者。RA、RARS 和 MDS 伴单纯 del（5q）患者一般以顽固性贫血的相关表现为主，出血与感染并发症少见，一般无肝、脾和淋巴结肿大。RAEB-1、RAEB-2 患者除贫血外还可有出血、感染的并发症及肝、脾、淋巴结肿大。

MDS 的临床过程是不断加剧的全血细胞减少。病程中可能发生的临床问题还取决于伴随疾病和各类血细胞减少的程度。例如对同时伴有严重冠心病的高龄 MDS 患者，贫血可能成为危及生命的严重问题。对伴有糖尿病的高龄 MDS 患者，中性粒细胞持续减少则可因屡发感染危及生命。

3. 既往病史　了解患者有无辐射、有机溶剂（苯）、烷化剂、杀虫剂、染发剂、重金属等接触史，特殊用药（氯霉素）史。

（二）体格检查要点

1. 一般情况　乏力、精神萎靡、低热（中度以上贫血），如有感染存在可有不同程度发热。

2. 皮肤黏膜　呈不同程度贫血貌（面色、口唇、睑结膜、甲床等苍白），全身皮肤可见散在出血点，严重者可见大片瘀斑或皮下血肿，口腔黏膜、舌面血疱、齿龈和鼻腔渗血。可血尿、黑便。

3. 肝、脾、淋巴结　30% 的患者会出现轻度肝、脾肿大，尤其是 RAEB-1 和 RAEB-2 型和向急性白血病转化者。

4. 感染　当外周血中性粒细胞计数非常低时感染常会发生。注意感染部位，如口腔黏膜有无溃疡、出血、咽喉部扁桃体出血、肿胀，皮肤软组织感染，肛周，会阴感染，对高热而又无明显感染病灶者注意败血症可能。

5. 其他 贫血可致心率增快，严重者会出现心功能不全。有严重出血倾向患者应注意内脏出血，须做眼底检查和神经系统检查，注意和排除颅内出血。

（三）门诊资料分析

1. 血常规通常是两系和三系血细胞下降 贫血大多呈大细胞或正细胞正色素性，也可呈小细胞低色素性（如 RARS）。还可见异形红细胞。点彩红细胞和有核红细胞。大于80%的病例血红蛋白 $<80×10^9/L$ 网织红细胞计数多正常，少数可降低或升高。白细胞计数多数病例 $<4×10^9/L$，也可正常少数升高。中性粒细胞颗粒减少甚或缺失，可见巨中性分叶核和分叶过多或不分叶（即假性 pelger - Huer 较异常）。外周血中还可检出原始细胞和各阶段幼稚粒细胞，偶见 Auer 小体。血小板计数减少（大多数病例）也可正常（极少数）。可见巨大血小板，低颗粒或融合性颗粒之血小板。

外周血全血细胞减少是 MDS 患者最普遍的表现。少数患者在病程早期可表现为贫血和白细胞减少或血小板减少。极少数患者可无贫血而只有白细胞和或血小板减少。随着病程进展，绝大多数都发展为全血细胞减少。

2. 出凝血检查 血小板计数下降可致出血时间延长，血小板计数严重下降时可因血小板Ⅲ因子缺乏导致凝血时间延长。

3. 其他常规检查 ①小便红细胞（+）或隐血+，注意是因血小板减少而致泌尿系出血；②大便隐血（+），注意消化道出血或因吞入齿龈或鼻腔出血所致。

（四）进一步检查项目

1. 定期复查血常规 特别当血小板计数 $<20×10^9/L$ 患者，几乎每天或隔天检查血常规，注意血小板和中性粒细胞减少的情况。原始细胞数。

2. 骨髓涂片检查 骨髓涂片染色进行有核细胞计数的分类，了解骨髓增生程度。各系列造血细胞病态表现，红系病态造血现象主要为细胞核异常，如核芽突起，核间桥，核碎裂，多核，核分叶及巨幼样变，细胞质可有空泡。环状铁粒幼细胞（有核红细胞含铁粒≥10个，绕核排列≥1/3 核周）在有核红细胞中所占比例 <15%（RA）、≥15%（RARS）。粒系病态主要为核分叶过少或不分叶呈假性 Pelger - Huer 或分叶过多，染色质异常聚集，颗粒减少或无颗粒，可有假性 Chediak - Higashi 颗粒。巨核细胞病态表现为核分叶少，单圆核的小巨核细胞，双圆核，多圆核巨核细胞，还可见胞质颗粒大形异常或颗粒少，也有血小板形成的小巨核细胞，血小板可为巨大火焰状或气球状颗粒少。单核细胞常增多，胞质多伪足突起，颗粒可增粗拟早幼粒细胞，核呈笔架状或佛手状。

3. 骨髓活组织检查 ①造血细胞定位紊乱：红系和巨核系细胞分布在骨小梁旁区和小梁表面（正常应分布在中央窦周围）；②粒系分布在小梁向中央区并有聚集成簇的现象（正常应分布在骨小梁表面）；③幼稚细胞异常定位（ALIP）现象：早幼粒细胞不在骨小梁旁而向小梁中央区形成细胞团簇如≥3 个为 ALIPP 阳性。

4. 遗传学改变 染色体异常：①+8、de（20q）和 5/7 染色体异常（在 RA 有 25% 有此类细胞遗传异常）；②+8、-7、del（7q）、-5、del（5q）、del（20q）及复杂核型（在 RCMD 有 50% 可有此类细胞遗传学异常）；③+8、-5、del（5q）、-7、del（7q）、del

(20 q)及复杂核型（在 RAEB 30%~50%有此类细胞遗传学异常）；④5q（5q 综合征）。

5. 其他辅助检查　心电图、X 线胸片、腹部 B 超（肝、胆道、脾、双肾及输尿道、腹膜后淋巴结）、肝肾功能检查，以便于鉴别诊断和了解全身重要脏器功能情况。特殊情况下还可行胸、腹部 CT、MRI 检查。

6. 病毒学检查　病毒性肝炎全套血清学检查，EB 病毒、巨细胞病毒（CMV）检测等。

7. 免疫学检查。

三、诊断对策

（一）诊断要点

血病态造血的形态学特征是 MDS 的基本特征，已经有骨髓原始细胞增多的 MDS（如 RAEB）诊断一般不难，原始细胞不增多的 MDS（特别是 RA 和 RARS）有时则较难确诊。1999 年世界卫生组织（WHO）关于造血和淋巴肿瘤分类提出的 MDS 分类出台后，国内外已有应用 WHO – MDS 分类并与 FAB – MDS 分类比较的报道。2000 年和 2002 年我国血液学学术会号召学习与应用 WHO – MDS 分类。WHO 将 MDS 分为难治性贫血（RA）；环状铁粒幼细胞难治性贫血（RARS）；难治性血细胞减少伴多系病态造血（RCMD）；原始细胞过多难治性贫血（RAEB）；骨髓增生异常综合征不能分类（MDS – U）；单纯 5 号染色体长臂缺失的骨髓增生异常综合征（5q⁻综合征）。下面分别介绍其诊断要点。

1. RA（难治性贫血）　约占 MDS 的 5%~10%。血象只有贫血，一般为正细胞正色素性或大细胞正色素性。白细胞和血小板计数和形态正常。原始细胞<1%。骨髓增生或减低，红系可明显增生或减少，病态造血现象，主要是红细胞核的异常（如核芽突起、核间桥、核碎裂、多核、核分叶）巨幼样变，胞质可有空泡，可见环状铁粒幼细胞但<15%。原始细胞<5%，无 Auer 小体，粒系和巨核系正常或病变不明显。

诊断要点：血象仅有贫血，原始细胞<1%。骨髓只有红系病态造血现象，原始细胞<5%，环状铁粒幼在有核红细胞中所占比例<15%，无 Auer 小体。<25%有染色体异常[如+8，del（20q）和 5/7 号异常]。

2. RARS（难治性贫血伴环状铁粒幼细胞）　占 MDS 的 10%~12%。血象单纯贫血。主要为正色素性，少数为低色素性。也有大细胞正色素性。白细胞和血小板均正常或增高。无原始细胞。骨髓增生或减低，红系增生明显有病态，环状铁粒幼细胞≥10 个（绕核排列≥1/3 核周），在有核红细胞中所占比例≥15%。原始细胞<5%，粒系和巨核系正常。

诊断要点：血象仅有贫血，无原始细胞。骨髓象仅有红系病态，原始细胞<5%，环状铁粒幼细胞≥15%。

3. RCMD（难治性血细胞减少症伴有多系发育异常）　按有或无环状铁粒幼细胞分为 RCMD 和 RCMD – RS 两型，发生率分别为 MDS 中的 24% 和 15%。血象改变为两系或三系血细胞减少，病态造血细胞在该系细胞中≥10%，原始细胞可无或<1%，无 Auer 小体，单核细胞<1×10^9/L。骨髓象增生减低，≥两系骨髓细胞有病态造血，原始细胞<5%，无 Auer 小体，环状铁粒幼细胞可<15%，亦可≥15%。50%可有染色体异常，如+8、-7、del（7 q）、-5、del（20 q）及复杂核型。

诊断要点：血象≥两系血细胞减少，原始细胞<1%，无 Auer 小体，单核细胞<1×

10^9/L。骨髓象≥两系髓系细胞有病态造血，病态细胞在该系细胞中所占比例≥10%。原始细胞<5%，无Auer小体，环状铁粒幼细胞<15%（RCMD），≥15%（RCMD-RS）。50%有细胞遗传学改变。

4. RAEB（难治性贫血伴原始细胞增多）　占MDS的40%。分两型，RAEB-1，25%转为急性白血病；RAEB-2，33%转为急性白血病。血象有三系血细胞病态，原始细胞0~19%。骨髓增生至少有一系髓系病态，原始细胞5%~19%。骨髓活检常有幼稚细胞异常定位（ACZP）。30%~50%有细胞遗传学异常。+8、-5、del（7q）、del（20q）及复杂核型。

诊断要点：RAEB-1血象呈血细胞减少，原始细胞<5%，无Auer小体，单核细胞<1×10^9/L。骨髓象≥一系髓系病态原始细胞5%~9%，无Auer小体。RAEB-2有两种情况：①符合RAEB-1，但有Auer小体阳性；②血象血细胞减少原始细胞5%~19%，有或无Auer小体，单粒细胞<1×10^9/L，骨髓象≥一系髓系细胞病态，原始细胞10%~19%。有或无Auer小体。30%~50%有细胞遗传学异常。

5. MDS-U（MDS不能分类）　指血细胞减少有病态造血现象但不符合RA、RARS、RAEB、RCMD等任何一型诊断条件。随病程进展最终常能确诊为MDS中的一型。血象有粒细胞或血小板减少；骨髓象常增生，病态限于粒系或巨核系，以巨核系病态表现明显。

诊断要点：血象常为粒系或血小板一系减少，原始细胞无或<1%，无Auer小体。骨髓象粒系或巨核系病态造血，原始细胞<5%，无Auer小体。

6. 5q⁻［MDS伴单纯del（5q）］综合征　为染色体只有5q⁻的MDS。占MDS的3%~8%。5%~15%转化为急性白血病。70%患者为中年女性。血象常为大细胞性贫血。血细胞可轻度减少。血小板正常或升高，有巨大血小板。原始细胞<5%。骨髓增生，巨核系增生有病态。

诊断要点：血象呈贫血，血小板正常或增高，原始细胞<5%。骨髓象巨核细胞正常或增多，有病态（分叶少）。原始细胞<5%，无Auer小体。5q⁻是惟一染色体异常。

WHO-MDS诊断分型与FAB-MDS分型主要修改如下：

（1）明确提出RA和RARS血细胞减少和病态造血仅限于红系；

（2）将RAEB再分为两亚型，RAEB-1（骨髓原始细胞5%~9%）和RAEB-2（骨髓原始细胞10%~19%）。

（3）增加了难治性血细胞减少伴多系发育异常（RCMD）。

（4）增加了5q⁻综合征［特指原发性单纯del（5q）的难治性贫血］。

（5）增加了MDS-U（骨髓增生异常综合征不能分类）。

（6）取消了RAEB-t。

（7）将CMML划入一类同时具有骨髓增生异常和骨髓增殖性疾病特点的髓系疾病MDS/MPD。

（8）原始细胞所占百分率对MDS分类及预后极为重要；骨髓中原始细胞≤5%为低危，有RA、RARS、RCMD、MDS-U、5q⁻综合征；>5%为高危，有RAEB-1，RAEB-2。

（9）WHO对原始细胞不分型，将原粒细胞，原单核细胞和幼单核细胞均作原始细胞对待。外周血和骨髓原始细胞≥20%即诊为急性白血病。

原发性MDS诊断要点：

（1）不明原因的顽固性血细胞减少，常为全血细胞减少。如仅有一种血细胞减少，应随诊3~6个月，观察血象变化。

(2) 骨髓有核细胞增生正常增高，造血细胞有明显发育异常的形态改变，常累及至少两系造血细胞。如仅累及一系，要随诊3~6个月。

(3) 常用抗贫血药物：叶酸、维生素 B_6、维生素 B_{12} 治疗无效。

(4) 排除有类似血细胞形态异常的各种疾病。

(二) 鉴别诊断要点

1. 非重型再生障碍性贫血（NSAA） 这与MDS-RA/RARS极相似。起病缓慢，多数以贫血为主要表现。但NSAA患者除贫血外，还有较轻的出血或感染表现；体检一般无肝、脾肿大，血象呈全血细胞减少，网织红细胞绝对值减少；骨髓象至少一个部位增生减低或重度减低，巨核细胞明显减少，骨髓小粒脂肪细胞及非造血细胞增多。

2. 阵发性睡眠性血红蛋白尿（PNH） PNH虽是一种后天获得性造血干细胞基因突变引起的溶血性贫血，但只有22.5%PNH患者以典型血红蛋白尿呈酱油或浓茶色为首发表现，而超过半数PNH患者以贫血（中、重度贫血）且贫血大都是缓慢发生为最初的表现。特别是有白细胞和/或血小板减少而骨髓增生活跃者与MDS易混淆。但PNH网织红细胞绝对值往往高于正常，骨髓多增生活跃，幼红细胞增生较明显，含铁血黄素尿试验（Rous）可阳性，酸化血清溶血试验（Ham）和蛇毒试验多为阳性，CD55，CD59在红细胞、粒细胞、淋巴细胞的细胞膜上表达下降。

3. 维生素 B_{12}、叶酸缺乏所致巨幼细胞贫血 贫血发生较缓慢，贫血的特征是呈大红细胞性贫血，严重可发展为全血细胞减少，骨髓内细胞形态的巨幼变，除红细胞系列外，粒系和巨核系细胞也可累及。这与MDS有类似之处。但巨幼贫还有消化系统，神经系统表现：如口角炎、舌炎、舌乳头萎缩呈"镜面舌"或舌质红称"牛肉舌"。手足麻木，感觉障碍等周围神经炎症状，部分患者可发展为亚急性或慢性骨髓后侧索变性。血清叶酸和维生素 B_{12} 浓度减低。

4. 慢性病贫血 贫血一般为进展缓慢的轻、中度贫血。贫血的症状常被原发疾病的临床表现掩盖。伴慢性贫血的慢性疾病有：①慢性感染：肺结核、肺脓疡、感染性心内膜炎、盆腔炎、慢性泌尿系感染、慢性真菌感染等；②肿瘤：癌症、淋巴瘤、多发性骨髓瘤；③慢性炎症：系统性红斑狼疮、类风湿关节炎、风湿热、血管炎等；④其他：酒精性肝病、栓塞性静脉炎。这类贫血的特征是血清铁低、总铁结合力低，而贮存铁是增加的故又称"铁再利用障碍性贫血"。

5. 低增生性急性白血病 在临床表现以贫血为突出表现。病程进展较缓慢。白血病细胞浸润不明显，一般无淋巴结，肝、脾肿大，外周血三系细胞减少。在未进行骨髓象检查前易造成误诊。只要仔细检查骨髓则鉴别不难。此外AML的某些亚型有独特的分子生物学特征：APL伴PML/RARα融合基因。M_2 有AML1/ETO融合基因。还可借助流式细胞仪对AL低增生性进行免疫学检查鉴别。

四、治疗对策

(一) 治疗原则

(1) 尽早明确诊断，及早治疗。

(2) 根据病程和分型制定合理的治疗方案。
(3) 在治疗过程中密切注意疗效，及时改进治疗方案。
(4) 注意药物副作用，药物种类和剂量选择，做到个体化。
(5) 积极预防和控制感染。
(6) 合理的支持治疗，严格掌握输血指征，尽量做到成分输血。
(7) MDS 治疗需要时间长，特别是有的亚型会向 AL 发展，注意心理疏导。

(二) 治疗计划

骨髓增生异常综合征的治疗主要有下面几个方面：单纯支持治疗；刺激正常残存的造血干/祖细胞造血效率；根除病态造血克隆并恢复正常造血。

1. 单纯支持治疗

(1) 严防接触对骨髓造血功能有害的化学物，药物，辐射等。

(2) 积极防治出血：血小板减少明显（PLT < 20×10^9/L）或临床有出血表现的患者输注单采血小板 15～30U/次。保持血小板计数 > 30×10^9/L，临床无出血表现。（输注单采血小板具体剂量以及间隔时间根据患者临床出血状态和血小板计数而定）。

(3) 积极防治感染：中性粒细胞减少感染的几率增加，当外周血中性粒细胞计数 < 1.0×10^9/L 时，感染时有发生。中性粒细胞计数 < 0.5×10^9/L 时，感染常会发生，应注意严格隔离，保持口腔，皮肤，肛门清洁卫生。一旦感染发生应及时治疗。联合应用广谱高效抗生素，在抗生素使用前先进行细菌学检测。此外还要防治病毒、真菌的感染。

(4) 输血（浓缩红细胞）：当血红蛋白低于 60g/L 时，应输注同血型浓缩红细胞纠正贫血。

2. 刺激正常残存的造血干/祖细胞造血

(1) 雄激素：雄激素进入人体内经过还原酶作用生成 5α，5ρ 两种二氢睾酮。5α 刺激肾脏红细胞生成素（EPO）分泌增加，5ρ 促进静止期造血干细胞向对 EPO 有反应的阶段分化。同时睾酮还增强造血细胞对 EPO 的反应，促进骨髓造血。

1) 安雄（安特尔）十一酸睾酮：常用剂量 80～160mg/d，疗程 3～12 个月或更长，优点是不经肝代谢，没有肝功能损害。

2) 康力龙：常用剂量是 6～12mg/d，疗程 3～12 个月，不良反应主要是肝功能损害，停药后大多恢复正常，女性患者可有男性化，停经表现。

3) 达那唑：一种人工合成的雄激素，亦有抑制免疫的作用，剂量 400～600mg/d，疗程 3～6 个月。

(2) 造血生长因子：造血生长因子：①可以刺激骨髓中残存的正常干/祖细胞增值分化；②诱导 MDS 克隆转化为正常造血细胞；③促进强化疗后患者的造血恢复，减少因骨髓抑制导致的危险，临床常用的造血生长因子如下：

1) 促红细胞生成素（EPO）：对于骨髓中残存正常红细胞生成的轻度贫血 RA，RARS 患者，血浆 EPO 水平低者较有效，血浆 EPO 水平高于正常者多无效。EPO 剂量 50～300u/kg·d，皮下注射，隔日一次，疗程 3～12 个月，目前还有一种用法是 2 万 u/d，皮下注射，每天一次，连续应用 12 天。

2) 粒-巨噬细胞系和粒系集落刺激因子（GM-CSF，G-CSF）：促使大部分 MDS 患者的中性粒细胞升高并增强其功能，减少感染发生，对于原始细胞比例较高的 RAEB 患者应在化疗基础上使用，剂量60～200μg/（m²·d），皮下注射每天一次，连续应用2周，是否继续应用，视患者具体情况而定。

3）血小板生成素（TPO）：具有刺激巨核细胞增殖分化作用。主要用于血小板明显减少患者，剂量1μg/（kg·d），皮下注射，每天一次，连续应用2周，是否继续应用，视患者具体情况而定。

4）白细胞介素–3（IL–3）：IL–3可刺激多能干细胞，各系祖细胞的增殖，使红系、粒–巨噬、巨核、淋巴系不同程度的增加，因此常用于伴有明显血小板降低的MDS患者，与GM–CSF联合应用效果更好，剂量50～200μg/（m²·d），疗程2～8周。

3. 根除病态造血克隆，恢复正常造血

（1）诱导分化剂：诱导分化剂可刺激MDS异常造血克隆向正常克隆转变，促进来源于异常克隆的各阶段幼稚细胞分化为成熟的细胞。

1）全反式维甲酸：可促进早期粒细胞向中，晚期粒细胞分化成熟。剂量30～40mg/d，疗程1～3个月，有应用小剂量，长疗程，10～20mg/d，疗程3～6个月，效果更好。注意不良反应有：皮肤过度角化，口唇干裂，头痛和颅内压升高，肌肉关节酸痛，肝脏损害，胃肠道反应，高白细胞综合征和维甲酸综合征。特别警惕高白细胞综合征和维甲酸综合征。

2）砷剂：三氧化二砷可使进展期MDS细胞的凋亡增加。对低危和高危的MDS均有治疗作用。剂量0.31mg/（kg·d），连续应用5天，停2天，第2～16周每次0.25mg/kg，每周2次。注意砷剂的副作用：心、肝、肾损害，消化道症状，皮疹，颜面及下肢水肿。手足麻木，皮肤色素沉着。特别应警惕心、肝、肾损害。应用过程中每周检查肝、肾、心电图。有上述副作用出现应即刻停用砷剂，并给予积极治疗。

3）1,25(OH)$_2$D$_3$：维生素D衍生物，剂量2.5～15μg/d，疗程2～6个月，少数人有效。

4）抗血管新生药物地汐他滨（decitabine），已成为MDS治疗的一种新方法。5–杂氮–2′–脱氧胞苷（5–Aza–2′–deoxycytidine，5Aza–cdR），是一种2′–脱氧胞苷类似物。美国FDA推荐剂量为：45mg/（m²·d），分3次（每8小时一次）静脉滴注，滴注时间在3小时以上，连续3天（总剂量为135mg/m²）。每6周为一个疗程，至少治疗4个疗程。

沙利度胺（反应停，thalidomide）具有抗血管和抗TNF–α生成作用。初始剂量100mg/d，可逐渐增加剂量至400mg/d。用药12周。

雷利度胺（Revlimid）是沙利度胺的类似物。是在沙利度胺邻苯二酸环的第四位引入一个氨基并去除环上的一个羧基后形成的一种新的化合物。FDA批准雷利度胺用于治疗5q⁻伴或不伴附加细胞遗传异常的输血依赖性低危和中危MDS患者。推荐剂量为10mg/d×21天，停药7天，每28天为一疗程。雷利度胺对骨髓抑制的快慢，程度与药物的剂量和使用时间正相关，最常见的不良反应是中性粒细胞和血小板减少。

（2）免疫抑制剂：抗胸腺淋巴细胞球蛋白（ATG）与环孢菌素，通过抑制CD$_8$细胞来调节MDS的免疫反应。剂量ATG 40mg/（kg·d），连用4天。文献报道，低危MDS有效率为64%。环孢菌素剂量5mg/（kg·d）连续口服。血液学反应多数出现在服药3个月左右。85%患者脱离输血。白细胞和血小板也明显增高。

（3）化疗：对于RAEB型患者，病情进展者，应选用化疗，清除MDS恶性克隆细胞。

1）小剂量阿糖胞苷Ara–c：10～20mg/（m²·d），静脉滴注或肌注14～21天为一疗程；三尖杉酯碱（H）1 mg/d，静脉滴注 10～14 天为一疗程；依托泊苷（vp-16），25～35mg/（m^2·d），7～10 天为一疗程。

2）联合化疗：高危 MDS 应按照 AML 标准方案化疗。

常用方案：DA + G - CSF DNR 30mg/（m^2·d）d_{1-3} 天，Ara - c 200mg/（m^2·d）d_{1-7} 天。G - CSF 5 μg/（kg·d）。从化疗前一天用至中性粒细胞计数 >0.5×10^9/L。

MA 米托蒽醌 8mg/（m^2·d）d_{1-3} 天。Ara - c 200mg/（m^2·d）d_{1-7} 天。

MDS 接受联合化疗后骨髓抑制较 AML 长，可达 6 周左右，切勿过急给予下一疗程化疗；联合化疗完全缓解者可按 AML（CR）同样处理，巩固维持或干细胞移植。

(4) 造血干细胞移植：异基因造血干细胞移植是有希望根治本病的一种治疗方法，5 年无病生存率 40%～60%，适用于年轻（45 岁以下）体质较好，无合并骨髓纤维化，有 HLA 组织配型相合的 MDS 患者。

自身造血干细胞移植：复发率高，复发的原因是无法去除恶性克隆。适用于年龄小于 65 岁，无 HLA 组织配型相合的 MDS 患者。

到目前为止，MDS 无一个统一，固定治疗方案。需根据不同临床阶段，不同个体选择治疗方案。

五、病程观察及处理

（一）病情观察要点

1. 治疗期间定期检测外周血象（项目包括红细胞计数，血红蛋白值，网织红细胞计数，白细胞计数和分类，血小板计数）。
2. 记录成分输血频度和输血量变化。
3. 记录出血和感染的次数、部位、程度。
4. 药物副反应

（1）雄激素：肝脏损害，应定期检测肝功能。

（2）造血生长因子：EPO 主要不良反应是血压升高，偶可诱发脑血管意外，应定期检测血压。TPO 和 IL - 3 不良反应有发热，肌肉关节痛。应密切注意患者的反应。T >38.5℃，应给予对症处理。

（3）砷剂：肝、肾、心损害。应每周检测肝、肾功能、心电图。每天检查心率、心律。

（4）维甲酸：注意维甲酸综合征。其临床特征为发热、呼吸窘迫、肺间质粒细胞浸润、体重增加、下肢水肿、胸腔与心包积液、低血压等，并可伴肾功能衰竭。维甲酸综合征一旦出现，应即刻停用维甲酸，并及时作大剂量肾上腺皮质激素（如地塞米松 10mg 静脉注射，每天 1～2 次，连用 3 天以上），可降低维甲酸综合征的死亡率。

（5）化疗后：心、肝、肾损害，骨髓抑制，应定期检测肝肾功能，心电图、心率、心律变化。定期检测外周血象。

（二）疗效判断与处理

目前因内科尚无统一判断 MDS 疗效标准。欧洲 MDS 协作组疗效标准：

1. 完全缓解　血红蛋白大于 120g/L，粒细胞 >1.5×10^9/L，血小板 >100×10^9/L，骨髓原始细胞 <5%，病态造血消失。

2. 部分缓解　血红蛋白、粒细胞、血小板较治疗前增加50%以上，不再输血，网质红细胞>1%，骨髓原始细胞明显减少不再增加，肿大脏器缩小至少50%以上。

3. 微效　血红蛋白比治疗前增加20g/L，粒细胞增加1×10^9/L，血小板增加20×10^9/L，输血次数减少50%以上，外周血、骨髓原始细胞无增加；上述5项指标中达到3项或3项以上。

4. 稳定　无变化。

5. 恶化　血细胞减少加重，外周血原始细胞>5%，骨髓原始细胞>30%及任何指标符合进展。

六、出院随访

（1）出院时带药。

（2）出院应注意的问题。

（3）定期门诊复诊。复查项目，取药。

（朱爱萍）

第五节　传染性单核细胞增多症

传染性单核细胞增多症（infectious mononucleosis）是由EB病毒引起的一种急性单核-巨噬细胞系统增生性疾病。病程常具有自限性，从数日到6个月不等，多数为1~3周，青少年多见。临床上是以不规则发热、淋巴结肿大、咽痛、肝脾肿大，外周血淋巴细胞显著增多为主要表现。其病因为EB病毒感染，病毒携带者和患者是传染源，主要传播机制为经口密切接触，飞沫传播的机会小。发病机制未完全明了，与EB病毒感染后B淋巴细胞及T淋巴细胞的免疫反应密切相关。

一、诊断步骤

（一）病史采集要点

1. 起病情况　起病急缓不一，潜伏期5~15日不等，多数为10日，约半数有前驱症状。

2. 主要临床表现　起病后主要症状为发热、淋巴结肿大、咽峡炎、肝脾肿大、皮疹、神经系统症状，除轻型病例外，所有患者均有发热。60%的患者有淋巴结肿大。半数患者出现咽峡炎，患者有咽痛。肝肿大少见，几乎均有脾肿大、皮疹、神经系统症状可出现，但罕见。

3. 既往病史　询问近期有与传染源密切接触史及上呼吸道感染史。

（二）体格检查要点

1. 一般情况　呈急性病容，大多为中等程度以上的发热，精神较差，疲乏，纳差明显。病程早期可有相对缓脉。

2. 发热　体温在38.5~40℃，可呈弛张热，不规则热或稽留热，热程由数日至数周。

3. 淋巴结肿大　以颈部淋巴结最为常见，腹股沟次之，直径1~4cm，质韧，无粘连，无明显压痛，肿大淋巴结通常在3周内消退，也有持续时间较长者。

4. 咽峡炎　查体可见咽，腭垂，扁桃体充血，水肿或肿大。少数有溃疡或假膜形成。腭部可见小的出血点，牙龈也可以肿胀，并有溃疡形成，喉及气管阻塞少见。

5. 肝脾肿大　15%～62%的患者出现肝肿大，大多在肋下2cm以内，肝功能异常占肝大患者的大多数。部分患者出现黄疸。几乎所有的病例出现脾肿大，大约在肋缘下2 mm～3cm，偶有脾破裂，体查时需注意。

6. 其他　10%的患者出现皮疹，皮疹呈多形性，偶可呈出血性，多见于躯干部，常在起病后1～2周出现，3～7天消退，较典型的是黏膜疹，为多发性针尖样瘀点，见于软硬腭交界处。神经系统症状极少见，可有脑膜刺激征等。

（三）门诊资料分析

血常规起病初白细胞计数可正常，发病后10～12日白细胞常升高，高者可达（30～60）$\times 10^9$/L，第3周恢复正常。血小板可减少，极个别患者有粒缺或淋巴细胞减少，大多见于病程的第一个月内。

（四）进一步检查项目

1. 补充门诊未做的血常规检查项目　白细胞分类后单个核细胞可达60%。其中具有诊断意义的是异常淋巴细胞，可达10%～30%，异性淋巴细胞超过10%或其绝对值超过1.0×10^9/L具有诊断意义。异常淋巴细胞出现在第1～21天，一般在10%～20%，依其细胞形态可分为泡沫形、不规则形、幼稚形三型。

2. 嗜异凝集试验　阳性率达80%～90%，其原理是患者血清中含有属于IgM的嗜异性抗体，可和绵羊红细胞和马红细胞凝集，抗体在体内持续时间为2～5个月，其效价在1∶80以上有诊断价值，若每周测定效价上升4倍以上则意义更大。

3. 肝功能检查　血清谷丙转氨酶在病程中大多升高，少数患者可出现胆红素升高。

4. EB病毒抗体测定　人体感染EB病毒后，可产生膜壳抗体、抗膜抗体、早期抗体、中和抗体、病毒相关核抗体。

5. 骨髓检查　缺乏诊断意义，主要用来排除其他血液病等。

二、诊断对策

（一）诊断要点

根据临床症状，EBV抗体，EBV DNA检测，典型血象以及阳性嗜异凝集试验进行诊断。尤以后两者较为重要。典型的血象及嗜异凝集试验在病程的第2日即有改变或呈阳性，但嗜异凝集试验有在数月后升达有意义水平，因此1～2次阴性结果不能否定诊断，强调多次重复检查，需指出的是散发的病例易被忽视，当出现流行时，流行病学资料有很大参考价值，在无血清学检查时，根据血象结合临床也可做出诊断。临床表现虽以高热，咽峡炎，颈部淋巴结肿大等比较常见，但非必有，血清谷丙转氨酶升高值得重视。

（二）鉴别诊断要点

需与一些临床表现和辅助检查结果相似的疾病相鉴别。

1. 巨细胞包涵体病毒感染　主要见于婴幼儿、新生儿特别是早产儿。重症者侵犯脏器广泛，如呼吸道、肝、胃、肠、肾、皮肤等。尿沉渣脱落的肾小管上皮细胞可见核内包涵体。胃洗出液、脑脊液组织活检可发现包涵体巨细胞。此外,还可进行病毒分离及测定血清中的特异性抗体。

2. 甲型病毒性肝炎　全身困乏与食欲不振显著,有黄疸患者多为"热退见黄",轻度淋巴细胞增多仅见于黄疸前期或早期,肝功异常率高,而嗜异性凝聚试验阴性。

3. 链环菌性扁桃体炎　咽痛显著,扁桃体表面有白色点状渗出物,白细胞与中性粒细胞显著增高,青霉素G治疗效果好。

4. 弓形体病　先天性弓形体病严重者可引起全身感染及中毒表现,可侵犯多数脏器,表现发热、贫血、肝、脾、淋巴结、心脏、神经、眼部病变,预后不良。后天性弓形体病侵犯淋巴系统,少数可累及脑、心肌、心包、肺、肝、肾等而出现全身症状。病变较轻,预后较好。现代医学治疗本病尚无特效疗法。

三、治疗对策

(一) 治疗原则

(1) 本病的治疗主要为对症性治疗。
(2) 根据病情轻重及有无并发症制定合理的治疗方案。
(3) 重视肝炎、脾破裂、喉头水肿等严重并发症的治疗。
(4) 抗病毒药物如阿昔洛韦等不必常规使用。

(二) 治疗计划

1. 无并发症的轻症患者　急性期需卧床休息,注意维持水电解质平衡,补充足够能量及维生素,无需特殊治疗。

2. 重症及并发症的处理　有咽喉严重病变及喉头水肿者,有神经系统并发症及心肌炎、溶血性贫血、血小板减少性紫癜者应用短程肾上腺皮质激素可明显减轻症状。当咽部、扁桃体继发细菌感染时应加用抗生素,一般应用青霉素,忌用氨苄西林及阿莫西林,因95%的患者应用后可出现皮疹。脾破裂重在及时发现及时处理。有肝功能损害时按照病毒性肝炎治疗。并发口腔毛白斑病的艾滋病患者及慢性进行性EB病毒感染者可考虑应用抗病毒药物如阿昔洛韦。

四、病程观察及处理

(一) 病情观察要点

(1) 生命体征检测。
(2) 每周复查血常规及肝功能。
(3) 咽喉部情况咽部有无明显水肿,扁桃体有无明显肿大及化脓,有无呼吸困难及窒息。
(4) 注意药物的副作用。

(二) 疗效判断与处理

(1) 患者体温下降,精神,食欲好转及自觉症状减轻则提示病情好转,继续对症支持治疗。
(2) 对症支持治疗后病情无好转,血象持续不降,分类中性粒细胞升高且发热及自觉症状加重，提防咽喉、扁桃体合并细菌感染，及时应用抗生素治疗。

（3）肝功能损害一般在积极护肝治疗后可逐渐恢复，如肝功能持续不好转，则需考虑有无其他加重因素如药物性肝损害，肝炎病毒感染等。

（4）治疗过程中血压不稳定，血红蛋白进行性下降，应高度怀疑脾破裂，内科保守治疗无效时，及时行外科手术治疗。

五、预后评估

本病预后大多良好。病程一般为1～3周，但可有复发。本病病死率为1%～2%，死因为脾破裂、脑膜炎、心肌炎等。有先天性免疫缺陷者感染本病后，病情迅速恶化而死亡。

（朱爱萍）

第六节 慢性粒细胞白血病

慢性粒细胞白血病（chronic myelogenous leukaemia，CML），又称慢粒白血病，慢性髓系白血病。CML是起源于造血多能干细胞的克隆性疾病，以贫血、外周血粒细胞增多和出现各阶段幼稚粒细胞、嗜碱性粒细胞增多、常有血小板增多和脾肿大为特点。病程中90%以上患者始终伴有Ph染色体和（或）BCR/ABL融合基因，这些异常融合基因见于所有髓系细胞以及部分淋巴细胞。临床分3期：早期为髓性的慢性期（CML-CP），随后转化为侵袭性的加速期（CML-AP）和急变期（CML-BP）。

一、流行病学

CML是最常见的MPD，占成人白血病的15%～20%。全世界年发病率1～1.5/10万。各年龄组均可发病，高峰发病年龄为50～60岁。男女之比为1.4：1。

二、病因学

1. 电离辐射 一次大剂量和多次小剂量照射可使CML发生率增高。日本广岛和长崎原子弹爆炸后幸存者、接受脊椎放疗的强直性脊柱炎患者和接受放疗的宫颈癌患者中CML发生率与其他人群相比明显增高，表明发病与电离辐射有关。

2. 化学因素 长期接触苯和接受化疗的各种肿瘤患者可导致CML发生，提示某些化学物质亦与CML发病相关。

3. 其他 CML患者人类白细胞相容性抗原（HLA）CW3和CW4频率增高，表明其可能是CML的易感基因。

尽管有家族性CML的报道，但CML家族性聚集非常罕见，此外单合子双胞胎的其他成员家族性发病无增高趋势，CML患者的父母及子女均无CML。特征性Ph染色体，说明CML是一种获得性疾病，与遗传因素无关。

三、发病机制

（一）起源于造血干细胞

CML是一种起源于造血干细胞的获得性克隆性疾病，主要证据有：①CML-CP可有红细胞、中性粒细胞、嗜酸/嗜碱性粒细胞、单核细胞和血小板增多。②CML患者的红系细胞、中性粒细胞、嗜酸/嗜碱性粒细胞、巨噬细胞和巨核细胞均有Ph染色体。③在G-6PD杂合子女性CML患者中，红细胞、中性粒细胞、嗜酸/嗜碱性粒细胞、单核细胞和血小板表达同一种G-6PD同工酶，而纤维母细胞或其他体细胞则可检测到两种G-6PD同工酶。④每个被分析的细胞其9或22号染色体结构异常都一致。⑤分子生物学研究表明22号染色体断裂点变异仅存在于不同CML患者；而在同一个患者的不同细胞中其断裂点是一致的。⑥应用X-连锁基因位点多态性及灭活式样分析亦证实了CML为单克隆造血。

（二）祖细胞功能异常

相对成熟的髓系祖细胞存在有明显的细胞动力学异常；分裂指数低、处于DNA合成期的细胞少，细胞周期延长、核浆发育不平衡，成熟粒细胞半衰期比正常粒细胞延长。采用3H自杀实验证实仅有20%的CML集落处于DNA合成期，而正常人为40%，CML原粒、早幼粒细胞标记指数比正常人低，而中、晚幼粒细胞标记指数与正常对照相比无明显差别。造血祖细胞集落培养发现CML骨髓祖细胞与外周血祖细胞增殖能力不同，骨髓CFU-GM和BFU-E数与正常对照相比通常增高，但也可正常或减低，而外周血可升高至正常对照的100倍。Ph阳性CML患者骨髓细胞长期培养发现，经几周培养后在培养基中可检测到Ph阴性的祖细胞，现已证实这主要为CML造血祖细胞黏附功能异常所致。

（三）分子病理学

1. ABL基因　原癌基因C-abl位于9q34，在物种发育过程中高度保守，编码在所有哺乳动物组织和各种类型细胞中均普遍表达的一个蛋白质，C-abl长约230kb，含有11个外显子，走向为5'端至着丝粒。该基因第一个外显子有两种形式，外显子1a和1b，因而有两种不同的c-ablmRNA，第一种称为1a-11，长6kb，包括外显子1a-11；另一种称为1b，自外显子1b开始、跨越外显子1a和第一个内含子，同外显子2-11相接，长为6kb，这两种ABL的RNA转录编码两种不同的分子量均为145 000的ABL蛋白。其N末端有3个SRC同源结构域（SH）：SH1为酪氨酸激酶区，可使酪氨酸激酶残基磷酸化；SH2、SH3是ABL蛋白与其他蛋白相互作用的结构基础。ABL是细胞生长的负性调节因子。正常的p145ABL穿梭于细胞核和胞浆之间，主要定位于细胞核，具有较低的酪氨酸激酶活性。p145ABL的活性和细胞内定位受连接细胞骨架与细胞外间质的整合素调控，ABL可能通过将整合素信号传递至细胞核从而充当黏附和细胞周期信号之间的桥梁，参与细胞生长和分化控制。

2. BCR基因　定位于22q11，长130kb，有21个外显子，起始方向5'端至中心粒。有4.5kb和6.7kb两种不同的BCR mRNA转录方式，编码一分子量为160 000的蛋白p160BCR，该蛋白有激酶活性，其N末端有二聚体区、SH2结合区、丝氨酸-苏氨酸激酶激活区，C端有GTP酶活性蛋白同源区（GAP），结构中心的Ph（pleckstrin-homology）结构域为Rho鸟苷酸交换因子（Rho-GEF）同源区，可促使Ras-GTP交换，提高Ras活性，激活转录因子如NF-kB等。BCR蛋白能使许多蛋白质中的酪氨酸激酶残基磷酸化，其上的第177位酪氨酸与Grb-2有关。

3. BCR-ABL基因　在病理状态下，9号和22号染色体发生断裂，平行交互移位形成Ph染色体t（9；22）（q34；q11），继而产生BCR-ABL融合基因，编码210kD蛋白

（p210BCR-ABL），该蛋白具有很强的酪氨酸激酶活性，可激活下游一系列信号持续磷酸化，导致造血干细胞增殖失控、凋亡受阻，因此认为，BCR-ABL 是 CML 的分子发病基础。这种活性异常升高的肿瘤性酪氨酸激酶（TK）是所有 CML 发病的共同机制，即使在 BCR-ABL 阴性的 CML 中，也有其他酪氨酸激酶的异常活化，如纤维母细胞生长因子受体、血小板源性生长因子受体。

4. BCR-ABL 蛋白的结构

（1）结合配体的结构域：酪氨酸激酶（TK）与相应配体结合，继而 TK 单体发生二聚体化，两个单体的基因相互催化，使酪氨酸激酶残基发生自身磷酸化反应，生成 SH2 结构域结合位点，TK 被激活。需要强调的是，热休克蛋白（HSP90）对于正常蛋白、肿瘤蛋白的稳定存在具有重要作用。

（2）SH2 结合位点：位于酪氨酸激酶结合结构域中，能识别细胞浆衔接蛋白的 SH2 结构域，使衔接蛋白与 TK 结合。

（3）ATP 结合位点：蛋白激酶水解结合在该位点的 ATP，为靶蛋白磷酸化提供所需的磷酸根。

（4）靶蛋白结合区域：催化靶蛋白磷酸化反应。

5. BCR-ABL 蛋白激酶的作用底物分 3 类

（1）衔接蛋白：如 Crkl、p62DOK。

（2）与细胞骨架、细胞膜有关的蛋白：如 paxillin、talin。

（3）有催化功能的蛋白：如非受体酪氨酸激酶 Fes、磷酸酶 Syp。

6. BCR-ABL 导致细胞恶性转化的主要机制

（1）CML 祖细胞与基质、基质细胞黏附减弱，从而减弱了黏附对细胞生长的抑制作用。

（2）激活促有丝分裂信号传导通路。此通路的各个环节如下：

1) 衔接蛋白：衔接蛋白是连接 TK 与 Ras 信号传导通路蛋白的桥梁。如衔接蛋白 Grb-2 的作用如下：BCR-ABL 中的第 177 位酪氨酸自身磷酸化后可与衔接蛋白 Grb-2 的 SH2 结构域结合，Grb-2 被活化；Grb-2 的 SH3 结合位点与 SOS 蛋白结合，SOS 激活。SOS 是鸟苷酸交换因子（GEF），促使 Ras-GDP 转化为 Ras-GTP，从而激活 Ras 蛋白。Ras 蛋白还可由另外两种衔接蛋白 Shc、crkl 激活。

2) Ras 信号传导途径：该途径在 BCR-ABL 介导 CML 发生方面有重要作用，大部分 CML 有 Ras 途径的异常活化。H-Ras、K-Ras、N-Ras 基因编码产生小分子鸟嘌呤核苷酸连接蛋白（G-protein, p21ras），可与 GTP 结合而活化。Ras 蛋白的作用就像一个分子开关，在失活状态和活化状态间转变。在失活状态，Ras 的结合位点被鸟嘌呤二磷酸（GDP）占据，若 GTP 代替 GDP 的位置，Ras 即被激活。活化状态下的 Ras 与多种信号分子相互作用，触发一系列激酶蛋白激活，从而对细胞周期、凋亡、分化等多个过程产生影响。Ras 蛋白本身有内源性 GTP 酶活性，可催化 GTP 水解为 GDP，使 Ras 失活。肿瘤性 Ras 丧失了其在生理状态下的具有保护性的自我失活机制。肿瘤性 Ras 的改变为：Ras 发生突变，失去内源性 GTP 酶活性；Ras 处于持续活化状态。

3) Ras 的法尼基化：法尼基转移酶催化一段含有 15 个碳的法尼基共价连接到 Ras 的 C 末端，发生法尼基化使 Ras 与细胞膜的胞质面结合。Ras 在细胞内的定位对其功能有重要影响。正常细胞由类异戊二烯将 Ras 分子锚定在细胞膜的胞质面，而肿瘤源性的 Ras 依赖戊二烯锚定在细胞膜的胞质面；细胞信号通路的关键部分是分裂素活化的蛋白激酶（MAPK）级联反应；Ras间接激活Raf-1（丝氨酸-苏氨酸激酶），Raf-1直接催化MEK-1/2磷酸化反应。MEK-1/2是具有双重活性的特异性激酶，可以激活ERK-1/2＜细胞外信号调节酶，而ERK-1/2是细胞信号级联反应的终端MAPK。MAPK激酶通路激活的最终结果是使核蛋白磷酸化，激活转录。

（3）抑制细胞凋亡：①JAK-STAT途径活化，Janus家族激酶（JAK）是受体和信号传递蛋白，JAK激活后STAT磷酸化，转录活化。BCR-ABL可激活STAT分子。STAT5的激活抑制细胞凋亡，激活Bcl-XL（抗凋亡）转录因子。②PI3激酶途径活化，BCR-ABL与磷脂酰肌醇3（PI3）、激酶cbl、衔接蛋白Crk、Crkl组成复合体，活化PI3激酶。PI3激酶的底物是丝氨酸-苏氨酸激酶Akt。Akt与抗凋亡信号传导通路有关。③上调抑制凋亡分子表达，通过Ras或PI3激酶途径上调bcl-2表达；BCR-ABL阳性细胞通过STAT活化Bcl-xL转录因子表达。④促进凋亡因子失活/下调促凋亡分子表达，BCR-ABL使促凋亡蛋白Bad磷酸化、失活，从而抑制细胞凋亡；BCR-ABL下调ICSBP（干扰素共同序列结合蛋白），抑制凋亡。⑤BCR-ABL抑制线粒体释放细胞色素C，抑制caspases活化。

（4）急性变发生机制：对CML-AP和CML-BP患者进行遗传学检查，发现大多数患者可检测到继发性染色体异常。CML急粒变的患者中约80%有非随机染色体异常，多表现为超2倍体，最常见为+8，且+8常与其他染色体异常如i（17）、+Ph、+19等同时出现，其次为+Ph、i（17）和-Y。30% CML急淋变的患者有染色体丢失，表现为亚二倍体或结构异常，常见异常为+Ph和-Y。-17、14q$^+$与急淋变特异相关。此外20%~30%的急粒变的患者存在有p53基因结构和表达异常，CMLp53基因改变特征为：①主要改变是基因重排和突变。②主要见于急粒变。③常见于有17p$^-$异常患者。④p53突变能导致CML的急粒变。

四、临床表现

1. CML-CP 各年龄组均可发病，以壮年男性最多。通常起病隐袭，起病形式多种多样，20%~40%的患者在初诊时几乎无症状，只是在常规体检提示白细胞增多或脾大，部分患者左上腹饱满不适，或出现乏力、盗汗、体重减轻。查体：90%的患者有脾肿大、往往就医时已达脐或脐以下，肿大脾脏质地坚实，平滑，无压痛。如果出现脾梗死，则脾区压痛明显，并有摩擦音。当治疗缓解时，脾往往缩小。肝肿大较少见。部分患者有胸骨中下段压痛。约15%的患者由于高白细胞数（白细胞计数超过300×10^9/L）出现"白细胞瘀滞症"，表现为肺、中枢神经系统、某些特殊感觉器官和阴茎等循环血管内血流受阻，出现相应的症状和体征，如呼吸急促、呼吸困难、发绀、头晕、言语不清、谵妄、昏迷、视物模糊、复视、耳鸣、听力减退或阴茎异常勃起。CML-CP一般持续1~4年。

2. CML-AP 患者有发烧、虚弱、进行性体重下降、骨骼疼痛，逐渐出现贫血和出血。脾持续或进行性肿大。对原来治疗有效的药物无效。CML-AP可维持几个月到数年；也有患者临床表现不明显，无骨痛、发烧、盗汗，仅有贫血加重，白细胞增高或减低，血小板减少，脾脏进行性肿大，甚至脾梗死。

3. CML-BP 为CML的终末期，临床表现与急性白血病相似。多数为急性变，少数为急淋变和急单变，偶有红白血病变等。急性变预后差，往往数月内死亡。CML的患者出现以下情况提示急性变可能：①持续发烧，体温 38.5℃ 以上。②进行性贫血、出血类似急性白血病。③脾脏进行性增大。④外周血原 + 早幼稚细胞 > 20%，骨髓中原 + 早幼稚细胞 > 50%。⑤中性粒细胞碱性磷酸酶积分升高。⑥原按 CML – CP 治疗有效现在无效。

部位：CML – CP 的白血病细胞侵袭性不强，限于造血组织内增生，主要包括血液、骨髓、脾和肝。CML – BP 除上述部位外，很多髓外组织也受累，包括淋巴结、皮肤、软组织和中枢神经系统的原始细胞浸润。

五、实验室检查

1. 慢性期（CML – CP）

（1）血象：外周血以白细胞计数增多为主，大多超过 50×10^9/L，甚至高达（400～500）$\times 10^9$。血涂片可见到各阶段的粒细胞，以中晚幼稚以下各阶段及成熟粒细胞为主，原始粒细胞 < 2%，原始细胞 + 早幼细胞 < 10%，嗜酸嗜碱粒细胞增多，无明显的粒细胞发育异常，血小板正常或增多，可 > $1\,000 \times 10^9$/L，慢性期血小板减少非常少见。多数患者呈轻度贫血。

（2）骨髓象：骨髓增生明显活跃或极度活跃，粒系增生，中性晚幼粒细胞或中幼粒及杆状粒细胞明显增多，嗜酸嗜碱粒细胞增多，红系减少，巨核系增生，易见到小巨核细胞。骨髓原始细胞计数通常 < 5%，如 ≥ 10% 表明已转化为 CML – AP。巨核细胞小于正常且分叶少是其特征，数量可正常或稍减少，但 40%～50% 的患者巨核细胞中度或重度增生。前体红系细胞数量不等。

（3）外周血中性粒细胞碱性磷酸酶阳性率及积分减低。

（4）细胞遗传学：发现阳性的 Ph 染色体即可确诊。若 Ph 染色体阴性，而临床及实验室检查符合 CML，发现有 BCR/ABL 融合基因阳性也可诊断此病。

（5）其他：①血尿酸升高，常为正常人的 2～3 倍。②血清维生素 B_{12} 水平约为正常人的 10 倍，维生素 B_{12} 结合蛋白常增高。③常有血清乳酸脱氢酶升高。④可有电解质紊乱，如高钙血症和低钾血症。

2. 加速期（CML – AP）

（1）有人提出外周血三联征：①白细胞 > 50×10^9/L。②红细胞压积 < 0.25（25%）。③血小板 < 100×10^9/L，治疗无效，可考虑进入 AP。

（2）Cohen 等认为有下列一项即为 AP：①外周血（PB）和骨髓（BM）中原始细胞 < 15%～30%。②PB 或 BM 原粒 + 早幼粒细胞 ≥ 30%（原粒 < 30%）。③PB 嗜碱性粒细胞 ≥ 20%。④血小板 < 100×10^9/L。

（3）Dwyer 等认为符合下列为 AP：①PB 或 BM 原始细胞 ≥ 10% 但 < 30%。②PB 或 BM 原粒 + 早幼粒细胞 ≥ 20%。③PB 或 BM 嗜性碱性粒细胞 ≥ 20%。④进行性脾肿大，4 周内增至左肋下 ≥ 10cm 或较前增大 50%。⑤与治疗无关血小板 < 100×10^9/L。⑥除 Ph 染色体外其他染色体畸变。

（4）WHO 规定符合下列一项或一项以上的表现即可诊断 CML – AP：①原始粒细胞占外周血白细胞或骨髓有核细胞的 10%～19%。②外周血嗜碱性粒细胞 ≥ 20%。③与治疗无关的血小板持续性减少 < 100×10^9/L。④尽管经过充分治疗，血小板仍持续性增多 > $1\,000 \times 10^9$/L。⑤白细胞进行性增多和脾进行性肿大对治疗无效。⑥有克隆性演变的证据。此外，粒系显著发育异常或胞体小、发育异常的巨核细胞呈大的簇状或片面状分布伴网状纤维或胶原纤维增生提示 CML – AP，但后述这些改变作为界定加速期的独立意义尚未经大系列的临床研究明确验证过，需与上述要点同存。

3. 急变期（CMl – BP）

（1）血象：①大多数患者有贫血，甚至出现严重贫血，网织红细胞减少。②多数患者血小板减少，少数正常或轻度增高。③白细胞计数多增高，部分患者正常，少数患者白细胞减少；血涂片可见幼稚细胞，原始 + 早幼细胞 >30%。

（2）骨髓象：①骨髓中原粒细胞或原淋 + 幼淋巴细胞或原单 + 幼单核细胞 > 20%。②骨髓中原粒 + 早幼粒细胞≥50%；③出现髓外细胞浸润。

六、诊断和鉴别诊断

（一）国内诊断及分期标准

1. CML – CP

（1）Ph1 染色体阳性和/BCR – ABL 融合基因阳性，并有以下任何一项者可诊断：①外周血白细胞增高，以中性粒细胞为主，不成熟粒细胞 > 10%，原始细胞（Ⅰ型 + Ⅱ型） < 5% ~ 10%。②骨髓粒系高度增生，以中性中幼、晚幼粒细胞、杆状粒细胞增多为主，原始细胞（Ⅰ型 + Ⅱ型）10%。

（2）Ph1 染色体阴性和 BCR – ABL 融合基因阴性者，须有以下①~④中的三项加第⑤项即可诊断：①脾大。②外周血：白细胞持续升高 $>30 \times 10^9/L$，以中性粒细胞为主，不成熟粒细胞 > 10%，嗜碱性粒细胞增多，原始细胞（Ⅰ型 + Ⅱ型） < 5% ~ 10%。③骨髓象：增生明显活跃，以中性中幼粒细胞、晚幼粒细胞、杆状粒细胞增多为主，原始细胞（Ⅰ型 + Ⅱ型） < 10%。④中性粒细胞磷酸酶（NAP）积分降低。⑤能排除类白血病反应、CMML 或其他类型的骨髓增生异常综合征（MDS）、其他类型的骨髓增殖性疾病。

2. 分期标准

（1）慢性期：①临床表现：无症状或有低热、乏力、多汗、体重减轻等症状。②血象：白细胞计数升高，主要为中性中幼、晚幼和杆状粒细胞，原始细胞（Ⅰ型 + Ⅱ型） < 5% ~ 10%。嗜酸性粒细胞和嗜碱性粒细胞增多，可有少量有核红细胞。③增生明显至极度活跃，以粒系增生为主，中、晚幼和杆状粒细胞增多，原始细胞（Ⅰ型 + Ⅱ型） < 10%。④染色体：有 Ph1 染色体。⑤CFU – GM 培养：集落或集簇较正常明显增加。

（2）加速期：具有下列之二者，考虑为本期。①不明原因的发烧、贫血、出血加重，和（或）骨骼疼痛。②脾脏进行性增大。③非药物引起的血小板进行性降低或增高。④原始细胞（Ⅰ型 + Ⅱ型）在血和（或）骨髓中 > 10%。⑤外周血嗜碱性粒细胞 > 20%。⑥骨髓中有显著的胶原纤维增生。⑦出现 Ph 染色体以外的其他染色体异常。⑧对传统的抗"慢粒"药物治疗无效。⑨CFU – GM 增生和分化缺陷，集簇增多，集簇与集落的比值增高。

（3）急变期：具有下列之一者可诊断为本期。①原始细胞（Ⅰ型 + Ⅱ型）或原淋巴细胞 + 幼淋巴细胞，原单 + 幼单在外周血或骨髓中 > 20%。②外周血中原始粒细胞 + 早幼粒细胞 > 30%。③骨髓中原始粒细胞 + 早幼粒细胞 > 30%。④有髓外原始细胞浸润。⑤此期临床症状、体征比加速期更恶化，CFU – GM 培养呈小簇或不生长。

（二）国外诊断及分期标准

1. CMl – CP

（1）Cohen 等诊断 CP 的 5 项标准为：①外周血与骨髓的原始细胞＜0.15（15%）。②外周血与骨髓的原始＋幼稚细胞＜0.30（30%）。③外周血嗜碱性粒细胞＜0.2（20%）。④血小板≥$100×10^9$/L。⑤除肝脾肿大外无其他髓外组织受累。

（2）Silver 等的诊断标准：①Ph1 染色体阳性。②白细胞在 24～96 小时之间两次计数均＞$40×10^9$/L，且无类白血病反应的原因。③外周血粒细胞系＞80%。④骨髓或外周血原始粒细胞＋早幼粒细胞不同时间两次分类＜30%。⑤骨髓涂片或活检示增生明显活跃。⑥中性粒细胞碱性磷酸酶积分＜25%。

具备上述 6 条者，诊断成立。如只有②～⑤条者，则要有脾大（应排除肝脏病所致），血清维生素 B_{12}＞148pmol/L，方可做出诊断。

2. 分期标准

（1）国际骨髓移植登记组的分期标准

1）慢性期：①无明显的临床症状（治疗后）。②无加速期与急变期的特征［注：骨髓可有粒系增生活跃、Ph1 染色体和（或）其他染色体异常］。

2）加速期：①用常规剂量的药物（羟基脲或马利兰）难以使外周血增高的白细胞计数降低，或治疗疗程间隔不断缩短。②白细胞的倍增时间缩短（＜5 天）。③外周血或骨髓中原始细胞计数＞10%。④外周血或骨髓中原始细胞加早幼粒细胞计数＞20%。⑤外周血中嗜酸性加嗜碱性粒细胞计数＞20%。⑥发生非马利兰或羟基脲引起的贫血或血小板减少。⑦持续性血小板升高。⑧附加染色体异常（出现新的克隆性染色体异常）。⑨脾增大。⑩出现绿色瘤或骨髓纤维化。

3）急变期：外周血或骨髓中原始细胞加早幼粒细胞＞30%。

（2）意大利慢粒白血病研究协作组的急变期标准：①血或骨髓中原始细胞＞20%。②血原始细胞加早幼粒细胞计数＞30% 或骨髓中原始细胞加早幼粒细胞计数＞50%。③髓外原始细胞浸润或白血病瘤块形成。

诊断为本病者，具上述任意一项或一项以上，可诊断急变期。

（三）WHO 诊断及分期标准

（1）慢性期：WHO 对 CML – CP 未提出诊断标准。

（2）急变期：WHO 规定符合下列条件一项或一项以上即可诊断 CML – BP（表 8 – 5）

表 8 – 5　慢性粒细胞白血病急变期

有如下一项或一项以上可诊断急变：
外周血或骨髓原始细胞≥20%
髓外原始细胞增殖
骨髓活检有大的原始细胞灶（foci）或集簇（dusters）

大约 70% 为急性髓系变，包括中性、嗜酸性、嗜碱性、单核细胞性、红系或巨核细胞或任意几种的混合急性变。20%～30% 为急性淋系变。罕见粒系和淋系同时急性变。原始细胞的形态可以是典型的，但原始细胞常常是很早期的或异质性的，所以，建议做免疫表型分析。

髓外原始细胞增殖最常见于皮肤、淋巴结、脾、骨或中枢神经系统等部位，可以是髓系也可是淋系。如果骨髓原始细胞聚集呈明显的灶性，即使骨髓活检其他区域仍为慢性期改变，也应诊断CML-BP。但是，CML-BP的原始细胞灶必须与慢性期小梁旁和血管周围的早幼粒细胞和中幼粒细胞灶相区别。

（四）鉴别诊断

1. 与反应性白细胞增多、类白血病反应或外周血幼红幼粒细胞反应相鉴别　①常有炎症、骨髓转移癌或实体瘤的副肿瘤综合征等原发病史。②外周血白细胞计数增高，可达$50 \times 10^9/L$，中性粒细胞胞浆中常有中毒颗粒和空泡，嗜酸嗜碱性粒细胞不增多，血小板和血红蛋白大多正常。③中性粒细胞碱性磷酸酶积分增高。④Ph染色体和BCR-ABL融合基因阴性。⑤骨髓转移癌时骨髓涂片或活检标本有异常细胞团簇，正常造血细胞减少或骨髓坏死等。⑥原发病控制后，反应性白细胞增多、类白血病反应等亦随之消失。

2. 与Ph^+或BCR-ABL融合基因阳性急性白血病（AL）鉴别　3%~5%儿童急淋白血病（ALL），20%成人ALL（40岁以上可高达40%）及2%急性髓系白血病（AML）可有Ph染色体或BCR重排，主要是成人ALL。少数Ph^+CML其慢性期不明显而以急变就诊，造成与Ph^+-AL鉴别困难。Ph^+-AL与CML-BP的鉴别点：①无CML特征如巨脾、嗜碱性粒细胞增多或血小板增多。②无CML-BP常见的染色体异常如Ph、i(17q)、+8、$22q^-$等。③BCR断裂区在m区，编码p190蛋白。④于缓解后Ph染色体常消失。⑤多数Ph^+-AL为杂合，正常核型与异常核型，髓系表型与淋系表型杂合。

3. 与Pb^+或BCR重排血小板增多症相鉴别　Ph^+或BCR^+血小板增多症与经典Ph或BCR-原发性血小板增多症的临床表现无明显差异，均可无症状，偶因查体发现血小板增高，可有反复头晕、头痛、肢体末梢烧灼、麻木感、皮肤黏膜出血、血栓栓塞等，但有以下特点：①几乎均为女性。②多无脾肿大，少数脾轻度肿大。③血红蛋白正常，白细胞计数正常或轻度升高，一般$<20 \times 10^9/L$，分类常正常，可出现幼稚细胞，但明显少于CML所见，嗜碱性粒细胞多不增多，血小板多$>600 \times 10^9/L$而$<2\,000 \times 10^9/L$，形态无明显异常。④中性粒细胞碱性磷酸酶积分多正常，亦可增高、减低或缺乏。⑤骨髓多纯巨核系增生，亦可巨核系/粒系双系增生，增生的巨核细胞形态可正常，多有小巨核或大而畸形巨核细胞，个别有网硬蛋白纤维化。⑥细胞培养显示CFU-GM和BFU-E与CML相似。⑦细胞遗传学无经典原发性血小板增多症常见的$20q^-$，而Ph染色体或累及X染色体的Ph复合易位t(x;9;22)(q11;q34;q11)。⑧分子水平有与CML一样的M-BCR重排，极少数为m-BCR重排。⑨可向AL转化。

4. 与特发性骨髓纤维化相鉴别　①白细胞计数较CML偏低，很少$>50 \times 10^9/L$，有幼红幼粒血象，泪滴状红细胞明显增多，而CML幼粒细胞较多，很少有有核红细胞。②嗜酸、嗜碱性细胞不增多。③特发性骨髓纤维化NAP多正常或增高，而CML者NAP多减低或缺乏。④多次骨穿提示有"干抽"。⑤骨髓活检可见纤维组织增生。⑥无Ph染色体或BCR重排。

5. 与慢性中性粒细胞白血病（CNL）鉴别　CNL曾作为CML亚型，WHO将其列为CMPD实体。其特点：①中度非进行性中性粒细胞增高。②外周血中幼稚细胞少，无中幼粒细胞峰，无明显嗜酸、嗜碱性细胞增多。③骨髓成熟粒细胞增多。④NAP积分正常或增多。⑤无或轻度脾肿大。⑥无引起类白血病反应的病因。⑦有Ph染色体，BCR断裂点在u区。

据上述与 CML 鉴别。WHO 认为，此种 Ph^+，BCRu 区重排的 CNL 应诊为 CML，不应诊为 CNL。

七、治疗

CML 一旦急性变，治疗将很难奏效，因此应着重于慢性期的治疗。CML 的疗效判断包括血液学缓解、细胞遗传学缓解（即 Ph^+ 细胞消失率）和分子生物学缓解（即 BCR－ABL 融合基因转阴率），能否达到后两者缓解与患者的长期生存乃至治愈密切相关，因此应力争获得后两者的缓解。

（一）常规治疗

水化、碱化尿液：①减少尿酸形成：别嘌呤醇 100mg，3 次/d，当白细胞明显下降、脾明显缩小、无明显高尿酸血症时停药。②大量补液，使尿量维持在 150ml/h。③5% 碳酸氢钠 100~200ml/d。

（二）化学治疗

1. 羟基脲（Hydroxycarbarnide，HU） 为细胞周期特异性抑制 DNA 合成的药物，起效快，但持续时间短。用药后二三天白细胞即迅速下降，停药后又很快回升。约80%患者可选血液学缓解，25%可有细胞遗传学反应。目前已取代白消安成为治疗 CML－CP 的首选口服药物。常用剂量为 3g/d，分三次服用，待白细胞减至 $20×10^9/L$ 左右时，剂量减半。减至 $10×10^9/L$ 左右时，改为小剂量（0.5~1.0g/d）维持治疗。用药期间需经常检查血象，以便调整药物剂量。不良反应少，耐受性好，与烷化剂无交叉耐药性。对患者以后接受造血干细胞移植也无不良影响。

2. 白消安（Busrrlfan，BUS，马利兰） 为烷化剂，作用于早期祖细胞。起效较慢，但持续时间长。一般用药后 2~3 周外周血白细胞才开始减少，停药后白细胞减少可持续 2~4 周，因此，要正确掌握剂量。初始剂量为 4~6mg/d，分次口服。当白细胞降至 $20×10^9/L$ 左右时，应停药，待稳定后改为小剂量（2mg/1~3 天），使白细胞维持在 (7~10)×$10^9/L$。用药过量甚至常规剂量也可造成严重的骨髓抑制，且恢复较慢，应予注意。长期用药可出现皮肤色素沉着、精液缺乏及停经、肺纤维化等。

3. 靛玉红及其衍生物甲异靛 靛玉红和甲异靛是中国医学科学院研究所经过 20 多年研究首创用于治疗 CML 的新药。与 HU 和 BUS 相比，其缩脾效果明显好于前二者。有报道甲异靛长期疗效与 HU 相似，甲异靛联合 HU 可明显延长患者慢性期，降低患者 5 年急变率。部分患者可有 Ph 染色体阳性率减低。单用靛玉红剂量为 100~300mg/d，分 3~4 次口服。单用甲异靛 75~150mg/d，分 3 次口服。主要的不良反应有不同程度的骨关节疼痛、恶心、纳差、腹痛、腹泻等消化道反应，极少在治疗期间出现骨髓抑制。

4. 其他药物 小剂量 Ara－C、高三尖杉酯碱、二溴卫茅醇、马法兰、瘤可宁等也有效，但仅在上述药物无效时才考虑应用。最近有长疗程高三尖杉酯碱 $2.5mg/(m^2·d)$ 静滴，第 1~14 天，使 6% CML 患者获得完全细胞遗传学缓解的报道。

（三）α-干扰素（IFN-α）

1. IFN-α 作用 ①直接抑制 DNA 多聚酶活性和干扰素调节因子（IRF）的基因表达，从而影响自杀因子（Fas）介导的凋亡。②增加 Ph 阳性细胞 HLA 分子的表达量，有利于抗原递呈细胞和 T 细胞更有效地识别。

由于该药起效较慢,因此对白细胞增多显著者,宜在第 1~2 周并用 HU 或小剂量 Ara-C。IFN-a 能使 50%~70% 的患者获血液学完全缓解(HCR,指血象、骨髓象恢复正常);10%~26% 的患者可获显著的细胞遗传学缓解(MCR,指骨髓 Ph 阳性细胞 <35%),但 BCR-ABL 融合基因 mRNA 仍然阳性;获 MCR 者生存期延长。

IFN-α 剂量为 300 万~900 万 U/d,皮下或肌肉注射,每周 3~7 次。常见不良反应为畏寒、发烧、疲劳、厌食、恶心、头疼、肌肉和骨骼疼痛。用对乙酰氨基酚、苯海拉明等可减轻不良反应,大约 25% 患者因不良反应无法耐受而停药。

2. 迄今为止,关于 IFN 治疗 CML 取得了一些共识　①天然 IFN 与重组人 IFN 治疗 CML 疗效相似。②持续用药比间歇用药好,大剂量比小剂量疗效好,初治病例的血液学完全缓解明显比复治者高,加速期的疗效比慢性期差。③肌肉注射或皮下注射比静脉注射好。

3. 关于 IFN 治疗 CML 尚待解决的问题　①IFN 是否可以延长 CML 患者的生存期,各家报道不一致。②IFN 的最适剂量和用药时间,至今仍无统一意见,但多数认为起始剂量应为 300 万~500 万 U/(m^2·d),2~3 周后剂量增至 900 万~1 200 万 U/(m^2·d)或达到获显著血液学疗效[即白细胞计数(2~4)×10^9/L,血小板计数接近 50×10^9/L]的最大耐受量及患者出现毒性症状需要减少剂量。可望获得细胞遗传学缓解的最短时间为 6 个月,一般用至病情进展或出现不耐受的药物毒性。③IFN 种类与疗效的关系:不同种类的 α-干扰素临床疗效无差别,γ-干扰素疗效不清,α-干扰素和 γ-干扰素联合应用不能提高疗效。④IFN 联合其他化疗药物如 HU、小剂量 Ara-C 20mg/(m^2·d)×10d 已有Ⅱ期临床观察,表明疗效优于单用 IFN。

(四) 靶向治疗

1. 甲磺酸伊马替尼(Imatinlb mesylate,STI571,Gleevec)　为苯胺类衍生物,能特异性阻断 ATP 在 ABL 酪氨酸激酶上的结合位置,使酪氨酸残基不能磷酸化,从而抑制 BCR-ABL 阳性细胞的增殖。伊马替尼也能抑制另外两种酪氨酸激酶 c-kit 和血小板衍化生长因子受体(PDGF-R)的活性。

(1) 伊马替尼推荐剂量

1) 慢性期:400mg/d。用药 3 个月后评估血液学疗效;用药 6 个月后评估遗传学疗效。如 Ph 染色体未达到细胞遗传学缓解(Ph 阳性染色体≤35%),应加大剂量。

2) 加速期及急变期:600~800mg/d。如并发全血细胞减少,应在支持治疗下继续用药,应用一年以上。

(2) 伊马替尼的疗效

1) CML-CP:对于初治患者,HCR、MCR 和完全细胞遗传学缓解(CCR)分别为 98%、83% 和 68%。

2) 对于 IFN-α 治疗失败或不能耐受的 CML,其 HCR、MCR、CCR 分别为 95%、60% 和 41%。伊马替尼可使 7% 的 CML 慢性期患者 BCR-ABL 融合基因转阴(RT-PCR 法)。

(3) 伊马替尼的主要不良反应有:骨髓抑制、恶心、肌肉痉挛;骨骼疼痛、关节痛、皮疹、腹泻、水肿、体液潴留和肝功能受损等。

(4) 另外已发现有对伊马替尼耐药的病例:目前认为应用伊马替尼治疗 6 个月无细胞遗传学反应或失去前期的疗效为耐药。

1) 耐药机制可能与下列有关：①BCR－ABL 基因扩增和表达增加或其酪氨酸激酶活性再激活。②BCR－ABL 激酶区点突变，不能与药物结合。③CML－CP 对外周血和骨髓都能检出细胞周期 G_0 静止期的 $CD34^+Ph^+$ 白血病干细胞，对伊马替尼高度耐药，而且耐药细胞内 γ－谷氨酰半胱氨酸合成酶和谷胱甘肽增高。

2) 发生耐药时可采取：①伊马替尼增量。②停用或加化疗。③加 IFN－α 或亚砷酸（三氧化二砷，ATO）以下调 BCR－ABL 加强伊马替尼作用。④加维生素 C（1g/d）可降低谷胱甘肽逆转耐药，且可增加 ATO 的疗效。⑤热休克蛋白 90（Hsp90）能稳定 BCR－ABL 融合基因，加 Hsp90 抑制剂 Geldanamycin（GA）或 17－allylaminogeldanamycin（17－AAG），可介导 BCR－ABL 蛋白降解。

（5）用伊马替尼时需要注意以下情况：①伊马替尼不能透过血脑屏障，要防治中枢神经系统白血病时仍需鞘注甲氨蝶呤、阿糖胞苷等药物。②伊马替尼配伍禁忌有：地塞米松、利福平、苯巴比妥可降低该药血浓度，而钙拮抗剂、双氢吡啶、对乙酰氨基酚、辛伐他汀、红霉素、环孢素、酮康唑、伊曲康唑等增加伊马替尼血浓度。因此伊马替尼与上述药物配伍时要注意增减剂量。③伊马替尼除 CML 应用外，对 Ph^+AL、MF、ET 等也可应用，对血小板源生长因子受体（PDGFR，c－kit，CD117）也有作用，故可用于治疗 $CD117^+$－AML 和肥大细胞增生症。c－kit 酶位突变者，伊马替尼无效，调节型突变者有效。④与 IFN－α、柔红霉素、阿糖胞苷、依托泊苷、ATO 合用有协同作用。⑤有效者停药后仍可复发，需维持治疗。⑥有 t（9；21）（q34；p1）引起 ETV－6－ABL⁻ 融合基因，其信号传导途径与 P210BCR－ABLAML 相同，伊马替尼治疗也有效。可用于 t（9；21）（q34；p1）－AML。

2. Dasatinib（BMS－354825）吡咯嘧啶类物质　一种新型的 ABL 和 Src 家族酪氨酸激酶抑制剂。同伊马替尼一样，Dasatinib 也是与 ABL 激酶 ATP 位点竞争性结合，不同的是该酶与激活、非激活构象的 ABL 均能结合，亲和力更强。已有研究显示 Dasatinib 抑制 ABL 激酶的作用是伊马替尼的 100 倍；对绝大多数 BCR－ABL 激酶结构域突变（15 种突变中有 14 种）有作用，仅对 T3151 突变无效。此外，对 c－kit 和 PDGFRβ 有明显抑制作用，推测该药能治疗骨髓增殖性疾病，包括系统性肥大细胞对伊马替尼的耐药。

Ⅰ期临床试验检测 Dasatinib 的安全性，结果显示每天 15～180mg 每周给药 5～7 天，耐受性良好。2003 年首次用于临床。39 例慢性期患者接受该药治疗，其中 31 例为伊马替尼耐药，多数有 BCR－ABL 结构域突变，用药后 HCR 为 84%，主要和完全遗传学缓解分别为 35% 和 52%；另 8 例为伊马替尼不耐受，用药后 100% 达 HCR，主要和完全遗传学缓解分别为 50% 和 63%；未观察到剂量限制性毒性反应。10 例平均病期 6 年的加速期患者用药后，HCR 为 50%，40% 有主要遗传学缓解。34 例平均病期 3 年的 CML 急变期患者/ALL 用药后，HCR 为 28%。多数患者出现 3～4 级血液学毒性。与体外实验一致，T351I 突变者，Dasatinib 治疗无效。

3. AMN107 苯胺嘧啶衍生物　为伊马替尼类的第二代 ABL 抑制剂。该药也与非激活构象的 ABL 激酶结构域结合，竞争性抑制 ATP。对野生型 BCR－ABL 蛋白和发生点突变的耐伊马替尼类蛋白均有作用，主要通过凋亡使细胞生长受抑。体外实验中，该药对细胞自身磷酸化和增殖的抑制强度是伊马替尼的 10～25 倍。该药对多种伊马替尼耐药突变有作用，如 M351T、F317L、E255V 突变，但对 T3151 和 G250E 突变无效。此外该药可抑制 PDGFR 和 c－kit 但对 Src 家族激酶无作用。人组 AMN107 Ⅰ/Ⅱ期临床实验的患者为耐伊马替尼的加速、急变期 CML 或 Ph⁺ALL，AMN107 治疗后，加速、急粒变、急淋变和 PhALL 的血液学缓解分别为 51%、17%、11% 和 10%，主要遗传学缓解达 38%～22%。15 例 CML 慢性期、对伊马替尼耐药患者用药后，血液学缓解达 80%，主要和完全缓解分别为 40% 和 13%。初步结论：AMN107 在体内和体外对 BCR-ABL 的抑制作用强于伊马替尼；对多种激酶结构域突变致伊马替尼耐药有效，但即使在高剂量时仍对 Y253H、E225V、T3151 突变无效；在药物的安全性、耐受性、全身毒性方面需进一步观察。

4. ON012380　ON012380 封闭 ABL 激酶底物结合位点，对 ATP 结合位点无影响。由于作用位点不同，耐伊马替尼点突变不会导致 ON012380 耐药。体外研究证实，ON012380 对野生型及所有耐伊马替尼的突变激酶甚至对 T3151 均有抑制作用。ON012380 对 PDG-FR 激酶及 Src 激酶家族成员 Lyn 也有抑制作用，但对 c-kit 抑制作用较弱。ON012380、伊马替尼协同抑制野生型 BCR-ABL 激酶。ON012380 抑制野生型 BCR-ABL 的作用是伊马替尼的 10 倍。细胞及动物实验已经证明，ON012380 对 17 种伊马替尼耐药突变（包括 T3151）均有抑制作用。目前该药尚未进入临床实验阶段。

5. Src 酪氨酸激酶抑制剂　Src 激酶家族在 BCR-ABL 介导 ALL 中有重要作用，但在 CML 中无重要影响。吡咯嘧啶 PD166326 是 FGFI、EGF、PDGF 和 Src 抑制剂。体外实验证明，PD166326 还具有抑制 ABL 的作用，该药抑制 BCR-ABL 的作用比伊马替尼强 100 倍，抑制 c-kit 介导的增殖作用比伊马替尼强 6.8 倍，对 Lyn 也有很强的抑制作用，但对 T3151 突变无抑制作用。动物实验表明，虽然该药对野生型、突变型 BCR-ABL 均有抑制作用，但不能清除 BCR-ABL 阳性细胞。PPI、CGP76030 在 ABL 的结合位点即伊马替尼的结合位点，两药均能抑制 ABL 激酶活性，还可通过抑制 Src 激酶导致细胞生长停滞、凋亡。目前该药仍在实验室阶段，尚未进入临床试验。

6. ABL 蛋白抑制剂　ABL 蛋白在细胞浆、细胞质之间转运。细胞核-细胞质之间的通路需要 3 种细胞核定位信号分子（NLS）及一种细胞核输出信号分子（NES）参与，这些信号分子位于 ABL 蛋白 C 末端。来普霉素 B 是 NES 受体抑制剂，能阻断 ABL 蛋白在细胞核、细胞质间的转运。体外实验表明、先用伊马替尼，然后洗脱该药，再用来普霉素 B，可引起小鼠造血干细胞、TonB210、K562 细胞凋亡。联合使用伊马替尼、来普霉素净化骨髓中 CML，可提高 CML 患者自体移植疗效。

（五）造血干细胞移植

造血干细胞移植是用大剂量的放疗化疗作为预处理，彻底地清除体内残存的白血病细胞，再输入 HLA 相配的骨髓或其他造血干细胞使患者造血功能重建。异基因造血干细胞移植（allo-HSCT）是采用 HLA 相匹配的同胞兄弟姐妹（亲缘）或无关供者（非亲缘）的骨髓或外周血或脐血等其他造血干细胞为患者进行移植，此方法可消除 Ph⁺ 克隆而得以根治，是目前被普遍认可的根治性标准治疗。

移植患者的年龄国内多为 50 岁以下。allo-HSCT 的移植相关病是导致死亡的主要原因，且随年龄增大而增多。年龄 <30 岁，慢性期早期，诊断一年内，未用过白消安及 IFN-α 治疗，配型完全相吻合的同胞供者，男供者给女受者是 allo-HSCT 疗效好的因素。因此，对有条件接受移植者，应争取在诊断后一年内移植。为了提高移植效果，给初诊 CML 实施更精细合理的治疗，现多强调移植前风险评估。欧洲血液和骨髓移植组（EBMTG）根据 5 个移植前变量提出了风险评估积分（0~7）系统，以提示移植相关的死亡风险和治愈可能。

对≤2分者，因移植相关的病死率≤31%，allo-HSCT可作为一线治疗。对≥3分者，可先行伊马替尼治疗，进行BCR-ABL和染色体动态观察，治疗无效再进行allo-HSCT；也可考虑非清髓造血干细胞移植（NST）。NST为降低预处理强度的allo-HSCT，由于其移植相关病死率低，对部分患者、尤其对年龄较大、不适合常规移植者已取得初步较好的效果。自体移植能使少数患者获取短暂的细胞学缓解，移植相关病死率低，且移植者的存活期长于常规化疗者。采用适当方法进行选择性BCR-ABL阴性细胞自体移植，值得探讨。

HLA相合同胞间移植后复发率为20%~25%，而无关供者移植较同胞间移植复发率低。移植后的主要治疗方法有：①立即停用免疫抑制剂。②DLI，缓解率为65%~75%，并发症为GVHD和骨髓移植。③NST或二次移植。④药物治疗。

（六）白细胞单采

白细胞单采适合于高白细胞综合征，可快速降低白细胞，减轻白细胞瘀滞症状。妊娠CML患者早期进行单采可避免化疗对胎儿的不良作用。单采虽然可快速降低白细胞，但维持时间短暂，需尽快化疗。

（七）脾放射治疗

一般适用于化疗难治，脾脏特别巨大，脾区出现剧痛，有脾脏破裂可能影响胃肠道功能者。患者此时多处于AF或BP，脾放疗为姑息治疗，疗程短。也可作为造血干细胞移植前预处理。

（八）脾脏切除

脾脏切除不能延长患者生存期，不能阻止其向加速期发展，也不能增加对化疗敏感，但对症状性血小板减少，脾急剧增大，可选择性切除。切脾后可发生血栓栓塞综合征，病死率较高，尤其对血小板增多者应谨慎切脾。

（九）血小板增多症的治疗

血小板多随治疗CML白细胞下降而下降，但有时白细胞数降至正常而血小板仍持续增高。治疗上可采用：

1. 血小板单采　可快速降低血小板数，但不能降低骨髓中巨核细胞，维持时间短暂。

2. 氯米喹酮　选择性降低血小板，也不能降低骨髓中巨核细胞生成，仅抑制其成熟和血小板形成，对其他血细胞无影响。一般2mg/d，用药1天可使血小板减低50%，当血小板降至<$450×10^9$/L，改用0.5~1mg/d维持。不良反应有药物扩血管作用引起头痛、心动过速、腹痛、腹泻、水肿及偶可贫血等。停药后血小板在短期内快速回升。

3. 塞替派75mg/m² 静注　每2~3周一次，当血小板降至<$450×10^9$/L，以25mg/m² 静注，每周一次维持。

4. 瘤可宁6mg/（m²·d）　用2~6周可维持血小板数正常。

（十）CML晚期的治疗

1. 加速期治疗

（1）AlloSCT：HLA相合同胞间移植和非亲缘间移植的DFS分别为30%~40%和15%~35%。

（2）伊马替尼：剂量同上。HCR、MCR、CCR分别为34%、24%和17%。

（3）其他：干扰素联合化疗或使用联合化疗方案等。

2. 急变期的治疗

（1）化疗：髓系急变者可采用 ANLL 方案化疗，急淋变可按 ALL 方案化疗。

（2）伊马替尼：剂量如上述。HCR MCR CCR 较加速期低分别为 8%、16% 和 17%，且疗效维持短暂。

（3）AlloSCT：疗效差，复发率高达 60%，长期 DFS 仅 15%~20%；对于重回慢性期后做移植者，其疗效同加速期。

八、预后及预测因素

CML 的自然病程是从 CML-CP 向 CML-AP 和（或）CML-BP 发展。通过近年来治疗手段的提高，中位存活时间已经延长，为 39~47 个月。5 年生存率为 25%~35%，8 年存活率 8%~17%，个别可生存 10~20 年。影响 CML 的主要预后因素有：①初诊时预后风险积分。②治疗方式。③病程演变。

Sokal 积分适用于接受化疗者见表 8-6。低危（RR<0.8）、中危（RR 0.8~1.2）、高危（RR>1.2）者，中位生存期分别为 5、3.5 和 2.5 年。

欧洲 Hasford 新的预后积分适用于接受干扰素治疗者，见表 8-6。低危（RR≤780）、中危（RR 781-1480）、高危（RR>1480）者，中位生存期分别为 96、65 和 42 个月，5 年生存率分别为 75%、56% 和 28%。近年来，HSCT 和伊马替尼治疗 CML 已经并继续在改变着 CML 的预后和生存。通过细胞和分子遗传学、定性和定量 PCR 技术，分别检测 Ph 染色体和 BCR/ABL 融合基因 mRNA 来进行微小残留病灶的动态检测，并实施相应的治疗，以进一步追求 Ph 染色体和 BCR/ABL 融合基因持续阴性和疾病的根除。

表 8-6 慢性粒细胞白血病的预后风险积分系统

项目	Sokal (1984)	欧洲 (Hasford, 1998)
年龄	0.011 6×（年龄-43.4）	0.666 6（年龄≥50 岁时，否则取 0）
脾大小*（cm）	0.034 5×（脾-7.51）	0.042×脾
血小板（×10^9/L）	0.188×[血小/700^2-0.563]	1.095 6（血小板≥1 500 时，否则取 0）
原粒$^\triangle$（%）	0.088 7×（原粒细胞-2.10）	0.058 4×原粒细胞
嗜碱性粒细胞$^\triangle$（%）	-	0.041 3×嗜酸性粒细胞
嗜酸性粒细胞$^\triangle$（%）≥3	-	0.203 9
RR=	和	和×1 000

注："*"左肋缘下垂直距离；"△"慢性外周血中的百分数；"RR"预后风险。

（朱爱萍）

第七节 中性粒细胞白血病

慢性中性粒细胞白血病（chronic neutrophilic leukaemia，CNL）是一种罕见的 MPD，其特征为：①外周血中性粒细胞持续增多。②骨髓有核细胞增生明显甚至极度活跃，以中性粒细胞为主。③肝脾肿大。④无 Ph 染色体或 BCR/ABL 融合基因。⑤诊断时应排除所有引起中性粒细胞增多的原因，除外其他所有骨髓增殖性疾病。

一、流行病学

确切发病率不清。迄今，国外发病文献报道不足 100 例，国内自 1977 年至 2001 年 25 年间报道 CNL 76 例。常累及老年人，中位发病年龄为 62.5 岁（15~86 岁），男女发病无明显差异。

二、病因学

CNL 的病因不详。报道高达 20% 的患者中性粒细胞增多伴有潜在的肿瘤，通常多数为多发性骨髓瘤。至今没有 1 例伴骨髓瘤的 CNL 有克隆性染色体异常，或用分子生物学技术证实中性粒细胞中有克隆性的证据。很可能大多数伴骨髓瘤的 "CNL" 的中性粒细胞不是自主增殖，而是继发于肿瘤性浆细胞或由浆细胞调节的其他细胞释放的异常细胞因子所致。

三、发病机制

目前发病机制仍不清楚。

四、形态学

外周血涂片中性粒细胞增多 $\geqslant 25 \times 10^9/L$，中性粒细胞通常为分叶核，但杆状核也可明显增多。几乎所有的病例未成熟粒细胞（早幼粒细胞、中幼粒细胞、晚幼粒细胞）计数 < 5%，但偶尔可达 10%，外周血几乎不见原始粒细胞。中性粒细胞可见异常粗大中毒颗粒，但形态也可正常。无粒细胞发育不良。红细胞和血小板形态通常正常。

骨髓活检示增生极度活跃，中性粒细胞增多，粒红比例高达 20:1 或以上。初诊时原始粒细胞和早幼粒细胞不增多，但中幼粒细胞和成熟粒细胞增多。可能还有红系和巨核系增生。各系增生无明显发育不良，如有则须考虑其他诊断如不典型慢性粒细胞白血病。网状纤维增多不常见。

鉴于文献报道 CNL 常与多发性骨髓瘤相关，应检查有无骨髓浆细胞疾病的证据。如有浆细胞异常，应结合细胞遗传学或分子遗传学技术确定中性粒细胞克隆性增殖才能诊断 CNL。中性粒细胞浸润导致脾、肝肿大，脾主要浸润红骨，肝主要浸润肝窦和肝门区，或两者都有浸润。

五、细胞化学/免疫表型

中性粒细胞碱性磷酸酶积分增高，但无其他细胞化学或免疫表型异常。

六、遗传学

几乎 90% 的患者染色体是正常的，其余的克隆性核型异常有 +8，+9，del（20q）和 del（11q），无 Ph 染色体或 BCR/ABL 融合基因，曾有报道一种 Ph^+BCR/ABL^+ 的 CML 变型，其外周血中性粒细胞与 CNL 相似。这些病例，可查到一种变异蛋白—P230。有这种 BCR/ABL 融合基因分子变异的病例应考虑 CML，而不是 CNL。

七、细胞起源

CNL 的细胞起源不清楚,很可能是系列分化潜能有限的骨髓造血干细胞。

八、临床表现

1. 症状　可无症状,也可有乏力、消瘦、全身瘙痒等,脾肿大可伴有左上腹胀满不适、疼痛等,查体有脾大、肝肿大,25%~30%患者皮肤、黏膜或胃肠道出血,可有痛风样发作。

2. 部位常累及外周血和骨髓,脾和肝通常呈现白血病浸润。任何组织都可有中性粒细胞浸润。

九、诊断和鉴别诊断

(一) 诊断标准

1. Ito 诊断标准　①外周血中性粒细胞持续增多。②骨髓粒系增生,无病态造血现象。③中性粒细胞碱性磷酸酶积分增高。④血维生素 B_{12}、尿酸增高。⑤无感染、肿瘤、或其他引起类白血病反应等疾病。⑥Ph 染色体和 BCR - ABL 阴性。

2. 慢性中性粒细胞白血病 WHO 诊断标准

(1) 外周血白细胞增多 $\geq 25 \times 10^9/L$,中性分叶核和杆状核细胞 >80%,幼稚粒细胞(早幼粒细胞、中幼粒细胞、晚幼粒细胞) <10%,原始粒细胞 <1%。

(2) 骨髓活检增生极度活跃,中性粒细胞比例和数量增多,骨髓原始粒细胞 <5%,中性粒细胞成熟正常。

(3) 肝、脾肿大。

(4) 无生理性中性粒细胞增多的原因,无感染或炎症,无明确的肿瘤,如有的话,用细胞或分子遗传学证实是克隆性髓系细胞。

(5) 无 Ph 染色体或 BCR/ABL 融合基因。

(6) 无其他骨髓增殖性疾病的证据,无真性红细胞增多症的证据,即红细胞容量正常,无慢性特发性骨髓纤维化的证据,即无异常巨核细胞增殖,无网状纤维或胶原纤维增生,红细胞无显著异型,无原发性血小板增多症的证据,即血小板 $<600 \times 10^9/L$,无成熟的大巨核细胞增生。

(7) 无骨髓增生异常综合征或骨髓增生异常/骨髓增殖性疾病的证据,无粒细胞发育异常,无其他髓系细胞发育异常,单核细胞 $<1 \times 10^9/L$。

(二) 鉴别诊断

应与 CML、aCML、CMML 及其他 CMPD 鉴别。此外,有的浆细胞病如意义不明的单克隆免疫蛋白病和多发性骨髓瘤有中性粒细胞明显增高,患者体内 G - CSF 水平高可能与瘤细胞分泌 G - CSF 有关,致中性粒细胞反应性增高。综上所述,CNL 为排除性诊断,除外引起反应性中性粒细胞增多的一切病因及其他 CMPD,具有中性粒细胞反应性增高,单核细胞不增多,无病态造血现象,无 Ph 染色体和 BCR - ABL 融合基因才是真正的 CNL。

十、治疗

尚无理想的治疗，凡治疗 CML 的方案均可应用。

十一、预后

虽然一般认为 CNL 是进展缓慢的疾病，但 CNL 的生存期不定，为 6 个月至 20 年以上。通常中性粒细胞增多呈进展性，随后出现贫血和血小板减少。出现骨髓增生异常表现可能是向急性白血病转化的信号已有部分病例报道。还不清楚此类转化的病例是否与曾进行过细胞毒治疗有关。

（刘 南）

第八节 慢性嗜酸性粒细胞白血病/高嗜酸性

一、定义

慢性嗜酸性粒细胞白血病/高嗜酸性粒细胞综合征（chronic eosinophilic leukaemia andhypereosinophilic syndrome，CEL/HES）。又称慢性嗜酸性粒细胞增多综合征。嗜酸性粒细胞 > 0.45×10^9/L 为嗜酸性粒细胞增多。临床上按外周血嗜酸性粒细胞增多的程度分为轻、中、重 3 级。

轻度：嗜酸性粒细胞 <0.15（15%），直接计数在 1.5×10^9/L 以下。

中度：嗜酸性粒细胞 0.15~0.49（15%~49%），直接计数在（1.5~4.9）$\times 10^9$/L。

重度：嗜酸性粒细胞 0.5~0.9（50%~90%），直接计数在 5.0×10^9/L 以上。

慢性嗜酸性粒细胞白血病是一种嗜酸性前体细胞自主性、克隆性增殖，导致外周血、骨髓及周围组织嗜酸性粒细胞持续增多的骨髓增殖性疾病。白血病细胞浸润或嗜酸性粒细胞释放细胞因子、酶或其他蛋白导致器官损害。如不能证实其克隆性，原始细胞又不增多，又无其他引起嗜酸性粒细胞增多的病因，则为特发性嗜酸性粒细胞综合征。两者均为多系统疾病。

正常嗜酸性粒细胞生成后离开骨髓，在血循环中短暂停留即进入血管外环境，主要见于黏膜下、皮肤松弛结缔组织、胃肠道、生殖道和肺。血嗜酸性粒细胞在早晨最低，夜间最高，反映了血循环中肾上腺皮质激素的昼夜节律变化。嗜酸性粒细胞受刺激后脱颗粒释放已合成的新产生的细胞因子和蛋白，前者主要有碱性蛋白（MBP）、嗜酸性阳离子蛋白（ECP）、嗜酸性粒细胞源性神经毒素（EDN）、过氧化物酶、Charcot - Leyden 结晶蛋白、P 物质、和血管抑制蛋白（VIP）等，后者有氧化产物、血小板活化因子（PAF）、白三烯 C4、TGF - α、TGF - β1、IL - Ia、IL - 3、IL - 5、IL - 6、IL - 8、GM - CSF、MIP - 1a、TNF - a 等可引起炎症反应和脏器损伤。IL - 3、IL - 5、GM - CSF 为嗜酸性粒细生长因子，抑制其凋亡延长生存。正常外周血中嗜酸性粒细胞数（0.035~0.35）$\times 10^9$/L，正常骨髓和外周血嗜酸性粒细胞比值可达 3∶1~5∶1，在外周血中半衰期可达 18 小时。

CEL 与 HFS 临床表现极为相似，鉴别困难，故一并讨论。

二、流行病学

此类疾病尽管很少见，但由于难于区别 CEL 与 HES，其真实发病率不详。男性较女性常见（9∶1），发病高峰在 40 岁，各年龄段均可见，CEL 以男性为主。

三、病因及发病机制

CEL 与 HES 的病因不详，重要的是应排除所有反应性嗜酸性粒细胞增多，如寄生虫病、变态反应、Loeffler 综合征样的肺部疾病，也要排除胶原性血管病，如血管淋巴增生样的皮肤病和 Kimura 病。另外，大量肿瘤性疾病如 T 细胞淋巴瘤、霍奇金淋巴瘤、系统性肥大细胞增生症、急性淋巴细胞白血病以及可能与 IL-2、IL-a、IL-5 或 CM-CSF 异常释放有关的其他骨髓增殖性疾病，以及类似 CEL 或 HES 的继发性嗜酸性粒细胞增多。以前曾考虑为 HES 的某些病例已证明是由于免疫表型异常、克隆性或非克隆性 T 细胞释放了异常细胞因子，如有免疫表型异常的 T 细胞群存在，此种病例不再分类为特发性 HES。

四、临床表现

1. 心血管系统　50%~60% 患者有心脏受累，常为死亡主要原因之一。最初为心内膜炎，内膜损伤处有附壁血栓形成，最终心内膜纤维化，发生限制性心肌病及心脏二尖瓣和（或）三尖瓣关闭不全。患者有气短、胸痛、心衰、查体可有心脏扩大，听诊在二尖瓣和（或）三尖瓣可闻及收缩期杂音。80% 患者超声心动图示左心室肥厚、二尖瓣增厚，附壁血栓。心电图示 T 波倒置。

产生心脏损伤的原因与嗜酸性粒细胞分泌的物质有关：EDN 可导致纤维细胞增生；MBP 可增强成纤维细胞对 IL-1、TGF-β 等反应性炎症性细胞因子 IL-6、IL-11 氧化产物 H_2O_2 等损伤心内膜和心肌等；ECP 可使成纤维细胞合成蛋白多聚糖。

女性患者有血管性水肿，高丙种球蛋白血症和 IgE 及免疫复合物增加者常无心脏受累。

2. 呼吸系统　约半数患者可有肺受累，表现为慢性持续性干咳，胸膜渗出，小部分患者可有肺部浸润和纤维化。有的肺部炎症与心脏损伤有关，如肺栓塞。

3. 神经系统　约 50% 患者出现。左心室内血栓脱落引起脑栓塞或一过性脑缺血发作，常多发或复发，甚至发生在抗凝治疗过程中。患者表现为对称性或不对称感觉性多神经病，或感觉和运动性缺陷。主要由嗜酸性粒细胞神经毒素（EDN）和嗜酸性阳离子蛋白（ECP）鞘注所致兔神经毒和麻痹综合征，称为 Gorden 现象，提示这些嗜酸性粒细胞因子与神经系统损伤有关。

此外，少数患者表现为癫痫、痴呆和嗜酸性脑膜炎，形成局部肿物压迫神经等。

4. 皮肤表现　半数以上患者可见皮损。表现为荨麻疹、红斑、丘疹和皮下小结、血管性水肿。也可黏膜溃疡，溃疡部位常见有口腔、鼻、咽、消化道、肛门或阴茎部，对激素无效，但对 TNF-α 反应好。皮损可能与嗜酸性粒细胞产生的因子有关：ECP 可使嗜碱性粒细胞和肥大细胞释放血管活性胺；也可产生白三烯 C4、PAF 介导血管渗透性增加、IL-5 等均可使血管性水肿和荨麻疹发生。皮损活检显示血管周围嗜酸性粒细胞浸润，其他可有混合性细胞浸润，绝无血管炎征象。

5. 其他　23% 有胃肠道表现，可有腹泻、胃炎、结肠炎、胰腺炎、胆管炎、甚至可有腹水、Budd-Chiari综合征。可有肝脾肿大。关节表现可有关节痛、关节渗出、多关节炎、指趾坏死。眼部可因微血栓致视力障碍。可有淋巴结肿大、骨质破坏。

五、形态学

CEL和HES外周血最显著的特点是嗜酸性粒细胞增多，通常主要为成熟嗜酸性粒细胞，仅有少量嗜酸性中幼粒细胞或早幼粒细胞。可有不同程度的嗜酸性粒细胞形态异常，如胞质颗粒稀少、透明、胞质空洞、胞核分叶过多或过少及增大。这些变化既见于反应性的也见于肿瘤性的嗜酸性粒细胞增多，因此在确定是否为CEL或HES方面没有多大帮助。常伴有中性粒细胞增多，有的可见单核细胞增多以及轻度嗜碱性粒细胞增多。原始细胞一般不增多，如>2%就应考虑CEL。

骨髓增生极度活跃，以嗜酸性粒细胞增生为主。多数病例嗜酸性粒细胞分化成熟正常，原始细胞的比例正常。常见Charcot-Leyden结晶，红系与巨核系细胞增生正常，原始粒细胞增多（5%~19%）和其他系细胞以及嗜酸性粒细胞发育不良表现支持肿瘤性的变化，但并不一定就诊断CEL，除非嗜酸性粒细胞占主要成分并证实是肿瘤性克隆的一部分。有些病例可见骨髓纤维化。细心检查骨髓有可能发现引起继发性嗜酸性粒细胞增多的一些变化，如血管炎、淋巴瘤、急性淋巴细胞白血病或肉芽肿性疾病。

任何组织都可出现嗜酸性粒细胞浸润，常见Charot-Leyden结晶，纤维化也是常见的表现，它是由具有释放嗜酸性粒细胞碱性蛋白和嗜酸性粒细胞阳离子蛋白的嗜酸性粒细胞脱颗粒引起的。

六、细胞化学/免疫表型

嗜酸性粒细胞有抗生素氰化物髓过氧化物酶活性，CEL与HES的嗜酸性粒细胞髓过氧化物酶含量通常正常。正常嗜酸性粒细胞奈酚ASD氯乙酸酯酶阴性，有人认为，如果此酶阳性则考虑是肿瘤性的嗜酸性粒细胞。

但不是所有肿瘤性嗜酸性粒细胞都阳性，并且大多数反应性嗜酸性粒细胞增多、CEL或HES还未充分研究。CEL或HES的嗜酸性粒细胞没有特异性免疫表型。

七、遗传学

CEL还未发现单一或特异的细胞遗传学或分子遗传学异常。即使在以嗜酸性粒细胞增多为主要特征的病例中检测到Ph染色体或BCR/ABL融合基因，也只能说明是CML而不是CEL。即使在嗜酸性粒细胞增多与通常髓系相关的染色体异常同时发生时，也不能确定嗜酸性粒细胞是否为克隆性增殖的一部分。然而，如果发现一种通常见于髓系疾病的重现性核型异常，如+8和I（17q），则支持CEL的诊断而不是HES。

伴t（5;12）（q33;p13）的血液系统肿瘤常伴有嗜酸性粒细胞增多，并可能是一种独立疾病。通常伴有嗜酸性粒细胞增多的慢性粒-单核细胞白血病（CMML）的表现。可能与CEL相关的另一细胞遗传学/分子遗传学异常为t（8;13）（p11;q12）和另外的8p11易位，如t（8;9）（p11;q32-34）和t（6;8）（q27;p11）。8p11综合征的白血病发病机制与FGFRJ基因有关，FGFRI基因与不同的伙伴（partner）基因融合形成变异移位。

8p11综合征来自淋巴/髓系多能干细胞的突变，虽然很多患者表现为嗜酸性粒细胞白血病，但该综合征包括 AML、前驱 T 急性淋巴细胞白血病/淋巴母细胞性淋巴瘤，偶尔为前驱 B 急性淋巴细胞白血病。

八、细胞起源

推测起源于骨髓干细胞，但受影响细胞系的分化潜能不定，可能是一种多潜能干细胞，可伴 t（8；13）染色体异常多能干细胞或者可能是定向的嗜酸性粒细胞的前体细胞。

九、诊断和鉴别诊断

（一）诊断标准

慢性嗜酸性粒细胞白血病和高嗜酸性粒细胞综合征的诊断：

必要条件：外周血嗜酸性粒细胞持续性增多 $\geq 1.5 \times 10^9$/L，骨髓嗜酸性粒细胞增多，外周血或骨髓原始粒细胞 <20%。

（1）排除所有下述原因引起的反应性嗜酸性粒细胞增多过敏症：如寄生虫病，感染，肺部疾病（过敏性肺炎、Loefflor 等病），胶原性血管病。

（2）排除所有继发于肿瘤性疾病的反应性嗜酸性粒细胞 T 细胞淋巴瘤：包括蕈样霉菌病、Sezary 综合征，霍奇金淋巴瘤，急性淋巴细胞白血病/淋巴母细胞性淋巴瘤，肥大细胞增生症。

（3）排除嗜酸性细胞是肿瘤性克隆的其他肿瘤：慢性粒细胞白血病（Ph 染色体或 BCR/ABL 融合基因阳性），急性髓系白血病，包括 AML 伴 inv（16），t（16；16）（p13；p22），其他骨髓增殖性疾病（PV、ET、CIMF），骨髓增生异常综合征。

（4）排除表型异常并产生异常细胞因子的 T 细胞群体。

（5）如无引起嗜酸性粒细胞增多的病因，无异常 T 细胞群体及无克隆性髓系疾病表现，就应诊断高嗜酸性粒细胞综合征。

（6）如果符合 1~4 项，证实髓系细胞有克隆性染色体异常；或用其他方法证实是克隆性的，或外周血原始细胞 >2%，或骨髓原始细胞 >5%，但 <19%，就应诊断慢性嗜酸性粒细胞白血病。

（二）鉴别诊断

排除其他一切引起嗜酸性粒细胞增多的病因。

1. 嗜酸性粒细胞增多的慢性粒－单核细胞白血病（CMMLEo） CEL 或 HES 有时有单核细胞增多，应与 CMMLEo 鉴别。后者为具有骨髓增生异常即病态造血现象的骨髓增殖性疾病，WHO 收纳在 MDS/MPD 类型中，特点有：①外周血持续性单核细胞增多 $>1 \times 10^9$/L（至少 >3 个月）。②外周血及骨髓原始细胞（原粒、原单 + 幼单细胞） <0.20（20%）；③ $\geq$ 一系髓系细胞有病态造血现象。④外周血嗜酸性粒细胞 $>1.5 \times 10^9$/L。⑤细胞遗传学异常者有 +8、-7、7q⁻、12p 异常如 t（5；12）（q31；p12）易位，形成 TEL－PDGFβR 融合基因。

2. 与有嗜酸性粒细胞增多的急性白血病鉴别 有的 AML 和 ALL 可有嗜酸性粒细胞增多，但多符合诊断 AML 和 ALL 的条件，即原始细胞 $\geq$0.20（20%），为 WHO 标准。

3. 有皮损的嗜酸性粒细胞增多综合征 CEL 或 HES 常有皮损，如血管性水肿、荨麻疹、红斑丘疹等，需与鉴别。这些皮损嗜酸性粒细胞增多综合征有：Kimura病（血管淋巴样增生、嗜酸性粒细胞增多）、Well综合征（嗜酸性蜂窝织炎）、嗜酸性筋膜炎、嗜酸性肌痛综合征等，一般无系统性脏器受累，如心脏损伤，此外，组织学病理可资鉴别。

4. Churg-Stranss综合征（css）　css为过敏性肉芽肿性血管炎或称变应性肉芽肿性血管炎。临床特点有：①女性多见。②发烧、哮喘、关节痛、关节炎、皮损（紫癜、红斑、丘疹、脓疱）。③肺、肾、心、眼、神经系统损害相应的临床表现。④外周血嗜酸性粒细胞增多 >0.10（10%），可 >1.5×10^9/L。⑤一过性或游走性肺部浸润性病变。⑥多有鼻窦病变，过敏性鼻炎、鼻息肉。⑦抗中性粒细胞胞质（ANCA）胞质型和周边型可阳性。⑧活检有肉芽肿性血管炎伴不同程度嗜酸性粒细胞浸润。这些特点足以和CEL及HES区别。

十、治疗

如白细胞数不很高且无脏器受损，可暂不治疗，认真观察病情；如白细胞数 ≥90×10^9/L，即使无心脏受累表现也应给予治疗，以免致心脏损伤而危及生命；有脏器损伤者必须治疗。

1. 皮质激素　为治疗本病首选药物。常用药物：泼尼松1mg/(kg·d)，2周后如嗜酸性粒细胞快速减少，血管性水肿和荨麻疹发作减少或停止，IgE降低等提示有效，可改为1mg/kg，隔日1次，3个月。约70%患者有效。有脾大、心功能降低、神经系统受损者应增大激素量或静脉输注甲基强的松龙500mg/d，×5天，或地塞米松20~40mg/d，×4天，然后口服泼尼松。30%患者激素治疗反应差，可能与患者嗜酸性粒细胞上皮质激素受体减少或缺如有关。激素对黏膜溃疡疗效不佳。

2. 化疗药物

（1）羟基脲（HU）：适用于激素治疗无效及有脏器损害者。HU 1~2g/d，7~14天后嗜酸性粒细胞可减少。当白细胞降至正常，嗜酸性粒细胞控制在 <1×10^9/L，改维持量。具体剂量应根据血象调节。

（2）长春新碱（VCR）：起效快，可在1~3天使嗜酸性粒细胞下降，特别适用于嗜酸性粒细胞 ≥50×10^9/L者。常用剂量1~2mg，每1~2周一次。VCR骨髓毒副作用较轻，血小板常不受影响，但神经毒性较明显。长春地辛神经毒性较VCR为轻。与谷氨酸（3g/d）合用可减轻VCR末梢神经病。

（3）依托泊苷（VP-16）100~200mg/d，×7~10天；或300mg，×2天。适用于对激素或HU治疗无效者。

（4）苯丁酸氮芥：4~10mg/(m^2·d)，×4天，每月1个疗程，对激素或HU治疗无效者可取得长期缓解。

3. 免疫调节剂　对激素或HU治疗无效者可用INF-α-2b，1.5~8MU/d，对顽固性黏膜溃疡的疗效好，愈合后不易复发。环孢素A（CsA）可干扰T细胞功能，抑制嗜酸性粒细胞生成IL-5，剂量为4mg/(kg·d)，可单用也可与激素和细胞毒药物或INF-α同用。

4. 细胞单采　适用于白细胞和嗜酸性粒细胞数特别高者，并可一过性去除或减少血循环中嗜酸性粒细胞生成因子IL-5。但反弹快，甚至可在1天内上升至单采前水平。

5. 抗凝治疗　CEL和HES常有血栓和血栓栓塞并发症，故抗凝治疗可以应用，如肝素（普通或低分子）、华法林及抗血小板药物（如阿司匹林、双嘧达莫、噻氯匹定等）。

6. 手术治疗　有脾功能亢进所致贫血和血小板减少或脾梗死可做脾脏切除，但对 HES 本身无益。

7. 骨髓移植　异基因骨髓移植可用于年轻、病程侵袭、标准治疗（含 INF-α）无效患者。

十一、疗效标准

1. 完全缓解（CR）　临床上脏器损伤体征及实验室指标恢复正常。外周血白细胞数正常，嗜酸性粒细胞计数正常，无幼稚细胞，血红蛋白≥100g/L，血小板≥100×10^9/L；骨髓原始细胞<0.05（5%），嗜酸性粒细胞和其他血细胞在正常范围。

2. 部分缓解（PR）　临床上仍有脏器损伤依据，较治疗前好转。外周血白细胞和嗜酸性粒细胞数较治疗前下降≥50%，血红蛋白和血小板有所上升；骨髓原始细胞>0.05（5%），比治疗前下降≥50%，嗜酸性粒细胞比治疗前下降≥50%。

3. 未缓解（NR）　未达到 PR 标准或治疗前后无改变或加重。

十二、预后及预测因素

存活期变化相当大，有的报道包括 HES 以及或许是嗜酸性粒细胞白血病患者 5 年生存率达 80%。显著的脾肿大，以及血中有原始细胞或骨髓原始细胞增多，细胞遗传学异常及其他髓系发育异常，被认为是预后不利的征兆。

（刘　南）

第九节　真性红细胞增多症

真性红细胞增多症（polycythaemia vera，PV），是一种以红细胞、粒细胞和巨核细胞不受控制的增殖为特征的克隆性造血干细胞疾病，其临床特征为红细胞增多、中性粒细胞增多、血小板增多及脾肿大，至疾病晚期常发展为进行性骨髓纤维化、贫血和不断进展的脾肿大等与特发性骨髓纤维化相似的综合征。临床上将 PV 分为两期：①增殖期（多血期）；伴细胞的容量增大。②"消耗期"（多血后期）；包括贫血在内的血细胞减少（与无效造血有关）、骨髓纤维化、髓外造血和脾功能亢进。PV 最后可转化为白血病，但发病率低。在诊断 PV 前必须排除所有继发性红细胞增多以及可遗传的多血症。

一、流行病学

1. 不同地域的 PV 发病率不同　年发病率在日本大约2/100万，在澳大利亚大约13/100万，在欧洲和北美年发病率相似，8~10/100万。男性略多于女性（男：女为1:1~2:1），平均确诊年龄60岁，<40岁发病仅5%，<25岁为1%，<20岁仅为0.1%。

2. 部位　主要累及外周血和骨髓，也可累及脾和肝，而且是后期髓外造血的主要部位。由于血管内红细胞容量增多，任何器官都可受损。

二、病因学

大多数病因不详，有些家庭具有遗传易感性。电离辐射：接触化学毒物和病毒感染为可能的病因。

三、发病机制

1. 造血干细胞异常　由于PV在外周血表现为全血细胞减少，在骨髓组织学上表现为3系细胞增生，故20世纪50年代就有学者推测其为干细胞疾患。1976年，Adamson等对两名PV的妇女进行了葡萄糖-6-磷酸脱氢酶（G-6-PD）同工酶分析，结果发现其皮肤成纤维细胞、淋巴细胞含有两型G-6-PD同工酶（GdA/GdB），而外周血红细胞、粒细胞、血小板均只含有相同的A型G-6-PD（GdA）。这表明它们来源于A型同工酶的干细胞，从而证实了PV是干细胞疾患的推断。应用Southern杂交和PCR等分子生物学技术，采用X连锁基因多态性和灭活式样分析，进一步肯定了上述结论，发现约80%女性PV患者其外周血中性粒细胞为单克隆性，而T细胞为多克隆性。

2. PV的细胞和分子水平缺陷　在半固体培养基中，PV患者骨髓细胞培养能形成自发性的CFC-E和BFU-E集落，而正常人和继发性红细胞增多症患者均无或很少有自发性集落形成。且与继发性红细胞增多症不同，PV患者血浆及尿中的促红细胞生成素（EPO）水平不增高，因此人们推测可能与EPO信号传导途径异常，也许是EPO受体（EPO-R）本身异常有关，但对PV患者EPO-R结构的研究表明PV患者并无EPO-R基因结构异常。最近研究发现PV系祖细胞对EPO、胰岛素样生长因子1（IGF-1）高度敏感，从而导致了红系细胞的不可控制的产生。PV患者随着病情进展，骨髓中纤维母细胞不断增多是对巨核细胞释放的血小板衍生生长因子（PDGF）反应性增殖的结果，PV本身并不累积纤维母细胞。

大系列的PV细胞遗传学研究表明约40%的患者有染色体核型异常，初诊时常见异常有del（2q）（q11）、+8和+9，这些异常可见于PV病程的始终，对临床表现和病程影响很小，可能与疾病本身有关。目前认为与PV可能相关的染色体异常还有del（1）（p11）、del（3）（p11；p14）、t（1；6）（q11；p21）和t（1；9）（q19；q14）。

3. 其他　在欧洲血统犹太人中发现的家族性PV，表明PV可能存在有遗传易感因素。此外有人认为PV是受Friend病毒变种"红细胞增生性病毒"感染所致，将含有这种病毒的小鼠脾滤过液注射给正常的小鼠体内，可引起红细胞容量增多和脾肿大，但在人类还未得到充分证实。

四、临床表现

（1）多见于中老年男性，隐袭性起病，可在若干年后出现症状或偶然验血时发现异常。

（2）早期可表现为头痛、头晕、乏力、耳鸣、眼花、健忘、盗汗等类似神经症症状。

（3）栓塞和出血　因血流缓慢，尤其伴有血小板增多时，可有血栓形成和梗死。严重的栓塞并发症有脑血管意外、心肌梗死、深部静脉血栓（如肝静脉栓塞）以及肺栓塞，约1/4的患者有出血和瘀斑，个别患者发生下肢动脉栓塞出现肢端坏疽，甚至需要截肢治疗。

（4）皮肤黏膜约40%的患者出现瘙痒，患者皮肤黏膜显著红紫，尤以面颊、唇、舌、耳、鼻尖、颈部和四肢末端（指趾和大小鱼际）为甚。眼结膜显著充血。

（5）消化道　PV患者嗜碱性粒细胞也增多，嗜碱颗粒富有组胺，大量释放刺激胃腺B细胞，导致消化道溃疡；可有肝大，后期可导致肝硬化，称为Mosse综合征。多有脾大，可发生脾梗死，引起脾周围炎。

（6）心血管约半数患者有高血压。可有心绞痛、心肌梗死和充血性心力衰竭。

（7）高尿酸血症可产生继发性痛风、肾结石和肾功能衰竭。

五、形态学

PV 患者的骨髓活检形态学虽有特征性，但必须结合临床和实验室检查才能确定诊断。

1. 多血期 PV 的多血期主要是骨髓象呈红细胞性增殖，外周血正细胞正色素性红细胞过度增多的表现。如存在出血性缺铁，红细胞可能是小细胞低色素性的。血涂片示中性粒细胞和嗜碱性粒细胞增多，偶见幼稚粒细胞，但一般不见原始粒细胞，>50% 的病例伴血小板增多。

骨髓增生程度在 35%~100%，中位增生程度为 80%，但骨髓活检增生极度活跃是其特征，并随年龄变化。红系、巨核系和粒系增殖（全髓增殖）导致骨髓增生极度活跃，但最突出的是大量红系前体细胞和巨核细胞增生。红系、粒系增生的细胞形态是正常的。原始粒细胞比例不增多。即使骨髓增生程度正常，巨核细胞也是增生明显的，常呈簇状贴近血窦和骨小梁。呈多形性，常为小到巨大巨核细胞成群聚集分布。核分叶多，无发育异常表现。70% 网状纤维增生正常，其余的网状纤维不同程度增生。20% 可见反应性淋巴细胞结节，95% 的骨髓涂片可染铁缺乏。PV 增殖期，脾、肝主要表现为充血，多血期髓外造血轻微。

2. "消耗期"、多血后期骨髓纤维化与髓样化生（PPMM） 在 PV 晚期，红细胞容量正常，然后减少，脾进一步增大，偶尔出现骨髓增生极度活跃并有微量纤维化。但是最常见的进展期特点是多血后期骨髓纤维化和髓样化生（PPMM），外周血有幼稚粒细胞、红细胞及泪滴样异型红细胞，并有髓外造血所致的脾肿大。此期的显著标志是骨髓网状纤维和胶原纤维增生。在 PPMM 期骨髓增生程度是变化的。常见增生减低，成簇的巨核细胞核染色质丰富，核异型明显。粒、红系细胞数量减少，扩张的血窦内见粒、红系细胞和巨核细胞。也可伴骨髓硬化。在 PPMM 期由于髓外造血引起的脾肿大，脾窦内充有粒系、红系和巨核细胞。此时骨髓和外周血可见幼稚细胞数量增多，但原始细胞 >10% 或有显著的骨髓发育异常并不常见，并且很可能有转化为骨髓增生异常综合征（MDS）或急性白血病的信号。

六、免疫表型

PV 无独特的免疫表型。

七、遗传学

无特征性的遗传学异常，仅 10%~20% 的病例在初诊时有细胞遗传学异常，最常见的遗传学异常有 +8，+9，del（20q），del（13q）和 del（1p）；有时 +8，+9 同时出现。无 Ph 染色体或 BCR/ABL 融合基因。这些染色体异常随疾病进展而增多，在 PPMM 期，染色体异常达 80%~90%。转化为骨髓增生异常综合征（MDS）或急性白血病的患者，细胞遗传学异常几乎为 100% 包括治疗相关的 MDS 和急性髓系白血病（AML）。

八、诊断和鉴别诊断

（一）诊断标准

1. Hoffman 等标准 ①红细胞容量比预期平均值 >25%。②动脉血氧饱和度正常（≥

0.92)。③脾肿大。④血小板增多（≥400×10⁹/L）和白细胞增多（≥12×10⁹/L）。⑤骨髓细胞增生，有成熟巨核簇集，核分叶多，无铁储。⑥血清 EPO 低（<3.0U/L）。⑦内源性红细胞集落形成。

具备第 1 项和任何其他 3 项，可诊断为 PV。

2. **国际 PV 研究组（PVSG）诊断分 A、B 两类** ①A1：红细胞容量增加（⁵¹Cr 标记红细胞法，男性≥36ml/kg，女性≥32ml/kg）；A2：动脉血氧饱和度正常（≥0.92）；A3：脾肿大。②B1：血小板增多>400×10⁹/L；B2：白细胞>12×10⁹/L（无出血或感染）。B3：血清维生素 B_{12} 增高（>666pmol/L、或>900pg/ml）或未饱和维生素 B_{12} 结合力增高（>1628pmol/L 或>2200pg/ml）。

凡具备 A1、A2、A3 或 A1、A2 和 B 类中任何两项即可诊为 PV。

3. **我国现行 PV 诊断标准** 分临床和实验室两类。

临床上有多血症表现：①皮肤、黏膜呈绛红色，尤以两颊、口唇、眼结膜、手掌等处显著。②脾肿大。③高血压或病程中有血栓形成。

实验室检查：①多次：男性 Hb≥180g/L，红细胞数≥6.5×10¹²/L，女性分别为≥170g/L 和≥6.0×10¹²/L。②红细胞容量绝对值增加，⁵¹Cr 标记红细胞法或⁹⁹ᵐTc 标记红细胞法大于本单位正常值 2 个标准差。③Hct 男性≥0.54，女性≥0.5。④无感染及其他原因，白细胞数>11×10⁹/L。⑤血小板多≥300×10⁹/L。⑥NAP 积分增高（>100）。⑦骨髓增生明显活跃或活跃，粒、红、巨核细胞系均增生，尤以红系为著。

除外继发性红细胞增多症，如缺氧性（高原性、慢性心肺疾患、发绀性心脏病、肺换气不良）、异常血红蛋白病、肿瘤、肾动脉狭窄、家族性。

凡有上述临床中任何两项、实验室检查①及②项并能除外引起红细胞增多的各种原因可诊断为 PV。

凡有临床中前两项，实验室 Hb 男≥200g/L，女≥190g/L，除外继发性和相对性原因可诊断为 PV。

（二）鉴别诊断

1. **排除相对性（假性）红细胞增多和其他引起绝对红细胞增多的众多疾病** 脱水（呕吐、腹泻、多汗、利尿、限制水摄入）引起血容量减低血液浓缩、高血压、先兆子痫、缺氧、一氧化碳中毒、高氧亲和的血红蛋白病、高原病、慢性肺部疾患等都可引起红细胞增多。从患者病史、家族史、血气分析、检测 EPO 等不难鉴别。

2. **与其他 CMPD 鉴别** NAP 积分增高及 Ph 染色体和 BCR-ABL 融合基因阴性区别于 CML；有 PV 多年可以区别 PV 的 PPMM 期与骨髓纤维化；Hct 明显增高，红细胞容量增高，骨髓中无可染铁等可区别 PV 伴血小板增高和特发性血小板增多症。

九、治疗

多血症期患者的治疗目的是通过减少血细胞以改善症状，降低栓塞和出血并发症。

1. **静脉放血和红细胞单采** 静脉放血，每次 300~500ml，1 周 2~3 次，直至 Hct<0.45，老年人应 250ml/次，1 周 1 次。该法降白细胞和血小板常不明显，多次放血可引起缺铁，放血后可刺激骨髓引起红细胞反弹升高，同时放血后血容量减低，易促发血栓形成，因此该方法适用于年龄小于 50 岁，化疗前处理及外科手术前准备。如有条件做红细胞单采。

2. 化疗 适用于3系血细胞增多，尤以血小板增多者，有髓外造血、肝脾明显肿大，有皮肤瘙痒、痛风以及老年患者有心血管病不宜静脉放血者。常用药：

（1）羟基脲：是一种核糖核酸还原酶抑制剂，对PV有良好的治疗作用，每日剂量为15～20mg/kg，白细胞维持在（3.5～5）×10^9/L，可长期间歇应用羟基脲。

（2）白消安：2～6mg/d，缓解后停用4周，然后给维持量，每日或隔日2mg。

（3）美法仑：6～10mg/d，5～7天后改为2～4mg/d，直至缓解。然后给维持治疗。

（4）高三尖杉酯碱：2～4mg/d，静注，直至缓解，改为口服化疗药物维持。

3. INF-α INF-α可抑制红系及血小板生成，拮抗促纤维化因子PDGF的作用，可干扰PV自然病程向红细胞增多症后髓样化生（PPMM）进展。INF-α 3MU/d，皮下注射，治疗6～12个月，70%可不再静脉放血，80%患者瘙痒减轻，还有脾脏缩小、白细胞和血小板减低，维持治疗以3MU，每周2～3次，有的可长期缓解。少部分患者不能耐受治疗，如高热、严重无力、双下肢神经性病而停药。

4. 放射性核素磷（^{32}P）治疗 ^{32}P的β射线能抑制细胞核分裂，使细胞数降低。初次口服剂量为2～4mCi，约6周后红细胞数开始下降，3～4个月接近正常，症状有所缓解，约75%～80%有效。如果3个月后病情未缓解，可再给药一次。用药前后1～2周需低磷饮食，以促进药物磷吸收，缓解时间达2～3年，不良反应为骨髓抑制及远期发生治疗相关白血病。

5. 抗血小板药物 PV患者可有血小板增多和功能异常造成血栓烷A_2（TXA_2）增多，促使血小板聚集和血管收缩，有利于血栓形成。①小剂量阿司匹林（40mg/d）即可抑制TXA_2>80%，且不增加出血并发症。②氯米喹酮：选择性抑制巨核细胞成熟，减少血小板形成，尤适用于血小板增多有出血或血栓栓塞者。剂量为2mg/d，血小板于1周内下降，17～28天可恢复正常。但停药1周左右又上升至治疗前水平。妊娠禁用，因可透过胎盘影响胎儿血小板生成。不良反应有：血管扩张性头痛、眩晕、液体潴留、恶心、心动过速甚至心衰。心脏病者慎用。

6. 对症治疗 患者瘙痒难以忍受，可能与组织肥大细胞和血液循环中嗜碱性粒细胞脱颗粒释放组胺有关。抗组胺药物一般无效，前述治疗方法联合应用，80%左右患者有效。环孢素A可抑制肥大细胞和嗜碱性粒细胞释放组胺。也可试用大剂量地塞米松40mg，连用4天。

十、预后及预测因素

如不治疗，PV的中位生存期仅几个月，随着最新治疗方法的应用，中位生存期常超过10年。大多数死于血栓和出血，但20%死于MDS或AML。

血栓和出血的预测因素不易界定，未以细胞毒药物治疗的患者发生MDS和急性白血病的仅占2%～3%，化疗后则达10%或以上。

（赵小强）

第十节 慢性特发性骨髓纤维化

慢性特发性骨髓纤维化（chromic idiopathic myelofidrosis，CIMF）是一种以骨髓巨核细胞和粒系细胞增生为主要特征的克隆性骨髓增殖性疾病，伴有骨髓结缔组织反应性增生和髓外造血（EMH）（或称髓外化生）。髓外造血主要在脾，其次在肝、淋巴结等。脾脏显著增大，幼红-幼粒红细胞性贫血，出现泪滴形红细胞，以及不同程度的骨质硬化，骨髓常干抽，骨髓活检证实纤维组织增生是其特点。

同义词有：原因不明性髓样化生；骨髓硬化伴髓样增生；慢性粒细胞巨核细胞性骨髓增生；特发性骨髓纤维化；原发性骨髓纤维化。

一、流行病学

CIMF 的实际发病率不清楚，估计年发病率为 0.5～1.5/10 万。常见于 70 岁人群，男女发病率相近，儿童罕见。

二、病因学

病因不明，有的与接触化学毒物和电离辐射有关。家族性骨髓纤维化的病例偶有报道。

三、发病机制

正常血细胞有的含有 G-6-PD 同工酶 A，有的含有同工酶 B。但骨髓纤维化时血细胞只含有一种 G-6-PD 同工酶，提示骨髓纤维化时血细胞来自一个干细胞克隆。增生的血细胞引起骨髓功能紊乱时，胶原纤维与巨核细胞及血小板相接触，导致血小板衍化生长因子（PDGF）及转化生长因子 β（TGF-β）释放，后二者均可刺激原纤维细胞的分裂和增殖。现认为肝、脾、淋巴结的髓外化生不是骨髓纤维化的代偿作用，而是骨髓增殖性疾病特有的表现。

四、临床表现

部位：总是累及外周血和骨髓，肝和脾是常见的髓外造血部位，但也可发生于淋巴结、肾、肾上腺、硬脑膜、胃肠道、肺、胸膜、乳腺、皮肤和其他可能的部位。EMH 主要与幼红、幼粒细胞增多及红细胞形态异常有关。

起病缓慢，开始多无症状或症状不典型，常因常规体检发现脾增大或常规血液检查有贫血或血小板减少而发现本病。症状可有：疲倦、体重减轻、低热、盗汗、食欲下降及左上腹疼痛不适等，少数有骨骼疼痛和出血。由于高尿酸血症会出现痛风性关节炎和肾结石。90% 的患者有脾肿大多为巨脾，50%～70% 有肝肿大，仅 10%～20% 有淋巴结肿大。

五、形态学

CIMF 经典表现是血涂片有幼红、幼粒细胞和异型红细胞，尤其是泪滴样红细胞，骨髓活检示显著纤维化和导致脾、肝肿大的 CMH。但初诊时形态学变化相当大，取决于患者是处于纤维化前期还是纤维化期。

1. 骨髓纤维化前期（细胞增生期）　就诊时 20%～30% 的患者为此期。此时常有轻度贫血，白细胞和血小板可正常或轻度增多。可见有核红细胞、泪滴样红细胞、异型大血小板和幼稚粒细胞，但通常数量较少。

骨髓活检增生极度活跃，中性粒细胞和异型巨核细胞增多。粒系可能"核左移"，但以晚幼粒、杆状核、分叶核粒细胞为主。不见原始粒细胞簇，原始粒细胞比例亦无明显增多（<10%）。常见红系细胞数量减少，有的早期红系前体细胞可增多。巨核细胞增生且有异

常为骨髓纤维化前期的特征之一，表现为巨核细胞常大小不一，成簇分布于血窦和骨小梁旁，多数巨核细胞胞体大，也可见小巨核细胞。特别是通过免疫组化标记血小板和巨核细胞特异抗原加以识别。巨核细胞核浆比例失调，以异常丰富的染色质、呈云朵样或气球样的分叶核以及常见的裸巨核细胞为典型表现。总体上巨核细胞比其他 CMPD 更加异型。此期网状纤维增生轻微，甚至缺乏。如有的话，多在血管周围，骨髓血管通常是增生的。25% 的病例可见淋巴小结。

2. 骨髓纤维化期　70%~80% CIMF 初诊时已为纤维化期，此期因 EMH 而伴有不同程度肝脾肿大、贫血，血涂片中幼红、幼粒细胞及大量泪滴样红细胞为此期典型表现。白细胞数量可正常，可有大、异常血小板，外周血中可见巨核细胞核、小巨核细胞。血片中通常有少量原始粒细胞，如≥10% 则是转化为加速期或急性变的信号。

此期骨髓常硬，穿插困难或干抽，活检显示网状纤维增生及胶原纤维增生，常为增生正常或增生减低，斑片状造血组织被疏松结缔组织或脂肪组织分开，虽然骨髓原始粒细胞 <10%，但有明显的幼稚细胞灶。骨髓血窦增多及扩张并有窦内造血是其特征。有时骨髓造血细胞几乎缺乏，主要为致密增生的网状纤维或胶原纤维，窦内见小岛状前体造血细胞。可见类骨质或新骨形成发芽样内生性斑块。骨硬化组织可形成宽而不规则的骨小梁，占据 50% 以上的骨髓腔。

对于已确诊为 CIMF 者，外周血和骨髓中原始细胞占 10%~19% 提示加速期，如≥20% 为急变期。CIMF 急变时可有剧烈顽固性骨骼疼痛。

3. 髓外造血　为 CIMF 特征之一。最常见的部位是脾和肝。显微镜下主要位于脾窦内的红系、粒系和巨核系增生使红髓扩大，巨核细胞常为髓外造血的最显著的细胞成分。红髓髓索纤维化及血小板瘀积。肝窦也有髓外造血和常见肝纤维化和硬化。此外身体其他部位如肺、胃肠道、CNS、泌尿生殖系也可有髓外造血，引起相应系统表现。

六、免疫表型

无异常免疫表型。

七、遗传学

无特异性细胞遗传学异常，约 60% 有异常，常见为 13q⁻、20q⁻、1q⁻；也可 +8、+9，如用过化疗可有 7 号与 5 号染色体异常，如有其他染色体异常出现，要警惕向更为恶性方向转化。无 Ph 染色体或 BCR/ABL 融合基因。

八、细胞起源

推测为多系分化潜能的骨髓干细胞。

九、诊断和鉴别诊断

（一）诊断标准

1. 国内诊断标准

（1）脾明显肿大。

（2）外周血出现幼稚粒细胞和（或）有核红细胞，有数量不一的泪滴状红细胞，病程中可有红细胞、白细胞及血小板的增多或减少。

（3）骨髓穿刺多次干抽或呈增生低下。

（4）脾肝淋巴结病理检查有造血灶。

（5）骨髓活检病理切片显示纤维组织明显增生。

凡具备（5）项加其他任何2项，排除继发性和急性MF可诊断为CIMF。

2. PVSG的诊断条件

（1）脾肿大。

（2）外周血出现幼稚粒、幼稚红细胞。

（3）红细胞数正常，Ph染色体阴性。

（4）取材良好的骨髓活检病理切片中纤维组织占1/3。

（5）除外其他全身性疾病。

3. WHO根据临床和形态学特点，诊断纤维化前期和纤维化期的条件

（1）纤维化前期：①临床上无或轻度脾和肝肿大，轻度贫血，轻度至中度白细胞增多和轻度至明显血小板增多。②形态学上无或轻度幼粒、幼红细胞血象，无或轻度红细胞形态不一，少许泪滴状红细胞。③骨髓增生，中性粒细胞增生，巨核细胞增生不典型（巨核细胞聚集、核异常分叶核、裸核），无或极微网硬蛋白纤维化。

（2）纤维化期：①临床上中度至明显脾和肝肿大，中度至明显贫血，白细胞计数降低、正常或增高，血小板减少、正常或增多。②形态学上显示幼粒、幼红细胞血象，红细胞明显形态不一和泪滴状红细胞。③骨髓细胞增生低下，网硬蛋白或胶原纤维化，血窦扩张有窦内造血，巨核细胞增生和异常明显（巨核细胞聚集、核异常分叶核、裸核），以及新骨形成（骨硬化）。

（二）鉴别诊断

1. 与CML伴MF的鉴别　CML伴MF有两种情况：①30% CMl-CP早期可有轻度网硬蛋白MF。②在CML确诊后CP晚期（3年左右）出现MF常提示CML向AP转化。Ph染色体或BCR-ABL融合基因阳性有利于诊断CML。

2. 与PV鉴别　PV经10年左右的多血期（细胞增殖期）转入PPMM（骨髓衰竭期）。临床上PPMM期与CIMF极难鉴别，但有明确PV病史有助于区别。泪滴状红细胞少见，但有病态造血现象，巨核细胞增生多为小、少分叶型等特点有助于鉴别。

3. 与骨髓增生异常-骨髓纤维化（MD-MF）综合征鉴别　具有MD和MF特征，有急性和慢性两型。区别点：MD-MF多无脾肝肿大或很少有肋缘下超过3cm。

十、治疗

CIMF是一种不可治愈的疾病，目前多采用综合治疗以改善血象减轻髓外造血和骨髓纤维化（MF）。

1. 雄激素和糖皮质激素

（1）雄激素可使1/3~1/2患者的贫血得到改善，常用：①康力龙2mg，3次/日。②达那唑200mg，q6h或q8h，口服。

（2）糖皮质激素（泼尼松，40mg/d）可使1/3严重贫血或血小板减少的患者得到改善，

因此，当有贫血和（或）血小板减少时可上述两种联合，至少3个月，如有效，雄激素继续使用，糖皮质激素逐渐减量。

2. 化疗 适用于有白细胞和（或）血小板增多者及明显脾肿大者。常用：①白消安4～6mg/d。②羟基脲1～2g/d，或每周3次，可使70%患者好转，脾脏缩小，压迫症状减轻，血象改善。③高三尖杉酯碱：1～3mg/d，IV，也有一定疗效。

3. INF-α INF-α可抑制巨核细胞系增殖，抑制巨核细胞/血小板衍生的纤维形成生长因子如PDGF和TGF-β的产生和释放，提示INF-α可用于CIMF的治疗。一般剂量3～5MU，皮下注射，3次/周，至少12周。可单用也可与其他药物联合应用。

4. 脾切除

(1) 适应证：①巨脾引起严重压迫症状。②顽固性脾肿大，对化疗和INF-α治疗无效。③脾功能亢进，引起严重贫血和（或）血小板减少，多次输血，血红蛋白不能维持在60g/L以上，激素治疗也无明显疗效。④造血因子如G-CSF、GM-CSF、EPO疗效不好。⑤有门脉高压、食管胃底静脉曲张破裂出血。⑥反复疼痛性脾梗死，保守治疗无效，甚至脾破裂。但因脾脏是代偿性髓外造血器官，切脾后可能导致下列情况：①肝脏代偿性髓外造血加快，肝迅速增大，可能出现肝功能衰竭。②脾脏切除后，血小板增多，增加血栓栓塞的危险。③切脾后虽然生活质量可改善，但总生存期无变化。④切脾后转化为白血病的可能性加大。

(2) 禁忌证：①活动性肝炎。②严重肺和心血管疾病。③血小板计数较高者。

5. 放射治疗 其临床应用指征：①严重的脾区疼痛（脾梗死）。②显著的脾脏大而有切脾禁忌证。③由腹膜髓样化生所致的腹水。④局部严重骨骼疼痛。⑤髓外纤维造血性肿瘤。可取得明显缩脾效果的照射，剂量为200～300cGy，分10～15次照射，局部照射50～200cGy后即可使脾区疼痛明显缓解。

6. 异基因造血干细胞移植 40岁以下CIMF可首选异基因造血干细胞移植。干细胞移植前做脾切除有助于移植后重建造血，尤其对去T细胞的移植。

7. 沙利度胺（反应停） 研究表明CIMF患者骨髓有显著的血管新生亢进，血管新生调控因子血管内皮细胞生长因子（VEGF）表达增高，抗血管新生药物反应停治疗CIMF已有小系列临床研究报告，初步结果提示反应停可能是CIMF的新的有效治疗药物。

8. 其他 全反式维甲酸、维生素D_3、罗钙全$[1,25-(OH)_2]$有抗纤维化作用，也可应用，疗效不定。

十一、疗效标准

1. 好转 临床无症状，脾缩小达1/2或以上；血细胞数达正常范围，幼稚粒、幼稚红细胞；骨髓增生程度正常。

2. 进步 临床症状有明显改善；脾较治疗前缩小，但未达1/2；血细胞数至少一项达正常范围，幼稚粒、幼稚红细胞较治疗前减少1/2或以上。

3. 未达进步标准者 由于骨髓活检尚不能普及，治疗反应以血象为主：

(1) CR：中性粒细胞绝对值$>1\times10^9$/L，无幼稚细胞，血红蛋白≥100g/L，血小板≥100×10^9/L，至少持续4周。

(2) PR：至少有以下2项：①血红蛋白增加≥20g/L，或Hb≥90g/L，不需输血。②血小板增加 100%，至 ≥50×10^9/L，不依赖成分输血。③中性粒细胞绝对值增加 100%，和 >1×10^9/L；脾肿大缩小 50%。

十二、预后

虽然，CIMF 的生存期可为几个月或几十年，但从确诊起中位生存期大约 3~5 年。主要致死原因为骨髓衰竭（感染、出血）、栓塞、门脉高压、心力衰竭和急性白血病。急性白血病发生率为 5%~30%。虽然有些白血病与过去细胞毒治疗有关，但从未治疗过的也有报道。说明急性白血病可能是 CIMF 自然病程的一部分。任何髓系细胞均可发生急性白血病，混合表型的也有报道。

（赵小强）

第十一节　原发性血小板增多症

原发性血小板增多症（essential thrombocythemia, ET）是一种以血小板数量持续增多和巨核细胞异常过度增生为特征的克隆性骨髓增殖性疾病。临床上出血和（或）血栓栓塞发作，并有脾脏肿大。发病多为中年以上，无明显性别差异。目前 ET 还无特征性遗传学或生物学标记，所以，在诊断前必须排除血小板增多症的其他原因，包括其他髓系疾病，潜在的炎症，传染病和实体瘤。

同义词：原发性血小板增多症；特发性血小板增多症；出血性血小板增多症。

一、流行病学

ET 的真实发病率不清楚，估计年发病率为 1~2.5/10 万。多在 50~60 岁发病，男女比例无显著差异，但第二个高峰常在 30 岁左右，女性较常见。可发生于儿童，但不常见。

二、病因与发病机制

G-6-PD 同工酶分析发现，ET 杂合了女性患者的各细胞组分仅表达同一种 G-6-PD 同工酶，在一例有 1q$^+$ 染色体异常患者也证实其红系和粒系祖细胞具有相同的染色体核型异常，因此，本病为一起源于多能造血干细胞的克隆性疾病。但为何本病主要表现为巨核细胞-血小板系统异常尚不清楚，可能是由于造血克隆在某些调控因子的影响下选择性地向巨核细胞-血小板系统分化的结果，已有实验证实 ET 患者巨核细胞祖细胞对某些正调控因子如 IL-3、IL-6 高度敏感，而对某些负调控因子如 TGF-β 则敏感性降低。

三、临床特点

本病主要见于 50~70 岁人群，中位年龄 60 岁，男女均可发病，男：女为 1~2：1。约半数以上患者可能无症状，偶然检查发现血小板增多。有症状者主要临床表现和致死原因是本病的出血和栓塞并发症。

1. 出血　约 50% 患者出现。可表现为自发性出血，或轻度创伤尤其是手术后出血不止，皮肤黏膜出血最常见，其次为胃肠道、牙龈出血，关节肌肉出血和瘀斑少见。

2. 栓塞并发症　确诊时 20%~50% 的患者可存在有栓塞，可累及全身各部位的动脉和静脉，动脉栓塞比静脉栓塞更常见，常见部位为脑血管、外周血管和冠状动脉。最典型的动脉损伤是由于血小板栓子和（或）局部血小板聚集引起微血管阻塞，导致手指和（或）脚趾局部缺血，有时合并坏疽前改变或短暂性脑缺血症状；有时大的脑血管阻塞导致中风。累及指趾微血管可致所谓红斑性肢痛，受累肢体及指趾暗红、肿胀、发烧、烧灼样疼痛，遇热加重，遇凉减轻，重者肢体发绀，甚至坏疽，阿司匹林可使疼痛缓解。受累肢体动脉搏动正常。妊娠妇女可出现多发性胎盘梗死导致胎盘功能不全，而出现反复性自发性流产、胎儿发育迟缓、早产儿或胎盘早期剥离。静脉栓塞常为下肢深部静脉栓塞，门静脉、肝脏静脉栓塞也有报道。

3. 部位　骨髓和外周血是主要累及的部位，脾有轻微的髓外造血，却是血小板的扣押部位。

四、形态学

血涂片最突出的异常是显著的血小板增多，血小板大小不等，可以是微小的、大的或巨大的，可见形状怪异、伪足和胞质无颗粒的血小板，血小板数常 $>600\times10^9/L$，最高可 $>3\,000\times10^9/L$。尽管白细胞可轻度增多，但白细胞数和分类通常正常。嗜碱性粒细胞通常不多或轻微增多。一般无贫血，仅 20% 左右出现贫血，红细胞多为正细胞正色素性的，如出血可致缺铁性贫血（小细胞性低色素性）。无幼红、幼粒细胞增多和泪滴样红细胞。90% 患者血小板聚集功能减低。

大部分病例骨髓活检随年龄不同，可为正常或轻度至中度增生，也可呈低度增生。最显著的异常为较大或特别巨大的巨核细胞明显增多，在骨髓中呈松散的簇状或散在分布。巨核细胞胞质丰富。核分叶深、分叶多、核膜平滑。ET 通常不见 CIMF 那种形态怪异、高度异型的巨核细胞。有些病例，尤其曾有出血的病例可见红系前体细胞增殖。原始粒细胞不增多，亦无粒系发育异常。网状纤维正常或轻微增多，但如有网状纤维显著增生或任何程度的胶原纤维增生，就绝对不能诊断 ET。骨髓涂片显示大的巨核细胞增多及大片血小板增多，常见巨核细胞胞质内骨髓细胞共生现象（emperpolesis），但不特异，诊断时 40%～70% 骨髓可染铁阳性。

巨核细胞增殖累及髓外部位不明显，有的可见肝、脾髓外造血，但即使有也是很少的。脾索充有血小板和血小板簇，也见于脾窦。

五、免疫表型

无异常表型。

六、遗传学

细胞遗传学检查多数核型正常，5%～10% 可有 DNA 非整倍体、1q$^-$、20q$^-$、21q$^-$ 或 1q$^+$，也可有常见于 MDS 和 AML 染色体异常，如 del（13q22）、+8、+9，无 5q$^-$、t（3；3）（q21；q26.2）和 inv（13）（q21；q26.2）等常见于 AML 和 MDS 的伴血小板增多的异常核型。无 Ph 染色体或 BCR-ABL 融合基因。3%～10% 的 ET 可以转化为 AML 和 MDS，可能与治疗相关，6% 可发展为 MF。

七、细胞起源

推测为具有不同分化潜能的骨髓干细胞。偶尔有报道符合 ET 通常标准的患者的巨核细胞生成是非克隆性的。这种病例与大量报道的 ET 有克隆性造血的病例的关系不清楚。

八、诊断与鉴别诊断

1. 国内建议 ET 诊断标准
（1）临床表现：有出血、脾脏肿大、血栓形成引起的症状和体征。
（2）实验室检查：①血小板计数 $>1\,000\times10^9/L$。②血片中血小板成堆，有巨大血小板。③骨髓增生活跃或以上，或巨核细胞增多，胞体大，胞质丰富。④白细胞计数和中性粒细胞增加。⑤血小板肾上腺素和胶原的反应可降低。

凡临床符合，血小板计数 $>1\,000\times10^9/L$，可除外其他骨髓增生性疾病和继发性血小板增多者，即可诊断 ET。

2. PVSG 对 ET 的诊断标准　①血小板计数 $>600\times10^9/L$。②红细胞压积 <0.4，或红细胞容量正常（男 $<36ml/kg$，女 $<32m/kg$）。③骨髓铁染色阳性，或血清铁蛋白或红细胞 MCV 正常。④无 Ph 染色体或 BCR/ABL 融合基因。⑤骨髓胶原纤维化：A，无；B，占活检标本面积 $<1/3$，并无明显脾肿大及外周血出现幼粒幼红细胞。⑥无 MDS 形态学和细胞遗传学证据。⑦无引起反应性血小板增多症的原因。

3. 鉴别诊断
（1）与 PV 等其他慢性骨髓增殖性疾病鉴别：可参阅本章相关章节。
（2）与反应性血小板增多症（RT）鉴别，因其有基础疾病如炎症、感染、肿瘤、切脾史、缺铁等不难鉴别。

九、治疗

本病治疗主要包括血小板计数的长期控制及出血、缺血和栓塞并发症的紧急处理。

1. 血小板单采　可快速降低血小板。每次应使血小板降至 $500\times10^9/L$，适用于高危患者。因可刺激血小板生成加快，引起反弹性血小板增多，不宜长期应用，多于血小板单采同时应用作用快的化疗药物羟基脲。

2. 化疗药物　一般认为血小板数在 $(1\,000\sim1\,500)\times10^9/L$ 是开始化疗的最好指征。
（1）羟基脲（HU）：$15mg/(kg\cdot d)$ 或 $1g/d$，可在 20 天左右使血小板下降至正常，若使血小板快速下降，剂量可 $2\sim4g/d$，用 $3\sim5$ 天，减为 $1g/d$，血小板可在 1 周内降至 $\leq350\times10^9/L$。
（2）白消安：$4mg/d$，使血小板 $<400\times10^9/L$ 暂停，当升至 $\geq600\times10^9/L$ 时再间断使用，使血小板 $<400\times10^9/L$。
（3）氮芥：$0.4mg/kg$，静脉输注，可于数日内降低血小板。

3. INF-α　可抑制巨核细胞系增殖，抑制巨核细胞造血刺激因子，如 GM-CSF、G-CSF、IL-6、IL-11，刺激巨核细胞系造血负调控因子 IL-1 受体 α 和 MIP-1α 而成为 ET 和 CMPD 的主要药物。常用剂量为 3MU，1 周 $1\sim3$ 次。INF-α 不通过胎盘，无致畸胎作用，可安全用于妊娠期。

4. 出血的治疗　在开始有关检查之前，输注正常血小板为最有效治疗措施，最有效的药物治疗是给羟基脲，2~4g/d，用药3~4天后根据血小板计数、体重和年龄再调整剂量，一般减至1g/d。

5. 缺血和栓塞的治疗　应立即给予抗凝剂，首选阿司匹林300mg/d，同时采用血小板单采迅速降低血小板数。

6. 治疗方案的选择　患者被确诊后下一步是评定患者有无发生栓塞、出血的危险因素，并据此将患者分为：①低危组：年龄<60岁，无栓塞病史，血小板计数低于$1\,500 \times 10^9/L$。无心血管疾患的危险因素（如吸烟、肥胖）。②高危组：年龄>60岁，有栓塞病史。③中危组：介于低危、高危之间。低危可不予任何处理，高危组患者应给予降血小板药物，对于妊娠期和希望妊娠的高危妇女，由于羟基脲等可能有致畸作用，因此应选用INF-α，中危组患者应首先劝告其戒烟，并予大剂量阿司匹林，如果血小板计数高于$1\,500 \times 10^9/L$，可考虑加用降血小板药物。

十、预后及预测因素

ET是一种髓性疾病，其特征是有长期无症状间歇期，偶尔有一过性威胁生命的栓塞或出血，中位生存期10~15年是常见的，由于ET常见于中年以上人群，很多患者寿命接近正常。脾作为血小板扣押部位，所以切脾会导致血小板戏剧性地升高，使病情恶化。

不到5%的ET会转化为急性髓系白血病或骨髓增生异常综合征，并可能与以前的细胞毒性药物治疗有关。虽然少数ET患者数年后发生骨髓纤维化，但这种转化不常见。在病程的早期若有明显的网状纤维或胶原纤维增生就应立即考虑为其他疾病，例如慢性特发性骨髓纤维化。

暂定的相关疾病"获得性铁粒幼细胞性贫血伴血小板增多"。在罕见的情况下，具有诊断ET的特征，但同时伴铁粒幼细胞贫血，骨髓中有很多环形铁粒幼细胞。对此类患者的分类和治疗比较困难。因为骨髓增生异常综合征和骨髓增殖性疾病的两种表现都存在，像这种病例在进一步研究确定最适合的分类之前，最好把它当做"骨髓增生异常/骨髓增殖性疾病，无法分类"的暂定疾病。

（刘　南）

第十二节　低增生性急性白血病

低增生性急性白血病（hypocellular acute leukemia，HAL）是急性白血病中的一种少见类型，占急性髓细胞白血病（acute myeloid leukemia9 AML）的5%~7%。HAL可见于AML中的各亚型，但以M_0、M_4和M_5为多。它通常由骨髓增生异常综合征（myelodysplas-tic syndrome，MDS）转化而来，或曾接受化疗或放疗，低增生ALL极少见。

HAL的特点是：老年多见，患者年龄通常大于50岁；白血病细胞浸润不明显，一般无肝脾肿大；外周血全血细胞减少，罕见原始细胞；骨髓增生低下，但原始细胞仍>30%（占所有有核细胞）；骨髓活检增生减低，造血组织<40%；对化疗耐受差，缓解率低，预后不佳。

一、临床表现

患者大多为老年人，隐匿起病、以头晕、乏力、心悸、气短等贫血症状最为多见。皮肤、黏膜出血常见，少数患者以发热、感染为临床特征。白血病细胞浸润体征不明显，一般无淋巴结、肝、脾肿大。

二、病理生理

HAL 的病理生理有别于普通的急性白血病和 MDS。该病的白血病细胞对正常造血干细胞有很强的抑制能力，同时，自身也生长较慢。这种双重作用可以解释为什么较低的白血病细胞负荷，仍会导致严重的血细胞减少。Nagai 等用小剂量阿糖胞苷治疗 HAL 达 CR 的患者，很快血细胞减少得以改善，而复发后，全血很快下降。

三、辅助检查

1. 血象 大多数呈全血细胞减少，且十分明显，但血涂片很少出现白血病细胞，表现为非白血病性白血病。行外周血涂片时，至少应计数 100 个有核细胞。

2. 骨髓象 骨髓增生低下，原始细胞≥30%（占所有有核细胞）。由于 HAL 骨髓较成熟的造血细胞较普通急性白血病和 MDS 少，而淋巴细胞则相对增多。因此，注意避免将淋巴细胞误认为是原始细胞。最好计数 500 个有核细胞，需多部位穿刺，以最大限度地减少误差。同时，观察红系、粒系和巨核系细胞形态，并行骨髓铁染色检查，为鉴别 MDS 提供依据。

3. 骨髓活检 骨髓活检示造血组织增生低下，但仍有白血病细胞浸润的证据。低增生性白血病的诊断需结合骨髓涂片和骨髓活检确诊。如用骨髓活检片行免疫组化 CD34、CD33、CD117、MPO 检查，可提高原始粒细胞和幼稚前体细胞异常定位（ALIP）的检出率，有利于与低增生性 MDS 和再生障碍性贫血相鉴别（图 8-1）。

4. 骨髓染色体和融合基因 除常规方法检测染色体以外，有条件最好用荧光原位杂交（FISH）方法，可提高检出率。不像普通急性白血病和 MDS 有比较特异性的染色体，至目前为止，未见具有 HAL 诊断价值的染色体核型报道。Sawada 等报道 2 例 HAL 均为 t（8；21）（q22；q22）、AML1/MTG8。

5. 骨髓流式细胞学 以确定原始细胞的有无和多少。

6. B 超 一般无淋巴结、肝脾肿大。

四、诊断标准

（一）国内诊断标准

1. 临床表现 淋巴结、肝、脾一般不肿大。
2. 实验室检查
(1) 外周血全血细胞减少，偶见原始细胞或幼稚细胞。
(2) 两次以上不同部位骨髓检查均呈增生减低，有核细胞少，但原始细胞在 30% 以上。
(3) 骨髓活体组织检查证实为本病。

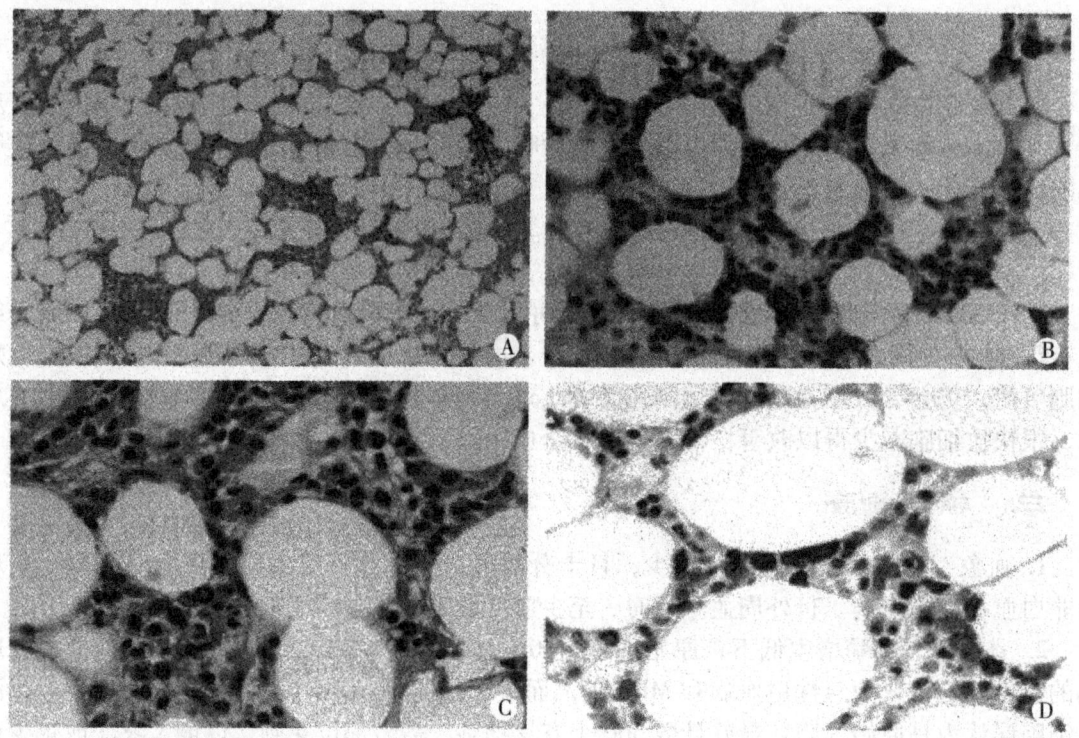

图 8-1 HAL 和 MDS 活检 HE 染色及免疫组化图

(A) HAL, 在增生减低的背景下仍见大量的不成熟细胞。HE×200. (B) HAL, 免疫组化 CD34 染色许多阳性细胞。×400. (C) 低增生性 MDS, 有核细胞中偶见不成熟细胞。HE×400. (D) 低增生性 MDS, 免疫组化 CD34 染色偶见阳性细胞。×400

(二) 国外诊断标准

1. Nagai 等建议的诊断标准

(1) 外周血 >2 系血细胞减少。

(2) 骨髓细胞面积 <40%, 骨髓凝块切片或骨髓活检或 MRI 证实。

(3) 骨髓原始细胞百分比 >30% (所有有核细胞)。

(4) 有白血病细胞的髓系标记, MPO 阳性细胞 ≥3%, 如 <3% 或阴性, 应有髓系特征的免疫标记证实 (如: CD13、CD33)。

2. WHO 诊断标准

(1) 骨髓细胞面积 <20%。

(2) 骨髓中原始细胞 ≥20%。

五、鉴别诊断

HAL 应注意与低增生性 MDS 和再生障碍性贫血进行鉴别。Bennett 等报道 17/270 例开始诊断为 MDS, 重新分类中有 6.7% 诊断为 HAL; 3/71 再生障碍性贫血, 经重新分类 4.2% 诊断为 HAL。造成误诊的原因是起初的骨髓原始细胞计数不准确。因此, WHO 建议最好计数 500 个骨髓有核细胞, 以提高诊断准确性。

1. 再生障碍性贫血 (AA) 贫血、出血、感染、全血细胞减少及骨髓增生低下是 AA

的主要特点，而这些与 HAL 类似。两者主要鉴别点是骨髓涂片和（或）骨髓活检找到白血病细胞，而 AA 则主要为成熟的淋巴细胞。

2. MDS　MDS 中的难治性贫血伴原始细胞增多（RAEB）及难治性贫血伴原始细胞增多转变型（RAEB-t）患者的骨髓，可有一定百分数的原始细胞，尤其是骨髓增生低下的 MDS 易和 HAL 混淆。鉴别点是：①原始细胞百分数≥30% 为 HAL，<30% 则为 RAEB 或 RAEB-t。②病态造血。HAL 常缺如，或程度很轻，而 MDS 病态造血是诊断的必备条件。Nagai 等认为，外周血和骨髓有更少的正常造血细胞和更多的淋巴细胞，体外培养集簇减少且可见很少的正常集落，支持 HAL 的诊断。活检中如找到巨核细胞、网硬蛋白染色阳性支持 MDS 诊断。

六、治疗

由于 HAL 患者骨髓增生低下、高龄多、各组织脏器功能老化，特别是常并发一些其他系统的疾病，不能耐受标准化疗。另一方面，如仅采用小剂量化疗，缓解率低。因此，HAL 成为急性白血病治疗的难点之一。现行治疗策略如下：

(1) 加强支持对症治疗，酌情成分输血，合理应用细胞因子等。

(2) 小剂量阿糖胞苷诱导缓解：Nagai 等应用该方法治疗了 32 例 HAL，CR 达 65%，而对照组 MDS CR 为 0，普通老年急性髓性白血病 CR 只有 27.3%。不过，大多数 CR 者，在 4~12 个月后复发。

此外，小剂量阿糖胞苷联合小剂量 VP-16 可能也有一定疗效。Sawada 等皮下注射阿糖胞苷 20mg/d×14 天，静脉滴注 VP-16 50mg/d×14 天，成功治疗 2 例 HAL 患者，1 例 1 疗程达完全缓解，另一例 2 疗程达完全缓解。常规 MA 方案分别巩固 2、3 疗程后，有望达分子生物学缓解。

(3) 小剂量化疗联合 G-CSF 诱导缓解：小剂量化疗既有诱导白血病细胞分化，又能发挥细胞毒作用；而 G-CSF 有以下作用：①刺激正常细胞生长；②长期使用 G-CSF 可诱导白血病细胞分化，抑制 CFU-AML 自我更新能力；③驱使静止期的 G_0 期 AML 细胞进入细胞增殖周期，有利于化疗药杀伤；④在 G-CSF 的存在下，CFU-AML 在较长时间暴露于低剂量 Ara-C 时能被优先杀伤，而相对保留正常的 CFU-GM；⑤Ara-C 介导的对 CFU-AML 的毒性可被短期 G-CSF 联合应用所增强，而对于正常 CFU-GM 则无此作用或轻微增强。大量临床应用已显示出该类方案有较好的疗效，而且，方案执行过程作用缓和，骨髓抑制作用较轻；又可加速化疗后中性粒细胞的恢复，继发感染容易被控制。

1) 小剂量 HA 联合粒细胞集落刺激因子（G-CSF）（HAG 方案）：王伟等应用小剂量 HA 与 G-CSF 同时使用治疗低增生性急性粒细胞白血病 14 例。Ara-C 10mg/m² 皮下注射 q12h，1~14 天；HHT 1mg/（m²·d），静脉滴注，1~14 天；G-CSF 200μg/（m²·d）皮下注射，依白细胞变化调整用药时间。CR 10 例（71.4%），PR 2 例，总有效率 85.7%。陈幼芬等用此方案治疗 13 例 HAL，1 个疗程化疗后 8 例获得 CR（61.5%），3 例 PR（23.1%），总有效率 84.6%。

2) 小剂量米托蒽醌联合 G-CSF：米托蒽醌 2mg/d，使用 10~14d，G-CSF 75mg·d-1，皮下注射，从化疗前一天开始使用，至化疗结束后中性粒细胞绝对值 >1.0×10⁹/L。刘军等用该方案治疗 35 例 HAL，完全缓解 17 例（48.6%），部分缓解 7 例（20.0%），总有效率为 68.6%。

3) CAG 方案：该方案 1995 年由 K. Yamada 等人设计，具体为 Ara-C 10mg/m², q12h，皮下注射，1~14 天；阿克拉霉素（AcLa）5~7mg/（m²·d），静脉滴注，1~8 天；G-CSF 200μg/（m²·d）皮下注射，1~14 天。国内李丹红等对 23 例 HAL 患者采用 CAG 方案，改良如下：AcLa 10~20mg/d，静脉滴注，总剂量 100~150mg；阿糖胞苷 10mg/m²，q12h，皮下注射，连用 2~3 周；G-CSF 150μg/d，皮下注射。结果总有效率 69%，其中 CR 占 43%，PR 26%。我院以吡柔比星替代 AcLa，剂量 5~7mg/（m²·d），静脉滴注，1~8 天，余药同标准 CAG 方案治疗 10 例 HAL，8 例一疗程获 CR。应重视该方案仍有严重骨髓受抑引起相关并发症，但加强临床检测，积极相应处理，多能被有效控制。

(4) 造血干细胞移植：HAL 诱导缓解达 CR 后，对 NCCN 指南分组为中高危的 60 岁以内的患者，有条件者，应给予造血干细胞移植。2008 年南京医科大学附属第一医院在 Leukemia Research 上报道了 1 例 48 岁复发 HAL 的女性患者，完成 CAG 方案（AcLa 10mg/d，1~7天；Ara-C 30mg/d，q12h，1~14 天；G-CSF 300μg/d，1~14 天）后 24 小时，进行体外扩增的同胞（胞妹）间充质干细胞（总量：1.4×10^6）回输，半年后进行随访，仍保持无白血病复发且较好生存状态。

七、预后

HAL 对化疗耐受差，虽目前缓解率有所提高，但易复发，预后不佳。

（郑慧哲）

第十三节　成人 T 淋巴细胞白血病

成人 T 淋巴细胞白血病是一种由人类 T 细胞白血病病毒Ⅰ（Human T-cell leukemia virus typeⅠ, or human T-cell lymphotropic virus typeⅠ，HTLV-Ⅰ）感染引起的成人外周血 T 淋巴细胞恶性疾病。其特点是肝脾淋巴结肿大、皮肤损害、高钙血症，可伴肺部、消化系统、骨及中枢神经系统受累。外周血典型的恶性淋巴细胞为多形核淋巴细胞，这类淋巴细胞胞质很少，胞核有深切迹或呈分叶状，卷曲折叠呈花瓣状，故也称"花瓣细胞"。本病于 1976 年由日本学者高月清首先提出，在世界范围内呈区域性分布。本病依据临床分型不同而采取不同治疗策略，但总体预后差，尤其是进展性 ATL，中位生存时间只有 10 个月左右。

一、病因及发病机制

研究证实 HTLV-Ⅰ是本病的病因。HTLV-Ⅰ是一种人类逆转录病毒，1980 年从 ATL 患者外周血中首次分离，其前病毒基因组包括 5'LTR-gag-pol-env-pX-3'LTR。pX 的基因产物 tax 通过以下机制参与 ATL 的发病。

(1) tax 具有转录激活作用：tax 与人 cAMP 反应元件结合蛋白（Cyclic AMP ResponseElement Binding protein，CREB）和 CREB 结合蛋白（CREB Binding Proteiri，CBP）结合，形成 CREB/tax/CBP/p300，作用于长末端重复序列并反式激活病毒基因。tax 还反式激活 c-fos、c-jun 及甲状旁腺激素相关蛋白（PTHrP），引起各种病理变化；tax 与 I-KB 结合促进

I-KB/NF-KB 的解离，NF-KB 活化并转移至细胞核内，与 tax 结合，形成 NF-KB/tax/p300，持续激活 IL-2Ra，导致细胞增殖异常。

（2）tax 具有转录抑制作用：tax 与 p300 结合，形成 tax/p300，抑制 p53 的转录活性；tax/p300 还能抑制 DNA 聚合酶 β 活性，影响其修复 DNA 损伤的功能。

（3）tax 能多抑制 Rb、hDLG、APC、p53 等肿瘤抑制因子的活性。

（4）tax 其他作用：抑制凋亡、促使细胞周期由 G_1 或 G_2 期转入 M 期、促进基因突变等。

tax 通过上述机制，调控细胞的增殖、凋亡以及基因突变，导致受感染细胞的恶性转化及单克隆增殖，在 ATL 的发生中发挥重要作用（图 8-2）。

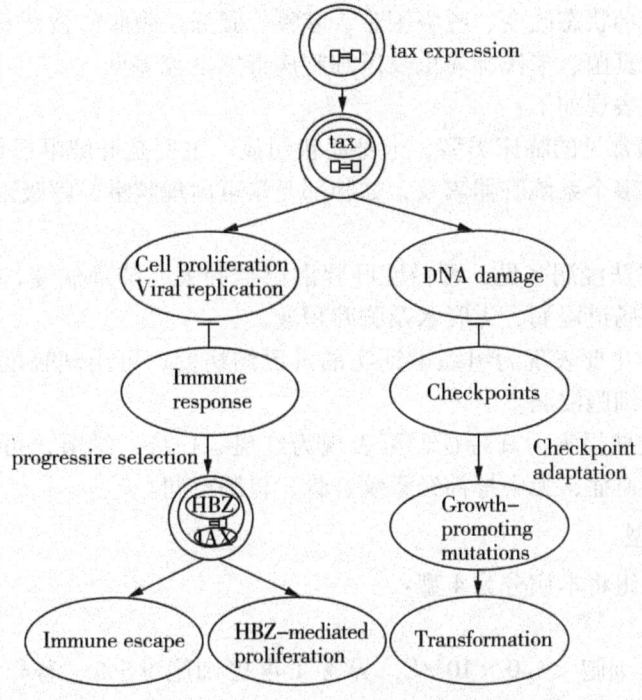

图 8-2 tax 参与 ATL 发病的机制

亦有研究发现，tax 并不是维持 ATL 细胞表型必需因子。如 HTLV-1 病毒在 ATL 患者体内的表达水平很低，部分患者体内存在 tax 编码区的终止突变。最新研究发现，HTLy-1 bZIP（HBZ）因子（从 3′-LTR 端以反义转录形式编码的蛋白）能促进 ATL 细胞增殖，在 HTLV-1 感染后诱导及维持 ATL 肿瘤状态中发挥重要作用。

二、流行病学

本病由日本学者高月清于 1976 年首先提出，在世界范围内呈区域性流行，主要分布在日本西南部、中美洲、南美洲、加勒比海地区和中部非洲地区。在加勒比海及北美地区，患者平均患病年龄为 50 岁，而在日本为 57 岁。我国 ATL 患者及 HTLV-Ⅰ抗体阳性者的出生地或居住地绝大多数分布在沿海地区，在福建东部沿海市县有 HTLV-Ⅰ的小流行区。据估计，全世界大约有 2 千万 HTLV-Ⅰ感染者，其中 90% 为无症状病毒携带者。在 HTLV-Ⅰ

感染者中只有 2.6%~4.5% 会发展为 ATL。HTLV-Ⅰ主要通过三种途径传播：①母亲通过胎盘或哺乳传播给婴儿；②血液制品传播；③性接触传播。

三、临床表现及分型

（一）临床表现

本病以中老年人常见，在日本男性发病率高于女性。常见临床表现为肝、脾、淋巴结肿大、皮肤病变及全身症状。大约 40% 患者有皮肤病变，包括非特异性斑丘疹、结节、红斑以及散在的瘤性结节等，32%~50% 患者会出现高钙血症及相关症状，如虚弱乏力、困倦嗜睡、烦渴、多尿等。约半数患者有溶骨性损害。其他非特异性全身表现包括发热、软组织肿块、乏力、背痛、精神状态改变、呼吸困难、咳嗽、腹痛、腹胀、盗汗及体重减轻等。由于患者存在免疫缺陷、真菌、卡氏肺囊虫及巨细胞病毒感染较多见。

各型的主要临床表现如下：

（1）急性型：最常见的临床类型，全身症状明显。主要是肝脾淋巴结肿大、皮肤病变，常有高钙血症。可伴多个系统脏器累及，如肺部受累可出现咳嗽、呼吸困难，脑膜受累出现颈项强直或昏迷。

（2）慢性型：皮肤浸润多见，可轻度肝脾淋巴结肿大、肺部病变，无高钙血症，无中枢神经系统、骨、胃肠道浸润，无腹水及胸腔积液。

（3）淋巴瘤型：主要表现为组织学证实的淋巴结病变，可出现轻度肝脾肿大、皮肤病变，外周血无白血病细胞浸润。

（4）隐袭型：皮肤损害为其特征，可表现为红斑、丘疹、结节，可有肺浸润，无肝脾淋巴结肿大，无高钙血症，无中枢神经系统、骨、胃肠浸润。

（二）临床分型

日本淋巴瘤研究组将本病分为 4 型：

1. 隐袭型

（1）外周血淋巴细胞 $<4.0\times10^9/L$，异常 T 淋巴细胞 $>5\%$。若异常淋巴细胞 $<5\%$，则需有组织学证实的皮肤及肺部病变。

（2）无肝脾、淋巴结肿大，无中枢神经系统、骨、胃肠浸润，无胸腹水，可有皮肤或肺部病变。

（3）无高钙血症，乳酸脱氢酶（LDH）≤1.5 倍正常值。

2. 慢性型

（1）外周血淋巴细胞 $\geq4.0\times10^9/L$，T 淋巴细胞 $>3.5\times10^9/L$（包括异常 T 淋巴细胞），异常 T 淋巴细胞 $>5\%$。

（2）可有淋巴结肿大、肝脾肿大、皮肤及肺部病变。无中枢神经系统、骨、胃肠浸润，无胸腹水。

（3）无高钙血症，LDH≤2 倍正常值。

3. 淋巴瘤型

（1）外周血淋巴细胞 $<4.0\times10^9/L$，异常 T 淋巴细胞 $<1\%$。

（2）淋巴结组织学证明为淋巴结病变。

（3）无白血病细胞浸润。

4. 急性型

（1）不能诊断为隐袭型、慢性型及淋巴瘤型者。

（2）有白血病细胞浸润。

（3）表现为肿瘤病变，如淋巴结病变、结外病变。

四、实验室检查

1. **血象** 慢性型和急性型 ATL 患者白细胞升高，可超过 $100 \times 10^9/L$，可有轻至中度贫血，血小板减少少见。淋巴细胞比例占 10%～90%，ATL 细胞呈多形性，典型 ATL 细胞胞质很少，嗜碱，无颗粒，核分叶或有深切迹。核染色质均匀致密，有小核仁或无核仁。

2. **骨髓象** 骨髓穿刺或活检可见部分患者骨髓有 ATL 细胞弥漫性或片状浸润。累及骨髓是 ATL 独立不良预后因素。

3. **影像学或内镜检查** 需对颈部、胸部、腹部及盆腔进行 CT 扫描。CT 检查除发现淋巴结及结外 ATL 病变，还可以检测到一些复杂的机会性感染征象，如肺炎、脓肿形成、肠道类圆线虫病或巨细胞病毒感染等。在进展性 ATL 中常有上消化道的累及，故应考虑上消化道内镜及活检检查。

4. **组织活检** 当外周血常规检查不能够确诊 ATL，或隐袭型 ATL 的观察阶段出现新的可疑病变时，应对可疑病变组织进行活检。这些组织包括：淋巴结、肝、脾、肺、上消化道、骨髓及中枢神经系统等。活检组织应行组织病理学和分子学分析，包括 southern blotting 方法检测 HTLV-Ⅰ前病毒在细胞基因组中的插入。

5. **血清生化检查** 血清 LDH 水平反应机体的肿瘤负荷，可作为 ATL 的肿瘤标记物。另外 IL-2R 可溶性 α 链在所有 HTLV-Ⅰ携带者及 ATL 患者中表达升高，有学者认为其准确性高于 LDH，但在目前的临床工作中，一般只检测 LDH 水平。部分患者可能出现尿素氮升高，白蛋白降低，且与不良预后相关。

6. **免疫表型** 大部分患者 ATL 细胞为表达 CD2、CD5、CD25、CD45RO、CD29、HLA-DR、TCR-αβ 的 $CD4^+$ T 淋巴细胞，CD3 表达减弱，CD7 表达缺如。ATL 细胞的免疫表型分析至少包括 CD3、CD4、CD7、CD8 和 CD25。

7. **HTLV-Ⅰ分子生物学检测** 在 WHO 分类中，所有 ATL 患者都应该有 HTLV-Ⅰ前病毒 DNA 的单克隆性整合。因此在可能的条件下应行 southern blotting 或聚合酶链反应检测 HTLV-Ⅰ前病毒在细胞基因组中的插入。

8. **宿主基因组的分子生物学检测** 在大约 50% ATL 患者中存在肿瘤抑制基因的突变或缺失，如 p53 及 $p15^{INK4B}/p16^{INK4A}$。这些突变或缺失与 ATL 亚型及预后相关。

9. **细胞遗传学** 细胞遗传学异常在急性型及淋巴瘤型患者中更多见，淋巴瘤型常见 +1q、+2p、+4q、+7p、+7q 和 -10p、-13q、-16q、-18p 等，急性型常见 +3、+3p。但尚未发现标志性染色体异常。

五、诊断标准

（一）国内诊断标准

（1）白血病的临床表现：①发病于成年人；②有浅表淋巴结肿大，无纵隔或胸腺肿瘤。

(2) 实验室检查：外周血白细胞常增高，多形核淋巴细胞（花瓣细胞）占 10% 以上；属 T 细胞型，有成熟 T 细胞表面标志；血清抗 HTLV-Ⅰ 抗体阳性。

(二) schimoyama 诊断标准

(1) 组织学或细胞学证实为淋巴系恶性疾病，并且伴 T 细胞表面抗原（$CD2^+$、$CD3^+$、$CD4^+$）。

(2) 除淋巴瘤型 ATL 外，外周血应有异常 T 淋巴细胞，包括典型的"花瓣"细胞及在慢性型及隐袭型 ATL 中典型的有深切迹或分叶核小而成熟的 T 淋巴细胞。

(3) 抗 HTLV-Ⅰ 抗体阳性。

(4) 能够证实有 HTLV-Ⅰ 前病毒 DNA 的单克隆性整合。

国际上还有高月清及 WHO 分型及诊断标准，内容与 schimoyama 分型及诊断标准相似。各亚型诊断标准同分型标准。

六、鉴别诊断

此病与皮肤 T 细胞淋巴瘤、周围 T 细胞淋巴瘤、大颗粒淋巴细胞白血病有相似临床表现，应注意鉴别。ATL 细胞有特异性形态特征，预后差。确诊有赖于 HTLV-Ⅰ 抗体阳性和（或）southern blotting 检测到 HTLV-Ⅰ 前病毒在细胞基因组中的插入。

七、治疗

(一) 治疗原则

本病治疗困难，多依据临床分型不同而决定治疗策略。对隐袭型和部分预后较好的慢性型 ATL，可暂观察。对其他类型 ATL 可采用联合化疗、抗病毒治疗或造血干细胞移植。2009 年关于 ATL 治疗策略的国际专家共识建议下列治疗原则：

1. 隐袭型或预后良好的慢性型 ATL　考虑入组前瞻性临床试验；有症状患者（如皮肤损害，机会性感染等）考虑 ATZ/IFN-α 或观察；无症状患者：观察。

2. 预后不良的慢性型或急性 ATL　建议入组前瞻性临床试验；

不能进入临床试验者，检查相关预后因素：

预后良好：考虑化疗或 AT2/IFN-α；

预后不良：考虑化疗后给予清髓或非清髓性同种异基因造血干细胞移植；

对初始化疗或 ATZ/IFN-α 反应不佳：考虑清髓或非清髓性同种异基因造血干细胞移植。

3. 淋巴瘤型 ATL　建议入组前瞻性临床试验；

不能进入临床试验者，考虑化疗；

检查相关预后因素及对化疗的反应：

预后良好并对化疗反应好：考虑化疗；

预后不良或对化疗反应不佳：考虑清髓或非清髓性同种异基因造血干细胞移植。

4. 一线临床试验选择　试验前期同种异基因造血干细胞移植；

试验有希望的靶向治疗：维 A 酸 + IFN-α，硼替佐米 + 化疗，抗血管生成治疗；

考虑关于 IFN 和 AZT 的全球性二期临床试验。

5. 复发或进展性 ATL 的临床试验选择　试验有希望的靶向治疗，包括：维 A 酸 + IFN-α，硼替佐米，嘌呤核苷酸磷酸化酶抑制剂，组蛋白去乙酰化酶抑制剂，单克隆抗体，抗血管生成治疗，survivin、β-catenin、syk、lyn 抑制剂等；

在可能的情况下试验清髓或非清髓性同种异基因造血干细胞移植。

（二）治疗方法

1. 化疗　常用联合化疗方案有 CHOP 或 CHOP-like 等，但疗效均不佳，且缓解时间均很短。一旦复发，肿瘤细胞对大多数抗癌药物产生耐药性。最近一项大规模临床研究证实，VCAP-AMP-VECP 方案（VCAP：长春新碱，环磷酰胺，阿霉素，泼尼松；AMP：阿霉素，雷莫司汀，泼尼松；VECP：长春地辛，依托泊苷，卡铂，泼尼松）治疗急性型、淋巴瘤型及预后不良的慢性型 ATL，取得 24% 的 3 年总生存率，但中位生存时间只有 13 个月。

2. 抗病毒治疗　一项国际研究显示，齐多夫定（zidovudine，AZT）联合干扰素 α（interferon-α，IFN-α）治疗 ATL 取得 46% 的 5 年总生存率，中位生存时间为 24 个月。对急性型、慢性型及隐袭型 ATL，AZT + IFN-α 均取得良好效果，因此有专家将其作为 ATL 治疗的金标准。但也有专家持不同意见，目前尚无定论。

3. 同种异基因造血干细胞移植　包括清髓性和非清髓性同种异基因造血干细胞移植，适合年轻的进展性 ATL 患者。一项回顾性研究显示，同种异基因造血干细胞移植取得 33% 的 3 年总生存率，其中不利因素包括男性、50 岁以上、未达到完全缓解和利用不相合的脐带血干细胞移植。

4. 靶向治疗　研究显示，维 A 酸联合 IFN-α 能够逆转 NF-KB 的激活，促使 tax 蛋白降解，从而增加 ATL 细胞的凋亡及细胞周期阻滞，是应用前景较好的靶向治疗。其他正处于临床研究的靶向治疗包括：硼替佐米 + 化疗，抗血管生成治疗，嘌呤核苷酸磷酸化酶抑制剂，组蛋白去乙酰化酶抑制剂，tac 单抗，针对 T 淋巴细胞标记的单克隆抗体，survlvfn、β-catenin、syk、lyn 抑制剂等。

（三）治疗反应标准

1. 完全缓解（complete remlssion，CR）　所有疾病征象消失，包括临床表现、影像学及内镜检查等；淋巴细胞计数（包括花瓣细胞） $<4.0\times10^9/L$，外周血中异常淋巴细胞 $<5\%$。持续 4 周以上。

2. 未确定的完全缓解（uncertified complete remlssion，CRu）　淋巴结或结外病变的最大直径降低 75% 以上；淋巴细胞计数（包括花瓣淋巴细胞） $<4.0\times10^9/L$，外周血中异常淋巴细胞 $<5\%$。持续 4 周以上。

3. 部分缓解（partial remission，PR）　病变的最大直径降低 50% 以上，和（或）外周血异常淋巴细胞减少 50% 以上。持续 4 周以上。

4. 疾病稳定（stable disease，SD）　未取得 CR/PR 且无疾病进展。持续 4 周以上。

5. 疾病进展（progresslve disease，PD）　出现新的病变或每个病变的直径增加 50% 以上，外周血中花瓣细胞增加 50% 以上，淋巴细胞计数（包括花瓣细胞） $>4.0\times10^9/L$。

八、预后

本病预后极差，急性型中位生存时间仅 4~6 个月，淋巴瘤型 9~10 个月，慢性型大约

17 到 24 个月，侵袭型 35 个月到 5 年。预后不良因素包括体力状况差、高 LDH 值、年龄在 40 岁以上、3 个以上受损部位、高钙血症。其他因素包括 Ki-67 表达、p53 及 $p15^{INK4B}$/$p16^{INK4A}$ 改变、IRF-4 过表达、骨髓受累等。

（郑慧哲）

第十四节 急性混合细胞白血病

急性混合细胞白血病（acute mixed leukemia，MAL）又称急性杂合性白血病（hybrid acute leukemia，HAL），是一种髓细胞系和淋巴细胞系共同受累且达到一定积分的急性白血病。该病与髓系抗原表达的急性淋巴细胞白血病（MY^+ALL）和淋系抗原表达的急性髓系白血病（LY^+AML）不同，是一种少见的具有独特临床及生物学特征的急性白血病。随着免疫标记及遗传学技术的不断发展，其发病率有增高趋势，占急性白血病的 3%~20%。本病临床可见程度不等的贫血、感染、出血及浸润表现，治疗疗效差、预后不佳。

一、病因

人类白血病的确切病因至今未明。许多因素可能和白血病发生有关。病毒可能是主要因素，此外尚有电离辐射、化学毒物或药物遗传因素等。

1. 病毒　已证实鸡、小鼠、猫、牛和长臂猿等动物的自发性白血病组织中可分离出白血病病毒，为一种反转录病毒，在电镜下大多呈 C 型。人类白血病的病毒病因研究已有数十年历史，但至今只有成人 T 细胞白血病肯定是由病毒引起的，1976 年日本高月清首先报道成人 T 细胞白血病或淋巴瘤（ATL），以后的流行病学调查发现在日本西南部、加勒比海区域及中部非洲为高发流行区。1980 年在 ATL 细胞系中发现 ATL 相关抗原并在电镜下发现了病毒颗粒。美国 Gallo 和日本的日昭赖夫分别从患者培养细胞株中分离出 C 形反转录 RNA 病毒，分别命名为 HTLV-Ⅰ和 ATLV，以后证实二者是一致的，这是对人类白血病病毒病因研究的重大贡献。ATL 高发区也是 HTLV-Ⅰ感染的高发区。HTLV-Ⅰ具有传染性可通过乳汁母婴传播，通过性交和输血传播。其他病毒如 HTLV-Ⅱ和毛细胞白血病，EB 病毒和 ALL-L3 亚型的关系尚未完全肯定，其他类型白血病尚无法证实其病毒病因，并不具有传染性。

2. 电离辐射　电离辐射有致白血病作用。其作用与放射剂量大小和照射部位有关，一次大剂量或多次小剂量照射均有致白血病作用，全身照射特别是骨髓受到照射，可致骨髓抑制和免疫抑制，照射后数月仍可观察到染色体的断裂和畸变。1945 年日本广岛和长崎遭原子弹袭击后幸存者中发生白血病数较未辐射地区高 30 倍和 17 倍。放射治疗强直性脊柱炎和 32P 治疗真性红细胞增多症，白血病发生率均较对照组为高。据我国 1950—1980 年调查，临床 X 线工作者白血病发病率 9.61/10 万（标化率 9.67/10 万），而其他医务人员为 2.74/10 万（标化率 2.77/10 万），放射可诱发急性非淋巴细胞白血病（ANLL）、急性淋巴细胞白血病（ALL）和慢性粒细胞白血病（CML），并且发病前常有一段骨髓抑制期，其潜伏期为 2~16 年。诊断性照射是否会致白血病尚无确切的根据，但孕妇胎内照射可增加出生后婴儿发生白血病的危险性。

3. 化学物质　苯致白血病作用比较肯定，苯致急性白血病以急粒和红白血病为主。苯致慢性白血病主要为 CML。烷化剂和细胞毒药物可致继发性白血病也较肯定，多数继发性白血病是发生在原有淋巴系统恶性肿瘤和易产生免疫缺陷的恶性肿瘤经长期烷化剂治疗后发生，发病间隔 2~8 年，化疗引起的继发性白血病以 ANLL 为主，且发病前常有一个全血细胞减少期。多年来国内陆续报道乙双吗啉致继发性白血病例，该药用于治疗银屑病是一种极强的致染色体畸变物质，服乙双吗啉后 1~7 年发生白血病。

4. 遗传因素　某些白血病发病与遗传因素有关。单卵双胎如一人患白血病另一人患白血病的机会为 20%。家族性白血病占白血病例总数 0.7%，偶见先天性白血病。某些遗传性疾病常伴较高的白血病发病率包括 Down、Bloom、Klinefelter、Fanconi 和 Wiskott – Aldrich 综合征等，如 Down 综合征急性白血病发生率比一般人群高 20 倍。上述多数遗传性疾患具有染色体畸变和断裂，但绝大多数白血病不是遗传性疾病。

二、发病机制

研究资料表明，MAL 与 AML 或 ALL 发病机制不同之处在于：①系早期造血细胞恶性变所致，因本病患者造血干、祖细胞标志性抗原 CD34 高表达；部分患者因髓性白血病细胞存在 TdT，一种来源于 B、T 和白血病淋巴细胞的核苷酶，表明患者可能存在含早期分化相关抗原的多能干细胞受累；②因某些内在或外在因素导致细胞分化异常而发生髓系或淋系系列转化。

三、临床表现

本病各年龄组均可发病，具有贫血、出血、感染及浸润等白血病常见临床特征，但与 AML 或 ALL 相比，以下表现更为突出：①发病时白细胞增高者较多，高白细胞综合征较易见；②髓外浸润表现明显，如睾丸、中枢神经系统受累，肝、脾淋巴结肿大者较多见；③多种标准治疗方案无效，复发率高，疗效差。

常见临床表现：

（1）感染、发热是常见的并发症：可以出现肺部感染、皮肤黏膜感染等。

（2）并发中枢神经系统白血病：表现为颅内压增高、颅内出血，脑实质受压及脑神经麻痹。

（3）并发睾丸白血病：可表现为无痛性肿大、局部变硬、可呈结节状、阴囊皮肤色泽改变等。

（4）此类型白血病白细胞增高者多，易合并高细胞综合征。

四、诊断

1. 诊断标准　1987 年 Gale 和 Ben~Bassat 提出了 MAL 诊断标准主要是使用细胞化学形态学（Auer's 小体）、免疫学及免疫球蛋白重链基因重排和 T 细胞受体基因重排等技术。近来国内外均采用白血病免疫学特征欧洲协作组（European group of irnmUinological characterization of leukemia, EGIL）1994 年制定的 MAL 诊断标准（表 8 – 7），诊断双表型必须有一个细胞同时表达髓系及淋系标志。需指出的是，仅异常表达个别次要非本系列相关抗原者不能诊断 MAL 而应诊断为伴有淋巴细胞系相关抗原阳性的急性髓系白血病（Ly[+]AML）或伴髓系相关抗原阳性的急性淋巴细胞白血病（MY[+]ALL）。EGIL 积分系统。分型 2 分、1 分和

0.5 分。目前比较肯定是：B 系 CD79a、cyIGM、cyCD22 CD19、CD10、CD20TdT、CD24；T 系 CD3、ICRcα/β、TCRγCD2、CD5、CD8、CD10 TdT、CD1a；髓系 MPOCD13、CD33、CD14、CD15、CD117。积分系统的系属最低积分为 2 分。

2. 分型 MAL 分类尚未统一，目前可根据受累细胞来源与免疫表达不同分为 4 种不同类型：

表 8-7 欧洲组白血病免疫分类的标志积分系统（EGIL）

积分	B 淋巴细胞系	T 淋巴细胞系	髓系	积分	B 淋巴细胞系	T 淋巴细胞系	髓系
2	cCD79a	c/mCD3	MPO		CD10	CD8	CD33
	cIgM	抗 TCR				CD10	CD65
	cCD22			0.5	TdT	TdT	CD14
1	CD19	CD2	CD117		CD24	CD7	CD15
	CD20	CD6	CD13			CD1a	CD64

（1）双表型（biphentypic）：白血病细胞较均一，患者白血病细胞同时表达髓细胞系和淋巴细胞系特征，即单个白血病细胞同时表达髓系和淋巴细胞系，组织化学及免疫标记特征，且细胞计数≥10%。

（2）双克隆型（biclonic）亦称双细胞系型（bilineal）：白血病细胞具有不均一性。其中一部分白血病细胞表达髓系特征，另一部分则表达淋系特征。二类细胞分别来源于各自多能干细胞。需限定只有当二类细胞并存，或在半年内相继发生，方属此型。

（3）双系列型（biliried）：与双克隆型类似，但这两类细胞来源于同一多能干细胞。

（4）系列转变型（lineal sviritch）：指白血病细胞由一种表现型转变为另一表现型（病程多在半年以上发生转变），白血病化疗可能是导致系列转化（如淋→髓系，或髓系→淋系）最重要因素之一。

3. 实验室检查

（1）外周血：血红蛋白下降明显，多为中度至重度，白细胞增高者（WBC > 10×10^9/L）较多见，多数患者发病时可见血小板减少。血涂片可见白血病细胞较均一，类似于 AML 或 ALL 原始和幼稚细胞形态特征；白血病细胞亦可不均一，即外周血视野分别存在粒细胞样和淋巴细胞样原始及幼稚细胞。

（2）骨髓象及化学染色特征：根据形态学及细胞化学染色常将本病诊断为 AML 或 ALL。文献曾报道 18 例 HAL 患者根据 FAB 分型标准，其中 9 例诊断为 AML（M1 例；M24 例；M41 例；M53 例），另 9 例则诊断为 ALL（L13 例和 L26 例）。骨髓细胞形态学发现白血病细胞可为均一性或不均一性，呈现髓系和（或）淋系特征，部分病例可见 Auer 小体。国内曾报道 5 例 HAL 患者，其化学染色特征为：4 例 POX 阳性，1 例阴性，5 例 PAS 均有不同程度阳性，4 例 NAS-D-AE 阳性，加 NaF 后 1 例被抑制，该 4 例同时查 NAS-D-CE，仅 1 例阳性。

（3）细胞免疫标记：可采用免疫组化和流式细胞仪检测。流式细胞术已广泛应用于临床以检测 HAL 的免疫标记如 T 淋巴细胞以 CD3 最为特异，特别是胞质 CyCD3 先于膜表达（MCD3）；CyCD22 现认为是 B-ALL 最敏感的标志，在 AML 均未见 CyCD22 表达。近来发现 CD20 是 B-ALL 较可靠的表达之一，而抗 MPO 则是髓系最可靠的标志之一。此外 CD13

和 CD33 也是粒细胞系一线诊断标志。

(4) 细胞遗传学：本病细胞遗传学变化较为复杂，较常出现的染色体改变有：t (9; 22)、-5/5q⁻、inv (16) 11q23、t (8; 21) 等。Cuneo 等回顾性分析 HAL 染色体变异资料发现 t (15; 17)、inv (16) 及 -5/5q⁻ 和/或 -7/7g⁻ 常见于含 T 淋巴细胞特征的 AML，t (8; 21) (q22; q22)，t (q; 22) 及 11q23 重排多见于含 B 淋巴细胞特征的 AML，而 t (9; 22)、t11q23 和 14q32（无免疫球蛋白重链基因重排）则见于含髓系标志的 ALL。

(5) 其他：根据临床表现、症状体征选择胸片、CT、MRI、B 超、心电图等检查。

五、治疗

1. 加强支持疗法　输注浓缩红细胞、输注机采血小板和应用细胞因子及抗感染等。

2. VCAAP 方案诱导治疗　长春新碱（VCR）1.5~2mg/d，化疗第 1、8、15、22 天；环磷酰胺（CTX）600~800mg/m²，化疗第 1、15 天；阿霉素（ADR）15~20mg/m²，第 1、8、15、22 天；阿糖胞苷 100mg/m²，第 8~14 天；泼尼松 1mg/（kg·d），第 1~28 天。

3. DA 方案　柔红霉素（DNR）40mg/m²，化疗第 1~3 天；阿糖胞苷 100~150mg/（m²·d），化疗第 1~7 天。

4. 采用难治和复发的 AL 的治疗方案　Flag 方案。氟达拉宾 30mg/m²·d，化疗第 1~5 天；阿糖胞苷 2~3g/（m²·d），化疗第 1~5 天。

5. 骨髓移植或外周血造血干细胞移植　由于该类型预后差，一旦获得缓解，应及早行异基因造血干细胞移植。

六、预后

MAL 预后不佳可能与免疫标记有一定的关系，资料表明伴低分化细胞相关抗原 CD34、HCL 或 CD7 表达者对治疗反应差，含 CD4⁺ 患者预后亦较差，同时 CD14⁺ 和 CD7⁺ 同时出现者预后更差，研究表明，HCL 染色体对预后有较大的影响。如有 Ph 染色体，11q23 重排及 +13 者，均预后不良。而 t (4; 11) 则被认为与白血病细胞，脾大及预后不良有关。

（杨　扬）

第十五节　中枢神经系统白血病

中枢神经系统白血病（central nervous system leukemia, CNSL），简称"脑白"，系由于白血病细胞浸润至脑膜或脑实质，使患者表现出相应的神经和（或）精神症状。脑白可见于白血病病程的任何阶段。白血病细胞侵犯蛛网膜或蛛网膜邻近神经组织而产生的临床症状和体征称为中枢神经系统白血病。1978 年 10 月在广西南宁召开的全国白血病防治研究协作工作会议有关中枢神经系统白血病（CNSL）的诊断标准作了相应规定。

一、病因和发病机制

1. 发病原因　主要见于 ALL、AML 的 M4、M5 型。其发生的危险因素：①年龄 <2 岁或 >10 岁。②白细胞增高或高细胞白血病。③乳酸脱氢酶增高者。

2. 发病机制　白血病细胞通过直接散播和血源转移途径进入中枢神经系统，因大部分化疗药物不易通过血－脑脊液屏障导致脑脊液中达不到有效的药物浓度，侵入的白血病细胞缓慢增殖，最终导致 CNS－L。CNS－L 病理所见，主要表现为脑膜及脑实质白血病细胞灶性或弥散性浸润，可伴有出血、血肿及硬膜外肿块形成横断性脊髓炎等。浸润的范围依次为蛛网膜及脑实质。

二、临床表现

1. 早期临床表现　约半数患者，CNS－L 在确诊 AL 后 1~5 个月内发病，81.5% 发生于完全缓解前及复发时，完全缓解时发生者仅占 18.3%。少数患者 CNS－L 为白血病的首发表现，易误诊为其他中枢神经系统疾病。北京协和医院的 118 例 CNS－L 中，11.5% 的病例即以 CNS－L 为白血病的最初临床表现。

2. 临床表现　头痛占 77.4%、呕吐占 47%、脑神经损害占 20.9%（以面神经麻痹最多见，其他依次为第Ⅲ、Ⅳ、Ⅱ、Ⅷ对脑神经受累）、颈强直占 16.5%、病理反射阳性占 16.5%、视盘水肿占 13.4%。少数患者可因颅内血管受侵破裂，或血小板明显减少，或凝血障碍而诱发颅内出血，患者表现为烦躁、神志不清、抽搐、偏瘫等。部分 CNS－L 者可无任何临床表现，而于常规预防性鞘内注药检查脑脊液（CSF）时发现。

三、诊断和鉴别诊断

1. 诊断标准

（1）有 CNS 的症状和体征，尤其是颅内压增高的症状和体征。

（2）CSF 改变：①颅内压增高 >200mmH$_2$O 或 >0.02kPa。②白细胞 >0.01×10^9/L。③涂片有白血病细胞。④蛋白质 >0.45g/L，或潘氏试验或定性试验阳性。

（3）排除其他原因造成的 CNS 或 CSF 的相似改变。

符合上述第（3）及第（2）条中的任何一项者，为可疑 CSN－L；符合上述第（3）及第（2）条中的③，或任意其他 2 项者，可诊断为 CNS－L。

2. 诊断注意

（1）无临床表现，仅有 CSF 符合标准者，也可诊断。

（2）单纯颅内压增高者，暂不诊断，但应按 CNS－L 治疗，如治疗后短期颅内压恢复正常者，也可诊断。

（3）有前述 CNS－L 的临床症状和体征，而无 CSF 改变者，在排除其他原因及按 CNS－L 治疗后明显改善者，也可诊断。

3. 诊断评析

（1）白血病患者主要是 AL，应时时想到合并 CNS－L 的可能，即使无任何症状和体征，也应在 AL 诊断明确后立即行腰椎穿刺及 CSF 检查，以了解有无 CNS－L 的存在，并常规注射预防性药物。

（2）腰椎穿刺测定颅内压及 CSF 检查是诊断 CNS－L 的关键：CSF 中找到白血病细胞固然是确诊的依据，但白血病患者无 ClNS－L 的临床表现，只要有颅压升高，或 CSF 检查中任何一项异常者，均要高度警惕 CNS－L 的存在，并开始治疗及动态观察。总之，掌握标准要有灵活性，处理要及时果断。

（3）出现 CNS 症状及体征者：虽无颅内压及 CSF 异常，绝大多数最后仍能明确为CNS-L。

4. 鉴别诊断

（1）最需要鉴别的是以CNS-L为白血病首发表现者误、漏诊的比例很高。引起颅内压升高及CSF类似于CNS-L改变的疾病，主要有病毒性脑膜炎或脑炎、结核性脑膜炎、脑猪囊尾蚴病（囊虫病）及脑转移瘤等。鉴别点：①发现白血病的阳性体征、外周血或骨髓检查证实白血病存在。②只要想到白血病的可能，CSF应做细胞学检查，但大多数情况下极易忽略而漏查。③病毒血清学检出相关抗体、CSF中找到抗酸杆菌、囊虫皮肤试验阳性及血清抗体检出及原发肿瘤的发现等均有利于非CNS-L的诊断。此外，结核性脑膜炎时，常伴肺粟粒性结核，影像学检查可辅助诊断。已明确为白血病的患者，在病程中出现CNS的临床表现及CSF异常改变，偶然还需和结核性或真菌性脑膜炎鉴别：①结核或真菌感染时，CSF中蛋白增高及糖降低的幅度远大于CNS-L。②病原学检查，感染者有时可找到真菌，少数情况下还可发现抗酸杆菌，而CNS-L则可检出白血病细胞。③鞘内注入抗白血病药物后，CNS-L常迅速好转，而感染者则无效。

（2）大剂量阿糖胞苷治疗后，可产生神经毒性，尤其是小脑损害的临床表现。根据用药及CSF检查不难鉴别。此外，反复鞘内注药引起化学性蛛网膜炎，以及头颅放疗后并发的白质脑病，有时需和CNS-L鉴别，且不易区分。反复CSF检测白血病细胞阴性，则CNS-L复发的可能较小。停止鞘内注药后逐渐好转，也可基本排除CNS-L复发。

四、实验室检查

1. CSF检查　是诊断CNS-L的最重要手段，常伴颅压升高，即 >0.02kPa或 >200mmH$_2$O。CSF常规显示白细胞数 >0.005×10^9/L，以单个核细胞为主，蛋白定性阳性，少数患者糖减少（即低于同时检测的血糖值的1/2）。确诊有待于从CSF涂片中找到白血病细胞，目前推荐CSF自然沉降法制片检查，阳性率较高。应注意腰椎穿刺时应尽量避免损伤血管，因CSF中混血后检出白血病细胞的意义难以肯定。血小板明显减少或白血病细胞浸润导致颅内管破裂，发生脑实质出血或蛛网膜下隙出血，CSF可呈血性，或镜下红细胞明显增多，此时行白血病细胞检查，同样失去意义。

2. 头颅影像学检查　包括CT、MRI，通常无阳性发现，因为白血病细胞呈弥散性浸润，不形成瘤块。

五、治疗及预后

（1）原则上，一旦确诊CNS-L即应立即治疗，其治疗方案类似于CNS-L预防治疗，但其治疗频度和预防治疗不同。对未用CNS-L预防放疗的患者可按与CNS-L预防治疗相同的方式和剂量做全颅及脊髓放疗。对CNS-L患者也可采用鞘内注射甲氨蝶呤（MTX）治疗，然后维持治疗或全颅照射的方法进行治疗。

（2）一般以鞘内注射甲氨蝶呤（MTX）8~12mg/（m^2·次），每周2次，直至脑脊液细胞学及生化指标达到正常。然后每4~6周鞘内注射1次，直到全身化疗结束或者立即予以全颅照射24~30Gy，分14~18次，在3周内完成。脊髓照射12~18Gy，分6~12次完成。甲氨蝶呤鞘内注射可引起急性化学性蛛网膜炎，患者可有发热、头痛及脑膜刺激征。因此甲氨蝶呤鞘内注射时加入地塞米松5~10mg，可减轻副反应。若甲氨蝶呤疗效欠佳，可改用阿糖胞苷 30~50mg/m² 鞘内注射，每周二次。

（3）预后：CNS-L 是白血病复发及耐药难治的主要根源。如发生 CNS-L 其预后较差。

（杨 扬）

第十六节 浆细胞白血病

浆细胞白血病（plasma cell leukemia，PCL）是由浆细胞恶性增生引起的恶性疾病，是一种罕见的白血病类型。于1904年首次被报道。一般认为本病是多发性骨髓瘤（multiple myeloma，MM）的一个变异型，以外周血出现大量原始、幼稚浆细胞为特征。该病占多发性骨髓瘤的1%~2%。但如果每1例晚期 MM 进行仔细的血涂片检查，PCL 的发生率超过10%。如进行外周血免疫表型检测，可从不同疾病阶段的 MM 患者检出浆细胞。一组254例 MM 用流式细胞仪检测，即有80%的患者检出浆细胞，浆细胞占外周血单个核细胞的中位数为6%。MM 进展为 PCL，可能由于骨髓瘤细胞广泛浸润骨髓，破坏了骨髓屏障，从而进入循环所致。

一、浆细胞白血病分为两类：

1. 原发性浆细胞白血病（primary plasma cell leukemia，PPCL） 发生于无骨髓瘤病史的患者。起病时外周血浆细胞即高于20%，或外周血浆细胞绝对计数大于 $2.0 \times 10^9/L$，并且存在形态异常。PPCL 极为少见，属罕见类型的 AL，北京协和医院40余年仅诊断2例。

2. 继发性浆细胞白血病（secondary plasma cell leukemia，SPCL） 多数由多发性骨髓瘤发展而来，少数由 Waldenstrom 巨球蛋白血症、恶性淋巴瘤、慢性淋巴细胞白血病或淀粉样变性等转化而来。Vela-Ojeda 等报道1990—2000年诊断多发性骨髓瘤540例，其中24例（4.4%）为浆细胞白血病。北京协和医院报道218例多发性骨髓瘤，其中8例（3.7%）发展为继发性浆细胞白血病。继发于浆细胞骨髓瘤的 SPCL 为浆细胞骨髓瘤的一种终末期表现。

二、临床表现

原发性浆细胞白血病起病类似急性白血病，外周血浆细胞比例超过20%，骨髓中浆细胞明显增生，有形态学异常。其发病年龄较轻，中位年龄45~48岁（18~70岁），40岁以下的患者约占20%~35%。该病起病急，症状明显，确诊前平均病程2个月，很少超过半年。其侵袭性强，常出现发热、出血、贫血、骨痛、肝脾和淋巴结、软组织浸润、肾功能不全等，与急性白血病相似。淋巴结肿大、肝脾肿大较继发性浆细胞白血病和骨髓瘤多见，骨骼损害发生率较骨髓瘤低（文献报道为31.7%，骨髓瘤达73.7%）。

继发性浆细胞白血病从多发性骨髓瘤发展而来，约2%~4%的骨髓瘤患者可进展为本病。当病程中外周血浆细胞比例大于20%时即可诊断。临床与骨髓瘤基本相似，常为较重的终末期表现，包括严重贫血、反复感染、骨痛、出血倾向及慢性肾功能不全等引起的症候，部分患者肝、脾明显肿大。

三、实验室检查

1. **血象** 几乎100%的患者出现贫血,血红蛋白常低于90g/L,血小板数低于$100 \times 10^9/L$,白细胞数常增多,多为$(20 \sim 100) \times 10^9/L$,分类浆细胞比例为20%～100%。SPCL者全血细胞减少多见。

2. **骨髓象** 骨髓增生多活跃或明显活跃以上,为弥漫性浆细胞浸润,以原浆细胞、幼浆细胞为主。细胞化学染色提示糖原染色、酸性磷酸酶染色阳性。

3. **单克隆蛋白** 可见高球蛋白血症,血清球蛋白常高达30～50g/L或更高,血清中常出现单克隆的免疫球蛋白重链和轻链,50%以上为IgG型,15%左右为IgA型,而IgD、IgE型罕见。80%的患者出现本周氏蛋白尿,24小时尿蛋白常大于2.5g。原发性者无M蛋白或M蛋白成分水平有限。

4. **免疫表型与染色体** 表现为晚期B细胞或浆细胞的特征,即胞质Ig、CD38、PCA-1强阳性,膜表面Ig、HLA-DR、CD19、CD20常呈阴性。CD56阴性或弱表达是浆细胞白血病的特征性改变。免疫组化Bcl-2、bcl-x(L)及PRAD1/cyclin D1高表达。可出现多种染色体改变,如1号染色体缺失、t(11;14)、$14q^+$等。

5. **影像学检查** SPCL者大多有骨质普遍疏松,伴溶骨性损害及病理性骨折,以颅骨、肋骨、脊柱椎体及骨盆等扁骨多见。PPCL者通常无骨质异常。

6. **其他** 约75%的患者尿素氮和肌酐增高,约40%的患者出现高钙血症。原发性浆细胞白血病患者常常肿瘤负荷较高,血小板减低、低二倍体浆细胞增多、血清LDH水平增高及髓外浸润等也较为常见。

四、诊断与鉴别诊断

根据临床表现与实验室检查,一般不难诊断。

(一)诊断

1. 国内诊断标准
(1)临床上呈现白血病的临床表现或多发性骨髓瘤的表现。
(2)外周血白细胞分类中浆细胞>20%,或绝对值≥$2.0 \times 10^9/L$。
(3)骨髓中浆细胞明显增生,原始及幼稚浆细胞明显增多,伴形态异常。

2. WHO诊断标准
(1)临床上有类似多发性骨髓瘤的临床表现,但是溶骨性破坏和骨骼疼痛较少见,而淋巴结和脏器肿大多见,肾功能衰竭常见。
(2)外周血白细胞分类中浆细胞>20%,或绝对值>$2.0 \times 10^9/L$。
(3)根据临床上有无浆细胞骨髓瘤病史,分为原发性与继发性两类。

1)原发性浆细胞白血病(PPCL):发生于无浆细胞骨髓瘤病史的患者。起病时外周血浆细胞即>20%,或外周血浆细胞绝对值>$2.0 \times 10^9/L$,且有形态学异常。临床表现与急性白血病相似。

2)继发性浆细胞白血病(SPCL):大多数继发于浆细胞骨髓瘤,少数继发于Waldenstrom巨球蛋白血症、淋巴瘤、慢性淋巴细胞白血病和淀粉样变。继发于浆细胞骨髓瘤的SPCL为浆细胞骨髓瘤的一种终末期表现。

(二) 鉴别诊断

1. **反应性浆细胞增多症 (RP)**　反应性浆细胞增多症均有原发病,包括各种严重感染(结核病最多见)、肿瘤、风湿性疾病、慢性肝病等。其外周血中很少出现浆细胞,主要存在于骨髓中,且数量大多小于有核细胞的10%,绝大多数<20%,同时形态属正常浆细胞。反应性浆细胞增多症随原发病缓解而消失。

2. **慢性淋巴细胞白血病**　本病外周血白细胞>10×10^9/L,淋巴细胞比例≥50%,形态以成熟淋巴细胞为主;骨髓增生明显活跃,淋巴细胞≥40%,以成熟淋巴细胞为主。细胞免疫表型特点:①B细胞型:sIg弱阳性,呈κ或λ单克隆轻链型;$CD5^+$、$CD19^+$、$CD20^+$;$CD10^-$、$CD22^-$。②T细胞型:$CD2^+$、$CD3^+$、CD8(或CD4)$^+$、$CD5^-$。

3. **毛细胞白血病**　本病多具有典型多毛细胞的形态学特征,即大小不一,直径约10~15μm,胞质中等量,瑞氏染色呈天蓝色,周边不规则,呈锯齿状或伪足突起,有时为细长毛发状。细胞核呈椭圆,可有凹陷,偶见核仁。透射电镜下,在胞质内可见核糖体-板层复合物(RLC)。细胞化学染色:酸性磷酸酶(ACP)阳性,不被酒石酸抑制(TRAP);糖原(PAS)阳性。免疫表型:sIg($M^{+/-}$,D、G或A)阳性,B细胞相关抗原(CD19、CD20、CD22、CD79a)阳性,CD11c强阳性,CD25强阳性,CD103阳性,$CD5^-$、$CD10^-$。骨髓病理呈弥漫性或间质性浸润。核小,间隙大,网状纤维增多,免疫组化$CD103^+$ Annexin $A1^+$。

而浆细胞白血病中外周血及骨髓以浆细胞增多为主,继发性者多有多发性骨髓瘤病史。免疫分型表现为晚期B细胞或浆细胞的特征,即胞质Ig、CD38、PCA-1强阳性,膜表面Ig、HLA-DR、CD19、CD20常阴性,CD56阴性或弱表达。根据上述特点不难鉴别。

五、治疗

总的来讲,浆细胞白血病的治疗困难,继发性浆细胞白血病的治疗效果尤差,目前尚无浆细胞白血病的标准治疗方案或最佳化疗方案。原发性浆细胞白血病患者可能对传统的骨髓瘤治疗包括单一烷化剂的反应较好,一般治疗的有效率为37%~47%,中位生存期7~12个月。文献报道单一烷化剂治疗的总有效率为50%,但是反应很短暂,完全缓解少见。联合化疗的疗效较单一治疗好,但是从治疗到疾病进展或死亡的中位时间没有明显改善;也有使用大剂量美法仑和自体造血干细胞移植治疗者,持续缓解可达30个月。还有使用MP方案治疗获得长期生存的报道。

对于原发性浆细胞白血病,可以试用治疗多发性骨髓瘤的M2方案或VAD方案,若效果不佳,再换用治疗急性白血病的联合化疗方案如柔红霉素、阿糖胞苷、泼尼松联合化疗方案,或长春新碱、环磷酰胺、柔红霉素、泼尼松联合化疗方案。而对于继发性浆细胞白血病,因大多数已接受过治疗多发性骨髓瘤的联合化疗,且出现耐药或复发而发展为继发性浆细胞白血病,因此采用治疗多发性骨髓瘤的化疗方案往往不能奏效,故多应用治疗急性白血病的化疗方案。

Vela-Ojeda等报道24例浆细胞白血病均为原发性浆细胞白血病,其中4例用VMCPA方案(长春新碱、美法仑、环磷酰胺、泼尼松、阿霉素)治疗,8例用M-80方案(美法仑80mg/m²、地塞米松40mg/m²)治疗,12例用VAD方案(长春新碱、阿霉素、地塞米松)治疗。结果显示VMCPA方案4例中1例有效,M-80方案8例中6例有效,而VAD方案12例中无1例有效,M-80方案的有呕吐、黏膜破溃、血小板严重减少导致的出血等较强的毒副作用，需要较强的支持治疗。Christou 等报道 2 例原发性浆细胞白血病，经改良 VAD 方案（长春新碱 2mg，第一天；脂质体阿霉素 40mg/m²，第一天；地塞米松 40mg 口服，第 1~4 天，9~12 天，17~20 天）治疗，均获得血液学完全缓解，其中 1 例在获得缓解后 24 个月死于心脏病，另一例在获得缓解 7 个月后仍存活。

1999 年以后，新药不断问世，免疫调节剂如沙利度胺、雷诺度胺，和蛋白酶体抑制剂硼替佐米等逐渐应用于多发性骨髓瘤的治疗，提高了反应率和长期生存率。国外学者也将上述新药应用于浆细胞白血病的治疗中。Chaoui 报道采用上述新药治疗了 31 例浆细胞白血病，其中，硼替佐米为主方案治疗了 15 例初发患者和 9 例复发患者，总体反应率达 70%（17/24），包括 11 例 CR 和 VGPR 以上的患者（占 45%），PAD（硼替佐米、阿霉素和地塞米松）和 VTD（硼替佐米、沙利度胺和地塞米松）方案反应率最好；雷诺度胺治疗了 13 例主要是复发的患者，总体反应率达 53%，包括 2 例 CR 和 2 例 VGPR 以上的患者（占 30%）；沙利度胺为主的方案治疗了 19 例患者，总体反应率达 52%（10/19），包括 2 例 CR 和 6 例 VGPR 以上的患者（占 31%）。该组患者的中位 PFS 是 8 个月（0~26 月），中位 OS 15 个月（6~108 月），与作者 1999 年之前报道的数据相比，新药方案明显改善了预后。Pietrantuono 报道了采用硼替佐米为主方案，包括 Ⅵ）（硼替佐米、地塞米松）、VTD、PAD、MPV（美法仑、泼尼松、硼替佐米）一线治疗 15 例原发性浆细胞白血病，硼替佐米采用标准剂量，即 1.3mg/m²，D1、4、8、11，间隔 10 天行下一疗程。可以评估疗效的 12 例患者，总体反应率达到 100%，包括 3 例 CR95 例 VGPR，4 例 PR 患者；1 年的 PFS 是 50%，1 年的 OS 是 66.6%。也有作者报道采用雷诺度胺联合地塞米松一线治疗原发性浆细胞白血病。

化疗的强度是患者获得长期生存的一个重要相关因素。由于原发性浆细胞白血病患者年龄较轻，因此，在全身化疗的基础上，应及早考虑行移植治疗以提高缓解率及生存率。Drake 等总结了迄今为止最大样本量的原发性浆细胞白血病自体造血干细胞移植的结果，即 1980—2006 年欧洲骨髓移植组对 272 例原发性浆细胞白血病实施自体造血干细胞移植的疗效，结果显示，总体生存时间为 25.7 个月，比常规化疗效果提高，但是仍然远逊于同期接受自体造血干细胞移植的 20 844 例骨髓瘤患者的总体生存时间 62.3 个月，分析表明生存率低的原因在于原发性浆细胞白血病移植后复发相关的死亡率较高以及移植后缓解持续时间较短。Mahindra 报道了 CIBMTR 的经验，从 1995 年至 2006 年 160 例原发性浆细胞白血病患者接受自体移植 107 例，异基因移植 52 例，同基因移植 1 例，中位随访 38 个月，异基因移植组存活 38%（20/52），自体移植组存活 64%（68/107）；3 年 PFS，异基因移植组 20%，自体移植组 34%，3 年 OS，异基因移植组 39%，自体移植组 62%；3 年移植相关死亡率（TRM），异基因移植组 40%，自体移植组 5%。基于此，作者认为自体造血干细胞移植是治疗原发性浆细胞白血病一种安全有效的方法。

总的来讲，浆细胞白血病预后不良，上述报道治疗有效的病例几乎都是原发性浆细胞白血病。继发性浆细胞白血病是多发性骨髓瘤的终末期，通常已接受过长期化疗，患者一般状态较差，骨髓功能降低，对各种化疗方案大都反应不佳，对强化疗耐受性差，患者存活期短，预后不良。

六、预后

1. 继发性浆细胞白血病　预后差，中位生存期 1~2 个月。

2. 原发性浆细胞白血病　中位生存期不超过12个月，研究发现影响预后的因素有二：

（1）对化疗的反应，若化疗有效，则存活期较长，若无反应，则存活期很短；

（2）染色体核型，原发性浆细胞白血病和多发性骨髓瘤相似，均有多种染色体异常和癌基因突变，其中亚二倍体核型（hypodiploid karyotype）和13号染色体单体（monosome 13）或13q⁻与预后不良有较为密切的关系。

（杨　扬）

第十七节　毛细胞白血病

毛细胞白血病（hairy cell leukemia，HCL），是一种少见的慢性克隆性B细胞增生性疾病，又称多毛细胞白血病，过去又称为白血性网状内皮细胞增生症。本病自1958年Bouronle首次报道以来，国外已有较多研究，据统计其发病率为（0.2~0.5）/10万，约占全部白血病的2%~5%。HCL多见于中年男性，男女比为4:1，最年轻的病例为17岁，发病的高峰年龄为40~50岁。病程长短、病情轻重缓急很不一致，国内侯虞华报道的生存期最短1.5个月，最长11年。HCL的瘤细胞胞质呈明显的凸起，犹如毛状，故命名为毛细胞（hairycell，HC）。HC主要浸润骨髓及脾脏，临床以脾肿大、循环血细胞减少及周围血和（或）骨髓有大量HC为重要征象。

一、病因和发病机制

HCL的病因未明，曾提出和病毒感染有关。接触放射线或有机溶剂者发病率高于相对应的健康人群。另有家族中多例发生HCL的报道，同时部分HCL患者有不同的染色体异常。上述的病毒、辐射、化学毒物和遗传病因学均尚未达成共识。

HC均存在克隆性IgH基因重排，而从未检出TCR基因重排，故已确定为B淋巴细胞来源。HC不表达早期B细胞标记，而仅表达CD19、CD20、CD22及sIg等分化抗原，免疫表型分析显示瘤细胞是一种中度成熟水平的B细胞。HC可能起源于淋巴结边缘区B细胞，且表达多种Ig重链。

癌基因在发病中的作用知之甚少。已发现c-fms编码的M-CSF受体在HC呈高表达，从而可通过M-CSF的刺激促进HC的增生。另发现HCL的原癌基因c-src产物pp60，即一种酪氨酸激酶的水平及活性增高，导致HC的增生。

HC同时表达IL-2受体α链和β链，而正常B细胞只表达α链，或仅同时极低水平表达β链。HCL患者血清中IL-2受体水平升高，且和病情呈正相关，经干扰素α治疗后会下降。但HC的IL-2受体不应答IL-2的刺激，故推测其在HCL的发病中不起主要作用。

TNFα能刺激HC生长，HC也能分泌TNFα，患者血清TNFα水平升高，且和肿瘤负荷相关，经干扰素α治疗后血清TNFα水平下降。此外，TNFα还抑制骨髓的正常造血功能，故推测TNFα在HCL的发病中有重要地位。

HC也分泌少量IL-6，患者血清IL-6水平也升高。TNFα可刺激HC分泌IL-6，而IL-6具细胞增殖作用，故提出TNFα和IL-6在HCL的发病中可能起协同作用。

二、临床表现

HCL 大多隐匿起病,由贫血所致的乏力、头晕及脾脏明显肿大引起的腹饱胀感常为主要的症状,部分患者因血小板减少,有出血倾向。HCL 的诊断一般并不难,多数患者脾大而外周淋巴结不大,不同程度的全血细胞减少,也可仅表现为二系或一系细胞减少。60%病例有乏力和发热,半数有黄疸和肝功能不正常,以血清碱性磷酸酶异常最为常见。1/4~1/3 的病例有左腹疼痛。70%~90%的病例初诊时有脾肿大,约有 1/4 病例可无症状,仅在常规体检时发现脾肿大而确诊,绝大多数病例均有巨脾,甚至占满全腹腔并伸入盆腔。约 1/2 患者有轻、中度肝大,引起门脉高压和腹水者少见。轻度淋巴结肿大罕见,多数淋巴结不肿大。1/3 病例有皮肤黏膜出血和紫癜。患者可有不同程度的贫血,个别也有血红蛋白正常者。白细胞可减少,也可增多,白细胞总数的范围从 $(1.0 \sim 57.8) \times 10^9/L$,多数病例有不同程度血小板减少,部分病例呈典型全血细胞减少,全血细胞减少系由于毛细胞浸润导致骨髓衰竭和脾功能亢进所致。75%~90%病例有中性粒细胞减少,且常较明显,单核细胞也明显减少,因此极易并发各种感染。少数患者在病程中出现自身免疫性疾病的临床特征,如皮肤结节、关节痛、紫癜、低热,偶可累及肺、肝、肠、肾,有类似结节性多动脉炎的临床表现。基本病理变化为血管炎,而非 HC 的浸润,有时有肉芽肿形成。血清中有时可检出抗核抗体,类风湿因子及复合物,糖类皮质激素治疗有效,也可自发消退。

三、诊断和鉴别诊断

(一) 诊断

诊断关键是在血和(或)骨髓中或被浸润脏器如脾脏中,找到特征性的毛细胞。

1. 国内诊断标准

(1) 临床表现:多有脾大、贫血,可伴有发热。

(2) 血常规检查:血红蛋白下降;白细胞可明显降低,正常或增高;血小板减少或正常。

(3) 骨髓检查:常呈"干抽",也可增生活跃。在骨髓和(或)外周血中见到多毛细胞,此为诊断本病的依据。多毛细胞特征如下:

1) 形态学:光镜下,直径约 10~15μm,大小不一,胞质中等量;瑞氏染色呈天蓝色,周边不规则,呈锯齿状或伪足突起,有时为细长毛发状。细胞核呈椭圆,可有凹陷;偶见核仁。相差镜下,新鲜活体标本中的多毛细胞有细长毛状的胞质突起。扫描电镜可证实上述发现,延伸的"毛"有交叉现象。透射电镜下,在胞质内可见核糖体—板层复合物(RLC)。

2) 细胞化学染色:酸性磷酸酶(ACP)阳性,不被酒石酸抑制(TRAP);糖原(PAS)阳性。

3) 免疫表型:sIg^+,$CD19^+$,$CD20^+$,$CD21^-$,$CD22^+$,$CD11c^+$,$CD25^+$,$CD103^+$。

4) 咐醇酯(TPA)反应:在体外培养下对小剂量 TPA 反应极为迅速,24 小时内细胞可完全贴壁,并伴有长枝状突起。幼淋细胞白血病无此反应。

(4) 骨髓病理:增生活跃或低下,多毛细胞多呈散在或簇状分布。胞质丰富、透明,胞核间距离宽;成"蜂窝"状。核染色质细,呈毛玻璃样。网状纤维轻度增多。

2. 国外诊断标准

（1）临床表现：多有脾大、消瘦、反复感染。易合并血管炎。

（2）血常规检查：多有全血细胞减少，也可仅表现为两系或一系细胞减少。

（3）多毛细胞白血病的诊断，主要依据血细胞减少、脾大、多毛细胞的形态学，结合免疫组化和免疫分型，可作出准确的诊断。

1) 典型的多毛细胞形态学特征如前所述。

2) TRAP 阳性，但已渐被弃用。

3) 免疫表型：sIg（$M^{+/-}$，D，G 或 A）阳性，B 细胞相关抗原（CD19、CD20、CD22、CD79a）阳性，CD11c 强阳性，CD25 强阳性，CD103 阳性，$CD5^-$，$CD10^-$。

4) 骨髓病理：骨髓呈弥漫性或间质性浸润。核小，间隙大，网状纤维增多，免疫组化 $CD103^+$，$Annexin\ A1^+$。

（4）HCL 变异型（HCL-V）自 1980 年国内外皆有此型的报道，其特点如下：

1) 年龄较高（中位发病年龄 70 岁）。

2) 通常白细胞计数 $>10\times10^9/L$。

3) 不典型的多毛细胞，具有幼淋巴细胞形态学特点。

4) $CD25^-$，有时 $CD103^-$，TRAP（-）。

5) 疗效不佳。

（二）鉴别诊断

临床遇不明原因的脾明显肿大，伴血细胞减少者，在排除其他疾病后应列入 HCL 的鉴别诊断范畴。外周血分类淋巴细胞增多者，应注意从形态学观察有无毛细胞的特征，即警惕 HCL 的存在，屡次骨髓"干抽"或报告"增生低下"的脾大伴血细胞减少者，同样要想到 HCL 的可能。最简单易行的诊断方法是检出毛细胞，形态上不典型或难以肯定者应做 TRAP 染色，阳性者可基本明确诊断，免疫表型检出一定数量的 CD11c，CD25 或 CD103 阳性细胞，具诊断价值，有条件时电镜检查也是一种有意义的诊断手段。

HCL 变异型是一种少见病，最初的描述是形态学特征介于毛细胞和幼淋细胞之间，但广义的 HCL 变异型还包括 HCL 和幼淋白血病或 CLL 的杂合形式，HCL 的急变，HCL 多小叶型等。HCL 变异型可具有典型 HCL 的许多临床和实验室特征，TRAP 实验结果不定，所有患者均有脾大（脾脏红髓浸润），而淋巴结不大，外周白细胞计数常升高（常超过 $50\times10^9/L$），单核细胞减少少见，细胞核/浆比更高，核染色质更加固缩，核仁更清楚，骨髓呈间质性浸润，伴不同程度的纤维化，CD25 常阴性，治疗反应和典型 HCL 不同。

四、治疗

HCL 一般呈慢性经过，约有 10% 的患者在初诊时病情稳定，不需要立即治疗。对于需要治疗的患者，嘌呤核苷酸类似物克拉屈滨或喷他司丁是主要的治疗措施，在大部分患者中能取得完全缓解以及长期持续缓解；干扰素-α、利妥昔单抗、重组抗 CD22 免疫毒素、脾切除术对部分嘌呤核苷酸类似物治疗效果不佳的患者有效，最近的研究主要着眼于化疗与免疫治疗联合。在目前的治疗措施下，患者可以长期生存，克拉屈滨治疗下 5 年无病生存率约为 90%。

(一) 起始治疗的指征

目前主要根据外周血象及临床症状决定是否需要治疗,起始治疗的血液学指标包括:贫血(HGB < 100g/L),血小板减少(PLT < 100 × 10^9/L),中性粒细胞减少(ANC < 1.0 × 10^9/L),尤其是当外周血细胞呈进行性减少,和(或)伴感染时;此外当出现脾脏、淋巴结肿大症状明显影响患者正常生活、白细胞增多(WBC > 20 × 10^9/L)且毛细胞比例高、血管炎、骨受累时等均应考虑治疗。由于目前以嘌呤核苷酸类似物为主的治疗措施并不是治愈性的治疗,且因治疗相关的骨髓抑制、免疫抑制可引起的严重并发症,所以,在起始治疗前需要全面权衡利弊。

(二) 主要治疗措施

1. **脾切除术** 在干扰素和嘌呤核苷酸类似物应用以前,切脾是标准治疗措施之一。肿大的脾脏可能增强对外周血细胞的扣押、破坏,引起外周血容量增加导致血液稀释,因此外周血细胞减少在一定程度上与脾肿大有关。部分患者因脾脏肿大引起腹部不适等症状,甚至出现脾破裂。极少数患者在脾切除术后获得了长期完全缓解,这部分患者被考虑为"纯脾脏形式的毛细胞白血病"(pure "splenic" form of the disease)。大部分患者对脾切除术有不同程度的血液学缓解,约90%的患者至少有一个血液学指标的改善,约50%的患者外周血象恢复正常,75%的患者常在切脾后的数天血小板减少得到改善,约三分之一的患者对切脾治疗反应不佳或于缓解后数月复发。脾肿大的程度不能预测对切脾治疗的反应。早期的研究认为切脾对改善患者总体生存率无益,但最近的一项纳入391例患者的多中心回顾性研究提示,切脾能改善总体生存率。自嘌呤核苷酸类似物应用以来,脾切除术很少被采用,但在部分患者中仍然是主要治疗措施,如:脾破裂者应立即切脾,单纯脾脏形式的毛细胞白血病患者,脾肿大、严重血小板减少而骨髓产板功能正常的患者。

2. **嘌呤核苷酸类似物** 克拉屈滨(2 - chlorodeoxyadenosine,CdA,2 - 氯脱氧腺苷)是一种抗腺苷脱胺酶(ADA)的嘌呤核苷酸类似物,为HCL的首选治疗。单药应用连续7天静脉滴注单疗程,CR率为50%~91%不等(中位78%),PR率为0~37%不等(中位16%)。完全缓解者复发率低,且复发后用克拉屈滨再治疗仍有效;克拉屈滨的推荐剂量为0.1mg/(kg·d),连续7天静脉滴注。治疗有效者外周血细胞计数很快回升,血小板计数几乎在治疗后立即升高,而后白细胞、血红蛋白升高。Scripps Clinic曾对341位克拉屈滨治疗的患者进行长期随访研究,中位随访时间为52个月(范围:1~134个月),其中319人(91%)取得CR,22人(7%)取得PR;总体缓解率(OR)为98%(82)。90人(26%)复发中位时间为29个月。48个月时治疗失败时间(Time - to - Treatment Failure,TTF)率在有反应者中为19%,完全缓解者中为16%,部分缓解者中为54%。53人在克拉屈滨治疗后第一次复发时以克拉屈滨复治,33人(62%)取得完全缓解,14人(26%)取得部分缓解。同一研究小组对207位患者进行了至少7年的随访,单疗程克拉屈滨治疗后,196人(95%)取得CR,11人(5%)取得PR,总缓解率为100%,对于所有取得缓解者,首次缓解持续中位时间为98个月。67人(37%)在首次克拉屈滨治疗后复发。所有取得缓解者中,从治疗有效到复发的中位时间为42个月。CR者与PR者相比,TTF率有显著不同。108个月时总体生存率为97%。克拉屈滨治疗的主要不良反应为骨髓抑制,约1/3~1/2的患者在治疗后发生严重中性粒细胞减少且伴感染。预防性使用抗生素不能预防感染并发症的发生,大部分发热的患者中找不到感染原,但仍需要住院给予抗生素治疗。曾有研究以粒细胞集落刺激因子 $5\mu g/(kg\cdot d)$ 于疗程前第 3、2、1 天皮下注射,疗程结束后继续使用 2 天至中性粒细胞绝对值大于 $2\times 10^9/L$,虽然化疗前后中性粒细胞减少的程度得以改善,但发热事件及抗生素使用率并未下降。一般认为克拉屈滨治疗后的发热主要与肿瘤细胞溶解及肿瘤细胞释放细胞因子有关。克拉屈滨具有很强的免疫抑制作用,外周血 $CD4^+$ 和 $CD8^+T$ 细胞数大幅度下降,$CD8^+T$ 细胞一般可于 3 个月内恢复,而 $CD4^+T$ 细胞数可能需要大于 3 年才恢复正常。带状疱疹为最常见的后期感染。其他不良反应还包括累及四肢的神经毒性。为了减少治疗相关的毒副反应,有不少研究探索了不同给药方式、剂量及给药间隔,如皮下注射、口服、每周给药一次等方式,报道均显示出与标准给药方案相似的疗效,不良反应发生率并无明显减少。

喷他司丁(2′-deoxycofomycin,DCF,2′-脱氧柯福霉素)也是一种嘌呤核苷酸类似物,可与 ADA 不可逆结合,干扰细胞内腺苷代谢,从而起到杀伤肿瘤细胞的作用。对于少数克拉屈滨治疗不能耐受或无反应的患者,喷司他丁是很好的二线治疗措施:CR 率为 44%~89% 不等(中位 76%),PR 率为 0~52% 不等(中位 16%);切脾后复发或干扰素治疗无效的患者以喷他司丁治疗,CR 率为 45%,PR 率为 42%。喷他司丁治疗 HCL 的标准方案为 $4mg/m^2$,每 2 周一次,持续 3~6 月,直到取得最大缓解(通过评估外周血和骨髓毛细胞数、脾脏大小、血象的改善),达到 CR 前平均治疗次数为 8 次(范围:4~15 次)。1984 年,Spiers 等首次报道采用喷他司丁治疗一例 HCL 患者取得完全缓解。1995 年美国国家癌症所(National CancerInstitute)开展了一项随机对照组间交叉试验,对比干扰素 α-2α 和喷司他丁对初治 HCL 患者的疗效。共纳入 313 位患者,随机分为干扰素治疗组(3×10^6U,皮下注射,3 次/周)及喷司他丁治疗组($4mg/m^2$,静脉滴注,1 次/2 周),对初始治疗无效的患者交叉到另一组治疗。干扰素治疗组 159 位患者中,17 人(11%)取得 CR,43 人(27%)取得 PR,OR 率为 37%。喷他司丁治疗组 154 人,117 人(76%)取得 CR,4 人(3%)取得 PR,OR 率为 79%。喷他司丁治疗组缓解率及无复发生存率显著高于干扰素治疗组。对本交叉试验 241 位接受喷他司丁治疗的患者(154 位为初始治疗即为喷他司丁,87 位为对干扰素治疗无效后接受喷他司丁治疗)进行长期随访,随访中位时间为 9.3 年,估计 5 年生存率为 90%,10 年生存率为 81%。初始治疗或者交叉治疗接受喷他司丁的患者生存曲线相似。死亡率及第二肿瘤的发生率并不高于普通人群。法国一项多中心回顾性研究分析了 230 位患者,估计 5 年生存率及 10 年生存率均为 89%,并指出 HGB <10g/L,WBC <$2\times 10^9/L$ 及淋巴结肿大与生存率降低有关。喷他司丁常见不良反应为恶心、呕吐、倦怠。药物所致的中性粒细胞减少性发热可在治疗初始期间发生,感染引起的死亡也有所报道。如果患者 WBC <$1.5\times 10^9/L$,则可拉大治疗间隔时间,降低感染的发生率。喷他司丁具有很强的免疫抑制作用,降 T 细胞的作用十分明显,尤其是 $CD4^+T$ 细胞。治疗期间及治疗后一年,外周血 $CD4^+$ 和 $CD8^+T$ 细胞可降至低于 $200/\mu l$。T 细胞降低后最常见的并发症是带状疱疹发生率增加,阿昔洛韦治疗有效,治疗停止后感染率下降。治疗过程中及治疗后随访过程中,罕见机会性感染的发生率并无增加。有活动性感染、基础情况差、肾功能不全的患者不应使用喷他司丁治疗。

由于目前尚无随机对照试验对比克拉屈滨和喷司他丁治疗 HCL,因此尚不清楚二者在毒副作用及长期疗效上的差别。但 Else 等人对 219 位克拉屈滨或喷司他丁治疗的 HCL 患者进行了回顾性分析,中位随访时间为 12.5 年,发现二者总反应率及生存率相似。喷他司丁治疗的无病存活时间 15 年,而克拉屈滨大于 11 年,二者之间无统计学差异。

3. 干扰素　干扰素是治疗 HCL 的有效药物,但它的 CR 率明显低于嘌呤核苷酸类似物。干扰素常用于治疗合并活动性感染而不能耐受核苷类似物的患者或对克拉屈滨及喷司他丁治疗无反应的患者。1984 年,Quesada 等首次报道用部分纯化的人干扰素成功治疗 HCL 患者的经验。无论是天然形式的干扰素-α 还是重组形式(干扰素-α2a 和干扰素-α2b)都对 HCL 有效。干扰素-α 能诱导非粘连的毛细胞凋亡,但不能诱导附着于玻璃粘连蛋白或纤维粘连蛋白的毛细胞凋亡,因此,干扰素能快速清除循环血中的毛细胞,但不能清除组织中的毛细胞。据既往研究报道,干扰素治疗 HCL 的 CR 率约为 13%,PR 率约为 69%,OR 率约 80%。有反应的患者即使中性粒细胞数仍低,但感染发生率降低。治疗有效的患者反应较快,无论先前是否切脾,外周血中的毛细胞常在一周内消失,血小板于 2 月内恢复正常,血红蛋白于 4 月内恢复正常,中性粒细胞计数 4~6 月内恢复正常。骨髓中毛细胞的比例下降,但极少完全消失,网状纤维化持续存在。$CD5^+$ 毛细胞及变异型 HCL 的患者对干扰素的治疗效果相对较差。干扰素的最佳治疗剂量尚未统一。在大多数研究中,以 $(2~4)\times10^6U/m^2$ 皮下注射 3~7 次/周,持续 12 个月。提高治疗剂量或治疗时间大于 12 月不能提高缓解率或降低复发率,反而增加治疗相关的毒副作用。停干扰素治疗后复发率为 33%~77%,常于停干扰素治疗后 6~31 月复发。低剂量的干扰素(1×10^6U,3 次/周,或 3×10^6U,1 次/周)维持治疗能延长持续缓解时间而毒副反应较小。一项回顾性研究分析了 93 位干扰素治疗的 HCL 患者,并研究了小剂量干扰素维持治疗的疗效,随访时间为 30 个月,37/56 位未接受维持治疗的患者复发中位时间为 19 个月,而 28 位接受干扰素治疗的患者在随访期内无一例复发。干扰素治疗复发后,再行干扰素或核苷酸类似物治疗有效,核苷酸类似物治疗后复发的患者也可能对干扰素治疗有效,提示这些药物之间无交叉耐药性。约 1/3 干扰素-α2a 治疗的患者出现抗干扰素中和抗体,但干扰素-α2b 治疗的患者无中和抗体出现。有关干扰素中和抗体的临床意义及与耐药性的关系,目前尚存在争议。干扰素最常见的不良反应为流感样症状,包括肌肉疼痛及乏力,对乙酰氨基酚(扑热息痛)能缓解这些症状。有报道干扰素治疗的 HCL 患者第二肿瘤的发生率高于普通人群,此研究中随访 69 人,中位随访时间为 91 月,13 人(19%)发生第二肿瘤,其中 6 例为血液系统肿瘤,7 例为腺癌,而 HCL 流行病学并未提示 HCL 患者第二肿瘤的发生率升高。但另一项研究分析了 200 位 HCL 患者,其中 147 人为干扰素治疗,并未发现第二肿瘤发生率高于正常人群的证据。

4. 利妥昔单抗　毛细胞表达 B 细胞抗原 CD20,因此利妥昔单抗——人鼠嵌合的抗 CD20 单克隆抗体理论上能用于治疗 HCL。很多 HCL 患者在初诊时有明显的白细胞减少,而单克隆抗体在理论上不会加重白细胞减少的程度,因此是治疗 HCL 极具吸引力的选择。利妥昔单抗适用于克拉屈滨治疗后短期内复发且伴显著的骨髓低增生状态或先前有严重机会性感染的患者。一项研究纳入 24 位克拉屈滨治疗后复发的患者,以利妥昔单抗 $375mg/m^2$,静脉滴注,1 次/周,连续 4 周。其中 3 人(13%)取得 CR,3 人(13%)取得 PR。最主要的不良反应为病原培养阴性的中性粒细胞减少性发热。随访 14.6 个月,其中 2/6 位有反应的患者复发。另一项研究纳入 15 位核苷类似物治疗无效或复发的患者,利妥昔单抗 $375mg/m^2$,静脉滴注,1 次/周,连续 8 周。其中 8 人(53%)获得 CR,4 人(26%)获得 PR。对有反应者随访 32 个月,5/12 人有疾病进展。利妥昔单抗及嘌呤核苷酸类似物联用已被用于初治或复发患者。

5. 重组免疫毒素 重组抗 CD22 免疫毒素 BL22 对克拉屈滨治疗无效的患者有效。BL22 由抗 CD22 单克隆抗体的可变区与假单胞菌外毒素片段融合而成。一项研究纳入 16 位对克拉屈滨耐药的患者，其中 11 人取得 CR，2 人取得 PR，OR 率为 81%，随访 16 个月，3/11 取得 CR 者复发，2/16 接受治疗者发生溶血尿毒综合征。另一项研究纳入 36 位克拉屈滨治疗复发或难治性患者，予以 BL22 40μg/kg，30 分钟内静脉滴注，隔日一次，连续三次为一疗程。无血液学缓解者于第一疗程后至少 8 周予以 30μg/kg，隔日一次，连续 3 次/4 周。第一疗程后 CR 率为 25%，PR 率为 25%，经过第二疗程再治疗，疗效提高为 CR 率为 47%，PR 率为 25%。无巨脾或脾脏已切除患者疗效较好。2 人（11%）发生溶血尿毒综合征。虽然 BL22 为一靶向治疗措施，但由于其严重不良反应可能限制其在 HCL 患者中的使用。

重组抗 CD25 免疫毒素（LMB-2），由抗 CD25 单克隆抗体重链和轻链可变区以及假单胞菌外毒素片段组成，有报道 LMB-2 治疗核苷酸类似物无效的患者，4 位患者中 1 人取得 CR，3 人取得 PR。

6. 放疗 对于溶骨性病变，尤其是股骨近端病变可行低剂量射线放疗。脾区低剂量放疗可取得短暂的临床和血液学缓解，但反应较慢且难以预测。放疗对腹膜后巨大淋巴结肿块也有效。

7. 苯丁酸氮芥 在干扰素治疗 HCL 以前，脾切除后进展的患者常用苯丁酸氮芥治疗，常用剂量为 4mg/天，持续 6 个月。可单药应用或联合其他化疗药物应用。

8. 骨髓移植 既往有骨髓移植成功治疗一例双胞胎患者的报告。

9. 白细胞分离术 采用白细胞分离术减少循环血中毛细胞数量，可使临床症状或血液学指标得到一定改善。

（三）微小残留病灶

长期随访研究提示 HCL 患者在克拉屈滨连续 7 天单疗程治疗后可取得 11 年的持续缓解，然而持续缓解者的复发率曲线仍未达到平台，提示长期持续缓解的患者仍有复发的风险。有人认为微小残留病灶的存在（minimal residual disease MRD）与复发有关。既往 CR 的评价是基于标准的骨髓形态学的评估以及 TRAP 染色结果，更为敏感的免疫组化技术使用单克隆抗体 DBA44 和 L26 染色，在 20%~50% 克拉屈滨治疗后符合传统 CR 指标的患者中查见微小残留病灶。也可用流式细胞术对外周血细胞或骨髓细胞行免疫表型分析，或 PCR 技术检测微小残留病灶。克拉屈滨和利妥昔单抗联合治疗初诊患者，能在 90% 的患者中消除 MRD。然而目前尚未就 MRD 在 HCL 中的意义达成共识，尚未确定 MRD 达到多大量需要维持治疗、需要维持治疗多久。对 Scripps Clinic 的 19 位克拉屈滨单疗程治疗后的患者（中位无病生存时间：16 年）进行骨髓活检，9 人（47%）无 MRD，提示部分 HCL 患者可被治愈。其中 10 人（53%）有 MRD 或形态学可见的异常，提示有残留病灶的患者可长期无进展存活。因此，是否应用单克隆抗体和化疗联合治疗尚无确切共识。

（四）复发患者的治疗

对于复发的患者，再次治疗仍有效。可根据初次治疗的反应及持续缓解时间来预测对再次治疗的疗效。复发的患者只有当出现显著的外周血细胞减少，且有上述需要治疗的指征时才开始复治。如复发者在克拉屈滨治疗后持续反应时间超过 18 个月，则可用克拉屈滨再治疗，复治可取得88%的总反应率。如果克拉屈滨治疗后12个月内复发，则不推荐再次用克拉屈滨治疗，对这部分患者可用喷他司丁治疗。对于克拉屈滨治疗后18个月内复发，骨髓呈低增生，先前有严重机会感染患者，可考虑采用嘌呤核苷酸类似物以外的措施治疗，如切脾、干扰素、利妥昔单抗等。虽然重复使用嘌呤核苷酸类似物能取得二次或多次再缓解，但要注意反复使用这些药物造成的骨髓损伤及免疫抑制。目前已有联合化疗及利妥昔单抗成功治疗复发患者的研究报道。有研究指出，初治后取得完全缓解，且 HGB > 100g/L，PLT > 100×10^9/L 的患者无复发生存时间最长，因此，对于复发的患者，认真评估既往治疗反应的质量，对于做出最优的治疗决策是很重要的。无论复发后采用原方案、二、三线方案治疗，CR率一般随着复发次数的增加而顺次减少。

（五）如何随访

患者在治疗期间以及治疗后的几个月内应当密切随访，以便于恰当的监测并治疗骨髓抑制引起的感染。嘌呤核苷类似物治疗以后需要数周或数月才可观测到外周血象的改善。通常血小板的改善最先出现，随后其他的血象指标改善。等待3~4个月行骨髓检查评估是否取得CR较恰当。如果数月之后骨髓活检的结果仍未达到CR，那么则需要进一步重新审视HCL的诊断是否正确。变异型HCL常不能取得CR，且较容易在初治疗后复发。确定患者有无取得CR是很重要的，因为这这对评估患者是否复发很重要。

当患者取得CR后，第一年的随访很重要。根据血象，患者可每月至每三月复诊一次。如果本病复发，血象中其中一指标下降常常预示复发。骨髓活检免疫组化DBA44染色或CD20染色可提示骨髓浸润的程度，可溶性IL-2受体在数量上与本病的活动度平行，治疗有效时常下降。CD22是一最近提出的可作为随访用的HCL肿瘤标志物，尤其对于随访 $CD22^+$ 和 $CD25^+$ 的患者有用。

（杨　扬）

第十八节　幼淋细胞白血病

幼淋细胞白血病（prolymphocytic leukemia，PLL）是一种起源于B或T细胞的外周淋巴细胞肿瘤。PLL中有80%为B细胞性（B-PLL），20%为T细胞性（T-PLL）。PLL于1974年由Galton等首先报道。其特点为白细胞明显增高，外周血幼稚淋巴细胞比例增高，约占外周血淋巴细胞的55%，呈亚急性临床经过。发病率约占所有成熟淋巴系统肿瘤的2%。发病以中老年为主，一般在50岁以上，中位年龄B-PLL在70岁左右，T-PLL在65岁左右，多见于男性。西方国家相对多见。最初有学者认为它是CLL的一种变异型，约占CLL的10%，但新近研究提示PLL不是从CLL演化过来的，因其主要临床和实验室特点均不同。

一、病因和发病机制

目前没有证据证明放射线，致癌物和病毒与T-PLL发生有关。但是近年来细胞遗传学和分子生物学的研究对幼淋细胞白血病的病因有一定的认识。

（一）B细胞幼淋细胞白血病

1. 细胞遗传学和分子遗传学改变　60%的B-PLL有 $14q^+$，20%典型的B-PLL发生

t（11；14）（q13；q32），造成过度表达 cyclinD1，这种情况可能代表以脾大为主的套细胞淋巴瘤而不是 B-PLL。t（2；8）涉及 c-myc 基因，类似于 Burkitt 淋巴瘤。儿童横纹肌肉瘤相关的 t（2；13）（q35；q95）也在此疾病中发现。可出现下列染色体异常，t（6；12）（q15；q13），12 染色体三体，Del 6q⁻，1 和 12 号染色体的重排。有 3/4 患者的 p53 基因突变，主要是由 17q13.3 杂合型丢失引起的，而前者可能是该疾病治疗差的原因。

2. 免疫球蛋白基因重排　B-PLL 起源于已发生免疫球蛋白基因重排的 B 细胞，而这些重排具有单克隆性，并表达与 B-CLL 细胞一样的多种表面抗原。PLL 的细胞表达免疫球蛋白常形成交叉反应独特型自身抗体，提示与 B-CLL 的白血病细胞类似。然而，序列分析表明，50% 患者 PLL 细胞表达非突变可变区基因，余下 50% 表达突变可变区基因，这些突变体的存在提示某些患者的 PLL 细胞可能起源于后生发中心 B 细胞。

（二）T 细胞幼淋细胞白血病

1. 细胞遗传学和分子遗传学改变　三分之二 T-PLL 可出现 Inv14q（q11；q32），可认为是 T-PLL 特征性的改变，此改变造成 14q11 上 TCR-alpha 基因与 14q32 上的 TCL1 基因融合，使得 TCL1 蛋白的过渡表达，并与 PKB，AKT 诱导的细胞增殖和生存有关，可能在 T-PLL 病因学中有重要意义。另一改变是 TCR-alpha 基因与 Xq28 上的 MTCP1 基因融合形成融合基因，其染色体核型为 t（X；14）（q28；q11）。MTCP1 和 TCL1 基因编码两个同源蛋白 p13（MTCP1）和 p14（TCL1），它们有相似的三级结构。动物实验表明在 CD2 调控元件控制下 MTCP1 转基因鼠自发地发展为 T 细胞白血病，这种白血病与 T-PLL 有许多共同的特点。以上发现提示由这些基因编码的蛋白质在 T-PLL 发病中起重要的作用。8 号染色体长臂的改变如 i（8q）也是 T-PLL 常见的染色体异常，这些改变可以造成 c-myc 基因和蛋白的过表达。有个别共济失调-毛细血管扩张症的患者发生白血病和 T-PLL，该病致病基因称为共济失调-毛细血管扩张症突变（ATM）基因，位于 11q22~23，研究也发现 T-PLL 个别患者中有 ATM 存在。尽管 11q23 异常很少被检出，但用分子生物学手段可以检测到 ATM 基因突变。

2. 人 T 淋巴细胞白血病病毒　T-PLL 的白血病细胞中发现了 HTLV-Ⅰ，在同一地区非 HTLV-Ⅰ流行区域的 T-PLL 患者中，白血病细胞中无 HTLV-Ⅰ或 HTLV-Ⅱ DNA 或转录的任何证据，推测 HTLV-Ⅰ感染在 T-PLL 患者发病中起一定作用。

二、临床表现

常见的症状有体重减轻、疲乏、虚弱、腹部不适、饱满感等。体征主要是脾脏明显肿大，肝脏亦可肿大。淋巴结肿大在 B-PLL 很少见，而在 T-PLL 常见。

渗出性胸腔积液或腹水可见，极少的患者可有中枢神经系统侵犯。白细胞过高可导致循环淤滞而引起心肺并发症。T-PLL 出现皮肤浸润性红斑，波及面部，躯干和上肢皮肤，表现为弥漫性浸润性红斑或小结节改变。

三、实验室检查

1. 血象　多数患者有不同程度的贫血，半数以上患者有血小板减少。白细胞多明显增高，常大于 $100\times10^9/L$，幼淋白血病细胞比例大于 55%。

2. 骨髓象　增生明显活跃，以淋巴细胞为主，幼淋白血病细胞形态特点与外周血一致。

活检示幼淋白血病细胞多呈弥漫性浸润。

3. 幼淋细胞形态学特征　胞体稍大，胞质较丰富，核/浆比例稍低，核染色质浓集呈块状或粗细不等，排列不匀，沿核膜周边较密集，核质与核仁发育不同步，即核仁明显而核质较成熟。大而明显的核仁是幼淋细胞突出的特征。T-PLL 患者的幼淋巴细胞核/浆比例高，胞质强嗜碱性，无颗粒、常有突起；核椭圆形或不规则，可有折叠、扭曲，核染色质较致密，核仁明显，通常为一个。幼淋细胞超微结构：有绒毛状小突起，约 $0.7～2.5\mu m$ 长，多数细胞有大的核仁，核圆形，胞质丰富，高尔基体不发达。约四分之一的 T-PLL 胞体小，光镜下核仁不明显，电镜下则可见核仁，这组病例在 WHO 分类中归为小细胞变异型 T-PLL，也即原来分类中的 T-CLL。

4. 幼淋细胞细胞化学　PAS 呈不同程度阳性，ACP 阳性，非特异酯酶在 T-PLL 患者呈阳性。TRAP、POX、SB 均阴性。

5. 幼淋细胞免疫表型　B-PLL：$CD19^+$、$CD20^+$、$CD22^+$、$CD79\alpha^+$、sIg^+、FMC^+、$CD23^-$。多数 CD5 阴性，但部分 CD5 可为阳性，此患者不好与套细胞淋巴瘤白血病期相鉴别。T-PLL：$CD1\alpha^-$，TdT^-，$CD2^+$，$CD3^+$，$CD5^+$，$CD7^+$，$CD25^{-/+}$，$CD38^{+/-}$；$CD4^+/CD8^-$ 者占 65%，$CD4^+/CD8^+$ 者占 21%，$CD4^-/CD8^-$ 者占 13%。

6. 生化检查　血清钙正常。B-PLL 患者常有低丙种球蛋白血症，部分血清蛋白电泳有 M 带。

四、诊断与鉴别诊断

（一）诊断标准

（1）临床表现：发病年龄多在 50 岁以上。起病缓慢，脾中、重度肿大，常有肝大。

（2）血象和骨髓象：轻至中度贫血。外周血白细胞数升高，通常大于 $10\times10^9/L$，其中幼淋细胞占 55% 以上。血小板常减少。血涂片中可见大量幼淋细胞。骨髓象：增生明显活跃，以淋巴细胞为主。有核仁的幼淋巴细胞占 17%～80%。外周血和骨髓中出现大量幼淋巴细胞是确诊本病的必要条件。幼淋巴细胞的形态学、细胞化学特点见实验室检查。

（3）由于 B-PLL 一般淋巴结不肿大，淋巴结组织病理学很少能对诊断提供帮助，但如果存在脾脏明显肿大，则脾脏组织病理学有诊断价值。T-PLL 皮肤红斑活检可见血管周围或阑尾周围皮肤高度幼淋巴细胞形态的淋巴细胞浸润。

（4）幼淋巴细胞的免疫表型特点有助于诊断和鉴别诊断，见实验室检查。

（5）细胞遗传学可以帮助诊断和鉴别诊断，见病因和发病机制。

（二）鉴别诊断

（1）B-PLL 主要与其他 B 淋巴细胞增殖性疾病鉴别，如 CLL 混合型及 CLL 向 PLL 转化。

与 B-CLL 的鉴别：临床特征方面，B-PLL 患者脾大比 B-CLL 更为显著，可有巨脾，B-PLL 少见淋巴结肿大而 B-CLL 常见；B-PLL 淋巴细胞数更高，通常大于 $100\times10^9/L$，而 B-CLL 一般小于 $100\times10^9/L$；B-PLL 患者就诊时贫血、血小板减少比 B-CLL 更常见。在细胞形态方面，BPLL 细胞为大淋巴细胞，染色质疏松，核仁明显，而 B-CLL 为小淋巴细胞，染色质致密，涂抹细胞易见。免疫表型：B-PLL 高表达 CD20、CD22、sIg，B-CLL

高表达 CD5，CD23。

（2）T-PLL 应与其他产生 T 淋巴细胞增多症的淋巴细胞增生性疾病相鉴别：①多克隆 T 淋巴细胞增多症：如传染性单核细胞增多症。由 $CD4^+/CD8^-$ T 细胞和 $CD4^-/CD8^+$ T 细胞组成，增多的 T 淋巴细胞是多克隆性的，所以无克隆性 T 细胞受体基因重排。应用 PCR 和 DNA 测序分析检测 T 细胞受体基因重排或 T 细胞受体可变区基因表达，可以帮助鉴别诊断。②大颗粒淋巴细胞白血病，主要区别点是大颗粒淋巴细胞胞质量多，含有大量嗜苯胺蓝颗粒。③成人 T 细胞白血病/淋巴瘤，多有肝脏和淋巴结肿大，高钙血症，皮肤受累，溶解性骨损。白血病细胞有多叶核或扭曲核。

五、治疗

1. 治疗指征　像 CLL 一样，如果病情处于无症状期，观察病情，暂不治疗。当出现相关的全身症状，如进行性骨髓衰竭，合并自身免疫性溶血性贫血、巨脾、全身淋巴结肿大或白细胞数大于 $200 \times 10^9/L$，应给予治疗。

2. 化疗方案

（1）B-PLL 的治疗

1）烷化剂如苯丁氨酸氮芥几乎不起作用。CHOP 方案对三分之一的患者有效，但仅能使部分患者达部分缓解。用大剂量糖皮质激素治疗 PLL 的疗效明显低于 CLL。

2）去氧腺苷类似物：①克拉屈滨（Cladribine）0.1mg/（kg·d）；注射 7 天，28~35 天为一疗程，可使 50% B-PLL 患者达到完全和部分缓解。②氟达拉滨（Fludarabine）$30mg/m^2$，5 天，每 4 周重复 1 次，可使 40% 的 B-PLL 患者达到完全或部分缓解。③喷司他丁（Deoxy-coformycin）$4mg/m^2$，静脉给药，每周 1 次，共 3 周，然后隔周 1 次给药三次，对获得 PR 者继续每月一次维持，最多 6 个月，45% 患者获部分缓解，没有患者达到完全缓解，中位有效期为 9 个月。

（2）T-PLL 的治疗

1）烷化剂单药和联合化疗对 T-PLL 治疗疗效不佳，中位生存期约为 7.5 个月。

2）喷司他丁对 T-PLL 有一定疗效但低于 B-PLL，一组报告完全反应率 45%，有 9% 达 CR。

3）抗 CD52 单抗（Campath），一项研究显示，15 例 T-PLL 患者应用抗 CD52 CAM-PATH-IH 治疗，13 例（73%）获得不同程度缓解，其中 9 例（60%）获得完全缓解。另一组难治复发的病例，总反应率为 76%，完全反应率为 60%。

3. 脾切除及局部照射　脾切除可减轻症状。脾区照射或纵隔照射对部分患者有效。若不能选用化疗和/或脾切除，脾区照射是较合适的姑息治疗。

4. IFN-α　有报道表明，每日皮下注射 IFN-α 对 PLL（包括已行脾切除者）部分病例有效。

5. T-PLL　皮肤广泛累及患者可能对治疗蕈样霉菌病的方案有效。局部用皮质类固醇、氮芥、卡莫司汀、紫外线 B、PUVA。

六、预后

本病预后差。B-PLL 患者中位生存期为 3 年。T-PLL 预后更差，仅为 7 个月。但有些患者可能表现为惰性的临床过程伴稳定的中度白细胞增多。性别、脾大、皮损、淋巴细胞数等对预后均无影响。淋巴结肿大、年龄小于 50 岁，无肝脾肿大者预后较好。

（鲍 颖）

第十九节 大颗粒淋巴细胞白血病

大颗粒淋巴细胞白血病（large granular. lymphocytic leukemia，LGLL）是指外周血大颗粒淋巴细胞（LGL）持续增多的一类疾病。在本病中，LGL 为克隆性增殖，侵犯骨髓，脾脏和肝脏。临床上主要表现为中性粒细胞持续减少，并造成反复感染，同时有贫血、脾大和以类风湿关节炎为主的自身免疫病。本病 1977 年由 Mckenna 首先描述并命名。也有人称大颗粒淋巴细胞增殖病等。正常情况下大颗粒淋巴细胞占外周血单个核细胞的 10%～15%，包括两种类型细胞 $CD3^+$ 的 T 细胞和 $CD3^-$ 者 NK 细胞。在 1993 年将 LGLL 区分为 T-LGLL 和 NK-LGLL 两种类型。T-LGLL 为 $CD3^+$ 克隆增殖，T 细胞受体重排研究可证明其单克隆性。NK-LGLL 为 $CD3^-$ 克隆增殖，可用流式细胞仪检测 KIR 抗原系统证明其克隆性。两者虽细胞形态相似，但它们的细胞表面抗原表型不同，分别代表着两类具有不同临床特征和结局的疾病。

一、病因及发病机理

本病病因尚不十分清楚，研究发现 TCR 重排大部分为 αβ 型，少数为 γδ 型。T 细胞 LGL 白血病是由 TCRβ 链可变区限制性 T 细胞的多克隆、寡克隆和单克隆增殖组成的连续疾病谱，先由抗原刺激引起反应性多克隆 T 细胞增殖，后为寡克隆和单克隆增殖。由于在个别 T-LGLL 患者中发现人类 T 细胞白血病病毒，又发现 50% 患者的血清中可检测到抗 HTLV1、gag p2p24 和 envp21e 抗体，推测此病可能与 Ⅰ/Ⅱ 型人类 T 细胞白血病病毒有关。NK-LGLL 可能与 EB 病毒感染有关。近年研究发现 T-LGLL 高表达病毒感染及慢性抗原刺激介导的免疫反应相关基因，提示抗原诱导的 T 细胞扩增，更支持上述发现，人类 T 淋巴细胞白血病病毒、CMV 和内源性抗原的慢性刺激均可诱导 $CD8^+LGL$ 的活化及克隆扩增。

T-LGL 发病可能机制还有 LGL 凋亡机制的异常。正常 CTL 细胞由凋亡来调节，LGLL 主要是由于对 Fas 介导的凋亡有抵抗性，细胞内包括 Fas/FasL、JAK/STAT3、PI3K，MAPK 途径在内的信号通路调节异常，从而使白血病 LGL 凋亡受阻。粒细胞减少的原因主要是由于 Fas/FasL 诱导的未成熟和成熟的中性粒细胞凋亡，抗免疫复合物介导的中性粒细胞破坏，脾功能亢进等因素。

二、流行病学

LGLL 在北美约占慢性淋巴细胞增殖性疾病的 2%～5%，在亚洲占到 5%～6%。T-LGLL 约占 LGLL 的 85%，常见于老年患者，中位发病年龄 60 岁，仅四分之一到五分之一的患者年龄在 50 岁以下，儿童病例罕见，无性别差异。NK-LGLL 发病年龄小，中位年龄 40 岁，亦无性别差异。

三、临床表现

T-LGLL 起病缓慢，约四分之一的患者就诊时无症状。反复感染的发生率在 30% 左右，乏力较常见，可有淋巴瘤的全身症状高热等。常见体征为脾大，发生率为 20% ~ 50%。肝脏肿大和淋巴结肿大极少见。类风湿关节炎为常见的并发症，有许多在发生 LGLL 之前就出现了。其他并发症有纯红细胞再生障碍性贫血、血小板减少性紫癜、溶血性贫血、系统性红斑狼疮、干燥综合征等自身免疫性疾病。NK - LGLL 起病较急。淋巴瘤全身 B 症状高热等、多数肝脾肿大，部分患者淋巴结肿大，可有胃肠道症状、黄疸、腹水等，偶见肠穿孔和中枢神经系统浸润。T - LGLL 治疗反应相对较好，中位生存期可达 10 年以上；NK - LGLL 预后差，诊断后数月内死亡。

四、实验室检查

1. 血象　T - LGLL 大多数患者有中性粒细胞减少，近一半有中性粒细胞明显减少，约半数患者可有贫血，部分有血小板减少。大部分患者有淋巴细胞增多，常大于 $5 \times 10^9/L$，大颗粒淋巴细胞占 50% ~ 70%。NK - LGLL 患者贫血及血小板减少较常见且严重，淋巴细胞绝对值增高，LGL 细胞增高（$>50 \times 10^9/L$）。

2. 骨髓象　可见红系和粒系增生低下，大颗粒淋巴细胞呈间质性浸润，散在成团。

3. LGL 的特点　胞体较大，胞质丰富，略嗜碱性，胞质中有数量不等的大嗜天青颗粒。核圆或椭圆，染色质呈块状，核仁不易见到。酸性磷酸酶（ACP）染色强阳性，特异性酯酶（CE）阳性，非特异性酯酶（ANAE）染色弱阳性或阴性。

4. 免疫学异常指标　T - LGLL 患者常表现为体液免疫异常，包括多克隆高丙种球蛋白血症，循环免疫复合物、类风湿因子及抗核抗体阳性，可有抗中性粒细胞抗体及血小板抗体。这些患者也可能存在细胞免疫缺陷，可表现为：NK 细胞明显减少，活性下降或缺如等。NK - LGLL 的免疫功能研究较少。

5. LGL 的免疫表型

T - LGLL：$CD3^+$、$CD4^-$、$CD8^+$、$CD16^+$、$CD27^-$、$CD28^-$、$CD56^-$、$CD57^+$、$CD45RO^-$；

NK - LGLL：$CD2^+$、$CD3^-$、$CD4^-$、$CD8^-$、$CD16^+$、$CD56^+$、$CD57^{-/+}$。

6. 组织病理学特点　T - LGLL 细胞主要累及脾脏、肝脏和骨髓，皮肤及淋巴结浸润少见。脾脏侵犯主要是红髓和脾窦，肝脏主要侵犯肝窦和汇管区。骨髓呈弥漫性淋巴细胞浸润，可有结节形成，而结节外间质区则为白血病细胞浸润。NK - LGLL 病理学特点与 T - LGLL 类似，但可有中枢神经系统浸润，且骨髓及淋巴结浸润较 T - LGLL 多见。

五、诊断与鉴别诊断

（一）诊断

综合国内外标准：外周血 LGL 细胞绝对值 $>2.0 \times 10^9/L$（如果在 $0.4 \times 10 ~ 2.0 \times 10^9/L$ 之间，则应有 LGLL 的临床表现，血液学改变，包括类风湿关节炎在内的自身免疫病）；排除病毒感染或其他可导致一过性 LGL 增多的疾病；LGL 为克隆性增殖。骨髓活检和免疫组化发现骨髓有 CD8 阳性，颗粒酶及穿孔素阳性的线性排列的淋巴细胞间质浸润也帮助诊断。

（二）鉴别诊断

主要与以下两种疾病鉴别：①Felty 综合征：Felty 综合征表现为慢性类风湿关节炎伴粒

细胞减少和脾大。主要是中性粒细胞减少，严重时可低于 $1.0 \times 10^9/L$ 以下，但淋巴细胞不增多且无 LGL 增多。②慢性 NK 细胞淋巴细胞增多症：本病为非克隆性 LGL 增殖性疾病，与 T-LGLL 的临床特点非常相似。中位发病年龄约 60 岁，一般无脾脏或淋巴结肿大，可并发纯红细胞再生障碍性贫血，外周血 LGL 增多；骨髓中 LGL 呈间质性浸润；免疫表型：$CD2^+$、$CD3^-$、$CD8^-$、$CD16^+$、$CD57^{+/-}$、$HLA-DR^+$。与 T-LGLL 的鉴别主要依靠免疫表型和克隆性分析。

六、治疗

目前认为这些药物起效主要是通过免疫调节机制，而非对 T-LGL 的细胞毒作用。免疫抑制剂一线用药的选择：

1. 糖皮质激素　糖皮质激素治疗不能增加粒细胞和减少 LGL，仅可改善症状，而且是一过性的，但糖皮质激素与一线免疫抑制剂联合应用可以更快改善血液学指标。

2. 细胞因子　粒细胞集落刺激因子单独不会起效，但当应用免疫抑制剂时可以帮助起效。对粒细胞有一过性动员作用的患者中，在患者出现感染时可以应用。红细胞生成素很少有效，但有报道联合免疫抑制剂时可使部分缓解患者达完全缓解。

3. 甲氨蝶呤　Loughran 1994 年报告，用 MTX 治疗 10 个患者，5 个达完全血液学缓解，其中 3 个分子学缓解。最近他们报道又对 62 人治疗，反应率大 55%。一般 2~12 周见效。

4. 环磷酰胺　几个小宗的报告发现对伴有自身免疫性溶血性贫血的 LGLL，口服环磷酰胺的效果好于甲氨蝶呤，治疗反应率达到 65%。有效者一般 1~4 个月见效。

5. 环孢素　可作为对甲氨蝶呤替代的一线治疗或二线治疗，尤其对伴有纯红再障和类风湿关节炎的 LGLL 有较好的疗效，在获得良好疗效后，CsA 应当逐渐减量至最低有效维持剂量。有一项研究发现，三分之一的患者 HLA 类型为 HLADR4，这群患者 90% 伴有类风湿关节炎，对环孢素效果好，因此 HLADR4 可以作为预测环孢素疗效的一个指标。

6. 嘌呤类似物　综合 11 个个案报道，共 38 例患者接受嘌呤类似物治疗，结果 30 例有效，但有于都是个案报告，疗效有待于大宗病例证实。

7. Campth 单抗　10 个个案报道中共 24 例患者接受治疗，有效率 58%。

8. 联合化疗　并不能取得更好的疗效，长期低剂量化疗比短期大剂量化疗疗效更好一些。

9. 造血干细胞移植　例数太少，不能评价疗效。

（鲍　颖）

第二十节　慢性髓细胞白血病

慢性髓细胞白血病（chronic myelocytic leukemia, GML）又称慢性粒细胞白血病简称慢粒，是一种发生在多能造血干细胞上的恶性骨髓增生性疾病（获得性造血干细胞恶性克隆性疾病）。病程发展较缓慢，主要涉及髓系，外周血髓细胞显著增多并有不成熟性，脾大。在受累细胞系中，可找到 Ph 染色体和 BCR-ABL 融合基因。中位生存期为 3~5 年。按病程分为慢性期（chronic phase, CP）、加速期（accelerated phase, AP）、急变期（blastic phase, BP 或 blast crisis, BP7BC）。

一、临床表现和实验室检查

CML 在各年龄组均可发病，以中年最多见，中位发病年龄为 53 岁，男性多于女性。起病缓慢，早期常无自觉症状。患者可因健康检查或因其他疾病就医时才发现血象异常或脾大而被确诊。CML 的整个病程可分为三期：

（一）慢性期（CP）

1. 临床表现　一般持续 1~4 年，无症状或有低热、乏力、多汗、体重减轻等代谢亢进的症状，常常以脾肿大为最显著的体征，往往就医时就有巨脾存在。如果发生脾梗死，则脾区疼痛明显并可闻摩擦音。

2. 血象　白细胞计数明显增高，常超过 20×10^9/L，可达 100×10^9/L，主要为中晚幼粒和杆状核粒细胞，原始细胞（Ⅰ型+Ⅱ型）<5%~10%，嗜酸粒细胞和嗜碱粒细胞增多，可有少量有核红细胞，血小板正常或增高，晚期患者血小板减少并有轻度贫血。白细胞极度增高时，可发生"白细胞淤滞症"。中性粒细胞碱性磷酸酶（NAP）活性减低或阴性，急变时增高。

3. 骨髓象　增生明显至极度活跃，以粒系增生为主，中晚幼粒和杆状核粒细胞增多，原始细胞（Ⅰ型+Ⅱ型）<10%，40%~50% 的患者有巨核细胞明显增生。

4. 骨髓 CFU-GM 培养　集落或集簇较正常明显增加。

5. 细胞遗传学及分子生物学　95% 的 CML 患者的骨髓细胞中可检测到费城染色体（Ph）阳性或产物为 P210 的 BCR-ABL 融合基因。Ph 染色体是第 22 号染色体的一条长臂缺失，缺失部分易位到 9 号染色体之一长臂末端，即 t（9；22）（q34；q11）。这种易位的分子结果是形成新的融合基因-BCR/ABL 基因。这个融合基因的表达导致 BCR/ABL 癌蛋白增强酪氨酸激酶活性而导致造血细胞的转化和增殖，5% 的 CML 患者有 BCR/ABL 融合基因阳性而 Ph 染色体阴性。

（二）加速期（AP）

不明原因的发热、贫血、出血加重和（或）骨骼疼痛。脾脏持续或进行性肿大，对传统的抗"慢粒"药物治疗无效。外周血和（或）骨髓中原始细胞（Ⅰ型+Ⅱ型）≥10%，外周血嗜碱粒细胞>20%，非药物引起的血小板降低或增高。除 Ph 染色体外又出现新的染色体异常如：+8、双 Ph 染色体，17 号染色体长臂的等臂（i17q），骨髓活检显示显著的胶原纤维增生。粒-单系祖细胞（CFU-GM）增生和分化缺陷，集簇增多，集簇与集落比值增高。

（三）急变期（BP/BC）

为慢粒的终末期，临床上与急性白血病相似，多数急粒变，少数急淋变或急单变。原始细胞（Ⅰ型+Ⅱ型）在外周血或骨髓中>30%。有髓外浸润：常见皮肤，淋巴结，脾，骨骼或中枢神经系统。骨髓活检示原始细胞大量聚集或成簇。

二、鉴别诊断

1. 类白血病反应　见于感染、肿瘤、妊娠等，并有相应的临床表现。白细胞多小于 50×10^9/L，分类中可见髓系不成熟细胞呈核左移现象，感染时中性粒细胞胞质中可见中毒颗粒。嗜碱、嗜酸粒细胞比例不增加，NAP呈强阳性，Ph染色体或BCR-ABL融合基因阴性。原发病控制后白细胞恢复正常。

2. 骨髓纤维化　原发性骨髓纤维化有显著的脾肿大，白细胞增高，但不超过 30×10^9/L，外周血出现幼粒细胞，泪滴样红细胞易见，NAP呈阳性。Ph染色体或BCR/ABL融合基因均阴性。多次骨髓干抽，骨髓活检网状纤维染色阳性。

三、治疗

1. CML的化疗

（1）白消安（busulfan BU 马利兰）：是一种烷化剂，作用在CML早期祖细胞，起效慢后作用长，容易出现骨髓抑制，长期服用，患者皮肤呈古铜色，肺纤维化，现在已经少用。

（2）羟基脲（hydroxyurea）：是一种核糖核苷酸二磷酸还原酶抑制剂，抑制DNA合成的周期特异性药物，主要作用于S期。起效迅速，副作用少，口服方便，价格低廉。剂量为1~4g/d，根据血细胞计数调整用量。对慢性期患者血液学缓解率达70%~80%，但不能消除Ph染色体。

（3）高三尖杉酯碱（homoharringtonine）：是抑制蛋白质合成的S期特异性药物，对CML晚慢性期（诊断1年以上）患者予以高三尖杉酯碱 $2.5mg/(m^2 \cdot d) \times 14$ 天静滴，诱导缓解后以每月 $2.5mg/(m^2 \cdot d) \times 7$ 天维持治疗，完全血液学反应（CHR），主要细胞遗传学缓解（MCyR）分别达72%和15%，7%获完全细胞遗传学反应CCyR。对GML早慢性期（诊断1年以内）予高三尖杉酯碱治疗6个疗程，IFN-α维持，CHR和MCyR率分别达92%和27%。高三尖杉酯碱与IFN-α或低剂量阿糖胞苷联合可提高疗效。

（4）IFN-α治疗CML：IFN-α的确切治疗机制不明，与抗细胞增生、纠正黏附缺陷和介导宿主与白血病细胞相互作用有关。剂量为300万~500万 $U/(m^2 \cdot d)$，连续1~2年以上。IFN-α与羟基脲或低剂量阿糖胞苷联合可提高疗效，慢性期患者CHR率和MCyR率分别为70%~90%和20%~40%，分子学缓解率<10%~20%，但长期生存率无改善。与羟基脲等化疗相比，中位生存期明显延长（72个月：52个月）。IFN-α是最早被发现获得细胞遗传学缓解，能明显延长生存期的药物。获得CCyR70%生存期超过10年。近年，IFN-α被定位为不能耐受伊马替尼等酪氨酸激酶抑制剂的CML慢性期患者的选择之一。

2. CML靶向治疗

（1）第一代酪氨酸激酶抑制剂——伊马替尼（imatinib，格列卫）：伊马替尼是一种BCR/Abl酪氨酸激酶抑制剂，伊马替尼对慢性粒细胞白血病（CML）的治疗效果可是说是史无前例的。伊马替尼抑制了BCR/ABL阳性细胞及慢粒原代细胞的生长，诱导凋亡。在2001年伊马替尼的一期临床实验证明了它的有效性，在对IFN-α耐药的患者中。在二期临床实验中，每天口服400mg伊马替尼能对IFN-α无效的慢粒患者起到很好的治疗作用。三期临床试验（IRIS研究组）研究了1106个初发的慢粒患者，随机分在伊马替尼（400mg/d）组及IFN-α［500万 $U/(m^2 \cdot d)$］+阿糖胞苷［$20mg/(m^2 \cdot d)$］组，19个月后结果显示伊马替尼组血液学完全缓解（CHR）率是95.5%；而IFN-α组血液学完全缓解率是55.5%。伊马替尼组完全细胞遗传学反应（CCyR率）是73.8%，而IFN-α组（CCR）率是8.5%。伊马替尼组总体生存率是97.2%，而IFN-α组总体生存率是95.1%。60个月后，伊马替尼组总体生存率是89%，而IFN-α组总体生存率很低。更重要的是伊马替尼组仅有6%患者转变为加速期或者急变期，八年的最新总体生存率为85%。

尽管伊马替尼在慢性粒细胞白血病的治疗中取得了卓越的成果，但是伊马替尼耐药的出现，已成为一个重要的问题，伊马替尼耐药的常见原因是选择在与白血病克隆Ab1的突变点激酶。慢粒靶向治疗耐药机制有三点：①BCR/ABL靶点。②伊马替尼本身。③由于肿瘤干细胞（CSCs）构成了一个能够自我更新和变异的恶性细胞的子群体，伊马替尼无法消除原始干细胞、祖细胞。BCR/ABL靶点可能被质量及数量上调节。BCR/ABL融合基因扩增与伊马替尼治疗慢粒耐药性相关，这可用FISH检测。但是这主要发生在耐药细胞系，仅见于少于5%患者。在伊马替尼耐药研究中，目前已经发现多于40个点突变，最主要的是T315I。早期CP、晚期CP、AP/BP突变分别为30%、30%、60%。

伊马替尼是口服药，其药代动力学和药效动力学也被认为是耐药的机制。有两个泵对伊马替尼细胞调节很重要。MDR-1调节药物的排出，而这个基因在耐药细胞系中高表达。hOCT1转运伊马替尼进入细胞，研究表明在低表达hOCT1及hOCT1活性低的患者中标准剂量伊马替尼（400mg）治疗后细胞遗传学缓解或分子学缓解率低。

许多研究表明伊马替尼的血药浓度，血浆峰能更好疾病反应，即达完全细胞遗传学反应（CCyR）和主要的分子学反应（MMR）相关。得到最好的MMR反应的阈值是1 000ng/ml以上。IRIS研究表明五年CCyR率低血浆浓度组为83%，而高血浆浓度组为93%，两年以后，CCyR率低血浆浓度组为63%，而高血浆浓度组为86%。但是，确切的耐药机制仍不很清楚。

（2）第二代酪氨酸激酶抑制剂：达沙替尼是双重的SRC/ABL抑制剂。它能结合ABL的失活及活性状态，它的作用是伊马替尼的325倍。二期临床试验调查了每天两次70mg达沙替尼治疗伊马替尼耐药患者的有效性。在伊马替尼耐药组用达沙替尼治疗后MCR达到52%、97%的MCR患者维持了15.2个月、24个月的PFS和OS分别为80%和94%。研究表明达沙替尼对伊马替尼耐药加速期慢粒有效。

尼罗替尼是主要抗BCR/ABL、KIT和PDGFR受体的酪氨酸激酶抑制剂。尽管尼罗替尼和伊马替尼只有微小的差别，但是尼罗替尼效果比伊马替尼的作用大30倍。尼罗替尼进入细胞不需要hOCT1，但它不是Pgp的底物。220个伊马替尼耐药的慢性期患者经过19个月的治疗达到56% MCR率和41% CCR率。但是，现在的临床证据表明某些突变是对尼罗替尼（Y253H、E255K/V和F359V/C）或达沙替尼（F317L和V299L）敏感较低，而T315I是二者都不敏感。新突变（F317I/V/C和T315A）对达沙替尼敏感性较低。12个月时达不到CCyR或18个月时达到MMR，替换为尼洛替尼治疗。

3. 造血干细胞移植（HSCT）治疗CML　HSCT至今仍是根治CML的唯一方法，特别是CML患者对伊马替尼耐药或疗效欠佳或已处于进展期，Allo-HSCT安全性较好，且能治愈CML。近十年来异基因HSCT技术也在不断进步，移植相关病死率（TRM）继续下降，总体存活率不断提高。

小于45岁的患者有同胞相合供者时首选HSCT；小于35岁的患者没有同胞相合供者时可首选相合非血缘，无供者时可先应用标准剂量伊马替尼治疗，6个月疗效评估后决定是否选择亲属半相合HSCT。Allo-HSCT安全性较好，且能治愈CML。

CML疗效标准：主要细胞遗传学缓解率（MCyR）和完全细胞遗传学缓解率（CCyR）分别为89%和83%。完全血液学缓解：$WBC < 10 \times 10^9/L$，血小板 $< 450 \times 10^9/L$，细胞分类

无不成熟粒细胞和嗜碱细胞<5%，脾脏触不到。

完全细胞遗传学缓解 CCyR Ph+0%

部分细胞遗传学缓解 PCyR Ph+1%~35%

微小细胞遗传学缓解 Ph+36%~90%

没有细胞遗传学缓解 Ph+≥90%

完全分子学缓解 CMR BCR/ABL mRNA 阴性

主要分子学缓解 MMR BCR/ABL 转录本基线值下降≥3log

（杨 扬）

第二十一节 慢性淋巴细胞白血病

慢性淋巴细胞白血病（chronic lymphocytic leukemia，CLL）是一种克隆性B淋巴细胞增殖性疾病，其特点为外周血、骨髓、肝脾和淋巴结均可见到大量体积小而形态近似成熟的淋巴细胞聚集，临床表现一般为慢性病程。2001年WHO分型定义CLL均为B细胞型，将既往T细胞CLL归为T幼稚淋巴细胞白血病（T prolymphocytic leukemia，T-PLL）。

一、流行病学特点

CLL是欧美国家最常见的白血病类型，美国每年发病率为2.7710万，占成人白血病的1/3，发病年龄一般大于50岁，随年龄的增长而增加，60~80岁达到高峰，50岁以下仅占10%，男女比例约为2∶1，但CLL在亚洲国家如日本、中国、印度比较少见，在所有白血病中比例不超过5%。CLL生存期个体差异很大，从数月到十余年不等。晚期患者多死于骨髓衰竭而致的贫血、出血和感染。

二、病因及发病机制

CLL的病因及发病机制目前还不甚清楚，目前尚无证据说明逆转录病毒、电离辐射可引起该类型白血病；但发现以下因素与该病密切相关：

1. 遗传因素 本病具有家族聚集的特点。还有证据表明，CLL的发病与种族有关。本病白种人与黑种人的发病率高，黄种人则低，且不因人种的迁居而变化。

2. 染色体改变 约80%的病例伴有染色体异常，CLL患者的染色体异常包括数量和结构的改变。常见的数目异常为12号染色体三体。常见的结构异常为17号染色体短臂缺失、14号染色体长臂发生易位、13q14缺失、11号染色体长臂缺失、6号染色体短臂或长臂缺失等。

3. 癌基因和抑癌基因异常 Bcl-2基因位于染色体18q21，大多数CLL患者该基因重排且表达增加。p53基因是一种重要抑癌基因，位于17q13.1部位，其突变或缺陷与CLL发生发展密切相关。

三、临床表现

CLL患者初起阶段常无任何症状和体征，多以无痛性淋巴结肿大或因检查血常规发现淋巴细胞数目增高而就诊，随着疾病的进展逐渐出现乏力、发热、盗汗、体重减轻、贫血和感染。60%~80%患者有淋巴结肿大，多见于颈部、锁骨上、腋窝、腹股沟。肿大的淋巴结较硬，无压痛，可移动。50%~70%患者有轻至中度脾肿大，轻度肝肿大。胸骨压痛少见。由于免疫功能减退，常易并发感染。8%患者可发生自身免疫性溶血性贫血。

四、实验室检查

1. **血象** 外周血 B 淋巴细胞绝对值 $\geq 5 \times 10^9$/L；典型细胞形态：类似成熟小淋巴细胞，也可比正常淋巴细胞稍大，染色质呈凝块状，无核仁，胞质少，核质比高；少数患者淋巴细胞形态异常，胞体较大，不成熟，胞核有深切迹（Reider 细胞）；偶可见原始淋巴细胞。多数患者外周血涂片中可见破损细胞（涂抹细胞或"篮细胞"）。可见少数幼稚淋巴细胞，常小于2%。

2. **骨髓象** 骨髓增生活跃或明显活跃，淋巴细胞≥40%，成熟淋巴细胞为主。红系、粒系及巨核细胞均减少，伴有溶血时，幼红细胞可代偿性增生。骨髓活检示白血病细胞在骨髓中可呈弥漫型、结节型、间质型和结节/间质混合型浸润。

3. **CLL 免疫表型特点** 通过流式细胞术进行细胞免疫表型检测。表达成熟 B 淋巴细胞标志如：CD19、CD20、CD23，膜表面免疫球蛋白（surface immunoglobulin, sIg）弱阳性（dim），常为 IgM 或 IgM 和 IgD，具有单克隆性，即轻链只有 κ 或者 γ 链中的一种，同时表达 T 细胞相关抗原 CD5，FMC7、CD79 阴性或者弱阳性，CD10、cyclin D1 阴性，不表达早期造血细胞标志如 CD34、TdT。有些具有典型 CLL 形态的病例可出现不典型免疫表型，即 CD5⁻ 或 CD23⁻，FMC7⁺ 或 CD11c⁺，或是 sIg 强阳性，或 CD79β 阳性。目前 CLL 诊断和鉴别诊断主要参考 Moreau 等提出的免疫表型积分系统（表 8-8）。

表 8-8 CLL 的免疫表型积分系统

指标	分值 1	分值 0	指标	分值 1	分值 0
sIg	弱阳性	强阳性	FMC7	阴性	阳性
CD5	阳性	阴性	CD22 或 CD79β	弱阳性	强阳性
CD23	阳性	阴性			

典型 CLL 积 4~5 分，其他 B 淋巴细胞增殖性疾病（B lymphoproliferative disease, B-LPD）多为 0~2 分，对于免疫表型不典型的患者，需要结合其细胞形态学、病理、细胞遗传学和分子生物学等检测才可能确诊。

4. **细胞遗传学特点** 由于 CLL 细胞为成熟的终末期细胞，有丝分裂象较少，常规染色体显带技术仅能检出 1/3~1/2 的患者有克隆性核型异常，间期荧光原位杂交（fluorescence-in situ hybridization, FISH）技术能明显提高异常检出率，可以检查出约 80% 病例存在异常核型。预后较好的核型为单纯 13q⁻（50%），预后中等的为正常核型和 12 号染色体三体（20%）、预后较差的为 11q⁻（20%）和 17p⁻（10%）；染色体异常还包括 6q⁻（5%）和 14q⁻（10%）等。

5. **分子生物学改变** 50%~60% 的 CLL 发生免疫球蛋白重链可变区（IgVH）基因突变。有突变的 CLL 细胞起源于经历选择的记忆 B 细胞（后生发中心），此类病例生存期长；无突变的 CLL 细胞起源于未经抗原选择的原始 B 细胞（前生发中心），预后较差。约 10%

的 CLL 存在 p53 缺失，提示预后不良。另外，CD38 与 ZAP-70 表达与不良预后相关。

6. 其他　60% 患者有低 γ 球蛋白血症，20% 抗人球蛋白试验阳性。

五、诊断

CLL 诊断标准按照 2008 年国际慢性淋巴细胞白血病工作组（International Workshop on Chronic Lymphocytic Leukemia91WCLL）修订的美国国立癌症研究院工作组（the Na—tional Cancer Institute sponsored working group，NCI-WG）标准：

（1）外周血 B 淋巴细胞绝对值 $\geqslant 5 \times 10^9/L$，且持续 3 个月以上。
（2）典型细胞形态。
（3）流式细胞术（flow cytometry，FCM）显示克隆性 B 细胞并符合 CLL 的表型特点。
（4）排除其他一些易误诊为 CLL 的淋巴细胞增殖性疾病（LPD）。

但如果具典型的骨髓浸润引起的血细胞减少及典型的免疫表型特征，不管外周血 B 淋巴细胞数或淋巴结是否受累，也可诊断为 CLL。

六、鉴别诊断

根据以上诊断标准，典型 CLL 容易诊断。但当形态学、免疫表型不典型时，需要与其他 B-LPD 相鉴别，主要鉴别点是基于临床特征、细胞形态、免疫表型及特征性遗传学改变等。

1. 单克隆 B 淋巴细胞增多症（monoclonal B cell lymphocytosis，MBL）　MBL 是指健康个体外周血中存在低水平的单克隆性 B 淋巴细胞增多，绝对值 $<5 \times 10^9/L$，无肝脾、淋巴结肿大，无贫血和血小板减少。

2. 病毒感染引起的淋巴细胞增多　是多克隆性和暂时性的，淋巴细胞数随感染控制恢复正常。

3. 成熟 B 淋巴细胞克隆性增生为主的白血病及小 B 细胞淋巴瘤骨髓浸润期（图 8-3）。

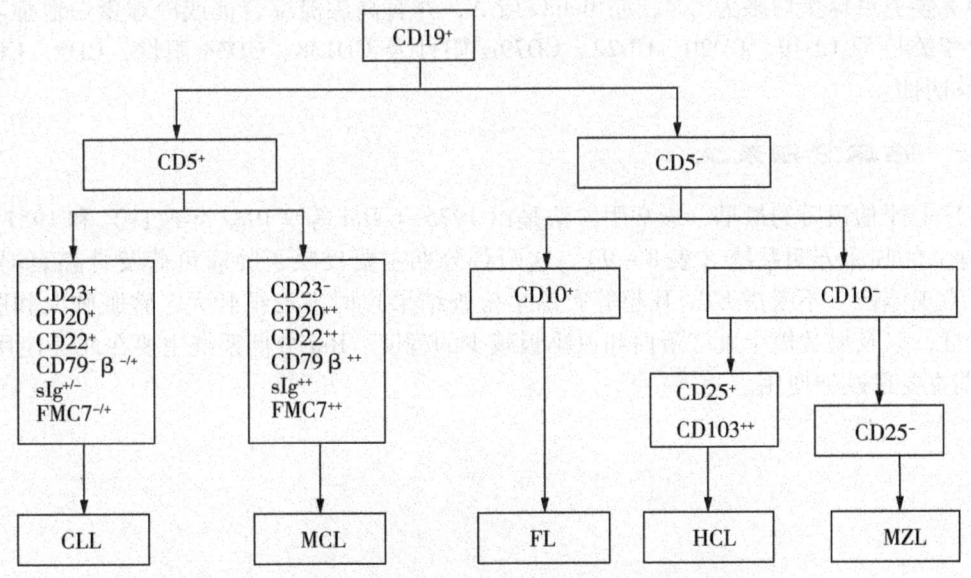

图 8-3　成熟小 B 细胞淋巴瘤的免疫表型鉴别诊断流程图

(1) 套细胞淋巴瘤（mantle cell lymphoma，MCL）：MCL 恶性度高，预后不良。主要发生于中老年人，中位年龄约 60 岁，男性居多。MCL 的免疫表型特点是表达 CD5，同时表达 B 细胞相关抗原 CD19、CD20、CD22 和 CD79a 等，肿瘤细胞表面表达 sIg，而 CD23 阴性，FMC7 阳性，CD20 和 CD79a 表达比 CLL 强。绝大多数 MCL 有 t（11；14）（q13；q32）染色体易位，进一步引起 cyclin D1 的过度表达，这也是 MCL 最常见和最特异的特征。

(2) 毛细胞白血病（hairy cell leukemia，HCL）：多见于 40 岁以上男性。与 CLL 不同的是多数 HCL 淋巴结不肿大，最突出的特点是脾脏肿大和全血细胞减少，外周血、骨髓或肝脾中可见"毛细胞"，这种细胞的特征是表面有绒毛状突起，经瑞士染色可见细胞边缘呈毛边状或锯齿状。HCL 免疫表型的特点是表达 B 淋巴细胞标记 CD19、CD20、CD22 和 FMC7，CD11c、CD25 和 CD103 阳性，sIg 表达中等至强阳性，而 CD5 阴性，其中 CD103 对诊断 HCL 的特异性最高。

(3) B 幼稚淋巴细胞白血病（B prolymphocytic leukemia，B-PLL）：B-PLL 常见于老年人，男性患者居多。临床特点为病情进展快、脾脏显著肿大、淋巴结肿大较少，白细胞数很高，外周血和骨髓带核仁的幼稚淋巴细胞显著增高（≥55%）。B-PLL 表达 B 系相关标记 CD19、CD20、CD22，CD79β、sIg、FMC7 阳性，CD5 和 CD23 大多阴性。

(4) 滤泡淋巴瘤（follicular lymphoma，FL）：常见于老年人，主要侵犯淋巴结、脾、骨髓和外周血。肿瘤细胞表达 B 细胞相关标记 CD19、CD20、CD22、CD79α 和滤泡中心抗原 CD10、BCL2、BCL6 阳性，CD20 荧光强度强于正常淋巴细胞，部分患者 FMC7 和 CD23 阳性，结合 CD5 阴性和 CD10 阳性可以和 CLL 相鉴别。

(5) 脾边缘区淋巴瘤（spleen marginal zone lymphoma，SMZL）：50 岁以上多见，最显著的特征为脾肿大，浅表淋巴结常不肿大。几乎所有 SMZL 患者外周血和骨髓均受累。SMZL 细胞 CD5、CD10、CD23、CD43 阴性，sIg 强阳性，CD19、CD20、CD79β、FMC7 阳性。

(6) 淋巴浆细胞淋巴瘤（lymphoplasmacytic leukemia，LPL）：中位发病年龄是 63 岁。由小 B 淋巴细胞，浆细胞样淋巴细胞和浆细胞组成的肿瘤，通常累及骨髓，淋巴结和脾，血清单克隆免疫球蛋白多为 IgM，亦可 IgG 或 A，并有高黏滞综合征或冷球蛋白血症。表达 B 细胞相关抗原 CD19、CD20、CD22、CD79α 阳性及 CD138、CD38 阳性，CD5、CD10 和 CD23 均阴性。

七、临床分期系统

临床上评估预后的最早、最常用方法是由 1975 年 Rai 等（1987 年改良）和 1981 年 Binet 等建立的临床分期系统（表 8-9）。这两种分期主要反映了肿瘤负荷及骨髓衰竭情况，均基于常规体检（不考虑 CT、B 超等影像学检查结果）时淋巴结肿大、脾脏肿大和肝脏肿大的程度，以及血常规中血红蛋白和血小板减少的程度。Rai 分期系统主要在北美使用，Binet 分期主要在欧洲使用。

表 8-9 CLL 的临床分期系统

分期系统	临床特点	中位生存（年）
Rai 分期#		(Rai KR, Blood. 1975, 46: 219)
0	仅有淋巴细胞增高和骨髓浸润	>10
I	淋巴细胞增高伴淋巴结肿大	7~9
II	淋巴细胞增高伴肝或脾肿大	7~9
III	淋巴细胞增高伴血红蛋白 <110g/L	1.5~5
IV	淋巴细胞增高伴血小板 <100×10^9/L	1.5~5
Binet 分期		(Binet, JL. Cancer 1981; 48: 198)
A	血红蛋白 >10g/L，血小板 >100×10^9/L，<3 个淋巴组织区域肿大*	>10
B	血红蛋白 >10g/L，血小板 >100×10^9/L，≥3 个淋巴组织区域肿大	7
C	血红蛋白 >10g/L 或血小板 <100×10^9/L	2

八、预后的相关影响因素

1. 细胞遗传学 遗传学异常是 CLL 最重要的、最常使用的预后因素之一。预后差的染色体改变有：17p$^-$（p53 基因缺失）、11q$^-$（ATM 基因缺失），提示生存期短；预后中等的核型包括 +12 和正常核型；预后良好的核型为单纯 del（13q14），若同时伴有其他染色体异常，则预后通常不佳。

2. CD38 表达 目前大部分研究认为 CD38 表达与 CLL 预后呈负相关，CD38 的表达作为 CLL 患者独立的预后因素逐渐引起人们的重视。研究发现 CD38$^+$（CD38$^+$ 细胞 >30%）患者无进展生存期（progressiori free survlval，PFS）较 CD38$^-$ 者明显缩短，对化疗药物反应差，病情进展迅速，完全缓解（complete remission，CR）率低。

3. ZAP-70 表达 ZAP-70 的表达与 CLL 的预后相关，ZAP-70 高表达（ZAP-70 阳性细胞≥20%）患者中位生存期（9.3 年）明显短于低表达者（24.4 年）。目前 ZAP-70 作为常规临床应用的最大的问题是国际上缺乏统一的试剂和标准化的检测方法。

4. IgVH 突变 约 50% 的 CLL 患者出现 IgVH 基因突变。该基因突变是 CLL 患者的重要预后因素。无突变者临床分期多为晚期，即使采用多种方法进行积极治疗，患者的病情进展快速且生存期短。

5. 其他预后影响因素 血清标志物如可溶性 CD3 水平、血清胸苷激酶（thymicline kinase，TK）和 β-微球蛋白（β-MG）增高与不良预后相关，一些研究显示在 CLL 中脂蛋白脂酶（lipoprotein lipase，LPL）高表达患者的无治疗生存时间（treatment free survival，TFS）和总体生存时间（overall survival，OS）显著缩短；病程中直接抗人球蛋白试验（DAT）阳性的 CLL 患者预后差；microRNA（例如 miR-181a/b 低表达）等也有重要的预后意义。另外，CLL 患者的治疗反应、治疗后缓解时间与预后密切相关；微小残留病变的存在与不良预后相关；弥漫性骨髓受累的病例预后较差；淋巴细胞倍增时间（lymphocyte doubling time，LDT）<12 个月是 Binet A 期 CLL 预后差的指示。

九、治疗

(一) CLL 的治疗指征

CLL 确诊后,首要问题不是选择何种治疗方案,而是考虑何时开始治疗。临床分期为 Rai 0、Ⅰ、Ⅱ期或 Binet A、B 期的无症状患者并不需要立即开始治疗,每 2~3 个月随访一次。因为研究显示,这类患者早期开始治疗并不能延长总的生存期。无论是初治还是复治患者,CLL 开始治疗指征[美国国立癌症研究所(NCI),1996 年](至少满足以下 1 个条件):

(1) 进行性骨髓衰竭,表现为贫血和/或血小板减少进行性加重。

(2) 脾脏左肋缘下 >6cm 或进行性或有症状的脾肿大。

(3) 伴淋巴结肿大(长轴直径 >10cm)或进行性或有症状性淋巴结肿大。

(4) 进行性淋巴细胞增多:2 个月内增多 >50%,或淋巴细胞倍增时间(LDT)小于 6 个月。

(5) 自身免疫性贫血和(或)血小板减少,对皮质类固醇或其他标准治疗反应不佳。

(6) 出现下例疾病相关症状之一:①6 个月内体重下降超过 10%;②严重疲乏[如 ECOG 体能状态(PS)≥2;不能工作或不能进行常规活动];③无感染证据,体温 >38.0℃,>2 周以上;④盗汗 >1 个月。

注意:淋巴细胞增多或淋巴结肿大还应排除其他原因(如感染)所导致。

(二) CLL 治疗方案

既往治疗目的是要求毒性小,能有效减轻肿瘤负荷,改善症状。近来研究发现,完全缓解(CR)患者生存期长于部分缓解或无效者,因此目前治疗的目的是提高 CR 率和尽可能清除微小残留白血病。

1. 化学治疗

(1) 烷化剂

1) 苯丁酸氮芥(chlorambucil, CLB):是治疗 CLL 的经典药物,也是一线治疗药物之一,总有效率在 45%~86%,CR 率小于 3%,缓解期短,平均为 14 个月。由于使用方便、并发症发生率低,CLB 仍被认为是老年 CLL 患者的首选药物。有连续用药和间断用药两种方法。连续用药剂量为 4~8mg/($m^2 \cdot d$),连用 4~8 周,期间需每周检查血象,调整药物剂量;间断用药总量 0.4~0.7mg/kg,1 天或分成 4 天口服,根据骨髓恢复情况,2~4 周为一疗程。

2) 苯达莫司汀(bendamustine):德国的一项临床试验显示,与 CLB 相比,苯达莫司汀组 CR 率明显增高(31% vs 2%),中位无进展生存期(progression free survlval, PFS)延长(21.6 个月 vs 8.3 个月)。苯达莫司汀于 2008 年在美国上市,被批准用于 CLL 的一线治疗。对于中国 CLL 患者的有效性和安全性的临床试验正在进行中。

3) 环磷酰胺:通常与其他药物联合应用治疗 CLL。COP(环磷酰胺、长春新碱、泼尼松)或 CHOP(环磷酰胺、阿霉素、长春新碱、泼尼松)联合化疗方案与 CLB 单药治疗效果相似。

(2) 嘌呤类似物

1) 氟达拉滨(FAMP):是单剂治疗 CLL 最有效的药物。治疗初诊的 CLL 患者,与

CLB 相比，氟达拉滨总有效率（80%）及 CR 率（60%）均较高，且病情无进展存活期较长，但存活时间与 CLB 无明显差异。曾对氟达拉滨有反应的复发 CLL 患者，再次应用含该药的治疗方案仍有高达 67% 以上的有效率；如果应用烷化剂治疗后复发，则氟达拉滨治疗只能使 29% 的患者部分缓解，完全缓解率仅有 3%。应用方法：每 4 周的第 1~5 天给予 25mg/m^2，用 6 个周期。联合环磷酰胺（FC 方案）优于单用氟达拉滨，前者中位缓解期为 40 个月，后者为 20 个月，FC 已成为 CLL 治疗的一线方案。主要副作用为骨髓抑制和淋巴细胞减少。

2）克拉屈滨（cladribine，2-CdA）：治疗的临床有效率和副作用与氟达拉滨相似。作为初诊 CLL 患者的治疗，CR 率可达到 47%。

3）喷司他汀（pentostatin，DCF）常用于治疗难治和复发性 CLL。

2. 单克隆抗体

(1) 美罗华（rituximab）：又称利妥昔单抗，为抗 CD20 的人鼠嵌合型单克隆抗体。用法为 375mg/m^2，静脉滴注，每周一次，连用 4 周。对复发和难治性 CLL 总有效率为 30%~50%，多数为部分缓解（PR），缓解期为 3~10 个月。①FC 联合美罗华（FCR）是迄今初治 CLL 患者中可获得的最佳治疗反应的方案，CR 率 70%，总反应率 95%。②大剂量甲强龙（1g/m^2）联合利妥昔单抗：可作为高龄且伴高危核型的复发难治 CLL 者的治疗选择。

(2) campath-lH（alemtuzunoab）：阿仑单抗，为人源化的鼠抗 CD52（表达于正常 B 和 T 淋巴细胞，也见于单核细胞，巨噬细胞和 NK 细胞，但不表达于造血干细胞）单克隆抗体，几乎全部 CLL 细胞表面均有 CD52 表达。作为二线药物治疗复发和难治性 CLL。治疗有效病例的缓解期为 4~16 个月。用法：30mg，静脉滴注 2 小时，每周三次，共 4~12 周，最多可应用 18 周。起始剂量为 3mg；如可耐受提高到 10mg，最后增至 30mg。

(3) ofatumurnab（arzerra）：ofatumumab 是一种与利妥昔单抗相似的能与正常和恶性 B 淋巴细胞表面的 CD20 抗原结合的单克隆抗体。其结合位点与利妥昔单抗不同，它能更稳定的结合 CD20，加强补体依赖的细胞毒性（complement dependent cytotoxity，CDC）。2009 年底，美国及欧盟先后批准了 ofatumumab（arzerra）治疗对氟达拉滨和阿仑单抗耐药的复发/难治的 CLL，2010 年 NCCN 指南亦将其加入 CLL 治疗推荐方案。

3. 其他处于临床试验阶段的新药

(1) 细胞周期蛋白依赖激酶（CDK）抑制剂：flavopiridol 是 CDK 抑制剂，减少 RNA 多聚酶 Ⅱ 的磷酸化及转录活性，从而导致基因转录减少；其抗白血病效应不依赖于 P53 通路。正在复发患者中进行临床试验。另外，选择性 CDK27、7、9 抑制剂 SNS-032 正进行 Ⅰ 期临床试验。

(2) 热休克蛋白 90（Hsp90）抑制剂：Hsp90 是一种广泛存在的分子伴侣，参与包含信号转导通路、细胞周期控制及转录调节等多种蛋白的折叠、活化及装配，为 ZAP-70 的表达和活化中所必须，正在进行 Ⅰ 期临床试验。

(3) 雷那度胺（lenalidomide）也被试用于 CLL 治疗，在 Ⅱ 期的临床试验中显示氟达拉滨失败的病例中总体反应（overall response，OR）率为 25%，体现出雷那度胺在难治性 CLL 的应用前景。

(4) 鲁西单抗（lumiliximab，抗 CD23 单抗）：是一种人 IgG$_1$ 恒定区和猴的可变区的合成单抗，针对 CD23。目前正在进行多中心的临床试验比较鲁西单抗联合 FCR 及单独 FCR 方案在治疗复发难治 CLL 的疗效。

(5) Bcl-2 家族抑制剂：几乎所有 CLL 患者高表达 Bcl-2。①oblimersen（OBL）为下调 Bcl-2 的反义寡核苷酸，Ⅲ期临床试验显示 OBL 联合 FC 组 CR/PR 率优于 FC 组。②gos-sypol：是 Bcl-2 抗细胞凋亡蛋白家族内源性拮抗物类似物。一项Ⅱ期临床试验显示其与利妥昔单抗联合应用初步 PR 率为 42%。③obatoclax：是小分子合物，能阻止 Bcl-2 与 Bax 和 Bak 结合。Ⅰ期临床试验显示可使原有贫血和血小板减少的患者症状改善。

4. 造血干细胞移植

(1) 自体干细胞移植：与常规化疗相比，高危患者行大剂量化疗联合自体干细胞移植能明显延长生存期。患者处于 CR 期、具有 IgVH 基因突变和含有 TBI 方案的移植效果较好。

(2) 异基因造血干细胞移植：是目前唯一有希望治愈 CLL 的手段。由于 CLL 预后较好，生存期长，所以该手段多用于经多疗程治疗无效或复发、Ⅲ或Ⅳ期且较年轻的患者。

5. 放射治疗　CLL 作为一种全身性疾病，化疗应为其主要治疗手段，放疗为一种姑息性治疗措施。用于脾或淋巴结肿大发生压迫症状者。

6. 脾切除术　用于巨脾并导致压迫症状或难治性血细胞减少症（包括自身免疫性血细胞减少对糖皮质激素治疗无效和脾功能亢进所致者）的患者。

7. 支持治疗　CLL 患者存在免疫缺陷，且大部分患者年老，另外，化疗、单克隆抗体以及造血干细胞移植的应用，使患者的免疫抑制与造血抑制进一步加重，使患者容易并发感染。防治感染在 CLL 治疗中尤为重要，主要策略是应用抗生素积极控制感染，对有反复感染者可静脉输注免疫球蛋白，同时要注意肝炎病毒、巨细胞病毒（CMV）、单纯疱疹病毒及肺孢子虫病的检测和防治。对于存在免疫异常伴有免疫性血细胞减少的患者，可给予糖皮质激素、大剂量免疫球蛋白、利妥昔单抗或切脾治疗。

（三）治疗策略的选择

1. 初治患者的治疗　对于有治疗指征患者，应首先进行 FISH 检测明确是否伴有 17 号染色体短臂缺失 [del（17p）>20% 为阳性]，从而确定进一步治疗方案。

(1) 不伴 del（17p）患者的治疗，按年龄及身体状况进行个体化治疗选择：①较年轻、无并发症的患者，建议应用 FCR 方案或 FC 方案；②年龄较大，或有严重并发症耐受性差的患者，单药应用氟达拉滨、苯达莫司丁、CLB、环磷酰胺或利妥昔单抗。

(2) 伴 del（17p）患者的治疗选择：①如果年轻且有供者，考虑异基因造血干细胞移植；②FCR 方案治疗；③阿仑单抗：单独应用或与 FCR 联合组成四药联合方案；④大剂量甲泼尼龙（HDMP）。

2. 复发、难治性患者的治疗　对于未应用过氟达拉滨为基础的治疗或未应用过利妥昔单抗者，可采用 FCR 方案治疗，对于初治时应用过 FCR 者，可以应用阿仑单抗、大剂量甲泼尼龙治疗。有条件进行移植的患者可应用异基因造血干细胞移植，对于化疗有效（≥PR）者，也可选择自体造血干细胞移植。对于老年或有较严重并发症的患者，保守治疗不失为合适选择。

（四）CLL 的疗效标准

至少治疗结束 2 个月后评估。具体评估标准见表 8-10。

表 8-10 慢性淋巴细胞白血病的疗效标准

参数	完全缓解（CR）	部分缓解（PR）	疾病稳定（SD）	疾病进展（PD）
全身症状	无	任何症状	任何症状	任何症状
肿瘤负荷				
淋巴结肿大	<1cm	缩小≥50%	-49% ~ +49% 的变化	增大≥50%
肝脾肿大	无	缩小≥50%	-49% ~ +49% 的变化	增大≥50%
外周血B淋巴细胞	$<4×10^9/L$	较基线降低≥50%	-49% ~ +49% 的变化	升高≥50%
骨髓活检	无间质/结节浸润	可见残留淋巴小结		
骨髓涂片	淋巴细胞<30%	细胞增生低下，或淋巴细胞≥30%	淋巴细胞比例从正常增加到30%以上	骨髓浸润无变化
骨髓造血功能				
血小板	$>100×10^9/L$	$>100×10^9/L$ 或较基线水平增加>50%	-49% ~ +49% 的变化	较基线水平下降>50%
血红蛋白	>110g/L（未输血）	较基线水平增加>20g/L	增高但<110g/L 或较基线水平增加<50% 或下降<20/L	较基线水平下降>20g/L
中性粒细胞	$>1.5×10^9/L$	$>1.5×10^9/L$ 或较基线水平增加>50%	任何改变	任何改变

注：CR：满足所有指标，PR：至少满足一项指示；SD：满足所有的指标；PD：至少满足一项指标。

十、预后

CLL 是一种异质性疾病，病程长短不一，2~10 年，多死于骨髓衰竭导致的严重贫血、出血或感染。约 5%~10% 的患者会发生所谓的 Ritcher 转化，最常见的转化是 B 幼淋巴细胞白血病和弥漫大 B 细胞性淋巴瘤，极少数病例还可转化为多发性骨髓瘤。Richter 综合征中位存活期为 5 个月（3~43 个月），一般预后不佳。

（戴 惠）

第二十二节 霍奇金淋巴瘤

一、概述

（一）定义

霍奇金淋巴瘤（Hodgkin lymphoma，HL）是恶性淋巴瘤的一个独特类型。其特点为：临床上病变往往从一个或一组淋巴结开始，逐渐由邻近的淋巴结向远处扩散。原发于结外淋巴组织的少见；瘤组织成分多样，但都含有一种独特的瘤巨细胞即 Reed-Sternherg 细胞（R-S 细胞）；R-S 细胞来源于 B 淋巴细胞。

(二) 发病情况

霍奇金淋巴瘤在欧美各国发病率高 (1.6~3.4)/10万；在我国发病率较低男性 (0~0.6)/10万，女性 (0.1~0.4)/10万。

(三) 病因

霍奇金淋巴瘤病因不明，可能与以下因素有关：EB 病毒的病因研究最受关注，约 50% 患者的 RS 细胞中可检出 EB 病毒基因组片段，细菌因素，环境因素，遗传因素和免疫因素有关。

(四) 病理

霍奇金淋巴瘤病理检查至关重要。

霍奇金淋巴瘤的显微镜下特点是在炎症细胞的背景下，散在肿瘤细胞，即 RS 细胞及其变异型细胞。其背景细胞以淋巴细胞为主，包括 B 淋巴细胞和 T 淋巴细胞。有学者认为这些淋巴细胞不能限制肿瘤细胞的生长，相反，却能分泌一些淋巴因子刺激其生长。因此，在霍奇金淋巴瘤的治疗中，如果限制和减少了这些背景细胞，也就减少了霍奇金淋巴瘤细胞生长的"土壤"。

1. 病理学分类 HL 的特点是 RS 细胞仅占所有细胞中的极少数 (0.1%~10%)，散在分布于特殊的反应性细胞背景之中。历史上 HL 曾被认为是单一疾病，并有过几次单纯根据形态学的分型：①Jackson 和 Parker (1949 年) 将其分为 3 个亚型：副肉芽肿型、肉芽肿型和肉瘤型。②Luckes 和 Butler (1963 年) 将其分为 6 个亚型：L&H 结节型、L&H 弥漫型、结节硬化型、混合细胞型、弥漫纤维化型、网状细胞型。③Rye 国际会议 (1965 年) 讨论决定将 Luckes 和 Butler 的 6 个亚型合并为 4 个亚型：淋巴细胞为主型 (LP)、结节硬化型 (NS)、混合细胞型 (MC)、淋巴细胞消减型 (LD)。纯形态学分类与肿瘤恶性程度、预后等有关，亚型不多，临床医师易于理解和掌握，但不够完善。随着细胞生物学和分子生物学的研究进展，使得人们对霍奇金淋巴瘤的认识越来越深入，仅以病理形态为依据的恶性淋巴瘤分类和诊断已不能满足临床治疗的需求。人们逐渐认识到 HL 不是单一疾病，而是两个独立疾病，在修订的欧美淋巴瘤分类 (REAL 分类，1994 年) 的基础上，2001 年世界卫生组织 (WHO) 的淋巴造血系统肿瘤分类正式将它们命名为：结节性淋巴细胞为主型霍奇金淋巴瘤 (nodular lymphocyte predominant Hodgkin's lymphoma, NLPHL) 和经典霍奇金淋巴瘤 (classical Hodgkin's lymphoma, CHL)。CHL 又包括 4 个亚型：富于淋巴细胞型 (lymphocyte rich Hodgkin's lymphoma, LRHL)、结节硬化型 (nodular sclerosis Hodgkin's lymphoma, NSHL)、混合细胞型 (mixed cellularity Hodgkin's lymphoma, MCHL) 和淋巴细胞消减型 (lymphocyte deplecion Hodgkin's lymphoma, LDHL)。

NLPHL 与 CHL 在形态学上不同，但具有一个共同的特征即病变组织中肿瘤细胞仅占极少数，而瘤细胞周围存在大量反应性非肿瘤性细胞。CHL 的 4 个亚型之间存在着差异，好发部位不同，背景细胞成分、肿瘤细胞数量和 (或) 异型程度、EBV 感染检出率也不同，但肿瘤细胞的免疫表型相同。

2. 组织学特点 淋巴结正常组织结构全部或部分破坏，早期可呈单个或多个灶性病变。病变由肿瘤细胞 (HRS 细胞) 和非肿瘤性多种细胞成分组成。HRS 细胞是一种单核、双核或多核巨细胞，核仁大而明显，嗜酸性，胞质丰富。HRS 细胞有很多亚型，近年来已经倾向于其来自B淋巴细胞。非肿瘤性细胞包括正常形态的淋巴细胞、浆细胞、嗜酸粒细胞、中性粒细胞、组织细胞、成纤维细胞，同时伴有不同程度的纤维化，病灶内很少出现明显的坏死。

(1) HL肿瘤细胞的特征：HL肿瘤细胞是指经典型RS细胞及其变异型细胞，统称为HRS细胞，有7种不同的形态。

1) 经典型RS细胞：是一种胞质丰富，微嗜碱性或嗜双染性的巨细胞，直径为15~45μm，有2个形态相似的核或分叶状核，核大圆形或椭圆形，核膜清楚，染色质淡。每个核叶有一个中位嗜酸性大核仁，直径3~5μm，相当于红细胞大小，周围有空晕，看起来很醒目，如同"鹰眼"。两个细胞核形态相似，比较对称，似镜映物影，因此有"镜影细胞"之称。这种细胞非常具有特征性，在HL中具有比较重要的诊断价值，故有诊断性RS细胞之称。值得注意的是，RS细胞只是诊断HL的一个重要指标。但不是唯一的指标，除此之外，还必须具备"反应性背景"这项必不可少的指标。因为RS细胞样的细胞也可见于其他疾病，如间变性大细胞淋巴瘤、恶性黑色素瘤、精原细胞瘤、低分化癌等，而这些疾病都不具有反应性背景。

2) 单核型RS细胞：又称为霍奇金细胞。在形态上除了是单核细胞，其余特征与经典型RS细胞相同。这种细胞可能是经典型RS细胞的前体细胞，即核分裂前的细胞，也可能是由于切片时只切到了经典型RS细胞的一叶核所致。这种细胞可见于各型经典霍奇金淋巴瘤，但MCHl更多见。在反应性增生的淋巴组织中有时会见到类似这种单核型RS细胞的免疫母细胞，应予以鉴别。免疫母细胞要小些，核仁也小些，为2~3μm，核仁周围没有空晕，因此不够醒目。

3) 多核型RS细胞：其特点是细胞更大，有多个核，有的核呈"马蹄形"，其余特征与经典型RS细胞相同。这种细胞也有较高的诊断价值，主要见于LDHL和MCHL，但也可见于非霍奇金淋巴瘤，如间变性大细胞淋巴瘤。

4) 陷窝型RS细胞：又称为陷窝细胞，是经典型RS细胞的一种特殊变异型。形态特点是细胞大，细胞界限清楚，胞质空，核似悬在细胞的中央。多为单个核，也可见多个核，核仁通常较典型RS细胞的核仁小。出现这种细胞的原因完全是人为所致，是由于组织固定不好造成细胞收缩引起的，如果先将淋巴结切开再固定这种现象就会消失。因此，也不难理解为什么这种细胞多见于包膜厚纤维条带多的NSHL。

5) 固缩型RS细胞：又称为"干尸"细胞（mummified cell），这种细胞比经典型RS细胞小，细胞膜塌陷，形态不规则，如同细胞缺水的干瘪状，最醒目的是细胞核，低倍镜下很容易注意到形态不规则的深染如墨的细胞核。细胞核的大小不一，与其身前的大小和固缩的程度有关。核仁因核深染而不明显。这种细胞是一种凋亡的RS细胞，可见于各型HL。由于很少见于其他肿瘤（可见于间变性大细胞淋巴瘤），因此，对HL的诊断有提示作用。

6) 奇异型RS细胞：这种细胞较大，可以是单核，也可以是多核，细胞核不规则，异型性明显，核分裂多见。主要见于LDHL。

7) L&H型RS细胞 [lymphocytic and/or histocytic Reed-Stemberg celUl variants, 淋巴细胞和（或）组织细胞性RS细胞变异型]：L&H细胞体积大，比典型的HRS细胞略小，比免疫母细胞大，胞质少，单一大核，核常重叠或分叶，甚至呈爆米花样，因此，有"爆米花"细胞（popcom）的名称。核染色质细，呈泡状，核膜薄，核仁多个嗜碱性，中等大小，比典型 HRS 细胞的核仁小。主要见于 NLPHL，但在部分 LRHL 中也可见少数 L&H 细胞，此时，应做免疫标记进行鉴别。

传统上一直认为 L&H 细胞是 RS 细胞的一种变异型，但是近年来免疫表型和遗传学研究显示 L&H 细胞明显地不同于经典型 RS 细胞及其他变异型，如 L&H 细胞几乎总是 CD20$^+$、CD15$^-$、CD30，Ig 基因具有转录的功能及可变区存在自身突变和突变正在进行的信号，而经典型 RS 细胞及其他变异型细胞几乎都呈 CD30$^+$，大多数 CD15$^+$，少数（20%~40%）CD20$^+$，Ig 基因虽然有重排和自身突变，但不具有转录的功能。因此，L&H 细胞是 RS 细胞的一种变异型，这种传统的观点正在被动摇。

（2）HL 各亚型的病理特点

1）结节性淋巴细胞为主型（MPHL）：淋巴结结构部分或全部被破坏，取而代之的是结节，或结节和弥漫混合的病变。结节数量不等，体积比较大，超过常见的反应性淋巴滤泡的大小，结节界限清楚或不太清楚，周边多无纤维带，或有纤细纤维带，结节的边缘可见组织细胞和一些多克隆浆细胞。病变主要由小淋巴细胞、组织细胞和上皮样组织细胞构成背景，背景中偶见散在单个中性粒细胞，但不存在嗜酸粒细胞，也不存在中心母细胞。在背景中可见醒目的散在分布的大瘤细胞—L&H 细胞。不过，约半数病例中可见到分叶核、大核仁的 L&H 细胞，形态似典型 HRS 细胞，但这些细胞的数量很少，只有少数病例中这种细胞较多。L&H 细胞的数量不等，但通常较少。结节内几乎没有残留的生发中心。病变弥漫区主要由小淋巴细胞和组织细胞组成，后者可单个或成簇。该瘤很少以弥漫性为主的形式出现。欧洲淋巴瘤工作组曾将病变结节区域大于 30% 定为 NIPHL，小于 30% 定为弥漫性淋巴细胞为主 HL 伴结节区。该小组发现 219 例淋巴细胞为主 HL（LPHL）中仅有 6 例为弥漫性 LPHL 伴结节区。大约 3% 的病例可以完全呈弥漫性分布，此时，与 T 细胞丰富的大 B 细胞淋巴瘤鉴别非常困难。根据生长方式可以将 NLPHL 分为 6 个变异型：典型（富于 B 细胞）结节型、匍行（serpiginous）结节型、结节外 L&H 细胞为主结节型、富于 T 细胞结节型、富于 T 细胞的弥漫型（TCRacL 样型）、富于 B 细胞的弥漫型。富于 T 细胞的弥漫型主要见于复发病例，提示 T 细胞增多可能预后变差。结节外 L&H 细胞为主结节型可能是结节发展成弥漫的过渡阶段。在淋巴结结构尚未全部破坏的病例中，偶尔在病变附近存在反应性滤泡增生伴有生发中心进行性转化（PTGC）。

2）经典型霍奇金淋巴瘤（CHL）：肉眼所见为淋巴结肿大，有包膜，切面呈鱼肉状。NSHL 中可见明显结节，致密纤维条带和包膜增厚。脾脏受累时，白髓区可见散在结节，有时可见大瘤块，也可见纤维条带。发生在胸腺的 HL 可出现囊性变。

镜下显示淋巴结结构部分或全部破坏，病变主要包括两部分，即肿瘤细胞成分和反应性背景成分。

CHL 中每种亚型的组织形态学描述如下。

a. 混合细胞型 HL（MCHL）：淋巴结结构破坏，但也可能见到滤泡间区生长形式的 HL。多数病例呈弥漫性生长，有的可见结节样结构，但结节周围没有宽阔的纤维条带。可以出现间质纤维化，但淋巴结包膜不增厚，容易见到经典型、单核型和多核型 RS 细胞。背景由混合性细胞组成，其成分变化可以很大，常有中性粒细胞、嗜酸粒细胞、组织细胞和浆细胞。可以一种为主。组织细胞可以向上皮样细胞分化并形成肉芽肿样结构。

b. 结节硬化型 HL（NSHL+）：病变具有 CHL 的表现，呈结节状生长，结节周围被宽阔的纤维条带包绕，结节内有陷窝型 RS 细胞，诊断 NSHL 至少要见到一个这样的结节。由于纤维化首先是从包膜开始，然后，从增厚的包膜向淋巴结内扩展，最后将淋巴结分割成大小不等的结节，因此，包膜纤维化（增厚）是诊断 NSHL 的一个必要条件。NSHL 中的 HRS 细胞、小淋巴细胞和其他非肿瘤性反应细胞数量变化很大，结节中的陷窝细胞有时比较多并聚集成堆，可出现细胞坏死，结节内形成坏死灶。当陷窝细胞聚集很多时，称为"变异型合体细胞"。嗜酸粒细胞和中性粒细胞常常较多。

c. 富于淋巴细胞型 HL（LRHL）：有两种生长方式，结节性，常见；弥漫性，少见。病变区有大量的小结节，结节间的 T 区变窄或消失。小结节由小淋巴细胞组成，可有生发中心，但常为偏心的退化或变小的生发中心。HRS 细胞多见于扩大的套区中。经典型 RS 细胞不易见到，但单核型 RS 细胞易见。部分 HRS 细胞可以像 L&H 细胞或单核的陷窝细胞，这一亚型容易与 NLPHL 混淆。最近欧洲淋巴瘤工作组分析了 388 例曾诊断为 NLPHL 的病例，结果发现 115 例（约 30%）是 LRHL。

d. 淋巴细胞消减型 HL（LDHL）：虽然 LDHL 的形态变化很大，但共同特征是 HRS 细胞相对多于背景中的淋巴细胞。有的病例很像混合细胞型，但 HRS 细胞数量更多。有的病例以奇异型（多形性）RS 细胞为主，呈肉瘤样表现，即 Lukes 和 Butler 分类中的网状细胞型。这些病例与间变性大细胞淋巴瘤鉴别较困难。另一些病例表现出弥漫性纤维化，成纤维细胞增多或不增多，但 HRS 细胞明显减少，等同于 Lukes 和 Butler 分类中的弥漫纤维化型。如果有结节和纤维硬化，就将其归为 NSHL。

二、临床表现

霍奇金淋巴瘤（HL）主要侵犯淋巴系统，年轻人多见，早期临床进展缓慢，主要表现为浅表淋巴结肿大。与 NHL 病变跳跃性发展不同，HL 病变沿淋巴结引流方向扩散。由于病变侵犯部位不同，其临床表现各异。

（一）症状

（1）初发症状与淋巴结肿大：慢性、进行性、无痛性浅表淋巴结肿大为最常见的首发症状，中国医学科学院肿瘤医院 5 101 例 HL 统计表明，HL 原发于淋巴结内占 78.2%，原发于结外者占 20.2%。结内病变以颈部和膈上淋巴结肿大最为多见，其次见于腋下和腹股沟，其他部位较少受侵。有文献报道，首发于颈部淋巴结者可达 60%～80%。淋巴结触诊质韧、饱满、边缘清楚，早期可活动，晚期相互融合，少数与皮肤粘连可出现破溃等表现；体积大小不等，大者直径可达十厘米，有些患者淋巴结可随发热而增大，热退后缩小。根据病变累及的部位不同，可出现相应淋巴结区的局部症状和压迫症状；结外病变则可出现累及器官的相应症状。

（2）全身症状：主要为发热、盗汗和体重减轻，其次为皮肤瘙痒和乏力。发热可以表现为任何形式，包括持续低热、不规则间歇性发热或偶尔高热，抗感染治疗多无效。约 15% 的 HL 患者表现为周期性发热，也称为 Murchison – Pel – Ebstem 热。其特点为：体温逐渐上升，波动于 38～40℃ 数天，不经治疗可逐渐降至正常，经过 10d 或更长时间的间歇期，体温再次上升，如此周而复始，并逐渐缩短间歇期。患者发热时周身不适、乏力和食欲减退，体温下降后立感轻快。盗汗、明显消瘦和皮肤瘙痒均为较常见的症状，瘙痒初见于局部，可渐发展至全身，开始轻度瘙痒，表皮脱落，皮肤增厚，严重时可因抓破皮肤引起感染和皮肤色素沉着。饮酒痛为另一特殊症状,即饮酒后出现肿瘤部位疼痛,常于饮酒后数分钟至几小时内发生,机制不清。

(3) 压迫症状：深部淋巴结肿大早期无明显症状,晚期多表现为相应的压迫症状。如纵隔淋巴结肿大,可以压迫上腔静脉,引起上腔静脉压迫综合征；也可压迫食管和气管,引起吞咽受阻和呼吸困难；或压迫喉返神经引起麻痹声嘶等；病变也可侵犯肺和心包。腹腔淋巴结肿大,可挤压胃肠道引起肠梗阻；压迫输尿管可引起肾盂积水,导致尿毒症。韦氏环(包括扁桃体、鼻咽部和舌根部)肿大,可有破溃或疼痛,影响进食、呼吸或出现鼻塞,肿块触之有一定硬度,常累及颈部淋巴结,抗炎治疗多无效。

(4) 淋巴结外受累：原发结外淋巴瘤(primary extranodal lymphoma, PENL)由于受侵部位和器官不同临床表现多样,并缺乏特异性症状、体征,容易造成误诊或漏诊。有人曾报道 PENL 误诊率高达 50%~60%,直接影响正确诊断与治疗,应引起足够重视。原发于结外的 HL 是否存在一直有争议,HL 结外受累率明显低于 NHL,以脾脏、肺脏等略多见。

1) 脾脏病变：脾原发性淋巴瘤占淋巴瘤发病率不到 1%,且多为 NHL,临床诊断脾脏原发 HL 应十分小心,HL 脾脏受累较多见,约占 1/3。临床上判断 HL 是否累及脾脏可依据查体及影像学检查,确诊往往要采用剖腹探查术和脾切除,但由于是有创操作,多数患者并不接受此方式,临床也较少采用。

2) 肝脏病变：首发于肝的 HL 极罕见,随病程进展,晚期侵犯肝者较多见,可出现黄疸、腹水。因肝脏病变常呈弥漫性,CT 检查常不易诊断；有时呈占位性病变,经肝穿刺活检或剖腹探查可确诊。临床表现为肝脏弥漫性肿大,质地中等硬度,少数可扪及结节,肝功检查多正常,严重者可有肝功异常。

3) 胃肠道病变：HL 仅占胃肠道 ML 的 1.5% 左右。其临床表现与胃肠道其他肿瘤无明显区别。病变多累及小肠和胃,其他如食管、结肠、直肠、胰腺等部位较少见。临床症状常为腹痛、腹部包块、呕吐、呕血、黑便等。胃 HL 可形成较大肿块,X 射线造影显示广泛的充盈缺损和巨大溃疡。与胃 HL 相比,小肠 HL 病程较短,症状也较明显,80% 表现为腹痛；晚期可有小肠梗阻表现,甚至可发生肠穿孔和肠套叠。

4) 肺部病变：HL 累及肺部较 NHL 常见,以结节硬化型(NS)多见,女性和老年患者多见。病变多见于气管或主支气管周围淋巴结,原发 HL 累及肺实质或胸膜,病变压迫淋巴管或致静脉阻塞时可见胸腔积液。临床患者可表现呼吸道和全身症状,如刺激性干咳、黏液痰、气促和胸闷、呼吸困难、胸痛、咯血,少数可出现声音嘶哑或上腔静脉综合征；约一半患者出现体重减轻、发热、盗汗等症状。由于肺 HL 形态多变,应注意与放射治疗及化疗所致的肺损伤,以及肺部感染相区别。肺原发 HL 极少见,必须有病理学典型 HL 改变,病变局限于肺,无肺门淋巴结或仅有肺门小淋巴结以及排除其他部位受侵才可诊断。

5) 心脏病变：心脏受侵极罕见,但心包积液可由邻近纵隔 HL 直接浸润所致。可出现胸闷、气促、上腔静脉压迫综合征、心律失常及非特异性心电图等表现。

6) 皮肤损害：皮肤 HL 多继发于系统性疾病,原发者罕见。有报道 HL 合并皮肤侵犯的发生率为 0.5%,而原发性皮肤霍奇金淋巴瘤(pnmary cutaneous HL, PCHL)约占霍奇金淋巴瘤的 0.06%。HL 累及皮肤通常表明病变已进入第 IV 期,预后很差。而 PCHL 临床进展缓慢,一般不侵及内脏器官,预后相对较好。

7) 骨骼、骨髓病变：骨的 HL 甚少见,占 0.5%。见于疾病进展期血源性播散,或由于局部淋巴结病变扩散到邻近骨骼。多见于胸椎、腰椎、骨盆，肋骨和颅骨次之，病变多为溶骨性改变。临床主要表现为骨骼疼痛，部分病例可有局部发热、肿胀或触及软组织肿块。HL 累及骨髓较 NHL，少见，文献报道为 9%～14%，但在尸检中可达 30%～50%。多部位穿刺可提高阳性率。

8）神经系统病变：多见于 NHL，HL 少见。HL 引起中枢神经系统损害多发生在晚期，其中以脊髓压迫症最常见，也可有脑内病变。临床可表现为头痛、颅内压增高、癫痫样发作、脑神经麻痹等。

9）泌尿系统病变：HL 较 NHL 少见。肾脏受侵多为双侧结节型浸润，可引起肾肿大、高血压及尿毒症。原发于膀胱病变也很少见。

10）其他部位损害：少见部位还有扁桃体、鼻咽部、胸腺、前列腺、肾上腺等器官，而生殖系统恶性淋巴瘤几乎皆为 NHL。类脂质肾病的肾脏综合征是一种霍奇金淋巴瘤的少见表现，并且偶尔伴有免疫复合物沉积于肾小球，临床上表现为血尿、蛋白尿、低蛋白血症、高脂血症、水肿。

（二）体征

慢性、进行性、无痛性淋巴结肿大为主要体征。

（三）检查

（1）血液和骨髓检查：HL 常有轻或中等贫血，少数白细胞轻度或明显增加，伴中性粒细胞增多。约 1/5 患者嗜酸性粒细胞升高。骨髓被广泛浸润或发生脾功能亢进时，可有全血细胞减少。骨髓涂片找到 RS 细胞是 HL 骨髓浸润依据。骨髓浸润大多由血源播散而来，骨髓穿刺涂片阳性率仅 3%，但活检法可提高至 9%～22%。

NHL 白细胞数多正常，伴有淋巴细胞绝对和相对增多。晚期并发急性淋巴瘤细胞白血病时可呈现白血病样血象和骨髓象。

（2）化验检查：疾病活动期有血沉加快，血清乳酸脱氢酶活性增高。乳酸脱氢酶升高提示预后不良。当血清碱性磷酸酶活力或血钙增加，提示骨骼累及。B 细胞 NHL 可并发抗人球蛋白试验阳性或阴性的溶血性贫血，少数可出现单克隆 IgG 或 IgM。必要时可行脑脊液的检查。

（3）彩超检查：浅表淋巴结的检查，腹腔、盆腔的淋巴结检查。

（4）胸部摄片检查：了解纵隔增宽、肺门增大、胸水及肺部病灶情况。

（5）胸部、腹腔和盆腔的 CT 检查：胸部 CT 可确定纵隔与肺门淋巴结肿大。CT 阳性符合率 65%，阴性符合率 92%。因为淋巴造影能显示结构破坏，而 CT 仅从淋巴结肿大程度上来判断。但 CT 不仅能显示腹主动脉旁淋巴结，而且还能显示淋巴结造影所不能检查到的脾门，肝门和肠系膜淋巴结等受累情况，同时还显示肝、脾、肾受累的情况，所以 CT 是腹部检查首选的方法。CT 阴性而临床上怀疑时，才考虑做下肢淋巴造影。彩超检查准确性不及 CT，重复性差，受肠气干扰较严重，但在无 CT 设备时仍不失是一种较好检查方法。

（6）胸部、腹腔和盆腔的 MRI 检查：只能查出单发或多发结节，对弥漫浸润或粟粒样小病灶难以发现。一般认为有两种以上影像诊断同时显示实质性占位病变时才能确定肝脾受累。

(7) PET-CT 检查：PET-CT 检查可以显示淋巴瘤或淋巴瘤残留病灶。是一种根据生化影像来进行肿瘤定性诊断的方法。

(8) 病理学检查

1) 淋巴结活检、印片：选取较大的淋巴结，完整地取出，避免挤压，切开后在玻片上做淋巴结印片，然后置固定液中。淋巴结印片 Wright's 染色后做细胞病理形态学检查，固定的淋巴结经切片和 HE 染色后作组织病理学检查。深部淋巴结可依靠 B 超或 CT 引导下细针穿刺涂片做细胞病理形态学检查。

2) 淋巴细胞分化抗原检测：测定淋巴瘤细胞免疫表型可以区分 B 细胞或 T 细胞免疫表型，NHL 大部分为 B 细胞性。还可根据细胞表面的分化抗原了解淋巴瘤细胞的成熟程度。

3) 染色体易位检查：有助 NHL 分型诊断。t（14；18）是滤泡细胞淋巴瘤的标记，t（8；14）是 Burkitt 淋巴瘤的标记，t（11；14）是外套细胞淋巴瘤的标记，3q27 异常是弥漫性大细胞淋巴瘤的染色体标志。

4) 基因重排：确诊淋巴瘤有疑难者可应用 PCR 技术检测 T 细胞受体（TCR）基因重排和 B 细胞 H 链的基因重排。还可应用 PCR 技术检测 bcl-2 基因等为分型提供依据。

(9) 剖腹探查：一般不易接受，但必须为诊断及临床分期提供可靠依据时，如发热待查病例，临床高度怀疑淋巴瘤，彩超发现有腹腔淋巴结肿大，但无浅表淋巴结或病灶可供活检的情况下，为肯定诊断，或准备单用扩大照射治疗 HL 前，为明确分期诊断，有时需要剖腹探查，在取淋巴结标本同时切除脾做组织病理学检查。

（四）临床分期

根据病理活检结果、全身症状、体格检查、实验室检查、影像学检查等结果做出的临床分期，以及在此基础上通过损伤性操作如剖腹探查、骨髓活检做出的病理分期（pathological stage，PS）对治疗方案的选择、预后判断具有重要意义。目前国内外公认的 HL 分期标准系由 1971 年举行的 Ann Arbor 会议所建议，主要根据临床表现、体格检查、B 超、CT 扫描、下肢淋巴管造影、下腔静脉造影等进行分期。

根据患者有无临床症状又可分为 A 和 B。A 为无症状。B 为以下症状：①不明原因半年内体重下降 10%。②发热 38°以上。③盗汗。

三、诊断与鉴别诊断

（一）诊断

霍奇金淋巴瘤的诊断主要依靠淋巴结肿大的临床表现和组织活检结果。霍奇金淋巴瘤的诊断应包括病理诊断和临床分期诊断。

(1) 结节性淋巴细胞为主型霍奇金淋巴瘤（NLPHL）病理诊断要点

1) 满足 HL 的基本标准，即散在大细胞 + 反应性细胞背景。

2) 至少有一个典型的大结节。

3) 必须见到 L&H 细胞。

4) 背景中的细胞是小淋巴细胞和组织细胞，没有嗜中性和嗜酸粒细胞。

5) L&LH 细胞总是呈 LCA^+、$CD20^+$、$CD15^-$、$CD30^-$，L&H 细胞周围有大量 $CD3^+$ 和 $CD57^+$ 细胞围绕。

（2）经典型霍奇金淋巴瘤 CHL 病理诊断要点

1）散在大细胞 + 反应性细胞背景。

2）大细胞（HRS 细胞）：主要为典型 RS 细胞、单核型和多核型 RS 细胞。

3）混合性反应性背景：中性粒细胞、嗜酸粒细胞、组织细胞和浆细胞等。

4）弥漫性为主，可有结节样结构，但无硬化纤维带包绕和包膜增厚。

5）HRS 细胞总是 CD30$^+$，多数呈 CD15$^+$，少数呈 CD20$^+$，极少出现 EMA$^+$。

6）绝大多数有 EBV 感染，即 EBER$^+$ 和 LMPl$^+$。

（二）鉴别诊断

（1）病理鉴别诊断

1）结节性淋巴细胞为主型霍奇金淋巴瘤 NLPHL 与富于淋巴细胞型霍奇金淋巴瘤 LRHL 相鉴别。

LRHL 有两种组织形式：结节性和弥漫性。当呈结节性生长时很容易与 NLPHL 混淆。

2）富于 T 细胞的 B 细胞淋巴瘤 TCRBCL 与结节性淋巴细胞为主型霍奇金淋巴瘤 NLPHL 相鉴别。

NLPHL 的结节明显时，鉴别很容易。根据现在 WHO 的标准，在弥漫性病变中只要找到一个具有典型 NLPHL 特征的结节就足以排除 TCRBCL。但结节不明显或完全呈弥漫性生长时，应与 TCRBCL 鉴别。

3）生发中心进行性转化（PTGC）与结节性淋巴细胞为主型霍奇金淋巴瘤 NLPHL 相鉴别。

由于 PTGC 结节形态与 NLPHL 结节相似，二者也常出现在同一淋巴结，因此应做鉴别。PTGC 是由于长期持续的淋巴滤泡增生而变大的，套区小淋巴细胞突破并进入生发中心，生发中心内原有的中心细胞和中心母细胞被分割挤压，但常能见到残留的生发中心细胞（CD10$^+$），没有 L&H 细胞。

4）结节性淋巴细胞为主型霍奇金淋巴瘤 NLPHL 与经典型霍奇金淋巴瘤 CHL 相鉴别。

结节性淋巴细胞为主型与经典 HL 不同，NIPHL 的 RS 细胞为 CD45$^+$，表达 B 细胞相关抗原（CD19，CD20，CD22 和 CD79）和上皮膜抗原，但不表达 CD15 和 CD30。应用常规技术处理，NLPHL 病例中免疫球蛋白通常为阴性。L&H 细胞也表达由 bcl-6 基因编码的核蛋白质，这与正常生发中心的 B 细胞发育有关。

NLPHL 结节实际上是转化的滤泡或生发中心。结节中的小淋巴细胞是具有套区表型（IgM$^+$ 和 IgG$^+$）的多克隆 B 细胞和大量 T 细胞的混合物，很多 T 细胞为 CD57$^+$，与正常或 PTGC 中的 T 细胞相似。NLPHL，中的 T 细胞含有显著增大的不规则细胞核，类似中心细胞，往往呈小灶性聚集，使滤泡呈破裂状或不规则轮廓。NLPHL 中的 T 细胞多聚集在肿瘤性 B 细胞周围，形成戒指状、玫瑰花结状或项圈状。尽管几个报道表明，围绕爆米花样细胞的 T 细胞大多为 CD57$^+$，但玫瑰花结中缺乏 CD57$^+$ 细胞也不能否定 NLPHL 的诊断。在结节中，滤泡树突状细胞（FDC）组成了明显的中心性网。滤泡间区含有大量 T 细胞，当出现弥散区域时，背景淋巴细胞仍然主要是 T 细胞，但 FDC 网消失。Ig 和 TCR 基因为胚系，EBV 常阴性。但是，经典型霍奇金淋巴瘤常常没有这些特征。

（2）临床鉴别诊断传染性单核细胞增多症（infectious mononucleosis, IM）IM 是 EBV 的急性感染性疾病，起病急，突然出现头痛、咽痛、高热，接着淋巴结肿大伴压痛，血常规白细胞不升高,甚至有些偏低,外周血中可见异型淋巴细胞,EBV 抗体滴度可增高。患者就诊时病史多在 1~2 周,有该病史者发生 HL 的危险性增高 2~4 倍,病变中可出现 HRS 样的细胞、组织细胞等,可与 LRHL 和 MCHL 混淆,应当鉴别。IM 淋巴结以 T 区反应性增生为主,一般结构没有破坏,淋巴滤泡和淋巴窦可见,不形成结节样结构,没有纤维化。T 区和淋巴窦内有较多活化的淋巴细胞、免疫母细胞,有的甚至像单核型 RS 细胞,但呈 CD45$^+$(LCA)、CD20$^+$、CD15$^-$,部分细胞 CD30$^+$。如鉴别仍困难可进行短期随访,因 IM 是自限性疾病,病程一般不超过 1 个月。

四、治疗

目前 HL 的治疗主要是根据患者的病理分型、预后分组、分期来进行治疗选择,同时还要考虑患者的一般状况等综合因素,甚至还要考虑经济、社会方面的因素,最终选择最理想的方案。综合治疗是治疗 HL 的发展方向,对中晚期 HL 单纯放疗疗效不理想,常以化疗为主,辅以放疗。复发性、难治性霍奇金淋巴瘤的治疗已较多考虑造血干细胞移植。

(一) 早期霍奇金淋巴瘤的治疗

早期霍奇金淋巴瘤的治疗近年来有较大进展,主要是综合治疗代替了放疗为主的经典治疗。早期霍奇金淋巴瘤是指 Ⅰ、Ⅱ 期患者,其治疗方针以往以放疗为主,国内外的经验均证明了其有效性,可获得 70%~90% 的 5 年总生存率。近年来国外的大量研究表明,综合治疗(化疗加受累野照射)可以获得更好的无病生存率,大约提高 15%,但总生存率相似,预期可以明显减轻放疗的远期不良反应。因此,目前化疗结合受累野照射的方法是治疗早期霍奇金淋巴瘤的基本原则。但是国内尚没有大组病例的相关研究资料。

(1) 放射治疗

1) 经典单纯放射治疗的原则和方法:早在 1950 年以后,^{60}Co 远治疗机和高能加速器出现后,解决了深部肿瘤的放射治疗问题。对于常常侵犯纵隔、腹膜后淋巴结的霍奇金淋巴瘤来说,为其行根治治疗提供了技术设备条件。由于该病沿着淋巴结蔓延的生物学特性,扩大野照射解决了根治治疗的方式方法问题。对于初治的早期患者来说,行扩大野照射,扩大区 DT 30~36Gy,受累区 DT 36~44Gy,就可以获得满意疗效,5 年总生存率 80%~90%,这是单纯放疗给患者带来的利益。

扩大野照射的方法包括斗篷野、锄形野、倒 Y 野照射,以及由此组合产生的次全淋巴区照射和全淋巴区照射等放疗方法。特点是照射面积大,疗效可靠满意,近期毒性不良反应可以接受。因此,对于有化疗禁忌证以及拒绝化疗的患者,还是可以选择单纯放疗。

2) 单纯放疗的远期毒性不良反应:人们对单纯放疗的优缺点进行了较长时间的研究,发现随着生存率的提高,生存时间的延长,缺点逐渐显现,主要是放疗后的不良反应,特别是远期不良反应,如肺纤维化,心包积液或胸腔积液,心肌梗死,第二肿瘤的发生(乳腺癌,肺癌,消化道癌等)。Stanford 报道了 PS Ⅰ A~ⅢB 期治疗后死亡情况分析情况,总的放疗或化疗死亡率为 32.8%(107/326),死亡原因:①死于 HL,占 41%。②死于第二肿瘤,占 26%。③死于心血管病,占 16%。④其他原因死亡,占 17%。可见 59% 的患者不是死于 HL 复发,而是死于其他疾病,这些疾病的发生与先前的高剂量大面积放疗相关。Van-Leeuwen 等 2000 年报道的研究发现第二肿瘤的发生与患者治疗后存活时间和接受治疗时年龄有关。患者治疗后存活时间越长,接受治疗时年龄越小,第二肿瘤的发病危险性越大。

3) 放疗、化疗远期并发症的预防：国外对预防放疗、化疗远期并发症已经有了一定研究，制订了两级预防的措施。初级预防：①限制放射治疗的放射野和剂量。②先行化疗的联合治疗模式。③避免用烷化剂和 VP-16。④避免不必要的维持化疗。⑤用博来霉素的患者应监护其肺功能。二级预防：①停止吸烟。②放疗后 5~7 年内常规行乳腺摄片。③限制日光暴露。④避免引起甲状腺功能低下的化学药物。⑤有规律的体育运动。⑥注意肥胖问题。⑦心脏病预防饮食。

(2) 综合治疗

1) 综合治疗的原则：先进行化疗，选用一线联合方案，然后行受累野照射。但要根据患者的预后情况确定化疗的周期数和放疗剂量。

a. 预后好的早期霍奇金淋巴瘤：指临床 Ⅰ~Ⅱ 期，没有不良预后因素者。选用一线联合化疗方案 2~4 周期，然后行受累野照射，剂量为 20~36Gy。而早期结节性淋巴细胞为主型 HL 可以采用单纯受累野照射。

b. 预后不好的早期霍奇金淋巴瘤：指临床 Ⅰ~Ⅱ 期，具有 1 个或 1 个以上不良预后因素的患者。选用一线联合化疗方案治疗 4~6 周期，然后受累野照射 30~40Gy。

2) 综合治疗和经典单纯放疗的比较：尽管单纯放疗可以治愈早期霍奇金淋巴瘤，疗效满意，但其远期并发症是降低患者生活质量和增加死亡率的重要问题。常规化疗的远期毒性不良反应较放疗轻，因此有人提出化疗后减少放疗面积和剂量，以减少远期并发症的发生，结合两者的优点进行综合治疗。最近 30 年大量临床研究已证明综合治疗模式可以代替单纯放疗治疗早期霍奇金淋巴瘤。

到 20 世纪 90 年代后期就已有较大组综合治疗研究结果的报道。1998 年 Specht L 等报道的一个 23 组试验的随机对照结果，共 3 888 例早期 HL 病例参加试验，包括 Ⅰ、Ⅱ 期预后好的和预后不良的 HL，也含有少数 ⅢA 病例。文中分析了其中 13 组试验涉及单纯放疗或化疗结合放疗的综合治疗随机对照研究，10 年复发率分别是 15.8% 和 32.7%（P<0.000 1），10 年实际生存率分别为 79.4% 和 76.5%（P>0.05）。有学者认为综合治疗可以改善无病生存率，但是实际生存率相似。有学者还分析了 8 个单纯放疗的随机对照研究报道，对比局限扩大野照射（斗篷野照射等）与大野照射（次全淋巴区照射或全淋巴区照射）的疗效，全组的 10 年复发率分别为 31.1% 和 43.4%（P<0.000 1），10 年实际生存率分别为 77.0% 和 77.1%（P>0.05），结论是大野照射可以减少复发率，提高无病生存率，但是不能提高实际生存率，这从另一个角度提示放射野是可以适当缩小的。缩小放射野后，复发率提高增加了 HL 的死亡率，但是心脏病等并发症的减少似乎可以抵消这种死亡率的提高。

目前的问题是对于预后好的早期 HL 而言，综合治疗是否可以代替单纯放疗。EORTC 对这问题进行了系统研究。1997 年报道了 H7F 号研究结果，该研究对预后好的 333 例临床 Ⅰ、Ⅱ 期 HL 进行随机对照研究，单纯放疗组为次全淋巴区照射，综合治疗组为 6 周期的 EBVP 方案化疗加受累野照射，6 年无病生存率分别为 81% 和 92%（P=0.002），6 年实际生存率分别为 96% 和 98%（P>0.05）。EORTC-H8F 临床研究中，对 543 例临床 Ⅰ、Ⅱ 期 HL 患者进行随机对照研究，单纯放疗组为次全淋巴区照射，综合治疗组为 3 周期的 MOPP/ABV 方案化疗加受累野照射，4 年 TFFS 分别为 77% 和 99%（P=0.002），4 年 OS 分别为 96% 和 99%（P>0.05）。

德国的霍奇金淋巴瘤研究组（GHSG）也进行了研究，GHSG HD7 研究中有 571 例早期

HL入组，随机分为两组，第一组为综合治疗组，采用ABVD 2周期十次全淋巴区照射；另一组为单纯放疗组，采用单纯次全淋巴区照射。2年FFTS分别是96%和84%，实际生存率无差异。

SWOG/CAL GB的随机分组研究中有324例预后好的HL患者入组，分别随机分为综合治疗组（采用AV 3周期+次全淋巴区照射）和单纯放疗组（单纯次全淋巴区照射），3年FFS分别为94%和81%，但是实际生存率无差异。

Hagenheek等在2000年美国血液学年会上报道了543例早期（预后好的）HL的单纯放疗与综合治疗的临床对照研究结果。该研究中单纯放疗组采用sTNI常规放疗，综合治疗组采用MOPP/ABV+受累野照射，两组CR率分别为94%和96%；4年FFS分别为77%和99%（P<0.001），4年OS分别为95%和99%（P=0.02）。上面多组随机分组研究的结果显示，综合治疗组提高了无病生存率，但是没有提高总生存率。还有其他多组研究均表明，综合治疗疗效不低于传统的单纯放疗。

但是否可以不用放疗，只用化疗治疗早期霍奇金淋巴瘤呢？目前尚无明确答案。在1995—1998年进行的CCG-5942研究中，501例化疗后获得CR的HL病例进入研究组，其中多数为Ⅰ、Ⅱ期，少数为Ⅲ、Ⅳ期，随机分入受累野照射组和单纯观察组。结果3年无事件生存率分别为93%和85%（P=0.0024），实际生存率为98%和99%。化疗后放疗改善了无事件生存率，但是没有改善实际生存率。另一个研究是2002年ASTRO上报道的EORTC H9F研究，入组病例是预后好的Ⅰ、Ⅱ期HL患者，接受EBVP方案化疗达CR后随机分为3组，第一组单纯观察不放疗；第二组行受累野照射20Gy；第三组为36Gy。但是由于单纯化疗组的复发率明显增高，故此项研究被提前终止。还有一些试验在进行中。目前单纯化疗虽然还没有结论，但是EORTC H9F的结果应当重视。目前单纯化疗还没有成为标准治疗。

对于预后不良的（含有1个或1个以上不良预后因素）Ⅰ、Ⅱ期HL，是否也可以用综合治疗的模式代替单纯放疗，对此也有许多重要的临床试验研究。EORTC-H5U是随机对照临床研究，296例入组病例均是预后不好的Ⅰ、Ⅱ期HL，病例特点是年龄≥40岁，血沉≥70mm/h，混合细胞型或淋巴细胞减少型，临床Ⅱ期，但未侵犯纵隔。分为单纯放疗组（全淋巴区照射）和综合治疗组（MOPP×3+斗篷野照射+MOPP×3）。两组15年无病生存率分别为65%和84%（P<0.001），但是实际生存率两组均为69%。在另一组临床研究中，115例膈上受累的病例，病理分期为ⅠA～ⅡB期，随机分入单纯斗篷野照射组或综合治疗组（斗篷野照射+MVPP方案化疗）。两组10年无复发生存率分别为91%和67%（P<0.05），实际生存率为95%和90%（P>0.05）。在EORTC H8U的预后不良Ⅰ、Ⅱ期随机研究中，495例初步结果显示，4周期和6周期MOPP/ABV+受累野或扩大野照射的4年总生存率和无病生存率无差别。说明对于预后不好的HL来说，综合治疗同样提高了无病生存率，但未改善实际生存率。

3）综合治疗模式中化疗方案的优化：综合治疗中的化疗方案和周期数是以往较多探讨的问题。根据近些年的临床研究表明，预后好的HL选择ABVD方案、VBM方案；预后不好的HL选用ABVD方案、MOPP/ABV方案、BEAMOPP方案、StanfortV方案等。ABVD方案和MOPP方案是治疗早期霍奇金淋巴瘤的经典方案，许多随机分组的临床研究均已经证明了ABVD方案的优越性，ABVD的疗效明显优于MOPP，毒性不良反应也较低。在EROTC

H6U试验中，316例早期HL病例入组，随机分入两组，第一组为MOPP×3+斗篷野照射+MOPP×3；第二组为ABVD×3+斗篷野照射+ABVD×3。结果6年无进展生存率分别为76%和88%，实际生存率分别为85%和91%。ABVD的血液毒性和性腺毒性均轻于MOPP，但是肺毒性略高，可能与博来霉素有关，使用中应当注意不要超过其限制使用剂量。远期毒性还需继续观察。1988—1992年EROTC H7U的研究中，对预后不好的早期HL随机进入EBVP+IFRT治疗组或MOPP/ABV+IFRT治疗组进行比较，结果两组EFS分别为68%和90%（$P<0.0001$），6年OS分别为82%和89%（$P=0.18$）。1998—2003年进行的GHSG HD11随机研究中，含有ABVD或BEAMOPP化疗方案的治疗方案，FFTF分别为89%和91%，OS分别为98%和97%，均没有明显差别。由于ABVD方案疗效不低于其他方案，不良反应相对较低。因此，对于预后不好的早期HL来说还是首选的方案。

早期霍奇金淋巴瘤综合治疗中化疗周期数量是长期探讨的问题。一般对于预后好的早期HL应采用2~4周期的ABVD方案化疗加受累野照射30~36Gy。对于预后不好的应采用4~6周期的ABVD方案化疗，加36~40Gy的受累野照射。有些试验表明并不是增加化疗周期数就可以增加疗效。2000年Ferme等报道EORTC/GELA H8U的试验结果，全组为995例预后不良的早期HL，分别采用6周期MOPP/ABV+受累野照射、4周期MOPP/ABV+受累野照射、4周期MOPP/ABV+次全淋巴区照射3种治疗方法进行对照研究，结果3组病例的缓解率（CR+PR）分别为86%、91%和88%；FFS分别为89%、92%和92%；OS分别为90%、94%和92%。3组缓解和长期生存情况接近，说明综合治疗方案中化疗4个周期与6个周期接近。

4) 放射野的大小和放疗剂量：综合治疗中的受累野照射及照射剂量是综合治疗实施的重要问题。综合治疗模式中受累野照射已经可以代替扩大野照射。大多数治疗中心对预后好的早期HL受累野照射剂量为30~36Gy，预后不好的受累野照射剂量为36~40Gy。Milan组研究103例早期HL，两组分别为ABVD+IF和ABVD+sTNI，结果4年FFS分别为95%和94%，OS为均100%。这组试验也证明综合治疗中扩大照射野没有益处。1998~2003年进行的GHSG HD11研究中，针对早期HL的综合治疗中放疗剂量应该是多少进行了随机分组研究，化疗后受累野照射分为20Gy和30Gy两组，结果FFTF 91%和93%，SV 99%和98%，没有明显差异。现在关于HL的放疗剂量和放射野均有下降的趋势。

总之，对于早期HL的治疗已不再推荐单纯放疗作为其标准方案，而是推荐综合治疗的方法，较好的方法是ABVD+IF的组合。一般对于预后好的早期HL应采用2~4周期的ABVD方案化疗然后加受累野照射30~36Gy。对于预后不好的应采用4~6周期的ABVD方案化疗，然后加36~40Gy受累野照射。

(二) 进展期、复发性难治性霍奇金淋巴瘤的治疗

(1) 进展期HL的治疗

1) 进展期患者成为复发性和难治性HL的风险因素：进展期（Ⅲ、Ⅳ期）HL患者，疗效不如早期患者，更容易变为复发性和难治性的患者。90年代哥伦比亚研究机构对711例HL患者进行研究，虽然发现进展期患者复发率和难治性发生率较早期高，但分析后发现有7个风险因素对预后影响明显，包括：男性，年龄>45岁，Ⅳ期，血红蛋白<10^5g/L，白细胞计数>15×10^9/L，淋巴细胞计数（0.6×10^9/L或淋巴细胞分类<8%，血浆蛋白<40g/L）。其中0~1个风险因素的进展期患者成为复发性和难治性HL的风险小于20%，而还有4个

或更多风险因素的进展期患者成为复发性和难治性 HL 的风险大于 50%。

2）进展期 HL 化疗：鉴于 ABVD 和 MOPP 方案对 HL 治疗效果，许多人提出 ABVD 与 MOPP 不同组合来提高Ⅲ期和Ⅳ期 HL 疗效。但多中心试验表明，不同组合与单独 ABVD 疗效相当，而血液系统和非血液系统毒性明显增加。进展期 HL 其他治疗方案有 StanfordV 方案、BEACOPP 基本和强化方案、BEACOPP-14 方案等。

3）进展期 HL 的放疗效果：进展期 HL 的常规治疗仍以联合化疗+受累野照射为主，化疗方案选用 ABVD、MOPP/ABV、BEACOPP 和 Stanford V 等；受累野照射的剂量为 30～36Gy。GHST 进行的一项试验，患者随机分为 2 组，一组是 BEACOPP 强化方案 8 周期或 BEACOPP 强化方案 4 个周期+BEA-COPP 基本方案 4 个周期后进行最初发病的淋巴结和残留病灶进行照射（剂量为 30Gy）；另一组是相同化疗后未进行放疗。两组最终结果无明显差异。最近 EORTC 进行的研究也将进展期 HL 患者化疗 MOPP/ABV 化疗 6～8 周期后分为继续照射组和不进行照射组。化疗达到 CR 的患者照射剂量为 16～24Gy，达到 PR 患者照射剂量是 30Gy。研究也显示，进展期 HL 患者经过 8 周期有效化疗达到 CR 后继续进行放疗并没有显示更好的效果，而且继发 AML/MDS 的概率明显增加。但对于化疗后达到 PR 的患者进行补充放疗效果较好，5 年 EFS 为 97%，OS 为 87%。

(2) 复发性和难治性霍奇金淋巴瘤

1）定义和预后：1990 年以后霍奇金淋巴瘤经一线治疗，80% 患者达到治愈，所以对于 HL 的临床研究主要集中在复发性和难治性 HL。有专家提出难治性 HL 的定义为：在初治时淋巴瘤进展，或者虽然治疗还在进行，但是通过活组织检查已经证实肿瘤的存在和进展。复发性 HL 的定义为：诱导治疗达到完全缓解（CR）至少 1 个月以后出现复发的 HL。哥伦比亚研究机构对 701 例 HL 患者进行标准治疗，214 例为早期患者，其中有 6 例复发，460 例进展期患者中 87 例复发，34 例为难治性 HL，可见复发性和难治性 HL 主要集中在进展期的患者。

经联合化疗达到 CR 后复发有 2 种情况：①经联合化疗达到 CR，但缓解期<1 年，即早期复发。②联合化疗达到 CR 后缓解期>1 年，即晚期复发。有报道早期复发和晚期复发的 20 年存活率分别为 11% 和 22%，晚期复发者约 40%，可以使用常规剂量化疗而达到治愈。难治性 HL 预后最差，长期无病存活率在 0～10%。GHSG 最近提出了对于难治性患者的预后因素：KPS 评分高的、一线治疗后有短暂缓解的、年龄较小患者的 5 年总存活率为 55%，而年龄较大的、全身状况差且没有达到缓解的患者 5 年总存活率为 0。复发和难治的主要原因是难以克服的耐药性、肿瘤负荷大、全身情况和免疫功能差等。

2）复发性和难治性霍奇金淋巴瘤的挽救治疗：解救治疗的疗效与患者年龄、复发部位、复发时疾病严重程度、缓解持续时间和 B 症状有关。

a. 放疗缓解后复发病例的解救治疗：初治用放疗达到 CR 后，复发患者对解救化疗敏感，NCI 长期随访资料表明用放疗达 CR 后复发患者经解救化疗，90% 达到第二次 CR，70% 以上可长期无病存活，疗效与初治病例相似。所以放疗缓解后复发病例一般不首选大剂量化疗（HDCT）和自体干细胞移植（ASCT）。研究证实，用 ABVD 方案解救疗效优于 MOPP 方案。

b. 解救放疗（SRT）：对于首程治疗未用放疗的复发患者，若无全身症状，或仅有单个孤立淋巴结区病变及照射野外复发的患者 SRT 治疗有效。Campbell 等对 80 例化疗失败后的

HL患者进行挽救性放疗，27例（34%）达到完全缓解；7例（9%）在SRT后仍未缓解；46例（58%）复发。实际中位无进展生存期为2.7年，5年OS为57%。SRT对化疗失败后HL患者的局部病灶效果好，长期缓解率高；对于不适合大剂量化疗加自体干细胞移植的患者，SRT仍是一个很好的选择。

c. 复发性和难治性霍奇金淋巴瘤的解救方案：目前尚不能确定复发性和难治性HL的多种解救方案中哪个解救方案更好。有报道Mini-BEAM方案（卡莫司汀、依托泊苷、阿糖胞苷、苯丙氨酸氮芥）反应率84%，Dexa-BEAM方案（地塞米松、卡莫司汀、依托泊苷、阿糖胞苷、苯丙氨酸氮芥）反应率81%，DHAP方案（顺铂、大剂量阿糖胞苷、地塞米松）反应率89%。Mini-BEAM方案的疗效肯定，但是此方案影响干细胞动员，一般在HDC/HSCT之前要进行最低限度的标准剂量化疗，其原因是安排干细胞采集和移植之前需要使淋巴瘤得到控制；促进有效外周血干细胞的采集。Koln研究组认为在应用大剂量化疗前使用标准剂量的解救方案疗效最佳，如大剂量BEAM化疗前应用3~4个疗程Dexa-BEAM。其他常用的药物包括足叶乙苷、铂化物和异环磷酰胺，这些药物既有抗HL疗效又具有较好的干细胞动员效果。

（三）大剂量化疗和放疗加造血干细胞移植（HDC/HSCT）

（1）HDC/HSCT的必要性、有效性和安全性：霍奇金淋巴瘤经标准的联合化疗、放疗可获良好疗效，5年生存率已达70%，50%的中晚期患者也可获长期缓解。但仍有部分患者经标准治疗不能达完全缓解，或治疗缓解后很快复发，预后不佳。现代的观点认为霍奇金淋巴瘤首次缓解时间的长短至关重要。如>12个月，接受常规挽救性方案治疗常可再次获得缓解；如<12个月，则再次缓解的机会大大下降。美国国立肿瘤研究所（NCI）的一项长期随访发现初次缓解时间长的复发患者，85%可获再次缓解，24%存活11年以上；而首次缓解时间短的复发患者，仅49%获得再次缓解，11%存活11年。其他一些研究中初治不能缓解或短期复发者几乎无长期无病生存，实际生存率为0~8%。另外，难以获得满意疗效的患者其不良预后因素包括年龄≥50岁、大包块（肿瘤最大直径≥患者的30%，其生存率明显下降。10cm，或巨大纵隔肿块）、B组症状、ESR≥30mm/h（伴有B组症状）或ESR>50mm/h（不伴有B组症状），3个以上部位受侵，病理为淋巴细胞消减型和混合细胞型，Ⅲ、Ⅳ期患者。这部分患者约占初治经过几十年的努力，自体造血干细胞移植结合大剂量化疗、放疗治疗技术已经成熟，其安全性和有效性已经被临床医师接受，使得挽救这部分患者成为可能。目前主要希望通过这一疗法改善那些初治难以缓解和复发（特别是首次复发）患者的预后状况。大约25%的中晚期患者初治时不能达到缓解，强烈治疗结合造血干细胞移植的疗效优于常规挽救治疗。Chopra等报道造血干细胞移植治疗46例难以缓解的患者，8年无病生存率33%，其他研究结果为27%~42%；同法治疗复发（缓解期<12个月）患者疗效也优于常规解救化疗，8年无病生存率是43%；而其他研究组的无病生存率为32%~56%。

另一前瞻性研究的结果证明，强烈治疗结合造血干细胞移植的疗效优于常规治疗，此研究中高剂量BEAM（BCNU，VP16，Ara-C，Mel）组与常规剂量BEAM组比较，3年无病生存率分别为53%和0。还有一项随机研究对比了Dexa-BEAM方案与HDT/HSCT方案，HDT/SCT方案的无治疗失败生存率（FF-TE）为55%，Dexa-BEAM方案为34%。对多种方案均无效或耐药的难治性HL患者，HDC/HSCT提供了几乎是最后的治疗机会，故认为

HDC/HSCT是复发和耐药霍奇金淋巴瘤患者标准解救治疗的手段。

(2) 自体骨髓移植（ABMT）与自体外周血干细胞移植（APBSCT）：造血干细胞移植最初是从ABMT开始的，并取得了较好疗效。Chopra等报道155例原发难治性或复发性HL患者接受高剂量BEAM化疗后进行自体骨髓移植，5年PFS为50%，OS为55%。最近Lumley等使用相似的预处理方案对35例患者进行骨髓移植，EFS为74%。

近年来APBSCT已逐渐代替ABMT，因外周血干细胞的采集已变得较为容易；采集过程痛苦较轻，可避免全身麻醉；可以门诊进行干细胞的采集；造血重建和免疫重建较ABMT快；采集的费用降低，降低了住院移植的费用；适用于以前进行过盆腔照射和骨髓受侵的患者。意大利一研究组报道92例HL患者进行APBSCT的多中心研究结果，90%完成了HDC方案，5例发生移植相关死亡，6例出现继发性的恶性疾病，5年EFS和OS分别为53%、64%。首次复发者疗效最好，5年EFS和OS分别为63%和77%。难治性HL结果最差，5年EFS和OS分别为33%和36%。美国Argiris等对40例复发性或难治性HL患者进行HD-BEAM/APBSCT 37例达到CR，3年EFS 69%，3年OS 77%。无论是ABMT或是APBSCT，其总生存率相似，A R perry报道两者的3年总生存率分别为78.2%。和69.6%；无进展生存率分别为58.1%和59.4%，均无显著差别。两者的区别主要在方便程度、造血重建、免疫重建等方面，APBSCT较ABMT更有优势。

首次复发的HL是否应采用自体造血干细胞移植尚存争议，特别是仅未照射的淋巴结复发及初治达CR持续1年以上复发者。前者经扩大范围的照射治疗，加或不加用化疗，40%~50%的患者仍可再次达至Ⅱ治愈；而后者应用非交叉方案再次进行化疗，可加或不加放疗，也有20%~40%患者治愈。很多研究表明，首次复发的HL患者采用HDC/ASCT疗法，长期生存率可以达到90%。GHSG的研究表明，HDC/ASCT对HL复发患者疗效很好，可提高长期生存率。复发者包括：初次化疗达到CR状态，但1年以内复发者；复发时伴有B症状者；结外复发者；照射过的淋巴结复发者。

复发性和难治性HL患者进行自体干细胞移植时应注意如下情况：①经检查确认骨髓中无肿瘤细胞侵犯时才可采集干细胞。②化疗次数越多，患者采集干细胞成功的可能性越低，尤其是应用细胞毒性药物时，如应用MiniBEAM或Dexa-BEAM方案时。③新移植患者获得较完善的造血重建需要一个较长的过程，故移植后一段时间内不应该化疗，移植后可根据患者情况行放射治疗。④移植时肿块越小预后越好，CR后再进行移植治疗的预后最好。

(3) 异基因造血干细胞移植

1) 清髓性异基因造血干细胞移植在复发性和难治性HL治疗中的应用：异基因造血干细胞移植治疗难治性霍奇金淋巴瘤的疗效似乎优于自体造血干细胞移植，其优点是输入的造血干细胞不含肿瘤细胞，移植物抗淋巴瘤效应可减低复发率。Anderson等报道的研究结果中，全组异体移植53例，自体移植63例，治疗后复发率分别为43%和76%。但很多研究证明异基因移植的移植相关死亡率高，同胞间移植的移植相关死亡率为20%~30%，主要死因为感染、肺毒性和GVHD，抵消了异体移植低复发率的优点，而且治疗费用昂贵，配型困难，故一般霍奇金淋巴瘤治疗中采用者较少。

无关供者移植和单倍体移植的移植相关死亡率更高。最近一国际骨髓移植注册处（IBMTR）和欧洲外周血及骨髓移植组（EBMT）研究表明，进行异基因造血干细胞移植的HL患者，治疗相关死亡率高达60%。T细胞去除的异基因移植可以降低死亡率，但这样又会增加复发率和植入失败率。所以目前自体外周血干细胞移植是治疗 HL 的首选方法，而异基因造血干细胞移植仍然应用较少，主要用于如下情况：①患者因各种原因导致缺乏足够的干细胞进行自体移植。②患者具有较小病变，病情稳定但骨髓持续浸润。③ASCT 后复发的患者。

2）非清髓异基因外周血干细胞移植（nonmyeloablative allogeneicBtem - celltransplanta60n，NST）或小移植（minitranaplantation）：NST 是对传统异基因造血干细胞移植的一个改良，但这方面报道例数少，随访时间短，患者条件、GVHD 的预防、患者与供者之间组织相容性的不同可导致不同的结果。NST 的预处理造成充分的免疫抑制和适当的骨髓抑制，以允许供者和受者造血细胞共存，形成嵌合体，但最终被供者细胞所代替。Carella 等提出 NST 免疫抑制预处理方案包括一个嘌呤类似物（如氟达拉滨）和一个烷化剂（如环磷酰胺或苯丙氨酸氮芥）。欧洲骨髓移植组（EBMT）收集了 94 例接受 NST 治疗的 HI 病例，大部分患者接受的是同一家族的 HI 相同供者提供的造血干细胞，有 10 例接受的是无关供者或不匹配的供者的干细胞。80 例患者 4 年 OS 为 50%，PFS 39%，治疗相关死亡率 20%，4 年复发率 50%。Paolo 等治疗 58 例难治复发性 HL，其中 83% 是 ASCT 失败的患者，其中 33 例采用了无关供者。结果 100d 和 2 年移植相关死亡率分别是 7%、15%，与采用无关供者无关。100 d 急性 GVHD（Ⅱ~Ⅳ度）的发生率是 28%，慢性 GVHD 的发生率是 73%，预期 2 年 OS 和 PFS 分别为 64%（49%~76%）、32%（20%~45%），2 年疾病进展或复发率为 55%（43%~70%）。

从 EBMT 和其他机构的研究可以看出，NST 的移植相关死亡率较低，总生存率提高。NST 拓宽了恶性淋巴瘤患者异基因移植的适应证，特别是对一些惰性的类型。与 HDT/HSCT 比较，NST 预处理的强度较低，使用药物的细胞毒性是否充分达到异基因 T 细胞控制残留肿瘤细胞寿命的水平尚不确定，而且 NST 的严重感染发生率和慢性 GVHD 并未减少，故对难治性 HI，NST 的应用仍有一定限制。治疗 HL 还需要大样本和长期随访的临床研究，以确定 NST 最佳时机、最佳适合人群、最佳预处理方案以及最佳 GVHD 的预防；并需要与 HDT/ASCT 进行大样本及长时间多中心前瞻性比较，才能确定 NST 治疗 HL 的效果。

(4) 小结：造血干细胞移植疗法给复发难治性霍奇金淋巴瘤病例提供了重要方法，获得了明显的疗效，其中自体造血干细胞移植的应用更为成功。异基因造血干细胞移植虽然复发率略低于自体造血干细胞移植，但移植相关死亡率较高、供者困难、费用高等问题，抵消了其优点。非清髓异基因外周血干细胞移植还在研究之中。

(四) 靶向治疗

靶向治疗是近些年来发展迅速的新型治疗方法，目前研究较多包括抗体治疗（单抗或多抗）、肿瘤疫苗（DNA 疫苗和细胞疫苗）、反义核酸、特异性配体携带治疗物（抗肿瘤药物、免疫毒素、放射性核素）等。现在较为成熟的治疗方法是单克隆抗体治疗，抗 CD20 单抗治疗 CD20 阳性的 B 细胞淋巴瘤取得较大成功，在惰性 NHL 中单药治疗可达到 50% 缓解率；对淋巴细胞为主型霍奇金淋巴瘤 CD20 单抗也有尝试，反应率可达到 50% 或更好。这种治疗方法毒性小，与其他方案联合使用可提高疗效。其原理可能是经典型 HL 损伤中浸润 B 淋巴细胞在体内促进 HRS 细胞生存并调节细胞因子和趋化因子的表达，CD20 在经典 HL 恶性细胞的表达占 25%~30%，而在 LPHL 中 100% 表达，所以使用抗 CD20 单克隆抗体治疗这类患者应该有效。NLPHL 没有经典 HL 典型的 HRS 细胞，也不表达 CD30 和 CD15，但是却像 HL 那样具有明显的炎症背景，表达 CD20 标记，也有人尝试应用不良反应相对较好的抗 CD20 单抗治疗本病。2002 年，德国 HL 研究组报道 Rituximab 单药治疗 12 例 NLPHL，主要为复发病例，结果 CR 7 例，PR 5 例，OR 100%，9 例持续缓解时间 9~12 个月。2003年，Bradley 等报道用 Rituximab 单药治疗 22 例 NLPHL，其中 10 例复发病例，10 例为初治病例，结果 100% 缓解，CR 9 例，CRu 1 例，PR 12 例，中位随访时间 13 个月，9 例中位复发时间为 9 个月，预期无复发生存时间 10.3 个月。

最近一些专家选择抗 CD20 单克隆抗体作为一种新的治疗复发性 LPHL 的方法，它可抑制恶性 B 细胞克隆，阻滞其转化为进展期非霍奇金淋巴瘤。1999 年，Keilholz 等给一位Ⅳ期复发性 LPHL 患者静脉注射常规剂量利妥昔单抗，CR 状态持续 6 个月。Lucas 等对 9 例复发性或第一次发病 LPHL 患者使用常规剂量利妥昔单抗，反应率达 100%，其中 6 例（66.7%）达到 CR，3 例（33.3%）达到 PR。另一项研究是 GHSG 进行的一项国际多中心的Ⅱ期临床试验，对象为复发性淋巴细胞为主型 HL 或 CD20 阳性 HL 的其他亚型患者，利妥昔单抗治疗前至少接受 1 次化疗。利妥昔单抗剂量为常规剂量：$4 \times 375 mg/m^2$，14 例患者中 8 例（57.1%）达到 CR，4 例（28.6%）达到 PR，2 例（14.3%）为疾病进展 PD，中位随访时间为 12 个月。

Younes 等对 22 例复发性或难治性经典 HL 患者进行 6 周利妥昔单抗治疗，剂量是 $375mg/(m^2 \cdot 周)$，连续 6 周。结果 22 例中有 1 例（4.5%）达到 CR，4 例达到 PR（18.2%），SD 为 8 例（36.4%）。伴有结外病灶的患者没有达到 CR 或 PR。结论：利妥昔单抗治疗复发性经典 HL 可以改变血清 IL-6 水平，改善 B 症状，对于限制在淋巴结和脾脏的病灶可以达到临床缓解。

其他研究者有应用抗 CD30 抗体治疗 HL，但治疗结果不满意。Schnell 等研制 Il31-CD30 鼠源单抗治疗 22 例复发难治性 HL，结果 CR1 例，PR 5 例，MR 3 例，7 例发生Ⅳ度骨髓毒性。

总之，利妥昔单抗治疗 CD20 阳性的 HL 各亚型是有效且安全的。但由于 LPHL 和 CD20 阳性的其他 HL 患者数量少，更缺乏大组病例的随机对照研究，目前还不能得出结论，有效性和可行性还需要进一步证实。随着新抗体的不断出现，可能会进一步改善疗效和减轻治疗相关的毒性不良反应，放免铰链物、双特异性抗体，肿瘤特异性免疫疫苗技术也正在研究中。

五、预后

（一）不同病理分型的预后

NLPHL 80%~90% 的病例经过治疗可达完全缓解，并能存活 10 年以上。晚期是不利的预后因素。3%~5% 的病例可能变为大 B 细胞淋巴瘤。患 NLPHL 的患者比患其他类型 HL 的患者发展成 NHL 的风险略高，其中发展成弥漫性大 B 细胞性淋巴瘤（DLBCL）最常见。Hansmann 等报道了在 537 个病例中，这种转变的发生率为 2.6%。英国国家淋巴瘤研究组（BNLI）报道了 182 例患者的转变率为 2%。大细胞性淋巴瘤（LCL）不一定含有典型的淋巴细胞和（或）组织细胞，通常与其他 DLBCL 相似。在某些病例中，通过分子遗传学分析，证实了 NLPHL 和 DLBCL 的克隆关系。有报道由 NLPHL 进展演变的 DLBCL 与原发的 DLBCL 预后相似。除了进展演变为 DLBCL，NLPHL 患者在确诊或复发时，其病变还可和

DLBCL 病变在同一个淋巴结中并存。目前还不知道这种现象发生的频率，但总体上似乎很低。并存型患者的预后明显比一般 DLBCL 患者好。NLPHL 患者较少转变成外周性 T 细胞性淋巴瘤。

在 CHL 中，淋巴细胞为主型预后最好，5 年生存率为 94.3%；LDHL 预后最差，5 年生存率仅为 27.4%。采用现代治疗方法后，如果临床分期相同，LDHL 与其他亚型 CHL 具有相似的预后。NSHL 的预后略好于 MCHL 和 LDHL，其中部分原因是 NSHL 被发现时多处于较早期（Ⅱ期）。纵隔形成巨大肿块是本病发展成晚期的危险因素。

(二) 不同临床表现的预后

不同研究组关于 HL 的预后因素的认识略有不同，一般认为不良预后因素包括：①年龄≥45~50 岁。②≥3~4 个淋巴结区域受侵。③ESR≥50 或 ESR≥30（伴有 B 组症状）。④巨块（直径＞10cm）或纵隔大肿块（纵隔肿物最大横径大于第 6 胸椎下缘水平胸腔横径的 1/3）。⑤男性。⑥B 组症状。⑦混合细胞或淋巴细胞削减型。有研究者发现，HIV＋患者预后较差。

EORTC 对早期霍奇金淋巴瘤进行了预后分组、分为预后极好组、预后良好组、预后不良组。

(1) 预后极好组的条件是ⅠA 期，女性，年龄＜40 岁，淋巴细胞为主型或结节硬化型，非巨块或大纵隔肿块。

(2) 预后不良组的条件是≥50 岁，≥4 个淋巴结区域受侵，ESR≥50 或 ESR≥30（伴有 B 组症状），巨块（肿块＞10cm）或纵隔大肿块（纵隔肿物最大横径大于第 5、第 6 胸椎水平胸腔横径的 1/3 或 0.35）。

(3) 预后良好组不符合预后极好组和预后不良组条件的其他临床Ⅰ/Ⅱ期患者。

德国霍奇金淋巴瘤研究组（GHSG）提出的预后因素包括纵隔肿块、结外病变等；EORTC 更重视年龄是否＞50 岁，GHSG 则更重视是否发生结外病变，其他各项均相似。

NCCN 2003 年公布的 HL 诊治指导原则中认为早期 HL 的预后因素主要是：①巨大肿块（纵隔肿块最大宽度/胸腔最大宽度＞1/3，或任何肿块的直径＞10cm）。②血沉≥50mm/h，并伴有 B 组症状。③＞3 个以上的受累淋巴结区。

对于进展期 HL 则要参考另一个预后标准，即预后指数。1990 年在哥伦比亚研究机构对 711 例 HL 患者进行研究，制订了 7 个风险因素：①男性。②Ⅳ期。③年龄≥45 岁。④Hb＜105g/L。⑤WBC≥15×10^9/L。⑥淋巴细胞绝对计数＜0.6×10^9/L，或淋巴细胞比例＜8%。⑦血浆蛋白＜40g/L。虽然发现进展期患者复发或难治的发生率较早期高，但含有 0~1 个风险因素的进展期患者，复发难治的风险小于 20%；而有 4 个或更多风险因素的进展期患者，复发和难治的风险大于 50%。根据这一观点，Moskowitz 等进行了相关研究，1998 年报道了 76 例 HL 病例，将全组病例进行了分组，化疗方案采用 ABVD 44 例，Stanford Ⅴ方案 32 例，随访 21 个月。结果发现分值越高，疗效越差。这个评分方法在国际国内尚未广泛使用，但是可以研究探讨。

关于 HL 的预后，最近不同的研究者还有新的不同的结论。一线治疗效果不好的难治性 HL 预后较差，长期无病存活率在 0~10%。

2003 年的美国血液年会（ASH）提出了更简单的预后因素：分期早晚；是否有 B 组症状；是否有巨大肿块（肿瘤直径≥10cm）。一般来说，没有上述不良预后因素者为预后良好组，或低危组；相反，具有上述不良预后因素者为预后不良组，或高危组，两组患者在治疗和预后上有区别。

（朱爱萍）

第二十三节　非霍奇金淋巴瘤

一、概述

（一）定义

非霍奇金淋巴瘤（Non-Hodgkin's Lymphoma，NHL）是恶性淋巴瘤的一大类型，除来源于中枢神经淋巴瘤组织的原始淋巴细胞淋巴瘤是来源于胸腺内前 T 细胞，以及组织细胞淋巴瘤以外，NHL 均来源于在接触抗原后处于不同转化或发育阶段，属于周围淋巴组织的 T 或 B 淋巴细胞的恶性淋巴瘤。

（二）发病情况

非霍奇金淋巴瘤男性比女性更多见，白人比其他种族也更多见，这种情况的原因不明或部分可能是因为遗传因素种族差异在某些 NHL 亚型中非常明显，如网状组织淋巴瘤它在西方国家占很大比例而在发展中国家很少见。新加坡于 1996 年对 1968—1992 年的 1988 例 NHL 病例进行了分析：中国人和马来西亚人的 NHL 发病率都呈增长趋势，每年在美国，约有 5 万例 NHL 发病，在所有肿瘤中占 4% 而且每年在所有肿瘤引起的死亡的比例中 NHL 占 4%。在过去几十年中 NHL 的发病率呈持续稳定性升高每年约增长 3% 比大部分肿瘤增长快，部分原因与 AIDS 流行有关，另外也可能与其他未知的原因有关。

（三）病因

大多数情况下非霍奇金淋巴瘤为散发疾病病因不明。但是，流行病学研究揭示非霍奇金淋巴瘤主要的风险因素与环境因素、化学物质、饮食因素、免疫状态、病毒感染和细菌感染有关。已知 EB 病毒与高发区 Burkitt 淋巴瘤和结外 T/NK 细胞淋巴瘤鼻型有关成人 T 细胞淋巴瘤/白血病与人类亲 T 细胞病毒 I 型（HTLVI）感染密切关联；胃黏膜相关淋巴组织淋巴瘤是由幽门螺旋杆菌感染的反应性病变起始而引起的恶性变放射线接触如核爆炸及核反应堆意外的幸存者、接受放疗和化疗的肿瘤患者非霍奇金淋巴瘤发病危险增高；艾滋病某些遗传性获得性免疫缺陷疾病或自家免疫性疾病如共济失调-毛细血管扩张症联合免疫缺损综合征、类风湿性关节炎系统性红斑狼疮、低 γ 球蛋白血症以及长期接受免疫抑制药治疗（如器官移植等疾病）所致免疫功能异常均与非霍奇金淋巴瘤发病有关。

（四）病理

非霍奇金淋巴瘤病变淋巴结其切面外观呈鱼肉样。镜下正常淋巴结构破坏，淋巴滤泡和淋巴窦可以消失。增生或浸润的淋巴瘤细胞成分单一排列紧密，大部分为 B 细胞性。NHL 常原发累及结外淋巴组织，往往跳跃性播散，越过邻近淋巴结向远处淋巴结转移。大部分 NHL 为侵袭性，发展迅速，易发生早期远处扩散。有多中心起源倾向，有的病例在临床确诊时已播散全身。

1982 年美国国立肿瘤研究所制订了 NHL 国际工作分型（IWF），依据 HE 染色的形态学特征将NHL分为10个型。在相当一段时间内，被各国学者认同与采纳。但IWF未能反映淋巴瘤细胞的免疫表型（T细胞或B细胞来源），也未能将近年来运用单克隆抗体、细胞遗传和基因探针等新技术而发现的新病种包括在内。

民较公认的分类标准是WHO制订的分型方案。WHO未将淋巴瘤单独分类，而按肿瘤的细胞来源确定类型，淋巴组织肿瘤中包括淋巴瘤和其他淋巴组织来源的肿瘤，为保持完整一并列出。

WHO（2001年）分型方案中较常见的非霍奇金淋巴瘤亚型包括以下几种。

（1）边缘带淋巴瘤：边缘带淋巴瘤（MarginalZone lymphoma，MZL）为发生部位在边缘带，即淋巴滤泡及滤泡外套（mantlc）之间结构的淋巴瘤。边缘带淋巴瘤系B细胞来源，$CD5^+$，表达bcl-2，在IWF往往被列入小淋巴细胞型或小裂细胞型，临床经过较缓，属于"惰性淋巴瘤"的范畴。

1）淋巴结边缘带B细胞淋巴瘤（MZL）：系发生在淋巴结边缘带的淋巴瘤，由于其细胞形态类似单核细胞，亦称为"单核细胞样B细胞淋巴瘤"（monocytoid B-cell lymphoma）。

2）脾边缘带细胞淋巴瘤（SMZL）：可伴随绒毛状淋巴细胞。

3）黏膜相关性淋巴样组织结外边缘带B细胞淋巴瘤（MALT-MZL）：系发生在结外淋巴组织边缘带的淋巴瘤，可有t（11；18），亦被称为"黏膜相关性淋巴样组织淋巴瘤"（mucosa-associated lymphoid tissue lymphoma，MALT lymphoma）。包括甲状腺的桥本甲状腺炎（Hashimoto's thyroiditis），涎腺的干燥综合征（Sjogren syndrome）以及幽门螺杆菌相关的胃淋巴瘤。

（2）滤泡性淋巴瘤：滤泡性淋巴瘤（follicular Iymphoma，FL）指发生在生发中心的淋巴瘤，为B细胞来源，CD5（+），BCL-2（+），伴t（14；18）。为"惰性淋巴瘤"，化疗反应好，但不能治愈，病程长，反复复发或转成侵袭性。

（3）套细胞淋巴瘤：套细胞淋巴瘤（mantle cell lymphoma，MCL）曾称为外套带淋巴瘤（mantle zone lymphoma）或中介淋巴细胞淋巴瘤（intermediate cell lymphocytic lymphoma）。在IWF常被列入弥漫性小裂细胞型。来源于滤泡外套的B细胞，$CD5^+$，常有t（11；14），表达BCL-2。临床上老年男性多见，占NHL的8%。本型发展迅速，中位存活期2~3年，属侵袭性淋巴瘤，化疗完全缓解率较低。

（4）弥漫性大B细胞淋巴瘤：弥漫性大B细胞淋巴瘤（diffuse large B cell lymphoma，DL-BCL）是最常见的侵袭性NHL，常有t（3；14），与BCL-2表达有关，其BCL-2表达者治疗较困难，5年生存率在25%左右，而低危者可达70%左右。

（5）伯基特淋巴瘤：伯基特淋巴瘤（Burkitt lymphoma，BL）由形态一致的小无裂细胞组成。细胞大小介于大淋巴细胞和小淋巴细胞之间，胞质有空泡，核仁圆，侵犯血液和骨髓时即为急性淋巴细胞白血病L3型。$CD20^+$，$CD22^+$，$CD5^-$，伴t（5；14），与MYC基因表达有关，增生极快，是严重的侵袭性NHL。流行区儿童多见，颌骨累及是特点。非流行区，病变主要累及回肠末端和腹部脏器。

（6）血管免疫母细胞性T细胞淋巴瘤：血管免疫母细胞性T细胞淋巴瘤（angio-immunoblas-tic T cell lymphoma，AITCL）过去认为系一种非恶性免疫性疾患，称做"血管免疫母细胞性淋巴结病"（angio-immunoblastic lymphadenopathy disease，AILD），近年来研究确定为侵袭性T细胞型淋巴瘤的一种，应使用含阿霉素的化疗方案治疗。

(7) 间变性大细胞淋巴瘤：间变性大细胞淋巴瘤（anaplastic large cell lymPHoma, ALCL）亦称 Ki-1 淋巴瘤，细胞形态特殊，类似 Reed-Sternberg 细胞，有时可与霍奇金淋巴瘤和恶性组织细胞病混淆。细胞呈 CD30$^+$，亦即 Ki-1（+），常有 t（2;5）染色体异常，临床常有皮肤侵犯，伴或不伴淋巴结及其他结外部位病变。免疫表型可为 T 细胞型或 NK 细胞型。临床发展迅速，治疗同大细胞性淋巴瘤。

(8) 周围 T 细胞淋巴瘤：周围 T 细胞淋巴瘤（periPHeral T-cell lymphoma, PTCL）所谓"周围性"，指 T 细胞已向辅助 T 或抑制 T 分化，可表现为 CD4$^+$ 或 CD8$^+$，而未分化的胸腺 T 细胞 CD4、CD8 均呈阳性。本型为侵袭性淋巴瘤的一种，化疗效果可能比大 B 细胞淋巴瘤较差。本型通常表现为大、小混合的不典型淋巴细胞，在工作分型中可能被列入弥漫性混合细胞型或大细胞型。本型日本多见，在欧美约占淋巴瘤中的 15% 左右，我国也较多见。

成人 T 细胞白血病/淋巴瘤是周围 T 细胞淋巴瘤的一个特殊类型，与 HTLV-1 病毒感染有关，主要见于日本及加勒比海地区。肿瘤或白血病细胞具有特殊形态。临床常有皮肤、肺及中枢神经系统受累，伴血钙升高，通常伴有免疫缺陷。预后恶劣，化疗后往往死于感染。中位存活期不足一年，本型我国很少见。

(9) 蕈样肉芽肿/赛塞里综合征：蕈样肉芽肿/赛塞里综合征（mycosis fungoides/Sezary svndrome, MF/SS）常见为蕈样肉芽肿，侵及末梢血液为 Sezary 综合征。临床属惰性淋巴瘤类型。增生的细胞为成熟的辅助性 T 细胞，呈 CD3$^+$、CD4$^+$、CD8$^+$。MF 系皮肤淋巴瘤，发展缓慢，临床分三期：红斑期，皮损无特异性；斑块期；最后进入肿瘤期。皮肤病变的病理特点为表皮性浸润，具有 Pautrier 微脓疡。Sezary 综合征罕见，见于成人，是 MF 的白血病期，可有全身红皮病、瘙痒、外周血有大量脑回状核的 Sezarv 细胞（白血病细胞）。后期可侵犯淋巴结和内脏，为侵袭性皮肤 T 细胞淋巴瘤。

二、临床表现

（一）症状

(1) 以淋巴结肿大为首发症状：多数见于浅表淋巴结，NHL 较 HL 少见。受累淋巴结以颈部最多见，其次是腋窝、腹股沟。一般多表现为无痛性，进行性淋巴结肿大，早期可活动，晚期多个肿大淋巴结，易发生粘连并融合成块。

部分 NHL 患者为深部淋巴结起病，以纵隔淋巴结肿大较常见，如纵隔大 B 细胞淋巴瘤。肿大的淋巴结可压迫上腔静脉，引起上腔静脉综合征；也可压迫气管、食管、喉返神经产生相应的症状如呼吸困难、吞咽困难和声音嘶哑等原发于腹膜后淋巴结的恶性淋巴瘤亦以 NHL 多见，可引起长期不明原因发热，临床诊断比较困难。

韦氏环也是发生结外淋巴瘤的常见部位，NHL 多见，发生部位最多在软腭、扁桃体，其次为鼻腔、鼻窦、鼻咽部和舌根较少见，常伴随膈下侵犯，患者可表现为咽痛、咽部异物感、呼吸不畅和声音嘶哑等。原发于脾和肝脏的 NHL 较少见，但 NHL 合并肝、脾浸润者较常见，尤以脾脏受累更为多见，临床表现为肝脾肿大、黄疸等，少数患者可发生门脉高压，需与肝硬化鉴别。

(2) 器官受累的表现：除淋巴组织外，NHL 可发生于身体任何部位，其中以原发于胃肠道 NHL 最为常见，累及胃、十二指肠时患者可表现为上腹痛、呕吐等；发生于小肠、结肠等部位时患者常伴有慢性腹泻、脂肪泻、肠梗阻等表现；累及肾脏导致肾炎。

原发于皮肤的 NHL 并不常见（如蕈样真菌病），但 NHL 累及皮肤较常见，包括特异性和非特异性两种表现。特异性表现有皮肤肿块、结节、浸润斑块、溃疡、丘疹等；非特异性表现有酒精痛、皮肤瘙痒、带状疱疹、获得性鱼鳞癣、干皮症、剥脱性红皮病、结节性红斑、皮肤异色病等。

（3）全身症状：淋巴瘤患者常有全身无力、消瘦、食欲减退、盗汗及不规则发热等全身症状。临床上也有少数患者仅表现为持续性发热，较难诊断。

（二）体征

非霍奇金淋巴瘤体征早期不明显，中晚期常有不明原因浅表淋巴结，持续性体温等体征。

（三）检查

（1）实验室检查：①外周血，早期患者血象多正常继发自身免疫性溶血或肿瘤累及骨髓可发生贫血、血小板减少及出血。9%~16% 的患者可出现白血病转化，常见于弥漫型小淋巴细胞性淋巴瘤、滤泡型淋巴瘤淋巴母细胞性淋巴瘤及弥漫型大细胞淋巴瘤等。②生化检查：可有血沉血清乳酸脱氢酶、β_2-微球蛋白及碱性磷酸酶升高，单克隆或多克隆免疫球蛋白升高，以上改变常可作为肿瘤负荷及病情检测指标。③血沉：血沉在活动期增快缓解期正常，为测定缓解期和活动期较为简单的方法。④骨髓象，早期正常晚期浸润骨髓时骨髓象可发生变化如找到淋巴瘤细胞，此时可称为淋巴瘤白血病。

（2）病理活检：是诊断 NHL 及病理类型的主要依据。

（3）免疫学表型检测：①单克隆抗体免疫表型检查可识别淋巴瘤细胞的细胞谱系及分化水平用于诊断及分型常用的单克隆抗体标记物包括 CD45（白细胞共同抗原）用于鉴定其白细胞来源。②CD19、CD20、CD22、CD45 RA、CD5、CD10、CD23 免疫球蛋白轻链 κ 及 γ 等用于鉴定 B 淋巴细胞表型。③CD2、CD3CD5、CD7、CD45 RO、CD4、CD8 等鉴定 T 淋巴细胞表型。④CD30 和 CD56 分别用于识别间变性大细胞淋巴瘤及 NK 细胞淋巴瘤 CD34 及 TdT 常见于淋巴母细胞淋巴瘤表型。

（4）遗传学：90% 的非霍奇金淋巴瘤存在非随机性染色体核型异常，常见为染色体易位部分缺失和扩增等。不同类型（entity）的非霍奇金淋巴瘤多有各自的细胞遗传学特征。非霍奇金淋巴瘤是发生于单一亲本细胞的单克隆恶性增殖，瘤细胞的基因重排高度一致。IgH 基因重排常作为 B 细胞淋巴瘤的基因标志 TCRγ 或 β 基因重排常作为 T 细胞淋巴瘤的基因标志，阳性率均可达 70%~80% 细胞遗传学及基因标志可用于非霍奇金淋巴瘤的诊断、分型及肿瘤微小病变的检测。

（5）影像学检查：胸正侧位片、腹盆腔 CT 扫描、胸部 CT 扫描、全消化道造影、胸腹部 MRI、脑、脊髓 MRI。胸腹部彩超、淋巴结彩超、骨扫描、淋巴造影术和胃肠镜检查。

三、诊断与鉴别诊断

（一）诊断

本病的确诊有赖于组织学活检（包括免疫组化检查及分子细胞遗传学检查）。这些组织学免疫学和细胞遗传学检查不仅可确诊，还可做出分型诊断这对了解该病的恶性程度、估计预后及选择正确的治疗方案都至关重要。凡无明显原因淋巴结肿大，应考虑到本病，有的患者浅表淋巴结不大但较长期有发热盗汗体重下降等症状也应考虑到本病。

（二）鉴别诊断

不少正常健康人也可在颈部、腹股沟及某些浅表部位触肿大的淋巴结，应注意鉴别。但应以下具体疾病相鉴别：

（1）慢性淋巴结炎：一般的慢性淋巴结炎多有感染灶。在急性期感染如足癣感染可致同侧腹股沟淋巴结肿大，或伴红肿、热痛等急性期表现或只有淋巴结肿大伴疼痛，急性期过后，淋巴结缩小，疼痛消失。通常慢性淋巴结炎的淋巴结肿大较小，0.5~1.0cm，质地较软、扁多活动而恶性淋巴瘤的淋巴结肿大具有较大丰满、质韧的特点必要时切除活检。

（2）淋巴结结核：为特殊性慢性淋巴结炎，肿大的淋巴结以颈部多见，多伴有肺结核，如果伴有结核性全身中毒症状，如低热盗汗、消瘦乏力等则与恶性淋巴瘤不易区别；淋巴结结核之淋巴结肿大，质较硬、表面不光滑质地不均匀或因干酪样坏死而呈囊性，或与皮肤粘连，活动度差 PPD 试验呈阳性反应。但要注意恶性淋巴瘤患者可以患有结核病可能是由于较长期抗肿瘤治疗机体免疫力下降从而罹患结核等疾患因此临床上应提高警惕凡病情发生改变时，应尽可能再次取得病理或细胞学证据以免误诊误治。

（3）结节病：多见于青少年及中年人多侵及淋巴结，可以多处淋巴结肿大，常见于肺门淋巴结对称性肿大或有气管旁及锁骨上淋巴结受累淋巴结多在 2cm 直径以内，质地一般较硬，也可伴有长期低热结节病的确诊需取活检可找到上皮样结节，Kvein 试验在结节病 90% 呈阳性反应，血管紧张素转换酶在结节病患者的淋巴结及血清中均升高。

（4）急性化脓性扁桃体炎：除有不同程度的发热外，扁桃体多为双侧肿大红、肿、痛且其上附有脓苔扪之质地较软炎症控制后扁桃体可缩小。而恶性淋巴瘤侵及扁桃体可双侧也可单侧，也可不对称地肿大，扪之质地较硬韧，稍晚则累及周围组织，有可疑时可行扁桃体切除或活检行病理组织学检查。

（5）组织细胞性坏死性淋巴结炎：该病在中国多见，多为青壮年临床表现为持续高热，但周围血白细胞数不高，用抗生素治疗无效酷似恶性网织细胞增生症组织细胞性坏死性淋巴结炎的淋巴结肿大，以颈部多见直径多在 1~2cm。质中或较软。不同于恶性淋巴瘤的淋巴结确诊需行淋巴结活检本病经过数周后退热而愈。

（6）中央型肺癌侵犯纵隔、胸腺肿瘤：有时可与恶性淋巴瘤混淆，诊断有赖于肿块活检。

（7）与霍奇金淋巴瘤相鉴别：非霍奇金淋巴瘤的临床表现与霍奇金淋巴瘤十分相似，只有组织病理学检查才能将两者明确区别诊断。

四、治疗

非霍奇金淋巴瘤的治疗目前崇尚个体化治疗。

（一）前 T 淋巴母细胞淋巴瘤/白血病

1. 病理学特征

（1）组织学：前 T 淋巴母细胞淋巴瘤/白血病（T-LBL/ALL）其组织学表现与多数淋巴瘤不同，淋巴结多有完整的滤泡结构和生发中心。T-LBUALL 有淋巴母细胞的特点，形态上很难与 BLBL 区别，主要依据免疫表型进行鉴别。镜下常累及被膜或周围组织，瘤细胞中等大小，核质比高，细胞核为圆形、类圆形或不规则形，核膜清楚而薄，染色质细，核仁常不明显，核分裂象多见，胞质稀少，嗜碱性。约有10%的病例瘤细胞体积大，胞质相对丰富，核仁明显。细胞酸性磷酸酶染色核旁灶性强阳性，α-萘酚醋酸酯酶阳性，β-葡萄糖苷酶阳性。瘤细胞呈弥漫性生长，常致密、浸润单一。

（2）免疫组织化学：T-LBL/ALL 表达 T 细胞抗原，如 CD1a、CD2、CD3、CD4、CD5、CD7 和 CD8 等，不同程度表达 CD4、CD8、CD1a。CD3 为 T-LBL-ALL 的特异性抗原，CD45 和 CD34 为非特异性抗原。末端脱氧核糖核酸转移酶（terminal deoxynucleocidetransferase, TdT）和 CD99 是 T-LBL/ALL 的重要标记，对诊断淋巴母细胞淋巴瘤有特异性，TdT 也可用于微小残留病的检测。根据影像学特点将 T-ALL/LBL 分为胸腺型与非胸腺型，其中胸腺型免疫表现常为 $CD8^+/CD56^-$，非胸腺型多为 $CD56^+/CD8^+$。部分病例不表达 TdT 和 CD99，可以增加 CD34 协助。

T-LBL 可分为普通型（57%）、成熟型（28%）和不成熟型（15%），还有部分为异质的免疫表型。普通型和成熟型表达 CD7、CD2、CD5 和胞质或胞膜 CD3，也可表达 CD1a 及 CD4 和（或）CD8。60% T-LBL 表达 CD3 和 TCR 的 β 链；75% T-LBL 可表达 CD34，43% 表达 HLADR，15%~40% 表达 CD10。T-LBL 偶尔可表达自然杀伤细胞的标志物如 CD57 或 CD16，如有此表达则恶性度较高。TdT 是 T-LBL 和外周 T 细胞淋巴瘤的鉴别点，淋巴母细胞淋巴瘤/白血病特异地表达 TdT，而外周 T 则不表达。BLBL 也表达 TdT、HLA-DR；但同时常表达 B 细胞表面的标记如 CD10，CD19，CD99（MIC2），CD43、PAX5，CD20，CD79a；如少部分 B-LBL 表面标记中 CD20（-），CD43（+），则易与 T-LBL 相混淆，可根据其是否表达 CD3 和 CD5 相鉴别。

（3）分子生物学及细胞遗传学

1）基因重排：95% 的 T-ALL/LBL 可检测到 TCR 基因的重排，染色体断裂也可以累及 T 细胞受体基因（TCR）：TCRa/δ（14q11）、TCRβ（7q34~35）、TCRγ（7p15）；在部分病例中也可见到 IgH 基因的重排，克隆性 IgH 基因重排发生率为 10%~25%，IgL 基因重排罕见。因此，IgL 可作为 T-LBL/ALL 的一个排除性诊断指标。

2）14q11~13 染色体畸变：发生率最高，在 T-ALL 和 T-LBL 中分别为 47% 和 36%，常见易位有：t（11；14）、t（10；14）、t（1；14）、t（8；14）和 t（9；14），易位导致不同伙伴染色体上的转录因子与 TCR 融合，使转录因子高表达。t（11；14）（p15；q11）、t（11；14）（p13；q11）均累及 14 号染色体上 TCR 基因，11p15 区域内的 TTG1 基因的开放式阅读框和 RHOM 基因编码 LIM 结构域蛋白，11p13 区域包括 RHOM2/TTG2，这些易位使 T 细胞异常表达 RHOM1/RHOM2，引起 T 细胞的异常增殖。在儿童 T-ALL 中，t（1；14）（p32；q11）的发生率为 3%~7%，该染色体异常常伴有外周血细胞数增高、纵隔肿块等临床不利因素。HOX 家族基因与血液系统恶性肿瘤的发生密切相关，t（10；14）的易位使得 HOXⅡ 在胸腺中表达，引起 T 细胞生长失控。HOXⅡ 基因位于 10 号染色体，t（10；14）导致 HOXⅡ 高表达与胸腺 T 有关，是 T-ALL 中预后良好亚型。HOXⅡL2 基因位于 5 号染色体，t（5；14）时被活化，为预后不良因素。4%~6% T-ALL 存在 NUP214-ABL1 融合基因，是伊马替尼的靶标。

3）47% 的 T-LBL 有染色体 9、染色体 10 和染色体 11 的缺失和易位：其中有 t（9；17）（q34；q23）易位的患者病情进展迅速，预后较差；在极少数有 t（8；13）（p11；

q11）易位的可见到嗜酸粒细胞数增高、浸润和髓系增生，部分常发展为髓系肿瘤如 AML、MDS 等。

4）与 7 号染色体相关的易位：t（7；9）易位可使 TANI 基因缩短，导致其在淋巴样组织中过度表达；t（7；19）易位可使 19 号染色体上的 LYLI 基因缩短，DNA 结合能力发生改变；LCK 基因编码一种 SRC 家族蛋白激酶，与 CD4 介导的信号传导有关，t（1；7）（p34；q34）使得 TCR 恒定区增强了上游与 LCK 基因连接，LCK 过度表达，导致胸腺瘤的发生，有时还合并其他外周淋巴组织恶性肿瘤。

5）STAT 在 ZNF198 基因和 8p11 上成成纤维细胞生长因子受体 1 基因融合中有至关重要的作用。13q14 上的 RBI 基因的缺失或失活在 T-ALL 中的发生率约为 6%。

6）p16 基因在 T 细胞肿瘤中发生率较高，提示 p16 可能在 T 细胞肿瘤的发生发展中有重要作用。p16 是一个重要的抑癌基因，编码 16kd 的蛋白。在细胞的增殖周期中，它一方面通过直接抑制 CDK4 而抑制细胞生长；另一方面 p16 和 Cyclin D 竞争结合 CDK4 而抑制细胞增殖。若 p16 基因发生突变，则会丧失上述功能，使细胞过度增殖导致肿瘤的发生。

2. 治疗

（1）一般治疗：在 1970 年以前，T-LBL 单纯用纵隔放疗的长期生存率小于 10%，大部分患者很快出现中枢神经系统的浸润，最终发展为 T-ALL。近 20 年来，随着人们对淋巴细胞生物学和淋巴瘤的发病机制的深入研究，治疗也有了显著的进步。在应用 CHOP 或 CHOP 样方案后患者的 CR 为 53%~71%；应用调整的 CHOP 方案、CNS 的预防治疗、维持治疗后，CR 提高到 79%~100%。T-LBL/ALL 总的治疗原则同 B-LBL/ALL。在本病的治疗中大剂量化疗、维持治疗及 CNS 白血病的预防性治疗越来越受到重视。

T-ALL 诱导化疗以 VDIP/D 四药联合为基本方案。A Reiter 等人对 105 例儿童 T-LBL 患者应用 T-ALL 的方案进行了报道：应用高强度的 ALL 化疗方案（包括环磷酰胺 cyclophosphamide $3g/m^2$），中等强度的颅内照射（12Gy），但无局部放疗，患者的缓解率可达到 90%。随后对病变局限（Ⅰ、Ⅱ期）患者应用类似 T-ALL 的 VDP 方案，总体生存率达到 80%~85%；但由于治疗相关毒性较大，对 VDP 的治疗强度和疗程相应缩短后，总体疗效可达到 85%~90%。但某些局限期的 T-LBL 尽管应用类似于 ALL 的治疗方案，仍会因病情复发或进展导致治疗失败。美国 CALGB 8811 方案和意大利 GIMEMA 0288 方案将 CTX 加入诱导治疗方案中，并证实对 T-ALL 产生良好效果。LASP 也是重要的药物之一。L-ASP 通过水解耗竭血清门冬氨酸影响肿瘤蛋白合成，持续的门冬氨酸耗竭是治疗成功的关键，其不但受 L-ASP 药物浓度和持续时间的影响，白血病细胞合成门冬氨酸的能力也直接影响 L-ASP 的疗效。与 B-ALL 相比，T-ALL 细胞的门冬氨酸合成酶表达增高，因此 L-ASP 给药必须持续足量且达到 PK/PD 要求。MTX 在 T-ALL 应用时需更大剂量（>$3g/m^2$）方能显效，因体外研究显示 T-ALL 细胞长链多聚谷氨酸盐合成酶（FPGs）低表达，从而使 MTX 活性代谢产物 MTXPG（甲氨蝶呤长链多聚谷氨酸盐）减少，T-ALL 细胞要达到 MTX-PC 95% 饱和所需 MTX 胞外浓度为 48μmol/L，而 BALL 只需 34μmol/L，因此必须大剂量应用。

应用类似 ALL 的治疗方案明显提高了 Ⅰ、Ⅱ期 T-LBL 患者的生存率，但进展期（Ⅲ期或Ⅳ期）儿童患者的生存率仍不到 50%，因此很多学者对进展期病例提出了新的化疗方案。其中影响较大的是 LSA2L2 化疗方案，Woliner 等人对 17 例进展期患者进行此方案的治疗，即诱导缓解后进行3年的循环巩固化疗及MTX鞘内注射预防CNS侵犯，取得了令人鼓舞的结果，明显提高了CR率、长期生存率：40个月的实际生存率为88%，5年无病生存率为61%。随后，M.D Anderson对175例儿童患者进行了LSA2L2和COMP的随机临床试验，结果LSA2 L2和COMP的总体生存率（OS）分别为67%和45%（P=0.008），5年无病生存率分别64%和32%（P<0.01），CR率达到96%。目前国际上公认BFM方案为最佳方案，5年生存率达90%。

对于T-ALL的巩固强化治疗通常采用大剂量Ara-C（HDAC）+HDMTX。由M.DAnderson的Murphy教授设计的Hyper-CVAD方案是采用多个无交叉耐药的联合化疗方案，该方案针对T-LBL肿瘤细胞增殖分裂快的特点，加大了CTX的用量，更快地杀伤肿瘤细胞，使患者尽快达到缓解，减少耐药的发生，降低复发率。该方案用地塞米松代替泼尼松，利用后者在CNS中半衰期长的特点，更好地预防CNS侵犯，Thomas等报道了33例LBL应用8个周期Hyper-CVAD/MTX-Ara-C方案治疗的结果：OS为70%，预计3年DFS为66%，CR率为91%。由大剂量Ara-C造成的骨髓抑制是该方案的主要不良反应。

无白血病生存率（leukemia free survival, LFS）分别为早期T（eealy-T）25%，胸腺/皮质T（cortical-T）63%，成熟T（mature T）28%，因此，早期T和成熟T可于CRI时选择Allo-SCT。Hyper-CVAD方案对外周血干细胞有持续毒性，因此应在治疗的早期进行外周血干细胞动员和采集。

DeAngelo DJ等人对用奈拉滨（Nelarabine）治疗的26例T-ALL和13例T-LBL的结果进行了报道：所有患者均为原发耐药或CR后复发患者，奈拉滨按照1.5g/（$m^2 \cdot d$）的剂量在第1、第3、第5天使用，22d为1个周期，CR为31%，OR为41%，主要不良反应为3～4级的中性粒细胞和血小板减少，发生率分别为37%和26%；中位DFS为20周，一年总体生存率为28%，且患者有较好的耐受性，因此奈拉滨在复发或难治性T-ALL/T-LBL的抗肿瘤活性较高。

近年来，靶向治疗也成为T-ALL治疗的一种新方法。①NUP 214ABL1阳性T-ALL具有酪氨酸激酶活性，可用伊马替尼及二代TKIs治疗。②Nelarabine：嘌呤类似物，对T-ALL具有高度选择性，有望作为巩固阶段的一线治疗。③阿仑单抗（Alemtuzumab）靶向CD52抗原。④50% T-ALL有Notchl受体突变，Notchl是一种跨膜蛋白，是造血干细胞自我更新和T细胞生长发育所必需，突变导致Notchl活化增加，继而c-myc等原癌基因活化使T细胞过度增殖，通过关闭Notch信号传导通路就可以关闭c-myc基因，切断肿瘤细胞生长。Notchl有两种类型突变，一种通过蛋白酶复合体γ-secretase切割Notch蛋白使其进入细胞核活化下游基因，针对γ-secreIase的抑制剂MK-0742正在进行难治复发性T-ALL的临床试验。

尽管TLBL的治疗取得了显著的进步，治疗过程中的一些问题还未得到解决，且这些问题一直是研究的热点：诱导缓解的最优化、维持治疗的持续时间、CNS预防性照射的作用、局部放疗特别是纵隔放疗的疗效等。

（二）CNS和纵隔疾病的处理

CNS-L预防是T-ALL治疗的重要组成部分，约20%的T-LBL患者有CNS受累；未进行CNS预防的患者，CNS是复发的常见部位。由于骨髓受累与CNS和（或）睾丸受累有较强的相关性，因此在开始治疗时须进行脑脊液细胞学的评估和CNS的预防性治疗。

Coleman 等人的研究中加用 MTX 鞘内注射和预防性头颅照射使复发率由 29% 降低到 3%，但患者的生存率却没有明显的改善。单独应用鞘内注射进行预防时，CNS 的复发率为 3%～42%，联合颅内照射的复发率为 3%～15%；不进行 CNS 预防时其复发率为 42%～100%。儿童肿瘤研究组的研究发现，单独应用鞘内注射和鞘内注射联合头颅照射的复发率是相同的，因此很多研究考虑到长期的神经系统损害和鞘内注射的有效预防作用，已放弃了头颅照射。

但以后的研究发现，单纯鞘内化疗预防 CNS-L 仅在白细胞不高的患者取得与颅脑照射同样的疗效，而白细胞 $>100\times10^9/L$ 的患者，3 年 EFS 仅 17.9%，经颅脑照射者 3 年 EFS 可达 81.97%。如已有中枢神经系统侵犯，可应用以大剂量 MTX、Ara-C 为主的化疗方案，两药可通过血脑屏障，达到治疗目的并减少放疗导致的脑细胞损伤。但与联合颅脑照射相比，单纯高剂量化疗者复发率高于联合颅脑照射组。

纵隔是肿瘤复发的另一重要部位。最近德国进行了一项多中心的研究 45 例 T-LBL 成人患者，以男性为主，确诊时 91% 存在纵隔肿块，40% 的有腹膜和腹膜周围的浸润，73% 的患者处于Ⅲ、Ⅳ期，骨髓受累的比例为 31%，无 CNS 受累。应用儿童 ALL 方案包括标准诱导治疗、预防性头颅照射（24Gy）和纵隔照射（24Gy）、巩固强化治疗后，42 例（93%）患者达到 CR，2 例（4%）达到 PR，1 例（2.2%）在治疗过程中死于肿瘤溶解综合征。Ⅰ～Ⅲ期患者（n=18）的 CR 率为 100%，Ⅳ期患者（n=27）的 CR 为 89%。总的治疗时间的中位数为 8 个月，远远短于 ALL 的 2.5～3 年的治疗时间。12 个月内有 15 例（36%）复发，其中 47% 的复发患者有纵隔瘤块。根据 Murphy 分类法，有纵隔受累的儿童 NHI，患者至少归为Ⅲ期，如果成年患者采用这种分类法，成人 T-LBL Ⅲ、Ⅳ期患者的比例达到 96%。纵隔复发是 T-LBL 治疗的一大障碍，有学者推荐进一步强化治疗，增加纵隔照射的剂量（36Gy），扩大 SCT 的适应证。

尽管纵隔放疗是一种有效的局部治疗方法，但这种方法可能会引起严重的并发症如继发心脏疾病、放射性肺炎、乳腺癌和骨肉瘤等继发性恶性肿瘤、AML、骨髓增生不良等。这些并发症对儿童患者有重要的不良影响，因此，儿童患者应慎用纵隔放疗。无放疗的巩固和强化治疗使单独纵隔的复发率为 5%～10%。对纵隔受累患者是否应常规进行纵隔放疗仍然有争议。

LBL 患者纵隔残留瘤块的处理也是一个有争议的问题。目前，治疗方法包括：局部放疗、手术切除、患者接受维持治疗或 SCT 后密切观察等。在一组 60 例患者的研究中，在完成化疗后行残留纵隔瘤块的切除，经病理确诊仍有 8% 的患者有微小残留病。若残留的纵隔瘤块的体积有增大时（瘤块的高×宽×厚度×0.523），应进行影像学检查。若在第 33 天，瘤块缩小的体积 <70% 或骨髓中有 >5% 的肿瘤细胞，就应根据 BFM-90 方案进行强化治疗，采用这一方案大大降低纵隔的复发率（7%）；而且成人患者应用这一方案的毒性较低。进一步的研究包括对治疗反应较慢的患者或有其他高危指标的患者在 ALL 化疗方案中加用阿伦单抗（CD52 的单克隆抗体）和奈拉滨等。

尽管 LBL 的发病率较低，但已经有很多治疗方法。关于治疗小结如下：①高强度的 ALL 治疗方案比 NHL 的化疗方案更为有效。②没有维持治疗的短期化疗可能会增加 LBL 的复发。③应用高强度的颅内预防化疗可以降低 CNS 的复发，在预防 CNS 复发时，头颅照射的作用并不清楚。④高强度的 ALL 方案联合足够剂量的纵隔巩固性放疗，可能会降低纵隔的复发。⑤包括了巩固治疗、SCT/BMT 的治疗可能会改善患者的长期预后。

(3) SCT 在 T-LBL 治疗中的作用：高强度的化疗方案（联合或不联合放疗）改善了成人 LBL 患者的预后，但仍有部分患者疗效不佳，为进一步改善患者的预后，对高危的 LBL 患者，需联合应用自体/异体干细胞移植。资料表明，自体和异基因 SCT 可以改善患者的长期预后，但哪些患者可从中受益尚不明确。

一些单中心研究结果显示，与常规化疗相比，成人 LBL 患者在第一次缓解后应用 ASCT 有改善患者无复发生存的趋势。最近淋巴瘤委员会的 LeVine 等人发表了 1989—1998 年在 IBMTR 和 ABMTR 注册过的 204 例患者进行自体（n=128）或 HLA 相同的同胞兄妹间（n=76）SCT 的结果。这些患者中，年龄≥16 岁的成年患者 183 例，其中 118 例（64.5%）接受了 ASCT，65 例（35.5%）接受了异基因 SCT。自体移植者的中位年龄为 31（2~67）岁，HLA 相同的同胞兄妹移植的中位年龄为 27（5~53）岁。接受异基因 SCT 者与接受自体移植者比，6 个月的治疗相关死亡率（TRM）分别为 18% 和 3%（P=0.002）；这种情况持续 1~5 年，GVHD 的相关死亡率为 7%。自体或异基因移植治疗相关死亡的原因大部分为感染、肺炎、器官衰竭，异基因移植治疗相关死亡是自体移植的 6.12 倍。两者的早期复发率相似，但异基因 SCT 的远期复发率明显降低，异基因 SCT 和自体 SCT 的累积复发率分别为 34%（95% 可信区间，23%~45%）和 56%（93% 可信区间，45%~65%）（P=0.004）。多变量分析显示，供体来源、移植时骨髓受累、移植时疾病状态是 SCT 后难治或复发淋巴瘤的独立预后因素。

根据上述研究，目前比较公认的成人 T-LBL 患者的一线疗法包括：提高化疗强度、延长维持治疗的时间（根据分期为 1~2 年）、瘤块或微小残留病的控制（通过放疗或切除）、扩大 SCT 的适应证。复发 T-LBL 患者预后较差，应用异基因 SCT 可以降低自体 SCT 晚期复发率（≥1 年），因此复发患者应尽快首选异基因 SCT。发病时无骨髓受累的患者应首选自体 SCT。

总之，应用 ALL 样方案，LBL 患者的疗效已经有很大的改善；有不良预后因素者应考虑更强的治疗方案如大剂量化疗联合 SCT。尽管 T-LBL 患者自体和异基因 SCT 效果的数据有限，但从总体讲这两种治疗模式对 CRI 患者，特别是无骨髓受累者疗效相似。但疾病恶性度较高、有骨髓受累、非 CRI 的患者因 GVL 效应更适合异基因 SCT。

3. 预后　T-LBL/ALL 呈高度侵袭性，病程短，治疗困难，复发率高。高危患者即使采用类似高危 ALL 的治疗方案，5 年生存率也仅为 20%；无上述不良预后因素者 5 年生存率可达 90%。

预后不良因素包括诱导治疗未达到 CR，LDH 的水平高于正常的 1.5 倍，Ⅲ/Ⅳ期、B 症状、年龄 >30 岁、IPI≥2、CNS 受累、每高倍视野 >50 个分裂象、骨髓受累、WBC >50×10^9/L、Hb <100g/L、SCT 后仍有 CNS 受累。2006 年美国血液年会 Gokbuget 报道中认为，T-ALL 中的 early-T、mature-T、WBC >100×10^9/L、HOXⅡL2 者属于高危，预后不良。

Coleman 等人根据有无骨髓和 CNS 的受累、Ann Arbor 分期和 LDH 水平设计了一个危险分层模型，危险度较低的标准包括：Ⅰ~Ⅲ期或Ⅳ期但无骨髓和 CNS 受累、LDH 低于正常的 1.5 倍，低危患者的 5 年无复发生存率为 94%，而有这些危险因素的患者的 5 年无复发生存率为 19%（P=0.000 6）。Coleman 模型在临床上得到了广泛的认可，但德国 GMALL 的研究发现仅 LDH 大于正常的 2 倍是患者生存的预后指标。同样，在儿童 T-LBL 患者中

GMALL 也未发现显著影响预后的因素。由于 T-LBL 发病率较低,治疗方案不一致,目前还没有前瞻性研究来证实这一模型;T-LBL 患者中没有相应的能够评估对治疗反应的参数。理性的评估应该是以骨髓或外周血 MRD 的检测为依据,这有助于 LBL 患者的个体化治疗(包括 CRI 后进行 SCT)。和 T-ALL 相似,大多数研究表明 T-LBL 有 TCR 基因的重排。因此,将来 SCT 的适应证将以 MRD 的检测为基础。

(二)B 淋巴母细胞淋巴瘤

1. 概述

(1)定义:B 淋巴母细胞淋巴瘤(B lymphoblastic lymphoma,B-LBL)是一种较少见的淋巴瘤,仅占淋巴母细胞淋巴瘤的 10%~20%。

(2)发病情况:B 淋巴母细胞淋巴瘤可发生于任何年龄,以儿童和青少年为主;20 岁以下患者占 75%,35 岁以下患者占 88%;3~4 岁为高发年龄。男性略多于女性患者。

(3)病因:B 淋巴母细胞淋巴瘤病因不明。

(4)病理:B 淋巴母细胞淋巴瘤:肿瘤细胞有正常分化阶段的淋巴母细胞的特点。镜下瘤细胞呈弥漫性浸润生长,瘤细胞体积中等大小,介于小淋巴细胞和大 B 细胞之间,胞质稀少粉染,核圆形、类圆形或不规则形,核膜薄而清楚,染色质细,核仁常不明显,核分裂象多见;细胞组织化学染色显示其核周环状阳性,非特异性酯酶多为灶性点状或高尔基区阳性。

2. 临床表现

(1)症状:B 淋巴母细胞淋巴瘤病变最常侵犯皮肤(尤其是头颈部)、骨、软组织和淋巴结等,表现为皮肤多发性结节,骨内孤立性肿块,很少出现纵隔包块。少数年幼儿童(5 个月至 6 岁)表现为原发性皮肤病变,可位于头面部及颈部,往往多发,病变呈红色结节状,质硬。病变的肿瘤细胞可短期内迅速增多并浸润外周血和骨髓,表现出 ALL 症状。

(2)体征:B 淋巴母细胞淋巴瘤体征不明显。

(3)检查

1)实验室检查:实验室检查血常规,侵犯骨髓时,外周血或骨髓中肿瘤细胞增多,外周血白细胞多 $<10×10^9/L$,可见到幼稚淋巴细胞;血红蛋白可降低,表现为正细胞正色素性贫血;血小板常低于正常。

2)骨髓穿刺:骨髓中可见幼稚淋巴细胞,<25%。

3)彩超检查:B-LBL 患者可表现为颈部、锁骨上、腋下等淋巴结肿大,部分患者可表现为肝、脾肿大。

3. 诊断与鉴别诊断

(1)诊断:确诊 B-LBL 的依据为病理形态学。

(2)鉴别诊断:由于 B-LBL 较少见,部分病例的形态学和免疫表型与成熟 B 淋巴细胞肿瘤(如 Burkitt 淋巴瘤)较为相似而极易误诊,而两类肿瘤的治疗方案完全不同,因此,必须注意鉴别 B-LBL 和成熟 B 细胞淋巴瘤。

4. 治疗 治疗原则:根据不同预后选择相应的治疗方案;多药联合化疗应用于诱导缓解,尽快达到完全缓解;缓解后加强巩固,维持治疗,减少肿瘤负荷,降低复发率;早期进行有效的中枢神经系统白血病的预防;加强支持疗法,尽量减少化疗不良反应及并发症。

(1)化学治疗:多药联合的系统治疗[长春新碱(VCR)、强的松(Pred)、6-巯基嘌呤(6MP)、甲氨蝶呤(MTX)]、中枢神经系统预防和侵犯野放疗,使Ⅰ~Ⅱ期患者的长期生存率可达 85%~90%，但 Ⅲ~Ⅳ 期患者的生存率仍小于 40%。随方案改进强化，逐渐加甩了烷化剂、蒽环类药物、左旋门冬酰胺酶（L-ASP）、阿糖胞苷（Ara-C）等药物联合化疗，即应用 COMP、CHOP、LSA2L2 方案，疗效得以明显改善，尤其是 LSA2 L2 方案采用了 MTX 做 CNS 预防，将维持治疗延长至 3 年，使 5 年无事件生存率（EFS）达 64%~74%。近年来，采用类似治疗 ALL 的强烈化疗方案取得可喜疗效，CR 率为 77%~100%，5 年 EFS 达 70%~90%。

（2）放射治疗：诱导治疗后的纵隔残留病灶是 T-LBL 未达 CR 和治疗失败的主要原因，也是最常见的复发部位，这部分患者往往诊断时有巨大纵隔占位，甚至可发生急性气道梗阻等急症。研究结果显示，在儿童患者中巩固性放疗并未获益，相反却增加了治疗的相关毒性。

部分研究表明，病变局部巨大肿块以及诱导治疗后未达完全缓解是预后不良的表现；有纵隔残留病灶的患者也常增加了复发风险。故除强化系统化疗外，能否对有纵隔巨大占位的患者及诱导治疗后仍有残留病灶的患者应用纵隔巩固性放疗以预防复发，仍需探讨。

（3）综合治疗：综合治疗，诱导缓解、巩固治疗、再诱导和维持治疗，去除了局部放疗，其中 Ⅰ、Ⅱ 期患者无再诱导治疗，Ⅲ、Ⅳ 期患者于再诱导治疗后予预防性颅脑放疗（12Gy），均维持治疗至 24 个月。5 年无事件生存率达 90%，是目前报道过的治疗儿童青少年 LBL 疗效最好的方案。

（4）自体和异基因造血干细胞移植的作用：由于 LBL 具有复发的高风险，且复发后预后极差，尤其 T-LBL，疾病复发后往往迅速进展，对补救化疗反应率很低，故多组研究于化疗首次缓解（CRI）后应用自体或异基因造血干细胞移植（SCT）。

也有研究认为 LBL 应用 ALL 样方案化疗，疗效与 SCT 相当；且目前尚未明确预后不良相关因素，确定高危组患者，故 CRI 后行 SCT 的适应证尚未明确，尤其是异基因 SCT 的治疗相关死亡率较高，更应严格把握。

（5）LBL 复发后的补救治疗：10%~20% 的进展期 T-LBL 属难治或复发病例。缓解后一旦复发，往往病情极其凶险，迅速全身多脏器转移，即使应用二线化疗药物也可能不敏感，尤其是应用 ALL 样方案化疗后再次缓解困难，预后极差；而最初应用 CHOP 方案、B-NHL 短疗程方案的患者复发后再应用 ALL 样方案仍可获得缓解。

补救治疗主要包括再次诱导和造血干细胞支持的强化治疗。补救的目标是如何尽快达到稳定的 CR2，尽早行 SCT。目前常用的可以作为二线治疗的细胞毒类药物有异环磷酰胺、去甲氧柔红霉素、卡铂。

5. 预后 在治疗早期根据预后不良因素，确定危险分组，尽早发现高危患者，是各研究组长期探讨的问题，但各组统计学分析结果不一。预后相关因素主要包括：诱导结束时未达完全缓解（PR）、临床 Ⅲ、Ⅳ 期、免疫表型、骨髓侵犯、纵隔病变、巨大瘤块、中枢神经系统侵犯、血清 LDH 增高等，但虽经国内外多组研究，目前尚无明确统一的预后不良相关因素。

（三）MALT 型结外边缘区 B 细胞淋巴瘤（MALT-MZL）

1. 病理学特征 尽管黏膜相关淋巴组织淋巴瘤发生部位不同，但它们的组织学形态却类似。瘤细胞通常为小到中等大小的淋巴细胞，带有中等丰富程度的胞质和不规则的核，相似于滤泡中心细胞，故而被称为中心细胞样细胞。虽然瘤细胞相似于中心细胞是一般规律，但也可有多种变化形式。在一些病例，它们可呈单核细胞样，即胞质丰富、淡染，细胞界限清晰，也可呈小淋巴细胞样或相似于淋巴浆细胞样细胞。以上细胞形态可单独存在，也可不同程度地混合出现。此外，散在的转化性母细胞（免疫母细胞、中心母细胞样的大细胞）及浆细胞分化亦可见到。淋巴瘤细胞多沿反应性淋巴滤泡周围生长，后期也可侵入并取代滤泡而形成滤泡植入（follicular-colonisation）现象。通常，瘤组织中还有数量不等的非肿瘤性反应性 T 细胞散在分布。

MALT 淋巴瘤的一个重要病理学特征是淋巴上皮病变，即簇状的肿瘤细胞浸润并部分破坏黏膜腺体的现象。此时，腺上皮细胞呈嗜酸性变，腺体扭曲、变形，细胞角蛋白免疫组化染色可很好地显示这一病变。淋巴上皮病变在胃、甲状腺、唾液腺及肺的 MALT 淋巴瘤中经常见到，并为诊断所必需。在其他部位如泪腺及皮肤的 MALT 淋巴瘤中，淋巴上皮病变则数量较少或很少见到。然而，由于边缘区 B 细胞本身就有可以进入上皮内而形成相似于淋巴上皮病变的特点，因此，对 MALT 淋巴瘤的诊断一定要根据以上形态学特点进行综合判断。

在 MALT 淋巴瘤的病理诊断中，isaacson 建议不应再使用高恶性 MALT 淋巴瘤（high-grade MALT lymphoma）这一术语。MALT 淋巴瘤的术语只限用于小细胞为主的淋巴瘤而不能应用于大细胞淋巴瘤，即使这些大细胞淋巴瘤是继发于 MALT 淋巴瘤。随着病程的进展，肿瘤组织中转化型母细胞可明显增加，并成簇、片状，最终相互融合而使以前的 MALT 淋巴瘤形态完全消失，当 MALT 淋巴瘤中转化的免疫母细胞及中心母细胞样大细胞呈实体样或片状增生时，应诊断为弥漫性大 B 细胞淋巴瘤（diffuse large B-celllymphoma，DLBCL）（伴或不伴 MALT 淋巴瘤成分）。MALT 淋巴瘤细胞与边缘区 B 细胞具有几乎相同的免疫表型，即表达全 B 细胞标记物（CD19、CD20、CD79a），而不表达 CD5、CD10、CD23 和 Cy-clin Dl，从而说明了瘤细胞乃源于边缘带 B 细胞。CD35 和 CD21（染滤泡树突状细胞）的免疫组化染色可显示残余滤泡的存在及瘤细胞植入滤泡现象。瘤细胞同时表达 IgM，并表现为轻链限制（K：λ>10：1，或相反）。

2. 治疗　MALT 淋巴瘤属惰性淋巴瘤，病程进展缓慢，治疗无论是手术切除、化疗还是放疗，5 年存活率可达 80%~95%但随着对其病因及分子遗传学研究的进展，其治疗方法也有了很大改变。国内北京大学第三医院的研究提示，其 3 年生存率也已达到 93.8%，与国外的结果相似。

（1）抗 H. pylori 治疗：随着国内外对 H. pylori 在胃 MALT 淋巴瘤发生发展中作用的研究，越来越多的证据表明 H. pylori 根除疗法可以作为早期低度恶性胃 MALT 淋巴瘤的一线治疗。根除 H. pylon 治疗在低、中度恶性胃 MALT 淋巴瘤的治疗中占有重要地位；在高度恶性胃淋巴瘤应采用常规化疗、放疗或手术治疗，抗生素治疗不是首选，但可以作为辅助治疗，因其可以消除肿瘤组织中对 H. pylori 抗原刺激有反应部分肿瘤的复发。2006 年 NCCN 指南明确指出，H. pylori 阳性的 IE 期患者应采用含有质子泵抑制剂的三联治疗，推荐的一线药物包括质子泵抑制剂、克拉霉素和阿莫西林或甲硝唑。国内对抗生素治疗肿瘤尚无经验，北京大学第三医院血液科选择了 10 例无 API2-MALTl 融合基因的 I 期和 II 期 H. pylon 阳性患者进行了单纯的抗 H. pylori 治疗。经胃镜证实 5 例 CR，5 例 PR，PR 患者经化疗 3 例达到 CR，现仍在随访中。

（2）放射治疗：对伴有 t（11；18）、t（1；14）等分子遗传学异常、肿瘤细胞侵及肌层以下以及 H. pylori 阴性的胃 MALT 淋巴癌病例，单纯抗 H. pylon 治疗效果可能不好，治疗失败的病例可以选择局部放疗。国外报道，对 H. pylori 阴性的 I~II 期患者应用单纯胃的低剂量放疗，经过 27 个月的随访，达到了 100% 的完全缓解率且无严重的不良反应。在多伦多大学放疗肿瘤学系进行的研究中，61 例接受放疗（单独或联合化疗）的患者的中位放射剂量为 30Gy。目前国内仅有少数病例接受过胃的单纯低剂量照射治疗，尚无大样本报道，照射后 X 射线的影像学改变明显滞后，部分患者放射治疗后几次胃镜病理检查未见肿瘤细胞，但影像学尚未见明显好转。原发于甲状腺的 MALT 淋巴瘤，Ⅰ期可以采用体外放疗，局限性的Ⅱ期采用放疗联合 CVP 化疗也可取得较好疗效。

(3) 化学治疗：由于 MALT 淋巴瘤是低恶度的肿瘤，所以不建议使用强烈的化疗方案，常用的传统方案 COP、CVP、CHOP 等，其他如含氟达拉滨的 FC、FMD 也有报道；对原发甲状腺或转化型 MALT 淋巴瘤常采用 BA-COP、ESHAP 等更积极的化疗方案。国际结外淋巴瘤研究组对 CD20 抗体利妥昔单抗治疗 MALT 淋巴瘤尤为关注，认为利妥昔单抗联合上述化疗方案可以明显提高疗效，故 NCCN 推荐将 RCHOP 方案作为一线方案。

也有报道认为由于 MALT 肿瘤的胃泌素水平高于正常，而在早期胃泌素与肿瘤细胞是相互促进的，所以可以使用胃泌素抗体来治疗。

(4) 手术治疗：手术治疗对早期、病情局限的胃和胃外 MALT 淋巴瘤是有效的治疗措施。Cogliatti 等报道了 69 例低度 MALT 的治疗，其中 48 例处于 IE 期，21 例处于ⅡE 期；45 例只接受手术治疗，12 例接受手术和化疗，11 例接受手术和放疗，1 例接受了手术、化疗和放疗，结果 5 年存活率为 91%（IE 期为 95%，ⅡE 期为 82%），且对接受单独的手术治疗组和手术与其他治疗的联合治疗组间进行比较没有显著性差异。

但因胃 MALT 淋巴瘤常呈多灶性分布，手术常需进行全胃切除，严重影响了患者生活质量，而进行胃大部切除又有残胃肿瘤复发或肠道及远处转移的报道。近年，由于抗生素治疗和局部放疗能使大多数早期胃 MALT 淋巴瘤患者获得治愈，因此手术除了明确诊断外只用于那些有出血、溃疡的患者，手术治疗在国外已基本放弃，但肺局限性 MALT 淋巴瘤手术治疗效果很好。

(5) 综合治疗：抗 H. pylori 治疗、放射治疗、化学治疗、手术治疗都不能对所有病例达到最好的治疗效果，但是国际上普遍认为抗 H. pylori 治疗应作为基本的初治手段，同时可根据组织学分型、免疫学表型、分子遗传学特点、临床分期、国际预后指数以及患者情况进行个性化综合治疗，以期达到最好的治疗效果。

3. 预后 MALT 淋巴瘤的 5 年 OS 率为 86%~95%，且在Ⅰ期患者伴或不伴远处转移的患者中无显著性差异。小于 10% 的病例在疾病晚期其组织病理可以转化为大细胞淋巴瘤。肿瘤大小、血 β_2-MG 和 LDH 及血清白蛋白水平对预后有一定的影响，大瘤块、血 β_2-MG 和 LDH 升高者预后较差。诊断时组织学上存在大细胞成分者预后较差。存在 t (11; 18)(q21; q21) 易位的病例对于抗 H. pylori 及烷化剂治疗效果差，而对于利妥昔单抗治疗有效。Taji 等人进行了一系列关于第三染色体三体化的研究，研究结果提示第三染色体三体化的出现预示抗生素根治 H. pylori 效果不佳。另外也有人报道，NF-KB 与 bcl-10 是感染 H. pylori 的胃 MALT 淋巴瘤的独立预后因素，Ki-67 高表达者预后较差。

(四) 脾边缘区淋巴瘤，+/-绒毛状淋巴细胞 (SMZL)

1. 病理学特征

(1) 组织学

1) 肉眼观：脾通常增大呈典型的微小结节状。多数患者的脾重超过 400g，甚至超过 2 000g。

2）组织学：早期病变累及白髓，滤泡增大，并且大小不等，表现为滤泡周围围绕着浅染的边缘区样结构，此区内的细胞中等大小，胞质丰富、浅染，核椭圆形，似单核样B细胞形态。滤泡的中心或呈现由于小的中心细胞样细胞取代套区及生发中心。

小而圆的淋巴细胞围绕或取代转化性生发中心，同时正常滤泡套区消失。其外周细胞小到中等大小，染色质较分散，并有丰富的淡染胞质，形态相似于边缘区细胞，其中有分散的转化性母细胞。肿瘤细胞可有浆细胞分化。病变进一步发展，红髓也可受累。红髓中聚集成结节状的较大细胞与成片分布的小淋巴细胞常侵犯髓窦。

（2）免疫表型：肿瘤细胞表达表面IgM和IgD，表达B细胞抗原CD20和CD79a，并表达bcl-2。不表达CD5、CD10、CD23、CD43和Cyclin Dl。Ki-67的表达少于5%。

2. 治疗　目前仍无统一的首选治疗方案，具体治疗取决于患者的临床表现。

（1）随诊观察：如果淋巴细胞增多不明显且较稳定及无血细胞减少、无脾亢的患者并不需要积极治疗，可随诊观察。这些患者的5年存活率可以达到88%，疾病多可稳定存在至少10年。

（2）放射治疗：El Weshi等人报道小剂量（4Gy）放疗就可以有效，可以显著减少外周循环的绒毛淋巴细胞，使脾缩小，且显著改善血细胞的减少。当不允许进行切脾手术或化疗的不良反应太大时，放疗是一种有效的替代治疗。

（3）化学治疗：对于初发患者化疗很少带来益处，但是对于进展期的患者，尤其是切脾以后病情进展的患者，烷化剂是有益的，但是很少能达到CR，这类患者的5年存活率为64%。嘌呤类似物是一种更有前景的药物，但直到目前为止，仅少量患者应用氟达拉滨治疗。无论是一线还是二线治疗都有一些CR病例。

（4）手术治疗：脾切除可以有效改善脾亢、腹胀等不适，而且有助于确诊，但有报道脾切除可能会改变骨髓的侵犯方式，从而增加肿瘤负荷。

脾切除不适用于高度侵袭性的肿瘤，单纯切脾不能控制脾外浸润。

（5）综合治疗：单克隆抗体，如CD20单抗及CD22单抗，目前已经或即将给临床治疗带来更大进展。另有报道对于HCV感染的病例，干扰素的抗病毒治疗有效。

3. 预后　目前多数报道认为SMZL的预后较好，5年生存率可以超过50%。有发热等全身症状、LDH升高、全身一般情况差者预后较差，中位生存时间仅为26个月。其余不利的预后因素包括：白细胞总数$>20\times10^9/L$、淋巴细胞总数$<4\times10^9/L$或$>20\times10^9/L$、血β_2-MG升高、血中有单克隆免疫球蛋白等。出现淋巴结或其他结外组织转移的中位时间为3.7年，非SVCL和SCVL病例没有差异，极少数转化为DLBCL。

（五）淋巴结边缘区B细胞淋巴瘤（NMZL）

1. 病理学特征

（1）组织学：大多数淋巴结边缘区淋巴瘤在低倍镜下即可引起注意。此时，界清或不清的斑片状淡染区存在于淋巴结滤泡间区及滤泡边缘区，80%的病例可见到或多或少的残存滤泡。斑片状淡染区的肿瘤细胞为中等大小、胞质丰富淡染的单核样B细胞，核圆形或不规则形，核染色质略粗，通常有小而孤立的核仁。有些病例中可见转化的母细胞（母细胞样大细胞）散在分布于单核样B细胞中，并可见数量不等的浆细胞（肿瘤细胞的浆细胞样分化）。少量的中性粒细胞通常可找到，少数情况下也可见到一些上皮样细胞。当母细胞样大细胞增多时，可能转化为弥漫性大B细胞样淋巴瘤。鉴于生长方式及免疫表型的不同，淋巴结边缘区淋巴瘤可分为两个不同的类型：①MALT 型：此型占多数，显示 MALT 淋巴瘤的形态学及免疫表型特征。带有单核样 B 细胞/边缘区分化，生长多呈窦周和血管周围浸润方式，残存生发中心带有相对完好的套区。肿瘤细胞 IgD 阴性，44% 的患者临床上有结外受累情况。②脾型：相似于脾边缘带淋巴瘤的形态学及免疫表型特征。多形性肿瘤细胞围绕残留生发中心生长，缺乏或仅有微小（attenuated）的套区，肿瘤细胞 IgD 阳性，诊断时通常处于早期（Ⅰ、Ⅱ期），没有脾脏的受累。

（2）免疫表型：肿瘤细胞 CD5、CD10、CD23 阴性，80% 的病例 bcl-2 弱表达。大多数病例与 MALT 淋巴瘤的免疫表型相似，IgD 阴性；一些病例则与脾边缘带淋巴瘤者相似，IgD 阳性。

（3）遗传学：淋巴结边缘区淋巴瘤的遗传学异常部分与脾边缘带淋巴瘤及 MALT 淋巴瘤一致，如部分或整个 3 号染色体三体等，表明三者组织起源的相似性。但淋巴结边缘区淋巴瘤不存在 MALT 淋巴瘤特异性染色体易位，如 t（11，18）/API2MALTI、t（14；18）（q32；q21）/IgH - MALTI 等。

2. 治疗　早期患者可采取手术切除、局部放疗、联合化疗或几种方法的联合治疗。化疗一般是根据患者的疾病进展分期来选择化疗药物的，目前认为嘌呤类似物可能是一种有效的治疗方法，而联合利妥昔单抗的治疗可能更好。

3. 预后　本病临床呈惰性进展，预后与 SMZI，相似，但是较 MALT 为差。5 年总生存率为 50%～70%，但是中位进展期仅 1～2 年。大约有 20% 的病例因存在大细胞成分而转化为 DLBCL。这与其他低恶度淋巴瘤相似，然而随着疾病的进展，不同分期患者的预后不同。早期患者即使只进行局部治疗也会有好的预后及较长的生存期，进展期患者预后差，而且复发的危险性大，生存期短。

（六）弥漫性大 B 细胞淋巴瘤

1. 病理学特征

（1）组织学：大体标本多为均一的新鲜鱼肉状肿物，可侵及全部或绝大多数的淋巴结，偶见淋巴结部分受累。结外受累通常表现为肿块，可伴有或不伴有纤维化。

形态学上，典型的肿瘤细胞弥漫性增生取代受累的淋巴结或结外组织。淋巴结的受累可为完全性、部分性、滤泡内、窦样或几种形式混合。结外软组织及血管浸润常见，可观察到广泛或清晰的硬化带。坏死常见，偶尔出现整个病灶梗死，而影响诊断。一些病例由于反应性组织细胞增生明显，呈现"星空"现象。背景中有时可见上皮样细胞、浆细胞和嗜酸粒细胞。

肿瘤细胞为大的转化淋巴细胞，体积在不同的病例或同一病例中可有很大差异，但核都较大，一般大于反应性组织细胞的核。部分病例中，核中等大小，可造成与 Burkitt 淋巴瘤鉴别困难。核呈圆形、锯齿状或不规则折叠，染色质空泡状或粗颗粒状，常有核仁，大小不等、嗜碱或嗜酸性、1 个或多个。胞质中等量或丰富，可透明、淡染或嗜双色。一些病例中的瘤细胞呈浆细胞样：嗜碱性、嗜派洛宁，伴有淡染的核周高尔基空晕。可有嗜碱性胞质碎片，与炎症反应中的"浆细胞小体"不易区分。可见类似于 RS 细胞的多叶核细胞或奇异细胞。核分裂象易见。

从细胞学的角度，肿瘤细胞形态多样，可进一步进行形态学分类—中心母细胞型、免疫母细胞型、富于 T 细胞/组织细胞型以及间变型 4 种变异型，但治疗和预后差别不大，故统一名词在 DLBCL 下。另外还有 2 类特殊少见的亚型：纵隔硬化性大 B 细胞淋巴瘤和血管内大 B 细胞淋巴瘤，其发病部位、临床还是有些特点，故作为亚型提出。

(2) 免疫组织化学：肿瘤细胞可表达多种 B 细胞抗原，如 CD19、CD20、CD22、CD79a，但也可缺少其中的一项或几项。大多数研究用 3 个标记 CD10、BCL6 和 MUM1 来区别 GC 和 ABC 样 DLBCL。但近来的研究发现增加 GCET-I 和 FoxP1 对明确细胞起源更有帮助。50%~70%的病例表达表面和（或）胞质 Ig（IgM > IgG > IgA）。胞质型 Ig 常见于有浆样分化的病例。CD30 最常表达于间变型。10% DLBCL 表达 CD5。bcl-6 表达在生发中心起源的 B 细胞 NHL 上，阳性率为 70%。30%~50%的病例 bcl-2 阳性，少数病例 p53 阳性，很少的病例可有浆细胞相关抗原（CD138）表达。Cyclin D1 阴性。核增殖指数（Ki-67）>40%，有的甚至 >90%。

(3) 分子生物学及细胞遗传学：约 50%的病例有染色体的易位，67%的患者存在 DNA 的失衡，其中比较常见的失控基因包括 bcl-6、bcl-2 和 c-myc 基因等。

1) 多数病例有 IgH 和 IgL 基因重排及可变区自发突变。

2) bcl-2：是一种原癌基因，位于 18q21，抑制凋亡。bcl-2 的失调常常和 t（14；18）相关，t（14；18）见于 20%~30% 的 DLBCL 中。bcl-2 蛋白的表达可以出现在至少 50% 的 DLBCL 中，而不与 t（14；18）相关。有趣的是，bcl-2 蛋白表达和 DLBCL 的良好预后相关，而独立的 t（14；18）与预后无关。另有研究显示其与患者对化疗的耐药有关，是一项不依赖于 IPI 的独立的预后因素。

3) bcl-6：涉及 3q27 的 bcl-6 基因，发生率为 35%~40%。bcl-6 是锌指蛋白转录抑制因子，在生发中心形成反应中起重要作用，正常情况下只表达在 GC-B 细胞上。bcl-6 的下调可能对 GCB 细胞进一步分化为记忆性 B 细胞和浆细胞起关键作用，同时 bcl-6 还可能抑制 GC 反应中由于 DNA 损伤引起的、由 p53 介导的 GCB 细胞的凋亡，bcl-6 在 DLBCL 中表达可能抑制凋亡，使恶性克隆持续存在。

4) c-myc：是与 Burkitt 淋巴瘤相关的一种转录因子。15% 的 DLBCL 中存在 c-myc 的下调。下调最常见于 t（14；18），使 8q24 上的 c-myc 基因置于免疫球蛋白启动子的控制下。c-myc 重排与 DLBCL 的预后无明确的相关性。

5) Fas（CD95）：是一种表达在 GC 中的原凋亡蛋白。Fas 配体与跨膜的 Fas 死亡受体交联，导致诱导死亡的信号复合体装配和启动凋亡。Fas 突变见于约 20% 的 DLBCL 中。

6) p53：位于染色体 17p 上，属于肿瘤抑制基因，它的突变出现在一少部分 DLBCL 中，与 DLBCL 的不良预后有关。p53 很少作为独立的表现出现在 DLBCL 中。

7) 其他：GCB-DLBCL 染色体的改变常见 12q12 扩增，3q 扩增，18q21~q22 扩增（bcl-2），6q21~q22 缺失，t（8；14）；ABC-DLBCL 染色体改变常见为 3 号染色体三体。其他染色体失衡包括：1q、5 号、7 号和 14 号染色体异常，与 DLBCL 的不良预后有关，Xq、7q、12p 和 6q 对预后没有明显的影响。

(4) DLBCL 的预后分型

1) 应用 DNA microarray 技术：随着 DNA microarray 技术的出现，通过对肿瘤细胞基因表达图谱的分析，将 DLBCL 分为 2 个亚型：①生发中心 B 细胞性 DLBCL（germinalcenter B-cell like DLBCL）。②活化 B 细胞性 DLBCL（activated B-cell like DLBCL）。前者的预后明显优于后者。近年研究发现存在第 3 型：基因表达图谱介于生发中心 B 细胞和活化 B

细胞之间，预后与活化 B 细胞性 DLBCL 相似，约占 DLBCL 的 40%，其临床意义尚不明确。但 DNA microarray 需要大量的新鲜组织，且成本昂贵，难以应用于日常诊断工作。

2) 应用免疫组化技术：目前可综合使用 CD10、bcl-6 以及 MUMI 免疫组化染色将 DLBCL 分为生发中心细胞来源和非生发中心细胞来源两型，与 DNA microarray 分型结果对比显示吻合率达到 70% 以上，且研究表明免疫组化分类更符合临床生物学行为，具有广泛的应用价值。大部分研究用 CD10、bcl-6 作为 GC B 细胞的标志，用 MUMI/干扰素调节因子 4 (IRF) 作为活化 (ABC) 或非 GCB 细胞标志。但用免疫组化法无法区别第 3 种类型，只能将 DLBCL 分为生发中心 B 细胞性 DLBCL 和非生发中心 B 细胞性 DLBCL。

A. CD10：是一种蛋白水解酶，表达在 GCB 细胞和各种其他细胞表面，包括淋巴前体细胞和许多上皮细胞的表面。它的确切功能还不清楚，CD10 是淋巴母细胞淋巴瘤、Burkitt 淋巴瘤和滤泡性淋巴瘤的特征性标记物。CD10 表达在 30%~40% 的 DLBCL 病例中，通常被认为是生发中心来源的标志。许多报道发现 CD10 的表达对 DFS 和 CR 是良好的预后指标。

B. bcl-6：被认为在生发中心的形成中起了核心的作用，表达在 GC 反应的起始阶段，在凋亡或分化选择过程中下调。bcl-6 蛋白表达严格局限在核内，通常表达在正常 GCB 细胞中（中心母细胞及中心细胞）和 50%~70% 的 DLBCL 肿瘤细胞中。它的预后意义还不清楚。

C. MUMI/IRF4（multiple myeloma oncogenel/干扰素调节因子 4）蛋白：是转录因子 IRF 家族的一员。它们在调节一些基因的表达中起重要的作用，这些基因对有干扰素和其他细胞因子参与的信号传导起反应。MUMI/IRF4 只表达在淋巴细胞中，可能对浆细胞的发育起了关键的作用。在浆细胞中，MUMI 单克隆抗体显示核染色，一小部分 GCB 细胞表现一定程度的浆细胞分化。大部分 GCB 和套细胞 MUMI 阴性。MUMI 表达在 40%~50% 的 DLBCL 病例中。正常情况下的 GCB 细胞中，bcl-6 和 MUMI 不共同表达，而 DLBCL 肿瘤细胞中可以共同表达这两个蛋白。

目前大部分文献将 DLBCL 按照上述 3 个指标将原发 DLBCL 分为 2 个亚群：①GCB：$CD10^+$ 或 $CD10^-$，$MUMI^-$。②非 GCB：$CD10^-$，$MUMI^+$。

3) 应用 consensus clusters 技术将 DLBCL 分为 3 种类型

A. 氧化磷酸化（oxdative phosphorylation, OX phos）DLBCls：表现更多基因缺陷而影响凋亡通路，包括 t(14;18) 和 Fas 死亡功能区的缺失。

B. B 细胞受体/增殖（B-cell receptor/proliferation, BCR）DLBCLs：更依赖 bcl-6 信号通路，并对 bcl-6 抑制剂敏感。

C. 宿主反应（host response, HR）DLBCLs：显示活跃的宿主免疫和炎症反应，伴有大量炎症和 DC 细胞，临床表现类似富于 T/组织细胞的 B 细胞淋巴瘤（T/HRBCL），多见于青年，更易伴肝、脾、骨髓浸润，细胞遗传学异常少见。

2. 治疗

(1) 治疗原则

1) 局限期：目前局限期标准治疗为：化学治疗加或不加局部放射治疗，即 R-CHOP (4~8 周期)；R-CHOP (3~8 周期) +局部放疗。目前对早期患者的化疗周期没有较好的对照试验加以比较。

3 周 CHOP+RT 最初由英国哥伦比亚肿瘤中心的研究人员提出，对于局限病变的患者在第 10 年约 90% 可被治愈，局限的病例在第 10 年约 70% 可被治愈。对于早期患者是否放疗目前还存在争议。

Miller TP 等前瞻性随机研究了 401 例局限期中、高度恶性 NHL，201 例接受 3 周期 CHOP + RT，200 例接受单纯 8 周期 CHOP，发现 9 年 OS 没有差异。单纯化疗组有 7 例心功能下降，而放疗组没有心脏事件，提示对于局限期患者 3 周期 CHOP + RT 优于单纯 8 周期化疗。Reyes F 等研究了 631 例年龄小于 60 岁的局限期患者，329 例接受 3 周期 CHOP + RT，318 例以 BCHOP 为主的化疗。7 年的随访结果，无病和 OS 在单纯化疗组明显高于加放疗组。近期，LaurieH 等提出采用 PDF - PET 的方法可以有助于区分适宜放疗的患者，他们研究了局限期患者 3 周期 CHOP 联合利妥昔单抗，后若 PET 阴性可单纯使用化学免疫治疗，不加放疗。PET 阴性组/阳性组 2 年的预计无疾病进展率 91%、75%（$P = 0.09$），2 年的预计总体生存率 97%、69%（$P = 0.1$）。

GELA 试验中，Reyes 等人将 II 期伴有大包块的病例分为采用 3 周期 CHOP + RT 方案与采用进展期方案（ACVBD，CTx，VCR，阿霉素，博来霉素和激素，2 周间歇后加高剂量 MTX，依托泊苷，阿糖胞苷巩固）2 组进行比较，后者 5 年预期生存优于前者（82% 对 50%，$P = 0.03$），提示 3 周 CHOP + RT 不足以清除由于巨大肿块引起的远处微小的转移，II 期伴有大包块应该选择更积极的进展期方案。

2）进展期：III ~ IV 期 DLBCL 标准治疗的选择为 CHOP 加利妥昔单抗；或单纯 CHOP 化疗。

（2）化学治疗

1）标准方案：1972 年，LevittM 首次报道了用联合化疗治愈进展性 DLBCL（网状细胞肉瘤）。1978 年，Elias L 报道用 CHOP 方案治疗 DLBCL（弥漫性组织细胞淋巴瘤）治愈率 35%。西南肿瘤协作组（SWOG）和东部肿瘤协作组（ECOG）进行了一项组间研究，将初发 II 期伴大包块、III、IV 期中高度恶性患者随机分入 CHOP、m - BACOD、ProMACE - CytaBOM 或 MACOP - B 4 组，患者平均年龄 54 岁，5 年无病生存期和总体生存期在各组间没有差异。CHOP 和 ProMACE - CytaBOM 的致命性不良反应明显低于 m - BACOD 和 MA-COPB（$P < 0.001$）。以后的学者如 Gordon 和 Cooper 等分别比较了 m - BACOD 和 CHOP、MACOP - B 与 CHOP 方案的疗效，到治疗失败的时间（TTF）和总体生存期（OS）及无病生存期（FFS）没有差异。

CHOP 方案最经济和方便，且不良反应的发生率较少，是治疗 DLBCL 的金标准，14d 或 21d 为 1 个疗程，对 60% ~ 70% 患者有效，但 DLBCL 属于侵袭性淋巴瘤，CHOP 方案只有 40% 治愈的可能性。2005 年美国血液学年会将 6 周期的 R - CHOP 方案作为老年弥漫大 B 细胞淋巴瘤的标准治疗。R - CHOP 方案为 CHOP 方案合用利妥昔单抗（抗 CD20 嵌合型单克隆抗体），$375mg/m^2$，50ml/h，开始，逐渐增加至 100ml/h，是有经济条件者的一线治疗方案。若乳酸脱氢酶（LDH）增高 + β_2 - 微球蛋白（β_2 - MG）增高 + 明显胸腔内病变（甚至 > 10cm）则 CHOP 方案应用 8 个疗程。在某些病例（累及睾丸、鼻旁窦、硬膜外、骨髓），要考虑预防中枢神经系统受累。治疗可包括大剂量治疗。

2）强化化疗：2004 年，德国 Pfreundschuh 等人采用析因分析的方法研究了 CHOP - 14、CHOP21 和 CHEOP - 14、CHEOP21 4 个方案对 NHL 的疗效，710 例年龄 < 60 岁，LDH 正常的患者（60% 为 DLBCL），5 年 EFSCHO（E）P - 14 与 CHO（E）P - 21 组没有差异，分别

为65%和62%，而5年的OS前者优于后者，分别为85%和58%（P=0.004）。接受依托泊苷（E）治疗的患者EFS提高（69%对58%，P=0.004），OS无变化（84%对80%）。一项有689例（71%为DLBCL）、年龄>60岁的老年患者参加的研究指出，相对于CHOP-21方案，CHOP-14的EFS（44%对33%，P=0.003）和OS（53%对42%，P<0.001）均有显著提高，而加入E没有显示对EFS和OS有提高，且毒性增加。

3）难治复发性患者的治疗：任何患者经3个连续治疗方案仍进展，则不可能从现有的联合化疗中获益。挽救性的方案常常加入顺铂、异环磷酰胺、依托泊苷和阿糖胞苷，同时加用利妥昔单抗。常见的解救方案有：B-CHOP（博来霉素、环磷酰胺、阿霉素、长春新碱、强的松），DICE（地塞米松、异环磷酰胺、顺铂、依托泊苷），DICE中的异环磷酰胺、依托泊苷和顺铂联合对NHL或其他复发耐药肿瘤（如睾丸肿瘤）的疗效相对较好。DICE方案可将中、高度恶性NHL的有效率提高到60%~73%，CR率23%~41%。在T细胞淋巴瘤中DICE组缓解率和生存率均优于CHOP组，主要不良反应为骨髓抑制和消化道反应，表现为粒细胞、血小板减少及恶心、呕吐等。少数病例有肝功能损害，均为轻度。偶发膀胱炎或肉眼血尿。VAEP（长春新碱、阿糖胞苷、依托泊苷、强的松），ICE（异环磷酰胺、阿糖胞苷、VP-16），ESHAP（VP-16、甲基强的松龙、阿糖胞苷、顺铂或卡铂），MOEP（米托蒽醌、长春新碱、VP-16、强的松），HOAPBLEO（阿霉素、长春新碱、阿糖胞苷、强的松、博来霉素），pro-MACE/MOPP（阿霉素、环磷酰胺、VP-16、氮芥、长春新碱、甲氨蝶呤、强的松），proMACE/CytaBOM（阿霉素、环磷酰胺、VP-16、阿糖胞苷、博来霉素、长春新碱、甲氨蝶呤、强的松），MIME［Methyl-guazone（Methly-GAG）、异环磷酰胺、甲氨蝶呤、VP-16］，m-BACOD（长春新碱、阿霉素、环磷酰胺、博来霉素、地塞米松、甲氨蝶呤），HD-MTX，CAEP-BLEO（环磷酰胺、VM-26、博来霉素、阿糖胞苷、强的松），CEAP（卡铂、VP-16、阿霉素、强的松），COEP（卡铂、VP-16、环磷酰胺、强的松）等。

近年来多选择不含蒽环类药物的方案作为常规解救方案，铂类为主的方案最为常用，有效率达30%~70%，患者长期生存率在10%以下。

(3) 综合治疗

1）大剂量化疗（HDT）和造血干细胞移植（SCT）：异基因移植复发率低，但有较高的移植相关死亡率大部分学者倾向于进行自体干细胞移植（ASCT），而对高危患者非清髓异基因移植的效果正在评价中。

Haioun等回顾性地比较了236例年龄<55岁的患者缓解后选用常规量CMTX、异环磷酰胺及左旋门冬酰胺、阿糖胞苷化疗与自体干细胞移植的结果，高危组8年的无病生存率（DFS）在ASCT和化疗组分别为55%和39%（P=0.02）；8年的总体生存率（OS）分别为64%和490r4（P=0.04），ASCT组在DFS和OS上均有提高。Cissebrecht等报道370例患者，其中DLBCL占61%，5年无事件生存率（EFS）在ASCT和化疗组分别为52%和39%（P=0.01），5年的OS分别为46%和60%（P=0.007），因移植组的生存缩短，研究提前终止；Milpied等回顾性分析了197例年龄15~60岁NHL（其中DLBCL占55%），缓解后4周期化疗和HDT/HASCT比较，5年的EFS在ASCT和CHOP组分别为55%和37%（P=0.037），5年OS分别为71%和56%；对于IPI高危组患者其5年的EFS在ASCT和CHOP组分别为56%和28%（P=0.003），5年OS分别为74%和44%（P=0.001）。法国VIvanov等研究了27例60岁以上（平均年龄63岁）DLBCL患者，采用BEAM联合自体外周血干细

胞移植，3年EFS66%，5年EFS 49.4%，但仍有复发（1例相关死亡，7例复发）。Imothy S等采用加利妥昔单抗的预处理方案，1年和3年的EFS（62%/49%，$P=0.002$；49%/38%，$P=0.010$），OS利妥昔单抗组提高（1年68%/60%，$P=0.032$；3年57%/45%，$P=0.003$）。但目前大部分研究认为HDT/ASCT作为DLBCL的首选治疗与传统的化疗相比并没有优势，且存在移植相关死亡，因此不建议作为初发DLBCL的首选治疗方案，欧美国家也只建议在临床试验中进行，高复发危险的患者采用自体或异基因外周血或骨髓移植也尚在临床评价中。

2）放射免疫治疗方法（RIT）：对于复发难治性DLBCL还可以采用放射免疫治疗方法（RIT），将单克隆抗体连接到放射性核素上形成放射免疫复合体。RIT的目的是使放射性核素到达与单抗相连的细胞，破坏肿瘤细胞和肿瘤局部的微环境，增强细胞毒作用。目前已被美国FDA批准的药物为Ibritumomab tiuxetan（Zevalin，Biogen-IDEC）和Tositumomab（Bexxar，Glaxo Smjth Kline），这是两个鼠的CD20单抗，分别与放射性核素tiuxetin和iodine-131连接，^{90}Y-ibntumomabtiuxetan发出纯的β射线，照射范围5mm，iodine-131发射β和γ射线。欧洲的Morschhauser F等学者的一项Ⅱ期^{90}Y-ibritumomabtiuxetan临床试验研究了76例单纯化疗的难治复发性DLBCL，诱导失败组的ORR 52%，复发组为ORR 53%，无疾病进展生存期（PFS）分别为5.9个月和3.5个月，因4级血小板减少引起脑出血2例。另一项早期的^{90}Y-ibntumomab tiuxetan研究中，中度恶性患者的ORR为43%，7例（58%）有效DLBCL患者平均持续缓解49.8（1.3~67.6）个月。

（4）免疫治疗：利妥昔单抗（Ritu xman，R）是针对全B细胞标志CD20的重组人单克隆抗体，它的作用机制包括：抗体依赖细胞介导的细胞毒作用，补体介导的细胞溶解和诱导凋亡。Coiffier等研究了399例老年NHL（其中DL-BCL占84%），年龄60~80岁；R-CHOP和CHOP比较，5年EFS分别为47%和29%（$P<0.001$），5年OS分别为58%和45%（$P=0.007$），不良反应无明显增加，显示了利妥昔单抗联合化疗治疗老年DLBCL的优势，尤其是化疗耐受能力差者。GELA协作组中，Pfreundschuh等的MlnT实验研究了326例18~60岁患者，IPI低危者选择R-CHOP与CHOP方案的效果，其TrF分别为76%和60%（$P<0.001$），2年OS分别为94%和84%（$P=0.001$），提示利妥昔单抗对各年龄段的患者均有益处。在一项早期分析中发现，在bcl-2阳性患者中R-CHOP方案比CHOP方案更有效，提示利妥昔单抗可能可以克服bcl-2引起的化疗耐药。基于GE-LA的大量相关报道，CHOP加利妥昔单抗逐渐成为进展期DLBCL的标准初始治疗方案。

Halaas儿等单中心报道49例初发DLBCL患者采用6~8周期R-CHOP-14，辅以粒系集落刺激因子和预防性抗生素，平均随访24个月，EFS 80%，OS 90%，毒性反应为血液毒性，无治疗相关死亡。意大利Brusamolino E等进行的Ⅱ期临床研究入组50例患者（22~70岁），采用R-CHOP-14，第一天使用利妥昔单抗（375mg/m^2），第3天使用PEG粒细胞集落刺激因子（每周期6mg），10%的患者未完成试验，原因为间质性肺炎、疾病进展、严重粒细胞缺乏和败血症，该研究CR74%，2年的EFS 72%，OS 68%。西班牙淋巴瘤协作组（GEUTAMO）Eva Gonzalez-Barca等研究了6周期R-CHOP-14加PEG粒细胞集落刺激因子治疗低危DLBCL，这是一项开放性多中心临床研究，患者16~65岁，IPI 0~2分，每疗程第二天予PEG-G-CSF共6mg。

化疗发生率5.5%，显示这一方案在大部分DLBCL患者中的可耐受性和有效性。人们在对利妥昔单抗联合其他化疗方案的有效性进行研究。对于应用利妥昔单抗作为 DLBCL 患者的维持治疗（MR），由于它的费用和有效性，目前存在争议。一些学者认为，对于已用利妥昔单抗联合诱导的患者维持单抗治疗没有益处，MR 治疗仅对单纯化疗的患者有益。

（5）治疗新进展：虽然现在有很多方法治疗 DLBCL，但仍有部分患者不能治愈，还需要一些新药。目前可能治疗进展期 DLBCL 的药物有蛋白激酶 C（PKC）-β 抑制剂，Epratuzumab，Galliumnitrate，Genasense 和 anti-VEGF 药等，这些药物不仅可以增加疗效而且可以降低毒性。

1）Genasense：是一种新型反义药物，目前正研究将其用于骨髓瘤、淋巴瘤和多种实体瘤。在肿瘤细胞中，对化疗药物的耐药是由于 bcl-2 蛋白的产生，Genasense 可以特异性结合 mRNA，从而抑制 bcl-2 蛋白的产生，提高化疗对肿瘤细胞的敏感性，引起肿瘤细胞死亡，减少对正常细胞的不良反应。2003 年 ASH 的报道指出 Genasense 可以增强蛋白酶体抑制剂硼替佐米的作用。Genasense 目前主要用于复发难治多发性骨髓瘤的治疗，对 DLBCL 的研究还处在临床研究阶段，常见不良反应为低度发热、血液性毒性。

2）Enzastaurin：是一种蛋白激酶 C-β（protein kinase C-heLa，PKC-β）的抑制剂。PKC-β 是一种丝氨酸/苏氨酸激酶，可以调节 B 细胞中 B 细胞受体（BCR）的信号传导和肿瘤微血管中血管内皮生长因子信号，对于 BCR 介导的 NF-KB 活化是特别需要的。而 NF-KB 对于维持正常的 B 细胞是必需的，NF-KB 活化失调有助于淋巴瘤的产生，因此，PKC-β 的抑制可以促 B 淋巴瘤的细胞死亡，提示 PKC-β 可以作为 B 系淋巴瘤的关键靶位。体外实验已经证实其靶向作用，PKcp 抑制剂已在临床试验中用于难治/复发性 DLBCL 患者。

Michael J 报道了 Enzastaurin 用于治疗难治复发性 DLBCL 的Ⅱ期临床试验。共入组 55 例患者，年龄 31~87 岁，平均 68 岁，均为既往接受过以 CHOP 方案为主治疗的难治复发性 DLBCL 淋巴瘤患者。15 例患者因疾病进展，疗程不足 1 周期（500~525mg，口服，每天 1 次，28d 1 周期），6 例完成 6 周期或 6 周期以上的治疗，其中 4 例持续用药超过 20 周期。最常见的毒性是乏力（8/55）、腹泻（7/55）、恶心呕吐（5/55），严重的 3 级毒性分别为乏力（2/55）、水肿（1/55）、高钾（1/55）、头痛（1/55）、血小板减少（1/55）、运动神经病（1/55），4 级毒性为低镁血症（1/55）。无 3~4 级血液毒性和治疗相关死亡。值得注意的是，22%（12/55）（95% CI，13%~46%）患者无疾病进展（FFP）超过 2 个周期，150/（8/55）（950/CI，6%~27%）患者 FFP 超过 4 周期，70/（4/55）（95% CI，2%~18%）持续 FFP 超过 20~50 个月。这项试验显示了 Enzastaurin 的良好耐受性，延长了一小部分复发 DLBCL 患者的 FFP。

3）Epratuzumah：是一种单克隆免疫球蛋白 G_1 抗体，可以对抗表达在前 B 细胞和成熟、正常 B 细胞上的 B 细胞特异性抗原 CD22。CD22 表达在约 85% DLBCL 中。Immunomedics 公司生产的 Epratuzumab（H112 或 LymphoCide）可以与 CD22 结合，主要通过抗体依赖的细胞毒性作用（antibody dependent cellular cytotoxicity，ADCC）发挥抗肿瘤作用。通过放射性核素标记后证实其具有抗淋巴瘤活性。目前已经将非标记的抗体应用于复发难治性 NHL 以评价其安全性和疗效。Micallef IN 等进行的一项 Epratuzumab 和利妥昔单抗联合 CHOP 方案治疗初发 DLBCL 的研究，方法为 Epratuzumab 360mg/m²，利妥昔单抗 375mg/m²，标准剂量 CHOP，每 3 周 1 个疗程，共 6~8 周期。15 例平均年龄 63 岁（42~78 岁）DLBCL 患者入组，60% 为Ⅲ期或Ⅳ期。14 例（93%）出现 3~4 级中性粒细胞缺乏。3 例出现 3 级以上的感染或发热。11例（73%）患者需要减量。10例（67%）达CR，3（20～6）例PR，1例病情稳定，1例进展。平均随访30个月，1年PFS93%，OS100%，2年PFS和OS均为86% Leonard JP等报道了Epratuzumab治疗进展期非霍奇金淋巴瘤的Ⅰ/Ⅱ期临床试验的结果，采用单中心、剂量递增型的方法。共入组56例患者，35例为DLBCL，所有患者之前均有积极的治疗，其中包括自体干细胞移植。每周1次用Epratuzumab，150～1 000mg/m²，未出现剂量限制性的毒性，3例CR。DLBCL患者中15%出现客观反应，20%患者肿块缩小，到疾病进展的时间平均35周。提出治疗进展期NHL的适宜剂量为240mg/m²。Leonard JP等报道了另一项有关Epratuzumab治疗惰性NHLⅠ/Ⅱ期临床试验的结果。患者每周1次Epratuzumab，剂量递增，120～1 000mg/m²，共4周。55例患者中，9例（18%）出现客观反应，均为滤泡型NHL，其中3例CR。平均客观反应时间79.3周（11.11～143.3周），平均无疾病进展时间86.6周。

4）抗CD40抗体：SGN-40是重组人抗CD40抗体。CD40是肿瘤坏死因子（tumornecrosis factor，TNF）受体家族的一员，具有效应细胞的功能，广泛表达在B细胞恶性肿瘤上。Ranj-ana Advani等报道了单药治疗复发进展期NHL Ⅰ期临床试验的结果，入组患者为14例DLBCL，9例FCL，9例MCL，2例MZL和1例SLL。8例DLBCL患者完成1个疗程并接受了最大剂量至少为3mg/kg SGN-40的治疗，客观反应率37.5%（1例CR，2倒PR），2例疾病稳定。最常见的不良反应是疲乏（31%）、头痛（26%）、寒战（17%）、发热（17%）、肝转氨酶升高（11%）和低血压（11%）。3级药物相关的不良反应为结膜炎和单侧视敏度缺失，贫血和肝转氨酶升高，均为短暂可恢复，提示SGN-40的安全性和良好的抗肿瘤活性。一项单药治疗复发性DLBCL的Ⅱ期临床试验正在进行。

5）其他单抗：体外实验，更强的CD20单抗已经证实对利妥昔单抗耐药的CD20细胞系有效，将最终用于临床。其他单抗CD22，HLA-DR和CD80也正在研究中。

6）Suberoylanilide hydroxamic acid（SAHA）：是最具代表性的HDAC抑制剂。组蛋白乙酰基转移酶（hisloneacetylase，HAT）或组蛋白去乙酰基转移酶（HDAC）均能与对某些造血细胞分化、发育十分关键的信号转导途径（RAS/MAPK、JAK-STAT等）和一系列影响造血细胞发育分化的转录因子相互作用。组蛋白去乙酰化酶（histone deacetvlase.HDAC）和silent information regulaIor 2（SIR2）可以使组蛋白去乙酰化，其抑制剂可以诱导组蛋白高度乙酰化，下调bcl-6，抑制细胞增殖，促进细胞的分化和凋亡。

7）硼替佐米（Bortezomib，P5341，VELCADE，万珂）：是首个进行临床研究的蛋白酶体抑制剂。蛋白酶体是泛素-蛋白酶体通路的一部分，负责细胞内90%以上的胞质蛋白的降解。蛋白酶体由两部分组成，20S蛋白酶体和19S调节亚基，共同组成26S蛋白酶体，可以降解蛋白质成为较小的碎片。研究显示蛋白酶体抑制剂可以：①导致细胞的死亡和细胞周期的停滞。②导致一些细胞周期调节蛋白的堆积，包括细胞色素、细胞色素依赖激酶抑制因子p21和p27。③通过对bax和bik抗凋亡及促凋亡蛋白的调节直接诱导凋亡。④抑制NF-KB，蛋白酶体抑制剂能够通过抑制它的自然抑制因子，IκB的降解，阻断转录因子NF-κB的活化。在正常静止期的细胞中，NF-κB和IκB结合以没有活性的状态存在。在恶性细胞中或受到刺激，暴露于各种细胞因子、细胞毒性药物、病毒、氧化剂或其他有丝分裂因素的刺激，IκB被IκB激酶磷酸化，导致最终降解，释放出游离的NF-κB。Leonard JP等报道用剂量递增法硼替佐米加标准R-CHOP治疗DLBCL的Ⅰ/Ⅱ期临床试验，方法为初治的DL-

BCL 患者 40 例，患者分为 3 组，分别接受 0.7mg/m²、1.0mg/m² 和 1.3mg/m² 3 个剂量组的硼替佐米，患者平均年龄 58 岁（21～86 岁），其中 35 例患者（88%）疾病处于 Ⅲ/Ⅳ 期，意向性治疗组（intent to treat，ITT）总体反应率为 90%，CR 和 CRu 为 68%，2 年的无进展生存为 72%，不良反应为外周神经病变 55%（450/为 Ⅰ 级）。

3. 预后

（1）国际预后指数（international prognostic index，IPI）：有许多因素可以影响 DLBCL 对治疗的反应，包括年龄、一般状况、病变的范围、LDH 水平等。国际上有 2 种评估预后的模型：国际预后指数（IPI）和年龄调整的 IPI。IPI 有 5 个预后因子（年龄>60 岁、血清 LDH>正常值、PS 评分为 2～4、Ⅲ 或 Ⅳ 期、结外累及部位>1 个，有 2 个或 2 个以上危险因素的患者 5 年无病生存和 OS 不足 50%），而这 5 个因素又是 DI，BCL 预后的 5 个独立危险因素。年龄调整的 IPI 根据 3 个预后因素（Ⅲ 期或 Ⅳ 期、PS 评分为 2～4、血清 LDH>1×正常值）将 60 岁以下患者分为低、低中、中高和高危 4 组。在这两种预后测算模型中，患者死亡危险的增加常与完全缓解率低及复发率较高有关。

（2）其他影响预后的因素：目前已有研究显示，采用标准化疗，GCBDLBCL 的预后显著好于 ABC－DLBCL，5 年 OS 分别为 59% 和 30%，是独立于 IPI 的预后因素。近期有学者指出，ABC－DLBCL 的 OS 较低可能和有些文献中将第三型 DLBCL 与 ABC－DLBCL 通称为 Non－GCB DLBCL 有关，因为第三型 DLBCL 的预后很差。也有学者认为采用含有利妥昔单抗的免疫化学疗法，二者的长期生存没有差异。肿瘤增殖率（Ki－67）高，则预后较差；bcl－6 易位者预后较好。日本学者最近提出 sFas 可以作为预后不良的指标，以 3.0ng/ml 为界，大于和小于 3.0ng/ml 的 CR 分别为 51.5%、81.6%（P<0.0005）；5 年 OS 为 19.8%、61.9%（P<0.0005）。bcl－2，p53 阳性是预后不好的指标。

（七）慢性淋巴细胞性白血病

1. 概述

（1）定义：慢性淋巴细胞性白血病（chronic lymphocytic leukemia，CLL）是一种发生在外周血、骨髓和淋巴结的形态单一的小圆 B 细胞淋巴瘤，伴有前淋巴细胞和副免疫母细胞（假滤泡），通常表达 CD5 和 CD23。CLL 是肿瘤性疾病，病因不明，其发生发展可能与基因有关。约 50% CLL 患者的白血病细胞有染色体的异常，其中 13q14 基因缺失是最常见的染色体异常，其后依次是 12 三体型。17q13 的 p53 肿瘤抑制基因的突变常见。

（2）发病情况：本病在西方国家是最常见的成人白血病，占 65 岁以上白血病患者的 65%。中位发病年龄 65～70 岁。30 岁以下极为罕见，但 20%～30% 的病例于 55 岁前发病，年发病率约 3/10 万。欧洲、澳大利亚、北美白人以及黑人的发病率是印度、中国、日本的 20～30 倍。美国每年的新发病例约 17 000 人，发病率为 2.7/10 万人，约占所有白血病的 30%，发病年龄一般大于 50 岁（平均 65 岁），并且随着年龄的增加发病率也呈上升趋势，50 岁以下仅占 10%。男性多于女性，男女比例约为 2∶1。一般来说，这种肿瘤性淋巴细胞属于 B 细胞系，而 T 细胞来源小于 2%，称为 T 淋巴细胞白血病。CLL 在东方人中少见，在日本仅占 2.6%，我国亦较少见，仅占 1.1%。

（3）病因：慢性淋巴细胞性白血病病因不明。至今尚无明确的证据提示化学物质和放射接触史、饮食、吸烟、病毒感染以及自身免疫性疾病等因素能够引起 CLL，但本病具有家族聚集的特点。CLL 的 B 细胞表面免疫球蛋白呈弱阳性，主要为 IgM 和 IgG，为单一的轻链型（κ或λ）。血清中常产生自身抗体。单克隆性B淋巴细胞的增殖可能同抗原的持续刺激，T、B细胞的调节异常，细胞因子调控异常以及细胞及分子遗传学的改变有关。约80%的病例伴有染色体的异常，常见的为13q14缺失，11q缺失和三体12，少见的有涉及p53基因的17p的缺失和6q的缺失。在伴有异常核型的患者中，65%为单-核型异常，部分可有两种以上的染色体变异。

（4）病理：过去曾把细胞形态和临床表现与本病相似，但免疫表型带有明显T细胞特征的淋巴细胞增殖性疾病也归于CLL，作为CLL的一种变异型，或称为T细胞性慢性淋巴细胞性白血病（T-CLL）。根据世界卫生组织对造血组织和淋巴组织肿瘤的分类方案，已经将本病归类于慢性淋巴细胞性白血病/小淋巴细胞性淋巴瘤（CLL/SLL），而T-CLL则被归类于T细胞幼淋巴细胞性白血病（T-PLL）和T细胞大颗粒淋巴细胞白血病（T-LGLL），而经典者均为B细胞性淋巴细胞白血病。

2. 临床表现

（1）症状：大多数患者诊断时年龄在60岁以上，且90%>50岁。男女发病率为2:1。80%的CLL患者表现为无痛性淋巴结肿大，大多见于颈部和锁骨上腋窝。50%的患者有轻到中度脾肿大，少部分因脾功能亢引起，起继发性贫血和血小板减少。多数情况下因骨髓浸润和（或）自身抗体间断表达引起血细胞减少。肝脏肿大少见，多因白血病细胞浸润所致。

1）起病：起病比慢粒更缓慢，常拖延数月至数年才就诊，不少病例因其他疾病检查血常规时才被发现，首发症状以淋巴结肿大为最常见，也可因乏力、消瘦、贫血、出血、脾肿大、感染而就诊。

2）全身症状：可有乏力、发热、出汗、瘙痒、体重减轻等。

3）其他局部表现：50%病例有皮肤病变。非特异性改变包括瘙痒、荨麻疹、湿疹、丘疹、疱疹、带状疱疹等；特异性皮肤损害，则包括结节和红皮病。肺部表现为肺浸润和胸膜渗出，可引起呼吸道症状。胃肠道表现为厌食、上腹饱胀、腹痛、腹泻及黑便等，偶有肠梗阻或肠穿孔。骨骼系统可有骨痛、溶骨性改变及骨硬化。20%病例有蛋白尿、血尿，并可发生肾结石。

（2）体征：淋巴结、肝、脾肿大淋巴结肿大为全身性，最常见于颈部、腋下、腹股沟等处。淋巴结常呈中等度肿大，表面光滑，质地中等硬度，无压痛或粘连。纵隔淋巴结肿大可压迫支气管而引起刺激性咳嗽及反复的肺炎发作等，也可压迫上腔静脉而引起上腔静脉综合征。后腹膜淋巴肿大可致下背痛、下肢水肿，也可引起输尿管梗阻，从而反复并发肾盂肾炎，甚至发生肾功能损害、尿毒症。扁桃体和胸腺也可明显肿大。

脾大不如慢粒显著，亦有少数病例只有脾大而无淋巴结肿大。肝大不如脾大多见，但至晚期，肝脏可有明显肿大，伴肝功能损害，表现为黄疸、右上腹疼痛、低蛋白血症，血清碱性磷酸酶、谷丙转氨酶及乳酸脱氢酶值升高。本病还可因胆管浸润而发生梗阻性黄疸。并发慢性溶血者还可继发胆色素结石，从而出现胆管疾病的表现。

（3）检查

1）实验室检查：外周血淋巴细胞比例和计数均明显增高，细胞形态表现为成熟型小淋巴细胞。部分病例可伴有贫血和血小板减少，多数与脾脏肿大伴有脾功能亢进以及骨髓浸润有关。部分患者Combs试验阳性，但有溶血表现的不多见。骨髓中淋巴细胞比例可达到30%~100%，骨髓活检可见淋巴细胞浸润。

A. 血象：白细胞增多，一般为 $(30\sim200)\times10^9/L$（3万～20万/mm³），偶见高达 $(500\sim1\,000)\times10^9/L$（50万～100万/mm³），分类中多数为成熟小淋巴细胞（可达80%～99%），血片中破碎细胞较多，偶可找到原淋细胞。有时可见幼粒细胞，为骨髓受白细胞浸润所"刺激"的表现。

贫血和血小板减少为晚期表现，除由于白血病细胞浸润骨髓外，本病易并发自身免疫性溶血性贫血及血小板减少症，还可能由脾功能亢进引起。

B. 骨髓象：疾病早期，白血病细胞仅在少数骨髓腔出现。以后侵犯全身骨髓。骨髓象显示增生明显至极度活跃，主要是淋巴系增生。50%以上为小淋巴细胞，并Ⅲ见相当数量的大淋巴细胞，原始淋巴细胞和幼稚淋巴细胞较少见（5%～10%）；红系一般增生低下，有溶血反应时，幼红细胞增生；巨核细胞到晚期才减少。骨髓活检示淋巴细胞浸润呈弥漫性、间质性或局灶性，在后两种情况下常保留有残余的正常造血。

2）淋巴结检查：典型的淋巴结结构因小淋巴细胞的浸润而丧失，这些小的淋巴细胞和循环的白血病细胞形态相同，淋巴结组织学和低分化的小淋巴细胞性淋巴瘤相同。在疾病进展期，淋巴结融合形成大而固定的团块。

3）免疫表型 95%以上的CLL呈B淋巴细胞标志。瘤细胞表面IgM弱（+）或IgM和IgD弱（+），$CD5^+$，$CD19^+$，CD20弱（+），$CD79a^+$，$CD23^+$，$CD43^+$，CD11c弱（+）。并且CD10和cyclin D1（-）；FMC7和CD79a通常（-）或弱（+）。

4）遗传学：80%患者存在异常核型。50%的患者有13q14基因缺失，20%的患者12号染色体出现三倍体的情况，11q22-23基因缺失见于20%的病例，10%的患者有17q13（p53位点）基因缺失，5%的患者有6q21基因缺失。

（4）分期：CLL分期对预后有意义，以Rai分期系统和Binet分期系统应用较广。

Rai分期系统，由Rai等于1975年提出。

0期：仅有外周血和骨髓中淋巴细胞增多，为低危；Ⅰ期：淋巴细胞增多和淋巴结肿大，为中危；Ⅱ期：淋巴细胞增多合并肝和（或）脾肿大，为中危；Ⅲ期：淋巴细胞增多和贫血（血红蛋白<110g/L），为高危；Ⅳ期：淋巴细胞增多和血小板减少（$100\times10^9/L$），为高危。

其平均生存期依期别增加而递减，分别如下：0期，150个月；Ⅰ期，101个月；Ⅱ期，72个月；Ⅲ期，30个月；Ⅳ期，30个月。

Binet分期系统，由Binet于1981年提出，除淋巴细胞增多外，将身体淋巴组织分为5个区域即颈淋巴结区、腋下淋巴结区、腹股沟淋巴结区、脾脏和肝脏。

A期：血红蛋白≥100g/L，血小板≥$100\times10^9/L$，小于3个淋巴结区受累。B期：血红蛋白≥100g/L，血小板>$100\times10^9/L$，≥3个淋巴结区受累。C期：血红蛋白<100g/L和（或）血小板<$100\times10^9/L$，不论累及部位多少。

3. 诊断与鉴别诊断

（1）诊断：临床表现结合实验室检查做出诊断。

（2）鉴别诊断：CLL应与下列疾病相鉴别。

1）幼淋巴细胞白血病：幼淋巴细胞白血病是CLL亚急性型，该病50%以上的血液白细胞是大淋巴细胞，其大小和形态可以和CLL的白血病细胞区别。幼淋巴细胞直径10～15μm，而CLL细胞一般是小的静止的淋巴细胞，直径为7～10μm。血液或骨髓中的幼淋巴细胞为圆形或分叶核，每一核有单突厚边缘的核仁，染色质的密度高于原始淋巴细胞，而低于成熟淋巴细胞或 CLLB 细胞。胞浆一般呈淡蓝色，无颗粒，有时光镜下可见胞浆包涵体。这些细胞侵犯淋巴结，一般产生浸润假结节，它与典型 CLL 弥漫型明显不同。与 CLL 白血病 B 细胞不同，幼淋巴细胞高表达表面免疫球蛋白 SN8 染色亮，表面抗体为特异性 CD79b。

2) 毛细胞白血病：毛细胞白血病肿瘤 B 细胞比 CLL 细胞大（MCV 400fl），胞浆丰富，常有较好的丝状"毛发"影。这些细胞对酸性磷酸酶抗酒石酸同工酶呈强阳性反应。与 CLLB 细胞不同的是毛细胞白血病的肿瘤细胞高表达 CD11c 和 CD25。

3) 淋巴瘤：淋巴瘤有循环瘤细胞，这种瘤细胞有时引起血液淋巴细胞增多症，它可能被误认为 CLL。

A. 小淋巴细胞白血病：低分化小 B 淋巴细胞淋巴瘤在生物学和临床特点方面与 B - CLL 密切相关，外周血小淋巴细胞淋巴瘤的肿瘤细胞与 CLL 白血病细胞形态相同，故需首先鉴别。CLL 常常有血液淋巴细胞增多，而小淋巴细胞淋巴瘤常常有淋巴结浸润，CLL 常常有骨髓淋巴细胞增多，而小淋巴细胞淋巴瘤骨髓未受浸润。当小淋巴细胞淋巴瘤浸润骨髓时，呈典型的结节型，而不是间质型及弥漫型。

B. 套细胞淋巴瘤：套细胞淋巴瘤是一种中 - 度分化 B 细淋巴瘤。与弥漫性淋巴结受累典型 CLL 不同，套细胞淋巴瘤的淋巴结组织学特征之一是套带单克隆 B 细胞围绕反应生发中心。而且与 CLLB 细胞不同的是套细胞淋巴病一般不表达 CD23。

C. 滤泡性淋巴瘤：起源于滤泡中心细胞低恶度淋巴瘤能够侵犯血液，常以淋巴结肿大，偶尔巨脾为特征，这些白血病细胞体积小，典型的是胞核清晰，核仁清楚，滤泡中心小细胞淋巴瘤常表达 CD10（CALLA）抗原。与 CLL 不同，这些细胞常高表达表面免疫球蛋白，而不表达鼠的玫瑰形受体和 CD5 抗原，这种细胞 FMC7 阳性。淋巴结活检可证实为结节状或弥漫小细胞淋巴瘤。

4. 治疗 目前临床上使用 Rai 和 Binet 分期评估预后。早期的患者（Rai 0 ~ Ⅱ，Binet A）一般不需治疗，仅需"观察和等待"。只有出现和疾病进展相关的症状（肝、脾、淋巴结肿大的症状或并发症）时，才必须治疗。NCCN（美国国家综合肿瘤中心联盟）治疗指征：有症状；反复感染；就诊时巨大瘤负荷；重要脏器功能受累；血细胞减少（红细胞、血小板）；自身免疫性血细胞减少（AIHA，ITP，纯红再障）；疾病持续缓慢进展至少 6 个月；患者要求治疗。BCSH（英国血液学标准委员会）治疗指征：全身症状：6 个月内体重下降 > 10%，发热 > 38℃ 2 周，乏力，盗汗；淋巴结肿大 > 10cm 或进行性增大；脾脏肿大 > 6cm 或进行性增大；淋巴细胞进行性升高：2 个月内升高 > 50%，淋巴细胞倍增时间 < 6 个月；进行性造血衰竭：出现贫血，血小板减少或加重；自身免疫性血细胞减少。

(1) 化学治疗：

1) 烷化剂：苯丁酸氮芥（CLB）应用最广，延缓疾病进展，但不延长总生存期；苯丁酸氮芥 + 强的松或蒽环类药物并不延长 10 年生存期。用法为：①0.1 ~ 0.2mg/（kg·d），口服，连用 6 ~ 12d，2 周后减至 2 ~ 4mg/d，长期维持。②间歇疗法，0.2mg/（kg·d），口服，连用 10 ~ 14d，休息 2 周重复给药。亦可用联合化疗，用 CLB + PDN（泼尼松），CLB 0.1 ~ 0.2mg/（kg·d）与 PDN 10 ~ 20mg/d，连用 4d，每 3 周 1 次。亦可用 M2 方案，即 BCUN（卡氮芥）0.5 ~ 1mg/kg，静脉注射，第 1 天；CTX（环磷酰胺）10mg/kg 静脉注射，第 2 天；L - PAM（苯丙氨酸氮芥）0.25mg/（kg·d），口服，第 1 ~ 14 天；VCR（长春新碱）0.03mg/kg 静注，第 21 天；PDN 1mg/（kg·d），口服，第 1~14 天。停药 4 周后可重复。苯丁酸氮芥的主要不良反应是骨髓抑制。

2）嘌呤类似物

A. 嘌呤类似物单药治疗：目前治疗 CLL 主要使用 3 种嘌呤类似物：氟达拉滨、喷妥司汀（Pentostatin）和克拉屈滨（Cladrihine）。氟达拉滨单药治疗相比于其他的包含烷化剂或糖皮质激素的治疗方案具有更出众的总体缓解率，但并未证实总体生存时间延长。

氟达拉滨 25~30mg/m^2 静脉注射（30min 滴注），第 1~5 天，每 3~4 周重复。适用于患者对首次治疗无效或首次治疗后 12 个月内复发。

克拉屈滨 0.1mg/（kg·d）静脉注射（连续滴注），第 1~7 天，每 3~4 周重复。

B. 嘌呤类似物联合化疗：CLL 联合化疗是氟达拉滨加环磷酰胺（FC）。在一项前瞻性研究中比较氟达拉滨和 FC，研究结果表明联合治疗具有更高的缓解率。FC 联合化疗具有明显更高的完全缓解率（16%）和总体缓解率（94%），相比于氟达拉滨单药治疗（分别是 5% 和 83%），FC 治疗也具有更长的中位缓解持续时间（48 个月：20 个月）和更长的无病生存时间（49 个月：33 个月）。FC 相比于氟达拉滨引起更显著的血小板减少和白细胞减少，但贫血不显著。FC 没有增加严重感染的数量。目前认为 FC 是 CLL 的一线治疗方案。

(2) 综合治疗

1）美罗华为基础的化学-免疫治疗：美罗华（Rituximab），一种 CD20 单克隆抗体，在 CLL 治疗中令人鼓舞，Rituximab 可以下调抗凋亡因子的表达。联合美罗华的化疗被证实是 CLL 非常有效的治疗。在 MD Anderson 肿瘤中心进行的实验中 224 位初治的 CLL 患者，使用美罗华加氟达拉滨/环磷酰胺（FC）取得 95% 的缓解率，71% 完全缓解，提示美罗华加以氟达拉滨为基础的化疗是 CLL 治疗的较好选择。但复发患者应用 FCR 方案疗效还有待研究。177 名复治患者，无论患者既往曾应用单药或联合化疗，FCR 方案缓解率 73%，其中 25% 达 CR。氟达拉滨耐药患者缓解率也可达 58%，但 CR 率仅 6%。

2）阿仑单抗（Alemtuzumab）为基础的化学-免疫治疗：阿仑单抗（Alemtuzumab）是一种重组人源化的 CD52 的单克隆抗体。在使用过烷化剂并且使用氟达拉滨治疗失败或复发的进展期患者中，阿仑单抗单药治疗已经产生 33%~53% 的缓解率，中位缓解持续时间为 8.7~15.4 个月。Alemtuzumab 对于存在 p53 基因突变或缺失、对化疗无效的患者亦有一定疗效。Alemtuzumab 对多发淋巴结肿大患者效果欠佳，但对清除外周血及骨髓中肿瘤组织有一定作用。对自体干细胞移植的干细胞采集有一定作用。

(3) 造血干细胞移植：CLL 患者的中位发病年龄为 65 岁，其中小于 60 岁的患者占 40%，因此对于高危组及低危组部分年轻患者也可行造血干细胞移植。

1）自体造血干细胞移植：研究表明自体造血干细胞移植疗效优于传统化疗。有研究表明移植后仅 1 名患者死于移植早期并发症，CR 率 74%，5 年生存率 77.5%，5 年无病生存率 51.5%。未发现能够预测患者生存期及无病生存期的治疗前因素。可检测的 20 名患者中 16 名在移植后 6 个月内达到分子学完全缓解。8% 的患者发生移植后急性髓性白血病/骨髓异常综合征。目前研究认为，自体移植早期治疗相关病死率较低，但移植后机会感染发生率较其他疾病高。

与其他疾病相似，早期治疗和移植时肿瘤负荷低的患者预后较好，故认为患者应在第一次完全或部分缓解后尽早行造血干细胞移植。造血干细胞的采集时机和是否应该在第一次缓解时采集后保留至治疗终末期再应用,仍有待进一步探讨。此外,部分患者采集不到足够的CD34细胞,尤其对于接受大剂量前驱治疗的患者,推荐在最后一次应用氟达拉滨或白细胞减除术后至少 3 个月后再采集。复发是自体造血干细胞移植的主要问题。

2) 异基因造血干细胞移植:CLL 患者行异基因造血干细胞移植有较高治疗相关病死率,包括治疗相关毒性、移植物抗宿主病(graft-versus-host disease,GVHD)及感染。但存活患者疾病能够得到长期控制。据骨髓移植登记处资料统计,CLL 患者异基因造血干细胞移植治疗相关病死率为 46%,其中 GVHD 病死率 20%。CLL 患者自体造血干细胞移植与异基因干细胞移植的疗效比较至今尚无定论。异基因移植的最主要优点在于存在移植物抗白血病效应,移植后供者淋巴细胞输注或停用免疫抑制剂可诱导该效应产生。研究者正在对 CLL 及其他血液恶性肿瘤患者应用供者淋巴细胞输注时的淋巴细胞用量及移植后的应用时机进行研究,希望能够达到最大的移植物抗白血病效应而不引起 GVHD。

3) 非清髓造血干细胞移植:非清髓或降低预处理剂量的移植能够降低移植后短期病死率,通常被称为"小移植"。主要的抗白血病效应是移植物抗白血病作用而非化疗。在预处理时应用 Alemtuzumab 可能降低 GVHD 发生率,但却能够增加复发率,进而需要应用供者淋巴细胞输注。

降低预处理强度能够降低移植相关病死率,使老年患者造血干细胞移植成为可能,使更多的 CLL 患者能够获得移植机会。虽然进行该类移植的患者多为反复化疗或难治性患者,但患者的植入率及 CR 率均较高,移植后患者生存期延长。这说明移植物抗白血病效应在 CLL 患者治疗中可能得到广泛应用;今后的研究重点在于移植前或移植后维持适当的免疫抑制状态使嵌合状态能够呈稳态存在。值得强调的是这项治疗正在研究过程中,尽管与大剂量预处理相比其急性病死率明显降低,但慢性 GVHD 相关死亡及疾病控制情况仍不清楚。

总之,对于低危组年轻患者可应用大剂量化疗或自体干细胞移植治疗,但其最终疗效仍有待评价。微小残留病变的检测可用于指导上述治疗的应用。清髓性移植治疗相关病死率高,应该被限制应用于预后较差患者。虽然没有进行清髓性及非清髓性移植在 CLL 患者疗效的比较,但是考虑到 CLL 患者年龄偏大,选择非清髓移植似乎更合理。

5. 预后 尽管大剂量治疗能够获得高 CR 率,一部分患者能够达到长期无病生存,但目前 CLL 仍被认为是不可治愈的。与传统治疗相比自体移植能够延长患者的生存期及无病生存期。然而,随着非清髓移植的不断成熟,其可能最终取代自体移植。

(刘 南)

血液系统
疾病综合诊疗要点

(下)

刘 南等 ◎ 主编

吉林科学技术出版社

第九章

代谢性及脂质贮积病

第一节 血色病

血色病（hemosiderosis）是一种铁储存疾病，由于肠道铁的吸收不适当地增加，引起实质组织中过量的铁沉着，最终出现组织破坏和功能损害，尤其是肝脏、胰、心脏和脑下垂体的功能损害。

一、病因

1. 原发性血色病常染色体隐性遗传 其等位基因位于第6号染色体短臂上，与HLA-A3、HLA-B7和B14有关。人肠黏膜吸收的铁量与机体需要不相适应。

2. 继发性血色病 主要见于铁利用障碍（血红蛋白合成缺陷）和红细胞无效性生成的疾病，如珠蛋白生成障碍性贫血、铁粒幼细胞贫血。也可发生于慢性肝病的酗酒者、迟发性皮肤型血卟啉病等。

二、诊断要点

（一）临床表现

(1) 皮肤广泛色素沉着，呈暗灰色或古铜色，面、颈部、前臂伸侧、手背明显。
(2) 早期肝、脾大，后期肝硬化、肝功能异常、黄疸、肝掌。
(3) 性功能减退至丧失，毛发脱落，睾丸萎缩。
(4) 糖尿病的症状。
(5) 心脏扩大、心律不齐、心肌病、心力衰竭。
(6) 关节病变，尤第2和第3掌指关节肿痛。

（二）实验室检查

(1) 血清铁明显升高，总铁结合力正常或降低，运铁蛋白饱和度高达62%以上。
(2) 血清铁蛋白显著升高，常 >500μg/L。
(3) 去铁胺（desferrioxamine）试验：肌内注射铁螯合剂去铁胺10mg/kg后，正常人24小时尿排铁 <2mg，该病排铁 >2mg。
(4) CT或磁共振成像（MRI）可发现肝密度增加。

(5) 肝活组织检查检测肝铁浓度 > 70μmol/L,皮肤活检见黑色素和含铁血黄素颗粒增多。

(三) 诊断标准

确诊条件:脏器组织学检查有含铁血黄素沉积的证据,并伴 2 项或 2 项以上的临床表现,伴 2 项或 2 项以上铁代谢异常的实验室检查结果,同时又能除外继发性血色病,即可诊断为原发性血色病。

三、治疗

(1) 原发性者应进行家族中铁代谢和 HLA 抗原型检测,以早期发现患者和进行防治,避免饮酒,减少铁摄入。继发性者应针对原发病治疗,尽量减少输血次数。

(2) 间歇静脉放血治疗,原发性者首选,开始每周放血 1~2 次,每次 400ml,放血次数参考铁代谢指标。

(3) 应用螯合剂清除铁,适于贫血、严重低蛋白血症、不宜放血者,去铁胺(deferoxamine)每日 10mg/kg,肌内注射。

(4) 对症治疗,如治疗糖尿病、心力衰竭,给予睾酮或促性腺激素。

四、疗效标准

目前国内可参考的疗效标准如下。

1. 缓解 临床表现明显改善,铁代谢异常的实验室检查结果基本正常。
2. 进步 临床表现有所改善,铁代谢异常的实验室检查至少有 1 项下降 50% 以上。
3. 无效 未达进步标准者。

(熊 涛)

第二节 原发性系统性淀粉样变性

一、概述

淀粉样变性是指一组均匀无结构、呈特殊染色反应的淀粉样蛋白质(amyloidogenic protein)沉积于组织或器官,导致相应组织器官发生不同程度的形态改变和功能障碍的疾患。研究证实,淀粉样变性的沉积物并非淀粉,而是一组在组成和生化性质上完全不同的蛋白质,其共同的特点是刚果红染色阳性(普通光学显微镜下呈无定形的均匀的嗜伊红染色,偏振显微镜下呈特异性的苹果绿色荧光双折射),电镜下可见到特征性的直径为 8~12nm、杂乱无序排列的淀粉样纤维。按淀粉样纤维蛋白质的不同,可将淀粉样变性分为不同的类型,见表 9-1。其中以轻链淀粉样变(light chain amyloidosis,AL 淀粉样变)最为常见。又可以根据受累部位不同分为系统性淀粉样变性和局限性淀粉样变性,前者是指 2 个或 2 个以上远隔器官受累,后者则指淀粉样蛋白沉积在单一器官。又根据有无基础疾病而分为原发性和继发性。淀粉样变性尚无特异性有效地治疗方法,预后因素有脑钠肽水平、受累器官的数目及心脏受累的严重程度等。

表9-1 淀粉样变性的分类

蛋白前体成分	简写	临床综合征
免疫球蛋白轻链	AL	原发性淀粉样变性 骨髓瘤或巨球蛋白血症
血清淀粉样A蛋白	AA	继发于慢性炎症、肾细胞癌和家族性地中海热
转甲状腺素（transthyretin）	ATTR	正常的TTR与老年系统性淀粉样变相关；发生基因突变的TTR与家族性淀粉样变相关
β_2-微球蛋白	$A\beta_2 M$	透析相关性淀粉样变
纤维蛋白原A	AFib	遗传性肾淀粉样变
载脂蛋白A	A Apo	心肌病、神经病变

轻链淀粉样变性属于浆细胞病，是最常见的原发性系统性淀粉样变性。引起轻链淀粉样变的蛋白质是单克隆免疫球蛋白的轻链或轻链片段，可为原发性，也可继发于多发性骨髓瘤或巨球蛋白血症。单克隆免疫球蛋白的轻链或其片段以不溶性纤维的形式沉积于各组织器官的细胞外间质，导致心脏、肾脏、肝脏、脾、神经系统以及胃肠道等器官功能障碍。原发性系统性淀粉样变性的自然病程通常为进展性，80%患者在2年内死亡。但通过治疗以减少单克隆免疫球蛋白轻链的形成，通常可减少或停止淀粉样物质的沉积，从而使器官功能改善。本章重点讲述原发性系统性淀粉样变性（Primary Systemic Amyloidosis，PSA）。

二、病因和发病机制

原发性系统性淀粉样变性的沉积物是由骨髓中的单克隆浆细胞产生的免疫球蛋白轻链，因此实际上所有患者都存在克隆性浆细胞增生（骨髓中浆细胞多在5%~10%之间）。正常情况下，骨髓中浆细胞分泌的λ轻链少于κ轻链，但在轻链淀粉样变性中，克隆性浆细胞分泌的λ轻链明显多于κ轻链，两者的比例大约为3:1。这些免疫球蛋白轻链可变区（VL）的基因在正常情况下多为低表达，提示遗传特征可能促使特定轻链亚型淀粉样纤维物质的形成。

本病患者血清中增多的淀粉样蛋白很少是完整的轻链，多是由单克隆轻链降解成的小分子片段。其分子量在8~30kDa之间，来源于轻链的N末端区域，包含部分或全部的可变区。这些轻链片段对热不稳定，有自聚倾向，极易形成广泛的β-褶片和不可溶性纤维，对刚果红染料呈高亲和性。在各种淀粉样变中，蛋白聚糖的氨基葡聚糖部分和血清淀粉样P成分（serum amyloid P，SAP）与淀粉样纤维或淀粉样沉积物相互作用，促进组织中纤维样物质的形成和稳定。淀粉样物质的沉积可破坏器官的结构进而影响器官的功能。不仅如此，越来越多的证据表明淀粉样物质的前体蛋白或者前体聚合物对细胞有直接毒性，同样可使患者发病。

在原发性系统性淀粉样变性的患者中可观察到常见于多发性骨髓瘤（MM）和意义未明的单克隆丙种球蛋白病（MGUS）的细胞遗传学异常，如14q异位和13q缺失。因此认为原发性系统性淀粉样变性可能与MM或其他B淋巴细胞肿瘤有关，大约10%~15%的MM患者在疾病进程中并发轻链型淀粉样物质沉积，而在原发性巨球蛋白血症和淋巴细胞恶性肿瘤中则较少出现轻链型淀粉样物质沉积。但是，原发性系统性淀粉样变性进展为MM者罕见。

三、流行病学

一般认为 PSA 的发病率很低，虽然统计学资料显示美国的年发病率约为 5.1~12.8/百万人口，但尸检发现 PSA 的发病率高于此统计结果，因此认为可能与霍奇金淋巴瘤及慢性粒细胞白血病相似。英国的发病率与美国相似，每年新发病例数约为 600 例。本病中老年患者多见，在 Mayo 中心报道的 474 例 PSA 患者中，60% 的患者诊断时年龄为 50~70 岁，只有 10% 的患者小于 50 岁。同样，在英国国立淀粉样变诊疗中心（NAC）报告的 800 例 PSA 患者中，66% 的患者年龄在 50~70 岁间，约 17% 的患者小于 50 岁，仅 4% 的患者小于 40 岁。男、女发病率相似。国内尚无有关原发性系统性淀粉样变性的发病率的统计资料。

四、临床表现

除脑以外几乎所有的组织均可受累。诊断时最常见的临床表现有肾病综合征伴或不伴肾功能不全、充血性心肌病、周围神经病变和肝肿大。疾病的早期通常有乏力、体重下降等非特异性表现，故诊断困难，多在患者出现某个器官功能异常时才会做出诊断。虽然多数患者存在多组织器官累及，但通常以某一器官功能衰竭为突出表现。

1. 肾淀粉样变　约 1/3 的患者在确诊时有肾淀粉样变。肾淀粉样变多累及肾小球而出现大量蛋白尿，出现肾病综合征的临床表现，可有轻度肾功能损害，但很少出现严重的肾功能衰竭。在约 10% 的 PSA 患者，淀粉样物质可沉积在肾微管系统、肾小管间质，导致进行性肾功能损伤，但并不出现大量蛋白尿。临床上主要出现精神疲惫、踝关节乃至全身浮肿。严重的可出现多浆膜腔积液。

2. 心脏淀粉样变　约 20% 的患者在确诊时有心脏淀粉样变。淀粉样物质沉积在心脏而引发限制性心肌病，心室壁呈同心圆样增厚，心腔体积正常或减少。心脏的射血分数可正常或轻度减低，但总搏出量因心脏填塞而下降，两者不平行。临床上以右心输出量减少或右心心力衰竭较为常见，表现为颈静脉搏动增强、第三心音增强、周围性水肿、肝肿大、体位性低血压等。严重的可出现心房颤动、心肌梗死，晚期常因心力衰竭而死亡。大部分患者心电图表现为低电压（尤其是肢体导联低电压），可有假性心肌梗死图形。心电图的异常改变可出现在充血性心力衰竭之前。由于多为限制性心肌病，所以在 X 线片上心影多不增大。有研究发现 N-末端脑钠肽前体（N-PRO-BNP）的血浆浓度单独或联合肌钙蛋白水平，是确定淀粉样变所致心力衰竭的敏感指标，治疗后随着病情好转，血浆 N=PRO-BNP 水平下降。

3. 周围神经病变和自主神经病变　约 20% 的患者可有周围神经病变。周围神经受累早期主要以对称性双下肢疼痛为主，可伴有麻木感和肌无力等，逐渐累及运动神经。腕管综合征常见，且可早于其他症状发生。自主神经受损时可出现体位性低血压、阳痿、胃肠道功能紊乱等。由于各种病因累及自主神经时的表现都一样，在患者出现勃起障碍、膀胱排空能力减弱、大便习惯改变、饱胀感、无汗和体位性低血压等表现时，应仔细寻找病因，避免漏诊或误诊。

4. 胃肠道症状和肝脾肿大　胃肠道症状主要表现包括饱胀感、腹泻、恶心、呕吐、吸收不良和体重减轻，也可以出现消化道穿孔和直肠出血等。肝肿大常见，可以是右心衰所致，也可能是肝淀粉样纤维化。肝淀粉样纤维化时，肝脏常明显肿大，典型者腹部触诊肝硬如石、无触痛。因肝脏淀粉样纤维化发生在肝血窦，因此碱性磷酸酶常明显升高、转氨酶仅轻度升高。

5. 凝血障碍　淀粉样物质既可以沉积在血管壁上、导致血管脆性增加，又能与多种凝血因子结合、影响其活性并促进其降解，还可以抑制纤维蛋白多聚体的形成，因此约1/3的患者有出血倾向。最常表现为皮肤紫癜，眶周紫癜是特征性表现，也可发生致命性大出血，特别是肝肾穿刺活检后。

6. 其他　10%的患者有巨舌，为淀粉样变的特征性改变。典型者舌体巨大、影响进食和吞咽，甚至阻塞气道、出现睡眠呼吸暂停综合征。皮肤受累时表现为皮肤增厚、苔藓样变；累及声带可出现声嘶；累及肾上腺和甲状腺可出现腺体功能减退；累及关节可出现血清阴性关节病，可有指甲营养不良、颌下腺肿大等。

五、实验室检查

1. 血和尿常规　血红蛋白多正常，继发于多发性骨髓瘤或伴出血和（或）慢性肾功能不全者可出现贫血；约90%的患者可出现蛋白尿，多为肾小球性蛋白尿，24小时尿蛋白定量多超过0.5g。

2. 生化检查　血清尿素氮、肌酐水平升高；肝功能多正常，病情严重时转氨酶升高，多超过正常值的1.5倍，可伴有碱性磷酸酶升高；凝血常规检查可发现凝血酶原时间延长、凝血因子X水平减低。

3. 血尿蛋白电泳和免疫固定电泳　约50%的患者常规血清蛋白电泳有M蛋白。多数PSA患者由于血清M蛋白浓度很低，依靠敏感性较低的血清蛋白电泳不能检测出M蛋白峰，所以对可疑患者需行免疫固定电泳检测，以免漏诊。约80%患者免疫固定电泳阳性。

4. 血浆游离轻链（FLC）分析　运用免疫比浊法能更为敏感地检测到血循环中的游离轻链，其敏感性是免疫固定电泳的10倍。因FLC分析是定量检测，故不仅可用于诊断，也可用于疗效监测及对预后的判断。正常血浆中的游离轻链κ的浓度为3.3~19.4mg/L，λ为5.7~26.3mg/L，两者之比为0.26~1.65。因游离轻链经肾小球滤过，在肾功能不全患者，κ链或λ链的绝对值会相应受到影响，而两者的比值则是相对准确的评价指标，若κ链与λ链的比值<0.26时强烈提示存在产λ链游离轻链的单克隆浆细胞，若>1.65则提示体内存在产生κ链游离轻链的单克隆浆细胞。虽然测定FLC的确切临床意义还有待于证实，但一项对110例轻链淀粉样变性的临床研究发现，血清免疫固定电泳的阳性率为69%，尿免疫固定电泳的阳性率为83%，FLC测定κ链与λ链比值异常率高达91%。而κ链与λ链比值异常联合血清免疫固定电泳阳性则见于99%的PSA患者。

5. 组织活检　受累组织病理学检查结果是目前确诊PSA的唯一的金指标。腹部皮下脂肪组织细针活检、唾液腺、牙龈、直肠、皮肤活检的阳性率在PSA患者中高达80%。淀粉样物质用苏木素染色后在光学显微镜下呈无定形的均匀的嗜伊红性物质，用刚果红染色后在偏振显微镜下呈特异的苹果绿色荧光双折射。若检查确诊为淀粉样物质沉积，应采用免疫荧光或免疫组化等检查进一步确定淀粉样物质是否为免疫球蛋白轻链。

6. 骨髓穿刺　PSA患者骨髓中的单克隆性浆细胞的比例多为10%~15%。

7. 血清淀粉样P成分闪烁显像　所有淀粉样物质中均含有一种正常血浆蛋白即血清淀粉样P成分（serum amyloid P component，SAP），可用放射性核素锝-99焦磷酸盐或^{123}I标记 SAP 复合物来检测淀粉样变，称为 SAP 闪烁显像术。应用此方法可以检测体内淀粉样物质的分布情况，有助于评估病情和预后。某些部位难以行组织活检时，SAP 闪烁显像术还可作为组织活检的互补手段。但心肌淀粉样变难以被发现。

六、诊断

由于原发性系统性淀粉样变性的临床表现缺乏特异性，而导致 PSA 的早期诊断困难，大多数患者在确诊时已有多系统受累。存在肾性蛋白尿（伴或不伴肾功能不全）、非扩大性心肌病、周围神经病变和肝肿大等症状的患者，不管血或尿中是否有单克隆免疫球蛋白，均应考虑 PSA 的可能。诊断原发性系统性淀粉样变性需要以下步骤：

1. 首先明确患者是否存在淀粉样变　主要依赖组织病理学检查。淀粉样物质刚果红染色阳性，普通光学显微镜下呈无定形的均匀的嗜伊红染色，偏振显微镜下呈特异的苹果绿色荧光双折射。电镜检查时可见到特征性的淀粉样纤维，直径约 8~12nm，杂乱无序排列。

2. 确定淀粉样物质为免疫球蛋白轻链　在淀粉样变确定后还必须进行准确的分类、明确淀粉样物质的性质，以选择正确的治疗方案。用淀粉样蛋白的相应抗体进行病变组织免疫组化染色或免疫荧光染色是临床常用的方法。应用抗 κ 或抗 λ 轻链抗体检测到轻链的沉积，可确诊为免疫球蛋白轻链淀粉样变性。值得注意的是，由于组织中存在着正常的免疫球蛋白，而抗体针对的轻链表位可能在纤维形成和组织固定的过程中丢失，故某些患者可能出现假阳性或假阴性结果。

血或尿中发现单克隆轻链对诊断有所帮助，但并不能作为诊断的唯一依据。当血清检测到完整的免疫球蛋白分子，而血或尿中未发现游离轻链时诊断也应该谨慎，必须查骨髓象，了解骨髓中克隆性浆细胞的比值，因为巨球蛋白血症、意义未明的单克隆丙种球蛋白病、家族性（AF）、继发性（AA）和老年性淀粉样变（SSA）都有可能存在伴发的单克隆球蛋白或免疫球蛋白轻链。

3. 确定器官受累的范围　确定受累器官的数目和病变程度，有助于确定合理的治疗方案、预测治疗反应、判断预后。因此，如果确定某一脏器发生淀粉样变，应寻找其他器官受累的证据。原发性局限性淀粉样变是由病变局部产生的轻链物质过多所致，通常膀胱、输尿管、尿道的淀粉样变是局限性的，眼结膜、支气管、喉、心房、胸膜、关节软骨的淀粉样变也可能是局限性的。原发性系统性淀粉样变的淀粉样物质是由骨髓中单克隆浆细胞产生的，有 2 个或 2 个以上脏器受累的证据。但多器官的活检由于具有创伤性，不被推荐。应用锝-99 焦磷酸酯标记淀粉样物质或用 ^{123}I 标记血清淀粉样 P 成分后行闪烁显像，既可以确定有淀粉样物质沉积，又可以明确受累器官的数目，特别对不易行组织活检的心脏受累有诊断意义，但对早期病变检出率较低。另有研究表明 MRI 可以证实淀粉样变性心肌病时存在异常的延时对比增强及钆分布动力学异常，而高血压引起的心室壁增厚无这种表现。这为确定淀粉样物质累及心脏提供了新的手段。

若患者有其他部位淀粉样变的病理学证据，又符合以下临床、实验室或影像学检查结果（见表 9-2），可认为相应器官受到累及。

表 9-2 淀粉样变器官受累的诊断标准

肾脏	24 小时尿蛋白 >0.5g，且主要为白蛋白
心脏	超声检查：平均室壁厚度 >12mm，排除其他病因
肝脏	总长度 >15cm（排除心衰）或 ALP>1.5 倍正常高限
神经系统	早期双下肢对称性感觉神经受累，以疼痛为主，以后可累及运动神经
	自主神经受累时可出现胃排空紊乱，假性梗阻，排泄失调（排除直接由胃肠道淀粉样变所导致）
胃肠道	有症状并经直接活检证实
肺	有症状并经直接活检证实
	影像学检查典型的弥漫性肺间质病变
软组织	临床上有舌大；关节病；跛行，考虑由血管淀粉样变引起；由活检证实的肌病或假性肥大；淋巴结肿大；腕管综合征

七、鉴别诊断

（一）与可以引起系统性轻链淀粉样变性的其他恶性浆细胞疾病相鉴别

1. 多发性骨髓瘤（MM） 10%~15% 的 MM 患者在疾病进程中出现轻链淀粉样物质沉积，因此诊断 PSA 首先需要排除 MM。PSA 与 MM 最大的区别在于 PSA 骨髓中没有大量骨髓瘤细胞浸润，没有骨质破坏和高钙血症及高黏滞综合征的表现。可以通过骨髓穿刺、骨骼 X 线检查等鉴别。

2. 原发性巨球蛋白血症 又名 Waldenstrom 巨球蛋白血症，属浆细胞病范畴。部分患者可发生淀粉样变性，舌、心肌、胃肠道、肝脾、神经系统及皮肤均可累及。血清中单克隆免疫球蛋白 IgM >10g/L、骨髓中有淋巴细胞样浆细胞浸润、无骨质破坏是诊断原发性巨球蛋白血症的主要依据。

（二）与其他原因引起的系统性非轻链淀粉样变相鉴别

1. 遗传性淀粉样变 遗传性淀粉样变是一种常染色体不完全显性遗传。由于体内突变的转甲状腺素、纤维蛋白原 A 重链、溶菌酶或载脂蛋白 AI 的基因发生突变而产生症状。临床表现与原发性系统性淀粉样变性接近，鉴别主要依靠 DNA 序列分析检测相关基因的突变点和家族史。

2. 血清淀粉样 A 蛋白淀粉样变 常继发于慢性炎症、结缔组织病、肾细胞癌和家族性地中海热等疾病，累及肝、脾、肾和肾上腺，巨舌和心脏病变少见。用免疫荧光检查可进一步证实淀粉样物质为淀粉样 A 蛋白。

3. 血透相关性淀粉样变性 有反复血透病史，骨损害和病理性骨折较常见，组织活检可发现 β_2-微球蛋白淀粉样物质沉积。

八、治疗

目前尚无针对淀粉样沉积物的特异性治疗，治疗原则是抑制浆细胞增殖、减少淀粉样物质的产生与沉积，同时提供适当的支持治疗以保护器官功能。单克隆性轻链的产生被抑制后，淀粉样变可以逐渐被逆转，逆转的速度因患者而异，主要取决于淀粉样物质沉积的速率。

尽管对 PSA 浆细胞与 MM 浆细胞的差异所知甚少，目前用于 PSA 的化疗方案主要基于对 MM 有效的方案。温和的化疗方案一般要在治疗数月后、骨髓中异常浆细胞被抑制且体内淀粉样物质被分解后才能显效，而强力、起效迅速的化疗方案又会产生严重的治疗相关毒副作用。因此，制定治疗方案时应仔细权衡预期疗效和患者的可耐受程度，选择个体化治疗方案。

（一）支持治疗

1. 肾病综合征和肾功能衰竭的治疗　对发生肾病综合征和肾功能衰竭的原发性系统性淀粉样变性患者，应控制入量、低盐低脂饮食，有水肿者应利尿治疗，但严重肾病综合征患者常有利尿剂抵抗，美托拉宗或螺内脂联合袢利尿剂可能有效。血压升高者要积极降压治疗，以避免肾功能进一步恶化。血管紧张素转化酶抑制剂（angiotensin-converting enzyme inhibitor, ACEI）既有降压又有减少尿蛋白的作用，还可以降低后负荷，血容量不足的患者可能从中受益，但在用药过程中要监测肾功能和血压，并从小剂量开始。虽然理论上肾病综合征患者有肾静脉血栓形成的危险，但事实上这种情况发生率很低，考虑到部分原发性系统性淀粉样变性患者有出血倾向，不推荐预防性使用抗凝药。对终末期肾功能衰竭的患者可选择透析治疗。

2. 充血性心力衰竭的治疗　心肌淀粉样变是一种限制性心肌病，心肌受累是影响 PSA 预后的重要因素，可突发心律失常甚至猝死。主要的治疗手段为限制钠盐和谨慎应用利尿药。因血管紧张素转化酶抑制剂会降低心输出量和导致体位性低血压，需慎重应用，保持纠正心衰与血液灌注间的平衡非常重要；钙离子通道拮抗剂和 β 受体阻滞剂因会抑制心肌收缩、加重充血性心力衰竭而禁用。通常情况下应用地高辛不但无效反而会出现严重毒性，应严格掌握，出现房颤伴快速心室率时可谨慎使用，有室性心律失常时可应用胺碘酮，反复晕厥的患者可以植入起搏器治疗。

3. 体位性低血压的治疗　体位性低血压是自主神经病变的常见表现，心肌淀粉样变和低蛋白血症可以进一步加重之。氢化可的松 100~200mg/d 有助于改善症状，但有可能加重体液潴留。甲氧福米林可能有效，其活性代谢产物是一种 α_1 受体激动剂，通过激活微动脉和静脉的 α_1 受体使血管收缩、血压升高，主要副作用是卧位性高血压。对常用疗法无效的难治性体位性低血压，持续静脉点滴去甲肾上腺素可能有效。高达腰部的弹力袜可使患者受益。

4. 止血治疗　PSA 患者出血时若检查发现凝血功能异常，可相应补充凝血因子；若合并血小板减少且考虑出血可能与血小板减少有关，可予血小板输注；另外也可以适当使用抗纤溶药物和局部止血药。如有内科治疗无法控制的严重出血，因尽早手术治疗。

5. 消化道症状的处理　自主神经受累或消化道受累的 PSA 患者可能出现顽固性腹泻，应用奥曲肽可能有效，但因胃肠蠕动减慢、排泄延迟所致的慢性假性肠梗阻治疗效果差。出现营养不良的患者要注意经口或静脉补充足够的营养。

（二）化疗

1. MP 方案　标准 MP 方案曾经是治疗淀粉样变的重要方案，也是目前唯一一个在治疗原发性系统性淀粉样变性中有随机对照临床研究的化疗方案。Kyle 等人随机比较了 MP 方案与秋水仙碱在原发性系统性淀粉样变性患者的疗效，结果发现 MP 组的反应率和存活期均优于秋水仙碱组（分别为 28% vs 3% 和 18 个月 vs 8.5 个月）。这个研究还证实 MP 方案的疗效优于秋水仙碱联合 MP 方案。本方案的中位反应时间为 12 个月。一般建议持续使用本方案直至检查发现浆细胞克隆性增殖受控（相关检查的指标下降至少 50%）或疾病进入平台期。

本方案的优点在于患者耐受性好，可以慎重用于心肌淀粉样变患者，但疗效不令人满意，且起效较慢，长期使用马法兰还有诱发第二肿瘤的危险。

2. 含有美法仑的联合化疗　已有临床研究比较了 VBMCP（长春新碱、卡莫司汀、美法仑、环磷酰胺和泼尼松）方案和 MP 方案的疗效，发现与 MP 方案相比，VBMCP 方案在血液学疗效、器官功能改善、反应率和存活期等方面均没有优势，且增加了药物的毒性反应。因此目前已不推荐在原发性系统性淀粉样变性的治疗上选用联合化疗方案。

3. VAD 方案　VAD 方案在治疗多发性骨髓瘤时可以快速降低肿瘤负荷，反应率可以达到 60%~80%，且不损伤干细胞、使患者有机会在以后选择 ASCT，因此本方案适用于需要快速抑制浆细胞增殖的原发性系统性淀粉样变。但本方案含有多柔比星，对心脏有累积毒性，虽然目前没有报道多柔比星会加重心肌淀粉样病变，但在心肌淀粉样变的患者中使用仍需慎重；长春新碱有周围神经毒性，可能进一步加重患者的神经系统症状；大剂量地塞米松可能会促使骨淀粉样变的患者发生病理学骨折或脊柱压缩性骨折。

在英国国家淀粉样变性中心，98 位 PSA 患者（中位年龄为 55 岁，36% 的患者有心脏累及，10% 的患者需要透析治疗）接受了半量 VAD 方案或 CVAMP（环磷酰胺 + 长春新碱 + 多柔比星 + 甲强龙）治疗 4 疗程，54% 的患者有血液学疗效，42% 患者有器官疗效，浆细胞增殖抑制的反应率（定义为血清 FLC 浓度下降超过 50%）为 63%，治疗相关的死亡率为 7%。但疗效不持久，21% 的患者复发，中位复发时间为 20 个月（7~54 个月）。

4. 大剂量地塞米松（hDD）　大剂量地塞米松在未经治疗的原发性系统性淀粉样变性患者中的总反应率约为 34%。1997 年 Dhodapkar 等人报道了用大剂量地塞米松诱导化疗后用干扰素（IFN）维持治疗，其总反应率可达到 67%。Palladini 等人在 23 个患者中使用了减剂量地塞米松（地塞米松 40mg/d，d1~4，每 21 天一个疗程），35% 的患者出现器官疗效，中位起效时间 4 个月，没有严重的副作用产生。虽然没有临床随机对照研究，目前认为 HDD 的疗效并不优于 VAD，但可以用于对长春新碱、多柔比星有禁忌证的患者。

5. 中等剂量美法仑（IDM）　已有临床试验验证了 IDM 对 PSA 的疗效。33 位因高龄、一般情况较差、严重心肌淀粉样变或神经病变而不能耐受 VAD 方案的患者接受了 IDM（25mg/m²）+ 地塞米松口服作为一线治疗。结果治疗相关死亡率为 18%，浆细胞增殖抑制的反应率为 46%，超过 70% 的患者经 SAP 闪烁显像检查确定淀粉样物质沉积范围缩小。提示对 VAD 有禁忌证的患者可以选用 IDM 方案。但由于美法仑会损伤干细胞，若患者考虑行 PBSCT，则应在使用 IDM 之前收集足够的干细胞。

（三）造血干细胞移植

1. 大剂量美法仑联合自体外周血造血干细胞移植（hDM + SCT）

（1）hDM/SCT 的适应证：不同机构掌握的 HDM/SCT 适应证很大不同。但目的均是旨在让尽可能多的患者从此项治疗中受益，同时尽量排除那些有高风险发生治疗相关并发症或死亡的患者。波士顿大学淀粉样变性项目组的标准包括确切的淀粉样变性诊断；克隆性浆细胞功能紊乱的确切证据；年龄 >18 岁；根据西南肿瘤组体力状态分组标准为 0~2 级；左室射血分数 >40%；不吸氧情况下血氧饱和度 >95%；平卧位收缩压 >90 mmHg。肾功能不全或需依赖透析并非除外标准。BCSH（The British Committee for Standards in Haematology）关于

PBSCT 的适应证为：低危患者（没有累及心脏，1~2 个脏器受累，肾小球滤过率 > 50ml/分）；用 VAD 或其他方案诱导化疗无效；用 VAD 或其他方案诱导化疗后早期复发。若患者合并以下情况，不宜接受 HDT + ASCT 治疗：有症状的心肌病变；有症状的自主神经病变；有因淀粉样变导致胃肠道出血的病史；依赖透析的严重肾功能不全；年龄超过 70 岁；超过两个器官受累。

(2) 干细胞动员和采集：因系统性淀粉样变患者常有多脏器受累，对干细胞动员和采集的耐受能力差。已有系统性淀粉样变性患者在干细胞动员和采集阶段因心脏或多器官受累而死亡的报道，在干细胞动员和采集阶段各种严重并发症的发生率约为 15%。为了减少副作用的产生，推荐单用 G - CSF 作为动员剂。因为 G - CSF 与环磷酰胺联用时，可使心脏病死亡率增高以及为获得足够的干细胞而使采集次数增加、整体副作用增多以及住院时间延长等。此外，在实施 HDM/SCT 前要考虑是否用过美法仑治疗以及所用美法仑的量，如果美法仑累积剂量 > 200mg 时会减少动员出的干细胞数量。

(3) 预处理方案：与多发性骨髓瘤不同，PSA 患者的克隆性浆细胞负荷轻，故在行 HDM/SCT 前，没有必要采用旨在杀伤浆细胞的方案化疗。也有研究认为 SCT 前应用长春新碱 + 多柔比星 + 地塞米松（VAD）方案化疗可能使患者受益。一些小规模的研究发现，在 SCT 前行全身照射 550cGY，可因心脏毒性和其他并发症而增加死亡率，目前这一做法暂不采用。有学者提议在采集足够的干细胞后进行两个序贯疗程的 HDM 化疗。

(4) hDM/SCT 的疗效：自 1996 年第一个用 HDM + ASCT 治疗 PSA 的报道以来，目前在这方案的临床研究已初步取得令人鼓舞的结果。约 60% 的患者接受 HDT + ASCT 后临床症状改善。Dispenzieri 等人分析了梅奥临床研究中心 1983 年至 1997 年 229 名接受 PBSCT 患者的预后。这些患者年龄均小于 70 岁，心脏、肾脏和肝脏功能均良好。中位随访时间为 52 个月，中位存活期为 42 个月，5 年和 10 年存活率分别为 36% 和 15%。但由于本病多发于老年人，常有多个重要脏器受累，故治疗相关死亡率也较高，欧洲两个多中心临床研究报道 TRM 分别是 14% 和 39%，因此在选择 HDT + ASCT 方案时，要严格掌握适应证。

(5) 原发性系统性淀粉样变性患者行 HDM/SCT 的特殊问题：PSA 患者行 HDM/SCT 遇到的很多挑战是独有的。因淀粉样物质可以沉积在血管壁、增加血管壁的通通性，又能吸附凝血因子 X、抑制纤维蛋白多聚体的形成，所以消化道淀粉样变性使患者在血细胞减少阶段更容易发生消化道出血。肾病综合征时常见全身水肿，特别是在应用 G - CSF 时更易出现。这些患者易出现的问题还有：心脏或自主神经系统受累导致的低血压、淀粉样变性心肌病导致心律失常、巨舌导致紧急气管插管困难以及自发性脾和食管破裂等。对此，在移植前，医务人员应慎重与患者、患者家属进行沟通，权衡利弊，制定详尽的移植方案。

（四）异基因骨髓移植

异基因骨髓移植治疗 PSA 的经验有限。Gillmore 等于 1998 年首次报道了异基因骨髓移植治疗 PSA 的疗效，移植后 3 年患者达到完全缓解，说明与 MM 一样，少数患者可从异基因骨髓移植获得益。欧洲外周血或骨髓移植协作组最近报道了 19 例 PSA 患者接受骨髓移植的经验。这组患者异质性强，其中包括 4 名同基因骨髓移植患者，异基因移植的 15 例患者中，8 例采用了减低强度预处理方案、7 例采用标准强度的预处理方案，10 例患者采用去除 T 细胞的移植物。19 例患者中 10 例 CR，但持续时间很短，治疗相关死亡率为 40%，36 个月时，仅有 4 例患者存活。这篇文章的数据来自 11 个中心，各中心选择患者的标准不详，但初步显示了异基因移植治疗 PSA 的可行性及可能存在的移植物抗肿瘤效应（因 5/7 例的 CR 患者出现 cGVHD）。

（五）试验性治疗

1. **沙利度胺**　鉴于沙利度胺对多发性骨髓瘤有良好疗效，已有临床研究关注沙利度胺对 PSA 的疗效：12 例 PSA 患者接受沙利度胺治疗，起始剂量为 200mg。主要副作用有疲劳、水肿、便秘、周围神经病变、心动过缓等，个别患者出现了呼吸困难、充血性心力衰竭加重等。受副作用限制，最大剂量仅增加到 300mg/d，25%～50% 的患者需减量，约一半的患者有一定疗效。另一项临床研究采用沙利度胺联合中剂量地塞米松作为二线方案治疗 31 例 PSA 患者。血液学和器官疗效与沙利度胺的剂量相关，15 例（48%）获得了血液疗效，6 例（19%）达 CR，8 例（26%）获得了器官疗效。中位起效期 3.6 个月（2.5～8.0 个月）。获血液学疗效者生存期显著延长（P=0.01）。治疗相关的副作用常见（65%），有症状的心动过缓是常见的不良反应（26%）。

2. **来那度胺**　沙利度胺类似物来那度胺能快速减少循环中的单克隆免疫球蛋白、对多发性骨髓瘤有明显疗效，因此可能对轻链淀粉样变性有效。SanchorawalaV 等进行的临床研究中，46 例患者从 2004 年 4 月开始接受了来那度胺+地塞米松方案。所有患者均对 HDM/SCT 治疗无效或不适合接受 HDM/SCT 治疗，到 2006 年 5 月 60% 的患者获血液学疗效伴明显的器官疗效，到 2009 年患者仍有持久疗效。Dispenzieri A 等对 23 例 PSA 患者的临床观察结果也显示，单用来那度胺效果不明显，但来那度胺联合地塞米松对 PSA 有明显疗效。来那度胺的副作用主要有血栓形成、骨髓抑制和免疫抑制，神经毒性不常发生。

3. **硼替佐米**　硼替佐米作为可逆性蛋白酶体抑制剂，在 MM 取得了令人鼓舞的疗效。2007 年 Kastritis 等总结报道了应用硼替佐米+地塞米松治疗 18 例原发性系统性淀粉样变性的疗效，尽管 18 例中 10 例为难治患者，血液学缓解率却高达 94%，缓解速度快，中位时间 0.9 个月；28% 的患者至少一个受累器官功能改善，中位器官反应时间 4 个月。常见毒副作用可耐受，包括周围神经病、乏力、水肿、血小板减少等。

4. **多柔比星的碘衍生物**　多柔比星的碘衍生物 4-碘-4-去氧阿霉素（IDOX）在体外与淀粉样纤维有很高的亲和力，并促进其降解。一项小样本、非对照的研究显示 IDOX 治疗轻链淀粉样变性有效，但未在大样本、多中心的临床研究中被证实。此外联合应用 IDOX 和化疗药物的临床实验正在进行中，该方案即可以抑制淀粉样物质的产生又能促进其降解，比较合理。

5. **新化合物 CPHPC**　R-1-[6-(R)-2-carboxy-pyrrolidin-1-yl]-6-oxo-hexanoyl] pyrroli-dine-2-carboxylic acid（CPHPC）对清淀粉样 P 成分（SAP）有高度亲和性，通过与 SAP 表面相结合的方式使两分子 SAP 聚合。血循环中的 SAP 与组织间的 SAP 存在动态平衡，血循环中的 SAP 呈游离状态，在组织中则与淀粉样变性纤维结合。SAP 可高度抵抗蛋白酶水解，体外实验证实将 SAP 与淀粉样变性纤维连接形成复合物后，复合物能免受蛋白酶水解。在鼠淀粉样变性模型及人身上应用 CPHPC 均可快速去除循环中的 SAP，但其对淀粉样变性沉积物中 SAP 的清除作用正在进行 II 期研究。理论上讲，血循环中的 SAP 减少后，组织中的 SAP 可以释放到循环中，从而使组织中的淀粉样纤维失去对蛋白酶的抵抗作用。因为 SAP 存在于所有类型的淀粉样沉积物中，因此阻止 SAP 与淀粉样物质间相互作用的方案有应用前景。

目前比较大宗的临床研究的疗效见表9-3。

表9-3 初治原发性系统性淀粉样变性的疗效

方案	研究	例数(n)	反应率(%)	TRM(%)	OS(中位)	说明
MP	Kyle（1997）	77	28	-	18个月	存在继发MDS风险
	Gertz（1999）	52	27	-	29个月	
VAD	Lachmann（2002）	88	54	7	50个月	患者经过筛选
IDM	Lachmann（2002）	33	46	18	-	高危患者
HDD	联合数据	38	34	-	-	包括3个小的临床研究
PB-SCT	Comenzo和Gertz（2002）	148	62	21~39	1年生存率60%~70%	患者经过筛选

（六）治疗方案的选择

2006年BCSH推荐对原发性系统性淀粉样变性的治疗方案选择如下：若没有禁忌证，建议以VAD方案作为初治治疗；若有VAD方案的禁忌证或VAD治疗效果不佳，则建议使用中等剂量美法仑，在使用中等剂量美法仑之前应收集足够的干细胞以备自体造血干细胞移植；若对VAD或中等剂量美法仑有禁忌证，可考虑选择下列治疗方案：①MP：患者耐受性好但起效缓慢；②大剂量地塞米松（HDD：40mg/d，d 1~4，21天一疗程）起效快，但目前尚无药物持久性的结果；③沙利度胺：尚无足够的临床资料支持；④姑息治疗；⑤大剂量化疗+PBSCT：移植相关死亡率高，应慎重选择合适的患者。

九、疗效判断

由于原发性系统性淀粉样变性易出现多器官功能损害，治疗目的是稳定脏器功能或逆转器官功能损害，因此评价原发性系统性淀粉样变性的疗效包括血液系统反应和器官反应。按Comenzo等人提出的疗效判断指标，淀粉样变累及器官的治疗反应可分为改善、稳定和进展；血液学反应包括完全缓解、部分缓解、疾病稳定和进展。

（一）受累器官功能疗效标准

1. 改善

（1）心脏：左室壁厚度减少≥2mm（后壁和室间隔平均值）或NYHA评分降低≥2级。

（2）肾脏：24小时尿蛋白减少>50%且肾功能不全无进一步恶化。

（3）肝脏：ALP下降>50%且肝脏体积缩小>2cm（通过超声或CT检查证实）。

（4）神经系统：临床表现包括神经系统检查、体位性低血压、严重便秘等改善，每日腹泻次数减少>50%。

2. 进展

（1）心脏：超声心动图发现室壁增厚>2mm或射血分数降低>20%。

（2）肾脏：若24小时蛋白尿基线<3g/24h，尿蛋白升高超过一倍；若>3g/24h，尿蛋白升高>50%；或肌酐清除率降低>50%；或血清肌酐升高超过178μmol/L。

（3）肝脏：ALP升高>50%；或由于肝淀粉样变导致的血清胆红素或肝酶升高超过一倍；或肝脏体积增大>3cm（通过超声或CT检查发现）。

（4）神经系统：各种临床表现加重，包括临床症状、体位性低血压和肌电图检查等。

3. 稳定 未达到改善或进展的标准。

(二) 血液学疗效评价标准

1. 完全缓解 满足以下所有条件：血和尿免疫固定电泳无单克隆蛋白、血浆游离轻链比例正常；骨髓活检浆细胞<5%且免疫组化没有优势克隆增生的表现。但克隆性浆细胞减少不是血液学完全缓解必需的前提条件。血液学缓解的患者脏器功能有改善、生存期长、生活质量高。通常在治疗3~6个月后脏器功能改善，但也有延迟者。

2. 部分缓解 若血清M成分>0.5g/dL，则至少下降50%；若尿中有可见的轻链单克隆峰，且>100mg/d，则至少下降50%；若血游离轻链清M成分>100mg/L，则至少下降50%。

3. 疾病进展 对于达CR者，出现了任何可检测到的单克隆球蛋白或游离轻链比例异常；对于PR或稳定患者，血清M蛋白增加>50%，且绝对值增加>0.5g/dl；或尿M蛋白增加>50%，且绝对值增加>200mg/d（有可见的单克隆峰）；或血游离轻链增加>50%，且绝对值增加>100mg/L。

4. 稳定 未达到CR、PR或PD的诊断标准。

血液学疗效与器官功能改善、生活质量提高及长期生存优势密切相关。器官功能改善常在治疗3~6个月后出现。蛋白尿随着疗效显现而逐渐减少，这一过程常需要2年或更长时间。CR患者的临床症状改善的比例要高于PR患者。

（张晓丽）

第三节 卟啉病

卟啉病（porphyria）是血红素生物合成途径中，特定酶缺陷所致中间产物的过度生成、蓄积和排泄为特征的代谢性疾病。多为常染色体遗传。

一、分类

1. 按病因分为 遗传性和获得性，常染色体隐性或显性遗传。
2. 卟啉主要在红骨髓和肝内合成，根据卟啉代谢紊乱出现的部位，卟啉病分为红细胞生成型血卟啉病与肝性血卟啉病。
3. 临床分类
（1）皮肤性卟啉病：包括迟发性皮肤型卟啉病、肝性红细胞生成型卟啉病、先天性红细胞生成型卟啉病、红细胞生成型原卟啉病、三羧基卟啉病。
（2）神经性卟啉病：包括急性间歇型卟啉病、δ-氨基酮戊酸脱水酶缺陷型卟啉病。
（3）皮肤神经卟啉病：包括混合型卟啉病、遗传性粪卟啉病。

二、诊断标准

(一) 迟发性皮肤型卟啉病（porphyria cutanea tarda，PCT）

（1）本病由于尿卟啉原脱羧酶缺乏所引起，可分为遗传性和获得性两型，前者为常染色体显性遗传，后者常继发于酒精性肝病、病毒性肝炎、红斑狼疮、溶血性贫血、难治性贫血及苯巴比妥钠、苯妥英钠、避孕药、雌激素、白消安等药物，六氯苯等毒物中毒。

(2) 光敏性皮炎：皮肤曝光部位出现发红、水疱、糜烂、溃疡等，最后结痂和瘢痕形成。此外，有多毛和皮肤色素沉着。

(3) 尿液呈明显红色，尿中尿卟啉增加。

(4) 粪中异粪卟啉明显增多。

(5) 遗传性患者红细胞内及肝内尿卟啉原脱羧酶活性降至正常人的 50% 左右，获得性者肝内该酶活性降低，但红细胞内该酶活性正常。

(二) 肝性红细胞生成型卟啉病（hepatoerythropoietic porphyria，HEP）

(1) 常染色体隐性遗传，由于尿卟啉原脱羧酶严重缺陷所引起，实际上是遗传性迟发性皮肤型卟啉病的纯合子型。

(2) 多在幼儿时期发病，临床表现和迟发性皮肤型卟啉病相似。但病情更为严重。

(3) 尿液中尿卟啉增加。

(4) 粪中粪卟啉、异粪卟啉的排出量增多。

(5) 红细胞内原卟啉增多，尿卟啉原脱羧酶活性显著降低。

(三) 先天性红细胞生成型卟啉病（congenital erythropoietic porphyria，CEP）

(1) 常染色体隐性遗传，由于尿卟啉原Ⅲ合成酶缺陷所引起。

(2) 出生后不久或幼年时期即出现尿色发红。

(3) 幼年时开始有严重的皮肤对光过敏，暴露部位皮肤发红、烧灼感，水疱、溃疡、结痂。多毛和色素沉着常见。

(4) 常有肝脾大，可出现轻度溶血性贫血。

(5) 尿中含有大量尿卟啉Ⅰ及粪卟啉Ⅰ，尿色淡红至深红。

(6) 粪中含有大量粪卟啉Ⅰ。

(7) 血液中的红细胞、网织红细胞和骨髓中幼红细胞的细胞核都含有较多的尿卟啉Ⅰ，紫外线照射时发现红色荧光。

(四) 红细胞生成型原卟啉病（又称原卟啉病，protoporphyria，PP）

(1) 常染色体显性遗传，由于体内亚铁螯合酶（又称血红素合成酶）缺陷所引起。

(2) 自幼开始皮肤对日光过敏，晒后皮肤灼热、发红、刺痛，出现皮疹、红斑或水肿。

(3) 粪中原卟啉正常或增多。

(4) 红细胞内游离原卟啉高度增加，这是诊断的主要依据。血浆中游离原卟啉也增高。

(5) 尿中原卟啉阴性。

(6) 荧光显微镜检查骨髓有核红细胞的胞质经紫外线照射发现红色荧光，这是诊断本病简便和可靠的方法。

(7) 除外红细胞内游离原卟啉增高的其他疾病，如铅中毒、缺铁性贫血等，后两者血浆中无游离原卟啉。

三、鉴别诊断

1. 卟啉病腹痛　应与急腹症鉴别。

2. 铅中毒　可引起卟啉代谢障碍且发生腹绞痛，但其胆色素原（PBG）正常，血铅增多，尿铅排出量增高。

3. 糙皮病　常有舌炎、口腔炎、营养不良病史，尿中排出卟啉及其前体不增多，尿PBG阴性，烟酸治疗有效。

4. 症状性卟啉尿　肝病、结缔组织病、溶血等多种疾病，多种药物均可引起。尿中以粪卟啉为主，尿卟啉及卟啉前体不增多，尿PBG阴性。

四、治疗

迄今对卟啉病尚缺乏有效的治疗手段，以预防如避免光照和姑息治疗为主。基因治疗可能是未来此病的唯一对因治疗方法。

1. 预防措施　患者应避免暴露于日光下。避免服用增加肝脏负担的药物，如巴比妥、磺胺类药物等。戒酒亦能避免急性发作。

2. 治疗措施

（1）服用B胡萝卜素120~180mg可以增强皮肤对光的耐受性，减轻光敏反应。

（2）药用炭60g，3次/日，口服，可结合从胆汁中排出的卟啉，促进血及皮肤卟啉从胆汁和粪便中排出。

（3）输血治疗可抑制红细胞生成及红细胞内原卟啉合成，但长期应用应警惕继发性血色病。

（4）小剂量氯喹对部分迟发性卟啉病患者有一定疗效。

（胡俊强）

第四节　戈谢病

戈谢病（Gaucher's disease）即葡糖脑苷脂病，系由β-葡糖脑苷脂酶（β-glucocerebrosidase）缺乏或活力显著降低，引起类脂质代谢紊乱，导致葡糖脑苷脂在单核-巨噬细胞内大量蓄积所致。是一种家族性脂沉积症，为常染色体隐性遗传。

一、诊断要点

（一）临床表现

根据发病急缓、内脏受累程度及有无中枢神经系统症状将其分为3型：

1. 慢性型（Ⅰ型）　又称成人型，病程较缓慢，贫血和脾大，肝大，皮肤呈棕黄色斑，可有骨与关节疼痛，双眼球结膜可出现对称性棕黄色楔形斑块。

2. 急性型（Ⅱ型）　多在1岁内起病，迅速进行性贫血，伴肝脾大和神经系统症状。

3. 亚急性型（Ⅲ型）　又称幼年型，病情进展介于上两型之间。神经系统表现常见。

（二）实验室检查

1. 血象　轻度至中度正细胞正色素性贫血，血小板减少，淋巴细胞相对增多。

2. 骨髓涂片或淋巴结、肝脾活检，找到戈谢细胞是诊断的主要依据。该细胞胞体大、胞核小、偏位，胞质丰富，内含条纹似洋葱皮样分布的细胞。戈谢细胞PAS和ACP染色呈强阳性。电镜下可见胞质中有特异性的管状脑苷脂包涵体。

3. X线检查　长骨髓腔增宽，骨质疏松，股骨远端膨大，肺部可见浸润性病变。

4. 白细胞或皮肤成纤维细胞培养测定 β 葡糖脑苷脂酶活性显著低下，<20%。

二、治疗

（1）对症支持治疗：注意营养，预防继发感染。贫血或失血者可输成分血。骨痛可用糖肾上腺皮质激素治疗。

（2）巨脾伴脾功能亢进，可行部分脾切除。

（3）酶替代疗法，长期用人工合成的葡糖脑苷脂酶，（ceredase）静脉滴注。依米苷酶 60U/kg，置入生理盐水 50ml，静脉滴注，每 2 周 1 次。

（4）骨髓移植和基因治疗，异基因造血干细胞移植治疗能使酶活性升高，肝、脾缩小，戈谢细胞减少，但必须权衡风险与疗效。基因治疗尚不成熟。

（许惠丽）

第五节　尼曼-皮克病

尼曼-皮克病（Niemann Pickdisease）又称神经鞘磷脂沉积症，由于组织中神经鞘磷脂酶（sphingomyelinase）显著减少，致单核-巨噬细胞系统和其他组织的细胞中神经鞘磷脂积聚。本病为常染色体隐性遗传。

一、诊断要点

（一）临床表现

A 型（急性神经型）：出生后 6 个月内起病，肝脾大，智力减退，运动功能渐消失，皮肤呈蜡黄色，失明、耳聋、贫血、消瘦。

B 型（慢性神经型）：最常见，病情较 A 型轻，多于幼儿或少年期发病，早期可有肝脾大，疾病进展缓慢，智力多正常，神经鞘磷脂累积量为正常的 3~20 倍，神经鞘磷脂酶活性为正常的 5%~20%。

C 型（慢性神经型）：神经系统症状多在 3~7 岁后出现，症状较 A 型轻。

D 型（Nova scotia 型）：2~4 岁发病，有黄疸、肝脾大和神经症状。

E 型（成人非神经型）：不同程度肝脾大，眼底有樱桃红斑。

（二）实验室检查

（1）贫血或白细胞和血小板减少，单核细胞和淋巴细胞胞质中出现空泡。

（2）骨髓涂片或肝、脾、淋巴组织中找到充满脂质的泡沫细胞，酸性磷酸酶阴性或弱阳性。

（3）皮肤成纤维细胞培养神经鞘磷脂酶活性减低。

二、治疗

（1）本病无特殊治疗，脾功能亢进者行脾切除术。

（2）异基因骨髓移植。

（张晓南）

第十章

药物与血液病

第一节 药物性再生障碍性贫血

药物性再生障碍性贫血（简称药物性再障）系由药物引起的红骨髓总容量减少、造血功能衰竭，并以全血细胞减少为主要表现的一组综合征，是最严重的药源性血液病。广义的药物性再障包括两种类型：①与个体的特异质有关，在接触到治疗剂量或小于治疗剂量时即可在某些人中引起，仅个别患者发生造血障碍，多属药物的过敏反应；②与毒物的剂量有关，只要所接触的剂量较大，任何人均能发生骨髓再生障碍，如氮芥、环磷酰胺、马利兰等抗肿瘤药物。本节主要介绍前一种药物性再障。

至 20 世纪 90 年代初，根据大规模流行病调查，有大约 1/4 再生障碍性贫血病例归因于药物。药物性再障预后凶险，治疗虽有进展，但其 2 年病死率仍接近 50%。恢复的患者，血象通常需几个月至几年才恢复正常或接近正常，常伴发反复感染与出血。引起本病的常见药物有氯霉素、解热镇痛药、抗癫痫药物等。

一、发病机制

药物引起再障的机理可能有以下三方面：

（一）药物引起造血干细胞衰竭

药物先引起造血干细胞的缺陷，然后在许多环境因素作用下发生再障。有研究证明，用白消安首先造成动物干细胞损伤，再用氯霉素即可引起粒系集落形成单位和粒系祖细胞进一步减少，从而发生再障。

（二）药物引起造血微环境的缺陷

骨髓造血微环境的损伤可能是再障发病机理之一。某些药物能"选择性"地先影响造血微环境，使造血组织微血管痉挛或使骨髓微血管壁发生器质性损害，导致骨髓微循环血液灌注障碍，进而引起继发性多能干细胞损伤，导致药物性再障。

（三）免疫机理

某些再障的发病可能存在免疫机理。抑制性 T 淋巴细胞和体液抑制因子可能和某些再障的发病有关。有人认为氯霉素和某些其他药物可能通过免疫机理造成多能干细胞衰竭和骨髓微循环异常，从而导致药物性再障。

二、致病药物

常见引发再生障碍性贫血的药物有氯霉素、磺胺类药、解热镇痛剂及含此类药物的制剂、雷公藤多甙、促红细胞生成素、青霉胺、抗甲状腺药、抗癫痫药等。

（一）抗感染药物

1. **氯霉素** 药物与再障的关系，报道最多的是氯霉素。国内外资料表明，在药物引起的再障中，由氯霉素引起者约占52%～61%。美国医学会药物不良反应登记处统计的724例再生障碍性贫血患者中，321例（44.3%）与使用氯霉素有关。对比日本氯霉素限用前后再障的死亡率，发现氯霉素的产量和因再障导致的死亡率密切相关。口服、静滴甚至点眼均可致病。

2. **磺胺药** 磺胺药可以引起再障，但发生率明显少于其引起的血小板减少和粒细胞缺乏症。最常见的药物是磺胺甲氧吡嗪和磺胺甲异噁唑。

3. **其他** 文献中报告的引起再障的其他抗菌药物有二甲氧苯青霉素钠、青霉素、土霉素及氨苄青霉素等。由于这些药物的广泛应用及引起再障的报告极少，再障可以看作为其罕见的并发症。

（二）解热镇痛药

羟基保泰松和保泰松也是引起再障的重要药物。国外报道，发病与年龄、性别有明显相关性，以老年人，特别是老年妇女危险性最大，且易见于长期服药者，欧美国家由此两种药物诱发再障的频率为1/124 000，日本为1/60 000。消炎痛也是诱发再障的重要药物。其他解热镇痛药如安乃近、氨基比林、阿司匹林、对乙酰氨基酚（扑热息痛）等也可引起再障。

（三）抗风湿药

雷公藤多甙作为免疫抑制剂，广泛应用于肾脏疾病及结缔组织疾病，其诱发的再障自1989年以来国内有多例报道。金盐与青霉胺以往作为治疗风湿性关节炎的二线药物，因可引起再障，已受到国内外的重视。致病的确切机制尚不清楚。患者通常先出现血小板或（和）粒细胞减少，继之出现再障。

（四）抗癫痫药

苯妥英钠（大仑丁）为治疗癫痫大发作和部分性发作的首选药，是引起药源性再障较常见的药物。其他抗癫痫药物如苯巴比妥、卡马西平也有引起再生障碍性贫血的报道。研究发现，苯妥英钠致再生障碍性贫血患者，正常的环氧化合物水解酶有显著的遗传性缺陷，患者对氧化中间产物的解毒作用存在缺陷，致使亲电性中间代谢产物堆积，并以共价键与细胞大分子结合，进而对骨髓产生毒性作用。发病时间短至服药后2周，长至服药后数年。

（五）抗甲状腺药

甲硫氧嘧啶、丙硫氧嘧啶、甲亢平、他巴唑是引起粒细胞缺乏症的常见药物，再障是较少的并发症。致病机理尚不明，体外研究未提供免疫机理或代谢缺陷的证据。

（六）抗疟药

氯喹、甲氟喹和阿的平均有引起再障的报告。在以阿的平预防太平洋地区疟疾的使用中,再障的发生率大约增加了5倍,每10万士兵中从0.60例增至2.84例。统计分析显示服药时间越长,再障发生率越高。抗疟药引起再障的机理尚不清楚,曾发现氯喹引起的再障患者体内有抗氯喹的抗体。

(七) 其他药物

别嘌醇、α-促红细胞生成素、西咪替丁、中草药等都有引起再障的报告。

三、诊断步骤

(一) 病史采集要点

1. 起病情况　起病常隐匿,但也可突然。接触致病药物与症状发作的时间关系不一。虽然药源性再障可发生于服药期,特别是疗程延长时,但在末次剂量与症状发作间常有一潜伏期。这一间期通常为几周至几月,且可达6月左右,但很少更长。如氯霉素所致再障,有人统计半数患者在停药后1个月内,22%在疗程中,10%在停药后4~5月后发病。

2. 全血细胞减少的临床表现　同其他原因引起的再障一样,主要的临床症状是贫血、出血和感染。贫血最突出的症状是乏力、疲劳、倦怠和活动后心悸气促。出血表现包括皮肤淤斑或淤点、鼻出血、月经过多、齿龈出血和消化道出血,少数患者可发生脑出血,是主要的致死原因。中性粒细胞减少或缺乏可致疲乏、咽痛、口腔溃疡形成、反复的肺部或其他部位感染,败血症是常见的死亡原因。

3. 起病时的其他全身性症状　在血细胞减少所致症状的同时或在其前12小时可出现全身性症状:包括头痛、发热、寒战、出疹、不适、恶心、呕吐、肌肉痛和关节痛及瘙痒。在血液病中,这些症状的出现提示其原因是药物反应。

4. 先前用药　由超敏所致和许多可能因超敏所致的反应,常有先前的用药史,例如可有多个疗程或间断的用药史。先前的用药有时可早在几年之前,详尽的询问,有时查阅先前的病历,对确定用药史将是必要的。

5. 停药反应　对于由于药物引起的单纯粒细胞缺乏症和血小板减少,一般而言,假如未因疾病的并发症而致死的话,其血象在停药后即迅速改善,且多于几天至2周内恢复正常。对这些疾病,临床特征的很快消失及血象恢复正常有利于诊断;相反,不能恢复正常则提示血液疾患非药物所致。但药物性再障,一旦发生,恢复常需几月至几年,且常不能达到完全恢复。

6. 年龄、性别和种族　再障可发生于任何年龄,已证明各种原因的再障较常发生于老年组,但发病率的这种增加在药源性者不太明显。关于患者的性别或种族对此种疾病发生率的关系所知甚少,但氯霉素性再障以女性为多。

(二) 体格检查要点

与其他原因引起的再障相似,除贫血、出血和感染外,体格检查无阳性发现。肝脾、淋巴结肿大者少见,一般无胸骨压痛。

(三) 门诊资料分析

1. 血常规　典型的血象是正常红细胞性或轻、中度大细胞性正色素性贫血、白细胞减少、血小板减少,外周血无幼稚红、白细胞。三系各自减少的程度因人而异,如某些患者可能贫血与血小板的减少很明显,但白细胞的减少程度很轻;反之,也有以白细胞减少为主,但贫血与血小板减少较轻者。贫血程度常与骨髓功能不全的轻重有关。血涂片示细胞大小较均匀，异形红细胞不明显，有时可见轻至中度的大红细胞。白细胞总数与中性粒细胞绝对值均低，白细胞数低者可 $<0.1\times10^9/L$，高者可在正常值的下限，主要见于起病初期。血小板可显著减少。

2. 红细胞沉降率　几乎总是升高，即使在无感染时，通常为 50~100mm/h 或更高。

（四）进一步检查项目

1. 网织红细胞　网织红细胞在外周血液中的数值可反映骨髓红细胞的生成功能，对再障的诊断和观察治疗反应均有重要意义。急性型网织红细胞低至 0，多数病例在 0.5% 以下。

2. 骨髓象　①多部位增生减低或重度减低；②粒细胞系减少以成熟粒细胞为主；③红细胞系统减少，比例下降。以晚幼红细胞为主，成熟红细胞形态多无明显变化；④浆细胞、组织嗜碱细胞、组织细胞等非造血细胞比例增多；⑤巨核细胞减少或缺如。单次或几次骨髓抽吸标本，并不能真实反映全骨髓的增生程度。如果观察的是灶性增生区之骨髓碎粒，则骨髓象示增生活跃，红系比例增高，晚幼红细胞相对增多。有时，可伴明显的红系生成异常，包括核型不规则、核固缩（但胞体仍较大）、胞浆丰富、空泡形成以及发育迟缓等。此外，核碎裂、核分叶、双核与多核等也很明显，常以晚幼红细胞较为多见。

3. 骨髓活检　可发现脂肪组织增加，造血面积 <50%。

4. 染色体　多数无明显异常，偶有第 21 对染色体三体、染色体断裂、缺失等异常改变。

5. 血清铁　显著升高，血清未饱和铁结合力降低。

6. 血红蛋白 F（HbF）　多数患者 HbF 轻至中度升高，经治疗好转后逐步下降。凡 HbF 高者，预后常较好。HbF 增高的原因，可能与体内存在某些富含 HbF 的细胞群体有关。

四、诊断对策

（一）诊断要点

1. 确定全血细胞减少是因骨髓增生不良所致　可根据全血细胞减少、骨髓多部位检查显示至少一个部位增生减低，及骨髓活检造血组织面积减少等作出诊断。

2. 识别致病药物　通常，某种药物是再障原因的诊断是一种假定，基于以前曾报道及描述的药物与再障之间的因果关系。由于再障的用药和症状发作间常有一段潜伏期，且停药后恢复缓慢，相对于药源性的粒细胞缺乏症和血小板减少，诊断有一定的困难。

（二）鉴别诊断要点

药物性再障必须与全血细胞减少的其他原因，如其他原因引起的再障、阵发性睡眠性血红蛋白尿、骨髓增生异常综合征、骨髓纤维化、急性白血病等相鉴别。这些在再生障碍性贫血章节已有详述。仔细考虑临床和血液学特征，常能作出区别。

五、治疗对策

（一）治疗原则

（1）停用怀疑的致病药物。

（2）支持疗法：①感染的预防和治疗。②出血的预防和治疗。

(3) 使用雄性激素。
(4) 免疫抑制剂。
(5) 造血干细胞移植。

(二) 治疗计划

药源性再障的治疗原则与原发性和其他继发性再障基本类似。

1. **停用确认或可疑的致病药物** 如已确认或怀疑为某种药物引起，就立刻停用，并劝告患者不再应用。倘若可疑药物早已停止，须询问有否继续接受其他可疑致再障之药物。

2. **防治感染及防治出血** 感染的发生率与中粒细胞的绝对值有明显相关性。当中性粒细胞数 $<0.5\times10^9/L$ 时，感染就很常见；败血症等严重感染是本病的主要死因。感染也可触发或加剧出血，感染与出血可互为因果，互相助长。感染可进一步抑制外周血细胞计数，尤其是粒细胞与血小板数。因此，应采取有效措施，对空气、病房定期紫外线消毒，并住隔离病房内，认真执行无菌诊疗操作。每次餐后患者应以消毒液漱口，大便后用 0.1% 高锰酸钾坐浴。注意日常皮肤清洁，对任何皮肤破创或疖肿均应及时处理。当患者出现持续发热，体温超过 38℃，应取可疑感染部位的分泌物或尿、粪便、血液等做细菌培养和药物敏感试验，并立刻经验性使用广谱抗生素治疗，待细菌培养和药敏试验有结果后再换用敏感的抗生素继续治疗。长期大剂量使用广谱抗生素治疗要注意继发性真菌感染。

血小板计数低于 $20\times10^9/L$，或有迅速发展的紫癜，严重的口腔或视网膜出血、血尿，或同时合并有感染时，应注意发展为致命性脑部出血的风险，应给予输注血小板悬液。

3. **雄性激素** 男性类固醇中的 5α 异构体对提高肾脏及其他器官促红细胞生成素产生或释放具有重要作用，而 5β 异构体则能直接刺激骨髓多能干细胞，形成更多的红系定向干细胞。常用的有羟甲烯龙、去氢甲睾酮、司坦唑醇等。

4. **免疫抑制剂** 抗淋巴细胞球蛋白 (ALG) 或抗胸腺细胞球蛋白 (ATG) 是用人胸腺导管淋巴细胞或胸腺淋巴细胞免疫马、兔、猪等动物而制成的一种抗血清，主要为 IgG，是目前较多使用的治疗急性再障的药物。通过对免疫淋巴细胞的特殊毒性作用，解除后者对造血干细胞的抑制，从而促进造血干细胞的分化、增生，使造血恢复。ALG/ATG 在静脉试验阴性后，按兔 $3\sim5$ mg/(kg·d)，猪 $5\sim20$ mg/(kg·d)，马 $10\sim15$ mg/(kg·d)，加入生理盐水或 5% 葡萄糖液 500ml 中静脉滴注，疗程一般为 5 天。环孢素自 20 世纪 80 年代开始用于治疗再障，其主要作用机制为可抑制 T 细胞生成白细胞介素 -2，从而抑制细胞毒性 T 细胞的激活，剂量成人为 $3\sim6$ mg/(kg·d)，口服，有效后逐渐减量，小剂量维持，总疗程 $1\sim2$ 年。应用免疫抑制剂时多以 ATG/ALG 或环孢素为主，再加用雄激素。

5. **造血干细胞移植** 造血干细胞移植是比较理想的疗法，但同种骨髓移植供体来源较难，对 HLA 相合的同种异基因移植的排斥率仍高达 20%。对于重型再障，年龄小于 30 岁，有 HLA 相合的同胞供者，应首选移植。

六、预后评估

与药源性血小板减少和粒细胞缺乏症相比，停药不能使血细胞计数很快改善，临床过程通常类似于特发性再障，预后凶险，常在发病后 15 个月内死亡，最初 $3\sim6$ 月的死亡率尤高，存活超过 15 月者生存机会较多，幸存时间越长，最后恢复甚或痊愈的机会越大。治疗良好的病例恢复率约为 50%，但血象常需几月甚或几年始恢复正常或接近正常，特别是血小板计数在长时期内仍低,也可在其他值已恢复正常之后几年或一直维持在较低的但无症状的水平,多年后白细胞计数也可仍然稍低。

七、出院随访

诊断确定之后,应预防再次反应的发生,告知患者他的疾病可能是因对某种药物"过敏"或变应性所致,严格地劝其不要再用之,并为患者制作警告卡片。

(张振江)

第二节 药物性溶血性贫血

药物性溶血性贫血是药物通过免疫反应引起红细胞破坏而发生的一种贫血。不同药物所致溶血性贫血的临床表现可有明显不同,轻者仅有溶血证据和轻度贫血;重者可发生血红蛋白尿及肾功能衰竭。

一、发病机制与常见药物

药物性溶血性贫血的发病机制可归纳为以下三种:

(一)药物免疫性溶血性贫血

某些药物具有半抗原性,在体内极易与蛋白质结合而获得免疫抗原性,从而引起免疫性溶血性贫血。

1. 半抗原型　药物作为半抗原与红细胞膜及血清内蛋白质形成全抗原,所产生的抗体与吸附在红细胞上的药物发生反应,进而损伤有药物结合的红细胞。代表药物是青霉素,头孢菌素类、四环素、非那西丁和磺胺类药物的作用机理与此相同。

2. 免疫复合体型　某些药物与蛋白质载体结合而产生相应抗体,当重复用药后,导致药物-抗体免疫复合物吸附在红细胞膜上并激活补体,产生血管内溶血。替波芬、奎尼丁、奎宁、异烟肼、利福平等药物引起的溶血属此类。

3. 自身抗体型　药物与红细胞膜上的蛋白质相结合,使红细胞膜的抗原性起变化,激发抗红细胞的自身抗体而发生溶血,与药物是否继续存在无关。本类药物有甲基多巴、甲灭酸、氯丙嗪等。

(二)药物作用于具有遗传性酶缺陷的红细胞而致溶血性贫血

由于药物作用而诱发溶血性贫血者主要与葡萄糖-6-磷酸脱氢酶(简称G-6-PD)缺陷有关。G-6-PD缺陷的红细胞暴露于各种氧化药物后,由于不能生成足够的还原型谷胱甘肽,以对抗过多的过氧化氢,从而使血红蛋白被氧化为高铁血红蛋白,形成变性的珠蛋白小体,附着于红细胞膜下,使细胞膜的变形性降低,硬度增加。在通过肝、脾窦孔时易被阻留、破坏,导致血管外溶血。若氧化剂强烈,直接氧化含巯基的膜蛋白和酶,使膜破坏即产生血管内溶血。常见药物有:

1. 解热镇痛药　氨基比林、阿司匹林、非那西丁、安替比林、消炎痛。
2. 抗疟药　伯氨喹啉、扑疟喹啉、氯喹、奎宁、阿的平、甲氟喹。
3. 磺胺药　磺胺异噁唑、磺胺嘧啶、磺胺甲氧嗪、柳氮磺胺嘧啶。

4. 砜类 硫唑砜、苯丙砜、胺苯砜。
5. 硝基呋喃类 呋喃唑酮、呋喃坦丁、呋喃西林。
6. 其他 氯霉素、6-巯基嘌呤、维生素 C、维生素 K、丙磺舒、奎尼丁、二巯基丙醇。

（三）药物对异常血红蛋白的影响

任何一种不稳定血红蛋白都可能对药物敏感。凡可引起 G-6-PD 缺陷者溶血的药物，均有可能破坏这种异常血红蛋白。

二、诊断步骤

（一）病史采集要点

1. 起病情况及主要临床表现 药物性免疫性溶血性贫血的临床表现颇不一致，如甲基多巴（自身抗体型）、青霉素（半抗原型）等药物引起的溶血性贫血病情一般较轻，且有自限倾向，主要为血管外溶血，脾阻留致敏红细胞而发生溶血。半抗原型停用药物后病情持续约几天至几周，而自身抗体型则多为慢性轻度溶血，持续半年～1 年；而奎宁、奎尼丁等药物诱发的免疫复合物型溶血性贫血，常发病急骤、病情严重，为血管内、补体激活直接溶血，表现为血红蛋白尿，黄疸和贫血可伴有寒战、高热和腰背痛，药物停用后病情持续 1～2 周。

G-6-PD 缺乏所致溶血，临床表现可分为三期。急性期：约 7～12 天，患者多于服药后 12～18 小时出现急性溶血。溶血程度轻重不等，轻者症状轻微，甚至无症状。重者症状明显，表现为酱油样尿、寒战高热和腰背痛。恢复期：约 10～40 天．由于这种溶血性贫血具有自限性特点，残存的红细胞和新生的红细胞其 G-6-PD 含量较高，能够抵抗药物对血红蛋白的氧化作用，贫血逐渐恢复。平衡期：此期红细胞 G-6-PD 含量逐渐降低，如再次用同等剂量的药物，又可引起另次溶血的发作，加之幼年红细胞的耐受性是相对的，如药物的剂量突然大增，也能导致再次溶血的发作。

2. 用药史 凡获得性免疫性溶血原因不明者，应怀疑药物所致的可能。如能查到应用上述药物史，则是诊断药物性溶血性贫血的重要依据。如停药后一定时间内溶血性贫血症状消失，则更有利于诊断的确立。

3. 家族史 G-6-PD 为伴性不完全显性遗传。只能由母亲遗传给儿子而不能由父亲遗传给儿子。完全表现型发生在带有异常基因的男性和带有异常基因的纯合子女性，中间型发现在杂合子女性。

（二）体格检查要点

1. 一般情况 精神不振、乏力，急性溶血时可有高热、周围循环衰竭表现。
2. 皮肤、黏膜 呈不同程度的贫血貌，皮肤、巩膜黄染。
3. 肝脾、淋巴结 一般无肿大，有慢性溶血时可出现肝脾大。

（三）门诊资料分析

1. 血常规检查 存在不同程度的贫血，网织红细胞升高；多数无白细胞计数与功能的障碍，少数重症病例白细胞总数与中性粒细胞绝对值可升高；血小板数多正常。
2. 尿常规检查 血管外溶血时尿胆原排出增加，血管内溶血尿常规示隐血阳性，尿蛋白阳性，红细胞阴性。

3. 肝功能检查 总胆红素升高,以间接胆红素升高为主,直接胆红素少于总胆红素的 15%。

(四) 进一步检查项目

1. 血片观察 血片内可见不规则的固缩红细胞,小球形与破碎细胞增多。如果出现溶血危象,红细胞大小不均、异性、多染性,嗜碱性点彩红细胞和球形红细胞增多明显。幼红细胞与幼粒细胞也易见。溶血一旦停止,红细胞的形态也逐渐恢复。

2. 骨髓涂片 幼红细胞显著增生,以中幼和晚幼细胞为主,形态正常。

3. 游离血红蛋白 正常时血浆内仅有微量的游离血红蛋白,血管内溶血时增高。

4. 抗人球蛋白实验 在诊断药物相关性免疫性溶血性贫血中有一定价值,直接和间接实验均出现阳性。

5. Heinz 小体 是红细胞内变性珠蛋白的包涵体。在 G-6-PD 及不稳定血红蛋白患者红细胞氧化性损伤的早期(服药后 1~2 天),红细胞内即开始出现 Heinz 小体,至溶血加速期 Heinz 小体更加增多。

6. G-6-PD 活性测定 根据临床表现,疑为 G-6-PD 缺乏溶血性贫血时,就需作红细胞 G-6-PD 活性测定。但酶活性的测定结果与贫血程度不一定成比例。甚至临床贫血严重,而酶活性仍正常。凡溶血期或稍后测得 G-6-PD 正常者,由于衰老红细胞已大量遭到破坏,而新生细胞酶含量较高,故不能排除 G-6-PD 缺乏之可能,至平衡期再复查 G-6-PD 就可明确诊断。

7. 血红蛋白电泳 在异常血红蛋白病患者可见到异常电泳条带。

三、诊断对策

(一) 诊断要点

根据:①用药史;②临床上有急性或慢性溶血性贫血的临床表现;③实验室检查有贫血、红细胞破坏增多、骨髓代偿性增生的证据;④提示红细胞有缺陷或血清中存在特异性抗体的实验室检查;⑤停药一段时间后溶血症状好转;诊断可确定。凡原因未明的获得性溶血性贫血,如 Coombs 试验阳性,均应考虑药物免疫性溶血性贫血的可能性,需仔细追问药物接触史。如 Coombs 试验阴性,要考虑是否药物氧化性溶血性贫血,要注意追问有无用药史、遗传性红细胞酶病和血红蛋白病史。可疑者需进行筛选试验。

(二) 鉴别诊断要点

药物性溶血性贫血应与其他原因引起的贫血,如急慢性失血性贫血、缺铁性贫血及巨幼贫等相鉴别,详见有关章节。

四、治疗对策

(一) 治疗原则

(1) 立即停用怀疑的致病药物。
(2) 一般支持疗法。
(3) 肾上腺皮质激素。
(4) 输血。

（二）治疗计划

1. 停药 对已知某种药物诱发的免疫性溶血性贫血患者，不应冒险再用有关药物，以免再次引起溶血性贫血。如甲基多巴诱发的溶血性贫血患者，即使溶血在数周内停止，并且停药6~18月后直接抗人球蛋白试验转为阴性，也不应再用此药。

2. 一般疗法 及时停药为本病治疗之关键。大多数病例及早发现的病例，支持疗法就可获得临床症状、血液学和血清学的改善。

3. 肾上腺皮质激素 对免疫性溶血较重者可试用肾上腺皮质激素，每日予泼尼松1mg/kg，或地塞米松10mg。

4. 输血 如果溶血与贫血不严重，通常不必输血，患者常于起病后1周内自行恢复。如果溶血迅速，贫血严重，可输注洗涤红细胞，并应避免输入G-6-PD缺乏供血员之血液。

5. 防治感染 一旦并发感染，应积极控制，并酌情补充叶酸，以免诱发急性溶血危象。

五、预后评估

药物诱发的溶血性贫血一般病情较轻，停用药物后预后较好，少见溶血严重危及生命者。

六、出院随访

严重的药物反应均应报告药物不良反应委员会。药物监督的主要目的是在最早的可能时间识别临床试验尚未确定的药物产生不良作用的可能性。一旦患者已显示在使用某种药物后发生血液反应，就不应再接受该药，并给予适当的嘱咐及警告卡片。

（张振江）

第三节 药源性粒细胞减少症和粒细胞缺乏症

外周血中性粒细胞绝对计数在成人低于$2.0 \times 10^9/L$，儿童低于$1.8 \times 10^9/L$（≥10岁）或低于$1.5 \times 10^9/L$（<10岁）时，称为中性粒细胞减少；严重者低于$0.5 \times 10^9/L$时，称为粒细胞缺乏症。药物是引起粒细胞减少或缺乏的主要原因。药源性粒细胞减少症和药源性粒细胞缺乏症是指特定药物在不同患者中，通过不同机理，引起外周血液内中性粒细胞数选择性减少或缺乏为特征的血液学超敏反应。近年来，药源性粒细胞减少症与粒细胞缺乏症的发生率在世界各国都有逐年增加的趋势，多数于用药2~3周内起病，最长者7周，短者数小时，甚至偶有服药后即刻起病者。在50年代，药源性粒细胞缺乏症约占美国登记的药源性血液病病例数的40%。瑞典药物反应登记中心1966—1975年间收集的11 596例药源性疾病例中，药源性粒细胞减少症占592例，其中199例（34%）诊断为粒细胞缺乏症，死亡63例，死亡率高达32%。

一、发病机制

1. 由免疫反应引起粒细胞缺乏（或减少） 绝大多数粒细胞缺乏（或减少）症是由于

血液系统疾病综合诊疗要点

人体对药或化学物质发生变态反应所致,其特点是发作迅速,小剂量亦可发病,有过去服用类似药物的历史。譬如,某些药物,如大剂量半合成青霉素或氨基比林,可作为半抗原,在敏感者体内与白细胞蛋白结合成完全抗原,刺激机体对这种抗原产生能引起粒细胞凝集的抗体 IgG 或 IgM,如重复用药,药物则可作用于附着在粒细胞表面的抗体,迅速导致粒细胞的凝集和破坏。

2. 损害骨髓粒细胞生长 同由免疫反应引起粒细胞缺乏相反,粒细胞缺乏症的发生和药物之间有明确的剂量、时间关系。如各种癌肿的化疗药物如烷化剂、抗代谢药、蒽环类抗生素、长春新碱类、拓扑异构酶抑制剂等均可抑制骨髓的正常造血,其主要机制为通过直接损伤造血干/祖细胞及分裂期的早期细胞,或抑制这些细胞的分裂和增生,导致粒细胞的减少。因为粒细胞在血液中的生存期最短,更新快,所以骨髓造血受到抑制后,表现最早的血象异常即为粒细胞减少。其骨髓抑制程度多与药物剂量有关,由于粒细胞系以外的红细胞和巨核细胞系的生长也受到抑制,因此常导致全血细胞减少。当服用达到一定剂量时,全部患者均可发病。

3. 混合机理 某些由抗甲状腺药(如他巴唑)和抗心律失常药诱发的粒细胞缺乏症,常是由免疫抑制机制与骨髓毒性两者联合作用所致。

二、致病药物

近年来国内有关杂志文章报告的可引起粒细胞缺乏的药物有:

1. 解热镇痛药 在引起粒缺的药物中居首位,可能与该类药物在临床上应用较广泛有关。常用的药物有氨基比林、安乃近、消炎痛、安痛定、速效伤风胶囊、阿司匹林、安替比林、感冒清、复方感冒灵等。其中以前两种解热镇痛药导致的粒细胞缺乏症为多见。

2. 抗生素 居药物引起粒缺的第二位。常见的有氯霉素、β-内酰胺类抗生素的氨苄青霉素和头孢霉素类、万古霉素、阿奇霉素、磷霉素、氟哌酸等;抗结核药中的异烟肼、利福平、链霉素等;磺胺类药中的复方新诺明、磺胺吡啶等。

3. 抗病毒药 阿昔洛韦、双脱氧肌苷、磷甲酸钠、更昔洛韦、三氮唑核苷、利巴韦林等。

4. 抗甲状腺药 他巴唑、丙基硫氧嘧啶、甲基硫氧嘧啶、甲亢平等。

5. 抗精神病、惊厥、癫痫药 氯氮平、苯妥英钠、苯巴比妥、卡马西平、氯丙嗪、奋乃静等。

6. H_2 受体阻滞剂 西咪替丁、雷尼替丁等。

7. 心血管病药 卡托普利、利血平、甲基多巴等降压药;心得安、普鲁卡因胺、奎尼丁、安搏氯定等抗心律失常药等。

8. 降糖药 氯磺丙脲、甲苯磺丁脲。

9. 抗组胺药 苯海拉明、扑尔敏等。

10. 免疫调节药 硫唑嘌呤、左旋咪唑、骁悉等。

三、诊断步骤

(一)病史采集要点

1. 起病 由于直接抑制骨髓而引起的粒细胞缺乏症,一般疗程长,常在用药后的 5~40

天后出现，抗癌药物的骨髓抑制作用1周左右为高峰，粒细胞逐渐减少，有可预见性。相反，氨基比林、磺胺类、青霉素或抗甲状腺药等引起的免疫性粒细胞缺乏症，多数于用药7～14天内呈急性或亚急性起病，或再次给药后即刻发病。

2. 全身性症状　起病多急骤，有畏寒或寒战、高热、头痛、恶心、面部潮红、肌肉与关节疼痛和极度乏力等症状，以免疫性粒细胞缺乏时常见。这些症状与补体激活后，中性粒细胞的大量血管内溶解破坏有关。但合并严重感染的患者也可引起类似的症状，因此，在实际中难以判断这些症状是由粒细胞的破坏引起，还是因严重感染引起，或两者同时并存所致。药物过敏的其他表现虽然偶有发生，但不常见，如皮疹、皮肤瘙痒和关节痛，肝损害、黄疸、狼疮样综合征等。

3. 感染引起的症状　在全身症状出现之后，随之出现短时期（2～3天）临床上缓解，仅有极度疲乏感，出汗，易被忽视。此时外周血粒细胞的显著减少，骨髓粒细胞系大多呈完全或几乎完全缺如。不久（6～7天）后粒细胞已极度低下，出现严重感染，再度骤然发热。患者又出现寒战、高热、头痛，口腔、鼻腔、咽峡、食管、肠道、肛门、阴道、子宫等平时细菌藏匿之处的黏膜可迅速发生坏死性溃疡，披以灰白色、褐黄色或绿黑色假膜。黏膜坏死的轻重与粒细胞降低程度并不成正比，可能与免疫反应中抗原抗体复合物所引起的异质性反应有关。可出现急性咽峡炎、黏膜坏死性溃疡、颌下及颈部急性淋巴结炎，急性患者症状在数小时至数日内发展至高峰，严重的肺部感染、败血症、脓毒血症等往往导致患者死亡。颌下、颈部淋巴结常常肿大。少数患者可合并肝脾肿大及黄疸，与其他粒细胞缺乏相同，感染病灶的炎症浸润可不明显，脓液很少形成。如及时治疗，随着粒细胞计数的上升，症状逐渐消除。

4. 用药史　有时可有1个或多个疗程的先前用药史，而于再次使用小剂量后几小时至几天内出现症状，这典型地见于超敏患者，例如因氨基比林所致者。如果患者不死于感染，骨髓通常在7～14天内恢复正常或接近正常。

（二）体格检查要点

1. 感染的体征　高热、咽喉部溃疡、脓点、肛周脓肿、双肺干湿性啰音，甚至周围循环衰竭的表现等。

2. 皮肤、黏膜　少数患者可有皮疹，一般无贫血、出血表现。

3. 肝脾、淋巴结　发生感染时，可有局部淋巴结肿大，质软，压痛，肝脾一般无肿大。

4. 胸骨压痛　一般为阴性。

（三）门诊资料分析

血常规检查：血象特征性地显示白细胞总数显著下降，通常减至1×10^9/L左右，偶可降至0.5×10^9/L或者更低。中性白细胞绝对计数严重减少，常低于0.5×10^9/L，有时完全缺如。血片示粒细胞空泡形成，颗粒粗大，并可见中毒性颗粒及胞浆浓缩等改变。淋巴细胞、浆细胞和单核细胞可有不同程度的增高。多数患者红细胞、血红蛋白与血小板计数正常伴轻至中度贫血及（或）血小板减少，常与淋巴细胞减少并存，可能与骨髓红系生成和血小板生成的一时性抑制有关，网织红细胞正常或偏低。恢复的患者，最初的征象出现于2～13天，平均为7天左右。最初的征象通常是血中出现少数幼稚粒细胞，例如原始粒细胞、晚幼粒细胞和杆状核细胞。最初24小时骨髓中先出现原始粒细胞，然后中性白细胞和白细胞总数很快上升，一般在 5~10 天左右，少数患者的粒细胞可升至 $100\times10^9/L$，并于血中出现原始粒及以下阶段的幼稚粒细胞。这种类白血病反应仅为一过性，不久白细胞即恢复正常。

（四）进一步检查项目

1. 骨髓象　表现主要依赖于两个因素，即引起粒缺的机理以及骨髓抽吸时疾病所处的阶段，当然疾病的严重程度也有一定的影响。因免疫机理引起的粒缺，由于粒细胞的大量溶解破坏，早期与恢复期骨髓象均呈增生活跃，而增生低下仅见于中间期。在骨髓抑制型所致粒细胞缺乏时，早期与中间期髓象均示增生减退，恢复期可呈增生活跃。粒系细胞内中毒性颗粒及空泡变性等中毒性改变常见。这既与药物毒性直接相关。也可能与合并感染有关，或与两者都有关。

2. 特殊检查　一般而言，这些检查仅对小部分病例有帮助。最常得到阳性结果的反应是白细胞凝集反应，其他一些特殊检查在临床上较少应用，一般只在有专门工作经验的实验室中进行。

（1）白细胞凝集试验：原理是药物与患者的血清和白细胞悬浮液一起孵化，然后在显微镜下检查白细胞凝集。常在氨基比林、氯磺丙脲、氯丙嗪、硫氧嘧啶类、奎宁、保泰松和磺胺类等药物引起的粒细胞减少患者中阳性。该试验在疾病的活动期最常为阳性，通常在急性期的几天（甚或几小时）内转阴。本试验有较高的假阳性和假阴性率，从而影响了其临床应用。

（2）骨髓干细胞体外培养：通过以琼脂或甲基纤维素对骨髓中 GM-CFU 培养后生长特点的观察对鉴别是否为干细胞增殖的缺陷，还是体液性因素异常有一定帮助。

（3）血清溶菌酶测定：血清溶菌酶主要来自中性粒细胞和单核细胞的崩解，故血清溶菌酶的增高可作为外周血中粒细胞破坏过多的证据。

四、诊断对策

（一）诊断要点

根据：①临床发作时或在前几天摄取已知引起粒细胞减少或缺乏的药物；②血象为粒细胞减少（外周血中性粒细胞绝对计数低于 $2.0\times10^9/L$）或严重的粒细胞缺乏症（绝对计数低于 $0.5\times10^9/L$），而很少有或无红细胞和血小板减低；③骨髓符合再生低下或增生；④停药一段时间后血象可恢复；诊断可确定。

（二）鉴别诊断要点

应注意与其他原因引起的粒细胞减少相鉴别。

1. 感染　多种病原体可引起粒细胞缺乏症，包括病毒、细菌、支原体等，多数为一过性。这些病原体感染主要通过多种机制综合作用导致发病：艾滋病、肝炎、微小病毒感染可引起粒细胞生成障碍；细菌毒素导致骨髓造血受抑，外周血粒细胞破坏增加或消耗过多；引起中性粒细胞分布异常等。感染前白细胞计数正常，粒细胞减少程度较轻，多在 $2.0\times10^9/L$ 以上，感染控制后粒细胞逐渐恢复为其特点。

2. 自身免疫性疾病　如系统性红斑狼疮、类风湿性关节炎、皮肌炎、硬皮病、白塞氏病和干燥综合征等，可由于产生的自身抗体，损伤中性粒细胞分化的各阶段，使其生成减少；也可导致中性粒细胞在血液或脾脏内破坏增加。有原发病临床表现，外周血常有一系或多系受累。

3. **影响造血干细胞的疾病**　白血病、转移瘤浸润骨髓，导致骨髓正常造血减少，再生障碍性贫血则由于造血干细胞缺陷或造血微环境的异常导致骨髓造血功能低下，中性粒细胞生成减少。骨穿可明确诊断，鉴别容易。

4. **遗传性粒细胞缺乏症**　是一组异质性疾病，常表现为长期的粒细胞缺乏、骨髓粒细胞分化阻碍在早幼粒或中幼粒阶段反复发生的细菌感染、易转化为骨髓增生异常综合征或急性白血病。发病机制尚不清楚，其中的周期性粒细胞缺乏可能与造血干细胞缺陷有关。

五、治疗对策

死亡的主要原因是感染，如感染能被控制，骨髓功能常在停用致病物 7~10 天内恢复。

（一）治疗原则

（1）立刻停用可疑药物；
（2）预防内源性和外源性感染；
（3）一旦发生感染，迅即开始治疗。鉴定病原体，足量应用全身性广谱杀菌性抗生素；
（4）刺激白细胞生长或白细胞输注；
（5）在选择性病例使用皮质类固醇。

（二）治疗计划

（1）立即停用可疑药物：这是绝对必须的。同时使用两种或多种药物及不能明确地识别致病药物并非少见，对于这类病例，所有的可能引起粒细胞减少或缺乏的药物均应停用。

（2）预防内源性和外源性感染：尽可能隔离治疗，以防止继发感染。有条件应安置患者于"无菌室"，采取严密消毒隔离措施。室内用具、食品等均需灭菌。加强皮肤、口腔、肛门、阴道护理，以防交叉感染。

（3）已存在感染的患者，应在明确感染部位和病原菌的同时，立即开始经验性抗感染治疗。发生感染时应进行胸部 X 线检查，反复做咽拭子、血、尿、大便等培养及药物敏感试验以便明确感染的性质和部位。即使病因未明亦应以足量的广谱抗生药物做经验性治疗。待病原体及药物敏感明确后再调整抗菌药物。对病因未明的感染常用氨基糖苷类（如庆大霉素、阿米卡星等）加 β-内酰胺类药物或氧氟沙星；如果怀疑有革兰阳性球菌的感染，则应用万古霉素，使用 3 天后如无效应换用第 3 代头孢菌素，或其他强有力的广谱抗菌药物如碳青酶烯类。抗细菌治疗无效者应考虑真菌感染的可能性，用氟康唑或两性霉素等，如有病毒感染，可用阿昔洛韦。

（4）白细胞输注：一般不主张使用粒细胞输注。浓缩白细胞输注疗效不肯定，且有明显的不良反应，已很少应用。

（5）刺激白细胞生长药物：种类很多，疗效未肯定，且多数属暂时性。常用的有：维生素 B_4，20~40mg，3 次/d，碳酸锂，250mg，3 次/d，利血生，20mg 3 次/d，鲨肝醇 0.1，3 次/d。如有效，继续维持此剂量治疗 1 个月，待白细胞数稳定后逐渐减量，其不良反应有轻度胃灼热感、乏力，停药后台消失。造血细胞生长因子，如粒-巨噬细胞刺激因子和粒细胞刺激因子，目前国内外临床均广泛使用，已证明有肯定疗效。2~5μg/（kg·d），皮下注射。

(6) 感染严重者可于大剂量静脉注射丙种球蛋白 10g/d 等支持治疗,以提高患者免疫力。

(7) 糖皮质激素可用于变态反应性粒细胞缺乏症,一般短期使用泼尼松,40~60mg/d,口服。因急性粒细胞缺乏症大多呈自限性过程,糖皮质激素抑制机体免疫反应易招致感染,故是否使用尚有争论。

六、预后评估

死亡因感染特别是败血症和肺炎所致。自抗生素问世之后,预后已大为改观,但是这种疾病仍是一种死亡率较高的严重疾病。预后与粒细胞减少的程度、病程、起病至有效治疗开始的时间、治疗方法等有关。中性粒细胞绝对值 $>1.0\times10^9/L$ 时,感染的机会较少,如果去除病因,则预后较好。急性粒细胞缺乏症在过去因继发感染致使病死率高达 70%~90%,目前因广谱抗菌药物、造血细胞生长因子等控制感染手段的增强及广泛应用,大多数患者能度过感染关,预后良好,病死率已降至 20% 以下。但年老、全身衰竭、或合并严重感染者病死率高。虽积极治疗 10 天仍无明显好转者预后较差。恢复的患者,停用致病药物后 7~14 天骨髓功能恢复,改善的征象有时见于几天之内。因而,如能在这一期间以抗生素治疗控制感染则可自然恢复。

七、出院随访

对有药物过敏史或药物性粒细胞减少或缺乏病史者,应该避免服用相同及同类药物。对服用已知可能引起粒细胞较少副作用的药物时,应定时进行血常规等检查,以便及时诊断和治疗。

(庄 超)

第四节 药源性血小板减少

引起血小板减少的药物分为两组:①引起的血小板减少是再障的一部分;②选择性地引起血小板减少(不伴有贫血和中性白细胞减少),血小板减少可因骨髓抑制或外周破坏增加所致。但这两组有部分重叠,因为许多引起再障的药物也可引起选择性血小板减少。本节讨论选择性血小板减少。与粒细胞减少症样,血小板减少是目前常见的药源性血细胞减少。瑞典 20 个医院 359 例血小板减少的病因学的最近研究表明,很可能有 13% 和可能有 5% 的病例是药物所致。药物所致者特别常见于老年组,因此,原因不明的血小板减少的所有病例,均应考虑药物是可能的原因,而在每例特发生血小板减少性紫癜病例的鉴别诊断中尤应考虑之。

一、发病机制

1. **由于变态反应引起周围血中血小板破坏增加** 其方式有:①免疫复合物型:即药物进入机体后刺激机体产生 IgG,IgG 和抗原药物结合,吸附补体,使血小板遭到破坏,如磺胺类、利福平、奎尼丁等;②半抗原型:即药物为一种半抗原,与血浆内大分子蛋白质结合形成全抗原，全抗原可激发产生相应的抗体。这种特异性抗体在补体作用下破坏药物血小板复合物，造成血小板减少，如青霉素和头孢菌素类等；③自身免疫型：即由于药物或其代谢产物与血小板膜蛋白结合，改变了血小板的表面结构，使血小板具有抗原性，激发产生自身抗体，破坏血小板，如甲基多巴。

2. 中毒与骨髓抑制　药物选择性刺激巨核细胞，通过两种方式使血小板减少。一种是用药后产生的血小板抗体可抑制巨核细胞的生成；另一种是巨核细胞在产生血小板过程中受到抑制。也有些药物对巨核细胞有直接毒性作用，如氯霉素、噻嗪类衍生物等。

3. 某些药物可能同时兼有上述两种机制，如磺胺类药物。

二、致病药物

（一）抗菌药物

1. 青霉素类　先锋霉素引起的血小板减少在停药后可很快恢复，极个别引起出血。青霉素、头孢菌素类、庆大霉素、氨苄青霉素、灰黄霉素、链霉素、土霉素、红霉素、四环素、瑞斯托霉素、新霉素等亦可引起血小板减少。

2. 磺胺类　甲氧苄胺嘧啶、磺胺二甲基异噁唑是引起血小板减少的常见药物，其他磺胺类药物如复方新诺明、磺胺甲氧嗪等亦可引起血小板减少。

3. 抗结核病药　雷米封、利福平、利福定、对氨基水杨酸和吡嗪酰胺等。

（二）解热消炎镇痛药

保泰松、羟基保泰松和消炎痛是目前引起药源性血小板减少症的常见药物，阿司匹林、氨基比林、非那西丁、布洛芬、水杨酸钠、扑热息痛、安乃近、哌替啶、可待因等亦可引起血小板减少症。

（三）利尿药

速尿、氯噻嗪、乙酰唑胺和安体舒通均有报道可引起血小板减少。

（四）抗抑郁和安定药

以三环抗抑郁药中的去甲丙咪嗪、阿米替林、丙咪嗪及安定引起者较常见。此外有苯妥英钠、眠尔通、甲硫达嗪、巴比妥类、多虑平、左旋多巴、氯丙嗪、甲哌氯丙嗪、氯氮平和三唑安定。

（五）抗寄生虫药

常由奎尼丁、奎宁、氯喹、乙胺嘧啶和海群生引起本症。多系通过免疫机理而致病。

（六）抗癫痫药

三甲双酮、苯琥胺、卡马西平、美芬妥因、丙戊酸钠。

（七）抗糖尿病药

甲苯磺丁脲、氯磺丙脲和氯磺丁脲均可引起血小板减少症，但以氯磺丙脲引起者较常见。胰岛素、达美康偶可引起血小板减少。

（八）抗高血压和抗心律失常药

甲基多巴、三硝酸甘油、奎尼丁、洋地黄、卡托普利等。

（九）其他

肝素、有机砷、雌激素、金盐等。

（十）中草药

引起本症的单味中草药和中成药有：黄连素片、代赭石、草鱼胆、狗爪豆、六神丸和牛黄解毒片。

三、诊断步骤

（一）病史采集要点

1. 起病情况　典型的出血发生在末次剂量后几小时至几天内。通常有几天、几周或几个月的服药史，而在末次剂量后很快出血、出血发作很少延迟至末次用药后几周甚或几月。起病方式不一，通常是突然的，以几小时内发生的严重的自发性出血表现起病。皮肤瘀斑常首先引起注意，并有口内血泡，尔后常有鼻出血、胃肠道和生殖泌尿道的出血。有些病例的起病是隐匿的，几天后始发现皮肤出血，常无全身性症状。临床上，出血的严重程度不一，从轻的仅有瘀斑或青肿的皮肤出血，到严重的黏膜和内脏的暴发性出血，不少的出血与全身性症状同时出现或紧接其后发生。停药后，疾病通常很快自限，死亡病例可能不足5%，最常因大脑出血所致。

2. 全身性症状　全身性症状可发生于出血发作时，但有时可在出血前几小时至12小时左右，偶尔发生于服药后几分钟内。症状包括热感和潮红感，常继以畏寒、发热、头痛、无力、周身疼痛、恶心、呕吐、腹痛、关节痛和皮肤瘙痒。仅有少数患者有全身症状。症状的程度不一，常较明显，亦可能轻微，如果不特别询问，可被忽视。当血小板减少患者出现全身性症状和最近的服药史时，则强烈提出药物和血小板减少之间的因果关系，而且也提示为免疫学机理。然而类似的全身性症状偶尔发生在急性特发性血小板减少患者。全身性症状考虑是血小板迅速破坏所致。

3. 出血表现　轻型患者仅有皮肤出血，为多发性瘀点及（或）瘀斑，好发于臀和小腿部、颈部和上腹部。瘀点在数量上可以从少数散在的几组到无数的瘀点几乎覆盖全身。瘀斑的大小不一，最初呈紫色，偶尔在皮下组织形成大的血肿。黏膜出血常见，齿龈出血是最常见的出血形式，但是黑便、血尿和阴道出血亦非少见，在口内、舌、口腔黏膜出血性疱疹和大疱最有特征性而有诊断意义。内脏出血相对少见，但可能是严重的，最重要的部位是神经系统，特别是大脑。脑出血是最常见的死亡原因，严重的头痛常是颅内出血的首先表现。

4. 过去用药史　常有一次或多次于再次用药后几小时或几天内出血的过去用药史，后者剂量往往较小。这种类型典型地见于超敏病例。有时出血发生于第一个疗程时，在这种情况下，在其发作前可有一"间歇期"，通常至少为7～10天，但也有短至5天的。少数患者有过去的类似反应史，之前可能被诊断为特发性血小板减少或原因不明的血小板减少。

5. 停药后反应　出血常在停药后一至几天内停止，血小板计数常于1~2周或更短时间内恢复正常。但是，出血的延迟停止偶有发生，可能是因药物的性质或者发生了另外的出血机理所致。

（二）体格检查要点

（1）除出血的表现和失血严重而致贫血外，物理学检查无显著特征。

(2) 皮肤、黏膜：少数患者可有皮疹，一般无贫血、出血表现。

(3) 肝脾、淋巴结：脾脏不增大，虽然偶有轻度能触及脾脏的病例报告。淋巴结和肝脏不能触及。

(4) 胸骨压痛：一般无胸骨压痛。

（三）门诊资料分析

血常规：典型的血象是血小板减少而无贫血或中性白细胞减少，各种程度的血小板减少都可能发生，血小板计数通常很低，特别是明显的免疫学机理所致者，例如 $20 \times 10^9/L$ 或更少。虽然典型病例中性白细胞计数在正常范围，但偶有并发白细胞少的情况。严重出血时可能有与失血程度成比例的贫血。

（四）进一步检查项目

(1) 骨髓象：关于骨髓巨核细胞的描述不一；通常为正常或数目增多，有时巨核细胞数量减少。可有成熟障碍，幼稚巨核细胞增多，产生血小板的巨核细胞减少或缺如。

(2) 出血时间延长，血块回缩不佳。

(3) 束臂试验阳性。

四、诊断对策

（一）诊断要点

(1) 发病前有明确的用药史，特别是应用过前述可引起血小板减少的药物，用药与发病有明确的相关性。

(2) 药物过敏的全身表现及出血表现。

(3) 血常规血小板计数减少。

(4) 停用药物后一般数天出血症状消失。

（二）鉴别诊断要点

1. **纯巨核细胞再生障碍性血小板减少性紫癜**　这是一种少见的疾病。骨髓中巨核细胞缺如或显著减少，血小板明显减少，但红系和粒系基本正常。血小板数减少，可降至 $10 \times 10^9/L$ 以下。血小板寿命正常，血小板大小正常，骨髓染色体检查亦正常。本病主要见于成人，近年国内文献报告，女性多见，年龄较轻。病程最短 1 个月，最长 10 年，本病的发病机制尚不清楚，可能与巨核细胞造血祖细胞存在缺陷有关。

2. **骨髓浸润引起的血小板减少**　骨髓的占位性病变往往可使骨髓巨核细胞数量减少，影响血小板生成，从而导致血小板减少。其发病机制除恶性细胞浸润抑制正常造血组织以外，尚由于肿瘤细胞分泌造血组织抑制物之故。有些肿瘤患者由瘤组织对血小板的消耗，也可以引起血小板数量减少。骨髓占位性病变较常见的病因有广泛性转移癌、多发性骨髓瘤、各类型白血病、骨髓纤维化症、巨球蛋白血症、恶性淋巴瘤、难治性铁粒幼细胞贫血等。骨髓细胞学检查及原发病的检查较易鉴别此类疾病。当基础疾病诊断明确，经过适当治疗缓解后，骨髓巨核细胞数量往往可以恢复，血小板数也有所好转。治疗以针对原发病为主。

3. **风湿性疾病引起的血小板减少**　系统性红斑狼疮常常伴发红细胞和白细胞减少，其中有 14%~26% 病例伴发血小板和巨核细胞减少。大多是由免疫异常所致。血小板减少可作为系统性红斑狼疮的首要表现，一定阶段后即呈现典型的狼疮症状。血小板破坏原因与体内存在抗血小板抗体有关。

4. 特发性血小板减少性紫癜　是因免疫机制引起血小板破坏增加的临床综合征，需排除继发因素方可诊断。临床特点是外周血小板减少，血小板寿命缩短，骨髓巨核细胞正常或增多，脾脏无明显增大。血中可发现抗血小板抗体。

五、治疗对策

（1）立即停用一切可疑药物。
（2）避免使用阿司匹林和其他影响血小板功能的药物。
（3）避免剧烈运动，防止出血。
（4）给予肾上腺皮质激素。
（5）输注血小板。

六、治疗计划

1. 立即停用一种或多种可疑药物　这是最重要而简单的措施。通常患者接受一种以上的药物，不仅应当停用考虑最可能的致病药物，而且也要停用所有的其他药物，因为致病药物不一定是怀疑可能性最大的药物。一般说来，出血在停药后的一到数天内停止，而且总是差不多在7天以内。

2. 避免使用阿司匹林和其他影响血小板功能的药物　已明确肯定阿司匹林和其他药物可损害血小板功能，这些药物必须严格避免。这些药物可因减低患者尚存的血小板的止血功能而加重出血。如果对症治疗是必要的话，那么使用的药物，必须谨慎选择，作为镇痛剂，扑热息痛是适宜的。

3. 避免运动，以防止出血　大脑出血是死亡的重要原因。引起暂时颅内压升高的活动，可诱其发生。因此，卧床休息是需要的，如果出血较重，咳嗽及用力大便应予避免，可给予缓泻剂预防便秘。

4. 糖皮质激素的应用　因为一旦停药，出血有自限性。糖皮质激素在促进血小板计数恢复方面的疗效，尚无充分依据。但在继发性血小板减少时，鉴于某些病例的免疫学机理，同时给药后毛细血管渗透性降低，因而临床上除轻症病例外建议使用激素。每天强的松龙60mg，一般7~10天，直到临床出血停止，逐渐减量，或至血小板计数正常为止。

5. 血小板输注　理论上，对免疫型患者来说，因输入的血小板迅速破坏而易激惹寒战与发热，故应尽量避免。但实践证明，出血严重而威胁生命时，停药的同时输注血小板可挽救生命。

6. 二硫基丙醇（BAL）　金盐等诱发的血小板减少症可给予BAL有效。金盐排泄缓慢，停药后血小板减少可持续数月之久，给予BAL可望取得一定疗效。BAL是一种螯合剂。分子中的活性巯基（SH基）与金盐的亲和力极大，能与血液和组织中的巯基毒物起反应。当人体含巯基的细胞酶类与金盐相互吸附时，给予BAL即可竞争性地与细胞内的金盐结合，形成无毒的金盐——BAL复合体，由尿中排出体外。

七、预后评估

预后主要与血小板减少的程度、持续时间和出血部位有关。如果死亡，最常内脑出血所致。大多数病例，在停药后几天内出血停止，血小板计数于1~2周内恢复到正常。偶尔，停药后出血持续时间较一般为长。其原因与药物的性质或发生并发症有关。药物所致选择性血小板减少的所有病例的实际死亡率，可能低于5%。

八、出院随访

应注意再次发作的预防。应该劝告患者严格避免可疑的一种或多种药物，同时给予适当的警告卡片，以示今后的医务人员倍加注意。

（庄 超）

第十一章

血液病常见综合征

第一节 POEMS 综合征

POEMS 综合征是一种以多发性周围神经病变（P）、多脏器肿大（O）、内分泌病变（E）、M 蛋白（M）和皮肤改变（S）为主要临床表现的罕见浆细胞病。过去常常将其认为是一种副肿瘤综合征，但越来越多的证据表明它是一种有着独特发病机制、病理生理机制及临床表现的独立疾病。

一、发病机制

POEMS 综合征的发病机制尚不清楚。目前已知血清促炎症细胞因子和促血管生成细胞因子的异常升高是 POEMS 综合征的重要特点，这些细胞因子包括 VEGF、IL-1β、TNF-α 和 IL-6 等，其中以 VEGF 最为显著。高水平的血清 VEGF 能够解释 POEMS 综合征患者的肝脾肿大、水肿、皮肤血管瘤、肾脏病理膜增生性改变以及硬化性骨病等症状。血清 VEGF 水平还与 POEMS 综合征的病情活动密切相关。但是，POEMS 综合征中 VEGF 的来源还不清楚，推测可能是由患者体内的巨噬细胞、浆细胞、巨核细胞/血小板以及成骨细胞分泌的。另外，IL-1β 和 IL-6 也能够刺激其合成的增加。然而，高水平的 VEGF 并不能解释 POEMS 综合征病变的全貌，例如患者的 VEGF 水平与其 M 蛋白的量无关；也有报道显示 POEMS 综合征患者在应用贝伐单抗治疗后，虽然患者的 VEGF 水平急剧下降，但其临床症状并无改善。

周围神经病变是 POEMS 综合征的突出表现，尽管其神经病变的发病机制还不清楚，但是有证据显示其与原发性淀粉样变性中淀粉样物质沉积或是 IgM 异常蛋白血症中抗髓鞘相关糖蛋白（anti-myelin associated glycoprotein，MAG）的机制有所不同。目前推测神经病变发病机制有以下几种：①VEGF 可以增加微血管通透性，引起神经内水肿。同时随着血管通透性的增加，血清内的毒性物质如补体或血栓等还可以透过血管对神经造成进一步的损害；②POEMS综合征患者的外周神经内微血管有着基底层增厚、管腔狭窄、内皮细胞增生以及紧密连接开放等病理改变，同时 VEGF 在 POEMS 综合征患者周围神经的血管和一些没有形成髓鞘的施旺细胞中高表达，因此推测高水平的 VEGF 异常激活内皮细胞，由此产生继发性微血管病，最终形成一个能够使 VEGF 持续高水平存在的恶性循环。

最近有研究显示，POEMS 综合征中的 λ 轻链可变区基因具有种系基因的限制性表达，所有患者的 λ 轻链可变区基因都属于 Vλ1 家族，分别为其中的 Vλ1-44 和 Vλ1-40 亚型。Bryce 等通过荧光原位杂交（FISH）发现 31 例患者中有 14 例存在 del13 q，3 例为 t（11；14），但没有发现 del 17p。与文献报道对比，POEMS 综合征中 del13 q 的发生率与多发性骨髓瘤或是原发性淀粉样变性相似，但 t（11；14）和 del17p 的发生率均低于这两种疾病。

二、临床表现

POEMS 综合征为一种可以累及全身各大器官的全身性疾病。临床发病年龄多见于 40～60 岁，男性多于女性，呈慢性病程，最常见的首发症状为对称性四肢远端乏力、麻木，以后逐渐发生多系统损害。

1. 多发性周围神经病变　见于几乎所有患者，是 POEMS 综合征最显著的临床特征。其特点是进行性、对称性感觉、运动损害，从四肢远端开始逐渐向近端发展。表现为麻木、发凉、无力，疼痛以及肌肉萎缩、瘫痪。运动障碍常在感觉症状之后出现，个别患者可仅有运动障碍。肌电图多提示神经传导速度降低或阻滞，远端潜伏期显著延长。神经活检可发现轴索变性和（或）脱髓鞘改变，无瘤细胞或炎性细胞浸润，无免疫球蛋白或淀粉样物质沉积。脑脊液检查可发现大部分患者都有脑脊液压力升高以及蛋白-细胞分离现象。此外，部分患者可出现多汗、低血压、勃起功能障碍、腹泻、便秘、肠麻痹等植物神经功能障碍。

2. 脏器肿大　超过半数患者可以出现肝脾和淋巴结肿大。北京协和医院 99 例 POEMS 综合征患者中，85 例患者具有脏器肿大，其中肝肿大 47 例，脾肿大 70 例，淋巴结肿大 74 例。43 例接受过淋巴结活检的患者中，25 例为 Castleman 病。目前还不清楚 Castleman 病与 POEMS 综合征之间的内在相关性，但与未合并 Castleman 病的患者相比较，合并有 Castleman 病的患者更易出现乏力、低热、多汗等症状；有着更高的贫血或血小板增多的发生率；以及更易出现肾脏受累。

3. 内分泌病变　最常累及性腺，性功能障碍是男性患者常见的表现，可有性欲减退、勃起功能障碍、男性乳房发育。女性患者可表现为停经、经期延长和血清催乳素水平升高。也可累及甲状腺、肾上腺和胰岛，表现为甲状腺功能减退、肾上腺皮质功能低下和糖耐量减低或糖尿病。患者可能同时存在一种或多种内分泌功能异常。在 Mayo 医学中心 54 例患有内分泌病变的 POEMS 综合征患者中，性腺功能减退最为常见，33 例男性的睾酮水平低于正常，10 例男性出现腺发育。10 例患者有高泌乳素血症。28 例患者有甲状腺功能减退。16 例有空腹血糖受损，8 例被诊断为糖尿病。9 名测定了肾上腺功能的患者中，6 例有肾上腺皮质功能不全。另外，29 例有同时累及两条或以上内分泌轴（性腺、甲状腺、肾上腺皮质、糖代谢）的病变。

4. M 蛋白　M 蛋白常 <20g/L，99% 患者的 M 蛋白都是 λ 轻链型，以 IgAλ 型和 IgGλ 型常见，少数为单纯 λ 轻链型。骨髓中浆细胞数多在 0～5% 之间。骨髓活检可见 λ 轻链型浆细胞数增多。

5. 皮肤改变　50%～90% 患者有皮肤改变，其中以色素沉着最为多见，可为局灶性或全身性，其次为皮肤增厚、多毛症、肾小球样血管瘤、白甲等。有 24%～44% 的患者可见肾小球样血管瘤，表现为躯干或四肢伸侧的多发紫红色疣样皮疹，是 POEMS 综合征特异的临床表现。

6. 肺部表现　常表现为呼吸困难、胸痛、咳嗽以及端坐呼吸，实验室检查多提示为肺动脉高压、限制性通气功能障碍、弥散功能障碍以及神经肌肉导致的呼吸功能损害（呼吸肌无力）。与原发性肺动脉高压不同，POEMS 综合征中的肺动脉高压表现多较轻微，并且对激素治疗反应敏感。肺组织活检可见中膜平滑肌增厚，内膜纤维增生，血管管腔狭窄。在 32 例在诊断后的 2 年内进行了至少一项有关肺功能检测的 POEMS 综合征患者中，75% 患者出现了不同程度和类型的肺功能异常，最常见的为限制性通气功能障碍伴弥散功能障碍，其次为弥散功能障碍。另外，59% 患者患有呼吸肌无力（定义为最大呼气压与最大吸气压均低于预测值的 70%）。50% 患者存在不同程度的肺动脉高压。

7. 肾脏表现　肾脏方面最常见的表现为轻微蛋白尿，但也可严重到出现肾功能衰竭。文献报道有 9% 患者的 24 小时尿蛋白大于 0.5g，另外 6% 患者的血清肌酐 ≥ 1.5mg/dl。合并 Castelman 病的患者更易出现肾病。肾脏组织病理方面常表现为膜增生性肾炎改变，光镜和电镜下可见系膜增生，毛细血管管腔狭窄，基底膜增厚，内皮下沉积，内皮下空间增宽，内皮细胞肿胀以及空泡形成，以及肾小球膜溶解。常规免疫荧光染色全阴性，这也是它与原发性膜增生性肾小球肾炎的鉴别点。

8. 骨骼病变　为孤立或多灶性骨病变，可以是骨质硬化，溶骨性病变伴发骨质硬化或单纯溶骨性损害，以脊柱、四肢远端和骨盆受累多见。文献报道硬化性骨病变是 POEMS 综合征的重要特征之一，但国内研究中硬化性骨病变患者的比例明显低于国外研究，提示可能存在种族差异。

9. 其他表现　肢端水肿和多浆膜腔积液（腹水、胸水和心包积液）也是 POEMS 综合征的和常见症状。其他还有消瘦、乏力、多汗、杵状指、血小板增多、红细胞增多、血栓事件（包括动脉血栓形成、腔隙性脑梗死、心肌梗死、布加综合征、肢端坏疽）、腹泻、发热等。

三、诊断标准及鉴别诊断

Nakanishi 在总结了 POEMS 综合征临床特点的基础上于 1984 年提出了诊断标准，只要存在多发性周围神经病和异常球蛋白血症，以及水肿、皮肤改变、内分泌病变、和脏器肿大的任何一项即可诊断为 POEMS 综合征。

鉴别诊断方面，POEMS 综合征主要应与慢性炎性脱髓鞘性多发性神经病、格林巴利综合征、冷球蛋白血症、意义未明的单克隆免疫球蛋白血症（MGUS）、原发性轻链型淀粉样变性、多发性骨髓瘤等相鉴别。

四、治疗

POEMS 综合征尚未有标准的治疗方案。目前常用的治疗方法主要包括对症支持、局部放疗、以烷化剂为基础的全身化疗和自体造血干细胞移植。

1. 对症治疗　由于内分泌病变而出现激素缺乏者可行激素替代治疗。糖尿病患者要注意饮食，水肿患者可以给予低盐饮食。若神经病变导致四肢无力应进行适当的功能锻炼和物理治疗。对于那些呼吸肌无力或肺动脉高压的患者，氧疗或持续正压通气（CPAP）可缓解患者的症状。

2. 局部放疗　局部放疗对只有单个硬化性骨病变的 POEMS 综合征患者有效，而对广泛硬化性骨病变或无骨病变的患者无效。Dispenzieri 等报道在 64 例采用局部放疗的患者中，

54%得到改善，接受局部放疗的患者2年生存率约为90%。

3. 糖皮质激素　单用糖皮质激素治疗POEMS综合征可以使部分患者获得临床改善，但缓解率较低，生存时间较短。Kuwabara等报道，6例接受糖皮质激素单药治疗的患者，有5例在治疗开始后的9~61个月内死亡（平均28个月），2年生存率为33%，1年缓解率为50%。而在另一项102例患者的回顾性分析中，绝大多数患者都接受了糖皮质激素单药治疗，在58例有随访资料的患者中，38例死亡，平均生存时间为33个月。

4. 以烷化剂为基础的全身化疗　全身化疗方案主要包括美法仑联合泼尼松（MP）、或环磷酰胺联合泼尼松（CP）和美法仑联合地塞米松（MDex）。Kuwabara等报道了6例使用MP方案化疗的患者，5例在随访期间内（29~64个月）存活，1例于治疗后50个月死亡，2年生存率为100%，1年缓解率约为67%。Dispenzieri等报道在48例接受MP方案治疗的患者中，44%获得临床改善，2年生存率为78%。虽然美法仑治疗POEMS综合征有肯定的效果，但Kuwabara指出它的复发率较高，并且对神经症状的改善比较缓慢（通常需1~2年）且也不完全。

5. 自体造血干细胞移植　截至2007年，文献中共有38例患者接受了大剂量美法仑预处理联合自体造血干细胞移植，所有患者的神经病变症状都得到显著缓解（包括神经病变症状评分以及肌电图检查神经传导速度和振幅），其他临床症状也随时间增加得到不同程度的改善，血VEGF的水平也获得了迅速下降。1年缓解率为87%~100%，2年生存率高于95%，复发率<5%。但是，自体造血干细胞移植有着昂贵的费用以及较高的并发症发生率。Dispenzieri等报道约50% POEMS综合征患者会发生植入综合征，表现为发热>38.3℃、红皮病、腹泻、非心源性肺水肿以及体重增加等，其中37%的患者需入住重症监护病房并接受机械通气治疗。统计文献的结果也发现POEMS综合征患者的移植相关病死率为2/27（7.4%），高于多发性骨髓瘤（2%），但低于原发性系统性淀粉样变性（14%）。

6. 新药治疗　沙利度胺是一种具有抗骨髓瘤活性的免疫调节剂，其被广泛地应用于各种浆细胞病的治疗。Kuwabara等报道了9例POEMS综合征患者接受了150~200mg/d剂量沙利度胺的治疗，6例获得临床改善，3例保持稳定，所有患者的VEGF水平都得到下降，并有5例下降至正常。除3例患者出现皮损外，所有患者都没有观察到沙利度胺导致的神经病变。其2年生存率为100%，1年缓解率为56%。

作为第二代的免疫调节剂，来那度胺具有更强的抗肿瘤活性和抗血管生成的能力。Dispenzieri等报道了1例难治性POEMS综合征患者在接受来那度胺治疗10个月后，其临床症状得到显著改善，VEGF水平也从948 pg/ml降至303pg/ml。最近，Jaccard等报道了9例POEMS综合征患者接受来那度胺联合地塞米松治疗的结果，在8例可评价疗效的患者中，3例获得了血液学完全缓解，3例获得了部分缓解，同时6例患者的神经症状都获得了明显改善。

硼替佐米是一种蛋白酶体抑制剂，其具有较强的抗骨髓瘤疗效。虽然其具有较为严重的周围神经毒性，但是其在一些难治性POEMS综合征患者中获得了一定的疗效。有文献报道1例经常规化疗无效的患者在硼替佐米、多柔比星联合地塞米松治疗后临床症状得到了改善，VEGF水平下降，并能维持较长时间的缓解。

由于VEGF在POEMS综合征发病中的重要作用，人们也尝试应用抗VEGF的单克隆抗体（贝伐单抗）治疗POEMS综合征，但是结果并不理想。Badros等报道了1例治疗成功的病例，但也有 Starume、Kanai、Samaras 等分别报道了应用贝伐单抗治疗失败的病例。

五、预后

POEMS 综合征患者呈慢性病程，随着时间进展可能有新的症状出现。临床症状的多少对生存期没有影响，但有杵状指或水肿和浆膜腔积液或是呼吸系统症状的患者预后较差。是否治疗或是否得到恰当治疗也严重影响患者的预后：在一项 1984 年进行的回顾性分析中，58 例没有接受化疗的患者，其平均生存期为 33 个月；而另一项 2003 年进行的回顾性分析中，99 例患者，绝大多数都接受了局部放疗或是美法仑联合泼尼松化疗，其中位生存期为 165 个月。POEMS 综合征的常见死亡原因是呼吸循环功能衰竭、进行性营养不良、感染、毛细血管渗漏样综合征和肾功能衰竭。中风与心肌梗死也可作为死因。在北京协和医院 75 例患者中，中位随诊 25 个月后，未达到中位生存时间，其中 13 例患者死亡，死亡常见原因是感染和呼吸循环衰竭。

（鲍 颖）

第二节 噬血细胞综合征

噬血细胞综合征（Hemophagocytic syndromes，HPS），又称噬血细胞性淋巴组织细胞增多症（hemophagocytic lymphohistocytosis，HLH），是一组因遗传性或获得性免疫功能异常导致的以过度炎症反应为基本特征的临床综合征。主要由淋巴细胞、单核细胞和吞噬细胞系统异常激活、增殖，分泌大量炎性细胞因子，引起的一系列炎症反应。噬血细胞综合征分为原发性噬血细胞综合征和获得性噬血细胞综合征两大类。

一、病因和分类

（一）原发性噬血细胞综合征

原发性噬血细胞综合征是一种常染色体或性染色体隐性遗传病，分为家族性噬血细胞综合征（familialhemophagocytic lymphohistocytosis，FHL）和免疫缺陷综合征。2 岁以内发病者占 90% 以上，约有 70%~80% 患者在 1 岁以内发病，最晚迟至 8 岁，大多有阳性家族史。亦有青年和成人期发病的报道。

1. 家族性噬血细胞综合征 家族性噬血细胞综合征是常染色体隐性遗传疾病，共有 5 个亚型，包括 FHL-1、FHL-2、FHL-3、FHL-4 和 FHL-5，分别存在不同的基因缺陷。

（1）FHL-1：定位于染色体 9q 21.3-22，相关缺陷基因未明，所编码的蛋白未知。

（2）FHL-2：定位于染色体 10 q21-22，相关缺陷基因为 PRF1，编码穿孔素蛋白，约占家族性噬血细胞综合征的 20%~40%。NK 细胞和细胞毒性 T 细胞（CTL）主要是通过穿孔素/颗粒酶作用途径杀伤靶细胞。当 PRF1 基因突变的时候，穿孔素的表达、活性及稳定性下降，受损的穿孔素无法顺利在靶细胞膜上形成管道，造成攻击细胞对靶细胞的杀灭作用受损。

（3）FHL-3：定位于染色体 17 q25，相关缺陷基因为 UNC13D，编码 Munc13-4 蛋白，约占家族性噬血细胞综合征的 20%。Unc13D 的改变并不影响分泌性颗粒的极化以及囊泡与靶细胞膜的锚定，但是 Munc13-4 的缺陷使得细胞毒颗粒的分泌无法正常启动，穿孔素和颗粒酶不能释放，靶细胞无法被正常杀灭。

（4）FHL-4：定位于染色体6 q24，相关缺陷基因为STX 11，编码突触融合蛋白。其作用与囊泡转运相关，主要在NK细胞及活化的CTL上表达，在颗粒胞吐及细胞介导的杀伤中发挥作用。

（5）FHL-5：定位于染色体19p13.3-p 13.2，相关缺陷基因为STXBP2，编码Munc 18-2蛋白。其在囊泡转运至细胞膜表面的过程中起调节作用，影响NK细胞细胞毒颗粒的胞吐。

2. 免疫缺陷综合征

（1）Griscelli综合征2（GS-2）：是一种常染色体隐性遗传疾病，表现为色素减褪可并发致命性HPS。GS-2与定位于染色体15 q21的RAB27A基因改变有关。RAB27A编码一小段GTP酶，影响细胞毒颗粒及黑素颗粒的胞吐。

（2）Chediak-Higashi综合征1（CHS-1）：是常染色体隐性遗传疾病，表现为色素沉着不足伴HPS，其基因缺陷为位于染色体1 q42.1-q42.2的CHS1/LYST。CHS1/LYST蛋白并不参与囊泡融合或分裂，而与囊泡转运的调节有关。

（3）X性联淋巴组织增生综合征（XLP）：为X性联遗传性免疫缺陷病。分为两型XLP1及XLP2，分别对应SH_2DIA及XIAP两种基因突变。SH_2DIA编码SAP（信号淋巴细胞激活分子相关蛋白），SAP在B细胞、$CD4^+$T细胞、$CD8^+$T细胞、NK细胞、NKT细胞等的生长、分化及功能上起直接或间接的重要作用。XIAP编码XIAP（X性联凋亡抑制蛋白），也与NKT细胞的生长和自身稳定有关。

（二）获得性噬血细胞综合征

获得性噬血细胞综合征是由感染、肿瘤等多种病因启动免疫系统的活化机制所引起的一种反应性疾病，可见于各年龄段，小儿多由病毒及细菌感染所致，成人常继发于感染、恶性淋巴瘤及自身免疫性疾病等。

（1）感染相关性噬血细胞综合征：包括病毒感染、细菌感染、真菌感染以及原虫感染等。病毒相关性噬血细胞综合征更为常见，其中又以EB病毒感染占半数以上，其次为疱疹类病毒、巨细胞病毒、腺病毒、人类微小病毒（hPV-B19）等。细菌感染包括革兰阳性菌、革兰阴性菌、结核杆菌、伤寒杆菌、布氏杆菌等。真菌感染和原虫感染也可引起噬血细胞综合征，儿童多见利什曼原虫感染。

（2）肿瘤相关性噬血细胞综合征：肿瘤相关性噬血细胞综合征可见于淋巴瘤、急性白血病、多发性骨髓瘤、骨髓增生异常综合征、胚胎细胞肿瘤、胸腺瘤、胃癌等。其中淋巴瘤相关噬血细胞综合征（LASH）是最常见的类型，成人多于儿童，又以T细胞淋巴瘤和NK/T细胞淋巴瘤占多数，弥漫大B细胞淋巴瘤也有较多报道。

（3）自身免疫性疾病相关性噬血细胞综合征：多种自身免疫性疾病都可继发噬血细胞综合征，其中以系统性红斑狼疮、成人still病、系统性青年型类风湿关节炎、多发性肌炎、原发性胆汁行肝硬化等较为多见。

（4）合并噬血细胞综合征的其他疾病：先天性代谢异常症合并噬血细胞综合征已见报道，如（细胞）溶素-尿蛋白不耐受（lysin-uric protein intolerance）、硫酸酯酶缺陷（sulphatasedeficiency）等。实体器官移植后合并噬血细胞综合也有报道。

二、发病机制

正常的免疫功能可维持机体的相对稳定。当机体受到某种抗原刺激后，多种免疫细胞，如巨噬细胞、自然杀伤细胞、细胞毒性T淋巴细胞等，除发挥自身的吞噬或杀伤作用外，还分泌多种细胞因子相互作用。在机体免疫正常的人群中，这种协同作用可以杀伤被感染的细胞，去除抗原和终止免疫反应。而在原发性和获得性噬血细胞综合征患者，由于各种原因引起自然杀伤细胞、细胞毒性T淋巴细胞等细胞杀伤功能的下降，靶细胞或抗原呈递细胞无法被正常杀灭，导致各种免疫细胞持续活化，不断分泌细胞因子和趋化因子，产生严重"炎性因子风暴"。目前认为由过度活化的组织细胞和T细胞引起的"高细胞因子血症"和可能的"高趋化因子血症"可造成持续性的器官损害并最终导致死亡。噬血细胞综合征的所有临床表现和症状都可以通过高浓度的炎症因子和淋巴细胞以及组织细胞激活后浸润脏器来解释。

三、临床表现

噬血细胞综合征缺乏特异性的临床表现，最常见的是发热、脾大和因全血细胞减少引起的一系列相应临床症状体征。在获得性噬血细胞综合征患者还合并与原发病相关的临床表现。

1. 发热　几乎所有的噬血细胞综合征患者均会出现发热，通常体温≥38.5℃，持续发热超过一周，且抗感染治疗无效，发热无法用感染或其他疾病原因来解释，而是由于高炎症因子血症所致。

2. 脾肿大　可见于80%左右的患者，通常肋下超过3cm，不包含其他可能引起脾脏增大的疾病所导致的脾大，这可能与淋巴细胞及组织细胞浸润有关。

3. 感染　噬血细胞综合征患者因机体免疫异常和粒细胞缺乏，也常常伴发细菌、真菌或病毒感染，以呼吸道感染最为常见，其次为血流感染，表现咳嗽、畏寒、寒战等相应的临床症状。

4. 贫血和出血　大多数噬血细胞综合征患者存在不同程度的贫血，血小板减少，引起头晕、乏力、皮肤黏膜苍白、瘀点、瘀斑，重者出现脏器功能障碍和内脏出血。

5. 中枢神经系统症状　部分患者可出现嗜睡、易激惹、惊厥、脑神经麻痹、共济失调、精神运动性阻滞以及昏迷等。

6. 其他　肝脏体积增大，黄疸、多浆膜腔积液、淋巴结肿大、皮疹。在获得性噬血细胞综合征患者还合并与原发病相关的临床表现。

四、实验室检查

（一）血象

表现为一系或多系血细胞减少，通常为两系以上血细胞减少。血红蛋白<90g/L（<4周婴儿<120g/L），血小板<$100×10^9$/L，中性粒细胞<$1.0×10^9$/L。以血小板和中性粒细胞减少更为常见。

（二）骨髓象

早期可表现为正常增生骨髓象，后期可出现单核、巨噬细胞增多，尤其是出现典型的巨噬细胞吞噬现象，吞噬红细胞、血小板等。

（三）生化检查

1. 高甘油三酯血症　与 TNF-α 高表达降低脂蛋白酶活性有关。

2. 低纤维蛋白原血症　与巨噬细胞诱导纤溶酶原活化因子分泌增高引起纤溶酶浓度上升，降解纤维蛋白原有关。

3. 血清铁蛋白升高　由活化的巨噬细胞分泌。铁蛋白水平的即刻变化与病情变化有密切关系，病情恶化时铁蛋白明显升高，病情好转后铁蛋白下降。血清铁蛋白水平的变化可以作为判断病情变化的监测指标。

4. 肝功能损伤　以转氨酶、乳酸脱氢酶升高最多见，也可出现胆红素升高、低蛋白血症。这可能是因为活化的巨噬细胞导致组织浸润，并产生大量炎性细胞因子造成组织损伤，引起肝细胞功能的损害。

5. NK 细胞活性降低或缺如

6. sCD25 水平升高

7. 脑脊液改变　一半以上患者在脑脊液检查时发现有淋巴细胞数增高和中度的蛋白增高。即使在没有神经系统症状和体征的患者也可能出现脑脊液的改变。

（四）组织病理学检查

可见大量的淋巴细胞、成熟的巨噬细胞和组织细胞浸润脾脏、淋巴结、骨髓、肝脏和脑脊液。肝脏组织学图像与慢性肝炎类似。

五、诊断与鉴别诊断

（一）诊断

国际组织细胞学会于 1991 年首次提出了噬血细胞综合征的诊断指南，随着对疾病认识的不断深入，于 2004 年对该诊断标准进行了重新修订，称为 HLH-2004 诊断标准。满足以下两条中任意一条，诊断即可成立：

（1）患者经分子生物学检查明确存在家族性/已知遗传缺陷（已知的 HPS 遗传缺陷包括 PFR1、UNCl3D、SH_2D1A、RAB27A、LYST 以及 STX11 等基因突变）即可确立诊断。

（2）以下 8 条指标中符合 5 条也可诊断为噬血细胞综合征：①发热：持续 >7 天，体温 >38.5℃；②脾大（肋下≥3cm）；③血细胞减少（累及外周血两系或三系）血红蛋白 <90g/L（<4 周婴儿 <120g/L），血小板 <$100×10^9$/L，中性粒细胞 <$1.0×10^9$/L 且非骨髓造血功能减低所致；④高甘油三酯血症和（或）低纤维蛋白原血症：甘油三酯 >3mmol/L 或高于同年龄的 3 个标准差，纤维蛋白原 <1.5g/L 或低于同年龄的 3 个标准差；⑤在骨髓、脾脏或淋巴结里找到噬血细胞；⑥NK（自然杀伤）细胞活性降低或缺如；⑦铁蛋白≥500μg/L；⑧sCD25（可溶性白介素-2 受体）升高≥2 400U/mL。

其他支持诊断的临床和实验室异常包括：脑膜症状、淋巴结肿大、黄疸、水肿、皮疹、肝酶异常、低蛋白血症、低钠血症、极低密度脂蛋白增高和高密度脂蛋白减低。

（二）鉴别诊断

噬血细胞综合征需要鉴别的疾病主要有以下几种：

1. 急性白血病　肝脾肿大、发热和全血细胞减少与急性白血病的临床特点有相似之处，可以通过骨髓检查、白血病免疫表型等相关检查明确。

2. 朗格汉斯组织细胞增生症　朗格汉斯组织细胞增生症也会出现肝脾肿大、发热和全血细胞减少，需要进行鉴别。根据活检标本的组织病理学特征可作出朗格汉斯细胞组织细胞增生症的诊断。ATP 酶、S-100 蛋白、α-D 甘露糖酶、花生植物促凝集素受体和弹性蛋白进行的免疫化学染色检查，可呈阳性反应。

3. 原发性噬血细胞综合征与获得性噬血细胞综合征相互鉴别　原发性噬血细胞综合征与获得性噬血细胞综合征在诊断时容易混淆。如：原发性噬血细胞综合征常可合并细菌、病毒等感染，这与感染相关性噬血细胞综合征在诊断上容易混淆。鉴别的关键在于明确是否存在相关基因的缺陷。

六、治疗

原发性噬血细胞综合征的治疗主要以免疫调节为主，获得性噬血细胞综合征除了需进行免疫调节治疗控制"炎症因子风暴"，还应积极针对原发病给予有效的治疗措施。目前较为公认的用于噬血细胞综合征治疗的药物和手段有以下几种。

（一）糖皮质激素

可以抑制 T 细胞产生细胞因子，还可抑制 IL-1、IL-2、TNF-α、INF-γ、G-CSF、IL-2R 等细胞因子的基因转录。地塞米松因能透过血-脑屏障，效果优于泼尼松。

（二）环孢素（cyclosporine，Cs）

环孢素阻碍亲环素类与钙调磷酸酶结合，对 T 淋巴细胞活化起抑制作用。可抑制巨噬细胞产生 IL-6、IL-1 和 TNF-α，同时还能使 NO 和前列腺素 E_2 等炎性介质和细胞因子的产生减低。另外，环孢素 A 可防止 TNF-α 介导的线粒体损害。环孢素 A 的应用明显提高了噬血细胞综合征的治疗效果，但在疑似肿瘤相关噬血细胞综合征的患者应慎用。

（三）足叶乙甙（VP-16）

主要作用于单核细胞和组织细胞，是治疗原发性和 EBV 相关噬血细胞综合征的关键药物之一。有研究认为 EBV 相关噬血细胞综合征诊断后 4 周内使用 VP-16 是治疗的最佳窗口期。

（四）丙种球蛋白

作用于巨噬细胞的 Fc 受体，减少其吞噬白细胞的作用，同时下调辅助性 T 细胞活性，并可增强机体免疫力。

（五）其他免疫抑制治疗

近年来，新的免疫抑制治疗药物，如氟达拉滨等被尝试用来治疗获得性噬血细胞综合征，并取得了较好的疗效报道。也有抗胸腺细胞球蛋白（antithymocyte globulin，ATG）联合糖皮质激素和环孢素 A 成功诱导噬血细胞综合征缓解的报道。

（六）抗细胞因子的单克隆抗体

多种细胞因子参与噬血细胞综合征发病过程，其中一些细胞因子的单克隆抗体被应用到噬血细胞综合征的治疗中。一种为抗 CD25 单抗，即抗 IL-2 受体的人源化单抗——达珠单抗（daclizumab），另一种为 TNF-α 单抗——英夫利昔单抗（infliximab）。

(七) 血浆置换

全血或血浆置换疗法可以清除血液中的免疫抑制物,改善"炎症因子风暴"。

(八) 异基因造血干细胞移植

对于原发性噬血细胞综合征患者,药物治疗不可能达到永久缓解的目标,复发是迟早的问题。近年来的临床研究表明,对有条件的患者进行异基因造血干细胞移植是唯一有望治愈噬血细胞综合征的手段。大宗临床研究建议一旦确证存在原发性噬血细胞综合征,应尽可能早期进行异基因造血干细胞移植,移植的疗效与移植前的疾病状态有密切关系,确证有噬血细胞综合征家族史的患者在出现系统症状之前,无家族史患者在药物治疗达到临床缓解后进行移植可以取得较高的总体生存率。对于血液系统恶性肿瘤继发的噬血细胞综合征,如淋巴瘤相关噬血细胞综合征等,也应考虑异基因造血干细胞移植。

(九) hLH-2004 治疗方案

目前常用的治疗方案是 HLH-94 方案和 HLH-2004 方案,两种方案均以皮质激素、环孢霉素 A 以及足叶乙苷为基础,主要区别在于 HLH-2004 方案在治疗早期就开始使用环孢霉素 A,提高了治疗强度且并未增加骨髓毒性。

1. 早期治疗

(1) VP-16:第 1~2 周 150mg/m², 2 次/周,第 3~8 周 150mg/m², 1 次/周。

(2) 地塞米松:第 1~2 周 10mg/(m²·d),第 3~4 周 5mg/(m²·d),第 5~6 周 2.5mg/(m²·d),第 7 周 1.25mg/(m²·d),第 8 周减量至停药。

(3) 环孢素 A:第 1~8 周 6mg/(kg²·d),分两次口服。

2. 维持治疗 第 9 周继续环孢素 A 6mg/(kg²·d),分两次口服;VP-16 150mg/m², 1 次 12 周;地塞米松 10mg/(m²·d),每 2 周连用 3 天。

总治疗时间为 40 周,治疗期间加强对症支持治疗。

(十) 伴中枢神经系统症状的噬血细胞综合征治疗

全身系统治疗并予鞘内注射甲氨蝶呤和地塞米松,至少维持 4 周,1 次/周。鞘内注射的指征:全身治疗 2 周内神经系统症状进行性加重或 2 周内神经系统症状无改善。对于无 CNS 症状的患者是否有必要进行鞘内注射目前尚无定论。

噬血细胞综合征病情凶险,若不及时进行合理、有效的干预治疗,死亡率极高。原发性噬血细胞综合征和获得性噬血细胞综合征的初始治疗都以控制高细胞因子血症这一威胁生命的病理状态、抑制异常活化的 T 淋巴细胞及巨噬细胞为主,但由于其发病基础的不同,远期治疗策略上存在差异。在获得性噬血细胞综合征患者,往往由于原发病诊断尚未明确或原发病治疗尚未见效时即可死亡,因此一旦确诊噬血细胞综合征,首先要控制"炎症因子风暴",从而为改善患者机体状况,进一步治疗原发病赢得时间。治疗原则近期以控制噬血为主,远期仍以控制原发病为根本。而原发性噬血细胞综合征患者虽然也可能伴发感染,或以感染等为诱因,但其发病基础是由于基因缺陷导致的免疫功能紊乱,因此单纯治疗伴发疾病不能改善病情,远期治疗以改善免疫系统的异常状态为根本。

七、预后

噬血细胞综合征临床表现错综复杂,缺乏特异性,常易误诊、漏诊,且病情进展凶险,若不及时进行合理、有效的治疗死亡率极高。20 世纪 80 年代，噬血细胞综合征的中位生存期仅 1~2 个月，1 年的总体生存率仅 5%。近年来，随着诊断水平的提高和有效的化学药物治疗及免疫抑制药物的出现，使噬血细胞综合征的 3 年总体生存率提高到了 50% 左右。临床研究表明，对有条件的患者进行异基因造血干细胞移植是唯一有望治愈 HPS 的手段。

（熊 涛）

第三节 朗格汉斯细胞组织细胞增生症

朗格汉斯细胞组织细胞增生症（Langerhans cellhistiocytosis，LCH）是一种朗格汉斯细胞（Langerhans cell，LC）克隆性增生形成的疾病，是儿童组织细胞增生症中最常见的一种。生物学行为多样，以表达 $CD1\alpha$ 和 S-100 蛋白为特征，电镜下可见到胞质内 Birbeck 颗粒。此病诊断有赖于临床、放射及病理检查，累及器官活体组织检查发现组织细胞浸润是确诊的依据。本病治疗以化疗为主。

一、病因与发病机制

病因不明。LCH 发病可能与感染、代谢紊乱、过敏、肿瘤、遗传及免疫等因素有关。报道与新生儿感染、接触石棉、未进行小儿疫苗接种及恶性淋巴瘤相关。成人肺脏的 LCH 常与吸烟有关（烟草或大麻）。1953 年 Lichtenstein 首先建议将本症命名为组织细胞增生症 X。1973 年 Zelof 等报道，组织细胞增生症 X 的损害是由朗格汉斯细胞异常增生和播散所致，故将其称为 LCH。

尽管病因尚未阐明，通过本症临床表现的多样性，同某些疾病的密切关系以及原发感染和遗传基础的研究均反映出本症可能为某些不同原发性紊乱的最终的共同途径。这些紊乱可能引起免疫调节失常，从而启动了导致 LCH 的病理性连锁过程。发病机制可能与克隆增生异常有关。

二、流行病学

据统计儿童发病率每年约为 1/25 万。LCH 可以发生于任何年龄，但主要见于儿童，诊断时高峰年龄为 1~3 岁。男性的发病率约为女性的 2 倍。

三、临床表现

2 岁以下发病的患儿，病变往往累及多器官，5 岁以上发病者约半数的病例为单一器官受累。本症起病情况不一，症状表现多样，轻者为孤立的无痛性骨病变，重者为广泛的脏器浸润伴发热和体重减轻。

1. 皮疹 皮肤病变常为首诊的首要症状，皮疹呈各种类型：婴儿急性患者，皮疹主要分布于躯干和头皮发际、耳后，开始为斑丘疹，很快发生渗出（类似于湿疹可脂溢性皮炎），可伴有出血，而后结痂、脱屑，最后留有色素白斑，白斑长时不易消散。各期皮疹可同时存在或一批消退一批又起，手触摸时有粗糙感。在出疹时常有发热。慢性者皮疹可散见于身体各处，初为淡红色斑丘疹或疣状结节，消退时中央下陷变平，有的呈暗棕色，极似结痂水痘，最后局部皮肤变薄稍凹下，略具光泽或少许脱屑。皮疹既可与其他器官损害同时出现，也可作为唯一的受累表现存在，常见于1岁以内的男婴。

2. 骨病变 骨病变几乎见于所有的LCH患者，单个的骨病变较多发性骨病变为多见，主要表现为溶骨性损害。以头颅骨病变最多见，下肢骨、肋骨、骨盆和脊柱次之，颌骨病变亦相当多见。在X线平片上多表现为边缘不规则的骨溶解，颅骨破坏从虫蚀样改变直至巨大缺损或呈穿凿样改变，形状不规则、呈圆形或椭圆形缺损，边缘锯齿状。初发或进展病灶边界模糊，且常见颅压增高，骨缝裂开或交通性脑积水，可伴有头痛。但于恢复期，骨质在于边缘逐渐清晰，出现硬化带，骨质密度不均，骨缺损逐渐变小，最后完全修复不留痕迹。其他扁骨的X线改变：可见肋骨肿胀、变粗、骨质稀疏或囊状改变，而后骨质吸收、萎缩、变细。椎体破坏可变成扁平椎，但椎间隙不变窄，很少发生角度畸形。椎弓破坏者易发生脊神经压迫，少数有椎旁软组织肿胀。颌骨病变可表现为牙槽突型和颌骨体形两种。

3. 淋巴结 淋巴结病变可表现为三种形式。①单纯的淋巴结病变，即称为淋巴结原发性嗜酸细胞肉芽肿；②为局限性或局灶性LCH的伴随病变，常牵涉到溶骨性损害或皮肤病变；③作为全身弥散性LCH的一部分。常累及颈部或腹股沟部位的孤立淋巴结，多数患者无发热，少数仅有肿大淋巴结部位疼痛。单纯淋巴结受累，预后多良好。

4. 耳和乳突 LCH的外耳炎症常为耳道软组织或骨组织朗格汉斯细胞增殖和浸润的结果。有时很难与弥漫性细菌性耳部感染相区别。主要症状有外耳道溢脓，耳后肿胀和传导性耳聋，CT检查可显示骨与软组织二者病变。乳突病变可包括乳突炎，慢性耳炎，胆脂瘤形成和听力丧失。

5. 骨髓 正常情况下骨髓内一般没有LC，甚至侵犯多部位的LCH也难看到骨髓内有LC，而LC一旦侵犯骨髓，患者可出现贫血、白细胞减低和血小板减低，但骨髓功能异常的程度与骨髓内LC浸润的数量不成正比。仅凭骨髓内出现LC，不足以作为LCH的诊断依据。

6. 胸腺 胸腺是LCH常常累及的器官之一。

7. 肺 LCH的肺部病变可作为全身病变的一部分，也可能单独存在，即所谓原发性肺LCH。任何年龄都可出现肺部病变，但儿童期多见于婴儿，表现为轻重不等的呼吸困难，缺氧和肺的顺应性变化。重者可出现气胸、皮下气肿，极易发生呼吸衰竭而死亡。肺功能检查常表现限制性损害。

8. 肝脏 全身弥散性LCH常常侵犯肝脏，肝脏受累部位多在肝脏三角区，受累的程度可从轻度的胆汁淤积到肝门严重的组织浸润，出现肝细胞损伤和胆管受累，表现肝功能异常、黄疸、低蛋白血症、腹水和凝血酶原时间延长等，进而可发展为硬化性胆管炎、肝纤维化和肝功能衰竭。

9. 脾脏 弥散性LCH常有脾脏肿大，伴有外周血一系或多系血细胞减少，其原因可能为脾脏的容积扩大，造成血小板和粒细胞的阻滞而并非破坏增多，受阻滞的血细胞与外周血细胞仍可达到动态平衡，故出血症状并非常见。

10. 胃肠道病变 常见于全身弥散性LCH，症状多与受侵的部位有关，以小肠和回肠最常受累，表现呕吐、腹泻和吸收不良，长时间可造成小儿生长停滞。

11. 中枢神经系统 LCH有中枢神经系统受累并非少见，最常见的受累部位是丘脑-垂体后叶区。弥散性LCH可有脑实质性病变。大多数患者的神经症状出现在其他部位LCH的若干年后，常见有共济失调，构音障碍，眼球震颤，反射亢进，轮替运动障碍，吞咽困难，视物模糊等。由丘脑和（或）垂体肉芽肿引起的尿崩症可先于脑症状或与脑症状同时或其后发生，也可为 CNS 唯一的表现。

四、临床分型

根据发病年龄，病变范围和临床表现传统将此类疾病分为三种临床亚型：包括勒－雪综合征（Letterer－Siwe syndrome，LSD 简称 L－S 病）、韩－薛－柯综合征（Hand－Schüller－Chris－tiandisease，HSCD，简称 H－S－C 病）和骨嗜酸细胞性肉芽肿（eosinophilic granuloma of bone，EGB）。三者间可互相演变、重叠，不能完全区分，但各有其特殊性（表11－1）。

表 11－1 朗格汉斯细胞组织细胞增生症 3 种临床类型的鉴别表

临床表现	L－S 病	H－S－C 病	EGB
发病年龄	多大于 3 岁	多大于 3 岁	4～7 岁
起病情况	较急	慢	慢
皮疹	多见	少见	无
中耳炎	多见	少见	无
颅骨缺损	少见	多见	无
肝脾淋巴结肿大	多见	少见	无
眼球突出	无	多见	无
三联症	无	可见	无

1. 勒－雪综合征　亦称为急性婴儿型，多于 1 岁以内发病，起病急而重，以内脏和皮肤受侵害为主。以发热、皮疹、肝脾肿大、外耳溢脓为主要表现。呈多发性、多灶、多器官的病变，累及多系统，皮肤、肝、脾及淋巴结等部位。有的伴头颈部肿物；血液系统受累多表现为外周血白细胞升高、贫血、血小板降低，肝功、骨骼及肺间质受损明显，多累及全身各系统。

发热以周期性或持续性高热多见，热型不规则。皮疹较特殊，出疹前常先发热，出疹同时伴肝、脾增大，疹退热降，肝、脾亦缩小。常有轻咳，伴有呼吸道感染时，症状急剧加重，极易发生肺炎，出现喘憋和发绀，但肺部体征多不明显因系肺间质性病变，可并发气胸和皮下气肿。呼吸衰竭是致死的主要原因。此外常见营养不良、腹泻和贫血。也可同时有溶骨性骨骼病变，但与其他 2 型相比，相对较少。若不治疗常于 6 个月内死亡。

2. 韩－薛－柯综合征　颅骨缺损、突眼、尿崩症是此型的三大特征。骨损害伴中度其他器官侵犯，又称慢性黄色瘤病，多发生于 3～4 岁小儿。颅骨缺损、眼、尿崩症这三大特征可先后出现或在病程中只见其中之一或二。初起颅骨损害呈肿块状凸起，硬，有轻度压痛。当病变蚀穿颅骨外板后、肿物变软、触之有波动感，常可触及颅骨边缘，压痛不明显，以后肿块逐渐吸收、局部下凹，缺损大者可触及脑，并随脉搏跳动。眼球突出多为单侧，为眶骨破坏所致。

3. 骨嗜酸细胞性肉芽肿　为单纯骨损害型。多以局部肉芽肿就诊，有骨骼受损。是本症中预后最好的一型，多发于 4～7 岁小儿，但也可见于婴儿或成人，任何骨骼均可受累，但以颅骨，四肢骨，脊椎、骨盆最常见。病灶多为单发，亦可多发。患者除骨骼病变外多无其他症状或仅有低热。不少患儿是在偶然情况下或出现病理性骨折时发现。唯有脊椎病变的患儿，特别是发生椎弓破坏者，常伴神经压迫症状，如肢体麻木、疼痛、无力、瘫痪，甚至大小便失禁成为疾病的主诉而就医。少数情况下累及淋巴结、皮肤及肺。

五、并发症

湿疹样、皮脂溢出样皮疹，可留有白斑或色素沉着；肺部广泛浸润，常并发呼吸道感染极易发生肺炎，并发气胸和皮下气肿，呼吸衰竭是致死的主要原因；骨骼病变可出现病理性骨折，也可同时有溶骨性骨骼病变；发生椎弓破坏者，常伴神经压迫症状，如肢体麻木、疼痛、无力、瘫痪，甚至大小便失禁；可并发消化道溃疡；肝、脾、淋巴结增大；耳流脓、营养不良、生长发育迟滞、腹泻和贫血；并发尿崩症、胆道闭锁及上腔静脉综合征等。

六、实验室检查

1. **血象** 无特异性改变，以不同程度贫血较多见，多为正细胞正色素性。重症患者可见血小板降低。

2. **血沉** 部分病例可见血沉增快。

3. **肝肾功能** 部分病例有肝功能异常并提示预后不良。内容包括 SGOT、SGPT、碱性磷酸酶和胆红素增高、血浆蛋白减低、凝血酶原时间延长、纤维蛋白原含量和部分凝血活酶生成试验减低等。肾功能包括尿渗透压，有尿崩症者应测尿比重和做限水试验。

4. **骨髓检查** LCH 患者大多数骨髓增生正常，少数可呈增生活跃或减低。少数 LCH 有骨髓的侵犯，表现贫血和血小板减低。

5. **血气分析** 如出现明显的低氧血症提示有肺功能受损。

6. **肺功能检查** 肺部病变严重者可出现不同程度的肺功能不全，多提示预后不良。

7. **免疫学检查** 常规免疫学检查大致正常，T 抑制细胞及 T 辅助细胞都可减少，可有淋巴细胞转化功能降低，T 淋巴细胞缺乏组胺 H_2 受体。部分患者可溶性白介素-2 受体（sIL-2R）增高。

8. **影像学检查**

(1) 骨骼 X 线检查：全身骨骼摄片可发现，病变特征为溶骨性破坏。扁平骨和长骨发生溶骨性骨质破坏，扁平骨病灶为虫蚀样至巨大缺损，形状不规则，边缘可呈锯齿状。颅骨巨大缺损可呈地图样。脊椎骨受压则呈扁平椎，但椎间隙不狭窄。长骨多为囊状缺损，单发或互相融合成分房状，骨皮质变薄，无死骨形成，破坏明显处可有层状骨膜增生。上下颌骨破坏可致牙齿脱落。以上典型的骨 X 线变化提示朗格汉斯细胞组织细胞增生症。

(2) 肺部 X 线检查：双肺可有弥漫的网状或点网状阴影，可见局限或颗粒状阴影，需与粟粒样结核相鉴别，严重病例可见肺气肿或蜂窝状肺囊肿、纵隔气肿、气胸或皮下气肿。

9. **病理活检或皮肤印片** 有新出现的皮疹者应做皮疹压片，如能做皮疹部位的皮肤活检则更为可靠；有淋巴结肿大者，可做淋巴结活检，有骨质破坏者，可做肿物刮除，同时将刮除物送病理，或在骨质破坏处用粗针作穿刺抽液，涂片送检。

(1) 组织学：病理学特点是有分化较好的组织细胞增生，此外可见到泡沫样细胞、嗜酸粒细胞、淋巴细胞、浆细胞和多核巨细胞。不同类型可有不同细胞组成，严重者可致原有组织破坏，但见不到分化较差的恶性组织细胞。慢性病中可见大量含有多脂质性的组织细胞和嗜酸细胞，形成嗜酸细胞肉芽肿，增生中心可有出血和坏死。背景成分包括嗜酸粒细胞、组织细胞、中性粒细胞和小淋巴细胞，偶尔可见中心坏死的嗜酸性小脓肿。病变晚期可出现大量纤维化及泡沫细胞。

淋巴结浸润时先侵犯窦组织后侵犯边缘区，脾侵犯时主要侵犯红髓。与淋巴瘤伴发时，往往表现为淋巴瘤内或边缘的灶状病灶。骨髓浸润通常为小灶状病灶，纤维化常见，因此活检较涂片更易检出。

（2）超微结构：电镜检查可见朗格汉斯细胞。朗格汉斯细胞 $10 \sim 15 \mu m$，胞体不规则，胞质可见分散的细胞器，称为 Langerhans 颗粒或 Birbeck 颗粒，颗粒长 $190 \sim 360 nm$，宽 $33nm$，末端可见泡沫样扩张，形态如网球拍。细胞核不规则，长呈扭曲状，核仁明显，多为 $1 \sim 3$ 个。

（3）免疫组织化学：朗格汉斯细胞表达 CDla 和 S-100 蛋白，有 Vimetin、HLA-DR、花生凝集素、胎盘碱性磷酸酶的表达，CD45、CD68 和 Lysozyme 有弱表达。

七、诊断与鉴别诊断

凡符合 LCH 临床、实验室和 X 线特点，并经普通病理检查结果证实，可做出初步诊断。确诊尚需进行免疫组织化学检查：S-100 蛋白，特别是电镜检查可见朗格汉斯细胞方可确诊。

按 1987 年国际组织细胞协会的诊断标准，LCH 诊断的可信度分为三度：Ⅰ°（初步诊断）：根据临床实验室、X 线片（如骨骼、肺等改变）及普通病例结果不定；Ⅱ°（诊断）：在初步诊断的基础上，须有以上四种免疫组织化学染色中两种或两种以上阳性。Ⅲ°（确诊）：依据临床、实验室、X 线结果，并经超微结构检查，发现 Birbeck 颗粒或组织细胞经免疫组织化学染色发现 CD1a 阳性者。

（一）分型与分级

1. 临床分型　Ⅰ型：骨骼或软组织的单部位损害，不表现器官功能异常者。Ⅱ型：骨骼或软组织多部位（两个或两个部位以上）损害，不表现器官功能异常者。此型可合并眼、耳或脊柱病变，或仅为皮肤的多部位损害或有全身发热、体重减轻、生长缓慢等。Ⅲ型：有器官功能异常者，包括肝、肺功能异常或血细胞减低者（须除外因脾功能亢进引起的血细胞减低）。

2. 分级

（1）根据以下三方面指标进行计分：年龄 <2 岁为 1 分，>2 岁为 0 分；受累器官：≥4 个为 1 分，<4 个为 0 分；功能损害：有者为 1 分，无者为 0 分。上述受累器官主要指皮肤、骨骼、淋巴结、肝脾、神经、内分泌、口腔和骨髓。功能受损指肝、肺和骨髓功能。

（2）分级：根据累及分数 Lavin-Osband 方法进行分级：0 分-Ⅰ级；1 分-Ⅱ级；2 分-Ⅲ级，3 分-Ⅳ级。

（二）鉴别诊断

1. 发生在骨的 LCH 应与以下疾病鉴别

（1）尤文氏肉瘤：绝大多数患者为年轻人，5 岁以下少见。肿瘤细胞核小、圆形、单一，胞质透明但界限不清，呈合体样生长，细胞核常有凹痕，有小核仁，没有明确的梭型细胞核。有些肿瘤细胞可以围绕一个小空隙排列，形成假菊形团。特殊染色通常可显示肿瘤细胞内含较多糖原。免疫组化染色几乎所有肿瘤均显示 CD99 强阳性。电镜观察可见丰富的胞质内糖原及糖原湖，有时可以见到原始的细胞连接。

（2）转移癌：转移癌是骨内最为常见的恶性肿瘤，好发于年长的成人，位于中轴骨、骨盆或肩胛带，绝大多数情况下能找到原发部位。细胞表达呈上皮源性的免疫标记。电镜下可以看到细胞间连接、微绒毛、张力丝或者桥粒等上皮分化的特征。

（3）骨髓炎：急性期和慢性期均有较多炎性细胞浸润，成分较复杂，有时难与 LCH 相鉴别，需仔细辨认各种炎症细胞的成分，必要是可做免疫组化染色，如 S-100 及 CD1a 可帮助鉴别。

2. 发生在淋巴结的 LCH 与以下疾病鉴别

（1）窦组织细胞增生伴巨大淋巴结病：大的巨噬细胞内有淋巴细胞伸入，嗜酸粒细胞罕见，CD68 和 S-100 蛋白阳性，但不具备朗格汉斯细胞细胞核特征，CD1a 阴性，无 Birbeck 颗粒存在。

（2）间变性大细胞淋巴瘤（CD30$^+$）：常见与较大的儿童和成人。细胞多形明显，常伴有空泡状核和明显的核仁，核分裂像多见。免疫组化染色 CD30$^+$，T 细胞抗原通常也呈阳性反应，而 S-100 蛋白和 CD1a 阴性。

（3）转移性黑色素瘤可能出现于 LCH 难鉴别的组织学形态，HMB45 和 S-100 阳性，CD1a 阴性，但是黑色素瘤肿瘤细胞异型性明显，电镜下可以看到特征性的黑色素小体和前黑色素小体。

（4）非特异性窦组织细胞增生：该病常常与局部创伤或贮积性疾病有关。细胞核圆形，而不是咖啡豆形或者扭曲形。嗜酸粒细胞和浆细胞一般不多，巨噬细胞 S-100 蛋白和 CD1a 阴性。

3. 发生在皮肤的 LCH 尤应与以下疾病鉴别

（1）皮肤 T 细胞淋巴瘤：由非典型淋巴细胞组成，白细胞共同抗原及 T 细胞标记物阳性。电镜观察细胞质少且细胞器贫乏，无特殊超微结构，细胞核呈脑回状或核桃仁样。

（2）黄色肉芽肿：病变中含有组织细胞和多核细胞，胞质内脂滴丰富，可见 Touton 巨细胞，S-100 阴性。

（3）真性组织细胞淋巴瘤：很少见。细胞具异型性，CD68$^+$，电镜下溶酶体丰富。

4. 发生于肺的 LCH 应于反应性嗜酸性胸膜炎相鉴别　后者是一种损伤胸膜的非特异性反应，增生的间皮细胞形态上可以与朗格汉斯细胞相似，并与嗜酸粒细胞混合，易与 LCH 相混淆。根据免疫组化染色 S-100 阴性及电镜观察缺乏 Birbeck 颗粒可以鉴别。

八、治疗

国内外尚无统一的标准治疗方案。治疗手段包括：手术治疗、放疗、化疗、免疫治疗以及造血干细胞移植。依据病变的范围以及受累部位的特征选择治疗方案。

（一）国内专家建议

1. 手术治疗　适用于单发的嗜酸细胞肉芽肿，年长儿（5岁以上）被累及的单发颅骨病灶仅用于手术治疗刮除即可痊愈。

2. 放射治疗　对于眼眶骨、下颌骨、乳突或脊椎骨等手术后易复发或承重部位的骨损害有发生骨折危险的，应采用放疗，剂量为 10Gy 以下。

3. 化疗

(1) 全身性化疗：Ⅰ~Ⅳ级LCH患者均可采用改良的LCH-Ⅰ方案：甲泼尼龙30mg/(kg·d)连用三天（第1~3天）；鬼臼噻吩苷（VM26）100mg/(m²·d)连用三天（4~6天）以后每三周用同样剂量的VM26，3周为一疗程，共8个疗程。总疗程半年左右。

(2) 2-氯脱氧腺苷（2-chlorodeoxyadenosine，2-CdA）：治疗剂量和程序目前存在很大差异。主要用于中枢神经系统和肺损害的LCH患者。

(3) 激素冲击治疗：激素是有化疗指征的所有LCH患者一线治疗药物。

4. 免疫治疗 胸腺肽、干扰素和环孢素A治疗有一定效果。

5. 造血干细胞移植 适用于多系统受累，对常规化疗无效且侵犯血液系统的难治性LCH患者。

（二）国际组织细胞学会建议

依据受累器官，受累部位或系统性受累的程度，分别予不同方案治疗：

(1) 单纯皮肤受累：观察或选择类固醇激素，口服MTX [20mg/(m²·周)×6个月]，口服沙利度胺50~200mg/每晚，或氮芥、长波紫外线照射。

(2) 单个颅骨受累（单个额骨、顶骨或枕骨），或任何其他骨的单个部位受累：刮除术或刮除术加甲泼尼龙。

(3) 乳突、颞骨或眶骨受累：治疗目的是降低发生尿崩症的机会，用药VLB+Pred治疗6个月。方法：长春花碱（VLB）和醋酸泼尼松（Pred）：VLB（6mg/m²）/W×7周，然后每3周1次，至取得好的疗效。Pred 40/(m²·d)×4周，然后减量2周。

(4) 多部位骨受累或皮肤、淋巴结或腺垂体受累有/无骨受累：方法：BLV+Pred，用法同(3)，但是多药方案疗效优于单药方案。

(5) 脾、肝、骨髓或肺（可包括/不包括皮肤、骨、淋巴结或腺垂体）受累：标准治疗依据LCH-Ⅰ，LCH-Ⅱ和DAL-HX83研究。

(6) 椎骨或股骨受累有瘫痪的危险：对椎骨或股骨颈受累的患者可以考虑放疗。颅骨受累但中枢神经系统无受累时也可考虑放疗。

(7) 中枢神经系统受累：中枢神经系统受累可采用2-氯脱氧腺苷（2-chlorodeoxyade-nosine，2-CdA）治疗。

(8) 多系统疾病：可采用日本朗格汉斯细胞组织细胞增生症研究小组（JLSG）方案，五年有效率和总的存活率分别达78%和95%。JLSG-96方案包括Ara-C、VLB和Pred。

九、预后

血沉、血小板增多及可溶性白介素2受体（SIL-2R）对LCH病情有监测价值。血沉平均值：活动期为12mm/h；中间阶段11mm/h；缓解期7mm/h。血小板计数：活动期433×10^9/L；中间阶段365×10^9/L；缓解期304×10^9/L。sIL-2R增高与疗效及预后呈负相关，SIL-2R>17 500pg/ml是独立于其他预后因素的指标。

对儿童而言，低危部位包括：皮肤、骨、淋巴结、垂体；高危部位包括：肺、肝、骨髓和脾。国内外资料表明，LCH的Ⅰ、Ⅱ级患者的病死率低，预后较好，治疗比较容易；Ⅲ、Ⅳ级患者则预后多凶险。

（纪国超）

第四节 Sézar 综合征

Sézary（西萨瑞）综合征是皮肤 T 细胞淋巴瘤主要类型之一，是 T 淋巴细胞恶性增生性疾病。Sézary 和 Bouvrain 1938 年描述本综合征的，特征为皮肤瘙痒，全身剥脱性红皮病、循环血中见异常的高度盘卷的淋巴样细胞（Sézary 细胞）。

一、病因

病因仍不清楚，与接触有毒的理化环境、感染、遗传因素有关，与人类 T 细胞白血病病毒 - 1（hTLV - I）和 HTLV - V 病毒感染有关。

二、诊断要点

（一）临床表现

男性较女性常见，诊断时平均年龄 55 岁。开始皮肤损害的临床和组织学表现是非特异的，呈多形性浸润，与某些良性疾病相似。特征性表现是嗜表皮的、单个或成簇的盘卷的皮肤 T 细胞淋巴瘤的炎性外渗。表皮成簇的这些细胞称作 Pautrier 脓肿（微小脓肿），或表现为角化不全和棘皮症，有的有局限性结节。

多数患者病程分为：①红斑期或湿疹样期；②浸润斑块期；③肿瘤期。其变化常经历数年。红斑期是非特异的、局限性或分布广泛的红斑或干湿疹为其特征，可伴随瘙痒。斑块期可感触到瘙痒的硬化性损害。肿瘤期特征为大的皮损，最常见于面部和身体皱折部位，无瘙痒，溃疡常见。

Sézary 综合征可表现广泛性红皮，可先于红斑期，或伴发于斑块期、肿瘤期。或呈片状剥脱性红皮病，特征为剧烈的鳞片状剥落；或呈"胭脂色"、"红人"症状，片状剥落不显著。

淋巴结肿大和脱发是常见表现。

各内脏浸润累及的相应症状。

（二）实验室检查

1. **受累皮损活检** 早期见淋巴细胞、中性粒细胞、嗜酸粒细胞、浆细胞、组织细胞浸润，非典型的盘卷的淋巴细胞呈囊状分布。晚期典型的 Sézary 细胞浸润至真皮。淋巴细胞大小不等，细胞核呈多形性改变，扭曲、畸形或分叶状，核凹陷很深，呈二叶或多叶，或呈棒球状、手套状或折叠呈花瓣状，故也称花细胞。

2. **肿大淋巴结活检** 淋巴结的正常结构部分或完全丧失，完全被皮肤 T 细胞淋巴瘤细胞浸润。

3. **腹部 CT** 扫描或淋巴管造影检查发现腹腔淋巴结肿大。

4. **免疫表型检查** 为成熟 T 淋巴细胞免疫学标志，多数病例 CD3、CD5、CD4、CD7 抗原阳性。Sézary 细胞的 T 细胞活性标记（包括 Ia 抗原、CD25）一般阴性。

5. **组化染色** Sézary 细胞酸性磷酸酶、α - 萘酚醋酸盐酯酶、β 葡萄糖醛酸酶染色阳性，而过氧化物酶、碱性磷酸酶、酯酶染色一般呈阴性。

6. T细胞受体β基因重排，Sézary细胞阳性。

7. 骨髓活检　浸润不常见。

8. 酶标免疫分析法或间接免疫荧光试验，血清抗HTLV-1抗体阳性、HTLV-1-DNA阳性对本病诊断有重要意义。

三、鉴别诊断

（1）成年人T淋巴细胞白血病/淋巴瘤：具地区流行性，主要见于日本及加勒比海地区，抗HTLV-1抗体阳性。

（2）Pagetoid网状细胞增生症：是一罕见皮肤病，表现单个或局限性皮肤斑块，活检显示突出的非典型单个核细胞浸润，伴表皮增生。

四、治疗原则

1. 局部氮芥类药物治疗　适用于早期患者，或其他期辅助治疗，氮芥10mg稀释到60ml水或60g水可溶性乳剂，每天搽于皮损处，若有效，1年后改隔天搽用，3年后皮损消失时停用。

2. 照射化学治疗　主要作用于表皮和乳头真皮细胞。紫外线A照射前2h，口服补骨脂素Psoralen，0.6mg/kg，每周3次，2~4周或更长时间。

3. 放射治疗　电光治疗，4Gy/周，8~9周，总剂量36Gy。

4. 化学治疗　单独选用：氮芥（nitrogen mustard）、环磷酰胺、甲氨蝶呤（methotrexate）、博莱霉素（bleomycin）、阿霉素等治疗效果差，仍用联合化疗方案。

（张晓丽）

第十二章

易栓症

易栓症是指存在易发生血栓的遗传性或获得性缺陷，根据病因分为遗传性易栓症和获得性易栓症。遗传性易栓症的特点是有血栓家族史，无明显诱因的多发性、反复性血栓形成，年轻时（<45岁）发病，常规抗血栓治疗效果不佳，较常见的是遗传性蛋白C缺陷症。获得性易栓症可见于肝病、肾病综合征、系统性红斑狼疮及抗磷脂抗体综合征。

第一节 遗传性易栓症

一、遗传性易栓症概述

遗传性易栓症是指机体存在抗凝蛋白、凝血因子、纤溶蛋白等的遗传性缺陷，具有高血栓形成倾向。通常其表现形式主要为静脉血栓形成（venous thrombosis，VT），严重的遗传缺陷也在一定程度上增加动脉血栓形成（如冠心病和缺血性脑卒中）的发病风险，尤其是早发的动脉血栓形成。易栓症引起的血栓性疾病是一类典型的多因素疾病，早在1856年学者 Virchow 便提出了血栓形成的三大要素：血管壁损伤、血流动力学改变以及血液成分变化。在血管壁受到损伤的部位，凝血激活在受损局部形成高浓度的凝血酶，后者激活血小板并反馈激活其他凝血因子最终完成止血过程。凝血系统的激活主要通过组织因子（TF）暴露于血液并与凝血因子FⅦ结合，组织因子是FⅦa的辅因子，TF-FⅦa复合物可以有效地激活FⅨ和FⅩ，这些反应过程发生在带有负电荷的磷脂膜和血小板膜表面。FⅨa与其辅因子FⅧa形成内源性凝血因子Ⅹ激酶复合物，后者可以继续活化FⅩ，随后FⅩa与其辅因子FⅤa形成凝血酶原激酶复合物而将凝血酶原活化为凝血酶。在这些膜结合复合物中，FⅤa和FⅧa分别作为FⅩa与FⅨa的辅因子，可以极大地提高酶促反应速率，而产生的凝血酶可以正反馈激活FⅤ和FⅧ。与此同时，体内的抗凝系统也得以激活来有效控制血液凝固防止病理性血栓形成。在凝血过程的最开始阶段，组织因子途径抑制物（tissue factor pathway inhibitor，TFPI）是发挥抗凝作用的主要蛋白，它与TF-FⅦa-FⅩa复合物结合抑制FⅩa活性，在辅因子蛋白S的存在下，这一抑制作用可以提高10倍。在内皮表面硫酸乙酰肝素存在的条件下，所有激活的具有丝氨酸蛋白酶活性的凝血因子（凝血酶、FⅩa、FⅨa、FⅪa等）都可以被抗凝血酶抑制。另一个重要的抗凝体系是蛋白C抗凝系统，内皮细胞表面的血栓调节蛋白可以辅助凝血酶激活蛋白C称为活化的蛋白C，后者在辅因子的蛋白S的存在下，水解灭活 FⅤa 和 FⅧa。

目前已知的遗传性易栓症都是影响到了其中 1~3 个要素而引起血液高凝状态。1905 年 Morawitz 提出抗凝血酶（antithrombin，AT）是凝血过程激活后抑制凝血酶活性的主要成分。1963 年血浆抗凝血酶水平的检测方法终于问世，2 年后 Egeberg 描述了第 1 例多个家族成员发生静脉血栓形成的遗传性易栓症，即抗凝血酶缺乏症。不久 Beck 报道了 1 例遗传性异常纤维蛋白原血症导致的血栓患者。1976 年 Stenflo 从牛血浆中纯化并鉴定了一种抗凝因子，因其在色谱分析中位于第 3 峰而命名为蛋白 C（protein C，PC）。同年 Di Scipio 鉴定了另外一种抗凝蛋白称为蛋白 S（protein S，PS）。5 年后 Griffin 报道了首例因杂合型 PC 缺乏症导致静脉血栓形成的年轻患者。1984 年 Schwarz 报道了第 1 例遗传性 PS 缺乏症。尽管这些抗凝蛋白缺乏症将引起血栓形成高风险，然而，在欧美国家这些缺陷仅占所有静脉血栓形成患者不到 5% 的比例，即使仅考虑特发性静脉血栓形成，也只有不到 10% 的患者能找到上述缺陷。1993 年两个不同的实验室独立报道了活化蛋白 C 抵抗（activated protein C resistance，APCR）现象，1994 年多个实验室先后证实 APCR 是由凝血因子 V 的编码基因 10 号外显子一种点突变 Arg506Gln 所致，称为 FV Leiden，该突变是白种人最常见的易栓症基因变异。1996 年 Poort 发现凝血酶原基因 3′ 末端非翻译区点突变 G20210A（PT G20210A）也是欧美人群静脉血栓形成的常见遗传危险因素。

二、流行病学

易栓症多以静脉血栓形成为主要表现。在西方国家，VT 的发病率为 100/10 万~200/10 万。在美国，即使预防性抗凝措施已经广泛开展，每年仍有约 90 万新增 VT 患者，约 30% 的 VT 病例在 10 年内复发。VT 有着较高的死亡率，可达 22.7/1 000，为无血栓对照人群年死亡率的 4 倍，死亡风险在 8 年内也不下降。然而，易栓症的概念及其诊治在国内一直未得到足够重视，这是因为传统观念认为静脉血栓栓塞症在亚洲属于少见病，而这一观点主要来源于一项对 1996 年居住在美国加利福尼亚州的各种人群静脉血栓栓塞症发病率统计的结果，在加州定居的非洲人群的年发病率最高，约为 140/10 万，白种人次之，为 80/10 万~120/10 万，而亚太地区黄种人群最低，为 21/10 万~29/10 万。近年来日本的一项研究显示，该人群 VT 的年发病率约为 115/10 万，显著高于 10 年前的统计数据，肺栓塞的发病率升高更明显，是 10 年前统计结果的 2 倍。虽然目前国内仍缺乏系统的 VTE 发病率相关研究，但 2011 年我国 NCPPT（the National CooperativeProject for the Prevention and Treatment of Venous Thromboembolism）的一项涉及 22 个省市 60 多家三级甲等医院的多中心研究显示，住院患者的肺栓塞发病率自 2004 年逐年上升，目前约为 0.1%，该水平基本与西方国家住院患者 VT 发病率持平或略低。可见，VT 的发病率在国内乃至整个亚洲长期被低估。

易栓症的遗传背景具有明显的民族差异。FV leiden 和 PT G20210A 突变在亚非人群极为罕见，但却是欧美人群静脉血栓形成的主要遗传因素，在健康人群杂合子的比例分别为 5% 和 2.7%。有报导称在瑞典南部和阿拉伯人群 FV leiden 杂合子可占 10% 以上，在欧洲南部 PTG20210A 发生率较高。而这 2 种变异在西班牙人群比例较低。相比之下，在静脉血栓患者中上述 2 种变异存在的比例达 15%~20% 和 4%~6%。而在亚洲人群，易栓症的主要原因为蛋白 C 抗凝系统基因变异，其次为抗凝血酶基因突变。研究表明，在我国健康人群中蛋白 C、蛋白 S、抗凝血酶缺乏症的比例分别约为 0.29%、0.056%、0.08%，而在静脉血栓形成人群中这些基因变异的检出率可达 20% 以上，且存在蛋白 C 和血栓调节蛋白基因的优势变异。

三、发病机制

（一）遗传性抗凝蛋白缺陷

1. **遗传性蛋白 C 缺乏症** PC 是一种主要由肝细胞合成的维生素 K 依赖的单链血浆糖蛋白，血浆浓度约为 70nmol/L。PC 前体由 461 个氨基酸残基组成，在此基础上，分解去除 42 个氨基酸的信号肽，形成相对分子质量为 62×10^3 的成熟蛋白。成熟 PC 由一个 γ-羧基谷氨酸结构域（Gla）、两个表皮生长因子结构域（EGF）和一个丝氨酸蛋白酶结构域组成。凝血酶在 Arg169 位点裂解 PC 形成轻重双链结合的 APC。在辅因子 PS、完整的 F V 分子以及脂类辅因子（如高密度脂蛋白、磷脂膜等）的存在下，APC 切割 F V a 和 F Ⅷ a 分子的 Arg 水解位点从而灭活这些凝血因子。因此，PC 缺乏症患者血浆中 PC 表达量或者抗凝活性下降，不能有效灭活凝血因子造成凝血酶生成失控，引起易栓症。

遗传性 PC 缺乏症因 PC 的编码基因 PROC 突变所致，基因定位于 2q13~q14，基因全长 >11kb，包含 9 个外显子。PC 基因突变所致的遗传性 PC 缺乏症是静脉血栓形成的重要原因之一。PC 缺乏症可分为两型，Ⅰ 型表现为 PC 抗原和活性均低于正常水平，Ⅱ 型表现为 PC 抗原在正常范围而活性低于正常。PC 突变杂合子可表现为家族型易栓症或者反复发作的静脉血栓形成甚至可出现动脉血栓性疾病如脑梗死或心肌梗死。突变纯合子或双杂合患者少见，多表现为新生儿暴发性紫癜或者 DIC。来自西方人群的研究显示，PC 突变杂合子在正常人群中的比例为 0.2%~0.4%，在非选择性（连续性）静脉血栓患者中的比例约为 3.7%，杂合子发生血栓形成的风险约为正常人的 6.5 倍，不同类型（Ⅰ、Ⅱ 型）PC 缺乏以及不同位点 PC 突变对血栓的易感性无明显差异。除外 2 种优势变异，中国汉族普通人群中由分子遗传学方法确诊的 PC 缺乏者比例约为 0.29%，该比例高于西方人群。

至今，国外已经开展很多关于 PC 缺乏的家系遗传学研究，并报道了两百多种不同的 PC 基因突变，这些罕见突变有着明显的异质性，在西方人群中不存在优势突变。而在我国人群中存在 2 种 PC 基因的优势突变或称多态性——PROC p. Arg189Trp（rs146922325：C>T）和 PROC p. Lys192del（rs199469469：AAG/-）。2 种突变都位于基因编码区，7 号外显子具有重要的功能意义。对于前一种基因变异，将造成 PC 轻链羧基末端区域的碱性极性氨基酸 Arg 置换为中性氨基酸 Trp，影响 PC 与内皮细胞蛋白 C 受体的结合与激活，同时引起 APC 与底物 F V a 的结合能力。该突变杂合子血浆 PC 抗原水平为正常值的 68.7%~83.0%，PC 活性（发色底物法）仅为正常值的 40.4%~62.3%，突变杂合携带者在普通人群的比例约为 0.85%（95% CI = 0.38%~1.31%），患静脉血栓的风险为正常者的 6~7 倍。目前尚未发现突变纯合子。对于后一种基因变异，三个相连脱氧核苷酸 AAG 的缺失恰好位同一密码子框架，并不引起读码框移位，而是造成蛋白 C 第 192 位 Lys 缺失。这一缺失也发生在 APC 轻链，虽不影响其水解活性，但妨碍 APC 与大分子底物结合。因此，该变异杂合子患者的血浆用发色底物法检测，PC 活性几乎无降低（95.0%），而用凝固法检测可发现 PC 活性轻度降低，为正常水平的 72.7%，而纯合子血浆 PC 活性仅为正常水平的 44%。该变异杂合子在国内普通人群约占 2.36%（95% CI = 1.60%~3.13%），患静脉血栓的风险约为正常者的 2.9 倍。

2. 遗传性蛋白 S 缺乏症　PS 是一种主要由肝脏合成和分泌的血浆单链糖蛋白，血浆浓度 260～330nmol/L。成熟的 PS 由 635 个氨基酸残基组成，相对分子质量为 75×10^3，蛋白分子包括一个 Gla 结构域、凝血酶敏感区域、四个 ECF 区和一个与性激素结合球蛋白结构同源的结构域。通常情况下，60% 的 PS 与血浆中的 C_4 结合蛋白 β 亚基结合，只有 40% 为游离状态，结合 PS 的抗凝作用较游离 PS 弱。PS 是 APC 灭活 FⅤa 和 FⅧa 时的必不可少的辅因子，这一抗凝活性称为 APC 辅因子活性。PS 可以阻止 FXa 与 FⅤa 结合，促进 APC 接近 FⅤa 分解位点 Arg506 和 Arg306。再者，PS 还具有 TFPI 辅因子活性，表现为 PS 可协助 TFPI 与 FXa 结合，进而促进 TFPI 对组织因子（TF）的抑制。此外，PS 也具有独立的抗凝活性，PS 与 Zn^{2+} 结合，可以直接抑制 FX 的活化、抑制凝血酶原激酶以及 FXa 激酶活性。由此可见，PS 是参与多通路的抗凝因子，不难理解 PS 缺乏症是静脉血栓和易栓症的独立危险因素。

遗传性 PS 缺乏症因 PC 的编码基因 PROS1 突变所致，基因定位于 3p11.1－3q11.2，基因组＞101kb，含 15 个外显子。遗传性 PS 缺乏症分为 3 型：Ⅰ型为总 PS 抗原、游离 PS 抗原和 PS 活性都低于正常；Ⅱ型为总 PS 和游离 PS 抗原都在正常范围而 PS 活性低于正常；Ⅲ型为总 PS 抗原在正常水平，游离 PS 抗原和 PS 活性低于正常。不同类型和不同基因位点的突变杂合子患静脉血栓的风险不一，为正常人的 2.5～10 倍，临床表现多为自发和复发性静脉血栓形成，栓塞部位多样，也可表现为习惯性流产和动脉血栓。纯合突变以及双杂合突变患者更为少见，多表现为新生儿巨大血栓形成。在西方国家，遗传性 PS 缺乏在正常人的比例为 0.03%～0.13%，在非选择性静脉血栓患者中约占 2.3%。西方人群中存在一种多态性 PS Heerlen（p.Ser501Pro），占人群的 0.16%～0.21%，在Ⅲ型 PS 缺乏的家族中较多出现，然而，突变杂合子的血浆 PS 水平正常，仅纯合子的个体血浆 PS 水平才略有下降。体外试验显示该变异不影响 PS 的正常合成和分泌，仅表现为蛋白 S 血浆半衰期缩短，因而被认为是一种弱的静脉血栓危险因素。日本人群中 PS 缺乏较为常见，在普通人群为 1%～2%，在静脉血栓患者中占 22%，而且存在一种优势突变称为 PS Tokushima（p.Lys196Glu），该变异所表达的 PS 辅因子活性比野生型略微减弱，杂合子血浆 PS 活性约为正常人的 85%，突变携带者在正常日本人群的比例为 1%，在静脉血栓患者的比例为 6%～9%，因此该突变是日本人群静脉血栓的常见危险因素。

我国普通人群中的遗传性 PS 缺乏症的比例约为 0.056%，在易栓症患者中比例高达 15%～36%。PS 突变具有明显的异质性，不存在 PS Heerlen 和 PS Tokushima 突变，也未发现优势突变。但总体上考虑，各种突变所致的 PS 缺乏在我国人群归因危险度较高，在血栓患者中常见，因而需要引起重视。

3. 遗传性血栓调节蛋白缺陷　血栓调节蛋白（thrombomodulin，TM）是一种在血管内皮细胞表达的Ⅰ型跨膜糖蛋白，由 557 个氨基酸残基组成，血浆浓度 260～330nmol/L。成熟蛋白分子包括一个外源凝集素样结构域（lectin）、短疏水区、六个 EGF 结构域、一个丝氨酸/苏氨酸富含区、跨膜区和胞内段。在凝血酶大量生成时，TM 与凝血酶和血浆 PC 结合，促进凝血酶激活 PC 成为 APC，这一过程比不存在 TM 时的效率提高近 1 000 倍，以有效控制血液凝固，因此 TM 是 PC 抗凝系统不可缺少的成分。除了抗凝作用外，TM 在维持正常胚胎发育、抗炎、肿瘤生长转移、抗动脉硬化等方面都发挥重要作用。不难理解，如若编码 TM 的基因（THBD）发生"功能失活"突变，可引起易栓症。THBD 基因定位于

20p11.21，基因组跨越 4kb 全长只有一个外显子而无内含子间隔。

由于 TM 是一种细胞膜蛋白，目前尚无有效检测 TM 抗原和辅因子活性的简便方法，因此国内外对于 TM 基因突变筛查的研究目前还比较少，仅有一些常见多态性的研究和数例罕见突变的报道。这些研究包括：位于 lectin 区的 Ala25Thr 突变被认为与心肌梗死的发生密切相关；位于 EGF 区的 Arg385Ser 突变可使 TM 的体外表达水平降低 2 倍，使辅助凝血酶激活 PC 的活性降低 4 倍；一种 10 个碱基缺失的移码突变 791~801del 造成从 EGF2 区域之后的蛋白序列改变，变异的蛋白极不稳定，在体外实验其抗原水平几乎不能被检测出。这些突变都是罕见的、仅在个别易栓症患者中发现，并不是人群中常见的遗传危险因素。对于 TM 基因常见多态性的研究，数篇报道多集中于 1 种变异 Ala455Val，而且多数观点认为 Ala455Val 并不是动、静脉血栓的危险因素。

在中国静脉血栓人群存在与易栓症密切相关的一种常见变异 THBD c. -151G>T（rs16984852：G>T）。这一多态性位于 TM 基因的 5'末端非翻译区，功能实验表明突变体的基因表达水平约为野生型的一半，推测该变异在 mRNA 的转录水平引起 TM 下调，也可能影响翻译起始的调控。该多态性的杂合子患血栓的风险约为正常人的 2.8 倍，在普通人群中的比例为 0.98%（95% CI = 0.53%~1.44%），尚未发现纯合子，杂合携带者平均血浆游离 TM（sTM）水平在性别匹配的男女两组均略有下降。同时，杂合子的一级亲属患血栓风险为正常者的 3.4 倍，55 岁之后仍保持无血栓发生状态的可能性仅为正常者的 76%。由于 TM 有重要的抗动脉硬化和抗炎作用，也有数篇国外文献证实某些 TM 突变是心肌梗死的危险因素，因此 TM 缺陷与动脉血栓性疾病（如冠心病）的关系有待进一步探索。除此之外，国内还有关于罕见基因突变引起 TM 缺陷的 4 例报道：在 4 例易栓症患者中存在导致血栓形成的 5 种 TM 新突变（p. Asp126Tyr、p. Ser190Trp、p. Ser212*、p. Leu220*、c. *6_*23del）。4 例均在 45 岁前即出现静脉血栓形成，更为特别的是一位 10 岁男患者为 p. Asp126Tyr 和 c. *6_*23del 突变的双重杂合子，其血浆 sTM 水平仅为正常男性的 1/2，患者多次发生多部位静脉血栓。由此可见，TM 缺陷是中国人群静脉血栓的重要遗传危险因素。值得注意的是，在研究中可以发现，一些 THBD c. -151G>T 杂合子血浆 sTM 并不降低，只有以众多杂合子的平均水平来比较才能观察到 sTM 水平降低。另外，对于 p. Ser212* 等无义突变，理论上突变等位基因表达的 TM 将几乎为 0，但检测其携带者 sTM 水平仍可在正常值下限的一半以上。因此，即使是检测血浆 sTM 也并不完全能够准确反映内皮细胞 TM 表达水平，也不能通过检测血浆 sTM 来推测血栓风险和严重程度，因为血浆中游离 TM 水平本身就比较低，且受诸多获得性因素影响，如性别、年龄和炎症等，所以需要探索一种能够敏感反映 TM 表达水平的指标、建立能够准确检测内皮细胞 TM 表达水平以及辅因子活性的方法。

4. 遗传性抗凝血酶缺乏症　抗凝血酶是一种处于止血途径中心环节的重要生理性抗凝蛋白，主要在肝细胞合成，属于丝氨酸蛋白酶抑制物，在血浆中的半衰期约为 57.6 小时，血浆浓度约 125mg/L。AT 蛋白前体含 464 个氨基酸残基，水解去除 32 个氨基酸残基组成的信号肽之后变为相对分子量 58.2×10^3 的成熟蛋白。AT 通过抑制血浆多种促凝因子来发挥抗凝血作用，如凝血酶、FXa、FIXa、FXIa、FXIIa。生理状态下，血液中 AT 仅有低抗凝活性，在肝素或硫酸乙酰肝素的存在下，其抗凝活性增加 1 000 倍以上。当肝素类物质的特异性结构域与 AT 的肝素结合区作用之后，AT 构象发生改变而加速抑制 FXa 活性。AT 抑制凝血酶的过程则需要肝素同时结合 AT 与凝血酶，形成三聚体桥联结构，这一过程形成稳定的凝血酶-抗凝血酶（T-AT）复合物，并很快从血液中清除。除了抗凝作用以外，AT还具有抗炎症反应的功能。例如，通过抑制凝血酶和FXa活性，减少促炎症因子白介素-6和白介素-8的释放；与内皮细胞表面的硫酸乙酰肝素结合后，促进抗炎症细胞因子前列环素的生成，后者可以介导血管平滑肌舒张和血管扩张，抑制血小板聚集。AT的抗炎症作用仅在与内皮细胞肝素类物质结合后才能得以发挥，与游离肝素结合无此作用。

遗传性抗凝血酶缺乏症是一种较为罕见的常染色体不完全显性疾病。这种遗传缺陷是由AT的编码基因SERPINC1发生突变所致，该基因染色体定位于1q23~25，基因全长13.5kb，含7个外显子和6个内含子。根据不同的突变类型，患者发生静脉血栓形成的风险可增加5~50倍。临床病例大多数为杂合子，因纯合子难以存活多死于胚胎发育。通常将遗传性AT缺乏症分为Ⅰ型和Ⅱ型：Ⅰ型患者AT抗原和活性均低于正常下限；Ⅱ型患者AT活性下降而抗原大多在正常范围。根据基因突变位置的不同，Ⅱ型缺乏症又可分为3个亚型：ⅡRS型，由蛋白活性区域（AT结合靶蛋白的区域）发生变异所致；ⅡHBS型，肝素结合位点发生变异；ⅡPE型，多效性区域产生突变，多见于蛋白的羧基末端高度保守的1C-5B链，常表现为AT的合成和（或）分泌水平下降，伴有肝素结合能力以及抗凝活性下降。上述分类具有重要的临床意义，多数ⅡHBS型缺乏症患者患血栓形成的风险显著低于其他类型，而其他类型的AT缺乏症则表现出明显的血栓倾向，多为年轻的自发性血栓形成。临床病例中，Ⅰ型AT缺乏症相对Ⅱ型较为多见，Ⅰ型缺乏的基因突变的类型多表现为小型插入缺失或者无义突变，而Ⅱ型多表现为错义突变，热点区域在第41、第429氨基酸残基附近。

抗凝血酶缺乏症在人群中的分布具有明显的民族和地区差异。在我国普通人群中遗传性约占0.08%，而对于静脉血栓形成人群，遗传性AT缺乏症的比例约为3.67%（95% CI 2.55%~4.78%），由此以优势比OR粗略推断，我国人群遗传性AT缺乏症个体患静脉血栓形成的风险增加43倍（95% CI 13~138）。AT基因突变在我国具有高度异质性，目前尚无优势突变或致病多态性报道。而在西班牙人群中存在一种较为常见的AT突变类型AT Cambridge Ⅱ（Arg384Ser），占总静脉血栓患者的1.7%和普通人群的0.2%。

在各种常见的易栓症之中，AT缺乏症具有最高的血栓风险，临床表现以静脉血栓栓塞症为主。一些研究发现了动脉血栓性疾病与AT缺乏症之间存在关联，尤其是年轻的血栓患者，然而，这一现象仍需更大样本量的前瞻性研究加以确认。AT缺乏症杂合子在20岁之前出现血栓形成的机会较小，可能是由于这个阶段另一重要抗凝物质α_2-巨球蛋白血浆浓度很高的原因。20岁之后杂合子发生血栓形成的危险度显著提高，在50岁之后约半数以上的AT缺乏症患者都将出现血栓栓塞症。笔者单位研究的16例AT缺乏症患者有3例20多岁时首次发生症状性血栓形成、3例30多岁时发生静脉血栓形成。血栓患者在用肝素（低分子肝素）初始治疗时，如果对治疗发生抵抗或者需要更大的负荷剂量才能达到APTT延长的效果，应考虑是否为AT缺乏症。一些类型的AT缺乏症患者在妊娠期间易出现妊娠相关并发症。研究显示，妊娠和产褥期血浆抗凝蛋白水平会生理性下降而形成高凝状态，如果合并AT缺乏症，31%以上的孕产妇会发生静脉血栓形成。AT缺乏症也是（习惯性）流产的重要危险因素。研究表示，在妊娠28周以后，伴有AT缺乏症的个体出现流产的比例（2.3%）显著高于无缺陷的个体（0.6%）。

（二）遗传性凝血因子缺陷

1. FV Leiden突变与活化蛋白C抵抗　FV Leiden突变见于欧美国家白种人群，是该人群易栓症最常见的遗传危险因素。FV是一种单链血浆糖蛋白，凝血酶或者FXa能够作用于其一系列肽键，将FV的结构域B去除而激活FV形成FVa，发挥促凝作用。在正常止血途径中，APC首先识别并分解FVa的Arg506，水解该位点虽不能使FVa失去活性，但可以有效暴露FVa的另外两个关键水解失活位点Arg306和Arg679。因此，Arg506是PC系统灭活FVa发挥抗凝作用的关键位点。FV Leiden突变即FV的编码基因F5发生"功能增强"突变，Gln替代了506位的Arg造成FVa不能被APC有效识别和灭活，FVa的促凝过程持续进行而难以受到控制，导致易栓症。这种FV变异对APC灭活不敏感的现象称为APC抵抗。研究显示，Arg306和Arg679置换并不影响APC灭活，不会引起APCR。完整的野生型FV分子还可以辅助APC和PS灭活FⅧa，而FV Leiden突变产生的Gln506 FV分子不能够发挥该辅助灭活作用，使FⅧa的分解受到限制，进一步增加了高凝状态。携带FV Leiden突变的杂合个体发生静脉血栓形成的风险增加3~5倍，而纯合子的血栓形成风险增加50~70倍，然而，FV Leiden突变并不是影响生存的负性因子，因为多数突变携带者通常情况下不会发生血栓形成，即使出现血栓栓塞，也多合并其他血栓危险因素，其平均发病年龄也较晚。

2. F2 G20210A突变　凝血酶原在凝血酶原激酶复合物的作用下激活形成凝血酶，是一种重要促凝蛋白。在众多白种静脉血栓形成人群中存在另一种常见变异，位于凝血酶原编码基因F2的3′末端非翻译区20210位G变成A的突变，称为F2 G20210A。该突变不影响凝血酶原的结构和功能，但可以增加F2 mRNA的稳定性，引起凝血酶原水平小幅度上升。F2 G20210A也仅见于欧美白种人群，杂合子发生静脉血栓形成的风险增加2~4倍。由于此突变的血栓形成风险较低，携带者的临床表现也千差万别，多数无症状性血栓形成，有的患者一生仅出现一次血栓形成，而有的患者却出现严重的复发性静脉血栓形成。这主要取决于是否合并其他的易栓症危险因素，如FV Leiden、PS缺乏症、妊娠、口服避孕药等。

四、临床表现

（一）深静脉血栓形成

易栓症多数表现为静脉血栓形成，包括深静脉血栓形成（deep vein thrombosis，DVT）和肺血栓栓塞症（pulmonary thromboembolism，PTE）。由于血流动力学因素，DVT多发生于下肢，主要表现为患肢疼痛、肿胀、浅静脉曲张。下肢DVT形成迅速且广泛者可伴有静脉周围炎以及盆腔静脉、淋巴系统压迫性病变，形成"股白肿"，进一步累及动脉供血系统引起坏疽，形成"股青肿"。反复发生的下肢深静脉血栓容易引起深静脉血栓形成后综合征（post-thrombosis syndrome，PTS），使患肢出现不同程度的肿胀和浅静脉曲张、皮肤溃疡，甚至功能障碍。

对于严重的遗传性易栓症患者（如PC缺乏症、PS缺乏症、AT缺乏症），血栓也可累及一些罕见部位，例如脑静脉窦血栓形成、肠系膜静脉血栓形成、上肢（腋静脉）血栓形成、肾静脉血栓形成、门静脉血栓形成等。纯合缺陷的遗传性易栓症（如纯合PC缺乏症）可出现新生儿广泛、巨大血栓形成或者暴发性紫癜。同样，易栓症也可引起动脉系统血栓性疾病，包括缺血性脑卒中、急性心肌梗死、肢体动脉血栓形成等。

（二）肺血栓栓塞

PTE可继发于下肢DVT，也可单独发生，未经及时诊断和干预治疗的PTE死亡率高达

33%。多数 PTE 患者并不具有典型的"胸痛、咯血、呼吸困难"三联症,因此提高诊断水平的关键在于加强对该疾病的认识,当出现胸闷、气促、晕厥以及类似冠心病症状时,需要想到 PTE 的可能性。

(三) 不良妊娠

一些易栓症（PC 缺乏症、PS 缺乏症、F V Leiden、TM 缺乏症、抗磷脂综合征等）还可以引起习惯性流产、胎儿发育迟缓以及死胎。易栓症导致不良妊娠的原因可能与胎盘微血栓形成以及胎盘微血管病引起的胎盘功能不全有关。

五、诊断和鉴别诊断

(一) 筛查

易栓症危险因素复杂,检查项目繁多,全面的筛查不仅加重患者的经济负担,且检查结果异常也会增加患者的精神压力。因此,哪些患者需要开展易栓症筛查一直存在争议,需要仔细斟酌。通常遇到以下指征之一时,需建议患者接受进一步的易栓症危险因素筛查:①缺血性脑卒中、急性心肌梗死、VTE 初发年龄 <45 岁;②无明显诱因反复发生的动静脉血栓形成;③罕见部位的静脉血栓形成（如腋静脉、肠系膜静脉血栓形成）;④有 VTE 家族史;⑤无明显诱因或者较弱的获得性因素（妊娠产褥期、口服避孕药、雌激素替代治疗、长时间制动）出现的 VTE;⑥新生儿内脏静脉血栓、暴发性紫癜;⑦习惯性流产、死产;⑧口服华法林出现皮肤坏死。

易栓症的筛查实验主要包括以发色底物法为基础的 PC 活性和 AT 活性检测,以凝固法为基础的 PS 活性检测,以及 APTT 比值为基础的 APCR 检测。针对中国人群易栓症主要为抗凝蛋白缺陷所致的特点,APCR 通常无需检测。当反复检测 PC 活性低于 70U/dl、PS 活性低于 65U/dl、AT 活性低于 80U/dl 时,应考虑 PC、PS 或 AT 缺乏症的可能。

(二) 确诊

易栓症的确诊是一种综合诊断,需要结合血栓性疾病的病史或家族史、血栓形成的临床表现、抗凝蛋白缺陷的实验室检测及影像学检查,且最终还需依靠遗传学检测。

拟诊断 VTE 的患者,根据血栓形成的临床表现,结合血浆 D - 二聚体水平和客观辅助检查可明确诊断。D - 二聚体检测多采用酶联免疫吸附法（ELISA）,急性 VTE 时血浆 D - 二聚体水平高于正常值上限 0.5mg/L。这一检查特异性较差,高龄（>80 岁）、感染、肿瘤、组织坏死等均可引起 D - 二聚体升高,但是其拥有很高的敏感度（>99%）,即急性 VTE 时必定 D - 二聚体升高。所以,该检测异常不能够诊断 VTE,但结果在正常范围可以排除 VTE。对于诊断 DVT,彩色多普勒超声检查敏感度和特异度均较高（>95%）,为目前最常用的辅助检查手段。静脉造影虽为金标准,由于是有创检查,目前仅用于高度疑诊但超声检查未见血栓征象的情况。对于 PTE,螺旋 CT 肺动脉成像已逐渐成为诊断的首选方法,该辅助检查对中央型 PTE 诊断的敏感度为 82% ~99%,特异度达 92% ~96%。

(三) 遗传学检测

分子诊断的方法主要为 PCR 技术扩增 PROC、PROS1、SERPINC1 等易栓症基因的功能区域,扩增产物测序与正常参考序列比对来发现基因变异。这种以测序技术为基础的诊断方法可以找出 80% 以上的基因缺陷,而对于大型甚至涉及整个基因的异常通常会遗漏,如大片段缺失、基因重复、基因重组。解决这一问题可以用检测每个外显子区域基因拷贝数的方式，如多重连接依赖探针扩增法（MLPA）。该方法可以在单管体系同时检测50种以上基因区域基因拷贝数，具体步骤为各种探针与对应的基因片段特异性结合杂交、通用引物扩增靶区域以及荧光定量毛细管电泳分离扩增产物。与正常的DNA样本相比，杂合缺失或重复的待测样本可表现出相应位置30%以上的荧光信号值减少或增加。

六、预防与治疗

（一）遗传性易栓症的预防

对于确诊遗传性易栓症的患者以及一级家属，应开展易栓症的宣传教育。避免血栓形成的获得性危险因素是重要的预防措施，包括控制体重、戒烟、避免长时间长途飞行、避免使用口服避孕药等。需要制动或者外科手术之前，可考虑使用低分子肝素预防，妊娠期间若D-二聚体升高也应给予低分子肝素预防以维持正常妊娠。对于下肢DVP患者可考虑置入下腔静脉过滤器防止下肢DVT栓子脱落形成肺栓塞。血栓形成2周后，下肢DVT患者还应使用弹力袜治疗预防PTS。

（二）遗传性易栓症的治疗

1. **抗凝治疗**　易栓症的治疗目标是控制血栓栓塞与预防血栓形成复发。具有遗传性缺陷的易栓症的治疗与常规抗凝治疗无明显不同，包括肝素（低分子肝素）抗凝以及口服维生素K拮抗剂治疗，主要区别在于抗凝治疗时长和用药强度。由于高凝状态持续存在，3~6个月的常规治疗不足以有效预防VT复发，因此推荐抗凝蛋白缺陷杂合子患者延长抗凝治疗6~18个月，而遗传缺陷纯合子或者联合缺陷（如AT与PC联合缺乏症）则需长期持续治疗甚至终身抗凝治疗。磺达肝癸钠和利伐沙班是新型的FXa抑制剂，抗凝治疗效果与常规抗凝方案无差异而用药安全性更高，有望成为遗传性易栓症的一线治疗药物。

2. **血栓形成的急症处理**　PTE患者中有5%左右出现血流动力学不稳定征象，表现为心率大于100次，分以及收缩压小于90mmHg，此类患者需要立即接受溶栓治疗。积极的抗凝治疗仍不能改善的PTE以及急性期广泛严重、完全阻塞的髂股静脉血栓形成在适当的抗凝治疗配合下，也需考虑溶栓。常用的溶栓药物主要是组织型纤溶酶原激活剂（rt-PA），2小时内静脉输注100mg，急速方案为15分钟内输注0.6mg/kg。溶栓治疗完成后应监测AlyTT。

急性动脉血栓栓塞、需要紧急溶栓但存在禁忌证以及在溶栓失败的情况下，需选择外科手术取栓治疗。

3. **其他治疗**　严重的AT缺乏症患者在严重创伤或者分娩时可考虑使用AT重组制剂或AT浓缩物。纯合型或者双杂合PC缺乏症患者可以使用浓缩APC制剂治疗。

（胡俊强）

第二节　获得性易栓症

一、获得性易栓症概述

获得性易栓症是指由于其他非遗传性因素或疾病导致抗凝蛋白缺乏、凝血因子水平降低、纤溶受抑等，使机体具有血栓形成倾向的一类疾病。

二、获得性易栓症的常见病因

高龄是动静脉血栓性疾病最常见的获得性危险因素，儿童 VT 的发病率仅为 5/10 万，而 80 岁以上老年人 VT 发病率高达 450/10 万 ~600/10 万，60 岁以上人群患 VT 的风险显著高于 60 岁以下人群（HR = 1.8；95% CI = 1.2 ~2.7）。高龄的易栓症状态主要与血管内皮功能下降有关。

复合性外伤、外科手术尤其是神经外科和骨科手术是 VT 的高危因素（OR = 10），未经抗凝预防者 VT 发生率达 50% 以上，手术和创伤的血栓风险主要与组织因子释放、FⅧ和纤维蛋白原等急性时相蛋白表达增多以及肢体制动有关。

恶性肿瘤是 VT 的独立危险因素，恶性肿瘤导致患 VT 的风险增加近 7 倍，其中血液系统恶性肿瘤发生血栓的风险最大（OR = 28.0），其次为肺癌和胃肠道肿瘤。

有 VT 病史的患者再次出现血栓形成的危险度增加近 5 倍，血栓事件 3 年内复发的比例为 15% ~25%。有血栓性疾病家族史者，VT 风险也不同程度升高。

妊娠期、产褥期、口服避孕药、雌激素替代治疗时，体内 FⅦ、FⅧ、FⅩ、纤维蛋白原、vWF 等促凝因子水平上升，而游离 PS 等抗凝蛋白水平降低，也会引起获得性易栓症。

抗磷脂抗体持续存在也是人群中常见的动静脉血栓形成的危险因素。常见的抗磷脂抗体主要包括抗心磷脂抗体、狼疮抗凝物和抗 β_2GPI 抗体。其中，多数学者认为抗心磷脂抗体仅仅是 VTE 的弱危险因素，引起血液高凝的抗磷脂抗体主要是 LA 和抗 β_2GPI 抗体。在白种人群非选择性静脉血栓形成患者中，APA 存在的比例约为 25%（LA 占 3.4%，anti - β_2GPI 占 7.5%，ACA 占 14.6%）。

能够造成肢体长时间制动的因素，可直接影响血流动力学引起血液高凝，也是的 VT 危险因素。例如，长途飞行 VT 发生的可能性增加 2 ~4 倍。

过度肥胖（BMI > 30kg/m²）患 VT 的风险增加约 2 倍，可能的解释是肥胖者 FⅧ、FⅨ水平显著升高。

慢性肾功能不全和肾病综合征时，血液中多种凝血因子浓度显著升高，而小分子抗凝蛋白，如 AT 相对缺乏，出现高凝状态。此外，长期使用糖皮质激素和中心静脉置管等因素可进一步增加血栓风险。

一些急性疾病如急性心肌梗死、急性心力衰竭（NYHA Ⅲ 或 Ⅳ 级）、急性感染性疾病（下肢蜂窝织炎）、急性呼吸系统疾病（呼吸衰竭）、急性风湿性疾病、急性脑卒中、自身免疫性疾病等也是 VT 的获得性危险因素，可能与炎性因子和促凝物质释放有关。

三、获得性易栓症的发病机制

1. 抗磷脂抗体（antiphospholipid antibodies，APA）　　抗磷脂抗体是一组针对负电荷磷脂 - 蛋白复合物的自身抗体或者同种抗体，主要包括抗心磷脂抗体（anticardiolipin antibodies，ACA）、狼疮抗凝物（lupus anticoagulant，LA）和抗 β_2 糖蛋白 Ⅰ 抗体（antiβ_2GPI antibodies，anti - β_2GPI）。ACA 是一种以血小板和内皮细胞膜上带负电荷的心磷脂作为靶抗原的自身抗体；anti - β_2GPI 是以血浆中 β_2 糖蛋白 Ⅰ（β_2 - Glycoprotein Ⅰ，β_2GPI）作为靶抗原的抗体，主要类型为 IgG 型；狼疮抗凝物因能够延长体外凝血时间而得名，其对应具体分子结构和名称尚不清楚。Anti-β_2GPI-IgG 和 LA 是引起血栓形成的强危险因素，两者同时存在时发生静脉血栓的风险是正常者的 6~11 倍；而 ACA 是血栓形成的弱危险因素，其优势比仅为 1.1~1.4。因此，anti-β_2GPI 是与易栓症关联最密切的抗磷脂抗体，其导致血栓形成的机制较为复杂，至今仍在探索和补充。首先，β_2CPI 具有重要的抗凝功能，表现在可以直接与凝血酶作用抑制其促凝活性、抑制凝血酶和 VWF 依赖的血小板激活、以及抑制内源性凝血因子活性，当 anti-β_2GPI 与之结合则其抗凝作用受到削弱；其次，某些 APA 可以与抗凝蛋白 PC、PS 相互作用抑制其抗凝活性；再次，与 anti-β_2GPI-IgG 结合的 β_2GPI 可以通过细胞受体 ApoER2 和 LRP8 介导的 eNOS-NO 信号通路引起血液高凝和血栓形成。

2. 恶性肿瘤　恶性肿瘤导致易栓症主要与肿瘤促凝物质以及组织因子的释放、AT 水平下降、肿瘤机械压迫和阻塞血管、活动减少、化疗与放疗、中心静脉置管等有关。

3. 肾脏疾病　肾病综合征导致易栓症主要与凝血、抗凝失衡有关。血浆纤维蛋白原水平大幅升高，几乎所有的凝血因子活性明显上升，可超过 200%，而抗凝蛋白 AT 丢失较多。长期使用肾上腺皮质激素以及高脂血症又可促进凝血因子的激活。

四、临床表现

获得性易栓症具有引起高凝状态的基础病或者获得性状态的临床表现，如恶性肿瘤、肾病综合征等。大多数获得性易栓症仅表现为单次静脉血栓形成，常累及下肢，而抗磷脂抗体持续存在则可同时引起动脉和静脉血栓形成。恶性肿瘤常表现为上肢和颈静脉血栓形成。肾病综合征多出现肾静脉血栓形成，多数患者无自觉症状。实际上，对于获得性因素引起血栓形成的患者应考虑合并遗传危险因素的可能性，因为多数获得性易栓症单独存在血栓风险较小，并不足以引起血栓形成。

五、实验室检查

主要针对引起易栓症的基础疾病筛查，包括肿瘤疾病的标记物筛查和临床表现、抗磷脂抗体的实验室筛查等。

六、诊断及鉴别诊断

获得性易栓症的诊断主要包括基础疾病的诊断、血栓形成和血栓栓塞的临床表现，以及遗传性易栓症的排除。

七、预防与治疗

1. 获得性易栓症的预防　主要通过宣传教育，避免各种获得性易栓状态，例如久坐、长途飞行、吸烟等。对于疾病引起的易栓状态，可用低分子肝素等药物预防血栓形成，也可采用分级弹力袜或间歇性加压装置预防血栓形成。

2. 获得性易栓症的治疗　大部分获得性易栓症的血栓风险较弱且为暂时性存在，因而当这些因素消失后（如妊娠、口服避孕药），高凝状态即可消失，这种情况下无需特殊治疗。对于疾病引起的获得性易栓症，应积极治疗基础疾病，出现血栓形成时同时辅以抗凝治疗。恶性肿瘤患者出现 VT 治疗困难且容易复发，通常提倡使用低分子肝素治疗至少 6 个月或化疗结束后。抗磷脂抗体引起的血栓形成应长期口服抗凝药物治疗，如果伴有动脉血栓形成还应使用抗血小板药物,并进行严格随访和监测凝血功能。

(潘志兰)

第三节 抗栓治疗

抗栓治疗主要包括干预机体的凝血过程(溶栓、抗凝),抑制血小板功能等措施,旨在预防血栓形成或治疗已经形成的血栓。抗栓药物按其作用机制大体上分为抗凝药物、溶栓药物及抗血小板药物。需要注意的是所有抗栓治疗的药物均有出血的副作用。

一、溶栓治疗

溶栓药物主要为纤溶酶原激活剂,激活纤维蛋白溶解酶原(简称纤溶酶原)转变为纤溶酶,纤溶酶可将血凝块上的不溶性纤维蛋白溶解,从而使血栓溶解。溶栓药物的发展很快,大致可将溶栓药物分为三代。

(一) 一代溶栓药物

第一代溶栓药为链激酶(SK)和尿激酶(UK)。尿激酶直接裂解纤溶酶原形成纤溶酶。链激酶与纤溶酶原结合,形成 SK-纤溶酶原复合物,使纤溶酶原转变为纤溶酶。SK 有免疫原性,可导致发热和变态反应。此类药物溶栓能力强,但缺乏溶栓的特异性,在溶解纤维蛋白的同时又将血液中的纤维蛋白原降解,易导致出血等严重不良反应。

SK 一般 150 万单位静脉滴注 1 小时;用药前应用抗组胺药或糖皮质激素以预防过敏反应。UK 一般 150 万~200 万单位,30 分钟内静脉滴入。

(二) 二代溶栓药

第二代溶栓药物以组织型纤溶酶原激活物(t-PA)为代表,包括重组人组织型纤溶酶原(rt-PA)、单链纤溶酶原激活物(又称尿激酶原)。此类药物是纤维蛋白选择性的,与纤维蛋白原的亲和力低,因此在发挥溶栓作用的同时,不增加全身纤溶亢进,出血的副作用小。但第二代溶栓药半衰期短,需短时大量给药,且颅内出血危险同样较大。rt-PA 用量 80~100mg/d,首先静脉注射 10%,其余静脉滴注 30~60 分钟。

(三) 三代溶栓药

第三代溶栓药是利用现代的分子生物学技术对第一代和第二代溶栓药物进行改造而产生的新型溶栓药物。第三代溶栓药多是对 t-PA 进行蛋白质工程技术的改造获得,包括孟替普酶(monteplase)、替尼普酶(tenecteplase)、瑞替普酶(reteplase)、拉诺普酶(lanoteplase)、帕米普酶(pamiteplase)等。第三代溶栓药的优点是在血浆中的半衰期长,适合单次或重复快速静注。

(四) 天然来源的溶栓药物

1. 葡激酶(staphylokinase, SAK) 是金黄色葡萄球菌的某些菌株产生的纤溶酶原激活物,含有 136 个氨基酸残基。葡激酶基因已从金葡菌菌株的染色体 DNA 中克隆。葡激酶对纤维蛋白的特异性高,分子量小,不引起变态反应,不激活全身纤溶系统。

2. 蚓激酶(lumbrokinase, LK) 从人工养殖特种蚯蚓中(如赤子爱胜蚓、粉正蚓、双胸蚓等)提取的一种蛋白水解酶,可以直接降解纤维蛋白和纤维蛋白原;激活纤溶酶原形成纤溶酶；刺激血管内皮细胞释放 t-PA；从而溶解血栓。另外，具有拮抗血小板聚集的成分，降低血小板聚集率，抑制血栓再形成。蚓激酶肠溶胶囊制剂口服给药。

3. 吸血蝙蝠唾液纤溶酶原激活剂（desmodus salivary plasminogen activator, bat-PA） 是从吸血蝙蝠唾液中分离出的纤溶酶原激活物 DSPA al，与人 t-PA 有85%同源性，免疫原性低，虽可有抗体生成，但不引起变态反应。溶栓能力与 t-PA 相同，但纤维蛋白特异性更强。

4. 纳豆激酶（nattokinase） 是一种枯草杆菌蛋白激酶，是在纳豆发酵过程中由纳豆枯草杆菌产生的一种丝氨酸蛋白酶，对体内外血栓都有显著溶解作用，并能激活静脉内皮细胞产生纤溶酶原激活剂（t-PA）。其特点是来源于食品，安全性好；分子量小，易被人体消化吸收；直接作用于纤维蛋白，同时还可激活体内的 t-PA。

5. 蛇毒类抗栓酶 系从蛇毒中提取出来的抗栓酶类。如安克洛酶（ancrod）是一种蛇毒蛋白酶，已经上市、另外还有从蝮蛇毒提取出来的降纤酶（difibrane）。蛇毒类抗栓酶应用时可能出现变态反应。

（五）溶栓药物的监测方法

1. 凝血酶时间（TT） 溶栓治疗后使 TT 控制在正常值的 3~4 倍。
2. 纤维蛋白原 血浆纤维蛋白原不能低于 0.5~1g/L，否则容易出血。
3. 其他 如 FDP 升高、PT、APTT 延长等。但 PT、APTT 延长对溶栓药物不敏感。

二、抗凝治疗

抗凝治疗已有 50 年的应用历史，抗凝药物主要是肝素类药物和口服维生素 K 拮抗剂。抗凝药物虽疗效确切，但有明显的缺点：药代动力学个体差异大，需频繁监测患者凝血功能。最近新型的药代动力学稳定的口服抗凝剂的出现，引起广泛关注。

（一）普通肝素

普通肝素（unfractioned heparin）在 1916—1922 年间由约翰霍普金斯大学的医学生 McLean 和 Holt 最先分离出来的。19 世纪 30 年代开始作为抗凝剂用于临床。普通肝素是不同长度和分子量的硫酸黏多糖的混合物。分子量在 1 200~40 000 道尔顿，药用肝素主要来自于猪的小肠以及牛的肺组织。

1. 肝素的作用 肝素与抗凝血酶结合后，抗凝活性增加 1 000 倍，具有灭活因子 Ⅱa，Ⅸa，Ⅹa，Ⅺa，Ⅻa 的活性。肝素可以与血小板、血管性血友病因子（vWF）以及内皮细胞结合，使微血管通透性增加，导致出血。另外肝素可以与许多血浆蛋白结合，影响其抗凝活性。

2. 适应证 ①预防手术后血栓形成：用于外科手术（尤其是腹部、盆腔和下肢骨科手术）后需要长期卧床的患者；②体外循环、血液透析时防止血液凝固；③静脉血栓形成，DIC，肺栓塞。

3. 剂量与用法 肝素只能皮下或静脉给药。

（1）预防手术后血栓形成一般应用小剂量肝素，5 000U 每 8~12 小时一次，皮下注射。

（2）血栓形成的治疗首次给予 5 000U 负荷量，以后每小时给予 1 000~1 500U 持续静脉点滴，需要检测活化的部分凝血活酶时间（APTT），据此调整肝素用量。

肝素治疗的疗程不宜过长，需要长期抗凝治疗的患者应逐渐过渡到口服抗凝药或应用低分子肝素。

4. 实验室监测

（1）活化凝血时间（ACT）使凝血时间达到正常的1倍。

（2）活化的部分凝血活酶时间（APTT）使其达到正常的1.5~2.5倍。

5. 副作用

（1）出血：轻者出现黏膜紫癜、瘀斑；重者可突然出现严重出血如颅内出血、消化道出血等。增加出血风险的因素除剂量过大外，还有联用其他抗凝药物、溶栓药物、抗血小板药物以及患者自身疾病导致的出血风险增加（如老年、肝功能障碍等）。

（2）肝素诱发性血小板减少（heparin-induced thrombocytopenia，HIT）：据报道，肝素致血小板减少的发生率为1%~30%，大体约5%。发生率与肝素剂量、用药途径无关。HIT有两种类型，Ⅰ型和Ⅱ型。Ⅰ型与免疫无关，可能与肝素引起的血小板聚集有关。一般在肝素应用的初期（通常48h内）发生，表现为轻度的血小板减少（很少低于100×10^9/L），无论是否继续应用肝素，可自发完全缓解，患者通常无临床症状。Ⅱ型HIT起病较慢，常在肝素治疗后5~14天，血小板数常低于100×10^9/L［$(60~80) \times 10^9$/L］，伴血栓形成，可危及生命，必须停用肝素，否则血小板减少不会恢复。Ⅱ型HIT由肝素依赖性抗体介导。所以患者在应用肝素前应查血小板计数，应用肝素后每周复查二次血小板计数，有助于及早发现HIT。治疗方面，Ⅰ型病人常无症状，即使不停用肝素，血小板减少亦可消除，一般无需处理。Ⅱ型病人应立即停药，如果需要继续抗凝治疗，应选择其他药物（如重组水蛭素等）代替肝素。

（3）其他：变态反应、荨麻疹、骨质疏松、血浆抗凝血酶降低等。

6. 拮抗剂 硫酸鱼精蛋白是一种从鱼类精巢中分离的碱性蛋白，在体内可与肝素结合，形成稳定的复合物，直接拮抗作用使肝素失去抗凝活性。1mg硫酸鱼精蛋白可中和100单位肝素。

（二）低分子肝素（loW-molecular-weight heparin，LMWH）

低分子肝素是由普通肝素裂解、纯化而来的，分子量在1 000~12 000（平均5 000）道尔顿。

1. 低分子肝素的作用 由于低分子肝素的分子链短，不能同时结合抗凝血酶与凝血酶，对凝血酶的灭活作用很弱；但仍对因子Ⅹa有抑制作用。与普通肝素相比，低分子肝素没有抑制血小板功能的作用，不增加微血管的通透性，所以出血的并发症少于肝素。低分子肝素皮下注射的生物利用度可达80%~100%，半衰期3~5小时，均高于普通肝素。低分子肝素有促进纤溶作用，可促进血管内皮细胞释放纤维蛋白溶解酶原激活剂，抗栓作用强。另外低分子肝素与血浆蛋白的结合能力低，抗凝活性可以预测。

2. 适应证 基本与"普通肝素"相同，主要用于有血栓栓塞危险的患者，预防手术中及手术后深部静脉血栓形成（如普通外科手术、妇科手术、骨科手术等）。也可用于深静脉栓塞的治疗、血液透析和血管成形术后预防再栓塞，也可用于急性冠脉综合征等。

3. 剂量与用法 只需每天1次皮下注射，根据发生血栓的风险程度，预防用药。治疗用量每12小时一次。

4. 实验室监测 低分子肝素不明显延长APTT。抗因子Ⅹa试验（Heptest）检测抗因子

Xa 活性。Heptest 延长 4~5 倍时，可达到治疗效果。

5. 副作用　低分子肝素也有出血的副作用，但发生率低于肝素。且出血的发生与用药剂量有关。由于低分子肝素主要通过肾脏排泄，肾功能不全的患者发生出血的风险增加，需要检测抗因子Ⅹa活性，以调整药物剂量。

6. 拮抗剂　药物过量可注射鱼精蛋白中和，但低分子肝素与鱼精蛋白的结合速度不如普通肝素快，并且鱼精蛋白不能完全中和低分子肝素的抗FⅩa活性。

（三）达那肝素钠（danaparoid socliuni, orgaran）

达那肝素，也称达那帕罗那，是由类肝素、硫酸皮肤素和硫酸软骨素组成的糖胺聚糖混合物，具有选择性抗因子Ⅹa的活性，与抗凝血酶的亲和力低。达那肝素 750U 皮下注射，每天 2 次用于预防手术后深静脉血栓形成；1 250U 皮下注射，每天 2 次用于治疗静脉血栓；达那肝素也可静脉给药，用于血液透析、体外循环以及血管成形术患者。达那肝素主要通过肾脏排泄，所以肾功能不全的患者需要监测抗因子Ⅹa活性。达那肝素还可用于 HIT 患者。达那肝素过量尚无特异的拮抗剂，鱼精蛋白、DDAVP、氨基己酸、新鲜血浆以及血小板输注等治疗对达那肝素过量引起的出血收效甚微。

（四）口服抗凝剂

常用的口服抗凝剂是香豆素类抗凝剂，有双香豆素、华法林、双香豆素乙酯、环香豆素等。

1. 抗凝作用　主要通过对抗维生素 K 发挥抗凝作用，抑制维生素 K 依赖的凝血因子Ⅱ、Ⅶ、Ⅸ、Ⅹ以及抗凝因子蛋白 C 在肝脏中的羧化作用。肝脏微粒体内的羧基化酶将上述凝血因子的谷氨酸转变为 γ-羧基谷氨酸，后者再与钙离子结合，才能发挥其凝血活性。本药的作用是抑制羧基化酶，从而抑制凝血因子的合成。对血液中已经存在的凝血因子Ⅱ、Ⅶ、Ⅸ、Ⅹ并无抵抗作用。因此，香豆素类抗凝剂体外没有抗凝活性，体内抗凝也须在原有的凝血因子消耗后才能起效。

2. 剂量与用法　华法林是常用的口服抗凝药，起效慢，个体差异大。近期研究发现患者对华法林治疗反应不同的部分原因是由于某些基因的变异。美国 FDA 批准更新华法林的产品说明书，要求在警示信息中标明人的遗传差异可能影响其对该药的反应，提醒医生如果患者存在相关基因的突变，应采用较低的初始剂量。一般首剂 5mg，最初 1~2 日的凝血酶原活性主要反映半衰期较短的凝血因子Ⅶ的减少程度，约 3 日后，原有的因子Ⅱ、Ⅸ、Ⅹ均耗尽，才能显示抗凝效应。所以开始治疗的 4~5 天，需要使用肝素。可根据凝血酶原时间（PT）的延长或国际标化比率（INR）调整华法林的剂量。使 PT 延长到正常值的 1.5~2 倍，或 INR 值为 2~3。维持量一般为 2~3mg。

3. 适应证
（1）预防手术后深静脉血栓形成。
（2）需要长期抗凝治疗的患者，如人工心脏机械瓣膜植入，心房纤颤，深静脉血栓，肺动脉栓塞，心肌梗死合并巨大室壁瘤有心室内血栓形成可能，抗磷脂抗体综合征。

4. 实验室监测　口服抗凝剂后，应每天检测 PT，5 天后可每周检测 2~3 次，其后至少每周 1 次。PT 延长到正常值的 1.5~2 倍，或 INR 值为 2~3。治疗目的不同，要求的 INR 值也不同，如预防术后静脉血栓形成，INR 只需 1.5~2.5；治疗静脉血栓则需 INR 达

2.0~2.5。

5. 药物相互作用

（1）合用能增强口服抗凝剂的抗凝作用的药物有：竞争结合血浆蛋白，提高游离抗凝药物浓度，如阿司匹林、保泰松、水合氯醛、磺胺类药、丙磺舒等；抑制口服抗凝剂的清除，如氯霉素、别嘌醇、甲硝唑、西咪替丁等；减少维生素K吸收的药物，如各种广谱抗生素等；此外能增强抗凝作用的药物还有丙硫氧嘧啶、口服降糖药、磺吡酮、酮康唑、睾酮等。合用上述药物时应调整华法林的剂量。

（2）合用能减弱抗凝作用的药物：轻泻药、利福平、利巴韦林、卡马西平、巴比妥类等以及含有维生素K的制剂。合用上述药物时应调整华法林的剂量。

6. 副作用　华法林的主要副作用是程度不同的出血。如出血不止、柏油便、血肿、皮肤瘀斑、甚至颅内出血。静脉注射维生素K_1可以中和华法林的抗凝作用。另外新鲜冰冻血浆输注也可用于华法林过量引起的出血。

（五）凝血酶直接抑制剂

凝血酶直接抑制剂（DTIs）在某些方面克服了肝素类药物局限性，主要为水蛭素及其衍生物。水蛭素是65个氨基酸组成的多肽；是一种不可逆的直接凝血酶抑制剂，主要由肾脏排出，所以肾功能是影响其半衰期的主要因素。肾功能正常时，水蛭素的半衰期为60分钟，在尿毒症患者其半衰期可达300小时。水蛭素批准用于HIT相关的血栓。但是40%~70%的患者在治疗一周后出现水蛭素抗体，虽然罕见抑制性抗体，但产生，的抗体可与水蛭素结合，降低肾脏对水蛭素的清除，从而使水蛭素的半衰期延长。来匹卢定（lepirudin）和地西卢定（desirudin）是水蛭素的重组变体，二者对凝血酶的亲和力比天然水蛭素低，但仍然是很强的凝血酶抑制剂。

比伐卢定（bivalirudin）是重组的水蛭素片段，由20个氨基酸组成。是凝血酶的可逆性抑制剂，半衰期25分钟，部分通过肾脏排泄。阿加曲班（argatroban）是一种小分子物质，可逆性抑制凝血酶，半衰期40分钟，主要通过肝脏排泄。由于半衰期较短，比伐卢定和阿加曲班可用于HIT治疗以及存在HIT危险因素的患者经皮冠状动脉手术中。

所有这些肠道外的凝血酶直接抑制剂的治疗过程中都需要检测凝血指标，常用APTT，延长2.0~2.5倍。Ecarin凝血时间可作为更好的检测指标，但未得到广泛应用。这些直接凝血酶抑制剂没有特异性的拮抗剂。出血的患者可选用成分输血、凝血酶原复合物或重组活化的因子Ⅶ。血液透析不能清除水蛭素。

（六）口服凝血酶直接抑制剂

1. 希美加群（ximelagatran）　希美加群是凝血酶直接抑制剂中第一个口服药物，是美拉加群（melagatran）的前体药物。口服吸收快，在体内迅速转化为美拉加群，发挥抗凝活性。半衰期3~4h。其优点是：口服给药，药效可以预测，不受体重、年龄、性别或种族的影响，不通过肝细胞色素P450代谢，受食物和其他药物的影响小，不需要凝血监测。美拉加群主要经肾脏排泄，对老年和肾功能不全患者应进行剂量调整。不良反应主要为转氨酶增高。

2. 达比加群酯（dabigatran etexilate）　达比加群酯是一种新型合成的可逆性凝血酶直接抑制剂，是达比加群的前体药物，属于小分子非肽类的凝血酶抑制剂。口服经胃肠吸收后，转化为具有直接抗凝血活性的达比加群。达比加群可逆地抑制游离凝血酶；纤维蛋白与凝血酶结合及凝血酶诱导的血小板聚集，发挥抗凝作用。达比加群酯的血浆半衰期可达12小时，可以每天服药一次。达比加群主要以原形形式经肾脏排出，肾功能不全可延长其血浆清除时间，需要调整剂量。II期临床研究显示达比加群的抗凝强度与血浆浓度成正比，同时服用阿司匹林或其他血小板抑制剂，可增加其出血危险。

达比加群酯可延长 APTT，但不是剂量依赖的线性模式，Ecarin 凝血时间可作为更好的监测指标。达比加群酯批准用于择期行全髋关节置换术或全膝关节置换术的成人患者静脉血栓事件的一级预防。

（七）口服因子Xa直接抑制剂

目前几种口服因子Xa直接抑制剂正在进行临床试验，而利伐沙班已批准用于预防关节置换术后的深静脉血栓形成。

利伐沙班（Rivaroxaban）的口服生物利用度达60%～80%，起效快，半衰期5～9h，主要经肾脏排泄。临床试验用于预防全髋关节置换术或全膝关节置换术的成人患者静脉血栓事件，发现利伐沙班效果优于依诺肝素。

（八）新的抗凝药物

目前仍有多种新型口服抗凝药物正在开发。Apixaban，是一种口服因子Xa直接抑制剂，正在进行III期临床试验，该药主要通过胆汁排泄，可用于肾功能不全的患者。其他的药物还有tecarfarin，一种华法林变异体，不通过细胞色素P450代谢。

三、抗血小板药物

抗血小板药物能抑制血小板的黏附、聚集和释放功能，阻止血栓形成，尤其是动脉血栓的形成。根据其作用机制将其分为：①抑制血小板花生四烯酸代谢的药物，包括环氧酶抑制剂，磷酸二酯酶抑制剂，血栓烷A_2（TXA_2）合成酶抑制剂，TP（TXA_2/PGH_2）受体拮抗剂等；②阻碍ADP介导血小板活化的药物；③血小板膜GPIIb/IIIa受体拮抗剂；④其他。

（一）环氧化酶抑制剂

阿司匹林抑制TXA_2合成，对血小板产生不可逆抑制，作用可持续10天。阿司匹林作为预防用药剂量以75～150mg/d为宜，更高的剂量也不能出现更强的抑制作用。阿司匹林可引起胃出血，肠溶片是否可减少胃出血的发生，尚无充分的依据。

（二）磷酸二酯酶抑制剂

1. 西洛他唑（cilostazol） 是磷酸二酯酶III（PDEIII）抑制剂，使血小板内环磷酸腺苷（cAMP）升高，发挥抑制血小板聚集和扩张血管的作用。能够可逆性地抑制凝血酶、ADP、胶原、花生四烯酸、肾上腺素等引起的血小板聚集。可预防动脉粥样硬化和血栓形成及血管阻塞。每次100mg口服，每日1～2次。主要的副作用有头晕、头痛、心悸等现象，可能和西洛他唑的扩张血管作用有关，大多为一过性的。

2. 双嘧达莫（dipyridamole，DPM） 即潘生丁（Persantin），可抑制血小板的磷酸二酯酶，使cAMP水平升高；它还能抑制红细胞和血管内皮对腺苷的摄取和代谢，使血管内皮中腺苷水平增加，从而激活腺苷酸环化酶，抑制血小板聚集。另外，双嘧达莫还可刺激PGI_2

的合成，并抑制其降解。成人200~400mg/d，口服或静脉滴注。

（三）血小板 ADP 受体拮抗剂

血小板 ADP 受体拮抗剂选择性的作用于血小板的 ADP 受体（P2Y1 和 P2Y12 受体），抑制血小板膜 ADP 受体的表达、结合及其活性，从而有效地抑制了血小板的聚集和血栓的形成。目前应用于临床药物有噻氯匹定、氯吡格雷、普拉格雷等。

1. 噻氯匹定（ticlopidine） 即抵克力得，最早的 ADP 受体拮抗剂，口服，每日500mg，分2次服。主要不良反应可有高胆固醇血症、粒细胞减少、再生障碍性贫血和血栓性血小板减少性紫癜，已逐渐被氯吡格雷所取代。

2. 氯吡格雷（clopidogrel） 可与血小板膜表面 ADP 受体结合，使纤维蛋白原无法与糖蛋白 GPⅡb/Ⅲa 受体结合，从而抑制血小板相互聚集。活化血小板腺苷酸环化酶，升高血小板内 cAMP（环磷酸腺苷）水平，从而抑制血小板的功能，还可抑制由胶原和凝血酶诱导的血小板聚集。氯吡格雷需在肝脏内转变成活性代谢产物，发挥抗血小板作用。推荐剂量75mg 每天。不良反应少见，偶可出现皮疹、腹泻、中性粒细胞减少和血小板减少。

随着氯吡格雷在临床的广泛应用，氯吡格雷抵抗也日益受到重视。氯吡格雷抵抗与细胞色素 P4503A 代谢活性、ADP 受体多态性和受体后信号传导通路差异有关。可通过增加药物剂量，联用或改用其他抗血小板药物来应对氯吡格雷抵抗。

3. 普拉格雷（prasugrel） 普拉格雷（prasugrel）是第三代 ADP 受体拮抗剂，在肝脏代谢时几乎不产生非活性代谢物，疗效优于氯吡格雷，但出血风险亦有所增加。氯吡格雷抵抗患者不会发生普拉格雷抵抗。我国尚未上市，在美国的商品名为 Efient，2009 年 7 月 10 日获美国 FDA 批准上市，用于治疗急性冠状动脉综合征。

（四）血小板膜 GPⅡb/Ⅲa 受体拮抗剂

血小板膜 GPⅡb/Ⅲa 受体拮抗剂通过抑制血小板膜表面 GPⅡb/Ⅲa 与纤维蛋白原的结合，抑制血小板聚集，从而预防血小板介导的血栓形成。包括单克隆抗体和合成制剂两大类，前者为阿昔单抗，后者包括替罗非班和埃替巴肽，均为静脉给药。

1. 阿昔单抗（abciximab） 阿昔单抗是第一个用于人体的血小板膜 GPⅡb/Ⅲa 受体的单克隆抗体，它是抗血小板膜糖蛋白Ⅱb/Ⅲa 单克隆抗体 7E3 的 Fab 片段，与人源化的 Fc 段结合。常以 0.25mg/kg 静脉推注，并继续以 10μg/min 速度滴注，抑制血小板聚集作用可维持 12 小时。副作用主要是可引起严重出血和血小板减少。其他不良反应包括低血压、恶心、呕吐、头痛、心动过缓等。

2. 替罗非班（tirofiban）、埃替巴肽（eptifibatide） 通过与血小板膜上 GPⅡb/Ⅲa 受体结合，占据了其上的结合位点，使血小板 GPⅡb/Ⅲa 受体不能与纤维蛋白原结合，从而抑制了血小板聚集。国内目前使用的是国产替罗非班，具体用法为 10μg/kg 静脉推注，继以 0.15μg/（kg·min）静脉滴注 24~36h；埃替巴肽静脉输注 90μg/kg，之后 1μg/（kg·min）4 小时。该类药物与 GPⅡb/Ⅲa 结合后可形成新抗原，发生血小板减少，肾功能衰竭者慎用。

（五）其他抗血小板药物

1. 盐酸沙格雷酯（sarpogrelate hydrochloride） 该药是血小板 5-HT2A 受体抑制剂，抑制 5-HT 引起的血小板凝集。口服 100mg 每日 3 次，抗血小板作用有效率达 71.4%~

93.2%。主要不良反应有恶心、腹痛、皮疹等，一般无需特殊处理。

3. 苯磺唑酮（sultinpyrazone，SPZ） 又称苯磺保泰松，可竞争性抑制血小板环氧化酶，抑制 TXA_2 的合成，从而抑制血小板黏附和聚集。单次口服 0.2g，每日 3~4 次。副作用主要是胃肠道刺激症状，少数有造血功能抑制。

3. 前列环素（prostacyclin，PGI_2） 一种强而有效的抗血小板聚集剂和血管扩张剂。通过激活腺苷酸环化酶，抑制血小板磷酸脂及环氧化酶，使血小板内 cAMP 浓度增高而抑制血小板聚集。PGI_2 的半衰期仅 2~3min，多采用静脉滴注。常见副作用为轻度低血压，以及心率增快、头痛、腹痛等，停药后很快消失。

4. 抗血小板作用的中草药 一些中草药也具有抗血小板的作用。例如，川芎、红花、丹参和丹参素，三七、银杏叶、灯盏花、海风藤酮等。某些中药制剂，如灯盏花注射液、川芎嗪注射液、葛根素注射液、丹参提取液等也有抗血小板聚集作用，但作用机制不明。

（张晓丽）

第十三章

造血干细胞移植

第一节 概述

(一) 造血干细胞移植历史

给予患者亚致死剂量的放疗或化疗,摧毁其体内的造血和免疫系统,然后再输入一定数量的造血干细胞使之重建的过程称之为造血干细胞移植(HSCT)。因为最先采用的造血干细胞来自于骨髓,因此早期也常称作骨髓移植。过去的60多年,随着对造血干细胞特性、移植免疫及HLA配型等基础研究的不断深入,以及新的免疫抑制药和抗感染药物的出现、细胞采集和细胞免疫治疗的应用、综合治疗能力的提高等,目前HSCT已经从最初的一项作为终末期患者的挽救措施,逐步发展成为一个完整的治疗体系,是很多血液恶性疾病、部分非恶性疾病及自身免疫性疾病/遗传性疾病等的标准治疗,并一直是临床治疗研究最活跃的领域之一,尤其是近20多年,更取得了长足的进步。

有关造血干细胞移植的历史可以回溯到20世纪40年代,因为原子弹的问世、放射病的出现,引发了科学家对造血系统研究的热情。Jacobson等陆续发现,通过屏蔽脾,或回输脾/骨髓细胞可以使接受致死剂量照射的老鼠免于死亡,随后Ford等发现回输供体鼠的骨髓细胞同样可以起到保护作用,其体内存活的骨髓细胞具有供体鼠的遗传特性,证实了异体骨髓细胞可以在受到辐射后的老鼠体内存活。但接受了异体骨髓的受体鼠很快出现消瘦、腹泻等表现,当时被称为"secondary dis-ease",即现在我们所熟悉的移植物抗宿主病(GVHD),其发病机制是植入的淋巴细胞对受体鼠器官产生免疫攻击,甲氨蝶呤(MTX)作为免疫抑制药,可以预防或减轻这一反应。随后进行的犬类实验证明不经全身放疗,应用环磷酰胺(CY)或马利兰(BU)等化疗药物同样可以保证异体骨髓的植入。异体的骨髓可以在接受了大剂量放化疗后的受体内存活的现象,极大的激发了血液/肿瘤医师、免疫学家将之应用于临床,用于治疗遗传性疾病、骨髓获得性缺陷以及血液恶性肿瘤的兴趣。但在20世纪50~60年代早期的尝试是令人失望的,1970年Bortin总结了这一时期近200例人类异基因移植的资料,最终的结论是无一成功,骨髓移植的临床实践因此一度陷入低谷。直至人类白细胞抗原系统(HLA)的发现,其在移植免疫中所起的作用的阐明和配型技术的完善,才使得骨髓移植技术再度兴起。先驱者们对这一全新的领域进行了大量有意的探索,首先仍然是犬类实验,给予狗全身放疗后,如果输注狗白细胞抗原(DLA)配型不合的骨髓,则受体狗很快因为排斥或 GVHD 死亡，反之输注 DLA 相合的骨髓，有部分狗可以长期生存，如果同时移植后再给予 MTX，则绝大部分受体狗获得长期生存。由此确立了选择供者的基本原则，即需要 HLA 相合。从 1969 年开始，西雅图骨髓移植中心对终末期的白血病（AL）或再生障碍性贫血（AA）患者进行了同胞 HLA 相合移植。1975 年 Thomas 将 73 例白血病和 37 例再生障碍性贫血的移植结果总结发表于新英格兰医学杂志上，证实骨髓移植可以使一部分晚期白血病患者治愈。虽然因为当时选择的都是一些终末期的患者，移植后最终存活的患者比例并不高，但从生存曲线上分析可以到达一个平台期，并且后来证实那些生存下来的患者可以无病生存 20 多年，因此使用"治愈"这个词语是恰如其分的。以此为标志，奠定了造血干细胞移植作为一种有效可行的治疗方法应用于白血病治疗的地位。因为其对骨髓移植的突出贡献，西雅图的 Edward E. Thomas 博士获得了 1990 年的诺贝尔生理学/医学奖项。此后的十余年骨髓移植处于推广普及完善的阶段。因为早期的研究显示患者移植时的一般状态对移植疗效有直接影响，此外终末期患者移植后的复发率高达 75%，因此移植时机也逐步提前到白血病治疗的早期阶段，如缓解期，或复发早期，此时患者一般状态尚好，且肿瘤负荷低，正如预期，移植疗效大大提高。骨髓移植在血液恶性疾病治疗中的成功，使得这一技术也逐步推广到地中海贫血、镰刀状贫血等的治疗。也是在这一时期，确立了 2 个经典的预处理方案，即含全身放疗（TBI）的 Cy-TBI 方案，和不含 TBI 的 BUCY 方案，以后的大部分预处理方案都以此为基础。直至 20 世纪 80 年代后期，骨髓移植更迎来了一个快速发展的时期，已经作为一个标准的治疗技术应用于临床。在 GVHD 的预防方面，从早期的单用甲氨蝶呤发展为 MTX 与环孢素（CSA）联合，大大降低了 GVHD 的发生率，这一方案，至今仍为很多移植中心采用作为 GVHD 预防的标准方案。1986 年世界上最大的非血缘供者资料库-美国国立骨髓捐赠计划（NMDP）建立，部分解决了供者来源问题，同时因为非血缘关系移植对 HLA 相合程度要求更加严格，推动了 HLA 基因配型技术的发展和完善，反过来更精确的配型也提高了移植的疗效。1988 年第 1 例脐带血移植成功实施，1989 年首次报道异基因外周血干细胞移植，1991 年美国纽约血液中心建立世界上第一家脐血库。造血干细胞来源的扩展使得传统的骨髓移植的名称不再适宜，至此更改为造血干细胞移植。1998 年开始尝试并提出非清髓性移植（NST）或降低预处理强度的移植（RIC）的概念，使得移植的受者群体扩大到一些老年、体弱、伴有并发症等不适宜接受传统清髓性移植的患者，并且适应证也扩展到一些自身免疫性疾病。进入 21 世纪后造血干细胞移植技术更是不断完善，并向纵深发展，越来越重视个体化治疗，在移植的适应证和时机，受者的选择，供者的来源，干细胞处理，预处理方案的改进等方面都不断完善。尤其在 HLA 配型不合移植领域取得重大进展，彻底解决了供者匮乏的问题。对于移植后免疫治疗的研究也不断深入，移植后供者淋巴细胞输注/特异性细胞治疗已经是治疗移植后复发、感染等并发症的重要手段。可以说目前 HSCT 已经成为了一项常规治疗技术应用于包括恶性血液病在内的多种疾病的治疗，据估计每年全世界完成造血干细胞移植的病例数在 5 万~6 万例，总计移植病例数超过 80 万例。

造血干细胞移植在中国大陆开展的并不晚，1964 年北京大学人民医院成功进行了国内的第一例同基因骨髓移植，但此后一度陷于停滞，直至 1981 年重新开展，并在最近 10 多年无论在移植数量还是移植疗效方面都跻身于国际先进行列，在移植后复发、感染、GVHD 的诊治、研究等领域都逐渐形成了自己的体系。其中将白血病患者按复发危险度分层，并根据白血病基因及免疫标志监测患者移植后微小残留病变的水平，以此指导临床进行改良的供者淋巴细胞输注，进一步降低了复发率，提高了总体疗效。而在 HLA 配型不合的移植方面更是取得了重大进展，彻底解决了供者来源问题，领先国际水平。与此同时，这项技术也在全国推广、普及。目前中国内地有造血干细胞移植资质的单位 104 家，年移植例数超过 100 例的 5 家，2011 年总移植例数超过 2 000 例，其中 91% 为异基因移植，近 1/3 为亲缘单倍体移植。

（二）造血干细胞移植分类

根据提供造血干细胞的供者可以将 HSCT 分为自体移植和异体移植 2 大类；异体移植根据供受者 HLA 基因的相合性可以分为同基因移植，HLA 配型相合的异基因移植和 HLA 配型不合的异基因移植；按照供受者的血缘关系又可以进一步分为亲缘关系移植（包括同胞间移植，亲属间移植）和非亲缘关系移植；根据造血干细胞的来源 HSCT 可以再分为骨髓移植（BMT），外周血造血干细胞移植（PBSCT）和脐带血移植（CBT）。此外依据预处理强度的不同，预处理后骨髓是否可以自体恢复，又可以分为传统的清髓性移植和降低预处理强度的移植（RIC）/非清髓性移植（NST）。

1. 自体造血干细胞移植　患者接受预处理后，回输预先保存的自身骨髓/外周血干细胞的过程为自体造血干细胞移植（ASCT）。与异体造血干细胞移植相比，自体造血干细胞移植（ASCT）的供者为患者本人，因此不受 HLA 配型的限制，不存在异体免疫问题，无移植后 GVHD 等并发症，免疫恢复快，感染发生率低，移植相关死亡率远低于异基因造血干细胞移植，一般 <10%。缺点是没有移植物抗肿瘤（GVT）作用，因此复发率远高于异体 HSCT。ASCT 的本质相当于一次"骨髓避难"，目前主要适用 2 大类患者。一类是对放/化疗敏感的恶性肿瘤患者，其放化疗的疗效呈剂量依赖性，通过加大剂量可以使患者获得比较好的长期生存率，而骨髓毒性往往是限制药物剂量的主要因素，ASCT 就可以帮助克服这一限制，将剂量提高到其他重要脏器可耐受的范围，发挥最大的杀肿瘤效应。此类疾病包括淋巴瘤、多发性骨髓瘤，各种急慢性白血病以及部分恶性实体肿瘤（乳腺癌、卵巢癌、肝癌、神经母细胞瘤等）在内；另一类为严重自体免疫性疾病患者，如类风湿关节炎、系统性红斑狼疮、系统性硬化症等。对于这类患者移植的目的是去除体内存在的异常的自体反应细胞，在重建造血系统的同时，诱导新生的免疫系统对自身组织产生免疫耐受。据 CIBMTR 的最新资料，美国 2010 年的 ASCT 数量超过 10 000 例，大于异体移植的数量。

ASCT 的造血干细胞同样可以来自骨髓或外周血（PBSC），与自体骨髓移植相比，自体外周血干细胞移植（Auto - PBSCT）具有如下优点：①采集比较方便，采集 PBSC 时无需对患者进行麻醉，减少了风险，也避免了多部位穿刺抽髓造成的痛苦；②对于部分侵犯骨髓的患者和多发性骨髓瘤的患者，由于骨质破坏或肿瘤细胞浸润，及骨盆局部放疗等原因无法采集骨髓时，可采集 PBSC；③移植后造血和免疫功能恢复快，移植后感染、出血等并发症少，降低了移植相关死亡率，缩短了住院时间，节减了费用；④一般认为与骨髓相比，外周血中肿瘤细胞混入少。最初人们曾设想 PBSC 中肿瘤污染少，Auto - PBSCT 可降低复发率。但现有资料表明复发率并不比自体骨髓移植少。可能与采集物中单个核细胞的绝对值大于骨髓，因此虽然混入的肿瘤细胞比例低但绝对数没有减少有关，另外肿瘤复发的主要来源是体内残留的肿瘤细胞。但因为 Auto - PBSCT 的上述优点，自从 1986 年第一例报道以来，Auto - PBSCT 已经基本替代了自体骨髓移植，占所有 AHSCT 的 90% 以上。

如何采集到足够数量的外周血干细胞，同时降低移植后的复发率一直是 AHSCT 的热点和难点。目前临床使用的动员剂主要有以下几类。①化疗药物：最常用的药物有大剂量环磷酰胺（CY），通常为 $4g/m^2$，此外，大剂量足叶乙苷（VP-16）、阿糖胞苷（Ara-C）和一些联合化疗方案等也有报道；②造血细胞刺激因子：粒细胞集落刺激因子（G-CSF）是应用最广的动员剂；③化疗联合造血细胞刺激因子，是目前临床上 Auto-PBSCT 治疗恶性肿瘤患者最为常用的动员方法之一，优点在于既可通过化疗药物进一步杀灭体内残存肿瘤细胞，细胞因子的应用又可动员出更多数量的 PBSC，同时缩短骨髓抑制的时间减少感染的发生概率；④一些新型的动员剂如 Plerixafor（AMD 3100）。目前临床上还没有一个明确的可确保移植成功的最低的干细胞阈值，比较公认的是如果输入的 $CD34^+$ 干细胞数量 $<2\times10^6/kg$ 则移植失败的可能性加大，在 $4\sim6\times10^6/kg$ 间基本可以保证植入，如果输入的 $CD34^+$ 干细胞数量 $>5\sim8\times10^6/kg$，中性粒细胞和血小板的恢复会大大加快。但临床上大有 10%～30% 的患者会出现动员效果不佳，影响干细胞动员效果的主要因素是患者既往接受化疗的次数和剂量。一旦出现动员失败可以通过增加细胞因子的剂量，如 G-CSF（$10\sim24\mu g/kg$），或与其他动员剂联合如 Plerixafor，或延长化疗与动员的时间间隔来解决。必要时可以采集骨髓作为造血干细胞的来源。

降低复发主要通过以下手段：①加强移植前的化疗以减轻肿瘤负荷，改进预处理方案，以便最大限度地杀灭体内残存的肿瘤细胞为体内净化；②对采集物进行处理，减少肿瘤的污染为体外净化，体外净化的方法包括阳性选择和阴性选择，前者是筛选出 $CD34^+$ 造血干细胞，后者是通过药物、免疫学方法去除采集物中的肿瘤细胞；③加强移植后的抗肿瘤治疗，如淋巴瘤后 CD20 单抗的维持化疗、IL-2 和细胞免疫治疗等，可以进一步减少微小残留病变（MRD），有助于降低肿瘤的复发率。

2. 骨髓移植与外周血干细胞移植　在移植开展的早期人们一直采用骨髓血作为造血干细胞的来源。后来人们发现外周血中存在大约 0.06% 的造血干细胞，而在某些情况下，如化疗的恢复期，或应用粒细胞集落刺激因子（G-CSF）后这一比例可以提高到几十倍，经过血细胞分离机的采集可以得到足够重建造血的干细胞。外周血采集物和骨髓血的细胞组成无论在数量还是功能上都有不同，外周血采集物中 T 细胞，单核细胞以及 NK 细胞的数量是骨髓中的 10 倍左右，$CD34^+$ 细也是骨髓的 2～4 倍。此外 G-CSF 还通过对 T 细胞，抗原呈递细胞，黏附分子和共刺激分子等的调节，使得外周血中的 T 细胞处于免疫低反应状态。移植物组成成分和特性的差异使得 2 种移植方式的临床结果各有特点。1998—2002 年共有 8 个前瞻性的大型随机对照临床试验比较 PBSCT 与 BMT 的疗效，结果发现 PBSCT 相对于 BMT 具有造血免疫恢复快的优势，绝大部分的研究证实并不增加急性 GVHD（aGVHD）的发生，但可加重慢性 GVHD（cGVHD）的发生，部分研究显示对于一些高危白血病患者可降低复发率。回顾性分析表明 PBSCT 的 TRM 略低，但随机对照研究并没有证实具有统计学差异。PBSCT 在 OS 方面优势在部分研究和部分高危患者中得到了验证。2006 年一项涵盖了 1 111 例成人资料的荟萃分析显示 PBSCT 组白细胞和血小板植活快，但重度 aGVHD 和广泛型 cGVHD 的发生率高，无论是早期还是晚期患者的复发率均有降低，但 2 组的非复发死亡率（NRM）无差别，最终 OS 和 DFS 在晚期患者中得到了提高。

对于供者而言外周干细胞采集无需麻醉和骨髓穿刺，减少了麻醉风险和疼痛。但因为要对健康供者应用药物进行动员，长期以来人们对此一直心存顾虑。近期，德国的 Holig 等人发表了单中心3 928例非血缘关系的供者采集资料以及为期12年的长期随访结果。发现骨痛和头痛是应用G-CSF后最常见的短期不良反应，没有供者出现脾破裂，或因不良反应而停药。在采集过程中最常出现的症状是因为低钙血症导致的麻木感，绝大多数为轻至中度。在随访期（5年）内，中性粒细胞绝对值较采集前基数略有下降但仍处于正常范围内；淋巴细胞在采集后1年内逐渐恢复，但在2~5年后有轻度升高；血色素和血小板在采集后6个月恢复至原水平。有12例供者在随访期内发生恶性肿瘤（0.3%），其中仅霍奇金淋巴瘤（2例）的发生率，比经年龄校正后的正常人群略高。正是因为外周干细胞的采集安全可靠，相对易被供者接受，同时外周干细胞移植的疗效不逊于骨髓移植，因此外周干细胞移植的数目已经超越了骨髓移植。尤其在非血缘关系移植和一些高危患者移植中更有优势，目前已是>20岁患者的主要移植方式，在儿童移植中的比例也逐渐上升。

3. 非血缘关系移植　HLA基因相合的同胞一直是异基因HSCT的首选供者，但在同胞中，HLA完全相合的概率仅为30%。HLA相合的非血缘关系供者就成为了无HLA相合同胞患者进行HSCT的另一选择。NMDP 5 000多例资料表明，非血缘移植植入的失败率仅4%，与HLA配型相合度、是否进行去T细胞处理和疾病类型相关。GVHD的发生率随着HLA配型不合度的增加而增加，一般文献报道Ⅱ~Ⅳ度急性GVHD的发生率在40%~90%，慢性GVHD的发生率在55%~80%。约50%的广泛型GVHD患者最终因严重的免疫缺陷而死亡。因此HLA相合程度是影响非血缘关系移植的最主要因素。随着HLA基因配型技术的进步，以及骨髓库的扩大，目前对供受者至少进行HLA-A-B，DRB1，C，DQB1位点的配型，NMDP推荐选择无关供者标准为：①HLA-A，-B，-C-DRB1，-DQB1位点的10个基因型相合；②具有一个基因型不合的供者，亦为可接受作为无关供者；③根据受者原发疾病预后因素，最先可能选择基因不合数目最少的供者。但这并不意味着为了找到相合度更高的供者，患者可以长期等待，因为患者的疾病状态对移植结果同样具有重要影响。西雅图移植中心948例非血缘移植资料显示尽管对低危患者来说，HLA一个位点的不合移植效果差，但这种趋势在中危和高危患者中并不存在。提示对于需尽快进行移植的患者在没有HLA全相合供者的情况下，可以考虑选择位点不合的供者，但如果为多位点不合的供者，尽量避免选择HLA-DRB1不合的供者。CIBMTR 2011年对全球2000—2009年移植资料的统计结果显示：将AML患者分为早期、中期和进展期三组，3年的OS在同胞相合和非血缘关系移植组分别为58%±1%，48%±1%和25%±1% VS 46%±1%，44%±1%和20%±1%。MDS早期和进展期的患者接受两种移植的3年OS分别为51%±2%和44%±2% VS 48%±2%和36%±2%。对于年龄<20岁的ALL患者来说，同样分为早期、中期和进展期三组。3年的OS在同胞相合和非血缘关系移植组分别为64%±2%，53%±2%和22%±3% VS 61%±2%，45%±1%和28%±3%；而≥20岁患者群的数据分别为51%±1%，34%±2%和21%±2% VS 45%±1%，33%±2%和16%±2%。在≤20岁和>20岁的2组重症再生障碍性贫血患者中。2种类型移植的3年OS分别为88%±1%和74%±1% VS 68%±2%和60%±2%。可见虽然SAA的疗效略逊于同胞相合移植，但对于一些恶性血液病尤其是高危患者的非血缘移植的疗效已经与同胞相合移植结果相当。美国在2005年后每年进行的非血缘关系移植以及超过了亲属间移植的例数。目前世界上许多国家已经建立了非血缘关系供者骨髓资料库，截止2010年底全球45个国家的64个登记组，总计有1 490万人登记，最大的NMDP有640万。我国的造血干细胞捐献者资料库截至2012年5月，入库资料已达147万份，进行了 2 800 多例移植。

非血缘移植的最大缺陷是必须维持足够大的库存量来保证查询的成功率，这需要大量的人力物力；此外从查询到实际移植的时间较长，并且受到多种不确定因素的影响，不适宜疾病进展迅速需要尽快移植的患者；移植后患者一旦出现复发或植入不良等情况，再次获得干细胞/淋巴细胞的可能性小；而采集过程对健康供者的影响也是不容忽视的伦理问题。这些都迫使人们寻找非血缘供者之外的其他移植物来源。

4. 脐带血移植　很早人们就认识到脐带血中含有造血干细胞，但直到 1988 年 Gluckman 才报道了一例 6 岁 Fanconi 贫血患儿成功接受了脐带血移植。1998 年，Rubinsten 统计了 562 例脐带血移植，证实了脐带血可以成为替代骨髓的又一种造血干细胞来源。与传统移植相比，CBT 患者的植活率低，白细胞和血小板植入速度慢，这与脐带血中干细胞的数量和质量相关。但非血缘脐带血（UCB）与无关供者的造血干细胞相比具有几个明显的优势：冻存的脐带血很快就可以获得，避免了无关供者查询和干细胞采集过程中的时间延误和不确定因素，可以更好的根据病情决定移植时机；因为脐带血中 T 细胞的低免疫反应性，对于 HLA 配型相合程度的要求相应降低，使得大多数的患者都能查到 4～6/6 相合的脐带血。此外对供者和母体无任何损害，传播感染性疾病（如 CMV）的风险降低等。与无关供者 HSCT 相比，在 HLA 相合程度相同的条件下，UCBT 后 GVHD 的发生率低，曾经人们担心脐带血的低免疫反应性有可能减弱其抗肿瘤作用，但事实是 CBT 同时保留了 GVL 作用，并没有增加移植后的复发率。一项对于<16 岁白血病儿童的回顾性研究比较证明：6/6 相合 UCBT 的 5 年 DFS 优于 8/8 相合骨髓移植，而 5/6 或 4/6 相合的 UCBT 的疗效与 8/8 相合骨髓移植相似。移植物中细胞数量和 HLA 相合程度是影响 UCBT 疗效的关键因素。欧洲脐血移植组分析了 1994—2005 年 1 204 例患者资料，发现在 925 例恶性血液病患者中，输入的细胞数量是影响疗效的最主要因素，而 HLA 不相合程度虽然增加延迟植活的风险，导致高的治疗相关死亡率（TRM）和慢性 GVHD，但可以降低复发率，最终对生存率未产生统计学影响。对于非恶性病患者来说，低的细胞数和高 HLA 不相合程度都会影响最终的生存率，但提高输入细胞数可以部分抵消 HLA 配型的影响。因此欧洲推荐的保证 CBT 移植成功的有核细胞数是 $3\times10^7/kg$，$CD34^+$ 细胞数是 $2\times10^5/kg$。但对于 HLA5/6 相合则建议提高到 $>4\times10^7/kg$，4/6 相合为 $>5\times10^7/kg$。美国建议的最低有核细胞数是 $1.5\times10^7/kg$，$CD34^+$ 细胞为 $1.7\times10^5/kg$。对于成年人来说，细胞数是限制成年人疗效提高的主要原因，利用双份脐带血来增加细胞数是其中一项可行的措施，Minnesota 大学首先报道了 23 例高危血液恶性肿瘤患者接受了 2 份 HLA 部分相合的脐带血，中位的细胞数为 $3.5\times10^7/kg$，所有可评估的 21 例患者均获得植入，植入分析提示为单份脐血稳定植入，最新的 83 例移植资料显示 3 年的 DFS 为 54%。此外脐带血的体外扩增、骨髓内输注以及与 HLA 单倍体相合供者 $CD34^+$ 细胞同时移植等都是目前尝试的解决细胞数量的方法。

CBT 作为无合适供者患者的一个实用性选择，实际病例数超过 20 000 例。有些移植中心已经把 UCBT 作为儿童移植的首选，在成年人作为次选，日本近 50% 的非血缘关系移植为脐带血移植。2006 年后全球成年人 CBT 数量已经超过儿童，CBT 的发展离不开脐血库的支持，据不完全统计全球有 100 多家脐血库，储存脐带血 400 000 多份，并大多建立了详细而完善的采集、检验、冻存、查询、出入库、运输等制度，为非血缘 CBT 提高了可靠的保证。

5. HLA 配型不合的移植　尽管无关供者和脐带血库解决了部分无 HLA 相合同胞患者的

供者来源问题，但较低的配型成功率、过长的寻找时间和各种不确定因素以及脐带血的低细胞数等问题仍然将相当一部分患者挡在移植门外。如何跨越HLA的免疫屏障，使得HLA配型不合的移植成为可能一直是人们的理想。

阻碍HLA不合移植成功最主要的问题是GVHD重，排斥率高，免疫重建慢。为了解决HLA带来的免疫屏障问题，人们尝试了多种方法。通过生物物理等方法去除介导GVHD的T细胞可以用于预防或减轻GVHD发生。体外去除3个对数级（99.9%）以上供者骨髓中成熟T淋巴细胞，可以预防HLA部分相合造血干细胞移植后的GVHD，但排斥率进一步上升，IBMTR的资料表明，HLA-A，B，DR二位点不合时，去T移植后排斥率为42%，而不去T移植后排斥率仅为28%。同时，体外去T细胞使BMT后白血病复发率上升。为解决排斥率上升问题，在坚持体外去T细胞的同时，移植工作者尝试多种方法来解决此一难题。①增强预处理方案：一则可加强抗白血病作用，降低移植后白血病复发率；二则亦可进一步破坏受者免疫系统，降低移植排斥率，但随着放化疗强度增加，使预处理相关毒性及其死亡率亦上升，限制了其无限制的加强；②体外选择性去除T淋巴细胞：选择性地去除引起GVHD的T淋巴细胞亚群，既能预防GVHD，又不至降低GVL效应或增加BMT排斥率，在小鼠，诱发GVL与GVHD的T细胞亚群确具一定的可分离性，但人类是否存在引起GVHD的特异T淋巴细胞亚群，目前尚无法肯定，体外选择性去除$CD8^+$细胞的临床结果亦不甚令人满意；③保留性去除T淋巴细胞：在过度去T的骨髓中重新加入适量的成熟T淋巴细胞，将GVHD的发生限制在可控范围内，同时降低排斥率及白血病复发率，在动物实验，已证实此种关系的存在，但在人类，成熟T细胞保留到何水平方为合适，目前尚难以回答，新近国际骨髓移植登记组的资料表明，GVHD的发生率与T细胞去除量有一定关系，但T细胞去除量的多少并不影响造血干细胞移植的排斥率和造血干细胞移植后白血病复发率，一般采用去除两个对数级T淋巴细胞，但移植后仍需免疫抑制药预防GVHD；④选择性去除移植物中的活性T细胞或体外诱导T细胞免疫耐受：供者移植物T细胞与受者抗原共培养，然后去除或灭活针对宿主有反应而对第三者细胞无反应的活化T细胞，将处理后的T细胞再回输体内，则有可能降低GVHD发生率，但因为操作技术繁复，并且很难完全清除活化的T细胞，目前仅有小宗病例报道；⑤增加干细胞数量：Aversa通过阳性选择$CD34^+$细胞，使移植物中$CD34^+$细胞中位数达到$12.8 \times 10^6/kg$，T细胞则减少4.5个数量级，同时B细胞也减少3.2个对数级，175例资料显示植活率95%，aGVHD的发生率为8%，虽然AML CR1患者的DFS达到了50%，但是ALL CR患者的DFS仅有25%，总NRM 40%，感染仍是导致死亡的主要因素。

除体外去T外，还可以应用体内去T的方法。Rizzieri加用CD52单抗（alemtuzumab）预防GVHD，进行体内去除T、B细胞处理，49例进展期患者的植活率为94%，TRM降低到8%，严重的GVHD也仅有8%，75%的患者在移植后获得CR。Johns Hopkins大学采用的是增强移植后免疫抑制的策略，在移植后早期给予高剂量的CY 50mg/kg 1~2剂，清除反应性T细胞，56例各种进展期血液恶性病患者的结果显示Ⅱ度以上GVHD的发生率在接受2剂CY的患者中为43%，1剂CY的患者中高达78%，经过中位172d的随访，37.5%的患者无病生存。

北京大学人民医院采用供受者同时诱导免疫耐受进行单倍体移植的新方法—GIAC技术体系，即G-CSF体内改造T细胞功能诱导供者免疫耐受，强免疫抑制药（包括ATG）诱导受者免疫耐受，以 G-CSF 动员的骨髓加外周血干细胞混合移植的方法，成功完成了 1 000 多例 HLA 单倍体 HSCT，其中 80% 为 HLA 2~3 位点不合，结果 99% 的病例均获稳定持久异体植入。在此技术体系中，采用 Ara-c $4g/m^2 \times 2d$, Bu 12mg/kg, Cy $1.8g/m^2 \times 2d$ 预处理，CSA+MTX+MMF+ATG 预防 GVHD，急性 GVHD 发生为 40%；其中 III-IVaGVHD 发生率仅 15%，慢性 GVHD 53%，慢性广泛性 GVHD 发生率为 23%；对高危患者，3 年 DFS 达 48%，标危白血病 3 年 DFS 达 68%。有意义的是，疾病状态是影响患者生存的最主要因素，供受者 HLA 不合程度无论与 aGVHD、cGVHD、DFS 均无相关性。与非血缘移植和同胞相合移植相比较，取得了相同的疗效；对于难治/复发白血病，获得了比同胞相合移植更好的移植物抗白血病作用。在这一技术体系中，平均输入的 CD34 细胞为 $1 \sim 2 \times 10^6$/kg 受者体重，与常规移植无差异；而植入的 CD3 阳性细胞为 1×10^8/kg 受者体重，而且 GVHD 的发生率与 HLA 位点不合程度无关，这些都证实此技术体系与传统体外去 T 的 HLA 不合造血干细胞移植体系不同。

HLA 单倍体亲缘关系移植相对于非血缘关系移植，由于供者可以来源于父母、子女、同胞、堂表亲，因此几乎可以为 100% 的人群找到供者，从根本上解决了供者来源问题。并且不需要特殊的费用和查询等待时间，由于亲情关系的存在，当再次需要供者干细胞或淋巴细胞，以解决植入不良及复发等并发症时，操作性更强，从而有利于总体生存率的提高。

6. **降低预处理强度/非清髓性移植** 接受去 T 细胞移植患者的复发率增高，发生 GVHD 患者复发率低，供者淋巴细胞输注（DLI）可以治疗移植后复发患者等现象，都证明了在异基因移植中除预处理的肿瘤杀伤作用外，供者的免疫细胞在防治肿瘤复发方面同样发挥着巨大的作用。而这意味着我们有了可以通过降低预处理的强度，来减轻预处理相关毒性的空间。减低预处理强度的移植（RIC）或非清髓性移植（NST）的提出实际上反映了一种治疗观念的改变，是传统造血干细胞移植的发展和更新。完整的 RIC/NST 应该包括降低强度的预处理和移植前后的免疫治疗两个部分，前者在减少对患者重要脏器的损伤，扩大移植的受者群的同时必须保证植入，后者通过植入的细胞和随后的供者淋巴细胞输注（DLI）诱发出 GVL 效应以清除受者残存的肿瘤细胞。

RIC 有效的前提之一是建立完全的供者嵌合，故不能忽略预处理剂量强度的重要性，目前常用的方案对于淋巴造血系统的作用强度差别很大，各种方案孰优孰劣还无法下结论，但比较公认的是对于急性白血病或中度恶性的淋巴瘤，剂量强度具有重要作用，而在恶性程度较低的疾病中剂量强度的重要性还不十分清楚。除此之外，移植物中包含足够的免疫活性细胞是发挥免疫反应的关键。供者的 T 淋巴细胞具有帮助清除宿主免疫活性细胞和肿瘤细胞、减少移植排斥、促进 GVL 的作用。动员的外周血采集物中的 T 淋巴细胞是骨髓中的 10 倍以上，因此目前标准的 RIC/NST 移植选用外周血干细胞。如果在初次输注后没有达到完全淋巴造血嵌合或疾病复发，可以进行 DLI，DLI 的主要不良反应是 GVHD 和造血抑制。目前对于 DLI 的应用时机、细胞数量等尚无明确的规定。

RIC/NST 最主要的优势来自于预处理相关毒性的减少，可以使那些因高龄或身体条件不适宜传统移植的患者得益于移植。但是急慢性 GVHD 的发生率与传统移植类似，复发率增加，因此对于一些进展不快，增殖速度慢，且对免疫治疗敏感的疾病，如慢性髓细胞性白血病（CML），慢淋，低度恶性淋巴瘤、非恶性疾病等方面可能具有优势。

（许惠丽）

第二节 原理

造血干细胞移植（HSCT）由早年试图挽救核事故中的受害者的探索性治疗，发展至今日，已成为一项成熟的治疗技术，用于根治多种血液系统和非造血系统恶性肿瘤，以及某些造血衰竭性疾病、自身免疫性、代谢性疾病。其宗旨是以健康的造血干细胞替代患者病态的造血系统，清除体内肿瘤细胞或异常细胞，重新建立正常的造血及免疫系统。成功进行异基因造血干细胞移植需具备以下条件：①进行超大剂量或者亚致死剂量的放化疗清除患者体内残存的恶性克隆；②输入足够数量的正常造血干细胞；③患者处于免疫抑制状态。

（一）干细胞的生物学特性

1. 干细胞特性　干细胞具有以下3个重要特征：①高度的自我更新或自我复制能力；②无限传代；③可分化成各种功能类型的细胞。这一定义涵盖了不同干细胞，包括：胚胎干细胞、全能干细胞、多能干细胞、多潜能干细胞、单能干细胞等，具有各不相同的分化潜能和功能。受精卵是一种真正意义上的"全能"干细胞，具有无限分化潜能的细胞，可以分化形成胚胎生长发育和成体中所需要的任何细胞，形成各种器官组织。胚胎干细胞是早期胚胎中的一团细胞，是一种早期多能干细胞（pluripo - tent stem cell），可以通过细胞分化形成多种组织，但其分化功能已受到一定限制，已不能单独发育成完整的胎儿，它可以发育成为外胚层、中胚层及内胚层3种胚层的细胞组织。成年人组织中的干细胞被成为成体干细胞，已失去多向分化的能力，仅能在特定组织中分化成熟。造血干细胞是一种次级多能干细胞（multipotent stem cell），在成年人仅存在于骨髓中，维持恒定但很低的数量，可向下游分化形成各系祖细胞（progenltor cell），仅具有一系或两系分化潜能；再进一步分化为前体细胞（pre - cursor cell），如骨髓中形态已可辨认的各系幼稚细胞和各系成熟血细胞等。随着干细胞向下游分化成熟，其增殖能力逐渐增强，而分化能力减弱。

2. 造血细胞生成与调控　造血系统是指机体内制造血液的整个系统，由造血器官和造血细胞组成。正常人体血细胞是在骨髓及淋巴组织内生成，造血分为3个阶段：①卵黄囊造血期，始于人胚第3周，停止于第9周；②肝造血期，始于人胚第6周，至第4~5个月达高峰；③骨髓造血期，始于人胚第4个月，自5个月后成为造血中心，骨髓造血功能迅速增加，成为红细胞、粒细胞和巨核细胞的主要生成器官，同时也生成淋巴细胞和单核细胞。除此外，脾、胸腺和淋巴结等也参与造血，出生后成为生成淋巴细胞的主要器官。成年人体内各种血细胞主要由骨髓中的干细胞分化增生而成。胚胎期有大量造血干/祖细胞参与血循环，这已经被脐带血中检测到大量造血干细胞所证实，并应用于临床进行脐带血造血干细胞移植。在出生后不久，初级造血细胞开始迁移和定居于骨髓中，因此在循环中只有很少量初级造血细胞。造血干细胞定位于骨髓，与基质细胞来源的因子SDF-1有关，敲除这一因子或其受体CXCR-4会导致骨髓发育不全。造血细胞位点发生变化，可能与发育过程中造血干细胞表面黏附分子发生变化，以及各造血位点中基质细胞特性的改变有关。

在胚胎和迅速再生的造血组织中，造血干细胞多处于增殖周期之中；而在正常骨髓中，则多数处于静止期（G_0期），当机体需要时，其中一部分分化成熟，另一部分进行分化增殖。造血干细胞所处细胞周期与其植入能力相关，实验证实静息状态的G_0/G_1期细胞可以植入受照动物体内，而 S 期和 G_2 早期细胞的植入能力很低。但是，成体干细胞具有的这一细胞周期依赖的特性，在脐带血和胎肝干细胞中并未发现，对此进行深入研究，可能进一步了解植入基因的调控。

造血干细胞除具有对称分裂为 2 个相同后代细胞的特性外，还具有不对称的分裂方式，即由一个细胞分裂为 2 个细胞，其中 1 个细胞仍然保持干细胞的一切生物特性，从而保持身体内干细胞数量相对稳定，而另 1 个细胞则进一步增殖分化为各种血细胞前体细胞并向下游分化成熟，释放到外周血中，维持人体所需。这种对称性和不对称性分裂的平衡与调控对维持造血干细胞的数量以及分化的细胞至关重要。在移植动物模型中已证实，植入有限数量的造血干细胞，骨髓库细胞在扩增至正常容量后将不再变化；而进行连续骨髓细胞移植的实验，验证了干细胞的扩增潜能并没有限制。在正常情况下，造血干细胞在体内仅保持很低的数量，但足以维持所有造血所需。何种机制对造血干细胞分裂方向进行调控尚不明确，可能与干细胞分裂的轴向有关。干细胞能够进行自我更新和向下分化成熟的特性，是其应用于临床造血干细胞移植及其他干细胞治疗的基础。

3. 造血微环境　血细胞生成除需要造血干细胞外，尚需有正常造血微环境及正、负造血调控因子的存在。造血组织中的非造血细胞成分，包括微血管系统、神经成分、网状细胞、基质及其他结缔组织，统称为造血微环境。造血微环境可直接与造血细胞接触或释放某些因子，影响或诱导造血细胞的生成。

干细胞龛是成体干细胞集中存储的微环境，提供特定调控信号，是造血干细胞及其后代维持自我更新、分化及增殖的关键因素，从而维持正常机体的造血所需。造血干细胞龛由基质细胞和细胞外基质构成。造血干细胞位于骨髓的造血微环境即龛中，通过细胞间相互作用、黏附因子及配体、细胞因子、趋化因子及相关受体等与龛内特定的细胞发生相互作用，决定干细胞的命运。成纤维细胞是研究最为深入的骨髓基质细胞，通过细胞表面整合素结合原始造血细胞，骨髓内皮细胞也可支持原始造血细胞。在体内环绕窦状隙内皮细胞，富含 CLCL12 的网状细胞（CAR），也很可能发挥血管壁的壁龛功能。血管壁龛被认为是活跃分裂的干细胞所处场所，也是细胞进出骨髓的重要交通场所，调节干细胞激活和分化方向。越来越多的研究证实，排列在骨小梁的成骨细胞，除了通过调节骨基质蛋白的分泌形成新骨，以及通过破骨细胞调节骨吸收外，也被认为是造血干细胞龛的重要组成部分，通过释放影响造血干细胞的细胞因子调节造血微环境，对造血干细胞的维持、增殖、成熟起重要的作用。所有这些细胞均可能来源于间充质干细胞，在特定条件下，可诱导生成成纤维细胞、内皮细胞、网状细胞和成骨细胞等。

此外，成骨细胞、破骨细胞和长扁平细胞构成骨内膜层，可能为新移植的造血干细胞提供一种归巢的环境，在特定细胞因子存在时可以生长，但不能生成造血细胞。STRO-1+ 间充质干细胞能分化成脂肪细胞、软骨细胞和成骨细胞；STRO-1+ 血管外周细胞也具有类似的分化成成骨细胞的潜力。

细胞外基质由间充质细胞分泌形成，包括蛋白聚糖、糖胺聚糖、纤连蛋白、肌腱蛋白、胶原、层粘连蛋白等。基质细胞表面的细胞因子，以及与基质相结合的趋化因子和细胞因子，相互作用，除促进造血细胞发育外，还参与了维持干细胞存活、使细胞处于静止期等功能。基质细胞表面常见的细胞因子包括 C-Kit 配体、白细胞介素-1、肿瘤坏死因子 a、巨噬细胞集落刺激因子（M-CSF）、转化生长因子等。与基质相连的细胞因子包括粒细胞-

巨噬细胞集落刺激因子（GM-CSF）、干扰素γ，白细胞介素、碱性成纤维细胞生长因子等。

造血微环境对造血干细胞的调控正是通过细胞与细胞之间、细胞与微环境中这些信号的传递，使细胞表现出相应的生物学行为，维持体内造血功能的恒定，血细胞的起源与分化。

4. 干细胞检测方法　检测干细胞的方法很多，最初是脾结节形成单位、长期培养法证实了干细胞的存在。动物移植模型也是主要的研究手段，例如NOD-SCID鼠提供了在体内研究干细胞增殖分化特性的模型；通过有限稀释法可以了解干细胞在造血细胞中的比例。

随着流式细胞技术的发展，应用单克隆抗体识别干细胞表面特异性分子标志，研究干细胞分化阶段及功能，也可以进行干细胞的富集纯化。特异性或主要分布于造血干细胞表面的抗原主要包括：①CD34，调节细胞黏附和细胞周期；②CD90（Thy-1），一种高度糖基化的GPI锚连蛋白，参与T细胞与基质细胞的黏附；③CD117（c-kit受体），支持原始血细胞的生存和增殖；④AA4，一种鼠源分子，与表达在人吞噬细胞的补体受体同源；⑤Sca1被证实是正常干细胞发育所必需的细胞因子；⑥CD133其功能是维持质膜突起；此外还有CD164、CD150、CD110等。由于大部分造血干细胞表面标志也会在定向分化的细胞表达，因此仅用阳性标志进行分离纯化，筛选细胞是不够的。而造血干细胞是多能干细胞，不表达任何系别相关的膜蛋白标志（Lin$^-$），因此，可通过阴性筛选进行干细胞纯化。常用的阴性筛选组合包括：T淋巴细胞表达CD38、HLA-DR、CD3、CD4、CD5、CD8；排除B淋巴细胞的CD10、CD19、CD20；区分巨噬细胞和粒细胞的CD11b、CD14、Gr-1；排除红系的血型糖蛋白A和Ter19等。目前认为人类造血干细胞表面标志特征是CD34$^+$CD38$^-$Lin$^-$，约占骨髓细胞的0.1%。

利用荧光素酶标记的单个干细胞示踪，还可以显示最初仅在移植部位进行细胞增殖，随后扩展至骨髓和脾等部位，然后消退。

5. 白血病干细胞　当从AML患者中分离出的CD34$^+$CD38$^-$细胞群移植到NOD/SCID/J鼠体内，并形成白血病时，白血病干细胞的存在第一个在异种移植模型中被证实。在白血病中，发生恶性转化的这群细胞，自我更新能力保留完好，但是缺乏对增殖的严格控制，导致异常增多。白血病干细胞存在于造血的各个阶段，从早期的干细胞至定向祖细胞，由于恶性转化而具有自我更新能力。白血病干细胞特异性的表面标志虽然尚未确定，但认为存在于CD34$^+$CD38$^-$细胞群中，此外还可以检测到CD47、CD90、CD96、CD123等。许多正常造血干细胞调控分子，对白血病干细胞同样发挥功能。正常和白血病干细胞间的差异可能源于基因突变，从而影响细胞内信号传导。如细胞因子受体Flt3和c-kit出现肿瘤性损伤，可导致早期造血分化阶段，下游的信号传导通路的持续性激活，完成正常向白血病干细胞的转化。

处于静止期是干细胞的特性之一，白血病干细胞同样具有这一特性，这也是其逃避细胞毒性药物的机制。静止期白血病干细胞对常规化疗和靶向药物不敏感，在停药后，成为导致复发根源。近年来，尝试多种方法，如使用α干扰素、抗CD44单抗等，让白血病干细胞进入细胞周期，从而降低复发，提高治愈的机会。

6. 细胞黏附和归巢　造血干细胞通过与其他细胞及基质蛋白的相互作用定位于骨髓中。造血干细胞并非永远留在骨髓里，有少量细胞进入血液循环后，可再次进入骨髓，或进入其他器官。除干细胞外，其他更分化的祖细胞在归巢前也在血液中循环。造血干细胞具有多种黏附因子和细胞因子受体，使其可以黏附于骨髓窦内的细胞或基质。这些黏附作用对促进干细胞归巢和定居至关重要，并提供与其他细胞密切接触的机会，对维持其生存和调控其增殖非常关键。绝大部分各系分化细胞进入循环，完成其功能寿命，一部分进入外周器官进一步分化成熟，如 B 细胞在淋巴结和脾，T 细胞在胸腺等，部分淋巴细胞再次回到骨髓，发育为成熟细胞，如浆细胞等。

多种黏附分子受体及其配体参与这一过程，如整合素、免疫球蛋白超家族、唾液黏蛋白、选择素等。此外还包括趋化因子受体、趋化因子配体等。

对造血干细胞及其微环境的深入了解，未深入研究多细胞系统的发育带来启示，对治疗血细胞发育相关的血液病和其他疾病有重要意义，同时可能为器官再生提供技术平台。

（二）人类组织相容性抗原

组织相容性由主要组织相容性复合体（major histocompatibility cmplex，MHC）决定，在人类，又被称为人类白细胞抗原（human Leucocyte anti-gen，HLA），这是一个由一系列紧密连锁的基因座位所组成的具有高度多态性的复合体。因此，HLA 配型问题是骨髓移植成败的关键之一。T 细胞表面表达 HLA 分子，使其能够识别自我和清除外源成分，同时防止将自我识别为异体来源。对这一识别功能进行调控，可以更好地实现在异体间进行移植。

1. HLA 分子生物学　HLA 位于第六号染色体的短臂 6P21.3 区，长 4 200KB，含有基因多达 200 多个，大部分与免疫反应相关。被分为三个主要的区域：HLA-Ⅰ类抗原，包括 HLA-A、HLA-B、HLA-C 基因；HLA-Ⅱ类抗原，包括 HLA-DR、HLA-DQ、和 HLA-DP 基因；HLA-Ⅲ类抗原，主要编码肿瘤坏死因子和补体。

HLA-Ⅰ类分子与 HLA-Ⅱ类分子结构相似，在蛋白结合凹槽区具有高度多态性。抗原呈递细胞（APC）将细胞表面抗原呈递给 T 细胞时，在其表面表达 HLA 分子，每一个 MHC 等位基因可以呈递上千种蛋白肽，只有表达相同 MHC 分子时，T 细胞受体（TCR）才能在识别其表面上 MHC 分子所呈递的抗原肽，此现象即 MHC 限制性（MHC restriction）。

HLA-Ⅰ类抗原几乎表达于所有有核细胞和血小板，由两条链组成，具有多态性的 α 链和稳定的 $β_2$ 微球蛋白（由 15 号染色体编码，不具有多态性），其分子凹槽末端为封闭的，因此可以结合 8~10 个氨基酸长的抗原肽，与 CD8 细胞相作用。HLA-Ⅱ类抗原一般仅表达于免疫系统细胞，如 B 细胞、树突状细胞等。有两条相似的链组成，α 链和 β 链，均由 HLA 复合体基因编码，仅有后者具有多态性，其分子凹槽末端为开放的，因此可以与更长的抗原肽相结合（12~24 氨基酸），被呈递给 $CD4^+$ T 细胞。

2. HLA 多态性和遗传学　HLA 基因是目前所知人基因组中最复杂、具有最高多态性的区域。有几十个基因座位，每个基因座位又有几十个等位基因，且呈共显性表达，这就构成其多态性。其中Ⅰ类抗原，如 HLA-A 位点有 1 601 个等位基因，HLA-B 位点有 2 125 个等位基因，而 HLA-C 位点有 1 102 个等位基因；Ⅱ类抗原 β 链也具有多态性，如 HLA-DRB 有 1 027 个等位基因，HLA-DQA1 和 HLA-DQB1 分别有 44 和 153 个，HLA-DPA1 和 HLA-DPB1 则分别为 32 和 149 个。

由于 MHC 基因位于同一条染色体上，其多基因座位上的基因型组合相对稳定，很少发生同源染色体间交换，这就构成了以单倍型（Haplotype，即在同一条染色体上紧密连锁的一系列等位基因的特殊组合）为特征的遗传方式。按中国人常见的 A 座位基因有 13 个，B 座位基因有 30 个计算，可组成的单元型约有 13×30＝390 种之多。理论上估计，父母各遗传一条单倍型给子女，便会形成 4.3 万种 HLA-AB 基因组合。事实上，HLA 各基因并非完全随机地组合，而是某些基因组合呈现高频率，这就是连锁不平衡（linkage disequilibrium，LD）的特点。世界上各个民族人群的 HLA 多态性和单倍型都有各自的特点，总体来讲，中国北方汉族、北美白种人和北美黑种人人群的多态性较中国南方汉族和日本人群丰富。即使在地区间也存在差异，中国汉族群体中抗原 A1、A3、B13、B44 和 B51 频率呈北高南低分布，而抗原 A24、B46、B60 呈北低南高分布。一些单倍型在不同种族相对常见，在中国汉族群体中常见的 A30 - B13 - DRB1*07，A1 - B37 - DRB1*10 单体型频率呈北高南低分布，在江浙沪汉族人群中频率较北方汉族人群下降，而 A2 - B46 - DRB1*09，A33 - B58 - DRB1*17，A33 - B58 - DRB1*13 单体型频率呈北低南高分布。HLA 多态性程度可见一斑。虽然可以根据连锁不平衡进行等位基因预测，但并不完全正确，尤其在未进行详细研究的不同种族间。移植前进行高分辨配型是避免失误的最好方法。

HLA 遗传方式是子女从父母各得到一条单倍体，父母的两条单倍体随机分配给每一个子女，因此，根据家系 HLA 分析，很容易推断单倍体。从理论上讲，父母和子女之间均为 HLA 单倍体相合，而同胞之间 HLA 完全相合的概率是 1/4，1/2 为单倍体相合，1/4 为完全不相合。

3. HLA 分型技术发展和命名法　　HLA 分型是为了确定个体的 HLA 型别，以便更好地选择造血干细胞移植的供者。HLA 系统研究从 20 世纪 70 年代到 80 年代末期主要是血清学分型技术，利用抗原抗体反应原理，采用微量淋巴细胞毒试验方法来进行检测，主要侧重于分析 HLA 产物特异性，但是难以满足 HLA 如此多态性的需求。20 世纪 90 年代以来，随着分子生物学的发展，使 HLA 分型有了巨大的飞跃，基于 DNA 分型，可获得低分辨、中分辨和高分辨结果。1991 年第 11 届国际 HLA 专题讨论上提出了 HLA 的 DNA 分型方法，随着测序技术的突飞猛进，基于 DNA 序列的分型方法已经取代了传统的血清学及细胞学分型方法。目前 DNA 分型方法主要分为两种：基于核酸序列识别的方法和基于序列分子构型的方法。基于核酸序列识别的方法主要有：PCR - RFLP（限制性片段长度多态性聚合酶链反应），PCR - SSO（采用序列特异性寡核苷酸探针杂交技术），PCR - SSP（序列特异引物引导的 PCR 反应）和 PCR - SBT（直接碱基序列分析基因分型技术）。其中 PCR - SBT 测序方法是目前世界卫生组织（WHO）推荐的 HLA 分型方法的"金标准"。

随着 HLA 检测方法的进步，HLA 命名也进行了相应调整。每个 HLA 等位基因具有唯一性，由四位数字组成，前两位表示等位基因组，通常与血清学抗原相关，如 A*01，一般由低分辨技术获得，可以用于选择同胞相合供者，但筛选无关供者就远远不足了。冒号后的一组数字表示亚型，可以对应一种或多个核苷酸序列，但是所编码的蛋白质氨基酸序列不同，如 A*01：01/01：04。中分辨技术（如 PCR - SSO，PCR - SSP）可以区分特定的等位基因组，但不能百分之百。高分辨技术可以完全区分所有的等位基因，表示为 A*01：01。在查找无关供者时，要求进行高分辨分型。

4. 根据 HLA 分型选择供者　　目前实验室常规进行检测的包括 HLA - A、HLA - B、HLA - C、HLA - DRB1、HLA - DP 等基因。同胞之间首选 HLA 全相合的。如果没有配型相合的同胞供者，可在无关人群中寻找。找到 HLA 相合的无关供者概率如何，与单倍体出现频率的高低、是否存在罕见等位基因、少见的组合以及供者库的大小等因素有关。需要建立足够大的供者 HLA 资料库，以便在大量供者中去寻找。高分辨配型技术为找到"最佳相合"供者提供了可能，尤其是可以避免一些静默基因造成的失误。通常实验室需常规进行

HLA-A、HLA-B、HLA—C、和 HLA-DRB1 检测，部分实验室或中心增加 HLA-DQB1，或 HLA-DPB1。无关供者造血干细胞移植供受者之间 HLA 配型相合程度要求很高，优先选择配型全相合的供者，如果没有，至少需要满足低分辨（HLA-A，HLA-B，HLA-DRB1）5/6 相合和高分辨（HLA-A、HLA-B、HLA-C、HLA-DRB1 和 HLA-DQB1）8/10 相合的原则，才能进行移植，否则可能会发生严重的移植，物宿主病而致生活质量严重下降或死亡。目前中华造血干细胞资料库已有 140 万人的 HLA 资料可供查询，对于亲属之间不能找到配型相合供者的患者约有 60% 的机会找到配型相合的无关供者。如果初步查询不能找到适合的无关供者，随时间延长找到的概率反而下降，因此根据病情需要，宜尽早选择其他移植供者。

脐带血造血干细胞移植，由于新生儿免疫发育的不成熟，脐带血移植 HLA 配型相合要求较低，一般 4/6 相合即可移植，但需要细胞数较多的脐血或双份脐血同时移植。此外，由于防治排异反应的药物和方法的不断完善，亲属之间 HLA 不全相合移植 GVHD 发生率和全相合移植已无明显差异，亲属之间不完全相合（半相合）也可以选择。

认识 HLA 的多态性，依此进行供者和患者的 HLA 配型，进行造血干细胞移植才能取得良好效果。

（三）其他影响移植的因素

即使供受者之间 HLA 配型完全相合，仍有部分患者发生移植物抗宿主病和移植排斥。这就提示存在其他因素影响移植的效果，虽然其他移植相关抗原诱导的免疫反应没有 HLA 强烈。

1. 杀伤细胞免疫球蛋白样受体（the killer cellimmunoglobulin-like receptor, KIR）　NK 细胞是天然免疫系统的组成成分，在控制病毒感染和监视肿瘤中发挥重要作用。NK 细胞表达一些受体，有抑制性的和激活性受体，包括 KIR、NKG2D 和 DNAM-1 等。KIR 基因家族目前已知由 15 个基因和 2 个假基因组成，位于第 19 号染色体上的 LRC（leukocyte receptor complex）区域中，长度 100~200Kb。LRC 长度约 1Mb，是一个快速进化的免疫相关基因的基因簇，这些基因编码一些含胞外免疫球蛋白样结构域的分子。

KIR 的配体是 MHC-Ⅰ类分子，在配体缺失的情况下，NK 细胞激活并溶解靶细胞（这种情况见于单倍型移植），抑制性 KIR 与Ⅰ类分子相作用，可以抑制 NK 细胞的激活。目前采用配体—配体模型或配体—受体模型，研究了 KIR 不合对移植的影响。某些受体的存在或缺失、与受体数目或单倍体数目等，均影响移植的结果。

2. 次要组织相容性抗原　次要组织相容性抗原（mlnor histocompatibility antlgens, MiHAs）是种群内某些多态性基因编码的细胞内蛋白，被降解形成的肽段具有同种异型决定簇，以 MHC 限制性方式被 T 细胞识别，属同种异型抗原。包括与性别相关的抗原（如 H-Y 抗原）、表达于白血病细胞或正常细胞表面的非 Y 染色体连锁的 mH 抗原等。即使 MHC 完全相合的同胞之间的造血干细胞移植，仍有约半数患者出现急性和慢性 GVHD，严重地影响移植的预后。研究资料表明，MiHAs 是发生这部分 GVHD 的重要原因。在移植患者中，可以检测到抗 HA 和 H-Y 抗体，及特异性 CTL，这些是 MiHAs 通过细胞免疫应答和体液免疫应答参与 GVHD 的证据，但是，在未来是否具有临床治疗价值，仍需进一步评估。

3. 细胞因子、趋化因子和免疫反应基因的多态性　大量细胞因子及其受体、抑制药等参与造血干细胞移植的免疫反应，与 GVHD 相关。DNA 单个核苷酸多态性是否会影响最终结果，取决于是否会对细胞因子的功能或活性水平产生影响。已经在移植模型中对TNF、IL-10、IL-1、IL-2、IL-6、干扰素等进行了研究。对某些与天然免疫系统相关的基因也开展了研究。NOD样受体、Toll样受体等被证实可能与移植后复发、GVHD和感染有关。还有很多基因也引起了研究者的兴趣。

（四）预处理

造血干细胞移植前，患者须接受一个疗程的大剂量化疗或联合大剂量的放疗，这种治疗称为预处理（conditioning），这是造血干细胞移植的中心环节之一。预处理的主要目的为：①为造血干细胞的植入腾出必要的空间；②抑制或摧毁体内免疫系统，以免移植物被排斥；③尽可能清除基础疾病，减少复发。根据疾病和所进行的造血干细胞类型不同，所选择的预处理方案的侧重点各有不同。

恶性血液病目前常用的预处理方案有：①Cy/TBI（环磷酰胺+全身照射）；②Bu/Cy（白消安+环磷酰胺）；③Bu/Flu（白消安+氟达拉滨）等，尚可在这些基础方案中增加药物或调整用药剂量。在HLA半相合或无关供者造血干细胞移植的预处理方案中通常加用抗胸腺细胞球蛋白或抗淋巴细胞球蛋白。再生障碍性贫血进行异基因造血干细胞移植的预处理方案多选择大剂量环磷酰胺联合抗胸腺细胞球蛋白。白血病自体造血干细胞移植可选用上述某种预处理方案，但恶性淋巴瘤自体移植常用的预处理方案为CBV（环磷酰胺+卡莫司汀+依托泊苷）或BEAM（卡莫司汀+依托泊苷+阿糖胞苷十美法仑）。多发性骨髓瘤自体造血干细胞移植的预处理方案多选择大剂量美法仑。淋巴细胞白血病患者推荐含有TBI的预处理方案。具体方案会在相关章节中详细介绍。

（张晓丽）

第三节 适应证

造血干细胞移植（HSCT）作为一项治疗平台，不仅适用于血液系统恶性肿瘤，而且还为某些造血衰竭性疾病、自身免疫性、代谢性疾病、及其他系统恶性疾病的治疗提供了新的方式。除此之外，目前还衍生出多种干细胞治疗方法，如输注供者淋巴细胞（DLI），NK细胞、间充质细胞、特异性杀伤细胞等，这些细胞既可以来源于同一供者，也可能来源于第三方。虽然，造血干细胞移植仍然是多种血液系统恶性肿瘤的唯一根治方法，但是随着近年来治疗方法的多样化以及靶向治疗等的发展，其适应证也发生了很大的变化。如在慢性粒细胞患者中，越来越多的患者选择酪氨酸激酶抑制药作为一线治疗，异基因造血干细胞移植的比例在下降；而随着单倍型移植技术的突破与进展，解决了供者来源的难题，也有越来越多的恶性肿瘤患者可以通过寻求单倍型移植获得根治。

（一）异基因造血干细胞移植

白血病是异基因造血干细胞移植的主要适应证，约占70%以上。对于大多数成人急性白血病患者，如果单纯依靠化疗而不进行异基因造血干细胞移植，复发往往在所难免，难以获得根治。但是，由于异基因造血干细胞移植的治疗风险相对较高，因此需要全面仔细评估该治疗给患者带来的利益和风险，选择恰当的治疗。

1. 急性髓性白血病（AML） 近年来，由于大剂量阿糖胞苷的应用，使一部分具有特殊分子生物学异常的急性髓性白血病患者获得将近50%的长期缓解率，治疗效果接近异基因造血干细胞移植，因此，需要根据患者的具体诊断和分期选择是否需要移植。

NCCN2012版指南，根据患者的分子生物学和遗传学异常将AML患者分为低危、中等及高危三组（表13-1）。对于年龄<60岁，低危组的AML的患者，第一次完全缓解期（CR1）时可以不选择异基因HSCT，是自体HSCT或大剂量化疗的适应证。但是，对于那些微小残留白血病定量监测不能降至0或者在治疗期间下降后有上升趋势的患者，也应该考虑行异基因HSCT，首选同胞相合HSCT，根据各移植中心的情况也可以考虑行无关或者亲属半相合供者HSCT。

表13-1 NCCN急性髓性白血病指南

危险度	细胞遗传学	分子生物学异常
低危	inv(16)或t(16;16)	正常
	t(8;21)	NPMI突变阳性，或者孤立的CEBPA突变但不具有FLT3-ITD
	t(15;17)	
中危	正常核型	t(8;21)，inv(16)或t(16;16)伴c-KIT突变阳性
	+8	
	t(9;11)	
	其他未确定的	
高危	复杂异常（≥3项克隆性异常）	伴FLT3-ITD突变的正常核型
	-5，5q⁻，-7，7q⁻	
	11q23，但不包括t(9;11)	
	t(6;9)	
	t(9;22)	

根据遗传学及分子生物学异常危险度分组

而对于中危或高危组患者在达到CR1后，就应该考虑行异基因HSCT以寻求根治，在供者的选择上同样首选同胞相合供者，在没有相合供者的情况下，应考虑无关或者亲属半相合供者。

由于急性早幼粒细胞白血病（APL）经砷剂、全反式维甲酸及化疗的完全缓解率及生存率已将近90%，除复发患者外，原则上不进行异基因HSCT。

所有CR2或以上的AML患者均是异基因HSCT的适应证，应尽快进行移植，以争取根治。对于所有复发或者第一次诱导治疗失败的患者，异基因HSCT可以作为挽救治疗，但是，长期缓解率及生存率仍然不理想，仅有10%~20%。

对于儿童患者，处于第一次完全缓解期的低危组患儿，一般不推荐行异基因HSCT。具有高危因素的CR1患者，以及所有CR2或以上的AML患儿，均有异基因HSCT的适应证。在没有同胞全相合供者的情况下，可考虑行无关供者HSCT或者脐带血造血干细胞移植，而在具有相应比较丰富治疗经验的移植中心，高危患儿也可以考虑行亲属单倍型移植。对于复发的患儿，异基因HSCT同样也是一种有效的挽救性治疗。

2. 急性淋巴细胞白血病（ALL） 所有Ph⁺-ALL患者在达到CR1时均应考虑行异基因HSCT，并在移植后继续给予TKI治疗，监测BCR/ABL融合基因水平，疗效明显优于自体移植和化疗。

2012NCCN 指南将成年人 ALL 患者进一步分组,对于青少年和年轻成人患者(即 15~39 岁)低危 ALL 患者可以考虑采用参照儿科方案的联合化疗或自体移植,而不做异基因 HSCT,也可以取得较高的长期存活率。但是,对于具有高危因素的 ALL 患者,如 MRD 阳性,发病时高白细胞(即 B-ALL $> 30 \times 10^9$/L,或者 T-ALL $> 50 \times 10^9$/L),MLL 基因阳性、亚二倍体等,无论年龄大小,应考虑行异基因 HSCT。虽然异基因 HSCT 对于复发、诱导缓解失败或晚期的患者可以作为一项有效的挽救性治疗,在移植后获得暂时的缓解,但最终多数患者仍然死于原发病复发或者其他移植相关合并症,能够获得长期存活的患者为数很少。

对于儿童患者,处于第一次完全缓解期的低危组患儿,一般不推荐行异基因 HSCT 或者自体 HSCT。具有高危因素的 CR1 患者,以及所有 CR2 或以上的 ALL 患儿,均有异基因 HSCT 的适应证。首选同胞全相合供者进行移植,其次可以考虑行配型相合的无关供者 HSCT 或者脐带血造血干细胞移植,而在治疗经验比较丰富的移植中心,高危患儿也可以考虑行亲属单倍型移植。对于复发的患儿,异基因 HSCT 同样也是一种有效的挽救性治疗。

3. 慢性粒细胞白血病(CML) 异基因 HSCT 仍然是根治 CML 的唯一方法。由于酪氨酸激酶抑制药(TKI)越来越广泛的应用,大部分 CIL 慢性期的患者疗效肯定,HSCT 已不再作为首选治疗,但是,对于儿童或者年轻患者,如果有同胞全合供者,在充分评估治疗风险后也可首选进行 HSCT。对 TKI 疗效不佳(治疗 3 个月未达到血液学疗效、6 个月无细胞遗传学疗效、12 个月无或者仅有微小分子生物学疗效的患者)、不耐受 TKI 治疗或者治疗中失去疗效的慢性期患者,应尽早进行移植。年龄大于 45 岁的患者,推荐首选 TKI 治疗,如果对 TKI 治疗敏感则尽量在出现耐药证据后再进行异基因 HSCT。对于年龄较大的,或者不能耐受常规移植预处理方案的患者,也可考虑行减低预处理毒性的 HSCT。首选同胞全相合供者,如果不能查询到相合的无关供者,也可以考虑进行亲属单倍型移植。

患者的疾病状态是影响 HSCT 疗效的重要因素。进展期(加速期或急变期)CML 患者,通过化疗或 TKI 治疗达到第二次慢性期后应尽早移植,因这些患者容易产生耐药而失去移植的机会,应尽量控制在 3 月以内。首选同胞全相合供者,如果不能尽快查询到相合的无关供者,应尽早考虑进行亲属单倍型移植。

4. 慢性淋巴细胞白血病(CLL) 由于慢性淋巴细胞白血病患者的自然病程相对较长,患者发病年龄较大,异基因移植相关死亡率高,因此需要充分评估疾病状态与移植的相关风险,严格把握适应证,仅对预后差,如 del(17p)、相对年轻,无活动性感染或其他基础疾病的患者,可以考虑行异基因 HSCT,首选同胞相合供者。近年来,在 CLL 和一些反复复发的低度恶性淋巴瘤患者,应用减低预处理毒性的 HSCT,也取得了较好的疗效。

5. 淋巴瘤 对初始治疗抵抗、难治性、复发的进展期淋巴瘤患者,或者高度恶性的淋巴母细胞淋巴瘤、自体 HSCT 后复发的患者可考虑行异基因 HSCT。此外,由于既往治疗或疾病浸润造成的骨髓衰竭、骨髓纤维化等也是行异基因 HSCT 的指证。近年来,对于一些年轻的、反复复发的低度恶性淋巴瘤患者,由于传统化疗难以治愈,如果有配型相合的同胞供者或无关供者,也可采用减低预处理毒性 HSCT 治疗。

6. 骨髓增生异常综合征(MDS) 异基因 HSCT 是根治骨髓增生异常综合征的唯一方法。根据 IDS 的疾病分型和状态选择是否需要移植以及移植的最佳时机。其主要的适应证包括：RA，RAS 需要频繁输血及血小板支持的患者，应尽早移植；RAEB，RAEB-t 在诊断后应尽早行异基因 HSCT，认为移植前是否进行化疗对移植后无病生存没有影响；MDS 转 AML，可先化疗争取达到 CR1 后再行移植。

异基因 HSCT 首选同胞全相合供者，其次可考虑 HLA 相合的无关供者。如果没有配型相合的供者，对于年龄 50~55 岁的患者，也可以选择单倍型相合的亲属供者；对于年龄较大的患者则推荐选择化疗、支持治疗及临床试验。随着减低毒性预处理方案的应用，使移植患者的年龄上限相应提高了，因此部分年龄较大的患者也获得了异基因移植的机会。

7. 多发性骨髓瘤（MM） 大剂量化疗及自体 HSCT 作为多发性骨髓瘤患者的标准治疗已被广泛接受。异基因 HSCT 虽然避免了输入被肿瘤细胞污染的移植物，且可以提供移植物抗肿瘤作用，但是由于治疗相关死亡率较高，且这一患者群年龄相对较大，对于是否选择异基因 HSCT 应经过慎重考虑和全面评估。在 SWOG 随机对照试验中，由于 6 个月病死率高达 45%，异基因 HSCT 组被关闭，随访 7 年的总生存率在传统化疗、自体移植和异基因移植组并无差别，均为 39%，但是，仅有异基因组生存曲线稳定在 39%，其他两组继续下降，这一结果提示，部分患者经异基因 HSCT 后可获得长期存活。因此，对有同胞全相合供者的年轻患者（<55 岁），有预后不良指征的，可考虑异基因移植寻求治愈的机会，另外，在移植后复发的患者，还可以考虑行供者淋巴细胞输注来进一步降低复发。

减低毒性预处理方案可以降低移植相关死亡率，保留移植物抗肿瘤作用，是进一步提高长期生存的方法之一，且可以使移植年龄上限进一步提高至 60~65 岁。自体-异基因序贯移植也是近年来出现的新治疗策略。在一项随机对照研究中，有同胞全合供者的患者，在自体移植后序贯进行 RIC 异基因 HSCT，与两次自体移植组的患者相比，获得更高的完全缓解率（55% 和 26%），中位生存期也更长（80 个月和 54 个月）。但是，另一项前瞻性研究发现，第一次自体移植后未能获得完全缓解或者接近完全缓解的患者，异基因 HSCT 组的无疾病进展期虽然长于二次自体移植组的患者，但是总体生存率并无差别。此外，对于高危、曾接受反复治疗或者处于进展期的患者，这一治疗方式也未显示出治疗优势。因此，对于多发性骨髓瘤患者，选择何种移植方式，如何获得更好的疗效，尚有待进一步研究。

8. 重症再生障碍性贫血（SAA） 重症再生障碍性贫血是一种以骨髓造血衰竭为特征的疾病。对于年龄 <40 岁的新诊断的成人患者，如果有配型相合的同胞供者，造血干细胞移植是首选治疗，而且应该尽快进行，避免因严重感染、出血等原因，失去移植机会。如果没有同胞相合供者，也可尽快查询配型相合的无关供者。但是由于无关供者查询的过程相对耗时较长，部分患者可能因为病情较重而不能等待，或者经初步查询没有适合的无关供者，也可以考虑行亲属单倍型移植。

既往免疫抑制治疗失败或者复发的年轻患者（<40 岁），也应该接受异基因 HSCT。2012 年 EBMT 指南也推荐将配型相合的同胞和无关供者移植作为这一患者群的标准治疗。

儿童 SAA 患者，同样应该尽早行异基因造血干细胞移植，同胞相合供者和配型相合的无关供者移植是其标准治疗。

9. 其他遗传性或先天性疾病 对于多数遗传性疾病，其发病年龄在婴幼儿或儿童期，异基因移植是根治的唯一方法。常见疾病包括：一些遗传性骨髓衰竭综合征，如 Fanconi 贫血、Diamond-Black-fan 贫血，遗传性血小板减少等；血红蛋白病如地中海贫血、镰状红细胞病等；原发性嗜血细胞综合征；代谢性疾病如脑白质肾上腺萎缩症、Hurler 综合征、骨硬化症等。首选配型相合的同胞供者，对于儿童患者，如果没有同胞相合供者，除配型相合的无关供者外，脐带血干细胞也是不错的选择。脐带血移植后因移植物抗宿主病的发生率较低，患儿的长期生活质量较好。

原发性免疫缺陷病可笼统分为重症联合免疫缺陷病（SCID）和非 SCID，后者包括如 Wiskott - Aldrich 综合征、X - 连锁淋巴增殖性疾病（XLP）、慢性肉芽肿、Chediak - Higashi 综合征等。对于 SCID 患儿，一旦诊断，应尽早进行异基因 HSCT，配型相合的同胞供者是最佳选择，其次是配型相合的无关供者或者脐带血也应考虑。如果没有上述供者选择，配型不合的其他供者类型（如单倍型相合亲属）也应考虑。对于其他非 SCID 免疫缺陷病，也是异基因造血干细胞移植的适应证。

10. 其他　Lille 评分中、高危的原发性或继发性骨髓纤维化也适合选择异基因 HSCT 治疗。严重的 PHN 有同胞相合供者的，也可选移植治疗。有些实体瘤如乳腺癌、小细胞肺癌、肾细胞癌、卵巢癌等，复发或者晚期患者，有配型相合的同胞供者时，也有尝试进行异基因移植的临床试验。

（二）自体造血干细胞移植

自体造血干细胞移植通过大剂量放化疗清除体内的残留肿瘤细胞，同时输注自体的干细胞以重建造血。通常这一治疗方式仅适用于那些干细胞采集物未被肿瘤细胞累及、且可以采集到足够数量的造血干细胞的恶性肿瘤患者，或者自身免疫性疾病患者。

1. 急性髓性白血病（AML）　AML 低危成年人患者达到第一次完全缓解期（CR1）的，可以选择进行自体 HSCT 以获得长期存活及治愈。一般在达到 CR1 后巩固 2~3 个疗程，即可采集自体造血干细胞，首选自体骨髓干细胞，但是现阶段临床上更多是采集外周血干细胞。3 年无病生存率可达到 40%~50%。随着支持治疗的改善，移植年龄上限提高至 65 岁或者更高，这使得更多老年 AML 患者获得进行 HSCT 和治愈的机会。第二次以上的 CR 的低危患者一般不推荐自体 HSCT，尽管移植相关死亡率低，但是复发率高，能够获得持久缓解的患者仅为 20%。

中危组 AML 成人患者，处于 CR1，如果没有配型相合的同胞供者或无关供者，微小残留白血病（MRD）检测为阴性的，也可以考虑行自体 HSCT。

复发的 APL 患者，如果可以达到第二次分子生物学 CR，没有配型相合的同胞或无关供者，也可以进行自体 HSCT。

复发仍然是影响移植后长期生存的最主要原因，如何降低自体移植后复发是进一步改善疗效的关键。可以对采集物进行 MRD 的定量监测，如果为阳性，则不建议行自体 HSCT。

自体 HSCT 在儿童患者中曾经作为缓解后的巩固治疗被广泛应用，但结果显示低危组患儿自体 HSCT 不如联合化疗，而高危组疗效差于异基因 HSCT。目前对于儿童 AML 患者，仅处于 CR1 的高危组或者达到 CR2 的，如果没有配型相合的同胞供者，可以考虑自体 HSCT。

2. 急性淋巴细胞白血病（ALL）　自体 HSCT 在成年人 ALL 中的疗效有限。大部分随机对照研究显示，自体 HSCT 与联合化疗相比，没有显示治疗优势甚至更差。而与异基因 HSCT 相比，同样自体 HSCT 的结果也不如异基因移植。影响疗效的主要原因是移植后的高复发率，自体移植后给予维持治疗，是改善疗效的尝试之一。对于 MRD 监测阴性的 ALL 患者，没有配型相合同胞供者或无关供者的，如果采集物中 MRD 监测同样阴性，可以考虑自体 HSCT。

自体 HSCT 在儿童患者中应用有限。

3. **非霍奇金淋巴瘤（NHL）** 非霍奇金淋巴瘤是一组预后差异非常大的肿瘤，其生物学特性从非常惰性至高度侵袭性，初始治疗方式也各不相同，可以采用观察等待或者标准的联合化疗。不同类型患者的移植时机和指征不同。很多高度恶性非霍奇金淋巴瘤，自体 HSCT 的疗效明显优于传统化疗。

弥漫大 B 细胞淋巴瘤是中国人最常见的 NHL，联合美罗华的化疗显著改善了疗效，患者是否还需要进行自体移植需仔细评估。Ⅰ~Ⅱ期患者未达到完全缓解的，完全缓解的Ⅲ~Ⅳ期患者，以及 IPI 评分高危的患者，能耐受大剂量化疗的，可以考虑大剂量化疗加自体干细胞移植。复发或者难治患者，经二线治疗再次达到缓解的，也是其适应证。

Burkitt 淋巴瘤，低危者复发后，可采用二线化疗方案加自体干细胞移植，高危患者达到完全缓解的，也可以考虑采用自体移植作为巩固治疗。

Ⅲ~Ⅳ期套细胞淋巴瘤达到完全缓解，或者Ⅰ~Ⅱ期患者复发后，有移植条件的患者，可考虑选择大剂量化疗及自体干细胞移植作为巩固或挽救治疗。

滤泡淋巴瘤是常见的惰性淋巴瘤，常常多次复发，如转化为弥漫大 B 细胞淋巴瘤，对化疗尚敏感的，可以考虑大剂量化疗加自体干细胞移植治疗。

外周 T 细胞淋巴瘤，低危未完全缓解的以及高危的完全缓解患者，可以进行自体移植，而难治复发的患者，如果二线治疗有效，也可考虑。

对年龄较大的患者，可以尝试减低毒性预处理方案，而 B 细胞来源淋巴瘤，如表达 CD20，预处理方案可以增加美罗华以改善疗效。

4. **霍奇金淋巴瘤** 多数霍奇金淋巴瘤是患者通过治疗可以被治愈。高危患者或者对化疗仍敏感的复发患者可以采用大剂量化疗加自体造血干细胞移植。对难治复发、进展期的患者，通过大剂量化疗及自体造血干细胞移植支持，可以显著提高无病生存和无进展生存，疗效优于传统化疗，但是不能提高总体生存率。对于经初始治疗未获得治愈的患者，自体移植是最佳选择。尝试在自体移植前应用一些新的二线化疗方案，或可以提高难治复发患者的疗效。

5. **多发性骨髓瘤** 自体 HSCT 作为多发性骨髓瘤的标准治疗已被广泛接受，大剂量美法仑是最常用的预处理药物。随机对照研究显示大剂量化疗加自体移植疗效明显优于传统化疗，改善总体生存和无事件生存，特别是高危患者。但是，在年龄较大的患者中，随机对照研究显示，大剂量治疗虽然可以带来较长的无症状期，但不能改善总体生存。尽早移植，虽然也不能改善总体生存，但是因为治疗相关不良反应轻和无症状期长，患者可以获得更好的生活质量。应用新的药物，如硼替佐米、反应停等作为初始治疗，可以进一步提高移植后的无事件生存和总有效率。移植后，选择这些药物进行维持治疗，也可以改善疗效。

很多方案尝试二次自体序贯移植，比单次自体移植可以获得更持久的疗效，更高的长期存活率，7 年 OS 20% 比 10%。尤其是那些在第一次移植后，未能获得非常好的部分缓解以上的患者，通过第二次移植可以提高疗效，延长治疗的有效时间。但是，也存在结果相佐的报道。对于第一次移植后复发的患者，也可以考虑再次进行自体移植作为挽救性治疗。对多发性骨髓瘤患者需根据具体情况选择治疗方式。

6. **自身免疫性疾病** 生命受到威胁的、或可能致残的严重自身免疫性疾病患者，对传统治疗无效，在发生不可逆性的器官损害之前可考虑行自体移植。常见疾病类型包括多发性硬化、系统性硬化症、系统性红斑狼疮、克罗恩病等。进行移植前需全面权衡利弊。

7. 其他实体瘤　对于晚期或转移的实体瘤患者，自体 HSCT 是一项有效的挽救性治疗。常见肿瘤类型在成人主要包括生殖细胞癌、尤因肉瘤、髓母细胞瘤、乳腺癌、卵巢癌等；儿童和青少年主要包括神经母细胞瘤、尤因肉瘤、视网膜母细胞瘤、软组织肉瘤、中枢神经系统肿瘤、大理石骨病等。

（朱爱萍）

第四节　造血干细胞移植的常用技术

一、预处理方案

（一）预处理

1. 清髓性预处理方案　清髓性预处理（myelo-ablative condingting regimen），是指采用超大剂量的化学治疗和（或）放射治疗，目的是：①进一步清除体内残存的恶性细胞或骨髓中的异常细胞群；②抑制或摧毁体内免疫系统，使输入的骨髓不易排斥；③为骨髓干细胞植入形成必要的"空间"。

理想的预处理方案应能充分消灭体内残存的肿瘤细胞，对正常组织无致命性毒副作用。组成方案时要考虑肿瘤细胞的敏感性及髓外毒性这两个问题。根据预处理方案是否含放疗，可将预处理方案分为两类。

异基因移植的预处理方案通常采用具有免疫抑制作用，并同时有抗肿瘤作用的药物和方法。根据预处理方案是否含放疗，可将预处理方案分为两类。

（1）含全身放疗的预处理方案：异体造血干细胞移植应用最多的预处理方案为含全身放疗（TBI）的经典方案，其组成见表 13-2。

表 13-2　造血干细胞移植经典预处理方案之一

*CY + TBI	CY：1.8g/（m^2·d）或 60mg/（kg·d） 移植前第 5、4 天或第 4、3 天静点 TBI：600~1 400cGy 移植前 1d，或在 2~3d 内分 4~6 次完成

注：CY，环磷酰胺；TBI，全身照射。

各种含放疗的预处理方案，均在此方案基础上改进而成，分述如下。

1）TBI：TBI 是预处理的重要组成部分，早期预处理方案中 TBI 均为一次完成，其优点为抗肿瘤作用强，移植后肿瘤复发率低，但预处理相关毒性及肺部并发症，尤其是间质性肺炎发病率上升。多数学者认为 5~6cGy/min 为单次连续照射的最佳剂量率。近年来，许多单位推荐分次 TBI（FrTBI）代替单次连续 TBI，每日剂量 200~300cGy，4~6d 完成，总剂量可达 12~15GY。其中来自西雅图移植中心的研究显示，采用分次 TBI 总量 12.0Gy 的方案，优于单次 TBI 总量 10.0 的方案。北京医科大学血液病研究所采用的 TBI 总剂量 7.5Gy，分 2d 完成。

在 TBI 的时间安排方面，传统的方法是先化疗后 TBI，但采用分次照射后，通常采用先 TBI 后化疗。

2）化疗：有些学者认为，在含 TBI 的方案中，单用大剂量 CY 是不够的，应根据病情及病种加用其他药物或更换他药，如在 CY 的基础上加用阿糖胞苷（Ara-C）或足叶乙苷（VP16）或环己亚硝脲（CC-NU），但伴随移植后复发率减低，移植相关死亡发生率（TRM）也增加，而患者的长期生存率并无改善。亦有人尝试用大剂量 Ara-c（$6\sim36g/m^2$）或美法仑（Melphalan）（$110\sim180mg/m^2$），VP16（60mg/kg）取代 CY，而药物相关的毒性亦相应增加，患者的长发生存率没有优于单纯 Cy/TBI 方案。北京大学人民医院血液病研究所采用加 CCNU $200mg/m^2$ 或甲基 CCNU（Me-CCNU）$250mg/m^2$ 的 C：y/TBI 方案，获得良好疗效。

（2）不含 TBI 的预处理方案：为避免 TBI 后所引起的远期不良反应，包括间质性肺炎、白内障、第二肿瘤、儿童生长发育停滞等，采用非 TBI 方案的探索一直在进行。

异体造血干细胞移植中最经典亦是应用最广泛的不含 TBI 预处理方案为 BU+CY 方案，其组成见表 13-3。

表 13-3 造血干细胞移植前预处理经典方案之二

* BU-CY	BU	1mg/（kg·Q6h）×4d	移植前（第9天到第6天共4d）口服
	CY	50mg/（kg·Q6h）×4d	移植前（第5天到第2天）静脉滴注

注：BU，白消安（静脉制剂，白舒菲）；CY，环磷酰胺。

研究表明 BU+CY 方案可使急性白血病骨髓移植后复发率降低，但肝静脉阻塞综合征（VOD）发病率上升，Tvschka.P.J 等将方案中的 C7 自 4d 减为 2d，称 BU+CY_2 方案，结果患者耐受性与并发症皆改善，而疗效不比原方案差。静脉白消安（商品名，白舒菲）通常采用 0.8mg/kg，q6h×4d。北京大学人民医院血液病研究所将 BU+CY_2 方案进行改良，将 BU 从 4d 减为 3d，同时加用 Ara-C、Ie-CC—NU、羟基脲（HU），用于白血病患者造血干细胞的治疗，其疗效与含 TBI 的方案相似。

通常对于急性淋巴细胞白血病，化疗耐药的急性非淋巴细胞白血病患者多采用含 TBI 的预处理方案；对于非淋巴细胞白血病，儿童患者，以及移植前接受过中枢神经系统，或纵隔放射治疗的患者多采用非 TBI 预处理方案。

2. 减低预处理强度、非清髓性移植　减低预处理强度（reduced intenslty conditioning regimen，RIC）、非清髓性 HSCT（non-myeloablative hema-topoietic stem cell transplantation，NST），也称之为小移植（mini-transplantation，）。由于传统预处理方案采用的超大剂量放疗，化疗所具有的预处理毒性，使其仅限于在年轻患者及脏器功能良好的患者中采用。

基于下述临床资料：①发生急，慢性 GVHD 患者具有更好的无复发生存率；②异基因移植后的复发率显著低于同基因移植，自体移植及去除供者 T 淋巴细胞的异基因移植；③异基因移植后白血病复发患者采用再诱导化疗加供者淋巴细胞输注（DLI）后可以获得长期缓解。从而证明异基因移植后存在移植物抗肿瘤作用（GVT），并由此为减低预处理剂量的移植奠定了理论基础。

与传统采用的预处理方案不同，其预处理目的不是为了彻底清除受者的肿瘤细胞和造血功能，而是要达到足够的免疫抑制，诱导受者对供者产生免疫耐受，从而使供者的干细胞顺利植入，并通过植活的移植物产生移植物抗肿瘤细胞的效应（GVT）。早期由西雅图移植中心在动物模型的研究为减低剂量的移植奠定了基础。其研究表明给予狗 4.5Gy 的 TBI 照射后，只有13%的狗实现完全的供者植入，28%形成稳定的供者植入，59%植入失败。因此，该中心在临床成功的采用 TBI 2Gy 加氟达拉：（Flu）90～150mg/m² 作为预处理方案，移植后应用骁悉（MMF）联合环孢霉素 A（CSA）的免疫抑制，使得小移植取得成功。目前多数 NST 预处理方案采用包含氟达拉滨（Flu）的方案，主要由于 Flu 的免疫抑制作用强而细胞毒作用相对较轻。其他常用的药物和方法有环磷酰胺（Cy）、阿糖孢苷（Ara-c）、去甲氧柔红（IDA）、2-脱氧腺苷（2-CDA）、美法仑（Mel）、白消安（BU）和低剂量 TBI 等。为加强免疫抑制作用，有些移植中心在预处理方案中还采用抗胸腺细胞球蛋白（ATG），抗 CD52 单克隆抗体（Campath-lH），全淋巴结照射（TLI）等。国外部分移植中心采用减低预处理剂量的方案治疗恶性血液系统疾病的临床研究及其疗效见表13-4。

表13-4 减低预处理剂量的异基因移植治疗恶性血液系统疾病的临床研究及其疗效

移植中心	病例数	供者类型	预处理方案	移植后免疫抑制药	排斥率（%）	长期生存率
Seattle	426	MRD	2GyTBI + F	MMF/CSA	4	3-yOS 51%
						3-ydfs 38%
MDAnderson	86	MURD	F + M	T + MTX	2	3-yOS 51%
		MRD	2-CDA + M	T + MP		3-yDFS 38%
			5/6 RT	CSP + MP		3-yNRM 45%
NIH	15	MRD	F + CY	CSA	7	OS 53%
						PFS 53%
London	44	MRD	F + M	CSA + MTX	2	OS 82%
		MURD	Campath-1H			RFS 75%
Jerusalem	26	MRD	F + M	CSA + MTX	2	OS 82%
			Campath			RFS 75%
Stanford	37	MRD	TLI + ATG	CSA/MMF	16	OS 73%
		MURD				DFS 62%
Dresdon	42	MURD	F + B +	CSA/MMF	21	OS 36%
		MMURD	ATG	CSA/MTX		DFS 26%

注：TBI，全身照射，F，氟达拉滨；M，马法兰；2-CDA, claclribine；CY，环磷酰胺；B，马利兰；T，他克莫斯；CSA，环孢菌素；MMF，霉酚酸酯；MMURD，配型不合的无关供者；MP，甲泼尼松龙；MRD，配型相合的亲缘供者；MTX，甲胺蝶呤；MURD，配型相合的无关供者；OS，总体生存；PFS，无疾病进展生存；DFS，无疾病生存；MTX，甲胺喋呤；ATG，抗胸腺细胞球蛋白；TLI，全淋巴结照射。

非清髓移植和减低强度的移植是对传统异基因移植的发展和改进，已经成为异基因移植的重要进展，是年龄大的患者可以采用异基因移植的重要治疗手段。其主要特点是预处理方案强度明显低于清髓方案；预处理减低后导致植入方式不同，需要通过增加免疫抑制药首先帮助受者形成供受者混合性嵌合体，再进一步达到供者细胞的完全植入。因此，移植后还要定期检测供受者嵌合状态，对于供者细胞植入比例低，或供者细胞成分进行性下降的患者，为防止发生排斥，要给予供者淋巴细胞输注（DLI），使之最终达到100%的供者细胞植入。此外，由于预处理减弱，其抗肿瘤作用也会相应减弱，通过 DLI 等手段还可进一步加强抗肿瘤作用（GVT），防止肿瘤复发。

NST 及减低强度移植的适应证：①老年患者，或身体重要脏器功能不能耐受常规清髓性移植的患者；②疾病进展相对缓慢，对于 GVT 敏感的恶性血液系统疾病，例如急性髓性白血病，慢性髓性白血病（CML），慢性淋巴细胞白血病（CLL），多发性骨髓瘤（MM），惰性淋巴瘤等；③首次移植（包括自体干细胞移植）后复发，需要进行二次 HSCT 的患者；④非恶性血液系统疾病［包括，骨髓衰竭性疾病，如重症再生障碍性贫血（sAA）；Fancons 贫血；Gaucher 病等］不需要采用清髓性移植者。

异基因移植治疗非恶性血液系统疾病的预处理方案，见表 13-5。

表 13-5 异基因移植治疗非恶性血液系统疾病的预处理方案

疾病	预处理方案	用药方法	用药方法
SAA	CY	50mg（kg·d）×4d	移植前（5~1日共4d）静脉
	ATG	2.5mg（kg·d）×4d	移植前（5~1日）静脉
fanconi's anemla	CY	5~10mg（kg·d）×4d	移植前（5~1日共4d）静脉
	TBI or ATG	400~450cGy	移植前 -1d

注：TBI，全身照射；CY，环磷酰胺；ATG，抗胸腺细胞球蛋白。

因此，NST 及减低强度移植使异基因移植的适应证及适应人群得到扩展。由于 NST 后复发率相对较高，因而建议选择肿瘤负荷低的患者采用。目前许多临床研究结果显示，采用 RIC 的移植治疗急慢性白血病，其缓解率和长期生存率与常规移植比较是可以接受的，急性和慢性 GVHD 发生率基本与常规移植相当，只是急性 GVHD 发生时间与常规移植比较一般延迟出现数周，且早期细菌感染比例下降，而晚期 GVHD 及感染与常规移植比较无显著差异。

3. 自体造血干细胞移植（ASCT）的预处理方案　ASCT 的预处理目的不同于异基因造血干细胞移植的预处理之处在于，ASCT 的预处理不需要具有强烈的免疫抑制作用的药物，而主要强调采用更有效的抗肿瘤细胞作用的药物和方法。

对于急性白血病，MDS 患者，目前多数中心仍然采用 TBI/CY，或 BU/CY$_2$）作为预处理方案。为加强预处理抗白血病细胞的强度，在上述 2 中方案基础上还有加用其他化疗药物的方案，例如，足叶乙苷（VP16），美法仑（Mel），阿糖胞苷，去甲氧柔红霉素（IDA）等。

多发性骨髓瘤行造血干细胞移植的预处理方案主要是以美法仑为主的方案。美法仑 200mg/m^2 是自体造血干细胞移植前经典的预处理方案，总剂量可以在移植前 2d 一次给予，也可以在前 3d 和 2c 分次给予，研究表明两种给药方式在毒性反应以及植入时间方面均没有差异。采用美法仑 140mg/m^2，并联合 TBI，或其他化疗药物如白消安（BU），可以降低大剂量美法仑的相关毒性。IFI 进行的随机研究表明，自体 PBSCT 前采用美法仑 200mg/m^2 与美法仑 140mg/m^2 联合 TBI 的方案比较，具有更长的 OS（45 个月时的 OS 为 65% vs 45%），而试图加用其他烷化剂来加强预处理强度的方案，均未达到提高移植后缓解率和改善长期生存率的结果。关于蛋白酶体抑制药，硼替佐米联合美法仑作为预处理的临床研究，初步结果显示移植后 MM 患者的完全缓解率似有提高，但是否能够延长患者的长期生存还没有最终的结论。

淋巴瘤自体移植的预处理方案，主要采用 BEAM，CBV 化疗方案。包含 TBI 的方案有 TBI/Cy ± VP16，具体见下述，其中 BEAM 是最常采用的预处理方案。

（1）BEAM 方案

①BCNU（卡莫司汀；卡莫司汀）300mg/m^2 IV -7d。

②VP-16 200mg/m-/d IV -6d、-5d、-4d、-3d（总量800mg/m²）。
③Ara-C 200mg/m- IV -6d、-5d、-4d、-3d Bid（总量16 000mg/m²）。
④Mel 160~180mg/m² po -2d。
（2）CBV方案
①BCNU 300mg/m² IV -6d。
②VP-16 200mg/m²/d IV -6d、-5d、-4d、-3d（总量800mg/m²）。
③Cyclophosphamide（CY）4.8~7.2g/m²（总量），-5~-4d给予。
（3）TBI/Cy±VP16
①Cyclophosphamide（CY）60mg/kg，-6~-5d。
②VP-16 30~60mg/m²/d，-4d。
③TBI 12~13.8Gy（总量），-3~-1d。

4. 预处理相关毒性　预处理早期毒性有胃肠道反应（恶心、呕吐、腹泻）及口腔、膀胱等黏膜炎。主要是由于预处理方案对于黏膜直接损伤及其细胞因子介导的炎性反应所致。移植后早期感染包括细菌，真菌，病毒（主要是疱疹病毒）进一步加重黏膜炎。所以，针对以上反应，采用小剂量皮质激素可缓解早期预处理相关的反应，而有效的预防和抗感染措施有利于黏膜炎的恢复。由于采取有效的预防措施，包括水化，碱化尿液，及应用美斯钠（Mesna）结合大剂量CY的代谢产物（Acrolein）等，移植早期后与大剂量CY相关的出血性膀胱炎发生率显著下降。

预处理相关的晚期并发症。①白内障：主要与TBI有关，糖皮质激素和环胞菌素应用亦可导致其发生。②白质脑病：与移植前反复鞘内注射，颅脑照射及高剂量TBI有关，临床表现可呈精神症状（异常兴奋，思维奔逸，甚至躁狂），严重者可癫痫发作，脑脊液检查可有颅压增高，蛋白升高，MRI检查表现为脑白质或皮髓交界处脱髓鞘改变。③内分泌功能低下，甲状腺功能低下，性腺功能损伤引起闭经，无精子形成，不育，以及垂体功能受损导致儿童生长发育延迟等。④继发性肿瘤，大剂量放、化疗以及免疫抑制药应用均可诱发第二肿瘤发生，并且随着患者生存率延长，第二肿瘤发生率逐渐增加，但总体发生率5%~15%，其中接受TBI的患者发生率明显高于接受非TBI预处理方案者。

（二）造血干细胞的采集

1. 骨髓的采集与处理
（1）异基因骨髓的采集与处理：

1）异基因骨髓的采集：为了能从供者体内采集到足够数量的骨髓血，而由保证健康供者的安全，需要在供者捐献骨髓前2~3周，对于供者进行"自体循环采血"。具体方法为，第一次现抽取供者血液400ml储存在4℃冰箱中，一周后，将血液回输给供者，同时在抽取600ml血，在间隔一周回输600ml，同时抽取供者800ml外周血储存在4℃冰箱中。这样，一方面保证骨髓移植当天回输的血液储存期不大于一周；又基本可以弥补供者采髓当天所损失的血液；同时避免供者输注异体血所带来的并发症。

采集骨髓一般要求在医院中心手术室进行，供者采用硬膜外麻醉（国外通常采用全身麻醉），应用手术常规消毒皮肤后，用骨髓穿刺针分别在供者双侧髂前上棘和髂后上棘多点抽取骨髓血，必要时加胸骨。采集骨髓的针可为Thomas针或普通骨髓穿刺针，采髓时每位点抽吸的骨髓量不宜过大，以免导致骨髓稀释，同一位点可行深浅层抽髓。抽髓所用骨髓针和注射器药事先加入含肝素的 BP - MI1640 细胞保养液。所采集的骨髓实际上是血液与骨髓的混合液，其中血液占极大部分，故称之为骨髓血，而真正的骨髓含量仅约 10ml。一般采集的骨髓血量为 800~1 000ml，为保证患者造血重建一般要求采集的有核细胞数达到 3×10^8/kg。由于采集的骨髓血里有骨髓小粒，需要采取过滤将其分散。过滤的方法通常有两种，不锈钢网过滤和针头过滤，前者是目前国外多数移植中心所采用的方法，操作简单，缺点是开放式的；后者是北京大学血液病研究所采用的过滤方式。

此外，在采集术中应严密检测供者生命体征，并充分补液，可将乳酸盐、林格液与胶体液等量交替使用，输液量为采集骨髓量的 2.5~3 倍。总体来讲，采集骨髓手术是非常安全的，术后短期内局部疼痛常见，少数供者有一过性低热，对供者无任何长期影响。

2) 血型不相容的骨髓处理：ABO 血型不合不是骨髓移植的禁忌证，但须对供者或受者进行处理，以免发生溶血，以确保手术安全。ABO 血型不合的处理可分下述 3 种情况。

供者与受者 ABO 血型主要不合时（即受者体内具有针对供者 ABO 血型抗原的凝集素，如供者为 A，B，AB 型，受者为 O 型）。若将采集的骨髓血全部回输给受者势必导致严重的溶血反应。目前通常采用去除供者骨髓血红细胞的方法，以避免上述溶血反应的发生。具体方法是将骨髓血按 4 : 1 比例加入 6% 羟乙基淀粉，静置后使红细胞自然沉淀，分离红细胞后的血浆为富含骨髓细胞，将回输给受者，所分离出的红细胞回输给供者。

供受者 ABO 血型次要不合（供者体内具有针对受者 ABO 血型抗原的凝集素，如受者为 A，B 型，供者为 O 型）。当供者的血型抗体滴度≥256 时，可能导致不同程度的溶血反应，因此需要将供者的骨髓血通过离心的方法，去除部分血浆。

供受者 ABO 血型双向不合（如供者为 A 型，受者为 B 型），可以参照上述方法处理。

(2) 自体骨髓移植（ABMT）时自体骨髓的采集和保存：自体骨髓的采集方法基本同异基因骨髓采集。对于恶性血液系统疾病，通常在最后一个巩固强化治疗后，骨髓恢复期进行自体骨髓采集。对于骨髓未受累及的实体肿瘤，应在化疗早期进行自体骨髓采集保存，然后再进行强烈放疗和化疗。冻存方法有，如果受者在采集自体骨髓后 60h 内输注，可将骨髓保存在 -4℃ 冰箱以备输注；在 -196℃ 液氮中可以保存数年至数十年。自体骨髓净化方法主要有物理方法和化学方法，但净化的效果有限，并且可不同程度损伤造血干细胞。

2. 外周血干细胞采集和保存　外周血干细胞一般可通过白细胞单采收集得到。目前，临床上应用较为普遍的为 C83000 和 Spectra 血球分离机进行干细胞采集，平均循环外周血量为 15~20ml/kg（被采集者体重）。采集到的细胞可直接冻存，无需进一步处理。

分离收集的外周血单个核细胞可经控速降温后，保存在 -196℃ 液氮中，可以保存数年到数十年，各种活细胞的回收率在保存 24 个月后一般超过 90%。然而程控降温和液氮保存操作复杂。在临床实践中，简单理想的冷冻保存方法，也可采用细胞外冷冻防护剂羟乙基淀粉（HES）和 DMSO，不经程控降温在 -80℃ 冰箱中保存的方法。10 例患者的大量外周血单个核细胞，用该方法保存 2 个月至 7 个月时，细胞数、CFU - GM 和 BFU - E 的回收率分别为（86.6±12.3）%、（71.8±14.7）% 和（85.2±19.4）%，台盼蓝拒染率 >80%。

（三）外周血造血干细胞动员

正常成人的外周血中造血干细胞（HSC）数量很少，只占骨髓 HSC 的 1/100。因此，需要采取措施将骨髓内的 HSC 动员到外周血，以便应用血球分离机采集到足够数量的 HSC，供移植之需。

血液系统疾病综合诊疗要点

(1) 自体外周血干细胞的动员、采集：一般根据疾病的不同类型决定动员时机，例如，急性白血病的动员宜安排在诱导缓解后，并巩固治疗2~3个疗程以后进行。动员方案包括以下几种：①抗肿瘤化疗药物，通过药物化疗不但可以动员外周血干细胞，并可有抗肿瘤细胞的作用。化疗药物的选择可依据肿瘤不同类型而选择，如急性髓系白血病和淋巴细胞白血病可分别选择大剂量Ara-C和大剂量CY。②造血干细胞生长因子如G-CSF，其特点是动员效率高不良反应较少，但对于某些白血病，如急性髓系白血病，有刺激白血病细胞增殖的作用。③细胞毒药物和造血刺激因子联合应用，这是目前血液肿瘤患者最常采用的动员方案，通常在化疗结束后，待患者白细胞将至低谷时，开始应用集落刺激因子 [G-CSF, 5~10μg/(kg·d)]。

采集时机：①外周血白细胞计数升至 $4~5\times10^9/L$；②血小板开始上升；③外周血白细胞分类示单个和细胞比例升高；④有条件的单位可以采用流式细胞仪检测外周血计数 $CD34^+$ 细胞 $10~20/mm^3$。

采集量及干细胞冻存：目标采集量，MNC大于 $4~5\times10^8/kg$；$CD34^+$ 细胞数大于 $2\times10^6/kg$，以后检测CFU-GM应在 $(15~50)\times10^4/kg$ 为宜。所采集的干细胞建议保存在 $-196℃$ 液氮中。

(2) 异基外周血干细胞动员、采集：健康供者单用G-CSF或GM-CSF动员3~4d，进行外周血干细胞采集，通常采集2~3d，采集后的干细胞立即回输给受者。

临床研究显示，健康供者应用G-CSF中位剂量 $10\mu g/kg$（范围，$4~20\mu g/kg$），中位应用时间5d（范围4~8d），可以采集到 $CD34^+$ 细胞中位数位 $6.9\times10^6/kg$（范围，$1.3~36\times10^6/kg$），仅有2.9%供者未采集到 $2\times10^6/kg$ 的目标采集量。目前，推荐健康供者G-CS动员剂量 $5~16\mu/kg$，连续应用4~5d，在第4、5天进行干细胞分离采集。研究表明G-CSF连续应用7d，外周血中 $CD34^+$ 细胞开始下降。关于G-CSF的应用是否会引起健康供者的远期并发症，到目前为止还没有见报道和证实。而近期不良反应包括骨痛、头痛、乏力、出汗等，通常在停止注射G-CSF后48h消失。也有报道应用G-CSF后导致高凝状态（纤维蛋白原增加、因子Ⅷ增加、蛋白S、蛋白C降低等），特别是在年龄较大供者中值得注意和观察。干细胞采集后引起血小板下降也应得到关注。外周血干细胞采集本身并无严重并发症，采集管路中的抗凝药可到至供者血钙降低，而引起麻木感。应注意补充钙剂。

(四) 移植后植入证据及监测

植活状态的监测对异基因造血干细胞移植具有重要的理论与实践意义：①可以观察异基因造血干细胞移植后的造血恢复是源于自体或输入的异体干细胞，血液中各种细胞成分以及造血基质细胞是否来源于同一干细胞；②观察异体干细胞的植入水平与GVHD，复发等临床过程的关系。

清髓性移植后患者骨髓出现急性衰竭，导致外周血白细胞迅速下降，通常在回输干细胞后5~7d降低到不能计数的程度。如果不应用集落刺激因子（如G-CSF），通常要到移植后10~14d开始逐渐恢复，一般到移植后20d左右上升到 $1.0\times10^9/L$。通常在移植后2周，网织红细胞开始逐渐升高，到移植后第4~6周达到高峰。而血小板回复一般晚于白细胞恢复，且血小板植入与输注的干细胞数量和质量密切相关。移植后一般定义白细胞植活时间为，中性粒细胞（ANC）$>0.5\times10^9/L$，连续3d；血小板植活时间为外周血血小板计数>

20×10^9/L,持续一周未输注血小板。

外周血造血干细胞移植(PBSCT)与骨髓移植(BMT)相比,具有植入快的特点。PBSCT后外周血ANC恢复到$>0.5\times10^9$/L的时间为移植后11~15d,血小板恢复比BMT亦快。

骨髓移植植活证据的检测是通过识别供受者之间遗传学标记差异而得以实现,实验方法大致可分为生化方法、细胞遗传学分析和分子遗传学分析三大类,详见表13-6。

表13-6 BMT植活状态的监测方法

1. 生化方法:①红细胞表面抗原系统:ABO、Rh、Lewis、Duffy、MNSs等
   ②白细胞抗原系统:HLA-Ⅰ、Ⅱ、Ⅲ类抗原
   ③免疫球蛋白的同种异型
   ④细胞内同工酶:ACP、PGM、ESD、ADA、PGD等

2. 细胞遗传学分析:包括染色体带型的多态型及荧光原位杂交技术(FISH)检测性染色体检查及异常标记染色体,如Ph+染色体

3. 分子遗传学分析:(1) Y基因分析(含原位杂交)
   (2) RFLP(包括DNA指纹图)
   (3) PCR(含PCR-FLP, STR/VNTR-PCR)

ACP:Acid phosphatase
PGM:Phosphog lucomutase-1
ESD:Esterose D
PGD:6-Phosphog luconate dehydrogenale
ADA:Adenosinedeminases
RFLP:限制性片段长度多态性
STR:Short tandem repeat,短串联重复序列
VNTR:variable number of tandem repeat

(五)造血干细胞移植后输血

HSCT后,为保证患者安全,国内推荐应维持患者血小板计数不低于20×10^9/kg,对于有活动性出血,或需要接受有创性检查操作者,血小板要维持在50×10^9/kg。对于没有贫血相关症状患者,血色素保持在7~8g/L以上,血细胞比容不小于25%。目前,推荐采用成分输血。由于血液制品中存在献血员的白细胞,其HLA与患者不同,对于HSCT后免疫功能低下患者,可以引起严重的输血相关的GVHD(post-tansfusion GVHD, transfusion-associated GVHD, TA-GVHD),90%的输血相关GVHD是致命性的,因此预防TA-GVHD极为重要。对于HSCT后患者,为避免TA-GVHD,血制品的输注除一般原则外,尚有其他一些重要原则,包括血液成分的放射线照射,一般采用X线,或γ线照射;使用白细胞过滤器。采用白细胞滤过器使每次输入的白细胞少于5×10^6/L则能有效(>97%)可防止上述不良反应。但是对于移植后预防TA-GVHD,目前认为单纯采用去除白细胞的方法(包括,白细胞滤过器),还是不够的,因此不作为推荐。此外,所有供者在采集干细胞前2周输注的血制品也需要放射。

对于供受者ABO血型不合的患者,主要分为:①供受者ABO血型大不合,即受者体内存在针对供者ABO血型抗原发生的凝集素,例如,受者O型,供者为A型或B型;②供受

者 ABO 血型小不合,即供者体内存在针对受者红细胞血型抗原的凝集素,例如,受者为 A 型或 B 型,供者为 O 型;③供受者 ABO 血型大小不合(双向不合),供受者体内均存在针对 ABO 血型抗原凝集素,例如,供者为 A,受者为 B,反之亦然。

ABO 血型不合的异基因移植后可出现的并发症如下:①ABO 血型大不合,造血干细胞,尤其是骨髓输注过程中,可能导致急性溶血反应,预防方法,采取有效去除骨髓血中红细胞的措施,可避免发生急性溶血反应。②纯红细胞再生障碍性贫血(pure red blood cell aplasia, PRCA)主要在 ABO 血型大不合、双向不合移植后,由于受者体内存在针对供者 ABO 血型抗原的凝集素,导致供者红细胞延迟植入,预防方法包括,移植前减少受者体内针对供者的凝集素;移植后输注供者型红细胞;去除供者红细胞。③过路淋巴细胞综合征(passengerlymohocyte syndrome)主要发生在 ABO 血型小不合的移植后,由于移植物内存在记忆性淋巴细胞,被受者体内 ABO 血型抗原激活导致的迟发型溶血反应,通常发生在移植后 7~10d,临床以贫血,黄疸为主要表现。此并发症在去除 T 淋巴细胞移植,及 CD34$^+$ 筛选的干细胞移植中极少发生。一旦发生可加强免疫抑制,并应丙种免疫球蛋白及支持治疗(水化,碱化尿液等)。ABO 血型不合的移植主要影响移植后红细胞植入,不影响白细胞及血小板植活。近期荟萃分析结果显示,在亲缘间移植,ABO 血型不合移植不影响患者总体生存率(OS),但在无关供者移植,ABO 血型小不合、双向不合的移植后 OS 有轻度下降(但未达到统计学意义),尤其在急性白血病患者中更为明显。

1. 红细胞输注 预处理后红细胞的下降较粒细胞和血小板的下降为迟且程度也较轻。在再障及急慢性白血病移植后应保持血细胞比容(HCT)在 0.25~0.30,血红蛋白应保持在 7~8g/dl 以上,血细胞比容 25% 以上,以维持机体功能,输入红细胞的量各家报道不全一致,与患者具体情况,如有无并发症及 ABO 血型是否一致有关。一般在 ABO 血型一致的移植,红细胞用量平均为 6.6U,而 ABO 血型不符的移植约需 10.5U。这是由于尽管受体的 ABO 血型抗体与供体红细胞发生反应并不影响干细胞的植活,但骨髓植活后红细胞的产生延缓且可有轻度的溶血反应,故需较多的红细胞输入。

ABO 血型不合的骨髓移植在供髓植活后逐渐出现血型变化。供者血型转换出现在移植后 22~42d,移植后约 80d 血型可完全转变为供者血型,患者原有的同种凝集素在移植后减少,至移植后约 40d 消失。所以移植后不同阶段,应根据检测的血型及血清凝集素水平,输注适当血型的血液制品以防止迟发性输血反应。原则上:移植后早期,血型未转换期间①ABO 血型大不合移植后,HSCT 后可选择用受者型红细胞和供者型血小板或血浆,直至血型转换,在患者原有凝集素完全消失后才输注供者型红细胞或粒细胞或全血。②对于供受者 ABO 血型小不合,HSCT 后可选用供者型或 O 型红细胞,及受者型血小板或血浆,直到血型转换为供者血型,才输注供者型的血浆或血小板。③在血型 ABO 血型双向不合的骨髓移植后,需输注 O 型红细胞或粒细胞,当患者原有凝集素消失再用供者血型的细胞;移植后先输注 AB 型血浆或血小板,至血型完全转变为供者型后,再用供者型血小板等血液成分。对于在血型转换过程中的患者,可采用输注 O 型洗涤红细胞,及 AB 型血小板。

2. 血液制品的辐照处理 GVHD 是骨髓移植的重要并发症,也是骨髓移植后致残甚或致死的重要原因之一。GVHD 可由植活的供髓所致,也可能是预处理后严重免疫抑制期间输注血液制品含有活性的淋巴细胞所引起的输血相关的 GVHD(TA-GVHD)。由输血所致的可通过血液制品(包括全血,红细胞、粒细胞、血小板)的辐照加以预防。国内推荐用 ^{60}Co

或 ^{137}Cs（铯）进行辐照，剂量为 25~30Gy，可使 95% 淋巴细胞失去分裂和复制能力而其他血细胞不受影响。美国血库协会标准为容器中央部分的 γ-辐射不少于 25Gy（2 500cGy），而其他部分不少于 15Gy。应用辐照血液制品的时限应包括预处理开始后的免疫受损期，如淋巴细胞技术 $<1.0\times10^9$，约持续 2 年，在有 GVHD 的患者可能需要更长时间。对自体造血干细胞移植的患者，干细胞采集前 7d 直至移植后 3~6 个月内输注的血制品应经放射。2 500cGyγ 射线足以灭活供者的白细胞，而不影响血小板功能。所采集的供髓以及为加速再障患者骨髓的植活而采自供髓者外周血的白膜层细胞均不应辐照。

应用经过放射（15~20Gy）后血液制品，可以灭活 T 淋巴细胞。而采用白细胞过滤器可以去除包括淋巴细胞在内的白细胞。应用去除白细胞后的血液制品不但可以减少白细胞相关的输血反应，还可以减少巨细胞病毒感染的风险。

（鲍 颖）

第五节 并发症

造血干细胞移植中的大剂量放化疗及免疫抑制治疗可导致多种治疗相关的毒副作用发生，可直接或间接导致长期或短期的免疫抑制，如治疗不当致死致残率较高。临床上需要评估移植相关合并症发生的危险因素，以降低移植相关死亡。造血干细胞移植并发症大致可分为感染、早期非感染合并症（移植后 3 个月内）、晚期非感染并发症（移植后超过 3 个月）和移植物抗宿主病（表 13-7）。

表 13-7 造血干细胞移植后主要并发症

感染	细菌感染	革兰阳性细菌感染
		革兰阴性细菌感染
	病毒感染	巨细胞病毒
		EB 病毒感染
		单纯疱疹病毒
		水痘带状疱疹病毒
		呼吸道病毒（流感、副流感病毒）
	真菌感染	念珠菌属
		曲霉菌和其他真菌
		卡氏肺孢子虫
	其他感染	弓形虫
早期非感染性并发症（0~3 个月）	预处理相关毒性	黏膜炎
		出血性膀胱炎
	静脉闭塞性疾病	
	间质性肺炎	
	牙龈出血	
	植入失败	

续 表

	药物不良反应	
晚期非感染性并发症 >3 个月	器官特异性的晚期并发症	白内障
		甲状腺功能减退
		不育症/性腺功能减退
		生长发育受阻
		骨质疏松/缺血性坏死
	肿瘤复发	
	继发第二肿瘤	
移植物抗宿主病	急性	
	慢性	

（一）感染

感染是造血干细胞移植受者非复发死亡最常见的原因，在移植后早期和晚期发病率均较高（表13-8），移植后发生免疫缺陷可按照距离中性粒细胞植入（中性粒细胞绝对计数持续 $>0.5\times10^9/L$）的时间长短分为不同阶段，不同阶段的感染具有不同的特点；临床工作中应根据不同阶段易感的病原体给予相应的抗生素预防策略，以降低移植后机会感染的发生风险（表13-9）。

表13-8 造血干细胞移植后不同病原体感染临床特点

病原体	HSCT 后高危阶段	危险因素	常见临床症状	治疗
革兰阳性葡萄球菌	1~4 周	中性粒细胞缺乏 黏膜炎 中心静脉置管 皮肤破损	菌血症	按照药敏应用抗生素
肠杆菌科	1~4 周	中性粒细胞缺乏 皮肤破损 胃肠黏膜损伤	菌血症	按照药敏应用抗生素
梭菌属	1~8 周	抗生素应用	结肠炎	甲硝唑 口服万古霉素
荚膜菌属	>12 周	慢性 GVHD 慢性免疫抑制	鼻窦炎 肺炎	按照药敏应用抗生素
念珠菌属	1~4 周	中性粒细胞缺乏 皮肤破损 胃肠黏膜损伤	念珠菌血症 皮肤黏膜炎 肝脾感染	唑类 棘白菌素类 两性霉素 B
曲霉菌属	1~4 周 >8 周	HLA 不合 CMV 感染 急性或慢性 GVHD	鼻窦炎 肺内结节或肺内浸润	曲霉敏感的唑类 棘白菌素类 两性霉素 B

病原体	HSCT 后高危阶段	危险因素	常见临床症状	治疗
卡氏肺	>4	慢性免疫抑制 大剂量皮质激素 慢性 GVHD 慢性免疫抑制	肺炎	甲基苄啶 磺胺甲噁唑 氨苯砜 喷他脒
CMV	>4 周	供者或受者 CMV 血清学阳性 HLA 不合 急性或慢性 GVHD 慢性免疫抑制	病毒血症 肠炎 间质性肺炎	更昔洛韦 膦甲酸 缬更昔洛韦
单纯疱疹病毒	1~4 周	受者血清学阳性	口咽炎 急性食道炎	阿昔洛韦 伐昔洛韦 膦甲酸
水痘带状疱疹病毒	>4 周	受者血清学阳性 水痘病史 HLA 不合 急性或慢性 GVHD 慢性免疫抑制	皮肤损伤 间质性肺炎 肝炎	阿昔洛韦 伐昔洛韦 膦甲酸
EB 病毒	>4 周	HLA 不合 T 细胞去除	病毒血症 移植后淋巴增殖性疾病	美罗华 减免疫抑制药 细胞毒药物

表 13-9 移植后不同阶段不同病原体的预防策略

病原体	早期疾病预防（HCT 后 0~100d）	晚期疾病预防（HCT 后 >100d）
细菌感染	无特殊推荐	预防慢性免疫抑制患者荚膜菌（肺炎链球菌、流感嗜血杆菌）感染的抗生素（依据当地耐药情况）
CMV	高危患者应用更昔洛韦预防或抢先治疗	高危患者应用更昔洛韦抢先治疗
HSV	血清学阳性患者应用阿昔洛韦	反复 HSV 感染的患者应用阿昔洛韦
酵母菌感染	氟康唑	慢性免疫抑制的患者应用氟康唑
真菌感染	无特殊建议	无特殊建议
卡氏肺囊虫	首选甲基苄啶-磺胺甲噁唑，或氨苯砜或喷他脒	慢性免疫抑制的患者首选甲基苄啶-磺胺甲噁唑，或氨苯砜或喷他脒

移植物植入通常发生于自体 HCT 后 7~14d 或异基因 HCT 后 14~28d，无关供者移植植入通常晚于同胞全相合移植，5%~10% 的无关供者移植发生植入失败，导致中性粒细胞缺乏时间延长。移植物植入前感染相关的主要危险因子是皮肤黏膜屏障的破坏及中心静脉置管，细菌感染在移植后初期的发生率可达 30%，常是由于皮肤、口咽和胃肠道的正常菌群（凝固酶阴性的葡萄球菌、草绿色链球菌、肠球菌及小肠革兰阴性杆菌）导致。中性粒细胞

减少、正常宿主菌群紊乱可导致肠道的酵母菌导致侵袭性感染，可有10%~15%的患者发生全身系统性的真菌感染；疱疹病毒复活可发生于未进行预防的高危患者；持续中性粒细胞缺乏的患者发生曲霉菌感染的风险高。

移植后受者细胞及体液免疫均存在缺陷，急性和慢性GVHD疾病本身和治疗GVHD使用糖皮质激素、免疫抑制药等均可延长受者的免疫缺陷状态。自体造血干细胞移植患者免疫重建较快，晚期机会感染的发生率也较低；异基因造血干细胞移植受者免疫重建需要大约2年时间。对于需要长期服用免疫抑制药治疗慢性GVHD的患者是荚膜细菌（肺炎链球菌、脑膜炎球菌及流感嗜血杆菌）、真菌（曲霉菌、念珠菌及卡氏肺孢子虫）、病毒（巨细胞病毒和水痘带状疱疹病毒）感染的易感人群。其他可导致免疫缺陷的因素包括HLA不合、移植物T细胞去除、无关供者移植、移植物为脐带血。

移植后的初期需要进行抗生素预防，至少用至移植后3~6个月停用免疫抑制药后；对于需要治疗cGVHD的患者尤其需要进行抗生素的预防。有机构应用总T细胞（CD3$^+$）或CD4$^+$T细胞水平作为T细胞免疫功能的标记，指导抗生素预防方案；静脉补充免疫球蛋白可用于持续低免疫球蛋白血症的患者（IgG水平<400mg/dl）帮助重建患者的体液免疫，但由于价格较昂贵，一般不用于预防晚期感染。伴有GVHD的患者、有深静脉通路和接受口腔治疗的患者需要接受抗生素预防感染性心内膜炎的发生。关于造血干细胞移植患者的指南提出预防接种应当自移植后12个月以后再开始，对于接受免疫抑制药的患者还需要更晚接受免疫接种（表13-10）。

表13-10 造血干细胞移植受者推荐的疫苗及接种时间

疫苗或类毒素	移植后的时间
破伤风、白喉、百日咳	12、14个月和24个月
B型流感嗜血杆菌	12、14个月和24个月
23价肺炎球菌多糖	12个月和24个月
灭活的脊髓灰质炎疫苗	12、14个月和24个月
乙型肝炎疫苗	12、14个月和24个月
流感疫苗	终生、季节性给予
麻疹、腮腺炎、风疹	24个月

有研究发现非清髓或减低预处理剂量造血干细胞移植患者发生细菌感染的风险低于清髓性移植，其原因可能是由于移植后中心粒细胞缺乏的时间缩短；但是侵袭性真菌感染和CMV感染复燃的风险并没有变化。无关供者脐血移植的感染风险与成年人无关供者骨髓或外周血移植相仿。

移植后感染的治疗策略与肿瘤患者尤其是白血病患者感染的治疗相同，但造血干细胞移植受者发生病毒和真菌感染具有其临床的特点，治疗策略也不同。

1. 粒细胞缺乏伴发热　移植后早期有许多患者可出现发热，仅有约50%的患者可以查明感染的病原体，另外组织炎症（口腔炎或肠道黏膜炎）、输血、两性霉素B或其他药物也可引起发热。尽管中性粒细胞缺乏患者酵母菌感染的风险增加，需氧菌感染如凝固酶阴性葡萄球菌、草绿色链球菌、肠道革兰阴性杆菌仍然是其粒缺期间感染主要的病原菌，因此预防粒缺伴感染的药物要同时覆盖细菌和酵母菌。尽管抗生素预防可以降低细菌感染的发生率，但不能降低感染相关的死亡率。

抗真菌药物氟康唑对于预防系统性念珠菌感染有效，目前耐药的菌属（克鲁斯念珠菌或热带假丝酵母菌）也越来越多的成为真菌感染常见的病原体；新的抗真菌药（曲霉特异的唑类：伏立康唑、泊沙康唑和棘白菌素类：卡泊芬净、米卡芬净钠、阿尼芬净等）具有较强的抗曲霉作用，也可以作为预防真菌感染的药物。

除了抗生素预防外，也有通过层流室使患者处于无菌环境、肠道消毒和特殊饮食来降低患者感染的风险。

粒细胞缺乏患者一旦发热应立即进行恰当的临床及微生物学的评估，同时开始广谱抗生素的经验性治疗，抗生素的选择需要依据先前及当前抗菌药物的应用及当地细菌耐药情况。侵袭性真菌感染在中性粒细胞缺乏伴发热的患者较为常见，当广谱抗生素治疗 3~5d 仍持续发热的患者需警惕侵袭性真菌感染可能，建议予两性霉素 B、伏立康唑、伊曲康唑或卡泊芬净经验性抗真菌治疗，同时反复寻找感染灶。尽管给予 G-CSF 或 GM-CSF 可以缩短粒细胞缺乏的时间，加速植入，但并不能降低移植后早期感染的死亡率。

2. 巨细胞病毒感染

（1）流行病学：尽管已有一些有效的抗病毒药物应用于临床，巨细胞病毒（CMV）感染仍然是移植后病毒感染发病及死亡的主要原因。无论是移植后早期还是晚期，CMV 均有复活的风险，尤其是在发生 GVHD 需要延长免疫抑制药使用时间的患者，CMV 复活风险更高。尽管由于抗病毒药物的应用，早期 CMV 病的发生率已经降至 3%~6%，但晚发 CMV 感染的发生率仍然可以高达 20%~40%。

（2）感染的危险因素：移植受者 CMV 血清学检测阳性是 CMV 感染最主要的危险因子，潜伏病毒的复活是导致 CMV 病最重要的发病机制。几乎所有血清学阴性的 CMV 感染（<5%）是外源性暴露的结果，可以是因血清学阳性的供者干细胞输注或输入 CMV 阳性的血制品导致。CMV 活化早期血清学检查可以是阴性的，CMV 感染尤其是终末器官的 CMV 病多发生于异基因造血干细胞移植后，自体移植后 CMV 感染发生率不超过 5%。对于异基因移植的患者，无关供者移植较亲缘移植 CMV 感染风险高。由于受者 CIV 状态是移植后 CMV 感染主要的危险因素，因而尽管脐血移植物中血清学阳性者基本为 0，但脐血移植后 CMV 感染发生率与无关供者移植相似，CMV 阴性的脐血移植物对 CMV 感染无潜在的保护性免疫作用。其他延迟免疫重建的因素亦可增加 CMV 感染的风险，包括受者年龄较大、供受者 HLA 不合、急性或慢性 GVHD、需要延长免疫抑制药尤其是大剂量糖皮质激素者使用时间等。

（3）临床表现：CMV 感染常无症状，多由病毒抗原血症或 DNA-PCR 检测发现，CMV 感染和 CMV 病常表现为肺炎和肠炎，CMV 是间质性肺炎的最常见的病因，占 50% 以上；其他部位的感染如视网膜炎、肝炎及中枢神经系统病变较少见，通常见于晚发的 CMV 病。CMV 感染的间接影响包括移植物排斥和细菌、真菌二重感染的风险增加。移植后 CMV 病毒血症可预测随后发生临床病变，无症状的 CMV 病毒血症如果不治疗 60% 可发生 CMV 肺炎，治疗病毒血症可以将 CMV 肺炎的发生降至 5% 以下。尽管自体移植发生 CMV 感染的风险较低，一旦发生 CMV 感染的严重程度与异基因移植受者相似。

（4）诊断：CMV 感染的诊断可通过组织培养证实有特异性的细胞病变，或应用分子学方法发现病毒的蛋白或 DNA。常用的分子学检查方法包括 CMV DNA 检测和 pp65 抗原检测，白细胞的 CMVpp65 抗原检测是移植后 CMV 筛查的常用方法,但在移植后早期白细胞减少时无效;通过 PCR 或 DNA 杂交技术检测 CMV DNA 是检测 CMV 最敏感的方法。尽管血浆 CMV DNA PCR 不如全血 PCR 敏感,但在中性粒细胞缺乏 CMV 抗原检测不可靠时,可以作为监测 CMV 的有效手段。尿、唾液、血或支气管肺泡灌洗液的病毒培养因敏感性较差并且所需时间较长,因而临床应用受限。支气管肺泡灌洗液 CMV 培养阳性并不能诊断 CMV 肺炎,因为在无症状没有肺炎而血清学阳性的患者口咽分泌物 CMV 可以阳性。尽管在支气管肺泡灌洗液中发现 CMV 缺乏特异性,但对诊断 CMV 肺炎仍然具有提示意义,支气管肺泡灌洗液检出 CMV 的患者也是需要治疗的。

(5) 预防:对于血清学阴性的患者,尽量输注血清学阴性供者的干细胞或血制品是预防 CMV 病的主要方法,用过滤的方法滤除未经筛选的血制品中的白细胞与输注血清学阴性的血制品效果相当,可作为预防 CMV 感染的方法之一。

对于高危患者(血清学阳性受者或血清学阳性供者供血清学阴性受者),有两个方法可以用于降低 CMV 感染率:一个是抢先治疗,包括用更昔洛韦或膦甲酸在发生 CMV 病前抢先治疗 CMV 血症;第二个方法是不论 CMV 病毒的状态对有 CMV 感染风险的患者均用更昔洛韦预防。前一个方法需要有可靠并且快速的诊断方法,后者可降低早期 CMV 的感染率,但更昔洛韦可导致骨髓抑制和继发感染发生率增加。

高剂量阿昔洛韦或伐昔洛韦尽管不如更昔洛韦有效,也可降低 CMV 血症的发生率,但需要持续监测 CMV,如出现病毒血症需尽快更换更昔洛韦或膦甲酸进行抢先治疗。更昔洛韦的前体药物缬更昔洛韦口服生物利用度好,可以不必静脉输注,也可用于预防和抢先治疗 CMV 感染。

高危的 CMV 血清学阳性患者选择血清学阴性的供髓者或供血者对预防外源性暴露的作用尚不明确。自体移植受者感染 CMV 病危险度较低,抢先治疗策略对于防护 CMV 感染通常有效。对于高危患者需要每周监测 CMV 至少到移植后 100d,对有慢性 GVHD 应用大剂量免疫抑制药的患者还需要延长监测时间。

(6) 治疗:CMV 病尤其是 CMV 肺炎需要及早诊断及早治疗,如果开始 CMV 肺炎治疗时,患者已经需要依赖呼吸机,疗效通常较差,病死率接近 100%。联合应用更昔洛韦和免疫球蛋白是治疗 CMV 肺炎最有效的治疗措施,对非机械通气的患者缓解率可达 50% ~ 70%。研究发现治疗时间与 CMV 肺炎复发相关,因而推荐延长更昔洛韦和丙种球蛋白联合治疗的时间(>2 个月)。对于更昔洛韦治疗失败或难以耐受其毒副作用(多为骨髓抑制)的患者可应用膦甲酸治疗。尽管不同 CMV 病的治疗措施通常相似,均为更昔洛韦或膦甲酸联合丙种球蛋白治疗,但 CMV 肠炎、肝炎及视网膜炎对治疗的反应不尽相同。缬更昔洛韦治疗 CMV 病的疗效仍在研究中,过继细胞治疗也是抗病毒治疗研究的方向之一(表 13 - 11)。

表 13 - 11 CMV 感染的预防和治疗方案

预防
1. 血清学阴性受者与血清学阴性供者(异基因和自体移植):仅输注无 CMV 的血制品,CMV 血清学阴性供者的血制品和白细胞滤除具有相应的临床效应
2. 血清学阴性受者和血清学阳性供者(异基因移植):仅输注无 CMV 的血制品(血清学阴性或白细胞去除),并且应用化学药物预防供者来源的内源性病毒复活

续 表

预防
3. 血清学阳性受者：应用阿昔洛韦预防在某种程度上有效，应用免疫球蛋白可能有益，血清学阴性血制品无确定作用，更昔洛韦用于预防效果好但具有骨髓抑制作用，因白血病减少中断更昔洛韦治疗的患者有发生 CMV 肺炎的风险，更昔洛韦是高危患者目前最佳的预防药物，但对于自体移植的患者不推荐应用
4. 所有患者均需定期（每周）监测 CMV 抗原或 CMV DNA 直至移植后 8~12 周，异基因移植受者尤其是有 GVHD 者需要长期监测（超过 12 周）
治疗
1. 无症状感染（异基因和自体）：在血中或支气管肺泡灌洗液应用分子学或抗原检测发现的无症状感染者推荐用更昔洛韦治疗防其进展为 CMV 肺炎，需要强化治疗 2 周随后给予维持治疗 4~8 周
2. CMV 肺炎：推荐应用更昔洛韦联合免疫球蛋白作为初始治疗，一旦疾病进展导致呼吸衰竭需要上呼吸机，生存率低
不治疗
1. 对接受血清学阴性供者的移植物和血的在清阴性受者不推荐对间质性肺炎行经验性 CMV 治疗，需要有 CMV 感染的证据方可开始治疗
2. 支气管肺泡灌洗液 CMV 检测阴性的患者发生间质性肺炎也不推荐经验性 CMV 治疗，然而支气管肺泡灌洗液 CMV 检测也有少许假阳性率，需要密切监测随访
3. 无症状 CMV 血症无需治疗，但需要密切随访，行血病毒检测及系统性疾病的监测

3. 真菌感染 侵袭性真菌感染是造血干细胞移植患者死亡的首要原因，多数侵袭性真菌感染病原体为酵母菌或曲霉菌。

（1）念珠菌感染：白色假丝酵母菌是移植患者酵母菌感染的主要病原体，但由于唑类越来越多的用于移植早期的真菌预防，导致许多非白色念珠菌，如热带假丝酵母菌、克鲁斯念珠菌和光滑假丝酵母菌等成为重要的病原菌。上述酵母菌多是皮肤、口腔和胃肠道黏膜的正常定植菌，在移植物植入前，由于放化疗导致皮肤黏膜表面屏障破坏，合并中性粒细胞缺乏，大大增加了此类酵母菌侵入并引起全身性感染的风险。中心静脉置管和抗生素导致的正常菌群改变也增加了念珠菌属的感染风险。

念珠菌感染的临床表现主要是局部黏膜炎或弥散性深部组织感染，血培养通常很难分离和鉴定出念珠菌，对于持续的粒细胞缺乏伴发热的患者尤其应警惕念珠菌的感染。口腔和食道的念珠菌病常发生于移植后早期，可以发展为全身性感染，因而需要积极治疗。单独应用抗真菌药物难以治愈静脉置管相关的感染，需要去除中心静脉置管。念珠菌血症的患者发生血管内感染（如心内膜炎和血栓性静脉炎）的风险增加。肝脾念珠菌病是播散性念珠菌病最常见的临床表现，有时缺乏器官受累的特异性的症状或体征，诊断需依靠腹部 CT；随着唑类及棘白菌素类药物的广泛应用，播散性念珠菌病的发生率呈逐年下降趋势。

造血干细胞移植前和移植后早期推荐应用唑类尤其是氟康唑预防真菌感染，可将侵袭性真菌感染的发生率由 30% 降至 10%，米卡芬净、伊曲康唑、伏立康唑和泊沙康唑也可有效预防造血干细胞移植患者的真菌感染。

皮肤黏膜感染可用氟康唑治疗，克鲁斯念珠菌对氟康唑天然耐药，治疗需要考虑应用非唑类药物。侵袭性真菌感染，尤其是在应用氟康唑预防的患者发生感染时，需应用棘白菌素类如卡泊芬净或两性霉素 B 治疗。新的唑类和棘白菌素可否作为预防和治疗酵母菌感染首选药物目前仍在研究中。

(2) 曲霉菌感染：造血干细胞移植患者真菌感染多数为烟曲霉、黄曲霉或黑曲霉感染，常常是因为皮肤或黏膜破损，或通过鼻道和呼吸道进入体内导致感染。造血干细胞移植后早期（粒细胞缺乏期）或晚期均可发生曲霉菌感染，尤其是有急性或慢性 GVHD 相关的免疫抑制的患者更易发生。曲霉菌感染的危险因素包括异基因造血干细胞移植（多于自体移植）、中性粒细胞缺乏延长及 GVHD。某些原发疾病如慢性肉芽肿病、再生障碍性贫血和骨髓增生异常综合征发生曲霉菌感染的风险高于其他患者，有曲霉菌感染病史的患者移植后曲霉菌感染复发的风险增加。

移植后患者确诊曲霉菌感染较困难，当临床高度疑诊时需要积极寻找曲霉菌感染的证据，鼻道和气管是曲霉菌最常见的侵入路径，也是最常见的感染部位；副鼻窦炎是其常见的临床症状；侵袭性症状包括周围组织的腐蚀和坏死。肺部症状多为结节浸润，通常沿肺边缘分布，初始症状可有胸膜疼痛或咳嗽，进展期可见实变或空洞形成。曲霉菌有侵袭血管壁的特性，可表现为咯血或皮肤、脑的血管内播散。

血培养检测曲霉菌的敏感性低，培养或组织病理学检出典型的真菌或化验检查发现有真菌成分或核酸组分可以确诊。鼻或支气管灌洗物查曲霉菌敏感性较差，确诊需要肺活检。半乳甘露聚糖检测是通过酶联免疫吸附试验检测曲霉细胞壁糖蛋白的一种检测方法，诊断侵袭性曲霉菌感染的特异性高但敏感性低，目前其在诊断曲霉菌感染中的地位尚不确定。分子学诊断方法包括曲霉菌 DNA 的 PCR 在诊断曲霉菌感染中的作用目前仍在研究中。

应用高效能的空气过滤器可降低院内获得性曲霉菌感染的发生率，预防曲霉菌感染的药物包括低剂量的两性霉素 B、吸入两性霉素 B 及早期经验性应用两性霉素 B、伊曲康唑或伏立康唑，然而这些预防措施的有效性尚不肯定。新的抗真菌药物，包括米卡芬净和泊沙康唑也有预防真菌感染的作用，但仍需要更多的临床研究证实其在预防真菌感染中的地位。具有明显抗真菌活性的药物包括伏立康唑和卡泊芬净与两性霉素 B 相比不良反应较小，也可用于曲霉菌的预防。

许多专家认为治疗移植后曲霉菌感染应选择伏立康唑，单药抗真菌治疗疾病仍进展的患者需要考虑两种抗真菌药物联合应用。其他辅助治疗如细胞生长因子、免疫球蛋白或粒细胞输注的抗曲霉菌感染效果尚不肯定。

(二) 早期非感染并发症

移植前预处理应用大剂量化疗及放疗，具有抗肿瘤及免疫抑制的作用，但是这些治疗同时也会损伤宿主的组织，引起相应的疾病。造血干细胞移植相关的早期并发症常与感染相似或伴随感染发生；并且中性粒细胞缺乏及局部侵袭性的感染可导致上皮组织修复延迟；造血植入延迟也可增加或加重早期并发症的发生。

1. **植入失败** 血液学植入失败（原发植入失败）和移植物已植入后再次发生植入失败（后期植入失败）是自体和异基因移植后的严重并发症，植入延迟或植入不良可增加感染风险，增加移植后早期死亡的风险。注入的定向造血干细胞数量不足可导致植入失败，自体移植大约需要 $2\times10^6/kg$ 的集落形成细胞，单个核细胞数需要达到 $1\times10^8/kg$；多数研究认为对于异基因移植至少需要注入 $2\times10^8/kg$ 的单个核细胞来确保植入；脐带血移植对移植物细胞数的要求稍低。低温保存或体外净化均可造成干细胞和前体细胞的损伤，对于需要额外净化的患者如应用烷化剂者需要更多的移植细胞。

自体和异基因造血干细胞移植从外周血中获取造血干细胞和前体细胞多于从骨髓中收获细胞，自体外周血干细胞移植物是在骨髓恢复期用细胞因子（G-CSF 或 GM-CSF）治疗将前体细胞从骨髓动员到外周血，然后收集得到；异基因移植物是仅仅应用生长因子从健康供者动员得到。检测单个核细胞表达造血干细胞相关的表面标志 CD34 的情况，分析外周血或骨髓中造血干细胞的含量。

自体移植物中采集、冻存及注入的 $CD34^+$ 细胞数不少于 $2\times10^6/kg$ 时较少发生植入失败，异基因移植 $CD34^+$ 细胞的最低值目前尚无确切定义，对于同胞全相合供者采集的目标通常需 $>4\times10^6/kg$。动员的外周血移植物与骨髓移植物相比，更容易达到采集标准，并且血象恢复更快；与骨髓移植物相似，外周血移植也可发生晚期植入失败，但通常较少（<5%）；注入充足的移植物细胞数（有核细胞或 $CD34^+$ 细胞）是防治移植失败的最重要的可控因素。

受者骨髓纤维化或脾大也可影响植入，脾大可导致造血恢复延迟，推测可能是由于原始和成熟的血细胞在脾滞留导致；中重度的骨髓纤维化也可使造血恢复延迟，可能是由于造血干细胞在骨髓微环境中归巢困难导致。

移植后治疗也可干扰植入，植入失败或移植物功能低下导致全血细胞减少，可能与应用甲氨蝶呤、抗胸腺球蛋白（ATG）、阿昔洛韦、更昔洛韦、磺胺甲噁唑（TMP-SMX）及骁悉（MMF）有关。移植后并发症如 CMV、人类疱疹病毒-6 或真菌感染、急、慢性 GVHD、EB 病毒相关移植后淋巴增殖性疾病也可以干扰移植物植入。

异基因造血干细胞移植尤其是无关供者或不相合供者移植也是发生植入失败的危险因素，同胞全相合移植较少发生植入失败（1%~3%），而 HLA 不全相合的亲缘移植植入失败率可达 10% 左右，无关供者即使 HLA 全相合者植入失败率依然可达 5%~15%。其他主要组织相容性抗原决定簇包括 HLA-C 有时也可导致无关供者干细胞植入失败。异基因移植早期植入失败可伴随受者来源的细胞毒 T 淋巴细胞的出现，推测可能出现了免疫介导的移植物排斥。即使是在亲缘全相合移植，去除供者 T 淋巴细胞预防 GVHD 也可能不利于植入，体外对移植物的操作可能会损伤干细胞，T 细胞去除可导致移植物免疫无能而无法抵御移植排斥。

对比亲缘或非亲缘移植，接受脐血移植的患者中性粒细胞恢复时间明显延迟，并且植入失败的总发生率也较高。脐血移植影响移植物植入的最主要的因素是注入的细胞数，单个核细胞数至少达到 $2\times10^7/kg$ 植入成功率高。由于每份脐血造血干细胞数量有限，目前正在研究如何克服脐血细胞数量有限的方法，包括多份脐血移植，体外扩增增加前体细胞数，骨髓内注射移植物等。双份脐血移植增加移植的细胞数已证实可以增加植入成功率。

联合应用 G-CSF 或 GM-CSF 可刺激髓细胞生成，减少植入失败。移植后 14~21d 对移植物功能较差的患者应用生长因子治疗可以使 50%~60% 的患者植入改善。髓系生长因子治疗可促进外周血白细胞的恢复，但对血小板重建没有影响。重组人促血小板生成素可用于非移植化疗的骨髓抑制治疗及移植后血小板恢复，但目前尚缺乏临床研究证实其有效率。促红细胞生成素是否可减少红细胞输注需求目前证据不足。

如果发生植入失败可考虑二次造血干细胞输注，如果自体移植发生植入失败，再次输入前期采集并冻存的骨髓或外周血细胞干细胞，通常可以重建植入。预期发生植入失败可能大时，自体移植方案中需要考虑获得并储存备用的干细胞。对于亲缘供者移植发生植入失败者，供者骨髓或细胞因子动员的外周血干细胞二次输注可使植入成功，对于部分患者，二次移植前可应用减低剂量的细胞毒药物预处理或应用ATG、糖皮质激素或环孢素A进行免疫抑制。

无关供者移植植入失败的治疗较困难，对于无关供者难以二次获得骨髓或外周血干细胞，对于植入失败风险高的患者，少数可谨慎的采取移植前储存自体干细胞。无关供者脐血移植无法再次获得供者细胞，发生植入失败可二次输注另一供者的脐带血或其他无关供者移植物或输入储存的自体细胞。

2. 肝静脉闭塞症　肝静脉闭塞症（VOD）即肝静脉窦阻塞综合征，是一种严重的肝并发症，其临床表现为黄疸、腹水、体液潴留及肝大，发生率为5%~50%，不同机构报道的发生率差别较大主要是由于临床诊断标准不同所致。VOD主要是由于肝静脉窦及小静脉阻塞导致门脉压力增高，并导致肝小叶周围肝细胞损伤的临床综合征。预处理过程中的大剂量化疗及全身照射（TBI）可导致肝静脉窦内皮损伤，纤维蛋白沉积，损伤的内皮细胞激活Ⅷ因子/VW因子，激活凝血系统，进一步导致肝静脉窦阻塞。以上病理生理改变常与血浆蛋白C水平下降及其他促凝活性物质包括抗凝血酶Ⅲ下降和Ⅷ因子及纤维蛋白原水平升高相关，细胞因子如肿瘤坏死因子α（TNF-α）和一氧化氮及基质金属蛋白酶水平变化也对其病理生理有一定作用。

VOD相关的危险因素包括移植前肝炎或肝损伤，强的预处理方案，高TBI剂量及剂量率，白舒非剂量增加等；不相合移植或无关供者移植发生VOD的风险更高；前期治疗应用吉姆单抗奥佐米星也增加移植后VOD的发生风险。

VOD常发生于移植后1个月内或更早，甚至可发生在预处理阶段。VOD的临床症状包括高胆红素血症、肝大、腹水及体重增加，晚期可表现为脑病、肾、肺多脏器功能衰竭。VOD诊断是以典型的临床表现为标准的，因而确诊较困难。多数研究者认为出现黄疸、肝大、体重增加和（或）移植后2~3周内出现腹水需考虑VOD诊断，然而其他原因引起的高胆红素血症和移植后早期体重增加（如药物、肝炎、毛细血管渗漏、心功能不全、盐和胶体超负荷）需要与VOD相鉴别。经皮或经腹的肝针吸活检对于严重血小板减少的移植后患者风险较大，应当避免；经静脉活检可为诊断提供充足的组织学标本，并且可测量肝楔压（VOD常>10mm），但也有出血的风险。超声多普勒检查可见肝门血流逆流或门脉压力增高，可用于VOD的诊断，但其有效性尚存在争议。VOD按照胆红素升高和体重增加的程度分为轻到重度，严重VOD常在数周内死亡。

目前尚无肯定的预防和治疗VOD的有效方法，由于对VOD细胞及微血管的病理生理学机制了解有限，更使得其预防和治疗困难。可能有效的预防方法包括应用低剂量肝素、前列腺素E、己酮可可碱（一种TNFα的阻断药）或熊去氧胆酸，但现有的前瞻性研究发现上述药物均无法有效预防VOD。重组的组织型纤维蛋白溶酶原已成功的用于确诊的VOD的治疗，但其溶栓作用可能增加随后发生出血性并发症的风险；经颈静脉的门体分流术在VOD的治疗上也已取得了一定的成功。去纤苷（一种单链多聚核糖核苷酸，有溶解纤维蛋白、抗血栓形成和抗局部缺血的作用）的早期研究也取得了一定的疗效，可使30%~40%的严重VOD患者完全缓解或改善生存，其预防和治疗严重VOD的有效性有待于大规模临床研究证实。

3. 间质性肺炎　间质性肺炎是移植后常见并且严重的并发症之一，自体移植后发生率较低,异基因移植发生率较高,可达35%。弥漫性的非细菌性间质性肺炎出现严重低氧血症、呼吸困难、干咳是其突出特点,有时可伴有发热。间质性肺炎发生的危险因素包括应用甲氨蝶呤预防GVHD、高龄移植、重度GVHD、确诊血液病到移植间隔≥6个月、移植前体能状态差、高剂量率TBI($>4cGy/min$)。有研究发现如果上述危险因素均没有时,间质性肺炎的发生风险仅为8%;而上述六个危险因素均存在时,间质性肺炎的发生风险会高达94%。有人认为无关供者移植所需免疫抑制更强,因而更易发生机会感染,发生间质性肺炎的风险也更大,但这一假说尚未被确认。

间质性肺炎常表现为快速进展的呼吸困难、低氧血症、血流动力学障碍,因而常常在确定诊断的结果回报前就已开始治疗,临床上必须以相关的危险因素和潜在的临床疾病为基础尽早诊断及早治疗。

(1) 感染相关的间质性肺炎:感染是HCT患者发生间质性肺炎的最常见的病因,其中最常见的是CMV和曲霉菌感染,其他的感染包括卡氏肺孢子虫、呼吸道合胞病毒、及其他类似的呼吸道病毒相对少见。卡氏肺孢子虫感染的肺炎具有典型的双侧分布的特点,胸片显示呈蝴蝶形伴有明显的低氧血症。既往文献报道移植后卡氏肺孢子虫肺炎的发生率为5%~15%,应用增效磺胺甲基异噁唑(首选)、氨苯砜或吸入性喷他脒(戊烷脒)预防可显著降低其发生率,如果患者依从性好,应用增效磺胺甲基异噁唑预防可基本消除卡氏肺孢子虫肺炎,有助于除外性鉴别诊断。确诊卡氏肺孢子虫肺炎需要依靠支气管肺泡灌洗液或深部痰液细胞银染,经支气管肺活检可以增加确诊率,因而建议行支气管镜检查。增效磺胺甲基异噁唑或胃肠外给喷他脒治疗卡氏肺孢子虫肺炎有效率高。在整个免疫抑制期(移植后6个月至1年内)及慢性GVHD发生期间均需进行卡氏肺孢子虫肺炎的预防。

呼吸道合胞病毒(RSV)也可引起致命性的间质性肺炎,RSV感染通常发生在秋季和冬季,如果患者有鼻漏的病史并且社区或院内频繁发现RSV感染时,应当警惕RSV感染的发生。鼻冲洗液或支气管肺泡灌洗液快速抗原检测可用于确定诊断。RSV在人群中可发生水平传播,因而需要对RSV感染患者进行隔离,吸入用利巴韦林可用于治疗RSV相关的肺炎。其他社区获得性病毒如副流感病毒或流感病毒在移植患者也可引起间质性肺炎,其临床表现不易与RSV区分,副流感病毒性肺炎无季节性全年均可见,对移植患者及其密切接触人群定期进行流感病毒接种可降低其感染的风险。

(2) 非感染性间质性肺炎

1) 特发性间质性肺炎:特发性间质性肺炎是一个除外性的诊断,需要具有典型的临床特点并且除外其他感染因素才能诊断,常发生于移植后2~7周,早于其他原因导致的间质性肺炎。特发性间质性肺炎已知的危险因素包括移植时年龄较高,强的移植前化疗,大剂量环磷酰胺,TBI(高剂量或高剂量率),输血,MTX输注及GVHD。

特发性间质性肺炎在同基因移植和异基因移植患者发病率相近,相对于感染性间质性肺炎来说,免疫抑制引起的间质性肺炎发生率较低。临床研究发现间质性肺炎还与某些中毒因素相关,放射介导的肺损伤是主要病因,尤其是高剂量TBI。目前对于放射性肺炎尚无有效的治疗手段,临床上通常给予大剂量糖皮质激素治疗。炎症因子包括IL-1、TNFα均可能参与了肺损伤,研究报道TNFα结合蛋白依那西普可改善特发性间质性肺炎患者的肺功能,目前正在临床研究中。

2) 弥漫性肺泡出血:肺泡出血是表现为急性发生的肺泡浸润和低氧血症的一个临床综

合征，支气管镜肺泡灌洗呈进行性出血。非感染因素导致的肺泡出血称为弥漫性肺泡出血，尤其是在移植早期，很难与感染相关的肺泡出血相鉴别。弥漫性肺泡出血的发生率在自体移植为2%~5%，异基因移植为5%~10%。其病理生理尚不清楚，认为可能是多种因素相互作用的复杂结果，包括放化疗引起的肺泡损伤，中性粒细胞及细胞因子导致的炎症损伤，以及潜在的感染等。移植时高龄、异基因移植及GVHD是弥漫性肺泡出血发生的危险因素。虽然晚发的肺泡出血并不少见，典型病例通常发生于移植后3个月内，其发生率在清髓移植及非清髓移植无差别。临床表现为呼吸困难、缺氧及咳嗽，通常无咯血；支气管镜肺泡灌洗有助于确定诊断除外感染性病因；多数弥漫性肺泡出血患者可发生严重的呼吸衰竭，病死率超过70%；移植物植入期发生的肺泡出血预后好于移植后期发生的出血。弥漫性肺泡出血的治疗包括纠正凝血功能异常，机械通气支持；大剂量糖皮质激素可用于治疗肺泡出血，但其有效性尚不确定。小宗病例报道有联合应用重组的Ⅶa因子和氨基己酸治疗成功，但其有效性尚有待进一步临床试验验证。细胞因子拮抗药如抗TNFα也可能具有治疗作用，但目前尚缺乏相关的研究。

【间质性肺炎治疗选择的影响因素】

造血干细胞移植后出现间质性肺炎是需要紧急处理的并发症，必须早期开始经验性的积极治疗，以下是影响治疗选择的因素：

1. 时间　移植后3周内发生的间质性肺炎特发性（包括弥漫性肺泡出血）或真菌感染导致可能性大于CMV感染；超过6周特发性少见，感染引起可能性大；卡氏肺孢子虫肺炎很少超过移植后1年发生，除非患者有活动性的慢性GVHD；呼吸道合胞病毒感染具有季节性（秋冬季），可发生社区暴发流行，可以预防；流感也具有季节性，但副流感病毒感染全年均可发生。

2. CMV血清学检查及预防　血清学阴性患者接受血清学阳性移植物和非传染性的血制品（血清学阴性或白细胞去除），很少发生CMV肺炎；血清学阳性是CMV肺炎高危因素，应用更昔洛韦预防可显著降低CMV肺炎的发生风险；其他预防CMV的药物如阿昔洛韦或静脉用丙种球蛋白效果不理想，血清学阳性的受者仍有发生严重CMV感染的风险；CMV抗原或DNA聚合酶链反应阴性的患者发生CMV肺炎可能性小。

3. 延长的中性粒细胞缺乏　与感染尤其是真菌性肺炎相关。

4. 移植类型　自体干细胞移植者较少发生弥漫性肺泡出血，自体移植者CMV肺炎的发生率低（2%~3%），但一旦发生病死率高；异基因移植后发生各种感染的风险均较高，强的预处理方案（如高剂量TBI、卡莫司汀）发生间质性肺炎的风险更高。

5. 依从性和预防措施　正确评估患者实际接受的预防措施（如甲氧苄啶-磺胺甲噁唑，青霉素，CMV预防，移植中心外的输血）对评估危险因素至关重要。

6. 胸片　胸部浸润的方式及分布有助于鉴别诊断，心脏增大或胸腔积液提示肺水肿可能；对于有肺内结节影、胸膜受累病变或空腔病变（可疑真菌感染）时需行胸部CT检查。

7. 流行病学　了解近期其他肺间质纤维化患者的发病原因有助于病因的判断，感染性因素可能发生水平传播（如RSV）或有共同的环境危险因素（曲霉菌感染相关环境）。

8. 支气管肺泡灌洗（BAL）　对于确定特异性诊断或除外其他病因非常有用，支气管肺泡灌洗液阴性者（支气管肺泡灌洗液CMV抗原直接染色或DNA PCR）很少发生CMV肺炎；BAL还可用于检测RSV、卡氏肺孢子虫及其他呼吸道病毒，尽管BAL不能快速确诊，但对于鉴别肺泡出血的原因是非常必要；BAL 用于诊断真菌性肺炎缺乏敏感性。

9. **肺活检** 是确诊许多间质性肺炎病因的金标准，但很多患者可通过其他诊断方法明确病因，从而避免肺活检。肺活检对确诊真菌性肺炎、慢性 GVHD 肺部相关改变（闭塞性细支气管炎）或特发性间质性肺炎非常必要。

10. **呼吸机治疗** 造血干细胞移植后进行性呼吸衰竭多数是不可逆的，尤其是在成年人。尽管有创性诊断和治疗手段有时是必须的。如果预期患者生存期不长，临床医生会给患者和其家庭提供是否行机械通气支持的选择，如果对预期可能发生此并发症的患者在移植前即告知其可做的选择，有助于在呼吸衰竭发生时做出选择。

（三）迟发的非感染性并发症

随着移植技术及支持治疗的发展，越来越多的造血干细胞移植患者可长期存活，迟发的移植相关并发症的风险依然存在，包括特异性的器官功能异常、第二肿瘤、持续的免疫缺陷导致的感染、生活质量下降等（表 13 - 12）。关于筛查和预防移植相关迟发并发症的指南指出，所有移植患者均应定期随访，筛查和预防第二肿瘤、慢性疾病，促进健康的生活方式。

表 13 - 12 造血干细胞移植晚期并发症

并发症	危险因素	监测和预防措施
内分泌系统		
甲状腺功能减退	TBI/放射	定期监测甲状腺及性腺功能
性腺功能减退	慢性 GVHD	
生长迟缓	化疗	
眼病		
白内障	TBI/放射	定期眼科检查
干燥性角结膜炎	糖皮质激素	
	慢性 GVHD	
口腔		
龋齿	TBI/放射	定期口腔检查
口干	慢性 GVHD	
心血管		
冠状动脉疾病	TBI/放射	定期临床评价
脑血管疾病	化疗	监测并调整危险因素
呼吸系统		
闭塞性细支气管炎	TBI/放射	定期临床评价
间质性肺炎	慢性 GVHD	戒烟
	感染	
肝病		
肝硬化	乙型肝炎和丙型肝炎	定期监测肝功能
铁过载	输血	铁蛋白监测
肾并发症		
肾病	TBI/放射	定期监测血肌酐及尿素氮

续 表

并发症	危险因素	监测和预防措施
	化疗	控制高血压
	环孢素	
骨骼		
骨质疏松	TBI/放射	定期监测骨密度
缺血性坏死	糖皮质激素	
第二肿瘤	TBI/放射	定期肿瘤筛查
	慢性 GVHD	
	化疗	

1. 晚期特异性的器官功能异常 移植前和移植过程中多种因素可导致迟发的特异性的器官功能损伤,通常移植后期迟发并发症的相关危险因素包括预处理使用 TBI、GVHD、延长糖皮质激素或钙神经素抑制药的使用时间等。尽管迟发并发症可累及任何器官,但某些器官更易受累,移植后 5 年发生白内障的患者可达 1/3 以上,常需要手术治疗;甲状腺功能减退可达 50%;性腺功能减退可达 90%;尽管不含 TBI 的预处理移植可保留 1/3 的生育能力,多数移植患者还是会永久不育;青春期前的儿童进行移植,其第二性征发育会延迟,但可保留生育能力;50% 以上的造血干细胞移植儿童发生生长滞后;肌肉骨骼并发症包括骨质疏松和缺血性坏死,可造成患者虚弱;心血管事件及糖尿病的发生率也增加。多数器官特异性的迟发并发症的发生风险随时间延长而增加,需要对所有移植患者进行相关问题的持续监测,对患者及其护理者的教育是建立此监督的最有效的手段。

2. 第二肿瘤 造血干细胞移植后患者患继发白血病、淋巴增殖性疾病及实体瘤的风险较健康人高 4~13 倍,继发白血病和 MDS 局限于自体 HCT 患者,通常潜伏期较短发生较早,主要发生于移植后 2~5 年高龄的患者;移植前应用烷化剂或拓扑异构酶 Ⅱ 抑制药或预处理应用 TBI 与继发白血病发生风险增加相关。移植后淋巴增殖性疾病及继发淋巴瘤常发生于移植后早期,主要发生于移植后 1~2 年,移植后淋巴增殖性疾病发生相关的危险因素包括 HLA 不相合供者,慢性 GVHD,体内应用 ATG 或体外去除 T 细胞。相对于继发白血病和移植后淋巴增殖性疾病,实体瘤潜伏期较长,发生率随移植后时间延长逐渐增加,继发实体肿瘤的危险因素包括 HCT 时年龄较小,预处理应用 TBI,慢性 GVHD。

3. 移植后生活质量 除移植后早期死亡患者外,移植后多数存活者可获得高水平的生理和心理生活质量,移植后 3~5 年可重新开始工作。长期存活的患者有超过 20% 在移植后数年仍有功能障碍,移植后生存质量低下主要的危险因素包括高龄、移植原发病较重、慢性 GVHD、出现医疗迟发影响,尽管慢性 GVHD 严重影响患者生活质量,GVHD 缓解,患者总体的健康及功能状态也会随之改善,最终可达到与无慢性 GVHD 病史患者相近的状态。观察发现生活质量还具有性别差异,女性较易在心理及性功能方面发生异常。30%~60% 的移植后患者认知障碍尤其是执行功能、记忆及运动技能障碍,移植后神经心理后遗症发生的危险因素包括移植时高龄,预处理应用 FBI 及环孢菌素。

(四)移植物抗宿主病

移植物抗宿主病(GVHD)是 1955 年首先由 Barnes 和 Loutit 报道,在动物中发现并记载下来，随后被认识是一种继发性疾病。最初发现给被辐照的小鼠注射异基因的脾脏细胞可观察到致命的继发疾病，而注射同基因细胞的小鼠则不发生此病，因而进行命名将其与原发的放射性疾病区分开来。20 世纪 50 年代后期，给无免疫活性的宿主注入免疫活性细胞可发生继发性的皮肤异常、腹泻及 Runt 病（给未经照射的新生小鼠输注异基因脾细胞发生的一种消耗综合征），这一免疫攻击行为被称为移植物抗宿主。

早期的人类异基因骨髓移植常常伴发 GVHD，其特征与动物研究中所见相近，免疫缺陷的儿童输血亦可发生 GVHD。由于很难将免疫攻击引起的病症与其导致的结果（包括免疫缺陷、脏器功能不全及感染）区分开，因而认为两者均为人类 GVHD 的组成部分。急性 GVHD 指异基因造血干细胞移植（HCT）后 100d 之内发生的具有典型皮疹、肝炎或肠炎改变的综合征。慢性 GVHD 指发生于移植后 100d 后发生的综合征，临床表现多种多样。

1. 发病机制　1966 年，Billingham 提出了 GVHD 发生的条件：①移植物中必须含有免疫活性细胞；②受者必须具有与供者不同的同种移植物抗原，因而受者对移植物来说是个异物，成为刺激它的抗原；③受者不能对移植物发生有效的免疫反应，至少需要给移植物足够的时间发挥其免疫能力。

随着对 GVHD 生物学特征的了解，以上标准需要做出部分调整，受者自身抗原不恰当的辨认可导致自身 GVHD 的发生；在部分免疫正常的患者可发生输血相关的 GVHD（TGVHD）。GVHD 作用过程包括抗原表达、细胞因子产生、T 细胞活化和组织损伤多步骤过程。

（1）同种异体反应性：大量动物研究数据显示供者移植物来源的 T 淋巴细胞在体内大量增殖分化，来应答宿主来源的不同的组织相容性抗原，直接或间接攻击受者细胞，导致急性 GVHD 的症状和体征。急性 GVHD 的发生阶段包括抗原的表达、T 细胞活化、克隆性增生和分化，供者来源 T 细胞介导的同种异体反应导致宿主靶细胞死亡。

急性 GVHD 的临床表现阶段包括活化的淋巴细胞释放细胞因子，直接或通过募集第二效应细胞如自然杀伤细胞（NK 细胞）介导细胞死亡。基于炎症因子假说，认为白细胞介素（IL）-1、IL-2、脂多糖（LPS）和促炎细胞因子如 IL-6、干扰素 γ（IFN-γ）和肿瘤坏死因子（TNF）均参与了 aGVHD 的发病，免疫调节药物可用于控制 GVHD。

（2）微生物环境：宿主的微生物环境也会影响 GVHD 的发生，无菌状态下不相合移植的小鼠与普通房间辐照的小鼠相比肠道 GVHD 的发生明显降低；人类研究也证实了这一发现。微生物可触发 GVHD，可能是由于与胃肠上皮细胞具有相同的抗原表达，或激活细胞表面潜在的病毒介导的抗原使其成为同种异体反应性的靶点。胃肠受损可导致脂多糖进入循环，从而释放发生 GVHD 效应的细胞因子。

（3）免疫耐受性：宿主反应细胞在胸腺中发生克隆性清除可获得免疫耐受，因而胸腺损伤可导致自体耐受性缺失；另外功能抑制性 T 细胞在移植耐受中起重要作用；调节免疫的平衡状态的改变可解释自体 HCT 后发生类 GVHD 样症状的发生原因。

2. 急性移植物抗宿主病

（1）危险因素：超过 50% 以上的 HLA 全相合同胞移植及 70% 以上的无关供者移植可发生急性 GVHD。供受者 HLA 不合、异基因免疫过的供者如生育过的妇女、无关供者移植是急性 GVHD 最主要的危险因素；外周血干细胞代替骨髓作为移植物是慢性 GVHD 特有的危险因素。

(2) 临床特征：皮肤、肝和胃肠道是 GVHD 最常累及的部位，皮肤急性 GVHD 突出表现为斑丘疹，严重可导致水疱或类似中毒性表皮坏死松解症表现；肝受累表现为胆汁淤积型肝炎，血胆红素及碱性磷酸酶明显升高，转氨酶升高通常不明显，肝细胞功能（如蛋白质合成和凝血因子的合成）不受损；在肠道内，上消化道 GVHD 可导致恶心、呕吐及食欲减退；小肠和结肠 GVHD 可导致大量的分泌型腹泻。

急性 GVHD 的诊断是建立在疾病临床症状基础上，但在移植后早期常需要组织学证据鉴别 GVHD 和其他常见的毒性事件（如过敏性药物性皮炎、药物介导的胆汁淤积、传染性肠炎）。急性 GVHD 的组织学特征是再生和增殖的表皮细胞层、肠上皮或胆道上皮发生凋亡，表现为表皮基底细胞空泡形成伴异常角化、胞吐现象等，严重可出现皮肤-表皮裂口伴大泡形成；小肠腺基底细胞或结肠隐窝可表现为单个的上皮细胞变性、卫星细胞坏死，有时可有隐窝脓肿导致黏膜破坏；肝门处常首先是胆道单个细胞受累，最终可导致胆道的断裂或消失。

(3) 临床分度：急性 GVHD 按照器官受累（皮肤、肝、胃肠道）的程度和范围进行分度，轻到中度 GVHD（Ⅰ-Ⅱ度）器官受累较局限，预后较好；重度 GVHD（Ⅲ-Ⅳ度）广泛的多器官受累，死亡率高预后差，常进展为慢性 GVHD，并且继发机会感染的风险增加。目前常用的判断急性 GVHD 严重程度的方法是 Thomas 等提出的分度法，包括安装不同器官受累程度的分别分类（表 13-13）和按照总的器官受累程度分类（表 13-14）。

表 13-13 各器官急性 GVHD 分度

分度	皮肤	肝	胃肠道
Ⅰ	斑丘疹体表面积 <25%	胆红素 34~51μmol/l	腹泻量 >500ml/d
Ⅱ	斑丘疹体表面积 <50%	胆红素 51~103μmol/l	腹泻量 >1 000ml/d
Ⅲ	全身广泛斑丘疹面积 >50%	胆红素 103~255μmol/l	腹泻量 >1 500ml/d
Ⅳ	全身广泛红斑丘疹，伴水疱或皮肤剥脱	胆红素 >255μmol/l	腹泻量 >2 000ml/d 或有腹痛、肠梗阻

表 13-14 急性 GVHD 的总分度

分度	皮肤	肠道	肝	生活能力
Ⅰ	Ⅰ~Ⅱ	-	-	正常
Ⅱ	Ⅰ~Ⅲ	Ⅰ	Ⅰ	轻度降低
Ⅲ	Ⅱ~Ⅲ	Ⅱ~Ⅲ	Ⅱ~Ⅲ	明显降低
Ⅳ	Ⅱ~Ⅳ	Ⅱ~Ⅳ	Ⅱ~Ⅳ	极度降低

(4) 预防：预防 GVHD 的最有效的方法是体外去除供者 T 淋巴细胞，通过去除技术（免疫磁珠、补充细胞毒药物、免疫轭合物毒素）造成免疫识别（单克隆抗 T 细胞抗体）。尽管 T 细胞去除可预防急性 GVHD，但却增加了植入失败及移植后复发的风险。

移植后初始的几个月给予免疫抑制药物可预防或减轻初始触发 GVHD 的 T 细胞识别和增生反应，允许免疫耐受，完成淋巴造血嵌合状态。甲氨蝶呤、糖皮质激素、ATG、环孢菌素、他克莫司、MMF 和西罗莫司均可用于预防 GVHD，可降低 GVHD 的发生率及严重程度。尽管炎症细胞因子在 GVHD 的发生和进展中起一定作用，但临床上阻断 IL-1、IL-2 或 TNF-α 并不能有效预防 GVHD。

(5) 治疗：急性 GVHD 的治疗需要免疫抑制药物减轻 T 细胞介导的组织损伤以及恰当的支持治疗。急性 GVHD 的有效治疗可预防慢性 GVHD 的发生，提高生存率，因而对需积极治疗急性 GVHD，力争完全缓解。

急性 GVHD 初始治疗首选糖皮质激素，仅仅是局限的皮肤受累可局部单用糖皮质激素；口服倍氯米松可用于治疗早期的胃肠道急性 GVHD；甲泼尼龙 1~2mg/（kg·d）并逐渐减量的方案可用于治疗全身性进展的 GVHD 或多脏器受累的 GVHD。糖皮质激素治疗有效率为 30%~50%，轻症和单一器官受累者治疗有效率较高，有报道认为无关供者造血干细胞移植发生 GVHD 耐药较多。

其他治疗包括环孢素、ATG 单药或联合糖皮质激素治疗，目前尚无报道显示联合用药较激素单药可增加疗效或改善生存；激素联合其他新的免疫抑制药物包括骁悉、喷司他丁、TNFα 受体阻滞药依那西普及 IL-2 受体抑制药地尼白介素 2 等作为 GVHD 初始治疗尚处于临床研究阶段。

初始应用激素治疗无效的称为对激素耐药的 GVHD，这部分患者的预后较差，挽救治疗可以应用 ATG 或其他药物如西罗莫司、他克莫司、骁悉、喷司他丁或环孢菌素，单药或联合用药治疗的有效率为 10%~40%。单克隆抗体和直接针对 T 细胞或炎症因子的免疫毒素类药物已经在研究中，目前尚没有大宗研究证实其有效性，已有某些药物对于激素耐药的急性 GVHD 疗效较好的报道，包括喷司他丁、依那西普和英夫利西单抗（TNFα 受体阻断药）、达珠单抗和地尼白介素（IL-2 受体抑制药）、visilizumab（抗 CD-3 抗体）等。研究发现体外光化学疗法对激素耐药的皮肤型和肝型急性 GVHD 有效。

除了有效的免疫抑制治疗，急性 GVHD 治疗还包括积极的支持治疗，感染是 GVHD 患者最主要的死亡原因，监测和预防真菌、荚膜细菌、CMV、PCP 感染是 GVHD 治疗的重要组成部分；重度 GVHD 的患者尤其是胃肠受累的患者常需要静脉高营养支持治疗。

3. 慢性移植物抗宿主病

(1) 临床特点：慢性 GVHD 是可发生于异基因造血干细胞移植患者的一个复杂的并发症，是异基因移植中晚期非复发死亡的主要原因。通常发生于移植后 3~7 个月，也可发生于移植后两年。在同胞全相合移植中慢性 GVHD 的发生率为 30%~50%，在无关供者 HLA 相合的移植中为 50%~70%。慢性 GVHD 最常发生于前期有急性 GVHD 的患者，但也可发生于既往无急性 GVHD 的受者。急性和慢性 GVHD 主要是以 GVHD 的发生时间（移植后 100d 以前或以后）区分，最近的指南中提出慢性 GVHD 的诊断需要强调典型的临床症状和体征，而不是发生时间。急性 GVHD 在接受减低剂量的预处理或供者淋巴细胞输注后也可发生，并且发生时间可较晚，急性和慢性 GVHD 有时可同时存在。

慢性 GVHD 对任何器官系统均可产生影响，但确定诊断需要有特征性的临床症状及体征（表 13-15），其他临床表现尽管不是诊断慢性 GVHD 特异性的，但也具有其特征，可以类似急性 GVHD 表现。进一步检查包括活检用于鉴别诊断，除外其他病因如感染、药物及恶性肿瘤。

皮肤、口腔、眼及肝是慢性 GVHD 最常累及的部位，皮肤型表现类似于自身免疫病改变，可表现为皮肤颜色异常、扁平苔藓样疹或硬皮病（皮肤硬化）改变等。皮肤的炎症可进展为严重的表皮和关节周围纤维化，可导致皮肤附属组织（毛发、汗腺）脱失，可表现为明显的皮肤发紧、筋膜炎和关节弹性消失。其他临床表现还包括眼干、口干等类似于干燥综合征的临床和组织学改变，肠炎和食欲减退，早饱感，吸收不良，体重减轻，生长不能及胆汁淤积性黄疸；肺脏受累表现为闭塞性细支气管炎是少见的表现，但对患者影响较大。

表13-15 慢性移植物抗宿主病的临床表现

受累器官	临床表现
皮肤	皮肤颜色异常，扁平苔藓，表皮硬化，硬皮病样改变，色素沉着或色素脱失，鱼鳞癣，甲营养不良，甲剥离
眼	干燥性角结膜炎，结膜炎，角膜溃疡
口腔	扁平苔藓，过度角化，口腔干燥症，黏膜萎缩，溃疡，由于硬化导致的张口受限
肺	闭塞性细支气管炎，闭塞性细支气管炎伴机化性肺炎
胃肠道	食道狭窄，吸收不良综合征，胰腺外分泌功能不全
肝	胆汁淤积
泌尿生殖系统	阴道狭窄或瘢痕形成，扁平苔藓
肌肉骨骼系统	筋膜炎，硬化导致关节挛缩，肌炎，多发性肌炎，关节炎
血液系统	血小板减少，嗜酸细胞增多，淋巴细胞减少，溶血性贫血，低丙种球蛋白血症

慢性GVHD相关的重度免疫功能异常与低丙种球蛋白血症、细胞免疫功能受损、功能性无脾相关，大大增加了二重感染如细菌、真菌及病毒感染的风险。发生慢性GVHD的患者有25%~40%在2年内死亡，常常死于继发感染。

慢性GVHD按照受累器官的数量和单一器官受累的程度分为轻、中、重度，与预后不良相关的因素包括血小板减少，前期有急性GVHD，体能状态差，初始治疗无效，广泛的皮肤或肺受累。

（2）危险因素：急性GVHD是后期发生慢性GVHD最主要的危险因素，无关供者或不相合供者移植、外周血干细胞代替骨髓干细胞移植均可增加慢性GVHD的发生风险。其他与慢性GVHD发生可能相关的危险因素还包括受者年龄较大、女性供者、CMV血清学阳性、移植物中$CD34^+$细胞数高、供者淋巴细胞输注、移植前基础病诊断为慢性髓性白血病和再生障碍性贫血等。与急性GVHD相同，体内或体外去除移植物中的T细胞可降低慢性GVHD的发生率。脐血移植后慢性GVHD发生率较低。

（3）预防和治疗：尽管急性GVHD是慢性GVHD发生最主要的危险因素，控制急性GVHD的措施，如延长或增强初始的免疫抑制，并不能有效预防随后发生的慢性GVHD。应用机械或药物的方法去除T细胞可同时降低急性和慢性GVHD的发生率，但由于减弱了移植物抗肿瘤作用从而增加了复发风险，因而T细胞去除并不能改善生存。

与急性GVHD相同，慢性GVHD最常用的免疫抑制治疗是糖皮质激素联合环孢素，慢性GVHD的症状常为持续性逐渐进展的，因而需要减低剂量的免疫抑制药，隔日激素治疗可减少长期激素治疗的慢性并发症。标准的激素治疗剂量为泼尼松1mg/（kg·d），对于有效的患者可逐渐减量到0.5~1mg/kg，隔日1次，持续6~9个月，控制活动的GVHD症状，随后缓慢减少免疫抑制药用量。部分患者需要长期治疗，早期停止治疗可导致慢性GVHD的加重。挽救治疗包括大剂量糖皮质激素、西罗莫司、他克莫司、骁悉、沙利度胺、硫唑嘌呤和羟氯喹也可尝试用于治疗慢性GVHD，但疗效有限。

其他新的可用于治疗慢性GVHD的治疗方法包括调节T细胞功能、B细胞去除、诱导免疫耐受、阻断细胞因子等。小样本非对照研究发现应用喷司他丁、阿仑珠单抗和 ATG 抑制 T 细胞功能，应用利妥昔单抗消除 B 细胞治疗，有效率可达 30%~50%。体外光泳动调节 T 细胞功能可能部分有效，尤其是对硬化性皮肤型慢性 GVHD 的患者。初步研究发现应用达珠单抗、依那西普和英夫利西单抗阻断细胞因子介导的炎症反应在短期内有效。

慢性 GVHD 的治疗过程中尤其需要注意预防二重机会感染，因而需要持续的给予预防性应用抗细菌、抗真菌及抗病毒措施，对于反复发生感染及持续低丙种球蛋白血症的患者可考虑静脉补充丙种球蛋白治疗。慢性 GVHD 的治疗策略包括长期减低剂量的免疫抑制治疗、强有力的抗微生物预防及营养支持治疗。

（五）展望

HCT 的并发症是阻碍移植广泛用于临床治疗多种疾病的主要障碍，新的移植方式的应用包括非清髓或减低预处理剂量移植、脐血移植、加入免疫治疗的移植方案使得移植后早期及晚期并发症成为目前研究的热点。迫切需要更好的手段来预测移植后并发症和非复发死亡的危险因素，目前已经就移植后并发症危险因素的评估及预测进行了基因组及蛋白组学的研究，尽管这些方法应用与临床尚需要时间，但其在移植领域中的应用将会非常广泛，包括移植相关并发症和 GVHD 的危险因素的预测，供者的选择的精准性，应用药物基因组学数据制定个体化的预处理方案及免疫抑制方案，改善造血干细胞移植的安全性及有效性。

（赵小强）

第六节　疗效

（一）急性白血病

急性白血病（AL）是异基因 HSCT 最主要的适应证。因为 AL 是一组异质性的疾病，移植的疗效也随患者的选择、移植方式的不同而不同。

根据 EBMTR 统计，CR1 期亲属相合移植的 AML 患者的 LFS 一般在 55%~60%，并且疗效逐年提高。而染色体中危组进行同胞 HLA 相合移植移植后的复发率大约 20%~25%。随着无关供者库的建立和 HLA 配型技术的提高，非血缘关系移植的疗效逐步接近同胞移植，尤其是在中高危组。CIBMTR 统计在 2000—2009 年间接受移植的 20 934 例 AML 患者中，同胞相合移植 10 637 例，3 年的生存率在疾病早期，中期和进展组分别为 58%、48% 和 25%。而 10 197 例非血缘移植组分别为 46%44% 和 20%。单倍体移植在部分单位也取得了突破性进展，以色列的 Perugia 移植组显示在缓解期进行移植的患者可以获得 45%~50% 的 LFS。EBMTR 数据显示患者在处于 CR，≥CR2 或未缓解状态接受单倍体移植的 2 年 LFS 分别是 48%、21% 和 1%。北京大学人民医院采用一种全新的单倍体移植——GIAC 技术体系，在 250 例急性白血病患者中，仅 1 例出现短暂植入后被迅速排斥，后自体恢复，其余病例均获得稳定持久的植入。急性 GVHD 的发生率为 45.8%，其中 Ⅲ~Ⅳ 急性 GVHD 的发生率仅 13.4%，慢性 GVHD 的发生率为 53.9%，AML 和 ALL 高危和标危组的 2 年 LFS 分别是 69.1%vs55.4% 和 68.9%vs17.5%。移植前的疾病状态是影响生存的最主要因素，HLA 不相合程度与急慢性 GVHD 和 LFS 均无相关性。近期一项大规模的回顾性研究证实 HLA4-6/6 相合的非血缘脐带血移植可以取得与 HLA 8/8 和 7/8 相合无关外周干和骨髓移植相似的

LFS，支持 UCBT 可作为此类患者的另一选择。自体移植在 AML 中的作用仍有争议，过去 10 年的疗效维持稳定，3 年的 LFS 一般在 40%～50%，主要应用于老年患者，CR2 期的 APL 患者和预后良好组患者。

成年人 ALL 在 CR1 期进行同胞相合移植的生存率多为 50% 左右，累积复发率和 NRM 一般在 25%～30%。而在 CR2 期移植的患者生存率降低到 30% 左右，进展期的患者仅 15%。非血缘移植可以使更多的患者受益，CR1 期移植的 OS 为 40%～45%，同同胞间移植相比复发率下降，但 NRM 提高，一般 30%～40%。而在 CR2 或进展期移植，生存率降低到 28% 和 10%，主要原因是复发率高以及高达 45% 的 NRM。CIBMTR 最新资料，<20 岁 ALL 患者同胞相合移植的 3 年 OS 在疾病的早中晚三期分别为 64%、53% 和 22%，非血缘移植为 61%、45% 和 28%；>20 岁 ALL 中相合移植的 OS 为 51%、34% 和 21%，非血缘移植为 45%、33% 和 16%。自体移植并不作为 ALL 治疗的首选，在无条件进行异基因移植的患者中，大部分随机研究未能证实自体移植相对于化疗的优势。

AL 是一类进展比较快的疾病，选择的移植模式以传统的清髓性移植为主。同时因为老年人是 AL 的高发人群，对于这部分患者从安全性的角度考虑可以选择 RIC，但一味地降低预处理强度，必将带来复发率的升高，如何平衡两者的关系也是目前移植的难点。现在很多移植单位将 AML 移植年龄的上限提高到了 65～70 岁，RIC 后的 NRIVJ 为 15%～20%，而复发是最主要的死亡原因。在 MDACC 回顾性比较了 NST（Flu 120mg/m^2，Ara-C 4g/m^2，IDA 36mg/m^2）与具有一定清髓能力的 RIC（Flu 100～150mg/m^2，Mel 140 或 180mg/m^2）两种预处理的效果，经过中位 40 个月的随访，RIC 组虽然具有更高的供者嵌合率和 TRM，但 RR 下降。最终 3 年的 OS 在 NST 组是 30%，RIC 组是 35%。多因素分析表明 RIC 组 DFS 提高，这个优势在 CR 患者，染色体中位组更显著。因此对于 AL 患者虽然带有一定清髓强度的移植会导致 TRI 的升高，但具有更好的抗白血病能力，最终会提高疗效。EBMT 的一项回顾性研究比较了 576 例 45 岁以上成人 ALL-CR 患者，分别接受 RIC（n=127）和标准清髓性移植（MACn=449），中位随访 16 个月，两组的 NRM 和复发率分别为 21%（RIC）vs29%（MAC），和 47%（RIC）vs31%（MAC），最终 LFS 为 32% vs38%（P=0.07）。移植后常规监测 MRD，在复发的早期进行 DLI 等干预是降低移植后复发率的新趋势。对于 ALI，比较以 TBI 为主的预处理方案和以 Bu 为主的预处理方案，5 年生存率分别为 30%，17%（P=0.04），目前多数移植单位采用以 TBI 为主的预处理方案，作为 ALL 常规预处理方案。

（二）慢性髓细胞性白血病

虽然以伊马替尼（IM）为代表的酪氨酸激酶抑制药（TKI）治疗 CML 的巨大成功，撼动了 HSCT 作为治疗 CML 的绝对地位，HSCT 已多用于 IM 治疗无效的慢性期（CP）患者，或加速期（AP）、急变期（BC）的患者。但 HSCT 仍是目前唯一可以根治 CML 的治疗手段，是 CML 治疗的重要组成部分，而且随着 HSCT 技术的完善，疗效也在不断提高。CIBMTR 总结自 2000 年后 CML 移植患者 3 年的生存率在 CP 患者从 67% 提高到了 72%，在 AP 患者中也从 42% 提高到 55%。Seattle 采用调整 BU 浓度到达靶浓度的方法治疗 131 例 CML-CP 患者，3 年的生存率为 86%。北京大学血液病研究所 93 例 HLA 配型不合移植的患者 4 年的总生存率分别为 76.5%（CP1），85.7%（CP2/CR2），73.3%（AP）和 61.5%（BC）。IBMTR 将 354 例 CP 期的患者根据是否有 HLA 相合供者分为两组，123 例有供者移植组患者的

10年OS是53%，而219例无供者患者接受IFN的治疗（在IM问世后改用IM治疗），10年的OS是52%。从生存曲线上看移植组患者早期明显下降，但后期逐渐减缓达到平台，而药物组呈现持续缓慢下滑的态势，两条曲线在8年时相交。HSC：T治疗CML的疗效受疾病病期的影响，BC的患者预后最差，主要是因为TRM和RR的升高。预处理方案对疗效也有影响。1988年开始随机对比BUCY与TBICY的效果，2002更新的结果显示10年的OS在BUCY组为78%，TBI组64%，推荐选择不含放疗的BUCY方案作为预处理。Couban等比较了外周血干细胞移植和骨髓移植的疗效，3年的OS在PBSCT组为80%，BmT组65%，这种优势在进展期的患者更为明显，因此对CMl患者采用PBSCT为好。因为伊马替尼（IM）的广泛应用，早期的研究显示对于移植有一定的不良反应，但随后的大量实验并没有发现IM对于移植的负面影响，140例在移植前曾接受过IM治疗的患者与200例历史对照相比在TRM，OS，RR方面均无差别。

CML在老年人中高发，且CMl对免疫治疗敏感，因此对这类患者可以考虑RIC，但还没有大宗长期的病例报告证实其疗效。EBmT总结了186例患者资料，100d的NRM是6.1%，3年的OS58%，RFS为37%。

CML移植后仍有部分患者复发，MRD的监测尤为重要。BCR/ABL为我们提高了一个最好的监测指标。通过定量PCR的方法检测融合基因，在移植3个月后PCR阳转出现越早，拷贝数越高，复发的概率也越大。移植后3~5个月基因阴性的患者复发率为9%，基因阳性且拷贝数>100/μg的患者复发率74%，<100/μg的为30%。而对379例移植>18个月的患者进行检测，发现289例基因持续阴性的患者仅有3例复发，而90例曾有1次基因阳性的患者复发率为14%。因此CML移植后需定时检查融合基因，发现早期复发患者。一旦复发供者淋巴细胞输注（DLI）的效果显著且持久，多次逐渐增加剂量的输注方式与单次大剂量DLI相比，反应率无改变，但更为安全，GVHD发生率低，骨髓抑制轻。而IM可以使90%~100%，CP的患者，50%~80% AP和20%~40%的BC达到完全的血液学缓解，并且耐受性好，但疗效不持久，往往与DLI联合应用。

（三）骨髓增生异常综合征

HSCT是治疗MDS的重要方式，乃至唯一的治愈手段。根据国际预后评分体系（IPSS），HSCT主要适用于以下两种情况：①属于中危-2以上的患者，因为这类患者不接受治疗的5年生存率<10%，而转变为白血病的概率>65%。②低危和中危-1的患者，若非手术治疗无效或病情出现进展也应考虑移植。对于第一种高危患者，移植应该在确诊后尽快进行，而第二种情况则可以推迟到病情出现变化时进行。对于进展期的MDS，如果移植时处于CR状态，复发率低。但移植前的化疗虽然可以使部分患者达到缓解，也使相当一部分患者的状况恶化，推迟移植时间，从而增加移植相关死亡率甚至失去移植机会。诱导化疗未缓解的患者其移植疗效差于未接受过化疗的患者，提示化疗的作用更多是筛选出了对治疗敏感的一组患者，其疗效差异更多反应的是肿瘤潜在生物学特性的不同。同时很多文献证实移植前接受诱导化疗与未接受诱导化疗的患者在生存率方面并没有差异，因此近年多数学者主张应尽早移植，减少化疗，有利于整体疗效的提高。

MDS行HSCT的疗效差异较大，生存率报道范围25%~80%。疗效主要受MDS的疾病状态影响，对于低危患者（幼稚细胞<5%）3年的总OS为65%~70%，复发率<5%；而高危患者无疾病生存率（DFS）降低为35%~45%，复发率大约在10%~35%。患者年龄

和移植前骨髓中幼稚细胞数量是影响生存的独立于洪因素。此外染色体核型的改变也影响着移植的疗效，Neville等按核型的好中差将60例患者分组，7年的无复发率（RFS）在三组中分别为51%，40%和6%，虽然NRM无差别，但复发率则相应升高为19%、12%和82%。同胞相合移植的疗效优于非血缘关系移植。NMDP 510例患者资料显示2年的总生存率仅29%，主要是因为移植相关死亡率（TMR）高，达54%，占死亡原因的82%，而复发率较同胞相合移植为低仅14%。但Seattle采用靶目标浓度的BUCY的预处理方案治疗了109例MDS患者，比较了同胞相合与非血缘关系移植的疗效，两组在RFS（56% vs 59%），NRM（28% vs 30%），和RR（16% vs 11%）方面均无差异，提示只要处理好移植相关并发症，非血缘关系移植完全有可能取得和同胞相合移植类似的疗效。北京大学血液病研究所采用GI-AC体系，对36例高危MDS患者进行亲缘HLA单倍体移植，2年的无白血病生存率达到64%，与本所同胞移植61%的结果相近。因此对于高危MDS患者，在没有同胞相合供者的情况下，可以考虑其他来源的供者。外周干细胞移植的疗效优于骨髓移植，回顾性分析EBMT 234例同胞相合移植的资料，其中102例为外周干细胞移植，132例为骨髓移植，两组急性GVHD的发生率相似，慢性GVHD的发生率在BM组46%，PB组为58%，PB组治疗失败率（疾病未缓解或复发）则从38%降低为13%，2年的无事件生存率（EFS）从39%提高到50%。西雅图的数据也证实3年的DFS在PBSCT组为68%，优于BMT的48%。因为MDS患者多为高龄，一般条件差，往往不能耐受常规移植，故而RIC应用越来越广泛。大量的资料证实，虽然RIC可以降低TRM，但复发率上升，最终的疗效并没有很大的改善。也提示作为一种进展较快的恶性疾病，预处理的强度对MDS预后有很大的影响。EBMTR回顾性分析了215例RIC，并与621例常规移植进行比较，3年时两组的RR 45% vs 27%（P<0.01），NRM 15% vs 20%（P=0.04），最终两组OS和无疾病进展率（PFS）无统计差异，分别为41% vs 45%，33% vs 41%。目前对于年轻的可以耐受常规移植的患者仍以常规移植为首选。德国的Saure等采用一种新的FLAMSA序贯治疗方案［患者先接受fludarabine（4×30mg/m²），amsacrlne（4×100mg/m²），Ara-C（4×2g/m²），FLAMSA］化疗，休息2~3d后再给予大剂量melphalan（100~200mg/m²）或melphalan联合thiotepa（10mg/kg）作为预处理方案治疗30例初诊的高危MDS及sAML患者，中位随访28个月，得到了70%的高DFS，仅有4例患者复发，且病情在化疗+DLI后均得到控制，并无病生存。

由于去甲基药物可以延长IDS患者的生存期，且毒性低，因此也被用来作为MDS患者诊断后与进行移植之间的桥梁，起到降低移植前肿瘤负荷的作用。Fred Hutchinson报道了68例MDS/sAML患者移植结果，其中35例接受Azacitidine治疗，33例接受传统诱导化疗，Azacitidine组的1年OS为57%而诱导化疗组为36%，复发率和非复发死亡率虽然在Azacitidine组均有降低，但都没有达到统计学差异。目前这些报道多为单臂试验且病例数少，因此去甲基化药物在移植中的地位尚有待明确。

MDS移植失败的主要原因源自于移植后的合并症。复发是最主要的并发症和死亡原因之一，而复发的发生率与疾病的状态有关。一旦复发，何种治疗最佳目前还不清楚，供者淋巴细胞输注可用于复发后的治疗，但相关资料不多，Aloyslus等描述了接受RIC移植的患者进行DLI的效果，4例在遗传学复发阶段进行DLI的患者均有效，但6例形态学复发的患者无一例有效，16例在供者成分出现下降时进行DLI，14例有效，提示在疾病复发的早期，肿瘤负荷低时进行疗效较好。

对于 MDS 患者预处理相关的毒性似乎比其他疾病要严重，具体机制不明，可能与患者在移植前一般状态差，长期输血导致体内铁负荷增加，粒细胞减少容易使病原菌在体内定植等因素有关，此外 MDS 本身的一些细胞因子水平可能也参与其中。因此要重视移植前患者的支持治疗，保护患者的重要脏器功能，同时尽量缩短从诊断到移植的时间。

（四）淋巴瘤

现有的化疗可以使 50% 以上的霍奇金淋巴瘤（HL）患者治愈，但仍有 5%~10% 的患者对化疗原发耐药，10%~30% 的患者复发耐药。对于这类患者挽救化疗的效果差，移植是最佳选择，无论是多中心的随机对照研究还是单中心报道都证实了自体移植比化疗组具有更好的 EFS。EBMTR 统计了 175 例原发耐药患者的 5 年 OS 和 PFS 分别为 36% 和 32%，早期病死率 14%，优于历史对照。而对于第一次复发患者，疗效与复发时是否有全身症状，结外病变以及第一次缓解持续时间，移植时病灶的大小，对化疗的敏感度等因素有关。两项随机对照研究表明经自体移植治疗后 3 年的 OS 均 > 50%，因此对这类患者往往选择 ASCT。但也有些学者认为那些第一次缓解时间大于 1 年的患者通过化疗也可以达到长期缓解，建议将移植保留到第二次复发后进行。对于多次复发的患者即使进行 ASCT，与化疗相比也不能提高疗效，故推荐尽量在 CR2 期进行移植。能否将 ASCT 用于具有高危因素的 HL 患者在 CR1 的巩固治疗仍有争议，有限的临床资料表明 PFS 增加但 OS 无改善，因此不常规推荐作为这类患者的一线治疗。

非霍奇金淋巴瘤病理类型复杂，临床预后不一。国际预后指数（IPI）根据年龄、临床分期、结外浸润的部位多少、ECOG 生存状态和血清 LDH 水平，将侵袭性恶性淋巴瘤分为低危（0~1）、低中（2）、高中危（3）和高危（4~5）等类型。对于高危的患者能否将 ASCT 作为一线治疗目前仍有争议。GELA 总结了 LNH87-2 的试验结果，其中 236 例高危患者（IPI>2）在到达 CR 后随机进入化疗组（111 例）或自体移植组（125 例），预处理方案为 CBV，8 年的 DFS 和 OS 在两组分别为 39% vs 49% 和 55% vs 64%。法国的 GOELAMS 试验也得出了类似的结论，207 例初治中高度危险性的 NHL（不含 FL 转化的 NHL 和 Burkitt's NHL）随机分为两组，一组常规 CHOP 8 疗程，另一组给予强化的 CHOP，获 PR 以上者给予 MC（MTX $3g/m^2$ d1，Ara-c $100mg/m^2$，d1~d5），继以 BEAM+ASCT。自体 PBSC 在第 1、2 疗程时采集。结果移植组有明显的生存优势，5 年 EFS 分别为 55% 和 37%，OS 为 71% 和 56%。分层分析后发现，这种优势在高中危的患者更为明显。但也有一些试验没有证实 ASCT 的优势。因此对于初治的中高危 NHL，用大剂量化疗联合自体造血干细胞移植，是可行选择之一，但造血干细胞移植的时机、移植前治疗的疗程及治疗强度、适合移植的人群以及与单抗治疗的关系等，有待于进一步的临床研究确定。现在的研究更多的集中于某些特殊类型的 NHL，如 MCL，Burkitt 淋巴瘤，淋巴母细胞淋巴瘤和外周 T 细胞淋巴瘤。初步的报道表明自体移植相较化疗有更好的长期疗效。

自体移植多作为二线治疗应用于化疗后复发的患者。最早的针对复发患者的预处理方案是 CYTBI，取得了 84% 的缓解率，5 年的 EFS 是 46%，OS 为 53%。但 TBI 不适用于曾接受过放疗的患者，并且 TBI 可以增加移植后患者发生 MDS 和急性白血病的概率。因此很多移植中心现采用以化疗为基础的预处理方案，往往由 2~4 种药物组成，常用的有 BEAM，BUCY，CBV，BUMelTT 等，这些方案的耐受性好，移植后造血恢复快。ASCT 后一般可以到达 60%~85% 的 CR，2~5 年的 DFS 在 34%~60%，OS 在 26%~46%。各方案的毒副作用不同，移植相关病死率（TRM）为3.8%~17%，迄今还没有试验比较各种预处理方案的优劣，因此也没有一个固定的最佳方案供选择。但单克隆抗体的出现，以及在抗NHL中的疗效，使得一些移植单位将其应用在自体移植中：或作为动员方案/预处理方案的一部分起到体内净化的作用，或作为移植后的维持治疗降低复发率。MDACC将美罗华同时应用于动员及移植后的治疗，67例复发的侵袭性NHL患者2年的OS为80%而历史对照组为53%，DFS分别为67%和43%，并且没有发现植活延迟或感染增加现象。而带有放射性标记的单抗主要应用在预处理方案中。Vose等将^{131}I标记的CD20单抗（BEXXAR）加入BEAM预处理方案，治疗难治复发的进展期NHL与BEAM相比长短期毒性都没有增加，经过中位38个月的随访，OS和EFS分别为55%和39%。

自体移植在CLL治疗中主要适用于两种情况：一种是作为复发患者的挽救治疗，可以获得更高的缓解率。Dana-Farber肿瘤研究所应用CD20，CD10等单抗加补体对采集物进行体外净化，采用TBI+CY预处理，总共治疗了137例患者，其中90%患者没有VHIgG基因的突变，结果6年的OS为58%，遗憾的是生存曲线并没有达到平台期。另一种情况是作为诱导化疗后的一线治疗，尤其是对那些伴有预后不良因素的患者。英国的医学研究会（MRC）对115例初治患者进行了前瞻性研究，在经过Flu及其他化疗后有23%的患者CR，总反应率为83%。88例患者经过CY+G-CSF的动员，66%患者成功采集到了足够数量的干细胞。最终有56例患者接受了自体移植，结果CR从移植前的37%提高到74%，5年的OS和DFS为88.6%和64.5%，而全部115例患者的OS和DFS为78%和52%，因为是单臂研究尚不能肯定自体移植相较常规化疗作为一线治疗的优越性。目前也没有随机的对照研究比较两者的效果，但回顾性的危险因素相匹配的对照研究表明，经过中位时间大于70个月的随访，移植组的生存期大大长于化疗组。

异基因HSCT不是淋巴瘤的首选治疗，主要用于自体移植失败后，或一些高度恶性不适宜自体移植的患者。RIC的出现，给这一领域带来了生机。大部分的报道应用的是以Flu为主的预处理方案，部分单位应用的是更强的BEAM方案，其疗效与移植时肿瘤对化疗的敏感度有关，对化疗耐药的患者预后差。虽然没有随机对照研究证实，但一般报道RIC比常规移植TRM低，长期生存是否有改善仍待证实。CIBMT总结的1998—2006年资料显示对于HL3年的预计生存率在同胞相合常规移植组为39%，RIC组为38%；非血缘关系移植组分别为35%和46%。FL组化疗敏感患者的3年OS在常规和RIC组分别为67%和71%；但化疗耐药组为70%和50%。弥漫大B淋巴瘤（DLBL）的疗效不如FL，化疗敏感组3年的OS是38%和46%，耐药组是22%和21%。EBMT报道了188例患者的资料，绝大多数患者接受了以Flu为主的预处理方案，2年的预计总生存率和无进展生存率是50%和30%，TRM是24%。疗耐药的患者，高危NHL，MCL预后差。虽然RIC为淋巴瘤患者带来了一种新的治疗方式，但在预处理方案选择，DLI时机，单克隆抗体的应用等方面仍需探索。

（五）多发性骨髓瘤

MM是自体移植最常见的适应证。对于65岁以下有症状的MM而言，诱导化疗之后进行自体造血干细胞移植是一线治疗方案。MM的ASCT一般是在诱导治疗3~4个疗程之后进行，含有沙利度胺、硼替佐米以及雷利度胺这些新药的诱导治疗可以使患者获得更深的缓解度，且这些缓解率的获益在移植之后进一步提高，不仅如此，新药的应用也使总体生存率获益。

Mel 140～200mg/m² 是目前公认的 MM 的经典预处理方案，而含有 TBI 的 TBI+BU 方案在随机试验结果中并没有显示出优于传统化疗的疗效；法国骨髓瘤协作组（IFI）-95 的结果也显示在没有 TBI 的患者组中 OS 更长，因而在随后进行的试验中都避免使用 TBI 和 Bu。但最近有研究表明在难治复发患者中 Mel-TBI 获得 CR+VGPR 的比例高于单独使用 Mel 的患者（分别为44%，32%，P=0.02），因而 TBI 在难治复发患者中的地位有待于进一步评估。体内外研究表明硼替佐米与 Mel 具有协同作用，IFM 在高危患者中采用在大剂量 Mel 前后应用 4 剂硼替佐米（1mg/m²），移植前第 6 天、第 3 天、移植后第 1 天及第 4 天，结果显示与单独应用大剂量 Mel 比较，取得更好的 VGPR（63%），而未增加毒副反应。尽管大家都在试图从硼替佐米中获得移植后疗效的进一步提高，但是具体方案的设计以及何类患者可从中受益都未明确。

在 IFM194 中，399 例患者随机分为双次序贯 ASCT 以及单次 ASCT，双次 ASCT 仅在第一次 ASCT 后没有获得 VGPR 的患者中可以获得更长的生存，即第一次 ASCT 之后获得 VGPR 的患者没有必要再进行第二次 ASCT。Kumar 等进行了单次 ASCT 与双次序贯 ASCT 的荟萃分析，对 2003—2007 年的 5 个随机对照试验的 1569 患者进行分析，结果显示双次序贯的 OS 和单次相比并未增高，但是 EFS 明显延长、有效率明显提高，当然双次序贯 ASCT 的治疗费用亦明显增高。总的看来双次序贯 ASCT 目前并不是一个普遍推荐的方案，仅对于在第一次 ASCT 后没有获得较好疗效的患者更为适用；在单次 ASCT 后利用新的抗 MM 药物作进一步的减瘤治疗可能是一个更合适的选择。

自体移植后的复发不可避免，为减少/延缓移植后的复发，先后有多种方法应用于临床，其中干扰素在 ASCT 后的维持作用基本被否定，沙利度胺则获得肯定。关于 ASCT 后用沙利度胺进行维持治疗目前已经有 4 个研究。在所有的研究中都可以观察到 CR 的提高，并在 4 个研究中有 3 个均显示 PFS 获益。在 IFM9902 中显示没有获得 VGPR 的患者可以从沙利度胺的维持治疗中获益，显现出明显的 EFS 的延长，而对于已经获得 VGPR 及以上的患者，再给予维持治疗 EFS 并不能进一步延长，伴有 del13 的患者不能从沙利度胺维持治疗中获益。在已经获得 CR 的患者是否继续使用沙利度胺进行维持治疗尚有待于进一步证实。硼替佐米以及雷利度胺可以克服 del13 带来的不良预后，因而使用这类药物作维持治疗可能会使高危患者受益。

由于多发性骨髓瘤自身特点以及患者发病的中位年龄高，进行常规异基因移植的相关病死率高（40%），CIBMTR 资料显示 827 例同胞移植 3 年的 OS 51%，470 例非血缘移植为 26%（2000—2009）。疾病病期，移植时缓解状态，移植前治疗情况等为影响预后的因素。但因为异体移植是唯一可以治愈的手段，因此仍适用于年轻患者。外周血干细胞移植因为植入快，感染并发症减少，疗效优于骨髓移植。近年 RIC 的推广使得移植过程更为安全，可以应用于以前不能接受常规移植的患者，并且因为 MM 细胞对免疫治疗反应较好，因此 MM 成为 RIC 最主要的适应证。文献报道的预处理方案多为 FM+TBI，CR 率 50%～80%，TRM 10%～40%。2 年的总生存率在 30%～60%。EBMT 报道的 229 例患者资料，1 年时的 TRM 为 22%，3 年的 OS 和 PFS 分别为 41% 和 21%。

而最近采取的通过自体移植减瘤，然后再接受 RIC 已经成为 MM 序贯治疗的一种模式。意大利协作组报道了一组前瞻性研究，比较自体异体序贯治疗和双次自体治疗的疗效。经过中位 3 年的随访，序贯移植组的 NRM 是 11%，双次自体移植组为 4%；OS 与 EFS 在序贯组均好于双次自体移植组（84% vs 62%，和 75% vs 41%）。但 IFM 进行的类似研究却发现 OS 和 EFS 在两组中并没有差异，中位生存期在双次自体组还略好于序贯组（47.2 个月 vs 35 个月），这可能与 IFM 组纳入的均为 β_2 微球蛋白 >3mg/L，同时合并 $13q^-$ 的高危患者有关。目前自体与异体移植之间的间隔时间仍未确定，RIC 的预处理方案，移植后免疫抑制药应用的时间，类型都有待进一步的明确。

（六）再生障碍性贫血

HSCT 不仅可以替代患者受损的造血干/祖细胞，还可以重建异常的免疫系统。国际骨髓移植登记组（IBMTR）数据显示从 1976—1980 年到 1998—2006 年，同胞相合移植患者的 5 年生存率从 48% 逐步攀升到了 70% 以上，部分单位的疗效已经超过了 90%。移植疗效的提高主要归功于移植早期（移植后 3 个月内）死亡率的降低，除抗感染和支持治疗的进步外，还有以下几方面的改进：①预处理方案，目前国际上常采用的是 CY + ATG 的方案（CY 50mg/kg × 4 + ATG 4d），更加强调了免疫抑制的作用。法国的 Ades 等人比较了 CY - ATG 与 CY - TAI（胸腹联合放疗）治疗 SAA 的疗效，前者的长期生存率 >90%，而后者仅 50% 左右。②排斥率的下降和 GVHD 预防方案的改善：加强预处理中免疫抑制的强度，对可能进行移植的患者尽量减少不必要的输血，避免亲属间输血，输注去除白细胞或经过辐照的血液制品等均可以减少对患者的致敏，降低排斥。根据 Seattle 的经验，移植排除率从早期的 35% 降低到了 9%，排斥后行二次移植的成功率则从 5% 提高到了 85%，多因素分析显示，对于二次移植的患者，应用 CSA + 短程甲氨蝶呤（MTX）预防 GVHD 是影响疗效的唯一因素。GITM0/EBMT（Gruppo Itliano Trapianti di Mi - dollo Osseo）研究组将患者随机分为两组，分别接受 CSA + ITX 和单用 CSA 预防 GVHD，结果两组的 5 年总生存率分别为 94% 和 78%。

年龄是影响 SAA 移植疗效的主要因素，患者越年轻，疗效越理想。因此对于年轻的（40~45 岁）有同胞相合供者的 SAA 患者首选移植治疗，预处理方案多为前述的 CY + ATG，而 GVHD 的预防方案为 CSA + MTX，因为 SAA 患者不存在复发问题，为减少晚期排斥和慢性 GVHD 的发生，免疫抑制药应用时间相对较长，一般 9 个月后开始减量。外周血造血干细胞移植虽然有造血和免疫重建快的优点，但慢性 GVHD 发生率高，总的生存率不如骨髓移植。因此干细胞的来源仍以骨髓为好，输注的单个核细胞数目至少要大于 3×10^8/kg。有关骨髓与外周干细胞移植疗效的比较仍在进行当中，而北京大学血液病研究所采用骨髓 + 外周干细胞的混合移植方式，也取得了不错的疗效。

虽然现在造血干细胞移植可以使绝大多数的患者获得治愈，但仍有 70% 以上的应该接受移植的患者无法找到相合的同胞供者。对于这类患者，一旦免疫抑制治疗失败，仍可以考虑选择其他来源的供者，如非血缘相合供者或亲属间移植。早期的疗效不尽如人意，但近年也取得了不俗的成绩，CIB - MTR 统计的 2000—2009 年 1124 例非血缘移植资料显示 20 岁以下年轻患者的 3 年 OS 为 68%，20 岁以上患者也可达到 60%。因此对于儿童甚至可以首先考虑非血缘移植，而成年人患者，也建议在一次免疫治疗失败后尽快进行。EBIT 推荐的预处理方案为 CY + ATG + Flu（氟达拉滨，CY120mg/kg，Flu 30mg/m²，ATG 各 4d）或低剂量的 TBI（2~3Gy）。

（七）自身免疫性疾病

自身免疫性疾病（AD）是由于自身免疫耐受机制被破坏，免疫细胞对自身抗原产生反应，造成人体组织器官的损伤。大剂量的免疫抑制治疗可以清除/抑制这种异常的免疫细胞，而自体移植起到支持作用，缩短骨髓抑制时间。自体移植主要适用于严重的自身免疫性疾病（有生命危险或危及重要脏器的功能），并对常规治疗失败的患者。现全球有2000多例AD患者接受HSCT，主要疾病类型为多发性硬化、系统性硬化、克罗恩病和系统性红斑狼疮。因为接受移植的患者多处于疾病的晚期，同时伴有重要脏器功能的损伤，因此TRM相对高，EBMTR统计的473例患者移植后的总病死率为11%，其中TRM为7%（4%~10%）。于自体移植来说影响TRM最主要的因素是预处理方案的强弱。清髓性移植后免疫系统的重建过程在理论上有可能避免出现自体反应性细胞，但自身免疫性疾病主要涉及免疫系统异常，而这种异常并不完全是由遗传因素决定的，因此只要选择性的清除淋巴细胞，就可以到达消灭异常免疫细胞的目的，同时避免对髓系造血的损伤可以降低TRM。Flu，Cy，CD20单抗和ATG等都是临床上经常采用的非清髓性药物。EBMT/EULAR登记组比较了不同强度的预处理方案治疗自身免疫性疾病的安全性和疗效，其中Cy+ATG为低强度方案，BEAM为中等强度方案，清髓性移植方案为高强度，结果显示随着预处理强度的增加TRM升高（从3%升高到14%），复发率有下降趋势。但移植后的复发患者易对标准治疗起反应，是否需要使患者处于高TRM风险中而换得复发率的降低？目前两种预处理方案的优劣尚有待随机对照研究来明确。

（潘志兰）

第七节　自体造血干细胞移植

自体造血干细胞移植（autologous hematopoietic stem cell transplantation，AHSCT）是指患者经过骨髓清除性化疗和（或）放疗后，将自己预先采集并保存的造血干细胞，重新经静脉回输给患者本人，以重建患者造血和免疫功能的移植方案。其实质是在自体造血干细胞支持下的超大剂量放（化）疗，以期最大限度的消除白血病细胞或肿瘤细胞，是一种自体造血干细胞的解救（atitoligous stem cells rescue）治疗。AHSCT根据干细胞的来源可以分为自体骨髓移植，自体外周血造血干细胞移植及自体脐血移植。外周血干细胞重建造血快速；是AHSCT的常用来源。AHSCT适用人群广，不受供者的限制，无供受者之间的免疫排斥反应，移植相关并发症少，安全，经济，是恶性肿瘤、尤其是血液系统疾病重要的治疗方案。但是移植物中可能有肿瘤细胞污染，并且缺乏移植物抗肿瘤/移植物抗白血病作用（graft-versus-tumor/graft-versus-leukemia，GVT/GVL），故相对异基因造血干细胞移植的疾病复发率高。

一、概述

AHSCT至今已有50余年的历史。Kurnick等人在1958年报道了第一例自体骨髓移植病例，随后McFarland，McGovern以及Newton等均先后介绍了这种治疗方案，他们在进展期实体肿瘤及恶性血液病中发现，自体骨髓的输注能恢复严重损伤的骨髓功能。后来的十几年，因为组织相容性抗原的发现、抗感染水平的进步以及支持治疗的提高，让人们把目光聚集在异基因骨髓移植上，然而，实际工作中、供者的缺乏和移植物抗宿主病（graft-versus-host disease，GVHD）的广泛出现使人们在20世纪70年代末再次关注AHSCT。Appelbaum等人在1978年通过自体骨髓移植成功治疗了一例淋巴瘤患者。与此同时，外周血干细胞的研究也日新月异。1979年，Goldman等人采集并储存了慢性期慢性粒细胞性白血病（CML）患者的外周血干细胞，当该患者进展为急性期后，这些干细胞能将疾病恢复至慢性期水平。随后，人们在白血病、淋巴瘤以及乳腺癌均证实外周血干细胞自体移植的可行性。90年代，外周血干细胞逐渐成为AHSCT的主要来源，而AHSCT成为治疗恶性血液病重要的方案之一。根据欧洲血液及骨髓移植组织（EBMT）的数据统计，在2008年，共有45个国家，615个工作组提供了30 293份造血干细胞移植病例（hematopoietic stemcell transplantation，HSCT），其中40%为异基因移植，60%为自体移植。主要治疗的疾病为白血病（32%；89%为异基因移植）；淋巴瘤（56%；89%为自体移植）；实体瘤（6%；96%为自体移植）；及其他非恶性疾病（6%；88%为异基因移植）。可见自体移植在造血干细胞移植中占有很大的比重，特别是在淋巴瘤及部分实体瘤的治疗中，起着重要的作用。亚洲及太平洋地区血液骨髓移植组（APBMT）对1986年至2006年20年间包括中国（12个工作组）在内的9个国家的HSCT进行了统计，在2006年1年内，共统计6 418例HSCT，其中异基因移植3 992（62%）例，自体移植2416（38%）例，在亚洲及太平洋地区的大部分国家及地区，自体移植率尚低于异基因移植。

二、AHSCT适应证

目前AHSCT在临床主要应用于治疗恶性血液系统疾病，实体肿瘤及自身免疫性疾病，见表13-16。

表13-16 2009年EBMT关于AHSCT的治疗推荐

疾病	疾病状态	成人	儿童
白血病			
AML	CR1（低危组）	CO/I	GNR/II
	CR1（中危组）	S/I	×
	CR1（高危组）	CO/I	S/II
	CR1（极高危组）	×	CO/III
	CR2	CO/II	S/II
	>CR2	×	GNR/II
	CR3，早期复发（incipient relapse）	GNR/III	×
	M3，分子生物学持续不缓解	GNR/III	×
	M3，分子生物学CR2	S/II	×
	复发及耐药	GNR	×
ALL	CR1（standard/中危组）	D/III	×
	CR1（高危）	D/II	GNR/II
	CR2	incipient relapse CO/II	GNR/II
	>CR2	×	CO/II
	复发或耐药	GNR/III	×

续 表

疾病	疾病状态	成人	儿童
CML	第一次慢性期，伊马替尼治疗失败	D/Ⅱ	GNR/Ⅲ
	加速期或非第一次达到慢性期	D/Ⅲ	GNR/Ⅲ
	急变期	GNR/Ⅲ	GNR/Ⅲ
CLL	Poor-risk disease	CO/Ⅱ	×
骨髓增生异常综合征	RA，RAEB	GNR/Ⅲ	GNR/Ⅲ
	RAEBt, sAML in-CRI or CR2	CO/Ⅱ	GNR/Ⅱ
	More advanced stages	GNR/Ⅲ	GR/Ⅲ
淋巴瘤			
弥漫大B细胞淋巴瘤	CR1（IPI评分中高）	CO/Ⅰ	×
	化疗敏感复发；≥CR2	S/Ⅰ	×
	耐药	GNR/Ⅱ	×
套细胞淋巴瘤	CRI	S/Ⅱ	×
	化疗敏感复发；≥CR2	S/Ⅱ	×
	耐药	GNR/Ⅱ	×
淋巴母细胞淋巴瘤及Burkitt淋巴瘤	CR1	CO/Ⅱ	×
	化疗敏感复发；≥CR2	CO/Ⅱ	×
	耐药	GNR/Ⅱ	×
滤泡B细胞淋巴瘤	CRl（IPI评分中高）	CO/Ⅰ	×
	化疗敏感复发；≥CR2	S/Ⅰ	×
	耐药	GNR/Ⅱ	×
T细胞非霍奇金淋巴瘤	CR1	CO/Ⅱ	×
	化疗敏感复发；≥CR2	D/Ⅱ	×
	耐药	GNR/Ⅱ	×
NHL（儿童分类）	CR1（low risk）	×	GNR/Ⅱ
	CR2（high risk）	×	CO/Ⅱ
	CR2	×	CO/Ⅱ
Hodgkin淋巴瘤	CR1	GNR/Ⅰ	GNR/Ⅱ
	CR2	×	S/Ⅱ
	化疗敏感复发；≥CR2	S/Ⅰ	×
	耐药	CO/Ⅱ	×
结节性淋巴细胞为主型HL	CR1	GNR/Ⅲ	×
	化疗敏感复发；≥CR2	CO/Ⅲ	×
	耐药	CO/Ⅲ	×

续表

疾病	疾病状态	成人	儿童
骨髓瘤		S/Ⅰ	×
淀粉样变性		CO/Ⅱ	×
乳腺癌	Adjuvant 高风险	CO/Ⅰ	×
	转移	D/CO/Ⅱ	×
生殖细胞肿瘤	敏感复发	CO/Ⅱ	CO/Ⅱ
	Third-line 耐药	S/Ⅰ	×
卵巢癌	CR/PR	D/Ⅰ	×
	铂敏感复发	GNR/Ⅲ	×
髓母细胞瘤	术后	D/CO	×
小细胞肺癌	Limited	D/Ⅰ	×
软组织肉瘤		D/Ⅱ（转移）	CO/Ⅱ（高风险或大于 CRl）
神经母细胞瘤（高风险）		×	S/Ⅱ
Wilms 肿瘤 > CRl		×	CO/Ⅱ
骨肉瘤		×	D/Ⅱ
脑瘤		×	CO/Ⅱ
尤文肉瘤		×	S/Ⅱ
（高风险或 > CRl）		×	CO/Ⅱ
免疫细胞减少		CO/Ⅱ	×
系统性硬化		CO/Ⅱ	×
风湿性关节炎		CO/Ⅱ	×
多发性硬化		CO/Ⅱ	×
系统性红斑狼疮		CO/Ⅱ	×
克罗病		CO/Ⅱ	×
慢性炎性中枢系统脱髓鞘		D/Ⅲ	×

注：CO：clinical option；临床意见，仔细评价风险和获益后可以进行 AHSCT。S：standard of care，适合患者推荐标准治疗。D：developmental；需要更多的临床试验来评价；GNR：generally not recommended，基本不推荐。Ⅰ：证据来源于至少 1 个执行很好的随机试验证据，Ⅱ：证据来源于至少有一个良好设计临床试验，但没有随机对照的，病例控制分析（最好超过一个中心），多时序研究；或不受控制的实验结果，Ⅲ：证据来源于权威专家的临床经验，专家委员会的描述性研究或报告。

1. 恶性血液系统疾病

（1）白血病（leukemia）：AHSCT 可作为急性白血病完全缓解后有效地巩固治疗措施。成人急性髓系白血病（acute myeloid leukemia，AML）中危组第一次完全缓解（first complete remlssion，CR1），M_3 型第二次分子生物学完全缓解推荐应用 AHSCT 治疗。儿童急性髓系白血病高危组 CR1，及各组第二次获得完全缓解（second complete remlssion，CR2）的病例推荐应用 AHSCT 治疗。急性髓系白血病的疗效优于急性淋巴细胞白血病，标危组的疗效优于高危组。第一次完全缓解为移植的最佳时机。慢性粒细胞白血病 AHSCT 很难达到分子生物学的完全缓解，目前较少采用自体移植进行治疗。慢性淋巴细胞白血病的自体移植尚在探索阶段。

(2) 霍奇金淋巴瘤 (Hodgkin's lymphoma, HL)：多数 HL 患者经常规治疗可达到完全缓解乃至长期无病生存，但对于初治不能达到完全缓解的高危患者及复发的患者采用 AHSCT，其 5 年生存率可以达到 60%。

(3) 非霍奇金淋巴瘤 (non Hodgkin's lymphoma, NHL)：NHL 是 AHSCT 治疗最多的血液恶性肿瘤。对于高危的非霍奇金淋巴瘤在疾病缓解早期进行自体干细胞移植作为巩固治疗，能够明显提高患者的长期生存率。对弥漫大 B 细胞淋巴瘤，套细胞淋巴瘤及滤泡淋巴瘤的化疗敏感型复发后再次缓解推荐进行 AHSCT。对套细胞淋巴瘤的 CR1 的患者也推荐应用 AHSCT 治疗。

(4) 多发性骨髓瘤 (multiple meyloma, MM)：AHSCT 是治疗 MM 的标准治疗方法，疗效优于一般化疗。尽管近年来沙利度胺 (thalidomide)、来那度胺 (lenaliclomide)、脂质体多柔比星以及硼替佐米 (bortezomib) 等新药在 MM 的治疗中取得一定的疗效进展，但移植治疗仍有助于提高患者的治疗反应乃至生存期。单次 AHSCT 易复发，而异基因 HSCT 治疗的不良反应大，MM 多为老年患者，治疗相关病死率高，且受到供体来源限制。目前的发展方向为：①结合新型抗 MM 药物治疗的 AHSCT，以新药为基础的方案诱导治疗后联合，AHSCT 治疗多发性骨髓瘤，可使患者获得更好的高质量缓解，达到非常好的部分缓解 (VGPR) 及以上和完全缓解 (CR)。②在单次 AHSCT 的基础上进行 2 次 AHSCT 可进一步提高单次移植后患者的 CR/VGPR 率，并延长患者无事件生存期 (EFS) 和提高 5 年总生存期 (OS) 期。③开展减低预处理剂量的异基因 HSCT 治疗，其优势在于长期复发率的明显下降。进一步研究和发展以 AHSCT 为主的整体治疗方案对提高 MM 疗效具有重要临床意义。

2. 实体肿瘤　对放化疗敏感的实体肿瘤可采用超大剂量的治疗，应用自体造血干细胞急性解救，重建造血及免疫系统。目前应用 AHSCT 治疗最多的实体瘤为乳腺癌，完全缓解率为 45%~60%，长期无病生存率可达 15%~25%。其次为神经母细胞瘤，睾丸癌，卵巢癌，脑瘤等。

3. 自身免疫性疾病　AHSCT 治疗自身免疫性疾病的机制主要有两个方面：大剂量免疫抑制剂作用和移植后免疫重建。自体移植过程中的预处理可起到免疫摧毁与重建作用。免疫重建过程中有可能排除自身反应性淋巴细胞，或者诱导产生对自身抗原的免疫耐受。移植后多种免疫细胞、免疫调节因子、抗体、补体等发生改变，原先的免疫网络和平衡被打破，在免疫重建过程中达到新的免疫平衡。但由于基因型及骨髓微环境未发生变化，故有复发的可能。目前已有报道的应用 AHSCT 治疗的自身免疫性疾病有多发性硬化 (MS)，系统性硬皮病 (SSC)，类风湿关节炎 (RA)，幼年类风湿关节炎 (JRA)，系统性红斑狼疮 (SLE)，多发性皮肌炎等。通过 AHSCT 目前所能达到的目的是激素的免除及自身免疫潜能的全面降低，要想真正获得治愈还需较长时间的研究和探索。

二、AHSCT方法

(一) 移植时机

AHSCT时机选择的原则为：白血病或肿瘤细胞的负荷减少到最低的程度。白血病临床完全缓解后经巩固治疗3~4个疗程使白血病细胞维持在1×10^6左右进行自体移植。对于未侵袭骨髓的实体肿瘤，可于放化疗前保存造血干细胞，再进行AHSCT。如造血系统已受累，应在尽量减低肿瘤负荷治疗后，骨髓达到完全缓解时再进行治疗。AHSCT适用人群广，受年龄的限制小，可放宽至65岁以下，无严重的呼吸、循环、消化、泌尿等系统功能减退患者易于被接受。

(二) 干细胞采集

1. 干细胞动员　干细胞的动员指通过一定措施使骨髓中，的造血干细胞释放出来。AHSCT常采取化疗联合细胞因子进行干细胞动员。化疗的作用为减少肿瘤负荷及增加动员效率。化疗后骨髓造血受抑制，当造血恢复时，外周血干细胞可数十倍增长；骨髓造血受抑制程度与干祖细胞增多倍数成正相关。但严重的骨髓抑制会导致感染等并发症，反而影响干细胞采集，因此，临床上常用化疗联合细胞因子进行干细胞动员。细胞因子常用G-CSF，也可以用GM-CSF，一般为5~10μg/(kg·d)，约5天后收集干细胞。治疗自身免疫性疾病可单独应用GCSF动员。

2. 干细胞采集与保存　自体骨髓采集需在全身麻醉或连续硬膜外麻醉下进行，采集点一般为两侧髂后上棘，大概需要800~1 500ml骨髓液，要求骨髓有核细胞数$\geq 2\times10^8$/kg，如果骨髓量不够，可以选用髂前上棘或胸骨。约有80%患者会出现采集部位疼痛，严重并发症的发生率为0.5%。

动员后的自体外周血干细胞采集需要在采集机器帮助下完成，其成功采集与$CD34^+$细胞的数量和质量有关。一般要求外周血$CD34^+$细胞计数大于2×10^6/kg，而小于此值会明显延长血小板植入时间。

采集后干细胞的保存包括冷冻保存和非冷冻保存。冷冻保存要添加冻存剂（10%的二甲基亚砜，或者5%二甲基亚砜+羟乙基淀粉），在液氮内低温冷冻，可常年保存。但是冷冻剂可能导致患者出现恶心、呕吐，甚至呼吸、循环系统症状，临床需注意。非冷冻保存无冷冻剂反应，一般在4℃左右可保存3~5天，适用于短时间内进行自体干细胞移植的患者。

3. 干细胞净化　复发率高是广泛开展自体干细胞移植的最大障碍，复发的原因主要为①体内微小残留病灶导致复发；②移植物中残留的白血病细胞再输入人体。干细胞净化分为体内净化及体外净化，体内净化即最大限度的消灭残留在体内的肿瘤细胞，这也是预处理的主要目的之一，因此体内净化部分将在预处理部分详细阐述。体外净化指从提取的移植物中清除污染的白血病细胞。近来有研究表明，自体移植复发可能源于机体本身残留的白血病/肿瘤细胞，而非再次回输的移植物所致，并且无证据表明体外净化后进行AHSCT可明显改善预后。因此，体外净化干细胞的意义目前存在较大争议。

干细胞体外净化的方法主要包括以下几种：

（1）免疫学净化法：正常造血干细胞与肿瘤细胞表面抗原存在差异，应用具有特异性单克隆抗体处理干细胞，可以去除移植物中残存肿瘤细胞。常用方法包括正选择净化法，负选择净化法及免疫双净化等。临床应用较多的是免疫磁珠法分选高纯度的 CD34$^+$ 细胞，缺点是某些肿瘤细胞表面亦可表达 CD34 抗原，因而使用范围受到限制。通常多用于多发性骨髓瘤，淋巴瘤，乳腺癌，自身免疫性疾病的自体移植中。

（2）生物学净化法：长期液体培养、反义技术、细胞因子、蛋白酪氨酸激酶抑制物等。细胞因子净化法可直接杀伤肿瘤细胞，并可通过细胞学机制释放次级细胞因子，促进抗体依赖的细胞毒作用破坏肿瘤细胞。白细胞介素（IL）-2，6 和干扰素是目前研究最多的细胞因子。

（3）化学净化法：四氢过氧环磷酰胺、马磷酰胺、长春新碱、足叶乙苷等均可用来净化干细胞，但是常有干细胞因化疗药物作用而丢失，因此是否应用存在争议。

（4）物理净化法：可通过温度、渗透压、比重等方式处理杀伤白血病细胞，但是同样有损伤正常干细胞的作用，临床上有争议。

（三）预处理

在干细胞采集完成后至回输之前，患者要接受大剂量化疗和放疗，作为预处理。其目的在于：①为移植的造血干细胞准备空间；②尽可能的清除体内残留的肿瘤细胞；③清除原有的不正常的免疫系统。常用的移植方案见表 13-17，但是哪种预处理方案更佳尚无定论。对于 AHSCT 治疗 HL 及 NHL，预处理方案常常包括卡莫司汀（BCNU），环磷酰胺（cyclo-phosphamide），足叶乙苷（etoposide），及美法仑（melphalan）。大剂量，单独应用马法兰是 AHSCT 治疗 MM 的主要预处理方式。AML 的预处理与异基因移植相似，主要分为包括 TBI 的预处理及不包括 TBI 的预处理。TBI 机体损伤性大，因此限制了其在临床的应用，目前国内对于 AML 应用较多的为白消安（busulfan）联合环磷酰胺的 Bu/Cy 方案，认为此方案的毒性较 TBI/Cy 低，目前的研究认为两者对白血病的无病生存的影响没有区别。

表 13-17 AHSCT 常见的预处理方案

方案	剂量	应用的疾病	方案	剂量	应用的疾病
卡莫司汀	300mg/m² d1	NHL, HL	足叶乙苷	60mg/kg d4	NHL, HL, MCL, AML
鬼白乙氮	200mg/m² BD d2~5		美法仑	140mg/m² d3	
阿糖胞苷	200mg/m² BD d2~5		±TBI		
美法仑	140mg/m² d5		白消安	16mg/kg, 4mg/kg d8 至 5	AML
卡莫司汀	300mg/m² d1	NHL	环磷酰胺	120mg/kg, 60mg/kg d4 d3	
鬼白乙氮	100mg/m² BD d2~5		环磷酰胺		AML
阿糖胞苷	100mg/m² BD d2~5		TBI		
美法仑	140mg/m² d5		环磷酰胺	100mg/kg d2	NHL
环磷酰胺	35mg/kg d2~5		鬼白乙氮	60mg/kg d4	
美法仑	200mg/m²	MM	卡莫司汀	15mg/kg	

单克隆抗体因其作用的高度特异性和较低毒性越来越成为肿瘤治疗的理想药物。特别是在 AHSCT 中，单抗能较常规方法更为有效的去除肿瘤细胞污染，降低疾病复发，而对造血重建无明显影响，显著提高移植效果。目前已有几种单抗作为预处理及进行体内净化的药物的研究。

抗 CD20 单克隆抗体（rituximab）：Rituximab 是一种人鼠嵌合抗 CD20 抗体，能识别表达于正常及肿瘤性 B 淋巴细胞上的 CD20 抗原，通过抗原依赖的细胞介导的细胞毒作用及补体依赖的细胞毒作用杀死靶细胞。目前的研究认为应用 rituximab 作为自体移植前的体内净化是一种便捷而安全的手段。移植前动员时应用 rituximab 不影响干细胞的动员效率，也不损伤干细胞的功能。Rituxirnab 体内净化较体外单抗净化能更有效去除残留肿瘤细胞，但是迄今为止尚无 rituxirnab 进行预处理及体内净化的规范统一方案。

抗 CD52 单抗（alemtuzumab）：alemtuzumab 是一种来自大鼠 IgG 的人源化抗体也被称为 campath-1H。CD52 在正常、肿瘤性淋巴细胞，包括 T 细胞、B 细胞及 NK 细胞，单核-巨噬细胞及成熟精子上均有表达，而造血干细胞无表达。有研究应用 campath-1H 对慢性淋巴细胞白血病患者进行体内净化处理后行自体移植。副作用是会导致严重的自体 GVHD 的发生，临床症状与异基因 GVHD 的症状相似，机制为自体效应 T 细胞的作用。

抗 CD33 单抗：HuM195 是一种人源化抗 CD33 单抗，急性髓系白血病细胞高表达 CD33，但造血干细胞则不表达 CD33，因而 CD33 成为治疗急性髓系白血病的一个新靶点。有研究者研究偶联植物毒素 gelonin 的 HuM195 体外清除髓系白血病细胞的能力。发现 HuM195/rGel 可清除 2 个对数级白血病 HL60 细胞，而对 CD34 阳性细胞没有影响。提示此种抗体可应用于 AHSCT 净化。有关抗 CD33 单抗体内外净化作用还有待研究。

放射性核素标记抗体：放射性标记抗体能定向释放较大剂量放射线治疗肿瘤细胞，而对重要组织与器官影响较小，近年来作为预处理的一种新手段加强肿瘤体内净化也得到广泛研究。其中研究较多的是 ^{131}I 或 ^{90}Y 标记的抗 CD20 单抗，^{131}I tositumomab（bexxar）及 ^{90}Y ibritumomab tiuxetan（zevalin）。

（四）回输

冷冻的自体干细胞回输前应 40℃ 水浴迅速解冻，解冻后立即输注。回输过程要注意有无恶心、呕吐、咳嗽、胸闷、胸痛、呼吸困难、心律失常及溶血等反应。这些症状可能与冷冻保护剂二甲基亚砜有关，因此回输前，可预防性应用糖皮质激素及抗组胺药物。

非冷冻的自体干细胞应尽早回输，因回输量常常较大，应注意同时输注肝素和鱼精蛋白。

（五）移植后全环境保护

患者应住层流无菌室，以减少外源性细菌的侵入。为缩短移植后粒细胞缺乏的时间，可予细胞因子促进粒细胞生长。自身免疫性疾病自体移植后一般不需要 G-CSF。回输后大约 14 天（12~16 天）中性粒细胞可大于 $0.5×10^9/L$，12 天（9~15 天）血小板可大于 $50×10^9/L$。

（六）移植并发症

移植并发症包括早期并发症和晚期并发症。

早期并发症常由于大剂量化疗及放疗引起，临床出现全血细胞减少和黏膜炎。黏膜炎发病率在 75%~100% 之间，严重程度从局部黏膜红肿，到全消化道溃疡不等。其产生原因可能为上皮细胞的直接损伤或移植导致的炎症因子上调、氧自由基释放和微血管损伤等。还可能出现发热、皮疹、液体潴留等植入反应，也可能发生因骨髓抑制而导致的感染。此外，心、肺、肝的急性损伤也是导致早期移植相关死亡的原因。

晚期并发症包括免疫功能下降、性功能减退、放射性或间质性肺炎、内分泌紊乱、泌尿系疾病、骨质疏松、精神心理疾病以及生活质量下降等。也有报道发现自体移植后继发肿瘤发病率高。

三、移植后治疗

自体移植后造血储备功能低于正常一般不再给予强化疗或广泛的放疗，可酌情给予小剂量维持治疗或局部放疗。AHSCT 并非根治方案，微小残留病灶是导致复发的关键因素之一，而移植后的治疗对于减少甚至清除微小残留病灶至关重要。白血病患者 AHSCT 后，可应用免疫治疗或生物治疗，包括白介素 -2（IL-2）、淋巴因子激活杀伤细胞（LAK）、细胞因子介导的杀伤细胞（CIK）、细胞毒 NK 细胞、细胞毒性 T 淋巴细胞（CTLS）以及树突状细胞（DC）的使用可明显提高 AHSCT 治疗白血病的长期临床疗效。滤泡淋巴瘤、套细胞淋巴瘤在 AHSCT 后，应用 rituximab 化疗可以协助获得分子学缓解，并能够提高 EFS；在侵袭性淋巴瘤患者中，rituximab 的作用有两个国际多中心试验正在研究中。IM 患者接受 AHSCT 后，给予沙力度胺、硼替佐米及雷利度胺治疗均能提高 EFS。

（刘　南）

第八节　非血缘供者造血干细胞移植

一、人类白细胞抗原配型技术的发展及影响

人们对人类白细胞抗原系统（HLA）的认识和 HLA 配型技术的发展为非血缘供者（URD）造血干细胞移植（HSCT）的临床应用奠定了基础。1968 年，随着首例人类异基因骨髓移植用于临床，通过血清学方法最初被认识的 2 组 HLA 位点是 A 和 B；第 3 组于 1970 年被认识，命名为 HLA-C。20 世纪 70 年代后期去除 HLA-A，HLA-B，HLA-C 抗原的异体抗血清实验研究发现了在 B 细胞和单核细胞表面的一族新异体抗原，之后证实其由 3 个新的位点编码而成，即 HLA-DR，HLA-DQ 和 HLA-DP。Speck 等人首次以血清学与混合淋巴细胞培养（MLC）的方法选择家族之外的 HLA 相合供者并用于移植临床。供受者间 HLA 相匹配会减少植入失败、发生移植物抗宿主病（GVHD）的危险并促进免疫重建。分子生物学技术的发展带动了 HLA 配型技术的进步，完善了人们对 HLA 等位基因的认识。有研究发现，以原有血清学和 MLC 方法检测完全相合的供受者标本中再以分子生物学高分辨方法检测 7 个等位基因（HLA-DRB1、HLA-DRB3、HLA-DRB5、HLA-DQA1、HLA-DQB1、HLA-DPA1、HLA-DPB1），仅 9.4% 相合。HLA 等位基因在不同种族和民族中出现频率差异巨大，HLA 位点相合程度及类型与临床预后相关。

临床研究中最早发现的影响异基因造血干细胞植入的危险因素是 HLA 不相合。HLA 基因配型技术发展之后，I 抗原中的 HLA-A，HLA-C，HLA-B 与 II 类抗原中的 DR 均被认为与植入相关，不合的位点越多，植入失败的风险越大。Morishima 在 1 298 例患者中检测了 HLA 等位基因不合对植入的影响。HLA-A/B，HLA-C，HLA-DR/DQ 中一个位点不合的植入失败率分别为 4.8%，4.1% 和 4.8%；而 HLA-A/B 加 HLA-C，HLA-A/B 加 HLVDR/DQ，或 HLA-C 加 HLA-DR/DQ 中 2 个位点不合的植入失败率为 10.4%，8.9% 和 6%；三个位点均不合植入失败率为 10.6%。美国西雅图移植中心报告 300 例慢性髓性白血

病（CML）患者中 HLA-A，HLA-B 和/或 HLA-C 中二个以上位点不合者植入失败率高达29%。HLA不合也将增加URD移植受者重度急性GVHD发生率，并由此带来更高的移植相关死亡率，Ⅱ类抗原的影响甚于Ⅰ类抗原，不合的位点越多，影响越严重。位点水平不合的影响比等位基因不合的影响更大。理论上不存在全部等位基因完全相合的非血缘供者，因此，即使应用目前最精确的HLA配型技术，其目的不应是寻找等位基因完全相合的供者，而应是找到那些可能导致最小植入失败率、GVHD发生率和移植死亡率的具有最少不合等位基因的供者。截至2010年，全球非血缘供者的登记资料超过 11 000 000 份，60%~70%的白人可以从中找到 HLA-A、B、C、DRB1 相合的供者。有前瞻临床研究表明，HLA-A、B、C、DRB1、DQB1 相合的供者与同胞全合供者相比，异基因造血干细胞移植治疗标危恶性血液病的疗效相当。

二、非血缘供者造血干细胞移植治疗恶性血液病

经历了数次植入失败和早期死亡病例之后，美国西雅图移植组于1979年成功地实施了第一例HLA相合URD HSCT。患者是一名急性淋巴细胞白血病（ALL）第二次完全缓解期（CR2）的10岁儿童，移植后获得完全供者骨髓植入，无急、慢性GVHD表现。虽然该患者移植后约2年死于白血病复发，但其临床观察结果明确了以HLA相合URD实施HSCT治疗恶性血液病的可行性。

1. **慢性髓性白血病（CML）** McGlave等最早报告了URD HSCT治疗CML的结果，196例慢性期（CP）患者于诊断之后1年内接受移植，2年无白血病存活率为45%，诊断1年以上接受移植者存活率为36%；移植时处于加速期（AP）和急变期（BC）的患者2年存活率分别为27%和0。有利于提高无白血病存活的因素包括，移植时处于CP，诊断距移植1年内，35岁以下，受者巨细胞病毒（CMV）抗体阴性，未发生或发生轻度GVHD。随着HLA配型技术的进步URD HSCT后生存率大幅提高，CP患者移植后3年无白血病存活率可达63%。供受者间 HLA-A，HLA-B，HLA-DR 相合存活率高，血小板恢复率高。美国国家骨髓供者项目（NationalMarrow Donor Program，NMDP）资料显示，应用分子生物学技术对831对供受者HLA配型Ⅰ类位点进行多态性分析发现，HLA-A、HLA-B 血清学相合组中 HLA-DRB1 等位基因相合组较不合组生存率明显升高（1.53，95% CI：1.09~2.16，P=0.01）。美国西雅图移植组报告336例CML接受URD移植，其中196例CP患者中的152例（77%）HLA-A，HLA-B 抗原与DRB1等位基因相合，19例（10%）HLA-A 或 HLA-B 抗原不合，20例（10%）HLA-DR 不合。DR不合组中急性GVHD发生率显著升高，血小板恢复显著延迟。

2. **急性白血病** URD HSCT已经在越来越多的移植中心成功用于治疗处于完全缓解期的高危急性白血病。与自体移植相比，它可以显著降低移植后白血病复发率（55% vs 27%，P=0.8）。高危急性白血病移植前处于缓解期或第一次复发早期的患者更易获得无白血病存活，而CR1期患者较CR2预后好。Weisdorf等报告了517例URD HSCT治疗CR1或CR2期小于50岁的急性白血病患者的结果，移植后白血病复发率于CR1、CR2两组分别为14%和25%；3年无白血病存活率分别为51%和40%。难治复发ALL中，URDHSCT比自体移植组复发率低，但移植相关死亡率较高。移植前处于CR2的成人急性白血病患者中，URD HSCT的无白血病存活也显著高于自体移植组（42% vs 20%，P=0.02）。Greinix 等人对急性髓性

白血病（AML）患者施行 URD HSCT 的报道称移植前处于 CR 期、患者年龄小于 46 岁、1995 年后移植或未发生急性 GVHD 的患者移植相关死亡率较低。而使用骨髓作为干细胞来源、CR1 期移植、未发生急性 3～4 度 GVHD 或存在慢性 GVHD 的患者无白血病存活率较高。随着 HLA 配型等移植相关技术的进步，部分移植中心 URD HSCT 的疗效已达到与同胞全合移植疗效相当的水平。

总之，非血缘供者移植可以成为高危急性白血病患者的有效治疗方法，应尽早于缓解期施行，HLA 配型相合程度好可降低发生急性 GVHD 的风险、改善移植预后。但是，URD 亦有其局限性。目前患者从开始 URD 查询、初次联系供者、HLA 高分辨配型、再联系供者进行查体、感染性疾病的筛查、预制定移植计划到造血干细胞采集等 HSCT 实施平均耗时 3～5 个月；如果供者供髓意愿发生变化，上述过程将重新进行，此间患者的疾病则有可能进展因而失去移植的最佳时机。

3. 骨髓增生异常综合征（IDS）　Deeg 等报告 URD HSCT 治疗 MDS 3 年无白血病存活率为 59%，复发率 11%，移植后 100 天移植相关死亡率 13%。IPSS 评分高危、存在预后不良的细胞遗传学表现及治疗相关性 MDS 是移植后复发的危险因素。考虑到查询 URD 的耗时，而且难治性贫血伴原始细胞增多（RAEB）的患者中位存活期短，进展至白血病的几率大，因此，MDS-RAEB 或进展至 AML（MDS-AML）的患者应一经诊断即考虑施行异基因 HSCT。MDS 诊断距移植病程短者移植后无白血病存活率高。部分移植中心建议以上患者不具备相合 URD 时可采用 HLA 配型不合的亲属供者进行异基因 HSCT。

由于 IDS 患者中位年龄偏大，减低预处理剂量的移植（RIC）应用较多。有报告应用福达拉滨 30mg/（m²·d），3d 及 2Gy 的全身放疗（TBI）预处理方案，以 URD 或同胞全合供者进行异基因 HSCT 治疗 MDS 及转化为 AIL，中位年龄 60 岁，5 年总存活率 33%，复发率 42%，移植相关死亡率 26%。

三、非血缘造血干细胞供者的登记

非血缘造血干细胞供者的登记活动自 20 世纪 70 年代起在世界范围内陆续开展。1975 年英国伦敦建立了第一个支持供者募集和 HLA 配型的基金组织——The Anthony Nolan Appeal，随后，世界上第一个供者登记组织 Anthony Nolan 研究中心成立。美国 1986 年成立了国家骨髓供者项目（National Marrow Donor Prograrn，NMDP）（http://www.nmclp.org），目前数据库中拥有 7 400 000 位潜在供者的登记资料。建于荷兰的欧洲供者基金在 Jon J. VanRood 教授的领导下收集全球多个国家数据，形成全球骨髓供者数据库（BoneMarrow DonorsWorldwide，BMDW），潜在供者数量与 NMDP 接近，为世界上各移植中心提供服务。

寻找供者过程中采用分子生物学配型方法促使全球移植中心及供者登记组织开始制定组织相容性检测的行业指南。应用网络信息有效地解读供者分子学配型数据在寻找和选择供者过程中变得极其必要。

（熊　涛）

第九节　单倍体相合造血干细胞移植

异基因造血干细胞移植（Allo-HSCT）是目前治疗恶性血液病的最佳治疗手段。HLA

配型完全相合造血干细胞（HSCT）是最佳选择，但在血缘相关同胞兄弟姐妹中找到的比例仅存在25%可能性；在骨髓库寻找非血缘配型完全相合供者也是一种选择，但概率是十万分之一，甚至更低，无法满足所有患者寻找供者的需要，而且查找过程较长，大约需要2~3个月，这对恶性血液病特别是高危组患者十分不利，无法在最适宜的时机接受移植；非血缘脐血来源的造血干细胞可以立即得到，对供者不构成任何负担，但由于每份脐血细胞数量有限，限制了临床应用。基于以上供者来源困难的情况，移植学家开始探索亲缘HLA配型不合或单倍体相合HSCT技术，尤其单倍体相合HSCT，几乎每一位患者都可以找到供者，能解决骨髓来源不足的困难，为更多患者带来治愈的希望。

我国实行独生子女政策，HLA相合的同胞供者越来越少，开展单倍体相合HSCT具有特别重要的临床意义。国内首例单倍体相合HSCT于1999年在空军总医院获得成功，设计的方案植入率高、重度移植物抗宿主病发生率低，使穿越人类HLA不相合屏障成为可能。目前，我国单倍体相合HSCT技术迅速发展，广泛应用，对于无相合供者、骨髓库中无法找到全相合供者或疾病处于进展期需要立即移植的患者，主要选择单倍体相合HSCT。

单倍体相合HSCT在移植方法和程序上与全相合Allo-HSCT并无区别，包括对患者移植前各种准备工作、HLA配型、选择供者、供者体检、供者造血干细胞动员、采集、处理和回输，患者移植前预处理、GVHD的预防、植入鉴定、感染的预防，各种移植相关并发症的诊断、预防和治疗等问题。下面就单倍体相合HSCT相关内容进行简单介绍。

一、单倍体相合HSCT的历史

单倍体相合HSCT技术的研究是从20世纪80年代初期开始的，最早在美国、意大利和以色列等国家开展，Clift等首先研究了单倍体相合HSCT，但由于1HC屏障的存在，移植物排斥率高、GWHD严重、免疫重建延迟等问题严重影响了移植的总体疗效。

美国西雅图在80年代初尝试应用单倍体未去T亲缘移植，重度急性GVHD高达75%以上，植入失败率20%以上，死亡率高，因此，西雅图HSCT中心不推荐未去T细胞的单倍体HSCT。为了减低重度GVHD，国外学者试尝全T细胞清除方法，多采用体外去T技术，Aversa等采用CD34分选技术去除T细胞，对43例HLA配型不合的高危急性白血病患者进行了HSCT，30%患者出现移植后复发，移植相关病死率达到40%，移植后18个月评估，无病存活率仅为27.9%，还有报道去T后的移植相关病死率高达50%~70%，因此，早期的单倍体相合HSCT临床结果不甚令人满意，加上去除T细胞移植后免疫功能恢复迟缓，移植物抗白血病作用减弱，移植后严重感染和复发率均增加，并未改善白血病的无病生存。在1985—1989年之间，单倍体相合HSCT临床研究工作几乎停止。

到了20世纪90年代中期，随着新型免疫抑制剂的应用，HLA不相合或单倍体相合HSCT在移植领域中重新活跃起来，主要取得了三个方面主要进展：①采用部分T细胞清除方法；②加大CD34$^+$细胞的输入；③诱导免疫耐受。这些措施使单倍体相合HSCT成为可能。

Henslee-Downey 1993—1994年对72例急慢性白血病患者进行单倍体相合HSCT，采用TBI+大剂量化疗清髓性预处理方案，体外部分去除T细胞HSCT，减少1.2~2.8个对数级的T细胞，移植前应用抗胸腺细胞球蛋白（ATG），移植后应用免疫抑制剂环孢素A（CSA）、甲泼尼龙，促进了植入、降低了移植物抗宿主病（GVHD）。植入率达88%，Ⅱ~

Ⅳ度急性 GVHD 16%，Ⅲ~Ⅳ度急性 GVHD 7%，广泛型慢性 GVHD 8%，移植相关死亡39%。但感染、植入失败和复发仍为主要死亡原因，低危组及高危组 2 年生存率分别为55%和27%。由于在预防移植物抗宿主反应方面，体内和体外去 T 相结合，体外加抗体T10B9，选择性去除引起移植物抗宿主反应的 T 细胞，移植后使重度移植物抗宿主反应发生由 70%~80%降至 10%~20%，临床经验支持选择去除 T 细胞有利于单倍体相合 HSCT 的成功。

我国首例体外不去 T 细胞的单倍体相合 HSCT 于 1999 年 5 月在空军总医院血液科获得成功，前期 15 例采用免疫抑制剂 CSA、甲氨蝶呤（MTX）、骁悉（MMF）、ATG 联合应用，供者 G-CSF 动员后采集骨髓，Ⅱ~Ⅳ度急性 GVHD 发生率 33.3%，相关死亡率 20%。此后移植中在上述免疫抑制剂联合应用的基础上加用抗 CD25 单抗选择性地去除体内活化 T 细胞，几乎全部植入成功，有效降低了重症急性 GVHD 的发生和植入物排斥等问题，Ⅱ~Ⅳ度急性 GVHD 发生率 12.5%，急性 GVHD 相关死亡率 6.9%，3 年存活率达 53%。北京大学血液病研究所采用 GIAC 方案对白血病患者进行 HLA 单倍体体外未去 T 亲缘 HSCT，以 G-CSF 动员供者干细胞，强化并延长免疫抑制促进植入及预防 GVHD，使用 ATG，以及骨髓及外周干细胞联合移植，获得了与 HLA 相合同胞供者移植相似的结果。

用单倍体相合的亲属作为 HSCT 供体，可以彻底解决造血干细胞来源问题。国外通过使用 ATG、氟达拉滨、甲强龙和全身照射使人类主要组织相容性抗原单倍体 HSCT 排斥率由40%降到 0~5%，国内基本采用体外不去 T 和诱导免疫耐受的移植方式，结果优于国外报告，这与国内未进行体外 T 细胞清除相关。

目前，通过对单倍体相合 HSCT 调整预处理方案、移植物体外处理、高剂量 $CD34^+$ 细胞输注、贯序免疫抑制治疗、强化免疫耐受、优化供者选择等策略，单倍体相合 HSCT 技术体系已经日益成熟，总体疗效不断进步。国内已有近千例血液病患者在部分大型医院血液移植中心成功接受了单倍体相合 HSCT，植入率达 98%，重度 GVHD 发生率 20%以下，5 年生存率达 50%左右。

二、单倍体相合 HSCT 的概念

人类主要组织相容性抗原又称为 HLA，编码 HLA 的基因群称为 HLA 复合体，位于第 6 号染色体短臂上。一条染色体上的等位基因构成一个单体型（haplotype），两个单体型构成基因型。一条来自于父亲，另一条来自于母亲，呈共显性表达。而且每个人也会把自己染色体中的一条遗传给子女，所以每个人的 HLA 基因和父母子女均是半相合即单倍体相合。

传统的 Allo-HSCT 供受者之间主要组织相容性抗原即 HLA 抗原完全相合，供者与患者的白细胞抗原 6 个免疫标识（3 对）完全相同，称为全相合。

单倍体相合 HSCT 是指将 HLA 一条单体型相合的供者造血干细胞（骨髓、外周血、脐带血）移植给受者，也就是说在通常检测的 HLA 6 个位点中，供受者之间至少具有一条是完全相合的单模标本，但由于 HLA 连锁的不均衡，另一条不相合的单模标本上，其 HLA-A、B、DR 3 个位点可以是 1、2 或 3 个位点不相合。因此，单倍体相合 HSCT 供-受者 HLA 位点至少 3/6 相合。

单倍体相合供者可来源于父母、子女、同胞、堂表亲之一，在两代之间符合率达100%，在同胞之间单倍体相合的几率为 50%。因此；单倍体相合几乎能为 100%的人群找到供者，从根本上解决了供者来源困难的问题。

目前，HLA 全相合供者的 HSCT 是仍然是移植的首选，但找不到全相合供者，以下情况要考虑单倍体相合 HSCT，并在经验丰富的 HSCT 中心进行：①需要尽早移植而无同胞相合供者；②白血病复发风险高，很可能移植后要行供者淋巴细胞输注（DLI）；③少数民族，寻找到相合无关供者的概率非常低。

随着移植技术的成熟，单倍体相合 HSCT 不仅已经用于各种类型白血病的根治性治疗，而且还用于难治复发高度恶性淋巴瘤、骨髓异常增生综合征、再生障碍性贫血、地中海贫血，以及某些自身免疫性疾病、遗传性疾病等的根治性治疗。

三、单倍体相合 HSCT 的优点

与全相合、非血缘造血干细胞及脐带血相比，单倍体相合 HSCT 具有以下优点：

（1）供者来源更加广泛，基本解决了供者来源困难的问题。

（2）建立及维持非血缘关系供者库，需要大量投资，亲属单倍体相合 HSCT 的供者则不需要特殊费用，节省时间及经费。

（3）需要移植的患者可以立即找到合适的供者，造血干细胞数量有保证。

（4）供者可以选择，根据年龄、血型、性别、供与受者之间不同杀伤细胞免疫球蛋白样受体（KIR）等多方面因素选择最佳供者。

（5）由于亲情关系存在，供者的意愿更强，依从性更好，因此，造血干细胞的来源和成分可以控制。

（6）如果移植后再次需要供者来源的干细胞/淋巴细胞，解决植入不良及复发等并发症时，可以立即获得供者来源的细胞治疗，如果移植失败，可以接受二次移植，有利于总体生存率提高。

（7）由于胎儿母亲免疫耐受，母亲供造血干细胞可能减少 GVHD 的发生。

（8）有潜在更强的移植物抗白血病作用（GVL），因此，单倍体相合 HSCT 后疾病复发率可能更低。

四、单倍体相合 HSCT 的主要障碍

成功进行同种 allo-HSCT 需要克服 2 个免疫屏障，即宿主抗移植物反应（HVG）和移植物抗宿主反应（GVH），供受者之间的 HLA 免疫遗传学差异是引起 HVG 和 GVH 的主要发病因素。供受者之间的 HLA 差异越大，HVG 和 GVHD 反应就越强烈。与 HLA 相合移植相比较，单倍体相合 HSCT 存在以下三大屏障：GVHD、移植排斥、移植后免疫重建迟缓。

因此，对于植入失败率高、造血重建慢、GVHD 重、免疫重建迟、致死性感染发生率和移植相关死亡率高等诸多问题，移植专家正在通过优化预处理、强化对 GVHD 的预防、输注更大量的 $CD34^+$ 细胞、部分去除 T 细胞、输注 MSC（mesen-chymal stem cells，MSC）及输注自然杀伤细胞等方法来进行改善。

五、单倍体相合 HSCT 技术的三大进展

（一）部分 T 细胞清除

富含 T 细胞的 HSCT 不能跨越 HLA 二位点以上不合的限制性，而体外去 T 能降低

GVHD 发生率及其相关死亡。因此，对于 HLA 不相合 HSCT，移植学者设计采取体外去除 T 细胞（TCD）的方法来预防或减轻 GVHD 发生，相应的临床实践也证明，体外 TCD 可有效降低 GVHD 发生及其相关死亡率，例如体外去除供者骨髓中 3 个对数级以上的成熟淋巴细胞，可以显著降低单倍体相合 HSCT 后 GVHD 发生率，但同时移植排斥率有增加，在 HLA - A、B、DR 中 2 个位点不合时，未 TCD 者移植排斥率为 28%，TCD 后移植排斥率则为 42%。目前的观点认为，移植排斥由受者体内残留的 T 细胞免疫介导，移植物 TCD 导致供受者 T 细胞比例失调，最终导致移植排斥率上升，白血病复发。因此，近年来，不少国外移植中心在坚持 TCD 或部分 T 细胞去除的同时，试尝新的方法来加以改善。

1. **选择性体外去除 T 淋巴细胞** 从理论上讲，选择性地去除引起 GVHD 的 T 淋巴细胞亚群，如去除 CD4、CD8、CD5、CD6 阳性 T 细胞，既能预防 GVHD，又不至降低 GVL 效应或增加移植排斥率。在小鼠，诱发 GVL 与 GVHD 的 T 细胞亚群具有一定的可分离性。但人类是否存在引起 GVHD 的特异 T 淋巴细胞亚群，目前尚无法肯定。体外选择性去除 $CD8^+$ 细胞的临床结果亦不甚令人满意。

2. **保留性去除 T 淋巴细胞** 部分学者认为，去 T 细胞 HSCT 的排斥率及白血病复发率的上升与 T 淋巴细胞去除过度有关，若在过度去 T 的骨髓中重新加入适量的成熟 T 淋巴细胞，使得 GVHD 即使产生亦是可以控制，同时使排斥率及白血病复发率有所下降，在动物，已证实此种关系的存在，但在人类，成熟 T 细胞保留到何水平方为合适，目前尚难以回答。

3. **体外选择性去除移植物中活性 T 细胞或体外诱导 T 细胞免疫耐受** 供者移植物 T 细胞与受者抗原共培养，然后采用去 T 或灭活针对宿主有反应而对第三者细胞无反应的活化 T 细胞的方法，将处理后的 T 细胞再回输体内，则有可能降低 GVHD 发生率。此外，动物试验证实，T 细胞接受抗原刺激时若无 CD28 共刺激因子，将诱导 T 细胞对此抗原的特异性免疫耐受。两项临床研究初步尝试这一原理，即将 HSCT 物与受者抗原递呈细胞共孵育，同时用 CTLA - 4IgG 阻断 CD28 共刺激信号，形成 T 细胞特异性免疫耐受，12 例不相合移植病例，9 例植活，3 例出现 GVHD。

（二）大量造血干细胞输注

大剂量造血干细胞输注是近年来 HLA 配型不合或单倍体相合 HSCT 领域促进植入措施的主要进展，这归功于粒 - 集落刺激因子（G - CSF）在临床上安全成功使用。由于 G - CSF 及血细胞分离机的出现，我们已经有可能采集到大量富含 $CD34^+$ 细胞的移植物，后者可以产生"Veto"效应，诱导免疫耐受，有证据表明，$CD34^+$ 细胞通过诱导异体反应性 T 细胞产生细胞凋亡，促进植入，减轻 GVHD。以色列 Reisner Y1、Haifa、Tubinfen 等采用体外去 T 后大量输注造血干细胞进行位点不合异基因 HSCT，明显提高单倍体相合 HSCT 成功率。意大利的 Aversa 等运用 G - CSF 动员后的大剂量外周血及骨髓干细胞联合 TBI、环磷酰胺（CY）、塞替哌（thiotepa）和 ATG 做预处理，移植后未见明显免疫抑制，证明了单倍体相合大剂量输注干细胞（一般 $CD34^+ cells > 10^7/kg$），对于第 1 或第 2 次缓解的急性白血病很成功。北京大学人民医院血研所在 HLA 不合 HSCT 的技术体系中，平均输入的 CD34 细胞为 $(1 \sim 2) \times 10^6/kg$ 受者体重，与常规移植无差异；而植入的 CD3 阳性细胞为 $1 \times 10^8/kg$ 受者体重。此两项指标显示，其技术体系不同于国外体外去 T 加大量干细胞输注的技术体系，T 细胞功能的改变以及 ATG 体内去 T 作用可能在减轻 GVHD、诱导免疫耐受方面起重要作用，并发现 GVHD 与 HLA 位点不合程度无相关性。

大剂量HSCT提高植活的理论基础在于：①大剂量HSCT物中具有"否决"细胞（veto cell），"否决"作用即能破坏特异性针对自身MHC-Ⅰ类分子的细胞毒性T细胞的前体细胞（CTL-P），对$CD8^+$"否决"细胞而言，其"否决"作用是由$CD8^+$细胞分子经CTL-P的MHC-Ⅰ类分子α3功能域传递信号而介导，当CTL-P同时由TCR接受一个信号时即触发自身凋亡。②$CD34^+$细胞可特异性地减少针对它们抗原的CTL-P数量，而CTL-P的大量存在与预后不良明显相关。③增加移植物中造血干细胞与宿主体内残存干细胞的竞争力，利于移植物植活。④大剂量造血祖细胞可诱导宿主对移植物的免疫耐受。

（三）供受者同时免疫耐受诱导

另一个使单倍体相合HSCT获进展的技术源于特异性免疫耐受的建立。主要思路是，在移植不同阶段，对移植物和移植受体进行序贯免疫处理，逐步改变和控制T细胞反应性，有效降低单倍体相合HSCT后GVHD的发生。

1. 细胞因子诱导供者免疫耐受 G-CSF不仅能动员扩增造血干细胞，而且对T细胞功能有调节作用，对G-CSF应用于供者体内诱导免疫耐受进行的系统研究发现，G-CSF体内应用后出现以下变化：

（1）骨髓及外周血移植物内免疫细胞的构成发生改变：供者应用G-CSF动员后虽然$CD3^+$细胞绝对数没有改变，但骨髓$CD4^+$细胞减少，$CD8^+$细胞增加；CD4/CD8比率降低，双阴性$CD4^-CD8^-$、TCRαβ细胞增加。

（2）移植物内T细胞增殖能力下降，细胞因子分泌，促进Th1极化为Th2。

（3）G-CSF对供者骨髓和外周血作用机制不相同，因为发现G-CSF动员后的外周血采集物及G-CSF激活的骨髓采集物按不同比例混合，可能产生构成不同于单纯骨髓或外周血移植物的混合物，其T细胞/DC免疫功能状态也不尽相同。上述移植物或联合其他措施用于HSCT，可能有利于免疫耐受的形成。

（4）供者采髓前应用G-CSF可以增加骨髓$CD34^+$细胞和CFU-GM数量，减少淋巴细胞总数及逆转$CD4^+/CD8^+$T细胞比率，由于增加$CD34^+$和造血祖细胞数量，可以促进植入，又由于降低了淋巴细胞胞内IL-2分泌，抑制Ⅰ型T细胞，下调CD28/B7双刺激通道，阻止了转化Th1细胞的作用，从而减少了异基因的反应，降低急性GVHD发生。

2. 受者免疫耐受 主要方法有通过针对IL-2受体（CD25）的免疫毒素来选择性地剔除被受者活化的供者淋巴细胞或在体外诱导对患者淋巴细胞的耐受，或应用能阻断B7分子的抗体，明显提高了植活率。

国外学者采用体外应用抗T细胞对移植物进行部分TCD，移植后再应用ATG进行体内TCD的方法，实施的单倍体相合HSCT，Ⅲ～Ⅳ度急性GVHD发生率仅7%。

国内北京人民医院血液病研究所采用GIAC技术体系，即G-CSF体内诱导供者免疫耐受，强免疫抑制剂（包括ATG）诱导受者免疫耐受用于HLA不合HSCT，完成HLA 1～3位点不合HSCT200多例，其中80%为HLA 2～3位点不合，结果仅1例出现短暂植入后迅速被排斥，最终于移植后5个月出现自体恢复，其余所有病例均获得了稳定持久异体植入。

其他强化免疫耐受的因素包括：

$CD4^+CD25^+$调节性T细胞：属于抑制性T细胞亚群，在体内外研究显示，可以抑制$CD4^+$和$CD8^+$T细胞的活化及增殖，提示可能在移植免疫中发挥重要调节作用，诱导免疫耐受。

MSC（MSC）输注：由于 MSC 的免疫逃逸特性和免疫调节功能，在移植排斥和 GVHD 防治等方面具有潜在临床应用价值。

细胞因子：由于大量的细胞因子参与了 GVHD 的发生与发展，因此，许多细胞因子如 IL-10、IL-12、角质细胞因子（KGF）、肝细胞生长因子（HGF）、G-CSF 及转化生长因子等均有促进免疫耐受、减低 GVHD 而保留 GVL 效应的潜在作用。

单克隆抗体：有学者以人源化 CD52 单抗联合美法仑/氟达拉宾进行单倍体相合 HSCT，显示有诱导免疫耐受作用。

六、供者的选择

选择最适宜的供者是改善移植疗效的重要策略之一。供者的选择应结合患者疾病生物学特点、治疗反应、移植前疾病状态、患者意向、移植中心的经验等因素综合来决定。

在供者选择时应注意：HLA 不合位点，供者年龄，血型，性别，全身状态等因素。

此外，近年来许多移植专家强调，对于单倍体相合 HSCT 的供者，更加注重优化选择问题：

(1) 选择 GVH 方向上 HLA-DRB1±DQB1 不合或 HVG 方向上 HLA-A±B±C 不合的单倍体相合供者移植。

(2) 选择供者杀伤细胞免疫球蛋白样受体（KIR）独特型不相合的供者。多数研究认为，供受者间 KIR-HLA（MHC-I）不相合时，供者 KIR 在 GVH 方向不能识别其配体，触发 NK 细胞的杀伤活性，从而对宿主体内的抗原提呈细胞、T 细胞以及白血病细胞发挥杀伤效应，减低 GVHD，增加植入，增强 GVL 效应并降低复发率。

(3) 母婴免疫耐受理论：研究证实，母婴微嵌合体和母婴免疫耐受在成年后仍持续存在。因此，依据母婴微小嵌合理论，选择非遗传性母本抗原（NIMA）不合的同胞和母亲都是单倍体相合 HSCT 较好的供体，移植后 GVHD 的发生率更低。因此，对 NK 细胞免疫和母婴免疫耐受的深入研究，将对 HLA 不相合供者的选择和移植体系的完善提供重要指导。

总之，在选择单倍体相合 HSCT 供者时，选择既增强 GVL（如通过 KIR 表型不合效应）、又有利于降低移植相关死亡及 GVHD（如通过 NIMA）的供者，有可能是提高单倍体相合 HSCT 疗效的另一条途径。

七、间充质干细胞在单倍体 HSCT 中的作用

间充质干细胞（MSC）来源于发育早期中胚层的多能干细胞，是骨髓基质细胞的前体细胞，也是造血微环境的主要细胞成分，具有低免疫原特性、多向分化潜能、造血支持、免疫调控和自我复制等特点。MSC 能产生多种细胞因子、化学趋化因子及细胞外基质蛋白，在造血细胞的生长、成熟、归巢及增殖中均具有重要作用，提供造血微环境并促进造血生成。移植同时输注 MSC 还可促进同种异体 HSCT 后干细胞植入和造血重建，降低移植失败、减少 GVHD 发生率、减轻 GVHD 的程度。

在单倍体相合 HSCT 中，MSC 能够抑制异体抗原反应性 T 细胞的增殖，能够在去 T 的单倍体相合 HSCT 中起到抑制 GVHD 的作用。有研究结果支持 MSC 可以减轻急性 GVHD 的程度，阻止急性 GVHD 进展为慢性 GVHD，在对异体抗原反应性 T 细胞作用的同时，对 EB 病毒和巨细胞病毒（CMV）作用的 T 细胞基本没有影响，可降低移植后的感染发生率。MSC

仅表达少量 MHC-Ⅰ类分子，不表达 MHC-Ⅱ类分子和免疫细胞的共刺激分子，如：CD80，CD86 等，故其作用不受 MHC 限制，MSC 对免疫系统的作用是通过细胞间的相互接触后引起一系列细胞因子的分泌作用而实现的。

MSC 促进造血重建，修复患者的骨髓基质层。其促进植活和造血重建的机制尚不明确，可能是通过分泌释放促造血干细胞归巢等相关细胞因子而发挥作用，这些相关因子包括 SDF-1α、G-CSF、IL-6、GM-CSF 等。

人脐带源 MSC 是一类免疫缺陷细胞，可用于不同个体之间的移植。研究表明，人脐带 MSC 对异源性脐带血 T 淋巴细胞激活和增殖具有非选择性及剂量依赖性的抑制作用，分泌的细胞因子有利于自身归巢定位并引导造血干祖细胞有效归巢与植入。由于人脐带源 MSC 与骨髓 MSC 生物性质的差异，异基因造血干细胞与人脐带源 MSC 共同移植，可能减少移植排斥及移植物抗宿主病，并促进造血干祖细胞归巢与植入，提高移植存活率。

八、NK 细胞及其受体 KIR 在单倍体相合 HSCT 中的作用

自然杀伤细胞（NK 细胞）是异源反应性免疫细胞，它不仅具有直接的细胞杀伤作用，而且可以分泌多种细胞因子参与免疫细胞的调节。NK 细胞主要通过细胞表面受体与靶细胞上 HLA 分子的识别发挥作用，NK 细胞表面的受体称为杀伤性免疫球蛋白样受体（KIRs）分为激活型和抑制型受体（iKIRs），当 iKIR 与人体靶细胞表面的 HLA-Ⅰ类分子结合时，传导抑制信号，表现为 NK 细胞对自身细胞不被攻击。

在单倍体相合 HSCT 中，当受者缺乏传导抑制信号的 HLA 等位基因时，供者 NK 细胞介导同种异体反应，这是通过供者的 iKIRs 实现的。当供者 NK 细胞上杀伤细胞免疫球蛋白样受体（KIR）与受者 HLA Ⅰ类分子不相合时，供者 NK 细胞发挥杀伤效应，从而对受者抗原提呈细胞（APC）和残留肿瘤细胞产生较强的异源反应。

研究表明，异源性激活自然杀伤细胞能够防治 GWHD、抑制免疫及移植物排斥，发挥移植物抗白血病作用，并有利于供者造血细胞的植入。Ruggeri 等在 85 例接受单倍体相合 HSCT 的急性髓细胞性白血病（AML）患者中研究发现，输注供者异源反应性自然杀伤细胞组的复发率明显低于输注供者无异源反应性自然杀伤细胞组，同时获得较高的植入率，不增加 GVHD 的发生率。Perugia 研究组发现在 57 例 AML 患者中，KIR 配体不合（HLA 配体仅在供者表达，而受者不表达）对移植物的植入和 GVHD 的防控有利，该研究组对超过 90 例的高危 AML 患者进行单倍体相合 HSCT 发现，NK 同种异体反应供者的 AML 复发容易控制，AML 缓解后移植患者的无事件生存率（EFS）为 65%，与没有 NK 同种异体反应的单倍体相合 HSCTAML 患者（EFS 18%）相比，无事件生存率明显升高。

九、单倍体相合 HSCT 的预处理方案

由于单倍体 HSCT 需要跨越主要组织相容性复合体（MHC）屏障，GVHD 较强，移植物排斥率较全相合高，需要进一步加大预处理的强度，才能有效摧毁受者造血和免疫系统，降低移植排斥率，促进供者来源的造血干细胞的植入。同时，最大程度清除肿瘤细胞，减低移植后复发。因此，早期移植实践中多采用强烈的预处理方案，如增加 TBI 总剂量至 13~15GY 或提高剂量率，或应用强烈的清髓性药物，如 TBI+CTX 基础上加用塞替哌、VP16 或大剂量阿糖胞苷。但随着放化疗强度的增加，植入率虽然有所提高，但又被增加的预处理相

关毒性、重度 GVHD，以及严重感染等导致的移植相关死亡率（TRM）所抵消。

随着移植免疫研究的不断深入，逐渐认识到经典的清髓性预处理中缺乏足够的免疫抑制力度，而且，HLA 差异导致的 HVG 反应主要由预处理后宿主残留的异基因反应性细胞毒性前体细胞（CTL-P）介导为移植排斥。因此，开始尝试 ATG、氟达拉滨、抗 T 细胞抗体、大剂量甲基泼尼松龙等强效免疫抑制剂来增加单倍体 HSCT 受者的免疫抑制，均取得了较高的植入率，尤其 ATG 有较强免疫抑制作用，可去除受者体内 T 细胞，减少移植排斥。因此，在一定的预处理强度基础上加强免疫抑制的方案，是降低单倍体 HSCT 排斥率的有效方法。

目前，预处理方案倾向于较低的毒性和更强的免疫抑制治疗，有效减轻了单倍体相合 HSCT 的风险。大多数移植中心采用包含 TBI、CTX、ATG、氟达拉滨、阿糖胞苷等不同组合的预处理方案。

（一）清髓性预处理

清髓预处理方案可最大限度地消除肿瘤细胞，摧毁受者的造血功能和免疫功能，促进植入，减少复发。不同移植中心其移植方案不尽一致。

1. 空军总医院血液病研究中心的移植方案 采用 Ara-c + Cy + TBI 强烈清髓，G-CSF 动员供者骨髓，移植物体外未去除 T 细胞，ATG 体内去除 T 细胞，连续强烈免疫抑制剂预防 GVHD。具体用法：阿糖胞苷 4.0g/（m²·d），移植 -7 ~ -5d；环磷酰胺 45mg/（kg·d），移植 -5 ~ -4d，TBI 照射总量为 10Gy，移植 -2 ~ -1d，肺剂量 7.5Gy，剂量率在 5~6 cGy/min。或美法仑 4mg/（kg·d），-9 ~ -7d 口服，阿糖胞苷 4.0g/（m²·d），移植 -6 ~ -5d；环磷酰胺 55mg/（kg·d），-4 ~ -3d。

2. 北京大学人民医院采用非放疗——GIAC 方案 体内诱导供受者免疫耐受，以 G-CSF 动员的骨髓加外周血干细胞混合移植的方法。G：G-CSF 动员供者造血干细胞动员，供者接受 G-CSF，连续皮下注射 5~6 天，第 4 天采髓，采集后未去除 T 细胞输注。第 5 至第 6 天使用血细胞分离机采集 PBSC。I：免疫抑制加强的预处理，A：加用 ATG，C：骨髓和外周造血干细胞联用。预处理为：Ara-c 4g/m² 连续 2 天，Bu 12mg/kg，Cy 1.8g/m² 连续 2 天，GVHD 预防方案：CSA + MTX + MMF + ATG。

（二）非清髓预处理方案

为进一步降低预处理相关死亡风险，同时保留足够的 GVL 效应，部分移植中心对清髓性方案改良，采用非清髓性/降低毒性（RIC）预处理方案，优势在于：①降低了全身毒性，减少了早期移植相关死亡率。②在受者体内形成稳定的淋巴/造血系统嵌合体的免疫学平台后，继之供者淋巴细胞输注，可以得到足够强的移植物抗肿瘤作用。③通过体内和体外 TCD 来预防 GVHD。④延迟 DLI 来获取理想的 GVL 效应。⑤对于年龄偏大、不能耐受大剂量放化疗预处理或身体一般状况较差的恶性血液病患者，提供了一条安全、有效的治疗方法。

非清髓预处理方案包括：

（1）以 ATG 为基础的非清髓预处理方案，减少预处理的放化疗强度，可以促进造血干细胞植入，减少 GVHD 发生率并降低严重程度，适用于移植前一般状况较差及难治性恶性血液病，但是可能会增加病毒、真菌感染的机会。

（2）以氟达拉滨为基础的非清髓预处理方案，可以抑制淋巴细胞的生长，用于单倍体相合 HSCT，既可腾空骨髓，又有免疫抑制作用，及引起持久的 T 细胞减少，减低移植排斥。

麻省综合医院采用 CY + FLU + MEDI（CD2 单抗）+移植前照射胸腺的预处理方案，临床发现，延迟采用 DLI 获得了理想的 GVL。

杜克大学报道 49 个血液肿瘤及骨髓衰竭患者接受了 3～5/6HLA 单倍体相合 HSCT，移植前患者接受了包含 FLU，CTX 及 alemtuzumab（阿伦单抗）的非清髓预处理及体外去除 T 细胞，植入率为 94%，相关死亡率仅 10%～12%，8% 的患者发生重症 GVHD，31% 死于非疾病进展，25% 有严重感染，1 年的 OS 为 31%。

十、单倍体相合 HSCT 后急慢性 GVHD 诊断、预防与治疗

GVHD 和白血病复发是异基因 HSCT 成功的两大主要障碍。供者来源的 T 细胞激活后攻击宿主组织抗原，导致 GVHD 的发生，同时具有移植物抗白血病（GVL）效应。GVL 是期待的治疗效果，而对宿主组织抗原的攻击可导致严重的组织器官损害，致死率可高达 50% 甚至更多。在单倍体相合 HSCT 中，因供、受者之间的 HLA 配型的差异，其主要组织相容性抗原（MHC）2～3 个位点不合，故与全相合的 HSCT 相比，单倍体相合 HSCT 后 GVHD 具有发生时间早，发生率高，且程度重的特点。

（一）急性移植物抗宿主病

急性 GVHD 的发生分为三个阶段。第一阶段，预处理大剂量放化疗造成组织损伤，引起炎性因子 TNF-α，IFN-γ 及 IL-1 等大量释放，这些炎性因子上调靶细胞（皮肤、肠黏膜、肝脏等）上 MHC 抗原、黏附分子表达，从而增强供者 T 细胞对其的识别。第二阶段，在炎性因子刺激下，供者 T 细胞应答宿主抗原而活化并增生。T 细胞活化需要两个信号传导途径，一是 TCR 与 MHC 作用；二是 T 细胞与抗原递呈细胞（APCs）的接触，通过 CD28/CT-LA-4 与 B7，CD40 与 CD40L 结合。活化的供者 T 细胞增殖分化成 Th1 亚群细胞，分泌 IL-2、IFN-γ 引起 T 细胞扩增，促进巨噬细胞分泌 IL-1、TNF-α。第三阶段，细胞效应和炎性介质效应。受损肠黏膜分泌的脂多糖（LPS）、活化 T 细胞及巨噬细胞分泌的多种炎性因子 IL-2、IFN-γ 及 IL-1TNF-α 造成组织损伤；IL-2、IFN-γ 激活 CTL、NK 细胞造成组织损伤。

（二）临床表现、诊断与分度标准

单倍体相合 HSCT 后急性 GVHD 临床表现、诊断与分度标准与全相合相同。

（三）单倍体 HSCT GVHD 的预防

单倍体相合 HSCT 后急性、重症 GVHD 的发病率较高，成为制约移植成功的重要因素。目前主要采取以下措施来预防 GVHD 的发生。

1. 去除移植物中的 T 细胞（TCD） 早期的未去除 T 细胞的单倍体相合 HSCT 中，急性 GVHD 的发生率高达 70% 以上。由于移植物中的 T 细胞是引起 GVHD 的主要效应细胞，许多研究者在进行单倍体相合 HSCT 时采取 TCD 策略来预防 GVHD，动物试验及临床试验均证实了减少或去除 T 细胞，能明显降低 GVHD 的发生。一些研究者提出，$CD3^+$ T 细胞剂量应 $<2\times10^4$/kg，最好 $<1\times10^4$/kg。移植物中 T 淋巴细胞去除，特别是 >4 个对数级以上的 T 细胞去除，可使急性 GVHD 的发病率显著降低，Ⅱ度以上急性 GVHD 发病率从 100% 降至

36%，Ⅲ~Ⅳ度 GVHD 从 92% 降至 19%。

2. 对供者应用 G-CSF 动员　动员 3~7 天后采集骨髓，移植前供者接受 G-CSF 动员，5ug/（kg·d），不去 T 细胞，不仅可以明显增加采集骨髓中 $CD34^+$ 细胞数量和粒细胞巨噬细胞集落生成单位，重要的是动员后的骨髓淋巴细胞减少，改变了采集物中 T 淋巴细胞亚群比例及功能，CD4/CD8 比值下降，趋化供者 $CD4^+T$ 细胞产生 Th2 型细胞因子应答，减少 IL-2 及 IFN-γ 分泌，可降低 GVHD 发病率及严重程度。

3. 受者接受联合免疫抑制剂　受者接受包括环孢素 A、甲氨蝶呤、霉酚酸酯、ATG 及抗 CD25 单抗等连续的免疫抑制剂，特别是 CD25 单抗的应用，有效抑制了供者淋巴细胞的活化增殖，起到很好的预防 GVHD 作用。不同阶段免疫抑制。剂联合应用不仅可、以抑制或清除受者淋巴细胞以防止移植物排斥，而且可以作用于供者淋巴细胞预防急性 GVHD。

4. MSC 的应用　Ⅰ、Ⅱ期临床试验表明，MSC 可以促进 HLA 异基因相合造血干细胞植入，加快造血重建，减轻 GVHD。因此，造血干细胞和 MSC 的联合移植将是单倍体相合 HSCT 研究的又一方向。

5. 阿来组单抗（alemtuzumab, campath-1H）的应用　阿来组单抗是人源化 CD52 单抗，通过清除供者 T 细胞及宿主抗原递呈细胞，有效减少急性 GVHD 的发生，已被成功地用于清髓性及非清髓性移植急性 GVHD 的预防。但阿来组单抗也可以延迟免疫重建，减少 GVL 作用。

（四）GVHD 治疗

1. 一线治疗　肾上腺皮质激素：皮质激素起效迅速，副作用相对较小，通常被作为一线治疗。在继续用 CSA、MMF 基础上，给予甲泼尼龙 1~2mg/（kg·d）静脉滴注。他克莫司（FK506）与 CSA 作用机制类似，抑制 IL-2 生成，阻止 T 细胞活化，两者毒性近似，CSA 肾毒性略高。对于肝脏 GVHD，FK506 效果较好，可作为首选治疗与皮质激素联合应用，0.12mg/（kg·d）口服，血药浓度维持在 5~15ng/ml。

2. 二线治疗　通常将应用皮质激素如甲泼尼龙 1~2mg/（kg·d），3 天仍有进展，或应用至少 7 天无改善的急性 GVHD 视为激素耐药。对皮质激素耐药的急性 GVHD 提倡早期积极二线治疗。常用的药物有抗胸腺球蛋白（ATG）、单克隆抗体及高剂量的皮质激素。

（1）ATG 是常用的二线药物之一，Grazianl 等将兔 ATG（即复宁）1.25mg/kg，隔日，共 3~5 剂，治疗 28 例Ⅱ~Ⅳ度急性 GVHD，早期治疗组（诊断 14 天内）与晚期治疗组（诊断 14 天后）总有效率分别为 80% 和 38%。我们以同样方法用于 6 例单倍体 HSCT 后激素耐药的Ⅲ~Ⅳ度急性 GVHD，总有效率 66.67%，完全有效率 50%，长期生存率 33.33%。

（2）单克隆抗体：CD25 单克隆抗体也是常用的二线药物。包括巴利昔单抗（舒莱）与达昔单抗（赛尼哌），均为 IL-2α 受体拮抗剂。Martin 等用巴利昔单抗治疗 23 例激素耐药的Ⅱ~Ⅳ度急性 GVHD，20mg/次，第 1、第 4 天应用，总有效率 82.3%（CR17.5%，PR 65%）。感染率 65%。6 例复发患者再次给予 CD25 单抗（巴利昔单或达昔单抗）治疗成功。空军总医院将上述方案用于 9 例激素耐药的Ⅱ~Ⅳ度急性 GVHD，完全总有效率 88.89%（CR 66.67%，PR 22.22%）。

（3）OKT3：作为激素耐药的二线药物，可迅速降低总 T 细胞数量，控制急性 GVHD。Knop 等将 OKT3 用于 43 例激素耐药的急性 GVHD（76.6% 为Ⅲ~Ⅳ度急性 GVHD），5mg/d 静脉滴注直到出现疗效或 GVHD 进展停药，平均应用 9 天（1~20 天），总有效率 69%

(CR 11.9%，PR 57.1%），皮肤、肠道 GVHD 疗效明显优于肝脏 GVHD，其主要副作用是感染发生率较高，CMV 感染率 53.5%，侵袭性真菌感染发生率 30.2%。

（4）阿来组单抗（alemtuzumab，campath-1H）：也开始用于对激素耐药的急慢性 GVHD 的治疗。Wandroo 等用阿来组单抗 10mg/d，d1~5，成功治疗两例肝脏Ⅳ度急性 GVHD，1 例治疗 4 周后，肝功能开始改善，AST 及胆红素正常。1 例治疗后 2 周肝功逐渐改善，治疗后 8 周达正常。

（5）抗细胞因子单抗：英利昔单抗（infliximab）系人鼠嵌合的 TNFα 单克隆抗体，Couri-el 等应用英利昔单抗联合 ATG 和或达昔单抗治疗 37 例急性 GVHD，英利昔单抗 10mg/kg，1/周，平均 4 次。对皮肤及肠道急性 GVHD 有效率分别为 75% 和 81%，该药在皮肤及肠道急性 GVHD 效果好，肝脏 GVHD 效果差。

十一、肠道急性 GVHD

1. 支持治疗 给予胃肠外高营养，并保证水、电解质及酸碱平衡，使胃肠道获得适度休整。作为全身用药的辅助治疗，口服谷氨酰胺可促进黏膜修复，并适当应用收敛、吸附及黏膜保护剂，如蒙脱石粉等。减少肠蠕动药物如复方苯已哌啶。生长抑素奥曲肽（善宁）通过减少内脏血流量达到止血效果，并减少肠液分泌。

2. 激素治疗、免疫抑制剂应用 FK506、CD25 单抗、TNF 抗体、ATG 等的应用。皮质激素、CSA、FK506 等免疫治疗药物需改为静脉给药。CSA 静脉滴注 3mg/（kg·d）或者 FK506 0.04mg/（kg·d）静脉滴注，FK506 血药浓度维持在 5~15ng/ml。

3. 局部用药 局部使用皮质激素口服或灌肠治疗肠道急性 GVHD。Bertz 等在全身使用免疫抑制剂（IS）基础上用布地奈德 9mg/d，分 3 次服用治疗 22 例Ⅱ~Ⅳ度急性 GVHD，CR 70%，且减少 IS 后复发。Wada 等对 8 例难治性或严重的肠道 GVHD 患者采用倍他米松 100ml/d（含有倍他米松 3.95mg）进行灌肠，6 例有效，1 例无效，1 例身体状况差而无法耐受。Castilla 等应用丙酸倍氯米松口服治疗 26 例Ⅰ~Ⅱ度急性 GVHD，有效率 77%，CR 65.5%，PR 11.5%。柳氮磺吡啶（SASP）在所有治疗溃疡性结肠炎的药物中被最早用于肠道急性 GVHD。该药口服后大部分到达结肠，经肠菌分解为 5-氨基水杨酸与磺胺吡啶，前者具有减轻炎症反应，抑制免疫细胞反应的作用。

4. MSC MSC 是骨髓中的非造血干细胞，构成造血微环境，支持造血，并具有体外高度扩增、多向分化、可移植性等生物学特性。此外，MSC 能分泌多种调节造血的细胞因子，并表达造血干细胞归巢相关抗原，MSC 免疫原性较弱，仅表达极少量的 MHC2Ⅱ和 FasL，不表达与 MHC 识别有关的共刺激因子，有"否决"样功能，可以抑制同种异体的淋巴细胞增殖，不仅可以抑制原态（naive）T 细胞，还可以抑制记忆 T 细胞，下调免疫反应。因而，可以抑 GVHD 反应。

十二、慢性 GVHD

慢性 GVHD 是单倍体相合 HSCT 主要的后期并发症，也是移植后 2 年非复发性死亡的主要原因。可由急性 GVHD 发展而致，也可在急性 GVHD 消失后（静止期）起病。临床表现多样化，其特征类似于自身免疫及其他免疫疾病，如：硬皮病，干燥综合征，原发胆汁性肝硬化，消耗病，闭塞性细支气管炎（BO），免疫性血细胞减少症，慢性免疫缺陷症等。同

HLA全相合移植相比，单倍体相合HSCT慢性GVHD发生时间提前，发生广泛型慢性GVHD比例上升，但严重程度与HLA相合时比较无明显差异。

对于高危白血病局限性慢性GVHD可能收益较大，疾病的复发率下降，因为慢性GVHD通常伴随较明显的GVL效应。慢性GVHD发病机理不十分明确，目前认为慢性GVHD发生是供者T细胞针对异体抗原或自身抗原反应而扩增，直接通过溶细胞性攻击、炎性细胞因子和纤维化，或通过促进B细胞活化并产生自身抗体而损害靶器官所致。

（一）临床表现

慢性GVHD几乎影响到所有组织器官，最常累及的组织器官包括：皮肤、口腔、眼、肝、肺、胃肠道、造血及免疫系统。

皮肤可表现为苔癣样改变（红斑、丘疹），深层硬化特征（皮肤厚硬、紧绷），皮肤异色病（色素沉着或色素减退），汗腺损害，皮肤对温度变化调节差。口腔干燥、白膜、溃疡。眼睛可表现为干燥、畏光，Schimer试验≤5mm/5min，加上有一个其他器官的症状。

肝脏表现为胆汁淤积，胆红素、谷丙转氨酶、谷草转氨酶、碱性磷酸酶升高。

肺部GVHD通常在异基因HSCT（Allo-HSCT）后100天以后出现，几种迟发性非感染性肺部并发症（LONIPC）可能与慢性GVHD有关。目前研究认为LONIPC是慢性GVHD在肺组织中的一种特殊表现。闭塞性细支气管炎（BO）较为常见，临床症状有咳嗽，多为干咳，呼吸困难，少见表现有气胸、纵隔气肿、皮下气肿。血气分析：低氧血症。肺功能检查：阻塞性或限制性通气功能障碍。HRCT：毛玻璃样改变，片状、结节状影，支气管扩张等表现。肺部听诊可闻及散在的呼气性哮鸣音，弥漫性吸气性爆裂音。经支气管镜肺组织活检及肺泡灌洗液检查排除感染性肺部并发症，可同时伴有其他器官慢性GVHD表现。

胃肠道慢性GVHD表现为厌食、恶心、呕吐、腹泻、体重下降。消耗综合征可能是慢性GVHD的表现。内镜检查发现黏膜水肿、红斑或局部糜烂。

肌肉骨骼系统主要表现为筋膜受损，关节僵硬或关节周围挛缩，四肢活动受限。也可出现肌炎，伴有触痛和肌酶升高，关节痛和关节炎少见。

造血系统异常，血细胞减少，如血小板减少症。自身免疫性溶血性贫血。

其他少见的表现有浆膜炎，心包或胸腔积液，周围神经疾病，肌无力，肾病综合征，心脏受累。

（二）临床分级

临床分级与HLA全相合HSCT相同。

（三）慢性GVHD的治疗

1. **一线治疗** 早期有效的全身干预治疗可以防止严重慢性GVHD。最常用的一线药物是皮质激素。泼尼松1mg/（kg·d）。通常与CSA或他克莫司（FK506）、MMF联合应用。如正在接受免疫抑制剂CSA、MMF治疗，在减量过程中的可加大药物剂量，CSA血药浓度维持在200～300ng/ml。

2. **二线治疗** 对以皮质激素为基础的一线治疗无效的难治性慢性GVHD患者可采用二线治疗。难治性慢性GVHD被定义为经2个月系统免疫抑制治疗，包括使用皮质激素、CSA，疾病维持原状态或治疗1个月后病情进展。

二线治疗无标准的治疗方案，使用包括抑制T细胞活化、增殖、生存的药物ATG、

CD25 单克隆抗体（巴利昔单抗、达昔单抗）、西罗莫司（雷帕霉素）、依奈普特、B 细胞抑制剂美罗华（利妥昔单抗）、其他药物如 MTX、喷司他丁、沙利度胺、硫唑嘌呤等组成的各种治疗方案。

西罗莫司能够阻断细胞因子驱动的 T 细胞信号传导途径。Couriel 等将西罗莫司联合 FK506 治疗激素耐药的慢性 GVHD，首日负荷量 6mg，以后 2mg/日，总有效率达 63%（CR17%，PR46%）。主要副作用为高胆固醇血症、肾功能不全、血细胞减少。感染发生率高达 77%。

Ratanatharathorn 以及 Canninga - Van Dijk 等治疗 15 例难治性慢性 GVHD，给予美罗华 $375mg/m^2$，1/周，共 4 周，如果无效，12 周内重复该方案，结果 6 例有效。

喷司他丁 $4mg/(m^2 \cdot d)$，1 次/隔周，共 24 周。17 例中 65% 有效，可明显改善皮肤、口腔慢性 GVHD 症状。

依奈普特（etanercept）TNFα 拮抗剂用于激素耐药慢性 GVHD，25mg（儿童 0.4mg/kg），皮下注射 2 次/周×4 周，以后 1 次/周，4 周以上。

3. 支持对症治疗 针对不同受累器官选用不同药物。

（1）肝功能损害：熊去氧胆酸（UDCA）可减少肝脏毒性，调节 HLA Ⅰ类抗原在肝细胞上的表达降低 GVHD 发生。在慢性 GVHD，UDCA $10 \sim 15mg/(kg \cdot d)$，治疗 6 周显示可改善肝功能。

（2）胃肠道 GVHD：口服倍氯米松 2mg，4/日×28 天，60% 有效，布地奈德也是常选择的药物。

（3）皮肤、口腔、阴道受累：丙酸氯倍他索、倍他米松、氢化可的松有效；0.1% 他克莫司药膏局部用药对治疗皮肤、黏膜的 GVHD 可能有效。

（4）眼慢性 GVHD：白天可给予人工泪液，1/4h，晚间给予眼药膏。

（5）闭塞性细支气管炎（BO）的治疗：常规剂量激素联合 CSA、MMF 等治疗，如效果欠佳，给予二线药物治疗。

1）大剂量甲强龙脉冲式给药治疗 BMT 后 BO，$10mg/(kg \cdot d) \times 3$ 天为一疗程，1/月，1~6 疗程（平均 4 疗程），多数患者有效。

2）大环内酯类药物阿奇霉素 $500mg/d \times 3d$，以后 250mg，3 次/周×12 周，所有患者临床均获明显改善。

BO 治疗难度大，对常规量激素往往不敏感，单克隆抗体治疗及大剂量激素冲击，短期内可能获得较好疗效，但感染发生率高，尤其是侵袭性肺部真菌感染，预后差，死亡率超过 60%。

皮质激素和支气管扩张剂联合吸入治疗，常用布地奈德/福莫特罗气雾剂吸入 $2 \times 400 \mu Lg/d$，应用 12.8 个月（平均 5~29 个月），所有患者症状改善。

硬皮病样皮肤慢性 GVHD：阿维 A 酯和阿维 A 对患者症状改善起到一定作用。氯法齐明（clofazimirie）对皮肤症状、屈曲性挛缩、口腔表现近 50% 有效；羟基氯喹也可用于治疗皮肤慢性 GVHD。另外，利用紫外光灭活淋巴细胞效应，使用 PUVA（补骨脂素或 8 - 甲氧基补骨脂素 + 紫外线 A 光照疗法）、UVB（紫外线 B 光照疗法）治疗广泛型的、难治性的皮肤慢性 GVHD，可获得良好效果。

十三、单倍体相合 HSCT 后肺部并发症

单倍体相合 HSCT 后肺部并发症发生率较全相合移植后肺部并发症发生率明显升高，包括感染与非感染并发症，是患者死亡的主要原因之一，占移植相关死亡率的 30%，严重影响患者生存质量。

近年来临床研究证明，通过纤维支气管镜检查、经支气管镜肺泡灌洗液分析、组织活检，结合临床资料，能更好地判别肺部病变的性质，对区分感染性疾病和非感染性疾病、鉴别感染性疾病中的不同致病菌等可提供很大帮助。操作简单，对患者创伤小，不会引起出血、气胸等严重并发症，可用于绝大多数移植后弥漫性肺疾患者的诊断。灌洗液的培养及涂片镜检对真菌、肺孢子虫肺炎（PCP）及奴卡氏菌等诊断价值较高，对灌洗液中细胞成分分析可以帮助鉴别肺部免疫反应状态，相当于"液相病理"检查。但对严重呼吸衰竭的患者或病情危重不能耐受纤维支气管镜检查者，不应强行检查；有出血倾向时，血小板 $< 50 \times 10^{12}/L$ 时尽量避免行经纤维支气管镜活检，以防大出血的发生；对血小板减少患者可以先输血小板再行检查。

肺部常见感染包括：细菌感染、真菌感染、CMV 感染、肺结核、肺 PCP 等。非感染性疾病包括：闭塞性细支气管炎（BO）、阻塞性细支气管炎伴机化性肺炎、原发性肺炎综合征、肺 GVHD 等。感染性并发症不再详述，以下介绍几种常见非感染并发症。

（一）闭塞性细支气管炎（BO）

多发生在 HSCT 后期，其临床表现主要是干咳及呼吸困难，胸片正常或通气过度，也可出现双肺弥漫性结节性病灶。肺功能检查显示中度至重度不可逆的阻塞。闭塞性细胞支气管炎临床过程多样，可发生反复肺部感染、气胸、纵隔气肿，死亡率为 60%。

（二）阻塞性细支气管炎伴机化性肺炎（BOOP）

影像学上表现为多发性斑片状浸润影或双肺弥漫性网状间质阴影。支气管肺泡灌洗时淋巴细胞数增多，CD4/CD8 比率下降，$CD8^+CD11b^-$ 明显升高。对激素治疗反应良好。

（三）原发性肺炎综合征

原发性肺炎综合征是 HSCT 后非感染因素所致的弥漫性肺损伤，其发生机制主要与 T 细胞异体反应、细胞因子、化疗相关的肺损伤及潜在的病毒感染有关，多发生在移植后 40～45 天，占 HSCT 并发症的 10%～20%。主要表现为呼吸困难、干咳、有或无发热、低氧血症及肺部弥漫性间质浸润。死亡率达 74%，无有效治疗方案。

（四）弥漫性肺泡出血（DAH）

DAH 是一种严重的 HSCT 并发症，具有极高的死亡率。常发生在 HSCT 的早期，也可以发生在晚期。其发病机制不甚清楚，可能与急性 GVHD 及免疫重建相关。DAH 的常见症状为呼吸困难与干咳。根据症状结合影像学表现，应尽早诊断。通过支气管镜肺泡灌洗可确诊。应用大剂量激素的冲击治疗有一定疗效。但也有学者认为激素，血小板输注和机械通气的疗效有限，应用重组Ⅶa因子，可取得较佳的治疗效果。

（五）肺泡蛋白沉积症（PAP）

PAP 是 HSCT 后一少见的并发症。可能与化疗药物改变肺泡细胞的功能有关。临床以活

动后气短为主要症状，CT 常表现为边缘模糊的结节状影或大片实变影，确诊依赖于支气管镜肺泡灌洗、PAS 染色或经支气管肺活检。全肺灌洗是主要的治疗方法。

十四、单倍体相合 HSCT 后的复发问题

单倍体相合 HSCT 由于 HLA 不合诱导更强的移植物抗白血病（GVL）作用，对肿瘤患者疗效更佳，移植后复发率应该更低，但事实上，单倍体相合 HSCT 其疾病复发率仍不低，这与移植前疾病状态密切相关，因为绝大多数接受单倍体相合 HSCT 患者处在明显的复发期，难治性耐药期，第 2~3 次 CR 期或某些紧急状态抢做移植者。另外，单倍体相合 HSCT 后复发还与动员的骨髓中高 CD4/CD8 以及移植后 30 天延迟的淋巴细胞恢复有关。

移植后定期行微量残留白血病的检测很重要，特别是实时定量 PCR 对特异的融合基因（bcr/abl、WT1）的检测，对临床有较大的指导意义，可以在分子生物学水平上监测到的疾病早期复发，及时调整免疫抑制剂的使用和实施供者淋巴细胞输注，增强发挥移植后的移植物抗白血病效应，减少移植后疾病复发。

疾病复发分为分子学复发、细胞学复发和临床复发。移植后复发后的治疗原则和策略与全相合移植复发的处理相同，包括：减免疫抑制剂，免疫治疗，化疗，靶向药物治疗，预防性供者淋巴细胞输注（DLI），二次移植等。预防和治疗单倍体相合 HSCT 后复发的方法具体包括：

1. **免疫抑制剂减量或停用**　减停免疫抑制剂的目的是诱导患者发生 GVHD，其 GVL 发挥抗白血病作用。

2. **联合化疗**　虽然复发的急性白血病、CML 急变患者可以选择既往未使用过或新的化疗药物组成的方案联合化疗，但复发后的治疗并无标准方案可寻，单纯化疗的总有效率及 CR 率均较低。与其他治疗方案联合，可能改善总有效率，比如与生物治疗、靶向治疗或与 DLI 联合治疗。

3. **靶向药物治疗**　靶向药物治疗如格列卫、抗 CD20 单抗等用于治疗复发患者有一定的疗效，分子学复发患者的疗效明显高于临床复发患者。

4. **供者淋巴细胞输注**　移植后白血病复发是 DLI 输注的金标准，有较好疗效。移植后 6 月患者仍有残留病灶或仍处于供受者混合嵌合状态的患者，若无急性 GVHD 的表现，可考虑接受 DLI 治疗。

供者淋巴细胞输注的作用机制：异体免疫活性细胞诱导的过继性免疫反应，介导受者体内 GVL 效应，消除残留的白血病细胞。可以通过以下途径实现：细胞毒淋巴细胞（CD4、CD8、NK 细胞）释放穿孔素直接杀伤白血病细胞、Fas/FasL 途径诱导白血病细胞凋亡、细胞因子介导白血病细胞死亡或生长抑制。DLI 的疗效取决于疾病的种类和同一疾病的不同阶段。对疾病不同阶段疗效差异与肿瘤负荷有关，而与供体来源无明显的相关性。DLI 的输注数量、间隔时间取决于患者体内肿瘤细胞的数目、病情急缓、移植与 DLI 的时间距离，也取决于输入后是否发生 GVHD。第 1 次输注后无反应，可继续输注逐级递增的淋巴细胞，有可能获得疗效反应。目前已经用于 allo-HSCT 后各种白血病、多发性骨髓瘤等恶性血液病复发的治疗，疗效肯定。

既往认为，供者淋巴细胞输注在接受无关供者和单倍体相合 HSCT 患者中，其 GVHD 发生的危险性较高，是否适合 DLI 治疗，专家意见尚不统一。有学者认为在单倍体相合 HSCT

中，低剂量供者淋巴细胞输注并不改善受者免疫功能。Collins 等认为输注等同于 HLA 相合的细胞数量，可引起严重 GVHD。也有持相反的报告，Lewalle 等对 11 例单倍体相合 HSCT 患者输注不同细胞剂量供者淋巴细胞的观察结果提示，低剂量输注 DLI 安全可行。

作为一种过继免疫疗法，供者淋巴细胞输注作为异基因 HSCT 后白血病和骨髓瘤的复发治疗，其移植物抗宿主反应发生率 60%，用于单倍体相合 HSCT 后，倾向低数量级细胞输注。DLI 主要并发症有急慢性 GVHD，感染和骨髓再生不良。因此，怎样保留 GVL 的同时去除 GVHD 以及输注最佳时机、剂量及次数的选择问题依然是今后研究的重点。

5. 供者自然杀伤细胞（NK 细胞） 供者 NK 细胞在移植物抗白血病效应中起了重要的作用。异源反应性 NK 细胞活性是 T 细胞异源反应活性以外的具有显著的抗肿瘤/白血病活性的自然免疫现象。供、受者之间 KIR 不相容性引发的异源反应性 NK 细胞活性（移植物抗宿主方向）对于单倍体相合 HSCT 具有诸多有利影响。NK 细胞可能通过特异性杀伤宿主 APC，识别和攻击宿主白血病细胞等，起到促进植入、降低 GVHD 发病率和移植后白血病复发率的作用。Ruggeri 等在 75 例高危急性髓系白血病单倍体相合 HSCT 中，28 例有异源反应性 NK 细胞活性的移植患者，仅有 1 例复发，相反无异源反应性 NK 细胞活性的 47 例患者，有 14 例复发。因此，有学者建议，在 HLA 不相合移植时，供、受者间的 KIR 不相容性可以作为选择供者的一个重要标准。。单倍体造血干细胞联合 NK 细胞移植也成为目前研究的热点。

6. 二次移植 单倍体相合 HSCT3 年存活率在 50% 左右，而疾病进展和复发期进行单倍体相合 HSCT，2 年存活率在 30% 左右，多数复发死亡。如果接受 HLA 亲缘和非亲缘全相合 HSCT 后复发患者可以接受单倍体相合 HSCT，选择适当的预处理方案仍然有较好的治疗效果。

（潘志兰）

第十四章

血液系统疾病的护理

第一节 急性白血病

急性白血病（AL）是造血系统的恶性疾病，俗称"血癌"。是造血干细胞的恶性克隆性疾病，增殖的白血病细胞因失控、分化障碍、凋亡受阻而停止在细胞发育不同阶段，主要特点是骨髓中异常的原始细胞及幼稚细胞（白血病细胞）大量增殖（>30%），并抑制正常造血功能，广泛浸润肝、脾、淋巴结等各种脏器。表现为贫血、出血、感染和浸润等征象。白血病约占癌症总发病率的5%。急性白血病分为急性髓细胞白血病（AML）和急性淋巴细胞白血病（ALL），AML实际是一种中、老年病；ALL最常见于儿童，以15岁以下儿童为主。

一、常见病因

人类白血病的病因与以下因素有关：化学因素、物理因素、遗传因素、病毒感染，导致骨髓中异常的原始细胞及幼稚细胞（白血病细胞）大量增殖并抑制正常造血，广泛浸润肝、脾、淋巴结等各种脏器。某些血液病最终可能发展为白血病，如骨髓增生异常综合征（MDS）、淋巴瘤、多发性骨髓瘤、阵发性睡眠性血红蛋白尿症等。

二、临床表现

急性白血病起病急缓不一。急者可表现为突然高热，类似"感冒"，也可表现为严重出血。起病缓慢者常表现为面色苍白、皮肤紫癜、月经过多或拔牙后出血不止而就诊时发现。

1. 正常骨髓造血功能受抑制表现 贫血、发热、感染、出血。
2. 白血病细胞增殖浸润表现 淋巴结、肝脾大，骨骼、关节、眼部粒细胞白血病形成的粒细胞肉瘤常累及骨膜，中枢神经系统白血病（CNSL）、急性淋巴细胞白血病常侵犯睾丸，特别是儿童。睾丸出现无痛性肿大，多为一侧性。

三、辅助检查

1. 血液形态学 血象、骨髓象、细胞组织化学染色。
2. 免疫分型。

3. 细胞遗传学。
4. 血液生化改变。

四、治疗原则

1. 紧急处理高白细胞血症　血白细胞 $>100\times10^9/L$，造成小血管血流淤滞及血管壁浸润，易发生局部血栓形成及出血，尤易损伤肺、脑，致急性呼吸衰竭或脑出血，常迅速死亡。治疗选用羟基脲，也可同时进行白细胞分离术。

2. 支持治疗　纠正贫血，预防及治疗感染，预防及控制出血，减轻化疗不良反应等措施。化疗后病人骨髓抑制，导致贫血、粒细胞缺乏、血小板减少等，易出现各种感染、贫血、出血，积极给予输成分血，使用抗细菌、抗病毒、抗真菌联合药物，皮下注射粒细胞集落刺激因子、促红细胞生成素、血小板生成素等。

3. 抗白血病治疗

（1）第一阶段：诱导缓解治疗：体内白血病细胞降至 10^9 左右时，临床及血液学即达到完全缓解（CR）的标准，无临床症状，与白血病有关的体征消失，血象正常，骨髓达正常增生程度，原始细胞<5%，至少持续4周。

（2）第二阶段：缓解后治疗：完全缓解后体内至少残存 $10^6\sim10^9$ 的白血病细胞，即使骨髓中原始细胞为0，也还有不少白血病细胞残存在体内，因此完全缓解后必须继续治疗，以防止复发。包括强化巩固、维持治疗和中枢神经系统白血病防治。

（3）第三阶段：条件成熟后行造血干细胞移植。

五、护理

1. 护理评估

（1）病因：评估病人职业、化学物质接触史，如长期密切接触含苯有机溶剂、吸烟等；放射性物质接触史如射线、电离辐射等；遗传因素、病毒感染、其他血液病。

（2）评估贫血征象，如乏力、面色苍白、劳累后心悸、气短、下肢水肿等。

（3）评估有无鼻、牙龈、消化道、头面部、颅内、皮肤黏膜出血征象。

（4）评估有无发热，口腔、肛周、皮肤等感染征象。

（5）评估病人心理反应。

（6）评估化疗药物疗效及不良反应。

（7）查体：淋巴结和肝脾大、肢体长骨及关节疼痛、胸骨中下段压痛、睾丸无痛性肿大。

（8）辅助检查：血象、骨髓象、血液生化等。

2. 护理要点及措施

（1）预见性护理

1）有出血倾向的病人，避免磕碰，用软毛刷刷牙，保持鼻腔湿润，禁止用手抠鼻腔，避免出血。观察生命体征及不适主诉，如头痛、耳鸣、牙龈出血、腹痛等，有无腹部压痛、皮肤黏膜出血等，观察出血倾向，一旦出血，即刻报告医生处理。

2）潜在感染的病人：①保护性隔离：粒细胞及免疫功能低下者入住单人病房，避免交叉感染，有条件者置于超净单人病室、层流室或单人无菌层流床。保持空气新鲜，房间定期紫外线照射。限制探视,工作人员及探视者在接触病人之前应洗手、戴口罩。②注意个人卫生:保持口腔清洁,进食前后用温开水或呋喃西林液、苯扎氯铵溶液漱口。宜用软毛刷刷牙,以免损伤口腔黏膜引起出血和继发感染。黏膜真菌感染者可用制霉菌素漱口、氟康唑或依曲康唑涂搽患处。勤换衣裤,每日沐浴有利于汗液排泄,减少发生毛囊炎和皮肤疖肿。保持排便通畅,便后温水或盐水清洁肛门,以防止肛周脓肿形成。有痔核的病人,便后用1:5 000高锰酸钾坐浴,女病人在月经期间,要特别注意外阴部清洁,防止阴道和泌尿道感染。③各种侵入性操作应严格实无菌技术原则,定时更换注部位,各种管道或伤口敷料按规范要求定时更换,防止感染。

3) 对中枢神经系统浸润的病人,观察颅内压增高的表现,如神志、瞳孔、恶心、呕吐、肢体活动等,限制入量,必要时脱水治疗,警惕、预防脑疝的发生。

4) 心理护理:①病人入院后,常因紧张、恐惧心理,出现失眠、焦虑。护士应热情接待病人,主动介绍病区人员、规章制度、环境,帮助病人建立战胜疾病的信心。②提供安全、舒适的身心整体护理,鼓励、倾听病人倾诉,对各种疑虑及时给予答复。③给予病人和家属健康教育,包括家庭自我护理知识。④对于敏感、心理承受力差的病人,注重实施保护性医疗措施。⑤对抑郁的病人,严防意外事件发生。

(2) 出血的护理:①鼻出血:鼻部冷敷,1:1 000肾上腺素棉球填塞压迫止血,严重时用油纱条、膨胀明胶海绵条后鼻道填塞止血。②牙龈出血:保持口腔卫生,饭后漱口或口腔护理,避免刷牙损伤黏膜,可用凝血酶棉球填塞止血。③消化道出血:出现头晕、心悸、脉搏细速、出冷汗、血压下降时应及时抢救,给予止血和补充血容量。④头面部出血:卧床休息,减少活动,遵医嘱对症治疗。⑤颅内出血:平卧位,高流量吸氧,保持呼吸道通畅,遵医嘱应用止血药物及降低颅内压药物,头部可给予冰袋或冰帽,严密观察病情,及时、准确进行护理记录。

(3) 贫血的护理:限制病人活动,卧床休息,注意安全,补充足够营养,有心悸、气促的病人可给予氧气吸入,做好输血护理。

(4) 高热的护理:高热者在头部、颈部、两侧腋窝及腹股沟等处置冰袋降温或遵医嘱给予药物降温,采取降温措施半小时后测量体温。于晨起、睡前、饭后协助病人漱口或用湿棉球擦洗,保持口腔卫生,口唇干裂者涂润唇油保护,退热时应防止病人着凉,注意保持皮肤清洁,及时更换衣裤,保持床单位平整、清洁、干燥。

(5) 感染的护理:急性白血病病人免疫力低下,易感染。感染是导致死亡的重要原因,所以护士必须重视环境及患者的卫生,病房、墙壁、地面、床头柜等每天用消毒剂擦拭;观察感染的早期表现:每天检查口腔及咽喉部,有无牙龈肿胀、咽红、吞咽疼痛感,皮肤有无破损、红肿,外阴、肛周有无异常改变等,发现感染先兆及时处理。对合并感染者可针对病原选用2~3种有效抗生素口服、肌内注射或静脉滴注。

(6) 化疗护理:①进食清淡、易消化的饮食。②少食多餐,进餐前后2h避开应用化疗药物。③预防性使用止吐药。④化疗时注意静脉保护,严格遵守用药的次序、时间、剂量,观察化疗药物疗效及不良反应。

(7) 浸润症状护理:①白血病细胞浸润眼部时注意有无复视或失明。②观察有无牙龈增生、肿胀、局部皮肤隆起、变硬、皮下结节等口腔和皮肤浸润表现。③白血病细胞浸润中枢神经系统症状,如头痛、头晕等。④睾丸无痛性单侧肿大。

(8) 口腔溃疡护理：①避免食用冷、过热、硬、带骨刺、刺激性食物。②进食后漱口，必要时做口腔护理。

(9) 饮食护理：①观察呕吐的程度，制订合理饮食。②给予高营养饮食，补充机体消耗，提高对化疗的耐受性。③进餐时提供安全、舒适、清洁环境。

3. 健康教育　通过对病人实施有计划的、连续的、身心整体护理，密切护患关系，关心和解决病人的健康问题，满足病人合理需要关心和解决，使病人处于良好的身心状态，积极配合治疗。

(1) 指导、教会出院病人自我护理，避免接触有害物质。

(2) 鼓励病人积极与疾病作斗争，克服悲观绝望情绪，树立信心，配合治疗。

(3) 告知病人坚持用药，定期强化治疗，巩固和维持疗效，定期复诊，病情变化时及时就诊。

(4) 嘱病人加强营养，提高抵抗力。饮食合理搭配，摄入蛋白质及维生素含量高的食物，多吃新鲜水果，忌烟酒。

(5) 化疗期间或化疗后应减少或避免探视，不到公共场所活动。

(6) 讲解生活环境要求：地面清洁消毒、室内紫外线照射消毒，保持室内空气新鲜。

(7) 讲解生活常识：①每日用生理盐水、苯扎氯铵溶液或呋喃西林溶液漱口，防止口腔感染。保持大小便通畅，注意肛周清洁，排便后用高锰酸钾溶液坐浴。②生活起居规律，慎避寒暑，劳逸结合，调情志，忌郁怒，保持心情舒畅，使机体处于良好状态，"正气存内，邪不可干"。另外在工作中接触电离辐射及有毒化学物质（苯类及其衍生物）的工作人员，应加强防护措施，定期进行身体检查。禁止应用对骨髓细胞有损害的药物如氯霉素、乙双吗啉等。

（闫　慧）

第二节　淋巴瘤

淋巴瘤（lymphoma）是一种淋巴细胞和（或）组织细胞恶性增殖性疾病，是免疫系统的恶性肿瘤，多见于中、青年，1856年被正式命名为霍奇金病。淋巴瘤分为霍奇金淋巴瘤（Hodgkin lymphoma，HL）和非霍奇金淋巴瘤（non Hodgkin lymphoma，NHL）两大类。近30年的研究认为淋巴细胞是高等动物主要的免疫活性细胞。T细胞和B细胞分别在淋巴结的副皮质区和淋巴滤泡中经特定抗原刺激后，逐步转化为不同类型的淋巴瘤细胞。

一、常见病因

HL病因尚未明确。最初人们怀疑结核杆菌是HL的发病基础，因为此类病人结核感染率很高。以后，人们也发现了大量的流行病学证据支持其发病与感染有关；特别是病毒感染，50%的病人有EB病毒感染。人类T细胞病毒感染，长期接触烷化剂、多环芳类、亚硝胺类、芳香胺类等化合物，接触放射性物质，器官移植应用免疫抑制剂或自身免疫性疾病，有报道HL发病危险性增高与扁桃体和甲状腺切除、木工及HL患者的家庭聚集有关。

二、临床表现

1. 霍奇金淋巴瘤　①全身症状：不明原因发热和（或）盗汗、瘙痒、酒精性疼痛。②淋巴结肿大：无痛性、进行性浅表淋巴结肿大、深部淋巴结肿大。③肝脾大。④淋巴结外器官侵犯。

2. 非霍奇金淋巴瘤　①全身症状：25%病人有全身症状。②淋巴结肿大。③纵隔肿块压迫出现相应症状。④肝脾受累。⑤消化道出血、肠梗阻。⑥吞咽困难。⑦泌尿及神经系统受累也较常见。

三、辅助检查

外周血血象、骨髓涂片、活检、血生化检查。影像学检查：X射线、B超、CT、MRI、PET等了解深部病变的侵犯范围、侵犯程度，有无转移症状。

四、治疗原则

1. 霍奇金淋巴瘤　Ⅰ期、ⅡA期以放疗为主，有纵隔肿块时化疗与放疗联合；ⅡB期一般采用全淋巴结放疗，也可行化疗；Ⅲ期放疗与化疗相结合；Ⅳ期单用化疗。

2. 非霍奇金淋巴瘤　①低度恶性：Ⅰ期、Ⅱ期大多采用放疗，Ⅲ期、Ⅳ期大多采用化疗。②中度恶性：Ⅰ期单行放疗，Ⅱ期以上多采用以多柔比星为主的化疗。③高度恶性：多采用白血病治疗方案。

（1）放射治疗：①HL的放射治疗已取得显著疗效。照射除被累及的淋巴结及肿瘤组织外，尚须包括附近可能侵及的淋巴结区域，例如病变在膈上采用斗篷式、膈下倒"Y"字式。斗篷式照射部位包括两侧从乳突端至锁骨上下、腋下、肺门、纵隔以至膈下淋巴结；倒"Y"式照射包括从膈下淋巴结至腹主动脉旁、盆腔及腹股沟的淋巴结，同时照射脾区。剂量为30~40Gy，3~4周为1个疗程。全淋巴结照射即隔上为斗篷并加照膈下倒"Y"字式。②NHL对放疗也敏感但复发率高，由于其蔓延途径不是沿淋巴区，所以斗篷和倒"Y"字式大面积不规则照射野的重要性远较HL为差。治疗剂量要大于HL。目前仅低度恶性组临床Ⅰ期、Ⅱ期及中度恶性组病理分期Ⅰ期，可单独应用扩大野照射或单用累及野局部照射。放疗后是否再用化疗，意见尚不统一。Ⅲ期及Ⅳ期多采用化疗为主，必要时局部放疗，为姑息治疗。

（2）化学治疗：大多数采用联合化疗，争取首次治疗即获得完全缓解，为长期无病存活创造有利条件。①霍奇金淋巴瘤常用MOPP（氮芥、长春新碱、甲基苄肼、泼尼松）、COPP（环磷酰胺、长春新碱、甲基苄肼、泼尼松）等方案，每4周为1个周期，共计6~8个周期。②非霍奇金淋巴瘤化疗疗效决定于病理组织类型，而临床分期的重要性不如HL，按病理学分类的恶性程度，分别选择联合化疗方案，常用的有R-COP（美罗华、环磷酰胺、长春新碱、泼尼松）、R-CHOP（美罗华、环磷酰胺、多柔比星、长春新碱、泼尼松）等方案，每3~4周为1个周期，4~8个周期。

（3）干细胞移植：对60岁以下病人，能耐受大剂量放化疗者可考虑全淋巴结放疗及大剂量联合化疗，结合异基因或自体干细胞移植，以期取得较长期缓解和无病存活期。

（4）手术治疗：仅限于活组织检查；合并脾功亢进者则有切脾指征，以提高血象，为以后化疗创造有利条件。

（5）干扰素：有生长调节及抗增殖效应，对蕈样肉芽肿、滤泡性小裂细胞为主及弥散性大细胞型有部分缓解作用，应用方法和确切疗效尚在实践探索中。

五、护理

1. 护理评估

（1）病因：有无病毒感染史、职业、有无烷化剂及放射性物质接触史。

（2）临床表现：发热、盗汗、食欲缺乏、体重下降、瘙痒、酒精性疼痛。

（3）查体：全身浅表淋巴结有无肿大、肝脾大等。

（4）其他：评估各辅助检查结果及放、化疗作用与不良反应。

2. 护理要点及措施

（1）急症护理：密切观察生命体征及病情变化。肿瘤压迫气管，可出现呼吸困难、发绀，遵医嘱及时应用激素等药物，迅速采取合适的体位、吸氧，必要时行气管插管以消除呼吸困难。发生消化道大出血时，保持呼吸道通畅，防止误吸，立即建立静脉通道、交叉配血、采集血标本、补充血容量等，按大出血进行护理。发生肠梗阻时，给予禁食、水，行胃肠减压，观察排气、排便次数，静脉给予营养支持治疗。

（2）发热护理：长期不明原因发热者，反复使用退热药物，体温波动大，出汗多，体力消耗大。护士应密切监测体温变化，及时给予对症处理，不使用对血细胞有杀伤作用的药物。同时协助病人多饮水，必要时给予静脉补液，以增加药物效果。行物理降温时不用力搓擦病人皮肤，以防因血小板低出现皮肤出血点。鼓励进食高热量、高维生素、易消化饮食，增加能量。及时更换干燥、清洁的衣被，防止受凉感冒。

（3）化疗护理

1）化疗前护理：①心理护理：深入了解病人心理反应，帮助其解决生活和生理上的需要，做好化疗前解释工作，讲解化疗的重要性、疗效、化疗方案、不良反应、应对措施，减少病人紧张情绪，使其树立战胜疾病的信心，主动配合治疗。②饮食护理：进食增加免疫功能的食物，如西红柿、胡萝卜、香菇、木耳等各种新鲜蔬菜及水果。

2）化疗期间护理：①饮食护理：化疗药物可导致恶心、呕吐、便秘等胃肠道反应，饮食宜少量多餐，可给予高热量、高蛋白质、易消化食物，多食新鲜蔬菜及水果，以补充维生素，避免浓厚的调味品及煎炸、油腻的食品。避免同时摄食冷、热食物，易导致呕吐；合理安排进食时间，最佳时机为化疗药物使用前2h，避开化疗药物发挥作用的时间，减少胃肠道反应。②全身毒性反应护理：对于消化道反应，化疗前预防性地使用止吐药或镇静药；家属要有意识地在化疗药物注射时与病人多交谈，分散注意力；严重恶心呕吐者，做好记录，提醒医师给予补液和注意电解质紊乱；对腹痛、腹泻者，应食含钠、钾高的食物，如香蕉、去脂肉汤，少食产气食物。③预防感染：在化疗期间要注意血象变化，减少探视，勤通风，有条件者住单间或者隔离病房；勤漱口、加强坐浴，注意口腔、肛门及会阴部清洁，密切观察变化，及时发现感染征象，遵医嘱给予抗感染药物。④合理使用血管：从远端至近端，从小静脉至大静脉，每天更换注射部位，刺激强的化疗药物外渗或外漏可引起皮肤红肿或溃烂，应及时给予封闭等处理。长期化疗者，可留置中心静脉导管（PICC）。⑤预防变态反应：某些化疗药物可引起变态反应，如博来霉素、平阳霉素，可引起寒战、高热，甚至休克。美罗华可引起过敏反应，使用时速度宜缓慢，严密监测生命体征，及时处理。

3）化疗后护理：①脱发：应用化疗药物导致脱发的机制在于毛囊细胞死亡不能更新而发生萎缩。脱发常发生在用药后1~2周，2个月内最明显。向病人说明脱发是一种暂时现象，化疗停止后头发会自行长出。一旦发生脱发，注意头部防晒，避免用刺激性洗发液，同时建议女病人戴假发或帽子，以消除不良心理刺激。②口腔溃疡护理：进食温凉流质食物、行紫外线照射、喷涂表皮生长因子，每日行口腔护理后可给予口腔溃疡膜保护创面。③保护性护理：化疗药物可引起骨髓抑制，白细胞低下时，采取保护性隔离，让病人戴口罩，勤换衣服，紫外线消毒病房，用消毒液定期擦拭桌子、地板。血小板减少者，防止外伤，注射后针眼压迫时间延长，防止出血。④防止化疗药物不良反应：应用对肾有损害的化疗药时，嘱其多饮水，促进毒素排泄。有心肌损害者，在静脉推药时要缓慢。对有神经、皮肤反应及应用激素引起的症状，应向家属和病人解释清楚，告知其为暂时现象，停药后可自行消失。

(4) 放疗护理：

1）放疗前护理。放疗前首先应做好病人的思想工作，使其对放疗有所了解，避免紧张、恐惧情绪；其次改善全身状况，注意营养调配；改善局部情况，避免局部感染，如鼻咽部放疗的病人最好做鼻咽部冲洗，食管癌病人放疗时避免吃坚硬、刺激的食物。

2）放疗期间护理：病人在放疗中常出现疼痛、出血、感染、头晕、食欲减退等症状，应及时对症处理。尽量保护不必照射的部位，同时给予镇静药、维生素B类药物。充分摄入水分，从而达到减轻全身反应及避免局部放射损伤的目的。放疗过程中，注意观察血象变化，如白细胞低于$3.0 \times 10g/L$、血小板低于$8.0 \times 10^9/L$，应及时查找原因，行胃部淋巴瘤照射可引起胃出血的危险，护士应观察有无内出血的先兆。

3）放疗后护理：照射后局部皮肤要保持清洁，避免物理和化学刺激。病人内衣应柔软，衣领不要过硬。照射后的器官，因放射性损伤，抵抗力下降，易继发感染，要根据不同放疗部位加以保护。食管放疗后应进细软食物，直肠放疗后应避免大便干燥。对照射过的原发肿瘤部位不可轻易进行活检，否则可造成经久不愈的创面。

4）放疗反应护理：①皮肤反应护理：皮肤经放射线照射后，可产生不同程度的皮肤反应，如红斑、干性脱皮及湿性脱皮。红斑一般可自然消退。干性皮炎也可不用药物，严密观察或应用滑石粉、痱子粉、炉甘石洗剂以润泽收敛或止痒。对湿性皮炎应采取暴露方法，避免合并感染，可用抗生素油膏、冰片、蛋清等外涂。②黏反应护理：口腔可用盐水漱口复方硼砂溶液、呋喃西林溶液漱口。对放射性鼻炎可用鱼肝油滴鼻。对放射性喉炎可用蒸汽吸入，必要时加抗生素于溶液中。对放射性眼炎可用氯霉素眼药水。对放射性直肠炎，可用泼尼松、甘油等混合物保留灌肠。

(5) 造血干细胞移植前护理

1）保护血管：静脉采血避开肘部流速快的大血管，以便分血时使用。

2）心理护理：移植仓为独立无菌单间，住院时间长，家属不能陪伴，病人有孤独感和恐惧感，移植前与病人一起参观并介绍移植环境，做好充分的心理准备。入层流室后，向病人介绍住院环境，认识病友，消除陌生感。

3）协助医师完成移植前的全身查体工作。

3. 健康教育

(1) 宣传疾病知识：淋巴瘤可能与病毒感染、免疫缺陷、环境因素等有关，主要症状是无痛性淋巴结肿大、发热、盗汗、体重下降等，教会病人学会自我监测淋巴结的方法。注意肿大淋巴结消长情况，定时监测体温，注意有无腹痛、腹泻、黑粪等胃肠道症状，有无皮肤肿胀、结节、浸润、红斑及瘙痒等累及皮肤表现，有无咳嗽、咯血、气促等呼吸道症状，如出现上述症状应及时告诉医务人员或及时复诊。

（2）加强心理指导：动员亲友及社会支持力量给予情感和经济支持，解除病人压力，稳定情绪。

（3）给予饮食指导：为下次化疗做充分准备，在化间歇期宜进高蛋白质、高热量、富含维生素、易消化食物，如牛奶、鸡蛋、瘦肉、各种水果及新鲜蔬菜，禁食生冷、油腻、煎炸、刺激胃肠道的饮食，鼓励病人多食蔬菜、水果，保持排便通畅。

（4）休息与活动指导：恶性淋巴瘤若无累及呼吸、循环系统，病人可适度活动，避免劳累。化疗期间多休息，化疗后 5～14d 为骨髓抑制期，应减少外出，避免交叉感染，发热病人及时就诊。

（5）出院指导：强调出院后 1～2 周监测 1 次血常规，白细胞低于 $4.0\times10^9/L$ 时，遵医嘱给予升高白细胞药物治疗，按计划来院复诊治疗。

（闫　慧）

第三节　多发性骨髓瘤

多发性骨髓瘤（multiple myeloma，MM）是骨髓内浆细胞克隆性增生的恶性肿瘤。近年来发病率有逐渐增高趋势，常见中老年人，发病年龄以 40～70 岁为主，发病率随年龄增长而增高。MM 约占全部恶性肿瘤的 1%，约占造血系统恶性肿瘤的 10%。

一、常见病因

目前病因尚不明确，可能与以下因素有关：遗传因素、物理因素、化学因素、病毒、细胞因子。

二、临床表现

1. 躯体表现　自发性骨折、骨痛，肝、脾、淋巴结及肾脏等受累器官肿大，肺炎和尿路感染，甚至败血症，头晕、眼花，可突然发生意识障碍、手指麻木、冠状动脉供血不足及慢性心力衰竭，鼻出血、牙龈出血、皮肤紫癜，蛋白尿、管型尿，甚至肾衰竭，致死率仅次于感染。

2. 骨髓瘤细胞浸润与破坏所引起的临床表现　骨骼破坏、髓外浸润。

3. 血浆蛋白异常引起的临床表现　感染、高黏滞综合征、出血倾向、淀粉样变性和雷诺现象。

4. 肾功能损害　临床表现有蛋白尿、管型尿，甚至急性肾衰竭，是仅次于感染的致死病因。

三、辅助检查

1. 体格检查、实验室检查　红细胞有钱串形成、血沉显著增快、血清球蛋白增加。

90%的病人有不易解释的蛋白尿,尿中凝溶蛋白阳性以及血清或尿蛋白电泳显示 M 成分。

2. 骨髓象　骨髓穿刺发现浆细胞异常增生 >15% 为主要诊断依据。

四、治疗原则

1. 化学疗法　是主要治疗手段。迄今为止 MM 还不能被根治,适当的化疗可延长生存期。近年来常用的药物有:美法仑(马法兰)、环磷酰胺、卡氮芥、长春新碱、甲基苄肼、多柔比星,其中应用最多的药物是美法仑加泼尼松,其有效率为 50%,一般生命期 24~30个月,80% 病人在,5 年内死亡。

2. 联合化学疗法　自 20 世纪 80 年代起应用多药联合化疗治疗本病,应用较多的联合化疗方案有 M2 方案(卡氮芥、环磷酰胺、美法仑、泼尼松、长春新碱)等。

3. 干扰素　大剂量 0-干扰素能抑制骨髓瘤的增殖。

4. 放射治疗　适用于不宜手术切除的孤立性骨浆细胞和髓外浆细胞瘤,可减轻局部剧烈骨痛,使肿块消失。

5. 手术治疗　当椎体发生溶骨性病变,轻微承重或活动就可能发生压缩性骨折导致截瘫,可以预防性进行病椎切除、人工椎体置换固定术。

6. 对症治疗　镇痛,控制感染;高钙血症及高尿酸血症者应增加补液量,多饮水,保持每日尿量 >2 000ml,促进钙与尿酸的排出。

7. 造血干细胞移植　化疗虽在本病取得了显著疗效,但不能达到治愈,故自 20 世纪 80年代开始应用骨髓移植配合超剂量化疗和放疗以希望达到根治疾病的目的。

五、护理

1. 护理评估

(1)病因:可能与遗传因素、化学因素、电离辐射、某些病毒、慢性抗原刺激、免疫功能较差有关。

(2)临床表现:骨骼症状、免疫力下降、贫血、高钙血症、肾功能损害、高黏滞综合征、淀粉样变性。

2. 护理要点及措施

(1)预见性护理

1)评估病史资料:①病因:评估是否有遗传倾向、病毒感染、炎症和慢性抗原的刺激等。②临床表现:有无骨痛、病理性骨折、感,染、出血倾向等,有无肝大、脾大、淋巴结肿大等。③评估全身情况和精神情感认知状况。

2)判断危险因素:①有骨折的危险。②有感染的危险。③有意外事件发生的危险。

3)提出预见性护理措施:①对有潜在性骨折者加强健康知识教育,避免诱因:嘱病人卧床休息,限制活动,睡硬板床,忌用弹性床。②严密观察生命体征、病情,预防出血、感染等并发症。化疗过程中注意观察呕吐物的颜色及量。③加强心理护理:体贴关心病人,使病人配合治疗,对抑郁病人严防意外事件发生。

(2)专科护理

1)围化疗期护理:

化疗前护理,用药前向病人说明所用药物的不良反应,使其对化疗不良反应有一定的思想准备。

化疗中护理：①用药过程中密切观察有无恶心、呕吐、食欲减退等胃肠道反应，并积极采取措施，力争减轻或消除症状。可遵医嘱给予镇吐药，提供清淡、易消化饮食，避免过甜、油腻及刺激性食物。指导病人细嚼慢咽、少食多餐，治疗前后2h内避免进餐，进餐前指导病人做深呼吸及吞咽动作，进食后取坐位或平卧位。②静脉滴注多柔比星等药物时，注意心率、心律，病人主诉胸闷、心悸时，应做心电图并及时通知医生。静脉滴注CTX时，注意观察尿色、尿量。此药易引起出血性膀胱炎，应口服碳酸氢钠或按时滴注美司钠注射液，如发现尿量少、尿色较重时，应及时通知医生。③化疗期间应鼓励病人多饮水，保证每日尿量1 500ml以上，并服碳酸氢钠碱化尿液，加快尿酸排泄。④保护静脉，有计划地由四肢远端向近端依次选择合适的小静脉进行穿刺，左右手交替使用，防止药液外渗；静脉穿刺后先注射生理盐水，确定针头在血管内后再给予化疗药物，根据药物输注要求调整静脉滴注速度，以减轻对血管壁的刺激。化疗药静脉滴注完毕再用生理盐水或葡萄糖注射液冲洗，然后再拔针，并压迫针眼数分钟，以避免药物外渗损伤皮下组织。一旦发生药物外渗，立即回抽血液或药液，然后拔针更换穿刺部位，外渗局部用0.5%普鲁卡因2ml和玻璃脂酸酶3 000U封闭或立即冷敷，并用如意金黄散加茶水或香油调匀外敷。

化疗后护理：①严密观察血象变化，监测有无骨髓抑制发生，及时与医生联系协助处理。②消除病人对脱发反应的顾虑，告知病人脱发是由化疗药物引起，停药后头发可再生，在脱发期间佩戴假发、头巾或修饰帽，以保持自身形象完整。

2) 骨折急救护理：MM的X线检查典型的表现为弥散性骨质疏松，骨质破坏部位可发生病理性骨折。突发的剧烈疼痛常提示有病理性骨折，多见下胸椎及上腰椎压缩性骨折或肋骨的自发性骨折，按骨折的一般原则处理。

以石膏行外固定的病人，应密切观察其伤肢的血液循环情况，如肢端皮肤发青发紫，局部发冷、肿胀、麻木或疼痛，表明血循环障碍，应及时就医做必要的处理；经石膏固定后的肢体宜抬高，下肢可用枕头、被子等垫起，上肢用三角巾悬吊，可促进血液回流，减轻肿胀，避免石膏被水、尿液污染而软化。

行小夹板固定者，注意不可自行随意移动小夹板位置，上肢可用三角巾托起，悬吊于胸前门；肢在搬运时应充分支托，保护局部固定不动。骨折后肢体肿胀3~7d达高峰，此后渐消，宜将伤肢适当垫高，最好高于心脏水平，以利于血液回流。因夹板捆扎，肿胀可加重，应密切观察伤肢血循环状况，如患肢手指或足趾出现皮肤青紫、温度变低、感觉异常时应立即解开带子，放松夹板并速到医院就诊，在医生指导下调整布带的松紧度。

尽早开始功能锻炼：防止肢体肌肉萎缩、关节强直、粘连、骨质疏松等。锻炼时动作宜慢，活动范围由小到大，不可急于求成。进行功能锻炼的方法和步骤应在康复科医生指导下进行。病人进行功能锻炼时常因疼痛而不配合，应鼓励病人克服恐惧心理，坚持锻炼，方能早日恢复。

预防并发症：下肢骨折病人常需长期卧床易引起各种并发症，应经常协助其坐起、即背、以防坠积性肺炎；鼓励病人多饮水以预防泌尿系感染；温水擦背、加强皮肤护理，以防压疮发生。

3) 放疗护理：在放疗中，放射线对人体正常组织也产生一定影响，造成局部或全身的放射反应与损伤。放疗期间和放疗后应给病人流食、半流食，饮食中宜增加一些滋阴生津的甘凉之品，如藕汁、梨汁、甘蔗汁、荸荠、枇杷、猕猴桃等。对于身体状况较差的病人给予静脉高营养，以补充体内消耗。另注意观察照射后皮肤情况。

（3）专科特色护理

1）化疗前心理护理：加强与病人沟通，耐心细致地解释病情及预后情况，向病人提供病情好转的信息及其他所关心的问题，以消除其不良情绪；指导病人进行自我调节、放松心情、转移注意力等；了解病人爱好，尽可能给予满足，如向病人提供书报、杂志、听音乐、看电视等。观察其情绪反应，出现情绪波动时，及时协助调整，赞扬病人曾做出的努力，鼓励病人树立信心，提供安静、舒适的休养环境，尽量减轻对病人的不良刺激。

2）化疗后感染的预防：①向病人介绍感染的危险因素及防护措施，以减轻感染带来的身心损害。根据室内外温度变化及时调整衣着，预防呼吸道感染。②鼓励病人进食高蛋白质、高热量、丰富维生素的食物，以全面补充营养，增强机体抵抗力。食物要清洁、新鲜、易消化。③保持病室清洁，空气新鲜，温度适宜；定期进行空气消毒，用消毒液擦拭床头柜、地面，限制探视，以防交叉感染，若白细胞少于$1×10^9/L$、中性粒细胞少于$0.5×10^9/L$时，应实行保护性隔离。④餐前、餐后、睡前、晨起用1∶5 000呋南西林液、苯扎氯铵溶液（优适可）漱口。防真菌感染可用碳酸氢钠液和1∶10 000制霉菌素液漱口；防病毒感染可用丽可欣溶液漱口；排便后用1∶2 000氯己定液坐浴。女病人每日清洗会阴部2次。定期洗澡换衣，以保持个人卫生，预防感染。

3）化疗后出血的预防：①让病人保持安静，消除其紧张、恐惧情绪。②嘱其少活动、多休息，活动时防止受伤，严重出血时卧床休息。③给予高蛋白质、高热量、富含维生素的少渣软食，保证营养供给，防止口腔黏膜擦伤。④剪短指甲，避免搔抓，用温水擦洗皮肤，保持皮肤完整；用软毛牙刷刷牙，不用牙签剔牙，以防牙龈损伤；忌挖鼻孔，用鱼肝油滴鼻液滴鼻每日3~4次，以防鼻出血。当发生牙龈出血时用肾上腺素棉球或明胶海绵贴敷牙龈或局部涂抹云南白药；发生鼻腔出血时用干棉球或1∶1 000肾上腺素棉球填塞鼻腔压迫止血或前额部冷敷；若出血不止用油纱条进行后鼻孔填塞。⑤药物一般口服，必须注射时操作应轻柔，不扎止血带，不拍打静脉，不挤压皮肤，拔针后立即用干棉球按压局部防止皮下出血。⑥血小板计数在$20×10^9/L$以下者，应高度警惕颅内出血。一旦发生颅内出血征兆应立即将病人置平卧位，头偏向一侧；头部置冰袋或戴冰帽，给予高流量吸氧；迅速建立静脉通路，按医嘱给脱水药、止血药或浓缩血小板；密切观察意识状态、瞳孔大小等，做好记录，并随时与医生联系。

4）化疗时并发高钙血症护理：广泛溶骨性病变导致血钙和尿钙增高，可表现为精神症状，烦躁、易怒，多尿、便秘。出现高钙血症应保持每日摄水量3L以上，避免脱水，肾功能正常而血磷不增高者可给予磷酸盐口服或灌肠。

3. 健康教育

（1）向病人及家属讲解疾病的基本知识、预后与M蛋白总量、临床分期、免疫分型、溶骨程度、贫血水平及肾功能损害程度有关。鼓励病人正视疾病，坚持治疗。

（2）告知缓解期应保持心情舒畅，适当活动，避免外伤。

（3）嘱其睡硬板床，避免长时间站立、久坐或固定一个姿势，防止负重、发生变形。

（4）告知饮食注意事项进食高热量、高营养、低蛋白质、易消化食物，多饮水。

（5）强调定期复诊、按时服药。若出现发热、骨痛等症状，及时就诊。

（6）指导病人采用精神放松法、疼痛转移法、局部热敷等方法，以缓解疼痛及精神紧张，增加舒适感。

（7）保持良好的个人卫生习惯，制订合理的活动计划。

（闫　慧）

第四节　再生障碍性贫血

再生障碍性贫血是由多种原因引起骨髓造血功能衰竭的一类贫血。临床表现为骨髓造血功能低下，全血细胞减少和贫血、出血、感染综合征。

一、护理措施

（一）一般护理

（1）病室保持清洁，定期空气消毒，限制探视，进行保护性隔离。卧床休息，待病情好转后可逐渐增加活动量，以不感到疲劳、不加重症状为度，注意防止跌倒、摔伤。

（2）卧床期间协助做好生活护理，保持口腔、皮肤清洁，做好肛周、眼部护理。

（3）多与患者沟通，了解其思想动态。对于有悲观消极情绪的患者，应经常巡视病房，给予关心照顾，鼓励其配合治疗。

（4）指导患者正确服药。长期应用雄性激素可出现水潴留、痤疮、毛发增多，女性停经等症状，应做好病情观察和解释工作。

（5）高热患者不宜用乙醇擦浴，防止出现皮下出血。

（6）白细胞低于 $0.5 \times 10^9 / L$ 时住单人房间或无菌层流室，进行保护性隔离。谢绝探视。

（7）观察并记录生命体征、意识状态，及时发现感染、出血等并发症。重症患者床旁备齐抢救用品。

（二）症状护理

1. 贫血的护理

（1）伴有心悸、气促时给予氧气吸入。

（2）给予高热量、高蛋白、富含维生素易消化饮食，注意色、香、味的烹调，促进食欲。必要时给予静脉补充能量。

（3）观察贫血症状，如面色、睑结膜、口唇、甲床苍白程度，注意有无头晕、眼花、耳鸣、困倦等中枢缺氧症状，注意有无气促、心前区疼痛等贫血性心脏病的症状。

（4）输入血制品时应严格执行查对制度。根据患者年龄及病情调节输血速度，防止心脏负荷过重诱发心衰。严重贫血者速度宜慢。观察有无输血反应发生，如过敏反应、溶血等。

2. 出血的预防和护理

（1）血小板计数低于 $50 \times 10^9 / L$ 时减少活动；出血严重者绝对卧床休息，待出血停止后逐渐增加活动量。

（2）观察出血部位、时间和出血量，注意有无皮肤、黏膜、内脏及颅内出血的症状或体征，如皮肤淤斑、牙龈出血、鼻出血、呕血、便血、血尿、女性患者月经过多、头痛、呕吐、视力模糊、意识障碍等。

（3）遵医嘱给予止血药物或输注血小板治疗。注意用药的途径及剂量。

（4）各种操作要动作轻柔，尽量缩短使用压脉带的时间，穿刺后压迫局部或加压包扎，避免医源性损伤导致皮肤出血。

（5）使用软毛牙刷刷牙，及时清除口腔内的血迹，加强口腔护理。避免进食刺激性食物及粗硬食物。保持大便通畅，避免用力时导致颅内出血。

（6）出现关节腔或深部组织血肿时立即停止活动，抬高患肢并固定于功能位。早期可冷敷，出血停止后应改为热敷。

3. 感染的预防及护理

（1）观察患者有无发热、感染伴随症状及体征，注意监测体温变化及热型。出现发热后应仔细寻找感染灶。

（2）严格执行消毒隔离制度和无菌技术操作。

（3）做好口腔、皮肤、会阴及肛周护理，防止出现皮肤黏膜破损或肛裂。

（4）鼓励患者多饮水，警惕感染中毒性休克的发生。

（5）按医嘱给予降温、抗感染治疗。

（6）实施保护性隔离，限制探视人数，对患者及家属做好预防感染的卫生宣教工作。

二、健康教育

（1）避免接触有毒、有害的化学物质及放射性物质，因职业因素长期接触毒物时应做好职业防护，定期查体。

（2）避免应用引起骨髓抑制的药物，如氯霉素、保泰松、阿司匹林等。

（3）适当参加体育锻炼，避免外伤。

（4）注意居住环境卫生、个人卫生和饮食卫生，预防各种感染。

（5）对患者加强疾病知识教育，预防出血并学会简单的防治措施。

（6）进食高营养、富含维生素、高蛋白饮食。

（7）坚持治疗，不擅自停药，定期复查。

（闫　慧）

第五节　弥散性血管内凝血

弥散性血管内凝血（DIC）是一种发生在许多疾病的基础上，由致病因素激活凝血及纤溶系统，导致全身微血栓形成，凝血因子大量消耗并继发纤溶亢进，引起全身出血及微循环衰竭的临床综合征。

（一）一般护理

（1）保持环境安静，卧床休息，取舒适卧位，避免身体损伤和外伤发生。

（2）提供均衡富含优质蛋白的饮食，避免热、烫、粗糙及刺激性食物。如胃肠道出血时应禁食。

（3）做好口腔、皮肤护理。刷牙时不要太用力，牙刷不可太硬，若出血严重应改用漱口液漱口。修剪指甲，防止皮肤抓伤。避免太紧的衣物压迫或摩擦引起皮下出血。

(4) 保持呼吸道通畅，持续吸氧以改善组织缺氧状况。如需吸痰，动作要轻柔，避免机械刺激。

(5) 给予心理支持，帮助患者建立信心，战胜恐惧。

(二) 症状护理

(1) 参见"急性白血病"出血的预防及护理。

(2) 严密观察患者的凝血情况，严格应用抗凝和止血药物。进行肝素静脉治疗时，应每小时测定凝血酶原时间，并定期测定肝肾功能。

(3) 进行凝血因子及血制品输注时应严格无菌操作。冷沉淀物或冷冻血浆输注前应放入37℃温水或水溶箱内解冻、融化，并以患者可以耐受的速度快速滴入。观察有无输血反应。

(4) 如患者需同时输注全血、成分血、血浆，输注顺序：成分血—全血—血浆。几种成分血同时输注时应先输血小板和冷沉淀。输入血制品后应观察患者临床出血症状及凝血指标有无改善。

(5) 液体外渗时，给予冰袋冷敷以减少出血。

(闫　慧)

第六节　过敏性紫癜

过敏性紫癜是一种血管变态反应性出血性疾病。由于机体对致敏物质发生变态反应，引起广泛的小血管炎，导致毛细血管脆性及通透性增加、血液外渗，产生皮肤、黏膜和某些器官出血。根据受累部位及其临床表现不同可分为单纯型、腹型、关节型、肾型、混合型五种类型。本病多见于青少年，春、秋季发病较多。主要表现为皮肤紫癜、黏膜出血、腹痛、便血、关节肿痛或血尿。多数预后良好，少数患者可转为慢性肾炎或肾病综合征。

一、护理措施

(一) 一般护理

(1) 保持病室环境清洁，空气新鲜，阳光充足，温湿度适宜，病室内定期进行紫外线照射。

(2) 充分卧床休息，避免过多或过早的行走性活动。

(3) 避免接触致敏源及相关刺激因素，如动物异性蛋白、抗生素、花粉等。活动时注意安全，避免意外伤害。

(4) 给予高蛋白、高维生素、易消化饮食，疾病发作期间应选择清淡、易消化软食。有消化道出血时应进流质、冷流质饮食或禁食。

(5) 加强心理护理，减轻恐惧感。

(二) 症状护理

(1) 监测生命体征变化，观察皮肤黏膜出血部位、范围及变化过程。受累关节的部位、数目、局部有无血肿或功能障碍。

（2）注意观察疼痛的部位、性质、严重程度及持续时间，必要时使用解痉剂或消炎止痛药。对于腹型患者。应密切观察疼痛情况及大便的颜色，腹痛时有无伴随症状；关节痛时应适当按摩关节，降低肌张力；避免疼痛部位外伤，尽量减少活动以减轻疼痛，促进出血的吸收；对肾型紫癜的患者，应密切观察尿的颜色。

（3）嘱患者不用手搔抓皮肤。

（4）长期应用激素治疗时，应给予低盐低脂饮食，每日测血压和体重，并注意疗效及不良反应，不可突然停药，应逐渐减量。

（5）应用免疫抑制剂时，应监测血常规的变化，防止感染和出血。服用环磷酰胺时应多饮水注意观察尿色及尿量。

二、健康教育

（1）嘱患者避免接触与发病有关的食物或药物，防止昆虫叮咬。

（2）遵医嘱用药，不得滥服药物。学会监测药物的作用及不良反应。

（3）适当锻炼，增强体质，预防上呼吸道感染。

（4）学会自我调节，保持心态平和。

（5）卧床休息，以利于皮肤紫癜消退和减少其复发。

（6）忌食辛辣、刺激性食物、海鲜。过敏原不明者不吃过去未吃过的食物。

（7）若不慎接触致敏源时应仔细观察有无症状出现，并及时就诊。

（8）学会自我监测病情，定期复查。

（闫　慧）

第七节　血友病

血友病是一类遗传性凝血因子缺乏所引起的出血性疾病，根据凝血因子缺乏的不同可将其分为血友病 A、血友病 B 和遗传性第 XI 凝血因子缺乏症。其临床表现取决于类型及相关凝血因子缺乏的严重程度，主要表现为出血和局部血肿形成所致的压迫症状与体征。

一、护理措施

（一）一般护理

（1）保持病室环境安静、舒适。有出血倾向时，应限制活动，出血较严重时应卧床休息。病情稳定时鼓励患者参加非创伤性活动。

（2）提供高蛋白、高维生素、易消化软食，有消化道出血时应禁食。

（3）加强与患者心理沟通，帮助其战胜恐惧、树立自信心。

（二）症状护理

（1）参见"急性白血病"出血的预防及护理。

（2）严密监测生命体征、血红蛋白及凝血因子活性水平。

（3）关节腔积血导致不能过多活动时，肢体应保持功能位。病情稳定后，在能耐受的范围内渐进锻炼。

（4）鼻出血时，冷敷和压迫动脉，如用纱布条填塞鼻腔，24h后取出，取出时应先湿润。

（5）喉部损伤时，应保持呼吸道通畅，并备好气管插管或气管切开等急救物品。

（6）尽量减少创伤性诊疗操作，不使用留置针，以免针刺点出血。

（7）凝血因子及血制品输注时应严格无菌操作，冷沉淀物或冷冻血浆输注前应放入37℃温水或水溶箱内解冻、融化，并以患者可以耐受的速度快速滴入。观察有无输血反应。

（8）关节疼痛时遵医嘱给予止痛剂，并观察疗效。

二、健康教育

（1）向患者讲述疾病的有关知识，如药物、输血治疗的目的，吸氧的重要性等，使其主动配合治疗。

（2）康复期注意营养，保持良好的情绪，保证充足的休息和睡眠。适当户外活动，增强机体免疫力。

（3）指导患者自我监测病情，包括出血症状及体征。

（4）血友病患者应避免生育，女性携带者应进行产前检查，确定胎儿性别及基因表型，以明确是否为血友病胎儿，决定是否中止妊娠。

（闫　慧）

第八节　静脉血栓形成

一、概述

静脉血栓形成是常见的静脉疾病之一，且被认为是某些疾病的严重并发症，可以发生于深静脉或浅静脉，以下肢、盆腔静脉多见。14岁前发病率较低，15岁后随年龄增加而增加。美国每年有25万～50万人发生深静脉血栓性疾病，尸检中发现有下肢深静脉血栓形成者占72%。国内还没有确切的发病率统计。

（一）病因和发病机制

根据国外的报道，静脉血栓病多发生于手术后，尤其是大手术后，另外一些常见原因有妊娠、肿瘤、感染、口服避孕药及先天性抗凝因子缺陷或血管异常。根据Virchow的血栓形成三因素学说，血管壁的变化、血流变化和血液成分的改变是血栓的形成主要机制。由于静脉和动脉中的血液流变学特点不同，静脉血栓的形成在发病学上有它自己的特点。

1. 静脉管壁损伤　静脉管壁较薄，肌层活动相对减少，管壁血液更替较慢。静脉还是血管内最常见的途径，药物对血管壁的刺激可操作静脉内膜。另外，先天性结构异常如管壁薄弱、静脉瓣异常、肿瘤压迫造成管腔狭窄，管壁炎症等均可导致静脉血栓形成。

2. 血流速度的改变　静脉血流速度远比动脉慢。因此手术、心肺疾病、长期卧床、久坐不动、局部压迫等造成血流过分缓慢，易于形成血栓。这点在静脉瓣膜处表现得尤其明显。

3. 血液成分的改变

1）血液黏度增加红细胞数量增多、红细胞变形能力减弱、红细胞聚集性增加、白细胞增多和血小板数量增多及黏附性、聚集性增高等血细胞因素可导致血液黏度增加。纤维蛋白原和球蛋白（特别是γ-球蛋白）增多，以及血浆中胆固醇、β-脂蛋白和三酰甘油增高也可使血液黏度增高。

2）凝血活性增高和（或）抗凝活性降低凝血活性增高见于异常凝血酶原及纤维蛋白原增高，异常纤维蛋白原血症，因子Ⅷ活性增高等。抗凝活性降低主要见于一些抗凝血酶（AT）、肝素辅因子Ⅱ及蛋白C（PC）/S（PS）量或质的缺陷。

3）纤溶系统异常：①异常纤溶酶原血症，因为纤溶酶原分子结构异常，不能正常转为纤溶酶导致降解纤维蛋白（原）的能力下降，易发生血栓形成。另外，也有纤溶酶原产生减少的原因。②纤溶酶原活化剂抑制物增多。③纤溶酶激活剂释放缺陷。

（二）病理生理

1. 静脉高压　血栓形成的远端静脉压力增高，周围毛细静脉处于淤血状态，血管内皮细胞因缺氧而营养物质不足，代谢产物聚积而且通透性增高，血管内体液向血管外渗出至组织间隙，导致淤血性血肿，甚至漏出性出血。

2. 侧支循环建立　正常情况下的交通支扩张形成侧支，以方便血液回流。

3. 器官组织的特殊功能障碍　静脉回流受阻导致有关器官及组织功能障碍，从而产生一系列的如腹腔积液（肝静脉血栓形成）、蛋白尿（肾静脉血栓形成）、惊厥（海绵窦血栓形成）及皮肤溃疡（下肢静脉血栓形成）等症状。因为静脉高压和血栓机化可使静脉长期处于淤滞状态，引起深静脉血栓后遗症。

（三）临床表现

静脉血栓形成导致血液回流障碍，而且伴有静脉壁及其周围炎症，往往会有以下临床表现。

1. 一般表现

1）疼痛反射性疼痛由静脉壁炎症和上游静脉的急剧扩张引起。局部动脉出现程度不同的痉挛也会加重疼痛。一般多为胀痛，程度会因血栓形成的范围、部位、炎症反应轻重及个性差异而不同。

2）肢体肿胀静脉血栓形成引起血液回流障碍，使血栓远端静脉滤过压升高，受累的毛细血管通透性增加，出现肢体肿胀。如侧支循环存在，可不出现肿胀。

3）浅静脉曲张肢体主干静脉发生血栓后，血栓的远端静脉压增高，浅静脉侧支循环开放，表现为体表一定区域浅静脉曲张。

2. 浅静脉血栓形成　浅静脉血栓形成常伴有明显的静脉炎，常称为血栓性静脉炎。大多因外伤、细菌性感染、药物刺激等所致。一般发生于肢体大隐静脉、小隐静脉、头静脉等，也可发生于胸、腹壁静脉。急性期有疼痛、周围发红及轻度水肿，甚至触及较硬的结节和条索。

3. 下肢深静脉血栓形成　具有一般静脉回流障碍引起的症状和体重，还常常并发肺栓塞。

1）小腿静脉血栓形成：小腿轻度疼痛和紧束感，足踝关节亦有轻度肿胀。按压腓肠肌明显压痛。

2）股静脉血栓形成：大腿远端、内收肌管、腘窝和小腿深部疼痛及压痛，肿胀严重可达膝关节水平。

3）髂股静脉血栓形成：左侧髂股静脉血栓较右侧多见。患侧腹股沟区及髂股静脉行经的体表有明显疼痛和压痛。患肢会出现肿痛、肿胀、肤色较深、浅静脉曲张。全身会出现体温升高、白细胞增高等反应。

（四）辅助检查

1. 静脉造影　下肢静脉造影分上行性静脉造影术和下行性静脉造影术。上行性静脉造影术主要是将造影剂注入足背静脉，可使深、浅静脉由下向上充盈。下行性静脉造影术是将造影剂注入股静脉，如股静脉瓣膜功能不全，造影剂会倒流向远端。静脉造影对下肢静脉的血栓敏感性很高，但会在腓肠肌静脉血栓时有假阴性出现。

2. X 线计算机体层摄影（CT）　行 CT 扫描可显示血栓与侧支血管。有些静脉造影不能显示的血栓可用 CT 检测发现。

3. ^{125}I 纤维蛋白原试验　对于下肢腓肠肌静脉血栓，该法特别敏感有效。

4. 超声检查　超声检查可分为多普勒超声及超声显像。该方法简便有效，无创伤性。

5. 血液学检查　检测内容包括以下方面。

（1）内皮细胞受损的标志物检测。

（2）血小板黏附、凝聚功能及激活标志物，如 β-血小板球蛋白（β-TG）、血小板第 4 因子（PF4）和血小板 P-选择素检测。

（3）凝血因子活化及活化标志物测定。

（4）抗凝因子及活化标志物测定。

（5）纤溶指标及活化标志物测定。

（6）血液流变学指标测定。

（五）治疗

1. 一般性处理

1）卧床休息：通常休息 7~10 天，但不宜过久。过久卧床不能降低肺栓死发生的概率，还可能促进其他静脉血栓形成。

2）抬高患肢：抬高患肢肺平面 20~30cm，膝关节安置于稍屈位（5°~10°）。

3）弹力压迫：可穿弹力袜或使用弹力绷带，适当压迫浅静脉，促进静脉回流。

4）湿热敷：在受累区域应用湿热敷缓解血管痉挛，利于建立侧支循环，达到减轻疼痛及促进炎症吸收的效果。

5）镇静止痛：可使用水杨酸类、可待因等止痛药。还可辅以交感神经阻滞药物如苄唑啉。若合并严重的痉挛可使用区域性交感神经阻滞术。

2. 药物治疗　药物治疗包括抗凝治疗、溶栓治疗及降低血黏度等。

1）溶栓治疗急性期，血栓尚未机化前使用促溶栓剂。促溶栓剂主要有尿激酶及链激酶。近年来国外应用组织纤溶酶原激活剂（t-PA）较广，但在我国由于该药价格昂贵未被普及应用，主要使用尿激酶。

2）降纤药安克洛酶是马来西亚蝮蛇蛇毒中提取的一种去纤维蛋白药物制剂，国产的去纤酶、抗栓酶、清栓酶等用于深静脉血栓效果良好。

3）抗凝药：国外对肝素应用较广，急性期宜采用肝素。口服的抗凝剂有双香豆素、华法林、新抗凝等。还可使用抗血小板药，如阿司匹林、双嘧达莫、苯磺唑酮、羟尿氯喹等。降低血液黏度的药物有右旋糖酐。

3. **手术治疗** 急性期可行静脉血栓摘除术、静脉阻断术。慢性期静脉血栓以栓死为主，侧支循环又不能代偿者要采用原位大隐静脉抑制术、大隐静脉转流移植术、髂股静脉旁路移植术等。急性期发病2天内的可考虑取栓术。

4. **中医中药** 中医认为本病是湿热壅滞、淤阻脉络所致。急性期以清热利湿为主，常用金银花、土茯苓、土贝母等，并辅以凉血化淤的药物如丹参、泽兰、紫草、赤芍等。慢性期以活血化淤、利湿通络为主。宜用桃仁、红花、川芎、穿山甲等。

二、护理

（一）护理要点

1. **心理护理** 向患者讲解疾病相关的知识，缓解患者紧张情绪，消除恐惧感。同时让患者熟悉病区环境。与患者建立良好的信任关系，提供患者倾诉的条件。

2. **体位** 急性发病后10～14天绝对卧床休息，抬高患肢20～30cm，教会患者在床上大小便，患肢制动，禁忌热敷、按摩，以免血栓脱落。可使膝关节微屈，下面垫以宽大软枕，保持患者舒适。

3. **用药护理** 治疗期间观察患者有无出血征象，如牙龈出血、鼻衄、皮肤紫癜等。如因抗凝剂使用过量所致，应暂停或减量使用药物，必要时给予鱼精蛋白拮抗。遵医嘱定时监测凝血功能，如凝血酶原时间、部分激活凝血酶时间及国际标准化比值（INR）等。输液完毕延长穿刺点按压时间。

4. **疼痛护理** 急性期嘱患者绝对卧床休息，抬高患肢并制动，促进静脉血液回流。遵医嘱使用镇痛药物。

5. **饮食护理** 进食粗纤维低脂饮食，保持大便通畅，避免腹内压增高而影响下肢静脉回流。

6. **病情观察**

1）肺动脉栓塞：肺动脉栓塞是下肢静脉血栓形成最严重的并发症，发生率为20%～40%，一旦出现会危及生命。约11%患者1h内死亡。肺动脉栓塞是由于血栓脱落，较大血栓进入肺动脉，引起肺循环障碍而威胁患者生命。观察患者是否有胸痛、心悸、呼吸困难及咯血等症状，一旦发生立即平卧，避免深呼吸、咳嗽、剧烈活动。给予高浓度氧气吸入，监测生命体征及血氧饱和度变化，配合医生积极抢救。

2）测量肢体周径：下肢肿胀是深静脉血栓形成患者的主要症状，绝大多数患者表现为单侧下肢肿胀。程度依静脉闭塞的程度和范围而定。每天定时定位测量肢体周径，一般选膝关节上下各10cm处测量并记录。一旦发生股青肿、股白肿立即通知医生并准备手术。

（二）健康指导

（1）指导患者适当活动，避免劳累和过度活动。保证充足睡眠，保持心情舒畅。急性期后10～14天可下床活动，行足背伸屈运动，每天数10次，每次3～5min，以促进静脉回流。

（2）进食粗纤维、富含维生素饮食，避免粗糙、坚硬、刺激、油炸类食物，以免引起腹腔内压力增高。戒烟酒。

（3）遵医嘱服用药物，并指导患者及家属观察皮肤、黏膜等出血征象，一旦发现应及时就诊。定期复查彩超、肝功能等。

（闫 慧）

第九节 全血及血液成分输注

一、概述

输血是血液科常见治疗措施之一，在临床应用十分广泛。随着科技的发展以及血液分离技术的不断改进，也为了血液成分的充分利用，成分输血得到迅速发展。成分输血不但节约血液资源，而且可以避免患者因为输入不必要成分引起不良反应。

（一）血液制品的种类

1. 全血 全血是采集在含有抗凝保存液容器中未经分离的血液。主要有提供带氧能力、稳定的凝血因子和血容量扩张的功能。内科患者病情复杂，多数患者血容量正常，一般不需要补充，主要在于纠正或提高血液质量。输血发达规范的国家全血输注占血液总用量的比例为5%左右，我国不同地区差异较大，不少地区全血输注高达80%以上。

国际上重配制血液（reconstituted blood），是在采血后立即将血液分离成5种主要成分，重点把血浆和红细胞单独保存，必要时混合配制而成。它具有补充血容量和供氧的主要功能。这远比保存全血让许多成分在保存过程中自然变质有意义。

全血输注的适应证如下：

（1）需补充红细胞的急性活动性出血且血容量下降25%以上。

（2）换血疗法。

（3）当没有红细胞和红细胞悬液而患者需要输注红细胞时。

2. 红细胞 红细胞适用于血量正常患者贫血的治疗，可改善患者带氧能力及红细胞质量。

1）悬浮红细胞（suspended red blood cells）：悬浮红细胞是将全血中大部分血浆分离出去后加入红细胞添加液制成。采用了专门针对红细胞保存的保养液，在体外保存效果好。常用规格为1U（200ml全血制成）、2U（400ml全血制成）。2~6℃可保存35天。几乎适用于临床各科急性和慢性贫血、失血患者。理论上认为2U可提升Hb 10g/L。

2）去除白细胞红细胞（leukocyte-filtered red blood cells）：去除白细胞红细胞是采用白细胞滤器去除白细胞，再制成悬浮红细胞，白细胞清除率可达99%。常用规格为1U、2U。2~6℃可保存35天。可预防HLA同种免疫、亲白细胞病毒感染、非溶血性发热等输血反应。在发达国家已逐步替代悬浮红细胞。主要用于因反复输血或妊娠已产生抗体引起非溶血性发热反应的患者；器官移植特别是造血干细胞移植的患者；需要反复输血的患者最好从第一次就开始使用。理论上认为2U可提升Hb 10g/L。

3）洗涤红细胞（washed red blood cells）：洗涤红细胞是将全血或悬浮红细胞用生理盐水洗涤3~6次，再加少量生理盐水制成。洗涤后去除98%以上的血浆蛋白和80%以上的白细胞。常用规格为1U、2U。洗涤后6~8h内输注，4℃保存不超过24h。主要用于输入全血或含有血浆成分的制品后发生过敏反应的患者；肝、肾功能障碍及高钾血症需要输血的患者；自身免疫性溶血性贫血及 PNH 患者；新生儿溶血症。一般认为 3U 可提升 Hb 10g/L（洗涤损失了部分红细胞）。

4）冰冻红细胞（frozen blood cells）在无菌条件下，将全血、悬浮红细胞中的红细胞分离出来并采用甘油作冷冻保护剂用于低温保存，使用时再解冻并用生理盐水洗涤以去除甘油，最后用生理盐水作悬浮液，制成冰冻解冻去甘油红细胞。常用规格为 1U、2U。-80℃ 或 -196℃ 保存 10 年，洗涤后 6~8h 内输注，4℃ 保存不超过 24h。主要用于稀有血型（如 Rh 阴性）患者，以及自身血长期保存。一般认为 2~3U 可提升 Hb 10g/L（洗脱甘油时损失较多红细胞）。

5）辐照红细胞（irradiated red blood cells）利用射线辐照，灭活具有免疫活性的淋巴细胞，但对红细胞基本上无损害。辐照后尽快输注，4℃ 保存不超过 24h。主要用于有免疫缺陷或有免疫抑制患者，如器官移植（特别是造血干细胞移植）、化疗或放疗引起免疫抑制。防止输血相关性移植物抗宿主病（TA-GVHD）的发生。输 2U 可提升 Hb 10g/L。

3. 浓缩血小板（platelet concentrates） 以 200ml 全血分离制备出 1U 浓缩血小板，血小板含量大于或等于 2.0×10^{10} 个，容积 25~35ml。单采的血小板（single-donor platelet concentrates，SDPC）采用细胞分离机在全封闭条件下，采集单个供者浓缩血小板，悬浮在一定量血浆内制成单采血小板。国内规定以袋为计量单位，每袋（容积约 200ml）血小板含量大于或等于 2.5×10^{11} 个。成人治疗量为 1 袋。

主要适用于因血小板数量减少或功能异常引起的出血，常见于血小板生成减少或功能异常；血小板稀释性减少。

4. 新鲜冰冻血浆（fresh frozen plasma，FFP） 在全血采集后 6h 或 8h 内将血浆分出，并迅速冷冻制成。几乎保存了所有的凝血因子及白蛋白、免疫球蛋白等。规格为每袋 200ml、每袋 100ml。-20℃ 以下保存 1 年，过期转为普通血浆。用前在 37℃ 水浴箱融化，暂时不用时放入 4℃ 冰箱保存，超过 24h 当普通冰冻血浆使用，融化后保存在 4℃ 冰箱中必须在 5 天内使用。

主要用于单个凝血因子缺乏的补充（无相应浓缩剂时），例如：甲、乙型血友病无浓缩因子Ⅷ、Ⅸ；肝病患者获得性凝血功能障碍；大量输血后伴发的凝血功能障碍；抗凝血酶缺乏；血栓性血小板减少性紫癜（TTP）的治疗；血浆置换术的置换液。

5. 普通冰冻血浆（frozen plasma，FP） 和 FFP 比较，FP 缺乏不稳定的凝血因子Ⅴ、Ⅷ。规格为每袋 200ml、每袋 100ml。-20℃ 以下保存 5 年。用前在 37℃ 水浴箱融化，暂时不用时放入 4℃ 冰箱保存，5 天内使用。

6. 冷沉淀（cryoprecipitate） FFP 的部分凝血因子浓缩物，含有 5 种成分：凝血因子Ⅷ、纤维蛋白原、血管性血友病因子、凝血因子ⅩⅢ、纤维结合蛋白（纤维粘连蛋白）。规格为 1IU（凝血因子Ⅷ大于或等于 40IU、纤维蛋白原大于或等于 75mg）。-20℃ 以下保存 1 年，用前在 37℃ 水浴箱融化，尽快输完。用于治疗甲型血友病、纤维蛋白原缺乏、血管性血友病（vWD）。常用剂量为 1~1.5U/10kg 体重。

7. 浓缩白（粒）细胞 单采法获得本制品每袋（容积 200ml）含粒细胞大于或等于 1.0×10^9 个，适用于中性粒细胞严重减少，计数小于 0.5×10^9/L，伴有明确且较严重的细菌感染，经联合抗生素治疗 48~72h 无效方可考虑输注。(22±2)℃ 静置保存，尽可能于

4~6h内输注。

8. 血浆蛋白制品 这里仅介绍白蛋白制品和免疫球蛋白制品。

1）白蛋白制品：采用低温乙醚法从健康人血浆中提纯，经60℃10h加热灭活病毒处理制备而成。适用于低蛋白血症、大面积烧伤、血浆置换、新生儿溶血、脑水肿等。规格为每瓶5g和每瓶10g，2~10℃保存5年。

2）免疫球蛋白制品：采用低温乙醚法从健康人血浆或血清中提取，含有丙种球蛋白90%以上。免疫球蛋白可分三类：正常免疫球蛋白（丙种球蛋白）、特异性免疫球蛋白、静脉注射免疫球蛋白。适用于原发性免疫缺陷性疾病、获得性免疫缺陷、自身免疫性疾病、特异性被动免疫等。可出现低血压、迟发性炎症反应、血肌酐升高、过敏反应等不良反应。

（二）输血的注意事项

（1）根据配血要求正确采集血标本，每次只为一位患者采血，禁止同时为两位及以上患者采集血标本，以免发生标本错误。

（2）严格执行"三查八对"，输血前须经两人核对无误后方可输入。

（3）认真检查血液质量：正常血液分为两层，上层血浆呈黄色，下层血细胞呈红色，两者之间界限清楚，无凝块。如出现异常不得输注。血液从冰箱取出后应在30min内开始输注，并在开始后4h内输完。

（4）严格遵守无菌操作原则，避免血液受污染。

（5）输入血液内不得随意加入其他药品，如钙剂、酸性或碱性药物，亦勿加入高渗或低渗溶液，以防止血液变质。

（6）输血过程中，应听取患者的主诉，严密观察患者生命体征。密切观察有无输血反应，发生严重反应时应立即停止输血，给予相应的护理措施，并保留余血以供检查分析原因，最后上报输血不良反应并记录。

（7）输注血浆治疗不应超过1 500ml，尤其是老年人或有心血管疾病者应当适当控制输注量，必要时可静脉注射呋喃丙氨酸或洋地黄制剂。

（8）输注全血时应完成献血者和患者的ABO和Rh血型配合。

（9）输注去除白细胞的红细胞应在血液发出后30min内开始，尽量使用去除白细胞滤器。

（10）输注血小板时避免剧烈振荡，不能在冰箱内保存，以免降低血小板的功能，并应在30min内输完。

（11）输注新鲜血浆时可能会发生急性变态反应，尤其是快速输注时。

（12）输注冷沉淀时不需做交叉配血，融化后使用标准输血器快速（融化后6h内）输完。

二、输血反应的护理

（一）发热反应

发热反应是输血中最常见的反应。

1. 原因 主要由保养液配制不纯或输血器具不合格产生致热源（死菌、细菌产物等）等引起。其次，多次输血患者体内产生抗白细胞或抗血小板抗体，再次输注可发生凝集反应而导致发热。

2. 临床表现 在输血后15min左右出现症状，少数发生在输血结束后1~2h。首先是寒战、高热，体温可达38~41℃，常伴有头痛、恶心、呕吐等，1~2h后发热反应逐渐消退。

3. 护理

（1）发生发热反应时，应暂停输血，维持静脉通路通畅，给予生理盐水静脉滴注，密切观察患者生命体征。

（2）对症处理患者寒战时要注意保暖，给予热饮料，加盖被，必要时使用热水袋，热水袋应用毛巾包裹后使用，避免热水袋直接接触患者引起烫伤。高热时给予冰敷、温水擦浴等物理降温。

（3）遵医嘱给予抗过敏药盐酸异丙嗪、地塞米松，必要时使用退热药或肾上腺皮质激素。

（4）输血过程中严格执行无菌操作原则，防止污染。

（二）过敏反应

1. 原因 过敏体质的受血者易发生过敏反应。主要是由血液内供血者的致敏物质与受血者体内相应IgE发生变态反应所致。

2. 临床表现 大多发生在输血后期，轻者皮肤瘙痒或荨麻疹，数小时后消退。重者可出现喉头水肿、痉挛，支气管哮喘，严重者发生过敏性休克。

3. 护理

（1）根据过敏反应的表现，轻者减慢输血速度，重者立即停止输血。

（2）给予氧气吸入。喉头水肿严重时行气管插管和气管切开术；过敏性休克时应立即进行抗休克治疗。

（3）遵医嘱给予0.1%肾上腺素0.5~1ml皮下注射；或用抗过敏药物如盐酸异丙嗪和激素如氢化可的松或地塞米松。

（4）尽量勿先用过敏体质的献血员，献血员在采血前4h不宜吃高蛋白和高脂肪食物，宜食少量清淡食物或糖水。

（三）溶血反应

溶血反应为最严重的输血反应。

1. 原因 ABO血型不合发生溶血反应最多见。Rh血型系统较少见。输血前供血者红细胞遭破坏，如保存不妥或输血前过度振荡等亦可引起溶血反应。阵发性睡眠性血红蛋白尿患者输血后易使溶血加重，可能因为输入的补体促使患者红细胞破坏加速。

2. 临床表现 一般输入10~50ml后就可以出现症状，随输血量的增加溶血反应加重。轻者有发热、一过性轻微黄疸及血红蛋白尿。重者出现寒战、高热、面色潮红、腰背部疼痛、胸闷、呼吸困难、心率加快、血压下降等，随后出现黄疸和血红蛋白尿，常合并急性肾功能衰竭及弥散性血管内凝血，易造成死亡。

3. 护理

（1）立即停止输血，维持静脉通路畅通。与医生联系，并保留余血送检。采集病人血标本，重新做血型鉴定和交叉配血试验。

（2）安慰患者，缓解其恐惧和焦虑情绪。

（3）口服或静脉滴注碳酸氢钠以碱化尿液，防止或减少血红蛋白尿结晶阻塞肾小管。

(4) 双侧腰部封闭，并用热水袋热敷双侧肾区，防止肾血管痉挛，保护肾脏。

(5) 密切观察生命体征及尿量，做好记录。对少尿、无尿者按急性肾功能衰竭护理。如出现休克症状，立即配合抗休克抢救。

(6) 认真做好血型鉴定和交叉配血试验，输血前仔细核对，严格执行身份核对流程以防止错误发生。严格执行血液保存规定，保证血液质量，不可采用变质血液。

(四) 大量输血后反应

大量输血定义为24h内以库存血补充的失血量与患者全部血容量相当或更多（成人70ml/kg，儿童或婴儿80~90ml/kg），常见的大量输血后反应有循环负荷过重（肺水肿）、出血倾向、枸橼酸钠中毒反应等。

1. 循环负荷过重

(1) 原因：由于输注速度过快，输入血量过多引起。

(2) 临床表现：患者突然出现呼吸困难、气促、咳嗽，典型特点是咳粉红色泡沫样痰，严重时痰液从口鼻涌出，两肺可闻及湿啰音。

(3) 护理：

1) 立即停止输血，维持静脉通路通畅。通知医生，积极配合抢救，安慰患者，增加安全感和信任感。

2) 患者取端坐位，双腿下垂，以减少静脉回流，减轻心脏负担，必要时轮流结扎四肢，以阻断静脉回流，应每隔5~10min轮流放松一侧肢体。

3) 加压给氧，可使肺泡内压力增高，以减少肺泡内毛细血管渗出液的产生；同时给予20%~30%酒精湿化，以降低肺泡内泡沫的表面张力，使泡沫破裂消散，从而改善肺部气体交换，迅速缓解缺氧症状。

4) 遵医嘱给予镇静剂、护肝药物和强心剂。

5) 严格控制输血滴速和输血量，对心、肺疾病患者以及老年、儿童尤应注意。

2. 出血倾向

(1) 原因：长期反复输入库血或短时间内大量输入库血（库血中血小板已基本破坏，凝血因子减少）。

(2) 临床表现：皮肤、黏膜出现淤点和淤斑，穿刺部位可见大块淤血或手术伤口渗血。

(3) 护理：

1) 密切观察患者意识、血压、脉搏等变化，注意皮肤、黏膜或手术伤口有无出血。

2) 遵医嘱间隔输入新鲜血浆或血小板悬液，以补充足够的血小板和凝血因子。

3. 枸橼酸钠中毒反应

(1) 原因：大量输血后随之输入大量枸橼酸钠，如肝功能不全的患者，枸橼酸钠尚未氧化即和游离钙结合使血钙下降，以致凝血功能障碍、毛细血管张力减低、血管收缩不良和心肌收缩无力等。

(2) 临床表现：手足抽搐、血压下降、心率缓慢，有出血倾向，甚至出现心跳骤停。

(3) 护理：

1) 密切观察患者反应，是否有手足抽搐、出血倾向、血压下降、心率缓慢等表现。

2) 遵医嘱静脉注射10%葡萄糖酸钙或氯化钙，以补充钙离子。

（闫 慧）

第十节 造血干细胞移植的护理

一、全环境保护（total environment protection，TEP）的建立与应用

造血干细胞移植近年来临床已广泛开展，由于大剂量化疗和超致死量的全身放疗，常导致骨髓造血功能和免疫功能严重抑制，白细胞常降至"零"，此时，极易引起危及患者生命的严重感染。实践证明，全环境保护可使严重感染率明显减低，在无菌病房中并加抗生素预防者，其一般性感染发生率占21%，致死性感染率占7%，而对照组一般性感染率占56%，致死性感染率占27%，可见全环境保护在造血干细胞移植中非常重要，全环境保护措施的实施，是有效地防止感染的关键，它将直接影响到造血干细胞移植能否成功。

全环境保护包括患者生活的空间环境和人体环境两个方面的保护。

（一）患者生活空间环境的保护

1. 空气层流病房的建立

（1）层流病房的设计原理：空气净化就是对空气进行精密过滤以减少空气中漂浮的尘埃和雾滴。细菌、真菌是有一定大小的，细菌本身的直径约为 $1\sim10\mu m$，单个漂浮在空气中的细菌是没有的，细菌必须依附在 $2\sim20\mu m$ 或更大的尘粒上和雾滴上并利用尘粒上的微量水分和营养才能生存，因此，过滤了空气中的固体微粒和雾滴滤除了细菌。细菌培养检测结果证明了这个理论的真实性。

造血干细胞移植患者的感染大多数来自医院环境中的致病菌，少数由体内的致病菌引起，所以让患者住在100级空气层流病房（LAFR）很有必要。即空气是通过高效过滤，能清除 $0.3\mu m$ 的细菌、霉菌和尘埃，微尘直经 $>0.5\mu m$，累积微尘数 <3.5 个/升，微生物浮游量0.003 5个/升，沉降量112 900个/m^3/周，这使空气感染率减少，其在控制感染中的作用已被广泛肯定。它是全环境保护治疗的基本设备，在造血干细胞移植中具有重要作用。

（2）层流病房的环境要求：

1）无菌病房单元内需安装专用空调及空气压缩设备，以控制单元内部空气环境。空调设备宜采用手动和自动控制，使单元内部空气环境保持一定的温湿度，并有仪表显示。当机器处于手动状态时，应在机房或护士站均能控制空调设备启或停。

2）单元内的结构要牢固和便于清洁，各房间顶部和墙壁要平坦、光滑、不易起灰尘，缝隙应密封处理。各阴角应为斜角或圆角，以便擦洗。地面用磁砖或磨砂石子水泥建造，采用铜条分格。地面及墙壁不应有缺损现象。病室内应有中心供氧及负压吸引装置。室内墙壁装饰色彩宜低不宜高，采用浅蓝色或浅绿色，色泽均匀。照明亮度不宜太暗，采用暗装荧光灯照明，双控开关控制。病房内及内走廊还应设地脚照明灯。灯光的开关应分别装在床头和进门处的墙壁上。单元内的其他附属设备，如地脚灯、插座盒、气体终端等均应暗装。各类调节装置应严密，调节灵活操作方便。

3）病室内房间大小要适中，单人单间，$7\sim10m^2$ 即可，净高 $2.2\sim2.4m$ 左右。采用悬掉式手动推拉门。设置能目视室内外环境的大玻璃窗。病室内与护士站及探视走廊双层密封玻璃隔断，外置窗帘。这样既能减少患者在室内的封闭感，扩大视觉域，也便于医护人员必要时从室外观察患者的活动（也可能过设置闭路电视监视装置完成）及患者与探视人员的

交流。病室内应设对讲信号装置，以满足患者和护士站及探视人员的联系。病房内还应设置电视天线用盒及背景音乐扬声器和相应开关。

（3）层流病房环境清洁、消毒、监控：

1）层流室启用前，必须用 1/1 000 洗必泰液进行全环境的卫生清洁（同时补充室内各种用物），然后用过氧乙酸甲、乙混合液按 $2\sim3ml/m^3$ 熏蒸消毒，闭室 24 小时。然后开启净化空调系统反复 4 小时间断排气 24 小时再进行空气培养，合格后方可入住患者。

2）患者入住后层流室空气净化系统必须 24 小时不停运转工作。无患者居住的百级层流室，净化空调系统每天早晚空运转各 2 小时。每月作层流病房内空气、物品表面、工作人员手面细菌培养。

3）患者结束治疗出室时，彻底清理患者私人物品，拆洗及消毒床上用品，浸泡便器和体温计等用物。

4）百级病室外全环境按天花板→墙→台面→椅→器械、物品表面→地面顺序每天用 1/2 000 洗必泰液擦拭消毒；百级病室内每天用 1/1 000 洗必泰液擦拭消毒。

5）工作衣、隔离衣、脚套经高压灭菌消毒，每天更换。

6）患者床单、被套、枕套、衣裤、毛巾、纸巾等均经高压灭菌消毒。衣裤每天更换；床上用品隔天更换。

7）便盆用 500mg/L 健之素浸泡，每天更换。

8）层流病房内拖鞋每天更换并用 500mg/L 健之素浸泡 30 分钟，捞起晾干备用。每天监测各浸泡消毒液浓度。

9）百级病室外全环境每天 2 次紫外线照射，每次 30 分钟。

10）百级病室内紫外线照射 40~60 分钟，每天 1 次。每季作紫外线光管强度测定。如不合格应及时更换新紫外线光管。紫外线灯管照射有效期为 1 000 小时，因此必须做好使用记录。

（4）医护人员入室要求医护人员入室要剪指甲，淋浴，消毒水洗手、泡手、漱口，更换无菌衣裤、鞋、帽，戴无菌口罩，穿无菌隔离衣。入层流室接触患者前，须再经洗必泰擦手，穿隔离衣、戴口罩、帽，穿抹套并带无菌手套后才接触患者。尽量避免不必要的入室，入层流室每次以一人为限，最多不超过 2 人，患上呼吸道感染者不得入层流室，以免增加感染的机会。

（二）患者人体环境的保护

1. 入室前准备

（1）口服不吸收抗生素：造血干细胞移植患者革兰阴性杆菌败血症常由肠道细菌感染所致，进行肠道消毒，预防内源性感染很有必要，移植前一周就应该口服不吸收的抗生素，如新霉素、黄连素、制霉素、复方新诺明等。

（2）清除局部病灶：患者在造血干细胞移植前必须清除易感染部位的局部病灶，如龋齿、疖肿、脚癣、痔疮等局部病灶，保持皮肤黏膜的完整性，这可减少内源性感染的机会。

（3）入室前自我准备入室前 1 天修剪趾、指甲；剃毛发（头发、腋毛、阴毛等全身较长毛发）。不要携带任何饰物、手机、书报、衣物、挎包等物入室。预先准备软毛牙刷一支、一次性水杯数个、卫生纸数卷、200 电话卡一张、小毛巾 50 条交护士消毒放入室。

2. 入室时准备

(1) 药浴前准备：

1) 患者完成自我准备后，更换干净病员衣裤，准备药浴。

2) 护理人员在患者药浴前先将浴池清洁消毒，然后放入约 50L 左右 1/2 000 洗必泰药浴液，水温 38~45℃，因人因时而定。

3) 药浴前协助患者 1/2 000 洗必泰液棉签或小毛巾清洁外耳道、耳廓、双侧鼻孔；泰利必妥滴眼液滴双眼。嘱患者向后仰头，两侧鼻孔分别点数滴泰利必妥滴眼液，至鼻咽部经口腔流出，然后用 1 : 5 朵贝尔液漱口 3 分钟。

4) 患者进入浴盆进行药浴，嘱患者身体全部浸泡于 1/2 000 洗必泰药液中，头部敷以洗必泰湿毛巾，交替采用仰卧、左侧卧、右侧卧和伏卧姿势充分浸泡。护理人员协助患者用小毛巾反复充分擦洗腋下、脐部、腹股沟及会阴、手指或脚趾间等皮肤、皮肤皱褶处。

5) 药浴结束后，协助患者慢慢坐起，双脚站在灭菌大毛巾上，用无菌毛巾擦干身，穿上消毒衣裤、鞋，戴无菌口罩、帽。注意不要滑倒，双手及身体各部位不要触摸非清洁区域。

6) 按医嘱对咽部、双侧鼻腔、外耳道、腋窝、肛周进行微生物检测。

7) 引导患者进入内走廊，更换拖鞋后进入百级病室。

(2) 药浴时的注意事项：

1) 药浴时注意保暖，关好门窗，室温不可过低，水温根据室温、季节的变化调节。

2) 患者身体要全部浸泡于消毒液中，全身放松，身体的皱褶处要浸泡彻底。

3) 皮肤如有不完整处，如有未愈合骨髓穿刺针眼及锁骨下静脉插管等，局部伤中可敷以无菌塑料薄膜，药浴后立即更换敷料。

4) 指导患者在药浴时或药浴后，双手及身体各部位不要触摸非清洁区域。

5) 药浴时间为 30~40 分钟，打开抽风机，注意通风。护理人员应在患者身边协助患者药浴，或至少 5 分钟要巡视患者一次，观察患者有否出现头晕、心悸等反应，并及时处理。

6) 药浴后，患者坐起要慢，避免出现体位性低血压等不良反应，协助患者穿衣，注意不要滑倒。

3. 入室后保护

(1) 入室后在医护人员的指导下，一切生活起居均在室内进行。自觉遵守各项规章制度，按时服药，积极主动配合各项治疗和护理。爱护室内各项设施，不损坏公物。

(2) 无菌饮食：患者的饭菜、糕点、汤类等需经微波炉消毒 5 分钟后食用，口服药片须经紫外线照射，每面 15 分钟后服用，水果经 1/1 000 洗必泰液浸泡 30 分钟，冷开水冲洗，削皮后进食。食物尽量当餐进食，所剩饭菜汤不得留用。室内禁止私自放置点心等食品随意食用。

(3) 皮肤、眼、耳、鼻、口腔、阴部、肛周等部位消毒：在体内致病菌中，口腔感染是一个常见的部位，正常人每毫升唾液有 6.3 亿细菌。体表有 1 亿~20 亿个皮屑，每天要掉 2 500 万，其中有 5%~10% 带菌。所以做好以上各部位的消毒护理很重要。口腔护理每天 3 次，可用 0.02% 洗必泰溶液、3% 硼酸水、3% 碳酸氢钠溶液交替含漱。出现口腔溃疡时，在每次口腔护理后，用 1% 碘甘油或卵黄油内加制霉菌素交替涂抹溃疡处，口腔溃疡疼痛影响进食，在食前喷雾 0.5% 达可罗宁或 0.25% 地卡因含漱进行表麻。每天用泰利必妥滴眼液及阿昔洛韦滴眼液交替滴眼、鼻腔各一次。外耳道用75%酒精棉签清洗，一天3次。每次便后及晚上入睡前用1：5 000PP粉液坐盆。每晚8时用1：2 000洗必泰液擦浴。

（4）当进行紫外线消毒时嘱患者戴上墨镜，并用衣服盖住面部皮肤，以免紫外线灼烧皮肤和眼睛。

二、移植过程中常见无菌管理

1. 无菌操作护理常规

1）严格执行三查七对制度。

2）严格执行物品出、入室制度。

3）严格无菌技术操作规程。

4）执行皮下、肌注、静脉穿刺（包括抽血）均需用2.5%碘酒消毒穿刺部位3次，再用75%酒精脱碘3次。

5）穿刺完后需延长按压至穿刺点无渗血为止，按压时应垂直按压勿揉动棉签。

6）操作完一个患者的护理或查房，应更换口罩、帽子、脚套、隔离衣、手套再进行下一个患者的护理或查房，以免引起交叉感染。

7）患者的私人用物不能交叉使用。

8）医护人员在处理完大小便及其他污物后应更换手套。

2. 物品传递

1）药片：置于超净台正反两面各照射15分钟→入百级病室交患者口服。

2）补液、针剂：放清洁传递窗紫外线照射30分钟→放药柜备用→加药后用1/1 000洗必泰小毛巾擦拭后入百级病室。

3）隔离衣、患者被服、毛巾、纸巾等：双层打包（双层标志）送高压消毒→弃第一层包布→放库房备用，弃第二层包布→送入百级病室。

4）其余医疗用品、用物：清洁传递窗照射30分钟→放库房/护士站/配剂室等处备用→放超净台照射30分钟→百级病室。

5）食物：饭菜、汤等用微波炉中档消毒5分钟后用垫有1/1 000洗必泰小毛巾的托盘送入百级病室。

6）水果：洗净后用1/1 000浸泡30分钟，冷开水冲洗，削皮切片置无菌弯盘送给患者进食。包装食物（牛奶、麦片）清洁传递窗照射30分钟→置配餐间备用，必要时去除外包装，微波炉中档消毒5分钟送入无菌仓。

7）污物：一切生活垃圾、医疗垃圾、患者被服经污物传递窗送出层流室外。大便的处理是用消毒过的塑料薄膜袋垫在塑料便盆上，便后打结传出外面。

3. 中心静脉置管的护理

（1）中心静脉置管感染（CVC-RI）定义：

1）按Maik法，导管菌落大于15个菌落单位，并出现脓毒症症状。

2）置管处有脓性分泌物（有菌血症或无菌血症）。

3）出现脓毒症症状，留置的导管处出现感染而与其他部位感染无关。

4）与其他部位感染无关留置的导管出现菌血症。

（2）发生因素：

1）皮肤来源：大多数 CVC – RI 是由于操作人员的手和插管处皮肤上的细菌经皮下遂道移居到导管腔外而引起的。

2）留置时间过长。

3）留置针的材料。

4）接头污染。

5）血源性感染。

6）输液感染。

（3）护理：

1）严格执行无菌操作。

2）穿刺部位用透气薄膜固定，隔日用碘酒、酒精消毒，并更换敷料及肝素帽。注意旋紧肝素帽。

3）执行输液前用2.5%碘酒消毒肝素帽3次，再用75%酒精脱碘3次后接注射器回抽见有回血后再接上输液装置进行输液。

4）每班观察敷料、伤口、管道是否通畅、有无皮下气肿、脱出等情况并作记录。

5）封管：肝素液（NS 10ml + 肝素 0.2ml）3~5ml 封管（注意冲净肝素帽内的药液），封管后用无菌方纱包裹导管末端及将肝素帽固定于胸前。

6）当发现输液不畅时，应检查导管是否扭曲或打折，并予以调整；如因血凝块阻塞导管可用肝素稀释液5ml（100u/ml）冲洗管道，待血凝块溶解后将其抽出，然后注入生理盐水。

7）拔管：按医嘱或管道已自行脱出。

8）防止导管感染：使用含碘消毒剂加强导管口皮肤的消毒；使用半透膜敷料覆盖导管口。

9）保持导管通畅：住院患者应每天用肝素生理盐水冲洗导管可降低纤维蛋白的沉积，减少微生物粘连。

10）减少导管留置时间，达到治疗目的后，应立即停止中心静脉导管。

4. 干细胞回输的管理

1）基本同一般密闭式输血。两名护士同时参与。

2）要求值班医生进入层流室参加回输过程。

3）准备氧气、急救车等抢救物品和药品。

4）当外周血干细胞被送至仓内前，用 1/1 000 洗必泰小毛巾擦拭血袋（禁止紫外线照射）。

5）严格无菌操作及查对。

6）输干细胞前30分钟按医嘱使用抗过敏等药物。

7）输前暂停所有补液，用NS冲管，选择9号大针头或输血管末端直接套锁穿导管末端进行快速输注（5~10ml/min），约15分钟左右输完一袋干细胞（50ml）。

8）输入前留取1ml标本做细胞计数检查（可询问技术员是否已留）输注过程密切观察患者的生命征，有无呼吸困难、心悸、胸闷等不适。

9）输后生理盐水冲洗管道，再继续医嘱补液。

10）观察有无输后不良反应，并及时处理。

三、移植过程中病情观察

1. 一般病情观察

（1）每小时观察、巡视患者一次。

（2）每天观察生命体征变化、体重、腹围。

（3）化疗及水疗时记 24 小时出入水量和尿 pH 值。

（4）观察皮肤、黏膜有无出血点、皮疹；巩膜有无黄疸；口腔及咽喉有无溃疡点。

（5）观察尿量、尿色、有无尿路刺激征（尤其使用 CTX 后）。

（6）观察消化道反应，食欲，有无恶心、呕吐，呕吐物色、量、性质。有腹泻时观察大便量、色及性质。做好记录。

（7）每周 2 次测患者血常规、尿常规、肝功能、生化、CSA 浓度情况，如有明显异常及时通知医生。

2. 特殊并发症的观察

（1）aGVHD：aGVHD 的主要靶位器官是皮肤、肝脏和消化道，各靶器官损害程度并不一定平行。皮肤损害主要表现为红斑或斑丘疹，严重可出现水疱、表皮剥脱等。肠道症状表现为食欲不振、恶心、呕吐、腹泻，严重时出现肠梗阻症状或便血。肝脏表现主要是肝功能检查异常。

（2）cGVHD：cGVHD 是异基因造血干细胞移植后晚期并发症中最为常见的一种。在异基因造血干细胞移植后存活半年以上的患者中有 30% ~ 50% 会出现慢性移植物抗宿主病。它是一种全身性、累及多器官的综合征，类似自身免疫性疾病，中位发病时间为异基因造血干细胞移植后 3 ~ 4 个月。其中皮肤损害是慢性移植物抗宿主病最为常见的表现。可出现皮肤色素过度沉着、减退、红斑、干燥无汗、瘙痒、苔藓样变等，还可出现表皮和皮下组织的纤维化，形成局部硬斑或全身性硬皮病样改变，严重者还可有关节活动障碍和难愈性溃疡出现。口腔损害表现为口唇、颊黏膜、腭部白色纹状改变，口腔黏膜出现红斑、溃疡，并可有口腔疼痛、口干、进食干性食物困难等。眼部损害表现为角膜 - 结膜。可出现眼痛、眼干、烧灼感或异物感、怕光、角膜斑翳形成，少数情况下可出现虹膜炎、虹膜睫状体炎和脉络膜炎。肝脏损害主要表现为梗阻性黄疸。

（3）感染：主要观察①体温。②咳嗽、咳痰。③口腔黏膜溃疡。④痔疮溃疡、出血。⑤腹泻的次数、大便的性状。⑥血象的变化。

（4）HVOD：①黄疸。②有无疼痛及肝脏肿大。③有无腹水或不明原因的体重增加。

（5）HC：①尿量。②尿的颜色。③排尿时有无尿频、尿急、尿痛等膀胱刺激症状。

四、造血干细胞移植放射治疗护理

1. 放疗室的准备　放疗前一天要搞好室内卫生，用 1∶2 000 洗必泰擦放疗床及其他有关物品和墙壁、地板，后用紫外线灯照射。进入放疗室的拖鞋用 1∶2 000 洗必泰浸泡 30 分钟后凉干备用。准备好灭菌王浸泡的小毛巾，工作人员进室前擦手，穿戴帽子、口罩、隔离衣、手套。

2. 汽车的准备　放疗前一天用清水及肥皂水清洗后，用 1∶2 000 洗必泰擦洗救护车，然后按高锰酸钾 5g + 甲醛 10ml/m³ 熏蒸,次日晨通风后使用。患者用的担架也要经清洁卫生后,用 1:2 000 洗必泰液擦洗。患者穿好无菌衣裤,戴无菌帽子、口罩,穿袜套,躺在已铺好无菌被褥的担架上,用双层无菌单裹好,送入汽车内。

3. 患者的准备　放射前 4 小时禁食,可给予 50% 葡萄糖液 60ml 静脉推注,用 100u/ml 的肝素生理盐水封好静脉插管。将患者身体表面的胶布痕迹去掉。患者戴一次性帽、口罩、手套、脚套,躺在已铺好无菌被褥的担架板车上,用双层无菌中单包好,送入放疗科。

4. 物品准备

(1) 工作人员所用物品:一次性手术衣 4 件,一次性口罩、帽子各 4 套,一次性脚套、消毒手套 4 双。

(2) 一次性中单 4 个。

(3) 治疗用物包括 5ml 注射器 10 个、消毒棉签 2 包、75% 酒精、2.5% 碘酒、砂轮、无菌镊子、胶布、纱布 2 卷、止血钳、止血带、剪刀。

(4) 药品备地西泮、胃复安、地塞米松、氯丙嗪、654-2、肝素各 2 支,心三联、呼三联各 3 组,NS1 瓶。

(5) 患者物品备消毒卫生纸 1 包、喝水杯 1 个、中塑料袋 4 个。

5. 放疗时的护理及配合

(1) 送患者入放疗室后,协助患者上床,摆好放疗所需体位,如带液体应将液体速度调慢,询问患者有无其他所需及特殊不适,给予及时处理。

(2) 放疗时每个部位计量不同,肺部需使用肺屏蔽。患者躺入放疗床并摆好位置后,不得活动,以免肺部损伤加重,引起各种并发症,等一组照射完毕,休息间隙,再行活动。因有两大组照射时间较长,固定卧位如摆放不当易产生疲劳不适或循环受阻引起疼痛。所以在画线摆放位置时需安排舒适。

(3) 每次休息间隙护理人员需及时观察输液管是否受阻,液体量及滴速,询问患者是否需要大小便,协助及时排出,处理呕吐物,进行生命体征的监测。

(4) 为防止恶心、呕吐,将备好的塑料袋、卫生纸,在照射前放于患者枕边嘴下,以便呕吐时使用。告诉患者放疗过程中,如有特殊不适,难以忍受,应举手示意,医护人员在监视屏幕上看到,停机立即给予处理。

6. 放疗后护理　从放疗室回层流室应再次行重新药浴。观察患者病情有无特殊变化及不适,给予处置。注意做好保护性隔离。在送回路上,应避免震荡或速度过快,以免加重恶心引起呕吐不适。

五、造血干细胞移植的心理护理

1. 移植前的心理护理　造血干细胞移植患者大多数了解自己的病情,对移植治疗心理很复杂,患者感到的压力主要是来自于做出的治疗决定、希望治愈的心情以及恐惧操作时的痛苦等。心理处于兴奋、焦虑、紧张、担忧和恐惧状态,希望通过大家的帮助和自己的努力,彻底治愈疾病恢复健康,其心理状态是积极主动的,另一方面对移植又产生一定的顾虑和恐惧。因此护理人员应对患者个性心理特征和心理背景有一个统一的认识,根据每例患者的具体心理,制定出有针对性的心理护理计划,介绍移植的过程及注意事项,帮助患者熟悉空气层流病房的环境,掌握患者的动态心理变化,尤其在发生并发症时调节心理平衡,使患者充满信心地配合治疗和护理。

2. 移植阶段的心理护理　移植阶段，如无并发症，此期主要是静脉输液。这一阶段患者心理比较平稳，造血干细胞输注后，患者的疲乏、恶心等不适症状有所减轻。异基因造血干细胞移植的供者大多数为患者兄弟姐妹，及时将供者的良好情况转告给患者，以缓解其内疚和担心的心理状态。

此期对感染、出血与各种并发症均应做好防护，患者心情常常会有所变化。在患者白细胞下降至零时，可有发热、出血倾向、口腔溃疡及明显乏力等临床表现。此时医生护士口径须一致，可根据患者的心理状态，决定将血象情况是否告诉患者，紧张者隐瞒，心理状态正常可酌情提示其血象有所下降，注意严密配合治疗护理，此阶段患者常因全封闭状态，日渐加重的疲乏虚弱无力及各种并发症，产生大幅度的心理波动，对疾病的治疗出现厌倦、反感、易怒，无耐心而不配合治疗。出现住仓烦躁情绪，住仓烦躁可以导致患者在治疗与护理上的不合作，心理上表现乐观期待削弱，治疗顺从性降低，生理上表现为对治疗反应的耐受性下降，影响睡眠和食欲。此阶段应抽出更多的时间陪伴患者，针对患者的心理变化及时地做好心理疏导和心理支持，通过自己良好的语言表情和行为去影响患者，以真挚的感情与患者交流，取得患者的信任，想方设法使患者理解治疗意义，树立克服困难，战胜疾病的信心。以最佳的心理状态参与及配合治疗和护理。还需注意每一例患者都有不同的心理变化，应针对不同因素及不同类型的变化，及时给予不同的心理指导，使患者避免不良情绪和心理状态对身体的影响。

3. 移植成功后患者的心理护理　造血干细胞移植术后恢复阶段，患者心理已基本稳定，很关心自己的血象恢复情况，常为血象的升高兴奋，对药物治疗及饮食均能很好配合，此时需告诫患者保持警惕，继续严格认真地做好身体内外消毒灭菌工作，以免因感染而影响骨髓造血功能恢复，并注意加强营养。

六、造血干细胞移植患者出院后家庭护理

（1）关心造血干细胞移植后患者的身心恢复状况，尤其是术后第1年里应积极帮助患者调整心理，避免其心理失衡。

（2）对于造血干细胞移植治疗后各脏器的损害，应加强观察，并配合医生及时治疗。

（3）指导家属做好术后第1年的陪护工作。因造血干细胞移植术后初期，患者的免疫力尚未完全恢复，生活不能完全自理，需要一定的陪护，细心照料患者的饮食起居，尤其在饮食上应加强营养，不食生冷不洁食物；坚持每天洗澡，保持全身皮肤黏膜的洁净；按时休息，保证充足的睡眠时间；按时服药；这样对身体恢复极为有利，以免感染、疲劳等因素诱发各种并发症，影响身体的恢复及恢复期间的生活质量。

（4）做好移植后各种并发症的治疗，如cGVHD所引发的皮肤黏膜损害，尽可能减轻患者的疼痛不适。

（5）加强术后随诊。

（6）逐渐培养患者的生活自理能力，摆脱疾病阴影的困扰，保持健康乐观的心理，适应新的生活。

（庞延红）

第十一节 白细胞减少症

一、概述

白细胞减少症（leukopenia）是由于各种病因引起的外周血白细胞绝对计数持续低于 $4.0\times10^9/L$ 的一组综合征。中性粒细胞是白细胞的主要成分，因此中性粒细胞减少常常导致白细胞减少。外周血中性粒细胞绝对值低于 $1.5\times10^9/L$，高于 $0.5\times10^9/L$ 称为中性粒细胞减少症；外周血中性粒细胞绝对值低于 $0.5\times10^9/L$ 或完全缺乏称为中性粒细胞缺乏症（agranulocytosis）。

（一）病因和发病机制

粒细胞减少的原因可有家族性、遗传性、获得性等，其中获得性占大多数。药物、感染、毒素、放射线等都可使粒细胞减少，其中药物引起者最常见。中性粒细胞减少的机制复杂，可以是单一因素，但更多的是多因素综合作用导致的。根据病因和发病机制大致分为：粒细胞生成障碍、粒细胞破坏或消耗过多、粒细胞分布紊乱、粒细胞释放障碍。

1. 粒细胞生成障碍　化学毒物（如苯）、电离辐射（如化疗）、细胞毒类药物（如抗肿瘤药等）可直接损伤造血干细胞或者干扰粒细胞生长周期。

2. 粒细胞破坏或消耗过多

（1）与免疫有关的疾病：自身免疫性粒细胞减少症，药物所致的免疫性粒细胞减少症，新生儿同种免疫性粒细胞减少症（由于胎儿的白细胞进入母亲血液中，刺激母体产生抗婴儿白细胞抗体引起）。

（2）其他疾病：恶性组织细胞病时大量白细胞被吞噬，脾功能亢进时大量粒细胞被脾脏滞留，某些细菌、病毒感染及严重的败血症均可使粒细胞减少。血液透析时可导致暂时性粒细胞减少，可能与赛璐芬激活补体系统，使肝内白细胞滞留有关。

3. 粒细胞分布紊乱　大量粒细胞转移至边缘池，而循环池的粒细胞减少，但粒细胞总数并不减少，称为转移性或假性粒细胞减少症。多数原因不明，少数见于异体蛋白反应、内毒素血症、过敏、溶血等。

4. 粒细胞释放障碍　此类型十分少见，见于惰性白细胞减少症，粒细胞不能从骨髓向血中释放。

（二）临床表现

粒细胞减少症的临床症状的轻重因粒细胞减少的严重程度、时间长短、发病原因不同而异。

1. 粒细胞轻度减少　临床上不出现特殊症状，仅稍感无力、疲乏，易被忽略，少数病人可无症状或检查血常规时才被发现，多表现为原发病症状。常见于慢性原因不明性白细胞减少症。

2. 粒细胞中度或重度减少　起病急骤，前期症状不明显。病人常因白细胞减少而导致继发性感染。开始发作时即可出现高热、畏寒、出汗，严重的有头痛、恶心、困倦、关节及四肢酸痛，同时可伴有颈部及颌下淋巴结肿大。病人常常具有特征性的黏膜坏死改变，以扁桃体及口腔部位多见，也可见于鼻腔、肛门、直肠及阴道等处，病人感染常见于呼吸道及消化道，感染多伴发热，应予以注意，一般病人出现畏寒、发热时即有白细胞减少，中性粒细胞已明显减少或消失，随后病人可并发严重的感染且感染迅速蔓延，如不及时处理，将很快死亡。严重败血症时，肝常肿大或肝脾同时肿大，甚至出现黄疸。

（三）实验室检查

1. 血象 白细胞不同程度减少，中性粒细胞减少，淋巴细胞百分率相对增加。红细胞和血小板大多正常。中性粒细胞胞质中有中毒颗粒和空泡，其细胞核常呈固缩。恢复期外周血涂片中可出现中幼或晚幼粒细胞，呈现类白血病反应。血液中出现单核细胞增多者，提示预后良好。

2. 骨髓象 不同的病因及发病机制，可有不同的骨髓象。中性粒细胞总数降低，骨髓中杆状核、分叶核、晚幼粒和中幼粒细胞常常缺如，仅仅可以见到相当数量的原始粒细胞和早幼粒细胞，偶见巨大中幼粒细胞。严重时整个粒细胞系统可以完全缺乏。红细胞系和浆细胞、网状细胞相对增多。粒细胞除了数量减少，质的改变也很明显，常见现象有细胞分裂障碍、中毒颗粒等。恢复期细胞增生高度活跃，并有一过性原始粒细胞和早幼粒细胞增多，数日内比例恢复正常，应与急性粒细胞白血病相鉴别。

（1）肾上腺素试验：肾上腺素的作用是使血流加速及微静脉收缩，促使边缘池中粒细胞脱落进入循环池，给予病人皮下注射0.1%肾上腺素0.1~0.3mL后，5min、10min、15min、30min分别取血测定中性粒细胞绝对数，若粒细胞增加至原来水平的一倍，并且病人无脾肿大，提示假性粒细胞减少症，说明粒细胞减少是由于粒细胞分布异常导致的。

（2）骨髓贮备能力检查：口服泼尼松龙40mg，反应正常者在服后5h达到高峰，中性粒细胞升高大于$2\times10^9/L$。根据此项检查可了解骨髓对于中性粒细胞的贮备和释放功能。

（四）治疗方法

1. 病因治疗 尽早治疗引起中性粒细胞减少的原发病。尽可能找出病因，停止使用或接触一切可疑药物等。

2. 保护性隔离 病人应尽早住院隔离治疗，为避免感染必须对病人进行严格、有效的隔离，这是治疗的基本前提。注意个人卫生，保持环境卫生极为重要。

3. 升粒细胞药物的使用

（1）集落刺激因子：常用的有G-CSF（商品名有瑞血新、瑞白、吉粒芬、惠尔血等）和GM-CSF（商品名有特尔立、升白能、格林等），它们可以刺激粒细胞生长，促进粒细胞的分化和成熟，动员骨髓内成熟的粒细胞释放入外周血，增强粒细胞的功能。一般为G-CSF或GM-CSF 300μg/d，连续使用至粒细胞数大于$1.5\times10^9/L$。CSF无明显毒副作用，有些病人可能出现轻微骨痛、发热等不适，一般不会影响治疗的继续进行。

（2）白细胞介素：主要有重组人白细胞介素-2（rhIL-2）和白细胞介素-3（rhIL-3），IL-2可以诱导集落刺激活性，促进CSF释放，增加外周血白细胞数量，与G-CSF、GM-CSF有协同作用。一般用法为IL-2，5×10^5U/d，皮下注射，连用7~14天，少数病人会出现皮疹、发热、骨痛等。IL-3作用于骨髓中更早阶段的造血祖细胞，促进多种造血细胞的分化和成熟，又称为多系集落刺激因子。具体用法为IL-3，5~10μg/（kg·d），皮下注射，连用7~14天，若与G-CSF或GM-CSF联合应用效果更为明显，副作用有低热、头痛、皮肤红斑，偶见呕吐、腹泻及心律不齐。

4. 输注粒细胞　理论上输注粒细胞作为粒细胞减少症的替代治疗是合适的，但是由于输注粒细胞半衰期很短，更新快，易引起同种免疫反应，临床上目前不主张输注。

5. 合理使用抗生素　用药前仔细寻找病灶，做血液、尿液、大便、咽拭子等细菌培养，在结果回报前，可联合应用广谱抗生素，待明确病因和药物敏感情况后，针对性选择敏感抗生素，无感染者可以预防性应用抗生素。

6. 异基因骨髓移植　仅适用于重型再生障碍性贫血、先天性或获得性粒细胞缺乏合并严重免疫功能缺陷者。

二、护理

（一）护理要点

1. 心理护理　因为中性粒细胞缺乏，病人抵抗力低下，常常出现高热及口腔、肺部、肠道、肛周等部位的感染，部分病人入住层流病房实行保护性隔离，病人的生活自理能力下降，容易有恐惧、紧张及绝望心理。护士应评估病人及家属对于疾病的了解程度，家庭应对能力，家庭经济状况等，关心体贴病人，做好病人的生活护理及基础护理，耐心听取病人的主诉，及时与医生沟通合作，鼓励病人与家人之间的通信及电话联系，使病人获得家庭、社会及心理多方面的支持。

2. 保护性隔离　病人应入住层流病房或单人病房，若无条件，可保证室内空气新鲜，每日定时消毒，谢绝探视，预防交叉感染。层流病房的一切物品必须无菌，病人需要进食无菌饮食，医务人员进入层流病房必须做好消毒准备。病人每天用1∶2 000洗必泰漱口及口服肠道不吸收的抗菌药物来抑制内源性细菌感染，空气每日消毒2次，每次1h，病房家具每日用消毒水擦拭2次，地面每日用消毒水擦拭2次。加强病人口腔、皮肤及肛周的护理，协助医生做血液、尿液、大便、咽部和伤口分泌物培养。

3. 感染的预防与控制　协助病人每餐后和睡前用漱口水漱口，严重者可进行口腔擦洗，预防口腔真菌感染，可用4%碳酸氢钠漱口；肛周每晚用1∶5 000高锰酸钾坐浴，排便后及时用1∶2 000洗必泰擦洗，女病人经期每天冲洗会阴部；每日用链霉素滴鼻液滴鼻3次，用利福平滴眼液和环丙沙星滴眼液滴眼4次。护士治疗时应严格执行无菌操作，严格消毒。当病人发生局部或全身感染时，遵医嘱给予广谱抗生素治疗，注意抗真菌治疗，做好细菌培养和血培养。注意密切观察病情变化，尤其是观察病人体温的变化，每4~6h测量一次，如发热及时通知医生并给予降温处理。还应观察病人口腔、咽喉部、肺部、肠道及肛周情况，注意败血症的发生。

4. 发热的护理

（1）休息：嘱病人卧床休息，减少机体能量的消耗。维持室温在20~24℃以利散热，若有寒战应给予保暖。

（2）补充水分和营养：指导病人多喝水，每天至少2 000mL，防止出汗多引起脱水及血压下降。及时补充液体及营养，鼓励病人进食高热量、高蛋白、高维生素的软食，必要时遵医嘱静脉补液，维持水和电解质的平衡。

（3）降温护理：高热病人可给予物理降温或遵医嘱给予药物降温，注意避免使用可引起粒细胞减少的药物如氨基比林、吲哚美辛等，降温阶段出汗多，应及时擦干皮肤，更换衣物防止受凉，保持床单位清洁干燥。同时注意观察病人降温后的反应，避免发生虚脱。

5. 用药护理

（1）应用升粒细胞药物的护理：常用的有 G-CSF 和 GM-CSF，在使用粒细胞刺激因子后病人可出现肌肉酸痛、发热、乏力等症状，应向病人解释这些症状为药物的不良反应，一般停药后即消失。如果肌肉酸痛不能耐受，可以遵医嘱给予镇痛剂；发热病人按发热护理常规护理；乏力病人嘱其卧床休息。在使用升粒细胞药物期间注意每日监测血常规的变化。

（2）输注粒细胞注意事项：输注前给予抗过敏药物，如静脉注射地塞米松 5mg 或肌内注射异丙嗪 25mg。粒细胞悬液必须经 1.5~2Gy 照射以防止输注后发生移植物抗宿主病。粒细胞悬液中常有血凝块，因此输注时应加用过滤器。粒细胞应尽快输入，因为在室温中放置 24h 以上其功能就受到损害。输注速度不宜过快，至少 1h，输注过程中应密切观察反应，如发生呼吸困难、肺水肿、休克等反应，应立即停止输注。

（3）应用抗生素的护理：遵医嘱使用抗生素，给药剂量和时间要准确，以确保有效的血药浓度，并注意观察用药后的效果。

（二）健康指导

（1）向病人及家属介绍本病的病因、临床表现、治疗方法及不良反应，并说明病人的抵抗力非常低下，容易发生严重感染，反复强调保护性隔离治疗的重要性，指导病人及家属与医护人员合作，克服治疗中的不良反应。

（2）教会病人预防感染的各种方法和措施，使病人能配合实行，教会病人和家属进行消毒隔离的基本方法。

（3）加强营养，保证充足休息，保持心情愉快，提高抵抗力，保持个人卫生，少去公共场所，防止交叉感染。

（4）告知病人以后要预防诱因的发生，要避免使用可引起白细胞减少的药物，如氨基比林、吲哚美辛等。

（闫　慧）

第十二节　白细胞增多症

一、概述

白细胞增多指的是外周血中白细胞的总数或某一类型白细胞的绝对数超过正常范围。白细胞由粒细胞、淋巴细胞、单核细胞等组成。其主要功能是对抗外来的感染，起到防御作用。正常情况下骨髓中的粒细胞和外周血中的粒细胞保持动态平衡状态。但是当人体出现急性或慢性感染、创伤、中毒或肿瘤等状况时，骨髓中的粒细胞的释放会增多，从而使外周血中白细胞增加。此外，机体发生免疫、过敏反应、髓外造血时都可以引起白细胞增多。

正常成人的白细胞总数为 $(4.0~10.0) \times 10^9/L$，在这个值的上下波动 $0.5 \times 10^9/L$，也可以考虑为大致正常的变化。因为白细胞的变化和人个体差异有一定的关系。儿童白细胞的正常值为 $(5.0~12.0) \times 10^9/L$，新生儿正常的白细胞数值为 $(15.0~20.0) \times 10^9/L$，随着年龄的生长，儿童体内的白细胞水平逐渐接近成人。

通常将白细胞分为五种类型，使用仪器或人工方法对这五类细胞分别的计数，称为白细胞分类计数。在这五类白细胞中中性粒细胞占50%~70%，淋巴细胞占20%~40%，单核细胞占3%~8%，嗜酸性粒细胞占1%~5%，嗜碱性粒细胞不超过1%。

（一）病因和发病机制

白细胞的总数高于$10.0\times10^9/L$通常被认为是白细胞增多，在现实生活中往往非常关注白细胞的增多。白细胞的增多可能由生理性因素造成，也可能由病理性因素造成，我们可以不必担心生理性因素造成的白细胞的暂时性增多，但绝对不能忽视白细胞的病理性增多。

1. 生理性因素　妇女月经期和排卵期、妊娠期（特别是妊娠20周后）、产后、冷热水浴后、剧烈运动、情绪激动、儿童剧烈哭闹、体力劳动、酷热和严寒、紫外线照射、吸烟者、刺激等因素都可以导致白细胞数量的增多。除此之外，人体内的白细胞在安静和放松状态下较低、活动和餐后适当增多，并且下午较上午偏高，一天之内的变化差别很大，甚至可相差一倍。因此我们在采集血常规标本时应尽量使机体保持在平静状态下，在相同的时间段内检查，这样得出的检查结果才更具有参考价值和可比性。

2. 病理性因素

（1）粒细胞增多：多见于恶性肿瘤，恶性肿瘤细胞生长迅速，容易导致肿瘤组织的坏死，此外，有些肿瘤还能够分泌一些激素，从而引起粒细胞增多。

（2）淋巴细胞增多：病人体内粒细胞减少，使得淋巴细胞相对增多。淋巴细胞增多也常见于婴幼儿的急性传染性淋巴细胞增多症。淋巴细胞增多症也存在于由EB病毒引起的传染性单核细胞增多症。

（3）单核细胞增多：单核细胞增多常见于淋巴瘤、白血病、多发性骨髓瘤、卵巢癌、胃癌、乳腺癌等恶性疾病。

由此可见，白细胞增多最严重的问题是造血系统的恶性肿瘤，也就是白血病。白血病病人体内的白细胞常会明显升高，其测量结果可以是正常人的数倍或数十倍，在外周血液中可以发现大量幼稚细胞。

（4）嗜酸性粒细胞增多：多见于慢性粒细胞白血病，常伴嗜碱性粒细胞增多；急性粒细胞白血病的一些亚型也可有嗜酸性粒细胞增多；霍奇金氏淋巴瘤病人体内的血液、淋巴结和骨髓中也可见嗜酸性粒细胞增多；其他的少数癌肿，特别是能产生黏蛋白的上皮细胞来源的、转移至浆膜及骨骼的、病灶中心有坏死的癌肿和肉瘤病人体内血液中亦可见嗜酸性粒细胞增多。

3. 药物因素　许多药物也可以引起白细胞总数的增加。如某些抗生素如红霉素、头孢赛曲等；还有儿茶酚胺类药如肾上腺素、多巴胺、去甲肾上腺素、间羟胺等；另外，肾上腺皮质激素、促肾上腺皮质激素、氢化可的松、地塞米松等也可引起白细胞总数增多。抗精神病用药碳酸锂也会引起白细胞数量增多。

（二）临床表现

1. 淋巴结和肝脾大　病人的淋巴结肿大一般无触痛和粘连，中等坚硬，轻到中度肿大。局限于颈部、腋下和腹股沟等处淋巴结肿大的以急性淋巴细胞白血病为多见。纵隔淋巴结肿大则常见于T淋巴细胞白血病。白血病病人可有轻到中度的肝、脾肿大，慢性粒细胞白血病急性变期的病人还可能会出现巨脾。

2. 骨骼和关节　病人常会出现胸骨下端局部压痛，提示骨髓腔内白血病细胞过度增生。

病人还可出现骨骼、关节的疼痛，尤其以儿童为多见。当病人发生骨髓坏死时，可以引起骨骼的剧痛。

3. 口腔和皮肤黏膜　急性单核细胞白血病和急性粒-单核细胞白血病时，由于白血病细胞的浸润病人可出现牙龈增生、肿胀，皮肤黏膜还可出现蓝灰色斑丘疹或皮肤粒细胞肉瘤，病人局部的皮肤隆起、变硬，呈现紫蓝色的皮肤结节。

4. 眼部　粒细胞白血病形成的粒细胞肉瘤常累及骨膜，以眼眶部位为最常见，还可引起眼球突出、复视或失明。

5. 生殖系统　男性的睾丸常常受浸润，出现无痛性的肿大，多为单侧，对侧的睾丸虽然不肿大，但活检时往往也会发现白血病细胞的浸润。

6. 其他　中枢神经系统的改变，如头痛、头晕、耳鸣等。

（三）实验室检查

1. 外周血　红细胞和血小板的计数大致正常，白细胞计数多大于 $50 \times 10^9/L$。
2. 骨髓检查　可见部分病人的幼稚细胞增生，但原始细胞低于30%。
3. 粒细胞碱性磷酸酶　积分明显增高或正常。

（四）治疗方法

1. 病因治疗　积极治疗引起白细胞增多的原发病，尽可能地找出病因。
2. 水化碱化

（1）遵医嘱给予补液治疗，以稀释血液中的白细胞含量，促进病人血液循环，纠正水、电解质失衡，预防栓塞，也可以使用一定量的甘露醇来降低颅内压。

（2）遵医嘱给予碳酸氢钠静脉滴注，或口服碳酸氢钠和别嘌呤醇，用以碱化尿液，预防尿酸性肾病的发生。

3. 鞘注　可以通过腰穿鞘注的方式注入甲氨蝶呤、地塞米松、阿糖胞苷等化疗药物，来减轻病人的神经系统症状。

4. 吸氧　由于白细胞增多症的病人体内白细胞增多，血液黏稠，循环障碍，存在体内组织缺血缺氧的症状，及时给予氧气吸入有助于缓解机体缺氧状况，减轻病人的痛苦。

5. 化疗　确诊为白血病的白细胞增多症的病人可以通过化疗药物的应用，来降低体内的白细胞。

6. 单采术的应用　当病人体内白细胞过高时，可以通过血细胞分离机来清除病人体内大量的白细胞。单采术可以尽快地减少白细胞，预防白细胞在体内淤滞，减轻病人的并发症。此外，由于白细胞增多症病人体内有相当数量的 G_0 期或静止期的白血病细胞，通过单采术，也可使静止期的细胞进入增殖期，有利于化疗药物充分发挥杀灭白血病细胞的作用。一般经过1~4次单采术后，当白细胞计数低于原来白细胞计数的1/3时，要停止单采术而进行化疗。

二、护理

（一）护理要点

1. 心理护理　由于病人对疾病陌生，不了解，病程长，病人对治疗效果和预后感觉悲观，使得病人情绪低落，甚至对治疗产生抵触情绪，自暴自弃。作为医务工作者我们更应该体贴病人,为病人着想,做好基础护理和专科护理,耐心地听取病人的主诉和意见,及时跟病人家属沟通,取得家庭、社会多方面的支持。鼓励病人树立战胜疾病的信心,更快地回归社会。

2. 活动饮食指导　指导病人适当活动,注意休息,避免过度劳累。进食高蛋白、高热量、高维生素的清洁软食,并保持大便通畅。指导病人多饮水,预防尿酸性肾病的发生。

3. 单采术的护理

(1) 协助医生完成病人的相关检查,如血常规、肝肾功能电解质、心电图等。单采者要熟识病人的状况,包括社会、生理和心理状态。

(2) 行单采术前应该向病人讲解单采术的目的和注意事项,减轻病人和家属的心理负担,使得采集顺利进行。同时应该备齐单采所需要的药品,保证病人的安全。

(3) 对于血管条件差的病人建议行股静脉插管,保证血液通道的畅通,顺利完成单采术。

(4) 当病人血小板低于 $50 \times 10^9/L$ 时,应该提前通知血库备好血小板,并且在采集过程中严密观察病人有无出血征兆,尤其是有无颅内出血的征兆,预防颅内出血的发生。

(5) 采集过程中要严密观察有无不良反应的发生,尤其是枸橼酸钠中毒,注意补充钙剂,防止枸橼酸钠中毒。一般每 200mL 枸橼酸钠可补充 10% 葡萄糖酸钙 10mL,可以通过静脉或口服给药。

(6) 采集完后要严格交接班,对有股静脉插管的病人要注意其股静脉置管是否妥善固定,有无松脱现象,并注意股静脉插管的接头是否牢固。做完单采前后要对股静脉插管进行维护,用 20mL 注射器抽回血后,正压注射 6.25mL 生理盐水和 0.25mL 肝素钠($1.25 \times 10^4 U/2mL$)开管或封管。

(7) 单采结束后,如病人不需要再行单采术,可以考虑拔除股静脉置管,拔管后应按压穿刺部位 15~30min,并用沙袋加压按压 1~2h,同时注意观察穿刺部位有无出血,股静脉置管拔管的当天不宜淋浴,防止穿刺部位感染。

4. 用药的护理　向病人讲解药物的作用及用药的注意事项,消除其紧张情绪,配合治疗的顺利进行。

5. 病情观察　严密观察病人生命体征的变化,预防因栓塞引起的 DIC。

(二) 健康指导

(1) 向病人和家属讲解白细胞增多的原因、发病机制、治疗方法和不良反应,取得病人和家属的积极配合,促进早日康复。

(2) 保持病室空气清洁,每日开窗通风 1~2 次,预防感染。

(3) 保证病人充足的休息,加强营养,并使病人心情愉快。

(4) 指导出院病人按时服用口服药物,坚持治疗并定期复查血常规,有异常时及时就诊。

(闫　慧)

第十三节　红细胞增多症

一、概述

红细胞增多症以红细胞数目、血红蛋白、红细胞压积和血液总容量显著地超过正常水平为特点。儿童时期血红蛋白超过 180g/L（16g/dL），红细胞压积大于 55% 和每公斤体重红细胞容量绝对值超过 35mL，排除因急性脱水或烧伤等所致的血液浓缩而发生的相对性红细胞增多，即可诊断。红细胞增多症可分为相对性红细胞增多症、继发性红细胞增多症和真性红细胞增多症三种类型。

（一）相对性红细胞增多症

血液里面血浆减少使得血液浓缩，从而导致单位体积内循环血液中红细胞数量的增多，称为相对性红细胞增多症，一般是由于体液的丢失过多而引起的，也有部分病人是由于肥胖、高血压、吸烟或精神紧张而引起的，称为应激性红细胞增多症或 Gaisbock 综合征。

1. 病因和发病机制　呕吐、大量出汗、长期腹泻、大面积烧伤、创伤后失血过多、休克等因素造成体内体液丢失过多，若没有及时补液，可以引起血浆容量减少、血液浓缩从而造成相对红细胞增多。相对性红细胞增多症的发生可能与肥胖、高血压、长期使用利尿剂、长期吸烟使得红细胞生成素分泌增多有关。

2. 临床表现　相对性红细胞增多症的临床表现主要取决于引起体液丧失，血液浓缩的原发疾病，多见于肥胖的中年男性，病人常有头晕、头痛、神经衰弱、焦虑等表现。

3. 诊断依据　相对性红细胞增多症的病人有体液大量丢失的病史，红细胞容量正常。随着体液的补充纠正，红细胞计数和血红蛋白浓度以及红细胞比容也会降至正常水平。

相对性红细胞增多症表现为红细胞计数、血红蛋白浓度及红细胞比容高于正常，而红细胞容量、血小板和白细胞计数正常。

4. 治疗要点　本病的治疗主要在于纠正病人体液丢失的同时积极治疗原发病。病人应在饮食上进行控制，进食低胆固醇、低热量的食物，同时要注意多运动，减轻体重，并养成良好的生活习惯，不吸烟，控制血压。

（二）继发性红细胞增多症

继发性红细胞增多症是继发于其他疾病或病理状态的红细胞数量的绝对性增多，可以因生理适应代偿性增加或非代偿性红细胞生成素的刺激而发病。

1. 发病原因及机制

（1）红细胞生成素代偿性增加：

1）新生儿红细胞增多症：正常足月的新生儿血红蛋白在 180～190g/L，红细胞在 $(5.7～6.4)×10^{12}/L$，红细胞比容为 53%～54%，这是因为胎儿在母体内处于生理性缺氧状态，出生以后，新生儿可以直接从空气中吸收氧气，红细胞计数也会逐渐下降。如果新生儿的血红蛋白大于 220g/L，红细胞比容大于 60% 即可诊断为新生儿红细胞增多症。

2）高原性红细胞增多症：由于高原地区大气压降低，在缺氧的情况下，会产生继发性红细胞增多。海拔越高，大气压越低，肺泡氧压也越低，相应的红细胞计数、血红蛋白及血细胞比容也就越高。在海拔 3 500m 以上，随着海拔高度的增加，高原性红细胞增多症的发病率也会相应增多。

3）慢性肺脏疾病引起的红细胞增多症：如肺气肿，长期支气管哮喘、脊柱严重侧突、后突影响了心、肺功能，肺源性心脏病及多发性肺栓塞，也会由于循环血液经过肺泡时氧化不充分，常发生继发性红细胞增多。

4）肺换气不良综合征引起的红细胞增多症：由于呼吸中枢影响周围肺泡通气不良的病

人，其临床特点为肥胖、高碳酸血症、红细胞增多。病人有嗜睡、抽搐、发绀、周期性呼吸等症状，最后可导致右心衰竭，个别病例体重减轻后，可使肺泡换气正常，临床症状消失。

5）心血管疾病引起的红细胞增多症：先天性心脏病如法洛四联症，大血管完全移位，常会发生继发性红细胞增多，其发病机制是因为血液循环发生了短路，使得动脉血氧饱和度降低，刺激了红细胞生成素的增加，促进了红细胞的生成。非紫绀型先天性心脏病的病人常发生慢性心力衰竭、肺充血及肺通气功能不良，导致长期缺氧时，也可发生红细胞增多。属于获得性心脏病的二尖瓣病变和慢性肺源性心脏病也会由于有全身血液循环障碍和肺通气受阻而常伴有红细胞增多，但红细胞增多的程度较轻，不如先天性心脏病明显。

6）血红蛋白病引起的红细胞增多症：由于异常的血红蛋白氧亲和力增加，与氧紧密结合，保持氧合血红蛋白状态，而不易将氧释放至组织，组织可利用氧减少，引起机体组织缺氧，从而使红细胞生成素增加，引发红细胞增多。

7）异常血红病引起的红细胞增多症：在一些损伤性或病理条件下，血红蛋白对氧的摄入或释放发生异常，按照吸收光带与特性不同，可以分为高铁血红蛋白血症、硫血红蛋白血症和一氧化碳血红蛋白血症等，这些疾病是由于血红蛋白失去了与氧结合的能力，不能携带氧分子进入组织，引起轻度的继发性红细胞增多症。有些人长期、大量吸烟，使机体长期暴露在高浓度的一氧化碳中，吸入的一氧化碳会对血红蛋白有较强的亲和力，一氧化碳与血红蛋白结合代替了氧与血红蛋白的结合，从而造成了缺氧状态，也可以引起轻度的红细胞增多，病人血细胞比容与吸烟的消耗量有一定的关系，停止吸烟后血浆即可恢复正常。

（2）红细胞生成素非代偿性增加：

1）肾脏疾病引起的红细胞增多：肾脏疾病继发性红细胞增多尤以肾癌最为多见，其次还有多囊肾、肾结核、肾盂积水、肾良性腺瘤、肾肉瘤等。继发性肾脏肿瘤及肾脏移植也有继发性红细胞增多的报道，红细胞增多的机制是因为肿瘤、囊肿或积水压迫了肾组织，阻碍了血流，引起局部组织的缺氧，使肾脏红细胞生成素生成增多，导致了红细胞生成增加。此外，在囊肿壁的浸出物和囊肿的液体以及肿瘤的肾癌组织中会有红细胞生成素的 RNA 存在，肾脏移植的病人引起的红细胞增多可能与受者本身肾脏损害从而引起红细胞生成素增加有关。

2）其他恶性肿瘤引起的红细胞增多：肝癌的病人已证实有红细胞增多，在肝癌细胞中也已经证实有促红细胞生成素的抗原存在。肝癌切除后红细胞增多可以得到改善，转移性肝癌、肝血管瘤、肝血管肉瘤等也可见红细胞增多，肝硬化的病人偶见红细胞增多，可能与合并肝癌有关。除肝肿瘤外还有小脑成血管细胞瘤、子宫肌瘤、嗜铬细胞瘤、卵巢癌等也可影响到红细胞生成素的分泌进而并发红细胞增多。

2. 临床表现　常见的有头晕、头痛、乏力、心悸、失眠、怕热、出汗等症状。有时会有心绞痛、面部、手指、嘴唇及耳廓的颜色呈暗红色到发绀，还会有黏膜及眼结膜的充血与血管扩张。继发性红细胞增多症的病人往往由于原发病的不同病人的临床表现也有很大的差别。

3. 诊断依据　病人存在引起红细胞增多的原因，如缺氧和相关的肿瘤、囊肿等。病人的红细胞计数、血红蛋白浓度、血细胞比容、红细胞容量高于正常，但血小板和白细胞的计数一般都正常。

4. 治疗要点

（1）原则上是积极治疗原发病，去除能够引起或加重红细胞增多的因素，继发性红细胞增多症也会随之消失。

（2）必要时可采用静脉放血。

（三）真性红细胞增多症

真性红细胞增多症，简称真红，是一种原因不明的慢性骨髓增殖性疾病，其特点为骨髓造血功能亢进，尤以红细胞系统增生显著，血液总容量绝对增多，血液黏度增高。

1. 病因和发病机制　本病的发病原因尚不清楚，骨髓红细胞系显著增生而导致外周血细胞容量增多的发病机制可能与下列因素有关。

（1）"内生性"红细胞克隆的形成：目前认为真性红细胞增多症的异常克隆由单一细胞起源，持续增生，抑制了正常克隆，同时具有细胞遗传学的不稳定性，临床上可发现由真性红细胞增多症转化为急性白血病的病例。

（2）红系祖细胞对促红细胞生成素敏感性增强：真性红细胞增多症病人的红系祖细胞对促红细胞生成素的敏感性增强，也是导致红细胞增多的原因之一。

（3）多能干细胞水平增殖异常：正常的红细胞中含有 A 型和 B 型两种葡萄糖 – 6 – 磷酸脱氢酶（G – 6 – PD）的同工酶，而真性红细胞增多症的病人体内的红、粒细胞和血小板仅含 A 型一种，但成纤维细胞和淋巴细胞中仍含 A、B 两型的 G – 6 – PD 同工酶，这也说明了本病是起源于同一多能干细胞水平的单一克隆性疾病。

（4）细胞凋亡的异常：有研究发现，真性红细胞增多症病人有核红细胞生存的时间明显大于正常人，真性红细胞增多症集落对 IL – 3、SCF 都有高度敏感性，而这些因子都可以延缓红系祖细胞发生凋亡，使得体内红细胞数量增多。

2. 临床表现　真性红细胞增多症的病人有多血质、脾肿大、皮肤红紫、头昏、头晕、头痛、高血压，可合并血栓形成和出血，晚期多伴发骨髓纤维化。严重病人还可出现血管、神经并发症出血、梗塞等。本病多见于中老年人，其中男性病人多于女性病人。由于本病起病缓慢，大多病人发病后数年才被诊断，也有的是因出现并发症就医而发现本病。

3. 诊断依据

（1）临床有多血症表现：皮肤、黏膜呈绛红色，尤其以两颊、口唇、眼结合膜、手掌等处为重。

（2）血红蛋白浓度测定及红细胞计数明显增加：未经过治疗前男性血红蛋白大于 180g/L，女性血红蛋白大于 170g/L；男性红细胞计数大于 6.5×10^{12}/L，女性红细胞计数大于 6.0×10^{12}/L。

（3）红细胞压积增高：男性大于或等于 0.54；女性大于或等于 0.50。

（4）在没有感染的情况及其他原因时白细胞计数多大于 11.0×10^9/L。

（5）血小板计数多大于 300×10^9/L。

（6）外周血中性粒细胞碱性磷酸酶（NAP）积分大于 100。

（7）骨髓象提示骨髓增生明显活跃：粒、红与巨核细胞系均增生，但红系细胞增生最为显著。

4. 治疗要点　真性红细胞增多症的病人常常维持在多血症期达数年之久，此后进入终末期。

1）多血症期　多血症期的治疗的主要目的是通过减少血细胞以改善病人症状，降低栓塞和出血的并发症。有些病人通过周期性静脉放血治疗而使红细胞计数和红细胞压积得到了控制，而血小板和白细胞计数则需要通过给予骨髓抑制性药物（如羟基脲、烷化剂、马利兰、干扰素、双溴丙哌嗪、高三尖杉酯碱、甲异靛等）才可以得到控制，大部分病人需同时进行上述两种治疗。

2）终末期　到了终末期的病人可出现贫血，显著的骨髓纤维化和脾脏肿大，血小板计数可增高、减少或正常，而白细胞计数可显著增高，在外周血中可出现幼稚粒细胞。周期性的输血治疗也就成了终末期的唯一治疗方法。

二、护理

（一）护理要点

1. 一般护理　病人应卧床休息，保持病室环境温度和湿度适宜。积极治疗引起本病的原发病，注意观察病人的面色、生命体征。了解病人的血象变化。

2. 心理护理　由于起病时间久，引起的原因复杂多样，病人往往有很重的负面情绪。我们要因人而异给予不同的心理辅导，指导病人保持良好的心态，避免情绪波动，积极配合治疗，并鼓励病人家属树立对治疗的信心，进而带动病人的治疗积极性，使其更好地融入到社会生活中。

3. 放血治疗的护理　在进行放血治疗前，向病人和家属做好解释工作，使其了解放血治疗的目的、方法和注意事项，消除病人的紧张情绪，取得病人的配合。在操作过程中要耐心地解释病人提出的疑问。在放血过程中要注意固定好针头，避免针头移位而引起病人的疼痛和再次穿刺。放血速度不宜过快，并随时观察病人的意识状况，监测病人的呼吸和脉搏变化，询问病人有无头昏、头痛等不适。对于有晕血症的病人，进行放血治疗时，应该分散其注意力，并包好血袋，避免引起晕血。

（二）健康指导

（1）适当做有氧运动：在病情允许的情况下多做深呼吸。在氧气充足的地方，微微张开嘴，慢慢吸气咽下。

（2）保持心情愉快，避免情绪波动。

（3）保证充足的睡眠，精力充沛。

（4）合理饮食：以植物性营养为主，定时、定量，多食用绿茶、灵芝、螺旋藻、番茄、红薯、山楂、绞股蓝、蜂蜜、蜂王浆、花粉、海带等。

（闫　慧）

第十四节　重度贫血症

一、概述

贫血（anemia）是指外周血中单位体积内血红蛋白（Hb）浓度、红细胞计数（RBC）和（或）血细胞比容（HCT）低于相同年龄、性别和地区的正常值低限的一种常见的临床症状。一般认为在平原地区，成年男性 Hb<120g/L，RBC<4.5×10^{12}/L 和（或）HCT<42%，成年女性 Hb<110g/L（孕妇110 g/L），RBC<4.0×10^{12}/L 和（或）HCT<38% 即可诊断为贫血。其中以 Hb 浓度低于正常值为最重要的衡量标准，RBC 计数的多少不一定反映

出是否贫血以及贫血的程度。如在小细胞性贫血的时候，RBC 计数减少的程度往往比 Hb 减少的程度要轻，而当发生大细胞性贫血时，RBC 计数的减少程度则比 Hb 的下降显著。目前临床一般根据血红蛋白量的多少将贫血分为四个等级：当血红蛋白浓度低于正常参考值但高于 90g/L 为轻度贫血，血红蛋白浓度低于 90g/L 但高于 60g/L 为中度贫血，血红蛋白浓度低于 60g/L 但高于 30g/L 为重度贫血，血红蛋白浓度低于 30g/L 为极重度贫血。

（一）贫血的分类

由于引起贫血的原因多种多样，发生贫血的机制也很复杂，诊断时比较困难，不同的学者、专家看待问题的角度也不相同，对贫血的分类也就不相同。目前大概可以从五个角度来对贫血进行分类。

1. 按产生贫血的原因

(1) 红细胞生成减少：造血原料不足或利用障碍。

(2) 骨髓造血功能异常。

(3) 继发性贫血：见表 14-1。

表 14-1 继发性贫血

原因	类型
慢性肝疾病	肝性贫血
慢性肾疾病	肾性贫血 缺乏红细胞生成素的贫血
恶性肿瘤	各种白血病 恶性肿瘤引起骨髓浸润性贫血
内分泌疾病	甲状腺、肾上腺、垂体等疾病引起的贫血
慢性感染、炎症	慢性病性贫血

(4) 红细胞破坏过多：内源性因素：见表 14-2。

表 14-2 内源性因素

原因	类型
红细胞膜先天缺陷引起的贫血	遗传性球形红细胞增多症 遗传性椭圆形红细胞增多症 棘形红细胞增多症 口型红细胞增多症
溶血性贫血	葡萄糖-6-磷酸脱氢酶缺乏引起的贫血 红细胞酶缺陷引起的贫血 丙酮酸激酶缺乏引起的贫血 其他酶缺乏引起的贫血
珠蛋白合成异常引起的贫血	地中海贫血 不稳定血红蛋白病 氧亲和力改变的血红蛋白病 镰形细胞病 血红蛋白 C、D、E 病 血红蛋白 M 病

续 表

原因	类型
血红素或卟啉代谢异常导致的贫血	卟啉病
	硫化血红蛋白症
	高铁血红蛋白症

（5）外源性因素：见表14-3。

表14-3 外源性因素

原因	类型
机械性损伤引起的贫血	创伤性、心源性溶血性贫血
	行军性血红蛋白血症
	人造心脏瓣膜溶血性贫血
	微血管病性溶血性贫血
免疫性溶血性贫血	自身免疫性溶血性贫血
	新生儿同种免疫性溶血病
	药物免疫性溶血性贫血
	阵发性睡眠性血红蛋白尿
	阵发性寒冷性血红蛋白尿
	冷凝集素综合征
理化生物因素所造成的贫血	化学毒物及药物性溶血性贫血
	大面积烧伤、感染性溶血性贫血
脾功能亢进	单核-巨噬细胞系统破坏增多

2. 按外周血成熟红细胞的大小分类（表14-4） 平均红细胞体积，是指每个红细胞的平均体积，以飞升（fL）为单位。平均红细胞血红蛋白含量，是指每个红细胞内所含血红蛋白的平均量，以皮克（pg）为单位。平均红细胞血红蛋白浓度，是指平均每升红细胞中所含血红蛋白浓度（g/L）。平均红细胞体积（MCV）、平均红细胞血红蛋白含量（MCH）、平均红细胞血红蛋白浓度（MCHC）是根据红细胞计数（RBC）、血红蛋白（Hb）量和血细胞比容（HCT）值计算出来的。

MCV = 每升血中血细胞比容/每升血中红细胞数，正常值为80~100fL。

MCH = 每升血液中血红蛋白浓度/每升血液中红细胞个数，正常值为27~34pg。

MCHC = 每升血液中血红蛋白浓度/每升血液中红细胞比容，正常值为320~360。

表14-4 贫血分类（按外周血成熟红细胞的大小分类）

贫血类型	MCV	MCH	MCHC	常见疾病及病因
正常细胞性贫血	正常	正常	正常	再生障碍性贫血
				溶血性贫血
				急性失血
				急性溶血
大细胞性贫血	正常	正常	正常	巨幼细胞性贫血
				叶酸和维生素B_{12}缺乏或吸收障碍

续 表

贫血类型	MCV	MCH	MCHC	常见疾病及病因
单纯小细胞性贫血	正常	正常	正常	慢性感染性贫血 慢性肝肾疾病性贫血
小细胞低色素性贫血	正常	正常	正常	缺铁性贫血 慢性失血性贫血铁缺乏、维生素B_6缺乏 珠蛋白肽链合成障碍慢性失血等

3. 按红细胞系统生成的过程分类

（1）干细胞增殖和分化过程的障碍：①多能造血干细胞：如原发性和继发性再生障碍性贫血。②红系祖细胞：如先天性和获得性纯红细胞再生障碍性贫血、肾性贫血、内分泌疾病引起的贫血。

（2）已分化红细胞的增生和成熟障碍：① DNA 合成障碍：如叶酸和维生素 B_{12} 缺乏引起的巨幼细胞性贫血。②血红蛋白合成障碍：如缺铁性贫血、高铁血红蛋白症、地中海贫血等。③原因不明或多种异常引起：如铁粒幼细胞贫血、慢性继发性贫血等。

4. 按红细胞的病理变化分类

（1）红细胞膜异常：多为溶血性贫血，并且多有红细胞形态的异常，如遗传性球形红细胞增多症、遗传性椭圆形红细胞增多症。

（2）红细胞质异常：①铁代谢异常：如缺铁性贫血。②血红素异常：如高铁血红蛋白症、硫化血红蛋白症。③珠蛋白合成异常：如地中海贫血、异常血红蛋白病。④酶异常：如葡萄糖-6-磷酸脱氢酶缺乏引起的贫血、丙酮酸激酶缺乏引起的贫血等。

（3）红细胞核的异常：①叶酸和维生素 B_{12} 缺乏导致的巨幼细胞贫血。

（4）病态红细胞生成：多见于恶性疾病，如骨髓增生异常综合征、白血病等。常见多核红细胞。

5. 按骨髓的病理形态分类

（1）增生性贫血：如缺铁性贫血、急慢性失血性贫血、溶血性贫血、继发性贫血等。

（2）巨幼细胞性贫血：如叶酸和维生素 B_{12} 缺乏引起的贫血。

（3）增生不良性贫血：如原发性和继发性再生障碍性贫血。

（二）临床表现

血液携氧功能降低是贫血的病理生理基础。贫血症状的有无或轻重，取决于贫血的程度、贫血发生的速度、循环血量有无改变、病人的年龄以及心血管系统的代偿能力等。若贫血发生缓慢，机体能逐渐适应，即使贫血较重，也可维持生理功能；反之，如短期内发生贫血，即使贫血程度不重，也可能出现明显的症状。年老体弱或心、肺功能减退者，症状较明显。

1. 疲倦、乏力、精神萎靡　身体软弱无力、疲乏、困倦，是因肌肉缺氧所致。此为最常见和最早出现的症状。

2. 皮肤黏膜苍白　皮肤黏膜苍白是贫血最常见的体征。一般首先观察睑结合膜、手掌大小鱼际及甲床的颜色。

3. 循环和呼吸系统　轻、中度的贫血病人在情绪激动或体力活动后会出现明显的循环和呼吸系统的改变,出现心悸、气短、头昏、乏力等症状。当贫血严重或发生迅速的贫血时,病人即使在休息时也可能会出现上述症状,长期贫血以及心脏超负荷工作且供氧不足会导致贫血性心脏病,此时不仅有心率变化,还可有心律失常和心功能不全。

4. 中枢神经系统 头晕、头痛、耳鸣、眼花、注意力不集中、嗜睡等均为常见症状。晕厥甚至神志模糊可出现于贫血严重或发生急骤者,特别是老年病人。

5. 消化系统 食欲减退、腹部胀气、恶心、便秘等为最多见的症状。

6. 生殖系统 女性病人中常出现月经失调,如闭经或月经过多。在男、女两性中性欲减退均多见。

7. 泌尿系统 贫血严重者可有轻度蛋白尿及尿浓缩功能减低。

(三) 实验室检查

(1) 血常规检查、血红蛋白及红细胞计数是确定贫血程度的可靠指标。

(2) 血涂片检查:观察红细胞、白细胞、血小板数量变化及形态改变。

(3) 网织红细胞计数:了解红细胞增生情况以及作为贫血疗效的早期指标。

(4) 骨髓检查:任何不明原因的贫血都应做骨髓穿刺,必要时做骨髓活检。

(四) 治疗方法

1. 病因治疗 消除病因为治疗贫血的首要原则,贫血的病因往往决定了贫血的治疗效果和预后。很多时候,原发病比贫血本身的危害严重得多(例如胃肠道癌肿),其治疗也比贫血更为重要。在病因诊断未明确时,不能乱投药物使情况复杂,增加诊断上的困难。

2. 药物治疗 补充造血原料,应用雄激素、肾上腺糖皮质激素、免疫抑制剂等。如维生素 B_{12} 及叶酸适用于治疗巨幼细胞性贫血;铁剂仅用于缺铁性贫血,不能用于非缺铁性贫血,因会引起铁负荷过重,影响重要器官(如心、肝、胰等)的功能;维生素 B_6 用于铁粒幼细胞性贫血;皮质类固醇用于治疗自身免疫性溶血性贫血;睾丸酮用于治疗再生障碍性贫血等。

3. 输血 输血治疗的优点是能迅速减轻或纠正贫血,但必须正确掌握输血的适应证,如需大量输血,为了减轻心血管系统的负荷过重和减少输血反应,可输注浓缩红细胞或洗涤红细胞。

4. 脾切除 脾脏是破坏血细胞的重要器官,与抗体的产生也有关。

5. 骨髓移植和造血干细胞移植 移植是近年来一种新的医疗技术,目前仍在研究试用阶段,主要用于急性再生障碍性贫血之早期未经输血或极少输过血的病人,如果移植成功,可能获得治愈。

二、护理

(一) 护理要点

1. 心理护理 重度贫血病人往往因为病程较久,病人会产生一种恐惧与灰心的心理,担心治疗及预后。同时病人全身乏力,活动后加重循环和呼吸系统的压力,出现心悸、气短、呼吸频率加快,病人的生活自理能力有所下降,因此而产生了悲观的情绪。还有部分病人经济压力大,而长久的治疗效果不佳更增加了经济负担,有的病人甚至产生了悲观厌世的心理。从病人入院时,应以微笑来面对病人,向其讲解医院的住院环境,消除其对环境的陌生感,更好地完成角色的转变。在住院过程中更应该关心病人,及时了解病人的心理变化,指导其保持良好的心态,积极配合检查治疗,鼓励病人与亲友或病友多沟通交流,减少其孤独感,促进疾病的早日康复。

2. 用药护理 现在的贫血发病率高,常见市场上销售各种治疗贫血的药品和保健品,而这些所谓的治疗贫血的药品和保健品对病人的贫血能否起到治疗作用还不得而知。病人用药一定要在检查贫血发生的原因后,在医师的指导下合理地使用药物。病人服用药物有一定的副作用,护理人员应该向其讲解这些副作用,让病人自己了解这些副作用,减轻恐惧心理。例如,正在服用雄激素类药物的病人,容易长痤疮,毛发增多,声音变粗,女性病人出现停经、伴男性化等表现,但病情缓解后,逐渐减药,副作用也会消失。而肌内注射丙酸睾丸酮的病人,局部皮下组织容易产生硬结,当发现有硬结时,要及时理疗、热敷,以促进药物的吸收,防止感染。

3. 卧床休息 红细胞的主要功能是携氧,因此贫血发生后就可出现因组织缺氧引起的一系列症状体征。因此贫血病人应以卧床休息为主,轻度贫血的病人可以在家属的陪同下适当下床活动,预防跌倒。严重贫血的病人应该卧床休息,必要时给予低流量的氧气吸入。对于需要长期卧床休息的病人来说,压疮是最常见的并发症,要积极预防压疮的发生,协助病人定时翻身,并保持皮肤、床单位的清洁卫生。

4. 饮食 贫血原因很多,日常的生活以及饮食也应该注意饮食营养的合理,食物必须多样化,食谱要广,忌食辛辣,生冷不易消化的食物,不能偏食,否则也可能会因某种营养素的缺乏而引起贫血。食物要富有营养并易于消化,饮食要有规律,有节制,禁暴饮暴食。缺铁性贫血的病人要多食含铁丰富的食物,如猪肝、猪血、瘦肉、奶制品、豆类、大米、苹果、绿叶蔬菜等。茶叶中含有叶酸、维生素B_{12},因此多饮茶有利于巨细胞性贫血的治疗。但缺铁性贫血不宜饮茶,因为饮茶不利于人体对铁剂的吸收,适当的补充酸性食物则有利于铁剂的吸收。

5. 预防感染 保持皮肤黏膜的清洁卫生,常洗澡,勤换衣物,防止皮肤破损、感染。保持室内空气新鲜,早晚通风2次,每次30min以上,室内空气每日消毒2次,每次30min。限制家属及亲朋好友探视次数、人数,有呼吸道感染的禁止探视。如果出现感染的征兆应立即给予抗生素治疗。

(二) 健康指导

(1) 向病人和家属讲解贫血发生的原因、临床表现、治疗方法及不良反应,指导病人保持良好的心理状态,积极配合治疗。

(2) 使病人和家属了解治疗药物的副作用,使其积极配合治疗。

(3) 加强病人营养,摄入高蛋白、高热量、高维生素等富含营养、易消化饮食。

(4) 向病人及家属讲解吸氧注意事项,讲解输血的作用。

(闫 慧)

第十五节 血小板减少症

一、概述

血小板减少症是指血小板数低于正常范围 [$(100\sim300)\times10^9/L$] 所引起的病症。血

血液系统疾病综合诊疗要点

小板减少可能是由于血小板产生不足,脾脏对血小板阻留,血小板受到破坏或者血小板利用增加以及被血小板稀释。但是无论何种原因所导致的严重血小板减少,都会引起典型的出血症状,最常见的出血有鼻出血、皮肤黏膜出血,全身可出现散在的出血点,或病人受轻微外伤撞击部位出现散在性淤斑。还有的会出现胃肠道出血,泌尿生殖系统出血,有的女性病人月经量增多,经期延长。当出现胃肠道大量出血或中枢神经系统内出血时可危及病人生命。

(一) 血小板的作用

血小板又名血栓细胞,是从骨髓中巨核细胞脱落下来的小块胞质,无细胞核,每个巨核细胞可产生 300~4 000 个血小板。血小板的表面有完整的细胞膜,体积小,直径为 2~4μm,正常的血小板呈双凸圆盘状,容易受机械、化学的刺激,受刺激后便会伸出突起,呈现出不规则的形状,电子显微镜下的血小板膜表面有糖衣,能吸附血浆蛋白和凝血因子。血小板在出血凝血过程中起着重要的作用。血小板是血液中最小的细胞,血小板在电子显微镜下有的像橄榄形盘状,也有梭形或不规则形状。血小板长 1.5~4μm,宽 0.5~2um。正常人血液中血小板计数为 (100~300)×10^9/L,约有 1/3 的血小板平时贮存在脾脏中。血小板的主要功能就是凝血和止血,修补破损的血管。血小板的寿命为 7~14 天,当人体受伤出现出血时,血小板就会在数秒钟内成群结队地封闭伤口以达到止血的目的。血小板会联合血液中的其他凝血物质如钙离子和凝血酶等,在破损的血管壁上聚集成团,形成一层保护膜,堵住破损的伤口和血管,从而起到止血的作用。此外,血小板还可以释放肾上腺素,引起血管的收缩,促进机体迅速止血。

(二) 血小板减少的原因

引起血小板减少的原因很多,一般认为有以下五个方面。

1. 医源性血小板减少

(1) 大量输血可引起血小板减少性紫癜:快速大量地输注库血可引起血小板减少,其发病机制尚不明确,血小板减少的程度跟输血量有关。大多数专家认为库血中有血小板凝集因子,引起血小板凝集,从而消耗了大量的血小板。对于需要紧急输注 10~12 个单位以上库血的病人同时输注浓集的血小板能够防止血小板减少症的发生。

(2) 低温麻醉所致的血小板减少:在低温麻醉时,有时会出现一过性的血小板减少症,一般不会引起出血,多数情况是可以逆转的。有个别的病人在复温后血小板减少可能会持续存在,从而引起出血。

(3) 电离辐射所致的血小板减少:短期内机体接受大剂量的电离辐射或机体长期受到大剂量的电离辐射后,可以引起造血功能受到抑制,血小板生成障碍,从而引起血小板减少。

(4) 体外循环所致血小板减少:体外循环进行手术的病人,在进行体外循环时,血小板可与异物表面相互作用,从而导致血小板功能激活,血小板聚集,在肺及体外循环机的滤网中被清除掉,引起血小板的减少。

2. 生成障碍所致的血小板减少

(1) 骨髓损伤:①理化因素造成的骨髓损伤:在治疗恶性肿瘤时常使用电离辐射、烷化剂、抗代谢剂、细胞毒性制剂等,这些理化因素可以直接毒害骨髓细胞,或者发生免疫反应,治疗后往往会出现血小板减少。这时常常出现骨髓弥漫性损伤,病人表现为全血减少。

但少数病人巨核细胞对射线的作用较敏感，因某些病人可只表现为巨核细胞减少，血小板减少。②骨髓浸润性病变：白血病、恶性淋巴瘤、骨髓增殖性疾病、骨髓纤维化、骨髓转移癌等恶性疾病因为疾病浸润到了骨髓，破坏了造血干细胞和造血微环境，使得血小板减少。③病原微生物：病毒性肝炎、登革热、败血症、艾滋病等疾病的病原体可以直接抑制骨髓造血，巨核细胞减少，使得血小板减少。④造血干细胞病变：再生障碍性贫血、阵发性睡眠性血红蛋白尿等疾病影响造血干细胞，使得血小板生成减少。

（2）先天性缺陷：如先天性巨核细胞生成不良，此病罕见，巨核细胞及血小板明显减少，常伴先天畸形，如肾脏、心脏、骨骼等。预后差，约2/3患儿8个月内死于颅内出血。母体孕期患风疹、口服D860可为发病因素。①巨核细胞定向、分化异常而导致的遗传性血小板减少症。②巨核细胞成熟障碍导致的遗传性血小板减少症。③遗传性血小板形成障碍性血小板减少症。④血小板寿命缩短导致的遗传性血小板减少症。⑤原因不明确的遗传性血小板减少症。

（3）无效性血小板生成：无效性血小板生成是指巨核细胞每天生成的血小板数量不到正常的50%。常见于部分维生素B_{12}或叶酸缺乏的巨幼细胞性贫血病人，表现为血小板减少，有的病人有出血倾向，有的表现为全血减少，骨髓巨核细胞正常甚至增加，因此为无效性血小板生成。无效性血小板生成的表现特征为骨髓巨核细胞增多，但血小板的更新率则降低。

3. 分布异常所致的血小板减少

（1）脾功能亢进：脾功能亢进是指各种不同疾病引起的脾脏肿大和血细胞减少的综合征。临床表现为脾脏肿大伴有一种或多种血细胞减少，而骨髓造血细胞增生，切除脾脏后，血象恢复正常。

2）骨髓纤维化：骨髓纤维化是指以骨髓中成纤维细胞增殖，胶原纤维沉积伴有肝脏、脾脏等器官髓外造血为特征的一种疾病。其临床特征为贫血，肝脾肿大，在外周血中会发现幼粒、幼红细胞，骨髓呈不同程度的纤维化。

3）肝脾疾病：在正常情况下，体内约1/3的血小板停滞在脾脏，当发生脾脏肿大时如门脉高压症、高雪氏病、淋巴瘤、结节病等，血小板计数可能会减少，但体内血小板的总数并没有减少。注射肾上腺素后，在一定的时间内，血小板计数可明显升高。有时可能同时存在血小板破坏增加的因素。肝脏疾病所导致的血小板减少与血小板生成素合成减少及脾功能亢进有关。

4. 破坏增多所致的血小板减少

（1）免疫性血小板减少：①同种免疫性血小板减少：如新生儿同种免疫血小板减少症、血小板输注无效等。②自身免疫性血小板减少：如继发性血小板减少性紫癜、特发性血小板减少性紫癜等。

（2）非免疫性血小板减少：如血栓性血小板减少性紫癜、溶血性尿毒症综合征、弥散性血管内凝血、妊娠合并血小板减少等。

5. 感染性因素所致的血小板减少 感染性血小板减少症是因为病毒、细菌或其他感染因素所致的血小板减少性出血疾病。可导致血小板减少的病毒感染包括麻疹、风疹、单纯疱疹、巨细胞病毒感染、水痘、病毒性肝炎、流感、传染性单核细胞增多症、腮腺炎、流行性出血热、登革热等。病毒可侵犯到巨核细胞，使血小板生成减少。病毒也可以吸附于血小板上,导致血小板破坏增加。某些严重的麻疹病人以及流行性出血热病人因为弥散性血管内凝血而消耗血小板。许多细菌感染可致血小板减少,如革兰阳性及阴性细菌败血症、细菌性心内膜炎、脑膜炎双球菌、菌血症、伤寒、结核病、猩红热、布氏杆菌病。细菌毒素抑制了血小板的生成,或使血小板破坏增加,也可能是由于毒素影响血管壁功能而增加血小板消耗。单纯血小板减少病人,如果有明确的感染病史,在原发感染控制后,血小板会恢复正常。

(三) 临床表现

1. 皮肤黏膜出血 可突然发生广泛而严重的皮肤黏膜青紫,甚至出现大片的淤斑和血肿,皮肤淤点多为全身性的,以下肢为多见,分布均匀。

2. 鼻腔、牙龈出血 血小板减少时病人往往会出现鼻腔和牙龈出血,有的口腔里还可有血疱出现。

3. 血便、血尿 胃肠道和泌尿系统出血病人往往会有血便、血尿。当血小板升高时出血情况会有所改善。

4. 月经过多 女性病人因为血小板减少往往会出现月经量增多,经期延长,出血不止。

5. 颅内出血 当出现颅内出血时,病人可能会出现昏迷、心跳、血压、呼吸不稳。根据出血部位不同也可能会引起恶心、呕吐、腹泻等症状,其中呕吐最为严重。

(四) 实验室检查

1. 血常规 外周血细胞计数是确定血小板减少症及其严重性的关键性检查。

2. 血涂片 血涂片检查能为其病因检查提供线索。

3. 骨髓穿刺 若在血涂片检查时见到除血小板减少以外的异常情况,可以考虑做骨髓穿刺检查,骨髓穿刺检查可以提供巨核细胞的数量及形态的信息,并确定有没有引起骨髓功能衰竭疾病的存在。

(五) 治疗方法

1. 支持治疗 血小板少于 $20 \times 10^9/L$ 时,出血较重,并且有自发性出血的倾向,病人容易出现危及生命的颅内出血,这时需要输注血小板及大剂量丙种球蛋白,使血小板保持在 $20 \times 10^9/L$ 以上,减少出血的发生。

2. 药物治疗 目前临床上一般使用的药物是血小板生成素和白细胞介素-2。

血小板生成素可以刺激巨核细胞生长及分化的内源性细胞因子,对巨核细胞生成的各阶段均产生刺激作用,包括前体细胞的增殖和多倍体巨核细胞的发育以及成熟,使得血小板数目增多。

白细胞介素-2可直接刺激造血干细胞和巨核祖细胞的增殖,诱导巨核细胞的成熟分化,增加体内血小板的生成,从而提高血液血小板计数,而血小板功能无明显改变。

3. 止血治疗 止血治疗即应用止血药物促进机体止血,减少出血。当鼻腔出血止不住时可以给予肾上腺素棉球填塞或凡士林纱条深鼻腔填塞压迫止血。

4. 中医治疗 中医认为,血小板减少的主要病理机制是因为肝肾不足、气血两虚。有的食物具有滋补肝肾的作用,如骨髓、胎盘、猪肝、排骨、鸡肉、羊肉、鸽肉、鹌鹑蛋、甲鱼、海参等;而具有益气养血作用的食物有大枣、龙眼、花生衣、菠菜、荔枝、葡萄、牛肉、鳝鱼、墨鱼、带鱼等。平时多吃这些食物可预防和提升放化疗中的白细胞和血小板的减少。

二、护理

(一) 护理要点

1. 一般护理　病人应卧床休息,出血严重时更应该绝对卧床休息并保持心情平静。在饮食方面给予高蛋白、高维生素、有营养、容易消化的软食,预防消化道出血。有消化道出血时应适当禁食,避免胃肠道蠕动加重出血。病人应保持口腔清洁卫生,勤漱口,预防口腔感染,并且注意保护牙龈,使用软毛牙刷刷牙。保持大便通畅,避免用力解大便,避免用力咳嗽引起颅内压升高而造成颅内出血。

2. 心理护理　病人要有一个健康、愉快、积极配合治疗的心理,不良的情绪负担容易造成机体免疫功能降低,影响疾病的恢复。医务人员要通过良好的沟通交流,让病人信任,并通过举例说明来缓解病人的负面情绪,使病人积极配合治疗,早日康复。

3. 出血的护理

(1) 鼻出血:鼻出血多为鼻中隔出血,要让病人取平卧位,保持心情平静,给予 1:1 000 的肾上腺素棉球填塞鼻孔。出现大量的鼻出血时,应该给予凡士林油纱条作后鼻孔填塞止血。但填塞的时间一般不超过 72h,并且要注意病人鼻翼部位有无红肿感染的征兆。

(2) 口腔黏膜或牙龈出血的护理:保持口腔的清洁卫生,勤漱口,可以用大头棉签或棉球代替牙刷来清洁牙齿和口腔。

(3) 皮肤黏膜出血的护理:注意观察病人的皮肤情况,指导病人着宽松的衣物,避免摩擦引起出血。严格执行无菌操作,做完穿刺后一定要注意压迫止血直到不再出血为止。尽量避免损伤性的操作。

(4) 消化道出血的护理:观察病人有无呕血、便血、腹痛等消化道出血的征兆,观察病人的面色、血压、四肢温度变化。出现呕血时应将病人的头偏向一侧,保持呼吸道通畅,防止窒息。

(5) 颅内出血的护理:随时了解病人有无头痛、恶心、呕吐、视物模糊等情况,观察病人的意识变化。预防和及早发现颅内出血是抢救病人的关键。

4. 用药护理　遵医嘱服用药物,不能擅自更改药物的剂量或停药。

(二) 健康指导

(1) 平时应穿着稍微宽大的衣服,保持皮肤、黏膜的清洁卫生,避免抓伤,禁止掏鼻孔,养成良好的生活习惯。

(2) 进食软食,避免吃粗硬的食物,预防胃肠道出血。

(3) 遵医嘱服用药物,不能擅自更改药物的剂量或停药,避免接触引起血小板降低的药物如阿司匹林等。

(4) 预防感染,特别是预防病毒感染,如上呼吸道感染、麻疹、水痘、风疹等。

(闫　慧)

第十六节 血栓性血小板减少性紫癜

一、概述

血栓性血小板减少性紫癜（Thrombotic Thrombocytopenic Purpura，TTP）是一种少见的血栓性微血管疾病，伴有微血管病性溶血性贫血。该病由 Moschowitz 在 1925 年首先报告提出。其临床特征主要表现为血小板减少性紫癜、中枢神经系统异常、微血管病性溶性贫血、发热以及肾功能衰竭，具备前面三项临床特征的 TTP 病人占 70%～80%，称为三联征，约有 30% 的 TTP 病人同时具备以上五项临床特征，我们称之为五联征。

流行病学调查显示 TTP 的发病率为 $1/10^6$，发病年龄为 10～40 岁，女性多于男性，男、女比例为 1:3。本病发病急，病情凶险，如果没有得到及时有效的治疗，病人的死亡率可以达到 50% 以上。

（一）病因

目前对于 TTP 的病因尚未明确，多数 TTP 病人没有明显的病因，少数病人有感染、药物过敏、妊娠、免疫性疾病、中毒以及遗传等因素存在。

1. 感染 可见于细菌、立克次体、流感病毒、呼吸道及肠道病毒、单纯疱疹、Coxsackie B、肺炎支原体等感染，近年来也有与 HIV 感染有关的 TTP 的报道。

2. 药物过敏 有部分病人发病前使用了抗生素如青霉素类、磺胺类、碘、四环素、苯妥英钠、氯喹、阿司匹林、普鲁卡因胺、口服避孕药、注射疫苗等，有些抗肿瘤的化疗药物如环孢素、丝裂霉素以及骨髓移植都可以诱发 TTP。

3. 妊娠 研究表明，治疗性流产以及分娩后期都容易发生 TTP。

4. 免疫性疾病 如风湿性关节炎、类风湿性关节炎、脊柱炎、系统性红斑狼疮、干燥综合征、多动脉炎等也可以诱发 TTP。

5. 中毒 漆类、染料、一氧化碳、蜜蜂叮咬以及狗咬伤等可诱发 TTP。

6. 遗传 有报告显示同一家族中有几个人发生了 TTP，也有报道姐妹二人均在妊娠期发病，提示了该疾病有家族遗传倾向。

（二）发病机制

关于 TTP 的发病机制目前还没有完全定论。有的学者认为该病可能起源于内皮细胞受损，从而促进血小板在血管内聚集而形成血栓，也有的学者认为由于血小板聚集能力过强，形成了血小板栓子，黏附在血管内皮，从而引起其继发性改变。目前认为 TTP 可能的发病机制主要有以下几个方面。

1. 内皮细胞损坏 内皮细胞损坏主要包括内皮细胞抗栓功能减退、von Willebrand 因子（vWF）异常和氧化剂的损伤。由于内皮细胞受损，导致由内皮细胞产生或合成的多种生物活性物质减少，如前列环素（PGI_2）减少，正常情况下 PGI_2 能抑制诱导的血小板聚集。由于血液中的 PGI_2 浓度降低，纤溶活性减弱，导致了血管收缩加强，血小板聚集和凝固性增加，从而产生了血栓。

2. 促血小板聚集的因子增多 由于血小板聚集能力过强，形成了血小板栓子，这些栓子黏附于血管内皮，从而引起一系列的微血管改变。

3. 免疫学说　有报道指出，TTP 发病时血小板表面的相关免疫球蛋白（PAIgG）增高，当治疗好转时降低。血小板表面附着有 IgG 时易遭到单核 – 巨噬细胞系统的破坏，致使血液循环中血小板减少。

4. 小血管病变　有文献报告 TTP 可并发有系统性红斑狼疮、多发性结节性动脉炎、类风湿性关节炎、类风湿性脊柱炎等疾病，这些疾病的特点是都有不同程度的血管炎病变。

5. 弥散性血管内凝血（DIC）　有学者对 TTP 病人体内的血浆凝血酶 – 抗凝血酶Ⅲ复合物（TAT）和纤溶酶 – α_2 – 抗纤溶酶复合物（PAP）进行了研究，当病人疾病得到缓解后，其体内的 PAP 和 TAT 值均明显下降。

（三）分类

根据 TTP 的病因可将其分为遗传性 TTP 和获得性 TTP。而获得性 TTP 又可以根据其是否有明确的诱发因素分为原发性（特发性）TTP 和继发性 TTP。

1. 原发性 TTP　原发性 TTP 指的是没有明显诱因发病的成人，根据其病情的缓急分为急性型 TTP 和慢性型 TTP。

（1）急性型：最为多见，疾病进展迅速，呈爆发性，7～14 天出现典型的症状，死亡率高。常见死亡原因为脑血管意外、出血或心肺肾功能衰竭。

（2）慢性型：较少见，缓解和恶化相继发生，病程可持续数月或数年。

（3）反复发作型：由于治疗的进展，可反复发作 1～5 次，平均可存活 9～12 年。

2. 继发性 TTP

（1）妊娠并发 TTP：大多数发生于子痫、先兆子痫或先兆子痫之前，也有的发生在生产后第一个星期内。其发病机制可能与循环免疫复合物增高有关。

（2）感染引起的 TTP。

（3）肿瘤转移引起的 TTP：有的淋巴瘤病人，在发病 2～6 个月后可以引发 TTP。

（4）药物如抗肿瘤药物、奎宁、免疫抑制剂等应用引起的 TTP。

（5）免疫性疾病引起的 TTP。

（四）临床表现

TTP 病人起病急，病情进展迅速。根据病人的临床表现可分为：同时具有血小板减少、微血管病性溶血性贫血、中枢神经系统症状的三联征和与三联征同时存在并伴有肾脏损伤和发热症状的五联征。

1. 血小板减少引起的出血　出血部位以皮肤黏膜为主，表现为散在的淤点、淤斑或紫癜。还会出现鼻出血、视网膜出血、胃肠道出血和生殖泌尿系统出血，严重的病人还会出现颅内出血。出血的程度、范围与血小板减少的程度有关。

2. 中枢神经系统症状　典型的 TTP 病人首先出现神经系统症状，严重者往往有不同程度的意识紊乱、头痛和（或）失语、口齿不清、眩晕、惊厥、痉挛、视力障碍、感觉异常、知觉障碍、定向障碍、嗜睡、精神错乱、谵妄、昏迷、脑神经麻痹等。神经系统表现的多变性也是本病的特点之一，神经系统的异常表现与脑循环障碍有关，其严重程度也与疾病的预后密切相关。

3. 微血管病性溶血性贫血　TTP 病人会有不同程度的贫血。主要原因是当血流通过有病变的微血管时，红细胞由于受到机械性损伤而破裂，从而引起不同程度的贫血、黄疸、间接胆红素增高。少数的病人还会伴有肝脾肿大。

4. **肾脏损害** 肾脏损害主要表现为蛋白尿、镜下血尿和管型尿，肉眼血尿较少见。大多数病人会伴有轻、中度的肾损害，极少数病人由于肾脏血管广泛受累，肾皮质缺血坏死而引起少尿、无尿和急性肾功能衰竭。

5. **发热** 50%以上的病人会出现发热症状，发热可发生在疾病的不同时期。发热的原因可能与下列因素有关。

（1）继发感染。

（2）下丘脑体温调节功能紊乱。

（3）组织坏死。

（4）溶血产物的释放。

（5）内源性致热源的释放：由于异常的内皮细胞和（或）抗原抗体反应激活单核－巨噬细胞系统所导致。

6. **其他** 由于血栓的形成导致不同器官血液循环障碍可以引起以下疾病。

（1）心肌出血坏死，并发各种心律失常、心肌梗死和心力衰竭。

（2）呼吸功能不全：血栓影响了肺功能的正常进行。

（3）淋巴结肿大、皮肤坏死、皮疹、动脉周围炎、高血压等。

（4）腹痛、肝脾肿大、急性胰腺炎。

（5）肌肉关节疼痛、胸膜炎、雷诺现象等结缔组织病的表现。

（五）实验室检查

1. **血象** 外周血可见病人的血小板减少，有不同程度的贫血表现，为正细胞正色素性贫血，1/3 的病人血红蛋白小于 60g/L。95% 的病人血象中可看到变形红细胞及其碎片。病人的白细胞数为正常或稍微增高，很少有病人的白细胞超过 20×10^9/L。

2. **骨髓象** 多数病人的骨髓象正常，或呈增生性贫血骨髓象；巨核细胞数正常或增多，多数为幼稚巨核细胞，呈成熟障碍。

3. **溶血指标检查** 直接 Coombs 试验往往为阴性，但继发性者少数可为阳性。血清胆红素增高、游离血红蛋白增高、结合珠蛋白下降及血红蛋白尿阳性，提示有血管内溶血。

4. **血清乳酸脱氢酶（LDH）** LDH 水平增高，其增高水平与溶血程度和临床病程一致，可以作为临床判断预后及疗效的一个重要指标。

5. **出凝血检查** 凝血时间、部分凝血活酶时间、凝血酶原时间一般正常，少数病人检查结果延长。凝血因子Ⅴ、Ⅷ均正常。

6. **免疫血清学检查** SLE 细胞、抗核因子、类风湿因子可为阳性。补体大多数正常。

7. **肾功能检查** 可见镜下血尿、蛋白尿、血肌酐、尿素氮增高，少数病人可达到急性肾功能衰竭的标准。

（六）诊断依据

（1）临床表现为三联征或五联征。

（2）血小板计数低于 100×10^9/L。

（3）有微血管病性溶血的异常化验。

（七）治疗方法

1. 血浆疗法

（1）血浆置换（PE）：血浆置换为首选的治疗方法。自 1976 年开始使用血浆置换术治疗 TTP 后，TTP 的预后大为改善，提高了 TTP 病人的生存率。目前主张一旦确诊应及早进行血浆置换术，常规用量为每天 40~80mL/kg 的新鲜冷冻血浆，疗程 5~7 天。

血浆置换的机制可能跟以下因素有关：去除了体内的促血小板聚集物，补充了正常抗聚集物，抑制了血管内皮细胞的凋亡。

血浆置换的适应证：继发性的 TTP、家族性的 TTP、急性发作期的 TTP 均为首选治疗方法。

血浆置换的使用原则：早期、足量、优质、联合。禁止为病人输注血小板。

血浆置换的不良反应：过敏反应、枸橼酸钠相关毒性、与静脉穿刺相关并发症。

（2）血浆输注（PI）：单纯的血浆输注方法简单易行，适用于紧急抢救或基层医院的救治，但血浆输注的疗效没有血浆置换明显，并且输注大量的血浆会加重心、肾的负担，引起心、肾功能不全。

2. 肾上腺皮质激素　单独使用肾上腺皮质激素类的药物治疗 TTP 效果较差，应该联合血浆置换一起使用。一般用泼尼松 60~80mg/d，不超过 200mg/d。对于不能口服的病人也可用相应剂量的氢化可的松或地塞米松静脉滴注。

3. 免疫抑制剂　Pallavicini（1994）提出了当 TTP 病人使用血浆置换术和常规药物治疗无效时，可以使用长春新碱静脉注射，每周 2mg。临床上也有的病人对环孢素和免疫球蛋白的治疗有效。

4. 抗血小板药物　常用阿司匹林（600~2 400mg/d）、双嘧达莫（400~600mg/d）、吲哚美辛（消炎痛）等药物，可在综合治疗 TTP 中起辅助作用，待完全缓解后作维持治疗。

5. 脾脏切除术　目前脾脏切除术主要用于血浆置换无效或多次复发病情得不到控制的 TTP 病人。

6. 成分输血　当病人出现严重贫血时可以为其输注压积红细胞或洗涤红细胞，减轻病人的贫血状态。因为血小板的输注可以加重血小板的聚集和微血管的血栓，所以只有在血小板严重减少，危及病人生命的时候，才考虑输注血小板，并且血小板的输注最好在病人应用血浆置换治疗后谨慎进行。

（八）预后

TTP 病人起病急，病情变化迅速，预后差，如不及时采取有效的治疗，病死率高达 80%~90%。病人采用血浆置换术后，病死率可降低为 10%~20%。对于治疗有效的病人多数可以完全恢复，有的病人会在缓解后复发，极少数病人病程为慢性持续发展。病人死亡的原因多为中枢神经系统出血或血栓性病变，个别病人缓解后有遗留的神经系统后遗症和慢性肾功能衰竭。

二、护理

（一）护理要点

1. 心理护理　TTP 起病急，病情发展迅速，死亡率高。目前血浆置换术为首选治疗方法，疗效好，但治疗费用高，并且病人和家属对血浆置换不了解，感到陌生、恐惧。我们要及时地疏导病人的不良情绪，讲解治疗的方法、操作的过程，取得病人和家属的配合。

2. 出血的预防和护理　指导病人卧床休息，避免情绪激动。观察病人的皮肤黏膜、大小便的情况，了解病人出血的情况。密切观察病人的神志变化，如有变化应及时处理，防止颅内出血造成的危害。严格地交接班。

3. 预防感染　病房内应保持适宜的温、湿度，每日开窗通风2次，每日空气消毒2次。保持皮肤清洁、卫生。严格执行无菌操作，预防感染。

4. 血浆置换的护理

（1）做好血浆置换的准备工作，向病人讲解其配合的要点、操作的方法、目的及注意事项，消除其陌生感，使得置换术顺利进行。熟识病人的状况，包括社会、生理和心理状态。选择合适的血管穿刺，减轻病人的痛苦。同时应该备血浆置换术所需要的药品，保证病人的安全。

对于血管条件差的病人建议行股静脉插管，保证血液通道的畅通，使得血浆置换术顺利进行。

（2）血浆置换过程中严密观察病人的体温、脉搏、呼吸、血压的变化，观察有无不良反应的发生，尤其是枸橼酸钠中毒，注意补充钙剂，防止枸橼酸钠中毒。一般每200mL枸橼酸钠可补充10%葡萄糖酸钙10mL，可以通过静脉或，口服给药。

（3）置换后的护理：观察穿刺部位有无出血、红肿。观察病人的意识状况。要严格交接班，对有股静脉插管的病人要注意其股静脉置管是否妥善固定，有无松脱现象，并注意股静脉插管的接头是否牢固。

血浆置换结束后，如病人不需要再行血浆置换术，可以考虑拔除股静脉置管，拔，管后应按压穿刺部位15~30min，并用沙袋加压按压1~2h，同时注意观察穿刺部位有无出血，股静脉置管拔管的当天不宜淋浴，防止穿刺部位感染。

（二）健康指导

（1）TTP发病较急，病情进展迅速，出血严重者需绝对卧床。缓解期应注意休息，避免过度劳累，避免外伤。

（2）保持大便通畅，勿用力排便，防止因腹压增高引起出血，同时避免剧烈咳嗽、打喷嚏。

（3）饮食应软而细，以高蛋白、高维生素、易消化饮食为主，避免进食辛辣刺激及油炸的食物，以免形成口腔血疱甚至诱发消化道出血。如有消化道出血，应注意饮食调节，必要时要禁食，或进流食或冷流食，待出血情况好转，才可逐步过渡为少渣半流食、软饭、普食等。

（4）病人应养成良好的生活习惯，禁烟酒。

（5）对于发热的病人指导其多饮水，防止体内水分过多流失。

（闫　慧）

第十七节　骨髓增生性疾病

骨髓增生性疾病（myeloproliferative diseases，MPD）是指分化相对成熟的一系或多系骨髓细胞不断地克隆性增殖所致的一组肿瘤性疾病。临床有一种或多种血细胞增生，伴肝、脾或淋巴结肿大。包括：①真性红细胞增多症（polycythemia vera，PV）；②慢性粒细胞白血病、慢性中性粒细胞白血病、慢性嗜酸性粒细胞白血病等；③原发性血小板增多症（primary thrombocythemia）；④原发性骨髓纤维化症（prima-ry myelofibrosis）等。各疾病间可以转化。

一、真性红细胞增多症

（一）概述

真性红细胞增多症（polycythemia vera，PV）是多能髓样干细胞恶性增生引起的疾病。骨髓内常同时有红细胞、粒细胞和巨核细胞系各种成分增生，但以红细胞系增生最突出，导致红细胞明显增多，可达 $(6\sim10)\times10^6/\mu L$。血红细胞增多常引起血容量增多，血黏度增高，全身组织和器官淤血，血流缓慢。常有血栓形成和梗死，多见于心、脾、肾。血管严重充血和血小板功能异常，常引起出血。肝、脾轻至中度肿大，可出现髓外造血灶。血栓形成和出血是造成部分患者死亡的原因。晚期有些患者可转变为骨髓纤维化或急性粒细胞白血病。

1. 发病原因　本病的病因目前尚不清楚。近代研究表明，真性红细胞增多症不是由正常干细胞过度增生，而是由单一细胞起源的异常克隆性增殖所致。具有3个特征：①从单一细胞起源，持续增生；②异常克隆具有优势，抑制正常克隆，晚期正常克隆消失；③异常克隆具有细胞遗传的不稳定性，临床上偶有真性红细胞增多症转变为急性白血病的病例。

2. 临床表现　本病起病隐匿，常有数月至数年的无症状期，常在血常规检查时被发现，有的病例在出现血栓形成和出血症状后才明确诊断，很多症状和体征与血容量和血液黏滞度增高有关，最早出现的常为血液循环障碍和神经系统方面的有关症状，主要临床表现有以下几个方面。

（1）皮肤改变：皮肤改变有特征性，表现为皮肤变红，特别是颜面、颈部和肢端部位，黏膜充血，呈淡蓝色，Osler描述其症状为"夏日如玫瑰红，冬日如靛青蓝"，常见毛细血管扩张，牙龈出血和鼻衄，也见皮肤发绀、紫癜、淤点、含铁血黄素沉积、酒渣和匙形甲，50%患者患有水源性瘙痒，可由沐浴或淋浴促发引起瘙痒，有灼热或刺痒感，通常持续30～60min，与水温无关，也可发生与水无关的瘙痒，血中和皮肤中组胺增高。

（2）神经系统：以头痛最为常见，50%患者均有此表现，可伴头昏、眩晕和耳鸣、疲乏、健忘、肢体麻木、多汗等，严重者可出现盲点、复视和视力模糊等视觉异常，也可有心绞痛和间歇性跛行，少数患者以脑血管意外为首发表现就诊，该组症状主要是由红细胞数增加、全血容量增多和血黏度增高而导致的血管扩张、血流缓慢淤滞和组织缺氧引起的。

（3）出血：发生率小于10%，主要是由血管充血、血管内膜损伤、血小板第3因子减少、血小板功能紊乱及凝血机制异常所致，常表现为鼻出血、牙龈出血和皮肤黏膜上淤点和淤斑，也可表现消化道出血、拔牙后出血、月经量多等。

（4）组胺增高的表现：本症伴颗粒细胞增加，嗜碱性粒细胞也增多，后者富含组胺，组胺释放增加可致消化性溃疡，故本病患者消化性溃疡发生率为10%～16%，较正常人高4～5倍，消化性溃疡所致的上消化道大出血多见，可威胁生命，皮肤瘙痒也常见，40%发生在热水浴之后，10%可伴荨麻疹。

(5) 其他:本病因骨髓细胞过度增殖,使核酸代谢过高,血液尿酸浓度升高,少数患者可发生尿酸肾病,表现为尿结石和肾绞痛或痛风性关节炎症状,有些患者可发生胆结石、阻塞性黄疸和胆绞痛,最常见的体征是多血引起的面部、鼻、耳、唇、手掌和结膜充血,呈绛红色,如酒醉状,视网膜和口腔黏膜也显示充血,约70%患者动脉血压升高,约75%患者可有脾肿大,通常为中重度肿大,与继发性红细胞增多症有一定的鉴别诊断意义,约40%患者可能有肝肿大,随疾病的发展,肿大逐渐明显。

3. 实验室检查

(1) 血液:红细胞容量增加,血浆容量正常。红细胞计数为$(6 \sim 10) \times 10^{12}/L$,血红蛋白$170 \sim 240 g/L$。由于缺铁,呈小细胞低色素性红细胞增多。网织红细胞计数正常,可有少数幼红细胞。白细胞增多,$(10 \sim 30) \times 10^9/L$,可见中幼及晚幼粒细胞。中性粒细胞碱性磷酸酶活性显著增高。可有血小板增多,$(300 \sim 1\,000) \times 10^9/L$。血液黏滞性为正常的$5 \sim 8$倍。放射性核素测定血容量增多。

(2) 骨髓:各系造血细胞都显著增生,脂肪组织减少。粒红比值常下降。铁染色显示贮存铁减少。巨核细胞增生常较明显。

(3) 血液生化:多数患者血尿酸增加。可有高组胺血症和高组胺尿症。血清维生素B_{12}及维生素B_{12}结合力增加。血清铁降低。血液和尿中红细胞生成素(EPO)减少。

4. 治疗方法

(1) 静脉放血:每隔$2 \sim 3$天放血$200 \sim 400 mL$,直至红细胞数在$6.0 \times 10^{12}/L$以下,血细胞比容在0.50以下。较年轻的患者可仅采用放血治疗。应注意,:①放血后红细胞及血小板可能会反跳性增高;②反复放血可加重缺铁;③老年患者及有心血管疾病者,放血后有诱发血栓形成的可能。使用血细胞分离机单采大量红细胞时,应以同样速率补充与单采红细胞等容积的同型血浆或代血浆,以保持血容量并降低血黏滞度,避免放血后血栓形成。放血治疗后需用药物才能维持红细胞在接近正常的水平。

(2) 化学治疗:羟基脲是一种核糖核酸还原酶抑制剂,每日剂量为$10 \sim 20 mg/kg$,维持白细胞在$(3.5 \sim 5) \times 10^9/L$,可长期间歇应用,以保持红细胞在正常水平。环磷酰胺、白消安、美法仑及苯丁酸氮芥等不宜长期使用。

(3) 干扰素$-\alpha$:抑制细胞增殖,每次$300 \times 10^4 U/m^2$,3次/周,皮下注射。

(二) 护理

1. 护理要点

(1) 病情观察

1) 观察栓塞症状:是否出现头痛、头昏、昏眩、耳鸣、视觉异常、呼吸困难、疲乏、虚弱等症状。观察有无出血倾向如鼻出血、牙龈出血,以及皮肤黏膜上有无淤点、淤斑等。

2) 观察放疗及造血抑制药物引起的副作用:是否出现全身反应(如疲乏、虚弱、头痛、头昏)、骨髓抑制、消化道反应(如恶心、呕吐、厌食)、皮肤反应、口腔黏膜反应等。

3) 观察干扰素治疗的副作用:是否出现发热、乏力、肌肉酸痛等症状。一旦出现以上病情变化,应立即通知医生给予对症处理。

(2) 一般护理

1) 休息:指导患者卧床休息,保证充足的睡眠,可减少患者体力消耗,也可防止外伤及出血等意外发生。

2）环境护理：病室定时通风，保证空气新鲜，温、湿度适宜，温度 18~22℃，湿度 60%，每日空气负离子定时空气和地面消毒；减少探视人员，以减少交叉感染的机会，指导患者养成良好的个人卫生习惯，保持口腔及皮肤清洁卫生，预防感染。

3）饮食护理：指导患者进食高热量、高蛋白、高维生素、清淡易消化饮食，以补充机体的热量消耗，保证每日充足的饮水量，以稀释血液，向患者讲解补充营养的重要性，鼓励患者进食，少食多餐。

（3）心理护理：告诉患者目前的感知变化只是暂时性的，通过治疗可慢慢恢复，使患者树立信心，积极配合治疗，促进疗效。

（4）对症处理：若患者出现腰痛、少尿，应考虑有尿酸血症，此时应鼓励患者多饮水，每天饮水量应在 3 000mL 以上，以利于尿酸的稀释及排泄，减少尿酸对泌尿系统的刺激。避免血黏度增高的诱因，如腹泻、呕吐、多汗、脱水等。禁止热水浴，以免加重皮肤瘙痒。

（5）静脉放血的护理

1）术前向患者及家属做好解释工作，消除患者的恐惧感，必要时酌情给予镇静剂。

2）术前一日饮食宜清淡、易消化，不吃油腻食物，多饮开水。

3）备好采血用物及药品，并备好抢救物品及器械。

4）采血过程中严密观察患者的神志、面色、脉搏、心率、血压的变化。

5）采血后为防止皮下淤血，应以无菌纱布包扎，并按压 5~10min。

6）治疗期间应加强营养，饮食以高维生素、少渣、少油、易消化食物为主。

7）严密观察可能出现的不良反应，如全身奇痒、口唇发绀等，一旦出现应及时通知医生。

（6）化疗期间患者的护理

1）化疗期间患者体质较弱，故应多休息，以减少消耗，保存体力。

2）出现消化道反应时，应设法保证营养物质的摄入，给予清淡、易消化、无刺激的食物，如牛奶、蛋羹、鱼片粥、瘦肉粥等，必要时给予静脉营养支持治疗。

3）保持休养环境的整洁，病室每日空气消毒 1~2 次，并用消毒液擦拭门窗、桌子及地板。

4）讲究个人卫生，保持皮肤、毛发、口、鼻及会阴部的清洁，做到勤洗澡、勤洗头、勤漱口、勤换内衣裤，每日用高锰酸钾稀释液坐浴，女性患者用流动水清洗会阴。

5）严密观察皮肤黏膜有无出血、淤斑，注意避免皮肤外伤，注射后用无菌棉球按压针眼至不出血为止。

（7）放疗期间患者的护理

1）在放疗期间患者会出现虚弱、乏力、头昏、厌食等全身反应，此时应指导患者在照射前后 1h 暂不进食，照射后静卧 30min，鼓励患者多饮水，每日 2 000mL 或以上，以利于排毒，必要时给予止吐剂。

2）照射后会出现骨髓抑制现象，故应每周查血象 2~3 次，并给予升血药，多食 B 族维生素含量高的食物如瘦肉、蛋类、鱼类、谷类以提高白细胞。

3）治疗前清洗皮肤，去除皮肤上的油膏及覆盖物。内衣要宽大、柔软、吸湿性强，照射野内不可贴胶布，外出时防止日光直接照射，脱屑不可用手撕剥。

2. 健康指导

（1）向患者及亲属介绍本病常见病因、主要治疗方法及相关注意事项。

（2）鼓励患者正视疾病，积极配合治疗及护理。

（3）向患者及家属说明腹泻、呕吐、多汗、脱水等因素可使血液黏滞度增高而致栓塞，应尽量避免。

（4）禁止热水浴，多饮水。向患者及家属讲解放疗及造血抑制药物可能引起的副作用，并介绍自我护理的方法。

二、原发性血小板增多症

（一）概述

原发性血小板增多症也称真性血小板增多症，为多能干细胞克隆性疾病。其特征为血小板显著增多，伴有出血及血栓形成，脾常肿大。

1. **发病机制**　原发性血小板增多症是由单个异常多能干细胞克隆性增殖引起的疾病，克隆本质的建立是因为在一个此病女性病例的红细胞系中发现葡萄糖-6-磷酸脱氢酶（G-6-PD）的一个同工酶，表现为G-6-PD两种类型"A"和"B"的杂合子，在另一个患者的红系和粒系祖细胞中也发现了同样的异常，本病主要表型表达在巨核-血小板系的原因不明，可能与异常克隆对巨核-血小板系的调节因子存在优势反应有关，也可能突变发生在分化主要倾向于巨核-血小板系的多能干细胞，组织学检查和巨核细胞体外培养表明，本病骨髓中巨核细胞祖细胞的异常扩增，患者骨髓和血液体外培养巨核细胞克隆形成单位（CFU-MEG）比正常人或继发性血小板增多症对照组明显增多，可伴有CFU-MEG克隆大小的异常和核的核内、复制，在无外源生长因子加入时也常有CFU-MEG的生长，少数病例也伴有粒-单核细胞集落形成单位和红细胞集落形成单位的增多。

当巨核细胞数、平均巨核细胞容量均增高时，血小板生成可达正常速率的15倍，血小板寿命通常正常，少数病例缩短可能系脾破坏血小板所致，血小板大量增多导致出血和血栓形成的机制并不肯定，一般认为血小板功能的异常是出血的主要原因，部分患者凝血因子减少可能为原因之一，血小板数量的显著增多导致高聚集性血栓形成，血小板内在缺陷表现为血小板内5-羟色胺降低，血小板黏附功能降低，ADP和肾上腺素诱导的血小板聚集功能降低等，本病巨核细胞增殖不仅在骨髓内，而且可累及骨髓外组织，肝、脾等组织内可出现巨核细胞系为主的增生灶，由于恶性程度较低，增长速度较慢，肝、脾常呈中度肿大，至今未发现与此病有关的外部致病因素。

2. **临床表现**　该病起病缓慢，表现多一致，轻者除疲劳、乏力外，无其他症状，偶尔发现血小板增多或脾肿大，一般肝、脾都有轻至中度肿大，本病的主要临床表现为出血和血栓形成，与其他骨髓增殖性疾病不同，发热、多汗、体重减轻等非常少见。体格检查约40%患者仅发现脾肿大，一般为轻度或中度肿大，可发生脾萎缩和脾梗死，淋巴结肿大罕见，出血可为自发性，也可因外伤或手术引起，自发性出血以鼻、口腔和胃肠道黏膜多见，泌尿道、呼吸道等部位也可有出血，脑出血偶有发生，可引起死亡，此病出血症状一般不严重，但严重外伤或手术后的出血可能危及生命，阿司匹林或其他非甾体类抗炎药物可引起或加重出血。

血栓形成在老年患者中易见到，年轻患者中较少见，动脉和静脉均可发生，但动脉血栓形成更多见，脑血管、脾血管、肠系膜血管，以及指、趾血管为好发部位，血栓形成一般发生在小血管，但也可发生在大血管，80%患者有出血或血栓生成，其中胃肠道及鼻出血较常见,皮肤及黏膜淤点、淤斑则少见,有时因手术后出血不止而被发现,国内报道1/3患者有静脉或动脉血栓形成,多见于肢体,表现为手足发麻、发绀、趾溃疡及坏疽,颈内或其他内脏部位动脉也可发生血栓形成,静脉血栓形成有时发生在肝、脾、肠系膜、肾门静脉,20%可有无症状脾栓塞,手指或脚趾血管阻塞,可出现局部疼痛、灼烧感、红肿和发热,甚至发展成青紫或坏死,脑血管血栓形成常引起神经系统症状,暂时性脑缺血、视觉障碍、感觉障碍、头痛、头晕、失眠等常见,脑血管意外也有发生,习惯性流产和阴茎异常勃起也有报道,皮肤瘙痒较真性红细胞增多症少见。

3. 实验室检查

(1)血象:血小板为 $(1\,000\sim3\,000)\times10^9/L$,涂片中血小板聚集成堆,大小不一,偶见巨核细胞碎片。聚集试验中血小板对胶原、ADP及花生四烯酸诱导的聚集反应下降,对肾上腺素的反应消失是本病的特征之一。白细胞增多至 $(10\sim30)\times10^9/L$,中性粒细胞碱性磷酸酶活性增高。如半固体细胞培养有自发性CFU-Meg形成,则有利于本病的诊断。

(2)骨髓象:各系明显增生,以巨核细胞和血小板增生为主。

4. 治疗方法

(1)血小板单采术(plateletpheresis):可迅速减少血小板量,常用于妊娠、手术前准备以及骨髓抑制药不能奏效时。每次循环血量约为患者的1.5倍血容量,连续3天,每天一次。

(2)骨髓抑制药:年轻无血栓及出血者,不一定需用骨髓抑制药。血小板大于 $1\,000\times10^9/L$、有反复血栓及出血的老年患者应积极治疗。羟基脲每日15mg/kg,可长期间歇用药。白消安等效果佳,但有引起继发性白血病的危险,现已少用。

(3)干扰素-α:可抑制细胞增殖,每次 $300\times10^4U/m^2$,每周3次,皮下注射。

(4)抗凝治疗:阿司匹林等有对抗血小板自发凝集的作用。

(二)护理

1. 护理要点

(1)一般护理:合理安排作息时间,养成每日午休的习惯,保证夜间睡眠不少于8h.按时进食,勿暴饮暴食。

(2)出血的护理

1)严密观察出血倾向:准确记录患者的生命体征,并观察有无出血情况,如呕血、黑便、口腔出血、鼻腔出血、牙龈出血、血尿、烦躁等。随时观察患者皮肤及黏膜有无完整性及颜色的改变。

2)去除可能引起出血的因素:勿接触锐利物品。剪短指甲,勿搔抓皮肤、挖鼻孔、剔牙等,以免引起皮肤、鼻腔及口腔出血。勿用力解大便,可鼓励患者多饮水,多食水果蔬菜等,必要时给予通便剂。让患者用软毛牙刷刷牙或勤漱口,防止牙龈受损。嘴唇干裂者可涂擦甘油,以保持嘴唇湿润。男性患者尽量减少刮胡须的次数,尽量使用电动剃须刀。

3)出血的处理:立即平卧,在出血点加压止血,局部可行冷敷。立即建立静脉通道,给予止血剂。备齐抢救物品及器材,积极配合医生进行抢救。

(3)饮食指导:以高热量、高蛋白质饮食为主,如肉、蛋、奶、豆制品类,多食富含维生素C(如绿色蔬菜、橘子、柠檬、橙子等)及维生素K(肝脏、奶油、肉类)的食物,应进食柔软、少渣食物,勿食坚硬、粗糙及刺激性强的食物,如油炸类、带骨、带刺、带壳类、辛辣类食物。

（4）心理护理：出血时应指导患者保持安静，避免紧张、激动，安慰患者，鼓励病人积极配合医生抢救。

（5）血管栓塞的护理：严密观察血管栓塞的征兆，如头痛、呼吸困难、疼痛等。若出现栓塞，应卧床休息，保持安静，密切观察心率、血压及心电图的变化。禁止使用促血小板聚集的药物（如肾上腺素）和抗纤溶药物。向患者及家属说明腹泻、脱水、呕吐、多汗可使血黏度增高而致血管栓塞，应尽量避免。

（6）疼痛的护理

1）与患者及家属建立信任关系，要有同情心，要认同和理解患者对疼痛的反应，用倾听、安慰、接触等方式使者情绪稳定。

2）观察疼痛部位、形式、强度、性质、持续时间等，并做好相关记录。

3）减少疼痛刺激，取舒适卧位，防止因姿势不当造成肌肉、韧带或关节牵扯而引起疼痛。

4）采取减轻疼痛的方法：①皮肤刺激法，如按摩、加压冷热敷等；②环境处理法，由患者自我控制或由暗示性情景来分散对疼痛的注意力，或减少焦虑、紧张、压力等心理因素对身体造成的影响，包括自我暗示法、呼吸控制法、音乐疗法、注意力分散法、引导想象法；③药物止痛，遵医嘱给予相应的止痛药物，要了解止痛药的有效剂量及使用时间，正确预防其副作用。

（7）用药护理：使用干扰素期间可能会出现头晕、疲乏、发热、肌肉酸痛等不良反应，应向患者做好解释工作，并说明该反应会随停药而减轻、消失，以取得患者的配合。使用骨髓抑制药物时，应监测血象变化，及时发现骨髓受抑情况。

（8）血小板去除术的护理

1）术前向患者及家属做好解释工作，消除患者紧张情绪，取得患者配合。

2）合理选择血管，确保一针穿刺成功，常选择肘正中静脉、头静脉、贵要静脉，必要时行股静脉插管。

3）术中严密观察生命体征及神志、面色的变化，并备齐抢救药物及器械，做好抢救准备。

4）术中因抗凝剂的使用，应警惕发生"低钙"症状，注意每使用200mL抗凝剂时，给予10%葡萄糖酸钙10mL口服。

5）术后穿刺处应按压5~10min，若为股静脉插管者，应压迫止血。

2. 健康指导

（1）向患者及家属简要说明本病的病因、临床表现及主要治疗和护理方法，鼓励患者积极配合治疗。

（2）指导患者合理安排作息时间及活动时间，并指导合理膳食，避免进食刺激性食物，密切观察患者血象的变化。

三、原发性骨髓纤维化症

（一）概述

本症病因不明，表现为巨脾，幼粒幼红细胞性贫血，出现泪滴形红细胞。骨髓常干抽，活检证实骨髓纤维组织增生，在脾、肝、淋巴结等部位有髓样化生。

1. 发病机制　正常血细胞有的含 G-6-PD 同工酶 A，有的含 G-6-PD 同工酶 B。但骨髓纤维化时血细胞只含有一种 G-6-PD 同工酶，提示来自一个干细胞克隆。增生的血细胞释放血小板衍化生长因子（PDGF）及转化生长因子 β（TGF-β），刺激原纤维细胞分裂和增殖。骨髓纤维化是造血细胞克隆性增生的后果，肝、脾、淋巴结内的髓样化生也不是骨髓纤维化的代偿作用，而是本病特有的表现。

2. 临床表现　中位发病年龄为 60 岁，起病隐匿，偶然发现脾肿大而就诊。症状包括乏力、体重下降、食欲减退、左上腹疼痛、贫血、巨脾引起的压迫症状，以及代谢增高所致的低热、出汗、心动过速等。少数有骨骼疼痛和出血。严重贫血和出血为本症的晚期表现。少数病例可因高尿酸血症并发痛风及肾结石。也有病例合并肝硬化，因肝及门静脉血栓形成而致门静脉高压症。

3. 实验室和其他检查

（1）血液：正常细胞贫血，外周血有少量幼红细胞。成熟红细胞形态大小不一，常发现泪滴形红细胞，有辅助诊断价值。白细胞数增多或正常，可见中幼及晚幼粒细胞，甚至出现少数原粒及早幼粒细胞。中性粒细胞碱性磷酸酶活性增高。血尿酸增高，无 Ph 染色体。晚期白细胞和血小板减少。

（2）骨髓：穿刺常呈干抽。疾病早期骨髓有核细胞增生，特别是粒系和巨核细胞，但后期显示再生低下。骨髓活检显示非均一的胶原纤维增生。

（3）脾穿刺：表现类似骨髓穿刺涂片，尤以巨核细胞增多最为明显。

（4）肝穿刺：有髓外造血象，肝窦中有巨核细胞及幼稚细胞增生。

（5）X 线检查：部分患者盆骨、脊柱、长骨近端有骨质硬化征象，骨质密度增高，小梁变粗和模糊，并有不规则骨质疏松透亮区。

4. 治疗方法

（1）小剂量反应停和糖皮质激素治疗：反应停 50mg/d，泼尼松 30mg/d，连用 3 个月，约 60% 的患者有脾缩小、血小板增加、白细胞减少。

（2）纠正贫血：严重贫血可输红细胞，司坦唑醇等可加速幼红细胞的成熟及释放，红细胞生成素也有一定疗效。

（3）羟基脲和活性维生素 D_3（骨化三醇，calcitriol）：当白细胞和血小板明显增多、有显著脾肿大而骨髓造血障碍不明显时，可用小剂量羟基脲口服。活性维生素 D_3 被认为有抑制巨核细胞增殖、诱导髓细胞向单核-巨噬细胞转化的作用。每日 $0.5\sim1.0\mu g$，口服，个别病例有效。

（4）脾切除指征：①脾肿大引起压迫和（或）脾梗死疼痛难以忍受；②无法控制的溶血；③并发食管静脉曲张破裂出血。但是，脾切除后可使肝迅速增大、肝功能衰竭或血小板增多，有形成血栓的可能，因而应慎重考虑。

（5）异体造血干细胞移植：可根治本病，但失败率高。

（二）护理

1. 护理要点

（1）贫血的护理：①评估患者贫血的程度，随时观察患者的呼吸状态及面部、口唇颜色，以及时发现缺氧症状。及时吸氧，保持呼吸道通畅。②休息指导：轻度贫血患者可适当活动，但应避免劳累，养成每日午睡的习惯；重度贫血患者应卧床休息，以减少机体耗氧量；限制探视人员的打扰，护理工作应集中进行，保证患者能得到充分休息；患者取半卧位，以利于呼吸；对于极度虚弱者，应协助其完成生活护理，如洗漱、翻身、如厕、进食等。③饮食指导：多食富含蛋白质、铁质及维生素的食物，如肝脏、牛肉、蛋黄、鸡肉、牛奶等。

（2）出血的护理：参考本节出血的护理。

（3）增加舒适感：①帮助患者找出能够增加舒适感的方法，如使用镇痛剂、放松及冷热敷等。②保持周围环境安静、整洁、安全，室内光线柔和，护士动作轻柔、语言温和，尽量避免患者因周围环境刺激产生焦虑而加重疼痛。③通过电视、收音机、录音机及亲属的探视来转移患者对疼痛及不适应感的注意力。④合理使用镇痛剂，注意选择合适的镇痛剂及给药途径，严格掌握镇痛剂的有效剂量及使用时间，正确预防其副作用。

（4）预防脾破裂：①严密观察脾破裂的征象，如突然的腹部剧痛、腹胀、腹膜刺激征、腹部穿刺有血性液体等。②加强心理护理，多关心和爱护患者，将巨脾可能引起的后果、对症处理的方法、护理计划等向患者及其家属说明，使其有心理上的准备并取得配合。③安排舒适的卧位，如半坐卧位、端坐卧位或右侧卧位，避免腹腔压力增高。④注意卧床休息，避免剧烈运动，防止脾区撞击、外伤。⑤避免肠内产气过多，注意避免食入大量不易消化的食物、过多产气食物，如豆类、包心菜、牛奶、胡萝卜、蘑菇、碳水化合物、碳酸饮料等，另外，油腻食物会延缓胃排空而延长食物及空气在胃内的停留时间，故容易产生腹胀，也应注意避免。腹胀而无法自然排气时，可行肛管排气。一旦发生脾破裂，应立即通知医生积极配合抢救。

2. 健康指导　向患者及家属介绍本病的相关病因、主要治疗方法，取得患者的理解，鼓励其主动配合治疗。避免接触可引起继发性骨髓纤维化症的因素。合理安排休息与活动时间，养成良好的个人卫生习惯及饮食习惯。教会患者及家属有关贫血、出血、疼痛、巨脾的自我护理方法。

（叶　红）

第十八节　脾功能亢进

一、概述

脾功能亢进（hypersplenism，简称脾亢）是一种综合征，根据病因可分为原发性和继发性两类。无论原发性或继发性脾功能亢进，切脾后均可起到恢复或改善血象的效果，但须切除副脾，如遗漏副脾将会影响疗效，原发性患者预后良好，继发性患者预后取决于其原发病。

（一）病因

脾亢与脾肿大有关，引起脾肿大的病因如下。

1. 感染性疾病　如传染性单核细胞增多症、亚急性感染性心内膜炎、粟粒性肺结核、布鲁菌病、血吸虫病、黑热病及疟疾等。

2. 免疫性疾病　如自身免疫性溶血性贫血、Felty综合征、系统性红斑狼疮及结节病等。

3. 淤血性疾病　如充血性心力衰竭、缩窄性心包炎、Budd-Chiari综合征、肝硬化、门静脉或脾静脉血栓形成等。

4. 血液系统疾病　①溶血性贫血：如遗传性球形细胞增多症、地中海贫血及镰形细胞贫血等。②浸润性脾大：如各类急慢性白血病、淋巴瘤、骨髓增生性疾病、脂质贮积病、恶性组织细胞病及淀粉样变性等。

5. 脾的疾病　如脾淋巴瘤、脾囊肿及脾血管瘤等。

6. 原发性脾肿大　原发性脾肿大发病原因不明。各种原因引起脾肿大时，经过红髓的血流比例将会增加，从而使脾的滤血功能亢进。脾肿大时90%的血小板可阻留在脾，正常或异常的血细胞在脾中阻留或破坏增加。循环血细胞减少，可引起骨髓造血代偿性加强。

脾肿大往往伴随血浆容量增加，脾血流量增加，使脾静脉超负荷，从而引起门静脉压增高。后者又可使脾进一步肿大，使脾血流量增大，形成恶性循环。实施脾切除不仅可以消除脾功能亢进，而且可以中断疾病发展。

（二）临床表现

血细胞减少可出现贫血、感染和出血倾向。脾肿大通常无症状，往往在体检时发现。有时巨脾的症状也很轻微，患者可感到腹部不适，胃容量减小或向一侧睡时感到不舒服。如有左季肋部与呼吸相关的疼痛及摩擦感，往往提示脾梗死的可能。

各种原因引起的脾肿大，其脾功能亢进引起血细胞减少的程度是不一样的。通常淤血性脾肿大时血细胞减少较为明显。浸润所致的脾肿大如慢性白血病时，脾功能亢进往往不太明显。临床上脾肿大的程度与脾功能亢进也不一定平行。

（三）实验室检查

脾功能亢进时血细胞减少，但细胞形态正常。早期以白细胞及血小板减少为主，重度脾功能亢进时可出现三系明显减少。骨髓检查呈增生象，可出现成熟障碍，这是因为外周血细胞大量破坏，促使细胞过度释放所致。

（四）治疗方法

1. 内科治疗

1）血细胞成分输血

2）促血细胞生成的药物　促红细胞生成素（EPO）、粒细胞-巨噬细胞集落刺激因子、重组人血小板生成素和重组人白细胞介素。

2. 脾切除术　指征：①脾肿大造成明显压迫症状；②严重溶血性贫血；③血小板减少引起出血；④粒细胞极度减少并有反复感染史。

1）全脾切除：脾脏是人体内最大的周围淋巴器官，具有抗感染、抗肿瘤等重要作用。脾切除术后患者免疫力明显下降。

2）部分脾切除：纠正脾功能亢进的同时保留部分脾的免疫功能。并发症：腹腔出血、胰漏和胰尾损伤、胸腔积液、腹腔积液、肺不张和肝功能衰竭等，尤其是脾切除后出现的血小板异常升高和机体高凝状态，易导致深静脉血栓和门静脉血栓形成。

脾切除后继发性血小板增多症对于卧床患者或老年患者有引起血栓并发症的危险，去除了保护性滤血器官，幼年患者易发生血源性感染。所以对幼年、老年及长期卧床的患者切脾要特别慎重。

3. 脾动脉栓塞术

1）全脾栓塞：通过微小栓塞剂将脾动脉分支全部栓塞，使脾脏组织的血液供应完全阻断，造成完全梗死。由于此种栓塞方法术后反应严重，且极易导致脾脓肿、脾破裂、感染等严重并发症，因此已不作为临床上治疗常规脾栓塞的方法。

2）部分脾栓塞：选择性部分性栓塞：将导管分别插至脾动脉的几个分支逐一进行栓塞。部分脾栓塞可适度控制栓塞的范围、保留部分脾脏，在获得治疗效果的同时降低了并发症，是当前治疗脾功能亢进的首选方法。

二、护理

（一）护理要点

1. 脾切除术术前护理

1）成分输血的护理：术前做好输血准备工作，通过输血纠正或改善贫血。护士在输血过程中，应听取患者的主诉，密切观察患者有无输血反应，如发生严重反应，应立即停止输血，做好相应处理及记录。

2）贫血的护理：了解患者贫血的症状、评估患者活动耐力及生活自理情况，观察贫血体征及了解有关检查结果，如血红蛋白、血清铁蛋白等，并观察治疗、护理后病人的生理、心理反应。中度贫血（血红蛋白小于 60g/L）患者应卧床休息，并做好生活护理，预防跌倒。

3）感染的预防及护理：保持病室清洁干燥，病房定时开窗通风，定期消毒，减少探视人员，鼓励患者及家属戴好口罩，谢绝患有感冒及其他传染病者探视，避免交叉感染。注意个人卫生，保持口腔、皮肤及毛发的清洁，保持会阴部的清洁。

4）出血的护理：患者出现全血细胞减少时会出现出血倾向。应观察患者有无出血征象，如有应及时告知医生，当血小板计数小于 $20\times10^9/L$ 时，应绝对卧床休息，并遵医嘱给予血小板输注。在饮食上应尽量避免进食刺激性强、油炸等较硬的食物，如出现消化道出血应禁食或遵医嘱进食。

5）溶血的观察及护理：密切观察患者贫血进度及程度，皮肤黏膜有无黄疸，尿色、尿量的变化，倾听患者的主诉，发现患者出现头痛、恶心、呕吐、腹痛、腹泻、寒战、高热等表现及时通知医生。

2. 脾切除术术后护理

1）感染的预防及护理　协助患者每餐后和睡前用漱口水漱口，严重者可进行口腔擦洗，预防口腔真菌感染可用4%碳酸氢钠漱口；肛周每晚用 1:5 000 高锰酸钾坐浴，排便后及时用 1:2 000 洗必泰擦洗，女患者经期每天冲洗会阴部；每日用链霉素滴鼻液滴鼻3次，用利福平滴眼液和环丙沙星滴眼液滴眼4次。护士治疗时应严格执行无菌操作，严格消毒。当患者发生局部或全身感染时，遵医嘱给予广谱抗生素治疗，做好细菌培养和血培养。注意密切观察病情变化，尤其应观察患者体温的变化，每 4~6h 测量一次，如出现发热及时通知医生并给予降温处理。还应观察患者口腔、咽喉部、肺部、肠道及肛周情况，注意防止败血症的发生。

2）病情观察：密切监测患者生命体征，每 15min 测心率、呼吸、血压 1 次并观察瞳孔及意识变化。积极抗休克，立即对患者进行中等度持续吸氧，同时进行心电及循环监测。

3）心理护理：患者对突发的意外伤害毫无思想准备，难以接受这种刺激和打击，容易产生焦虑、急躁、恐惧等一系列的心理反应，情绪波动大。在护理中，要善于和患者交谈，利用沟通技巧，对其进行心理疏导，提高应对能力和患者的承受能力，使患者处于最佳治疗状态。

4）加强各项基础护理：保持皮肤清洁，床单整洁干燥，做好皮肤护理，定时翻身，预防褥疮，并给予饮食指导。

5）引流管的护理：脾切除术后患者均带有各种引流管，应妥善固定，防止脱落，常规护理术后引流管接好无菌引流袋，同侧引流管连接到同侧，保持引流管通畅，经常挤压引流管，防止凝血块等阻塞引流管。术后早期密切观察各种引流管内引流液的颜色及引流量，及时、准确记录24h引流量。如腹腔引流物为血性液体，颜色鲜红而且呈进行性增加则应高度怀疑腹腔内再次出血，应立即通知医师及时抢救。

6）膀胱冲洗：在无菌操作下进行膀胱冲洗，冲洗液可用生理盐水250mL加庆大霉素8×10^4U或甲硝唑100mL，1次/天，防止尿路感染。

7）切口护理：注意观察伤口是否干燥，有无渗血及渗液。若切口敷料有渗血及渗液情况，应及时通知医生给予处理。患者有剧烈咳嗽时，可延长拆线时间，拆线后腹部用腹带包扎，防止切口裂开。如发现切口裂开，应迅速用无菌棉垫包住外露的肠段，迅速送手术室进行缝合。

8）疼痛的护理：手术切口大，术后切口疼痛较剧烈，肢体活动受限易使患者产生焦虑、忧郁等心理反应，应经常和患者交谈，分散患者的注意力。对痛阈低的患者，必要时遵医嘱，适当应用镇痛措施，如使用止痛泵等。

9）休息：脾切除术后应绝对卧床休息半个月，避免不必要的活动。故应对患者做耐心解释：剧烈活动会影响伤口愈合，甚至有导致大出血的可能。协助患者在床上轻微翻身、拍背、咳嗽、排痰。

（二）健康指导

出院后要注意休息。加强营养，加强锻炼，促进康复，若有腹痛、腹胀，以及肛门停止排气、排便等不适，应及时就诊。

（闫　慧）

第十九节　血液科疾病健康指导

一、常规健康指导

（1）按照内科的护理常规进行护理，进行晨午间护理。

（2）保持室内空气清洁，保证病室内的湿度和温度适宜，禁止在病区内抽烟，室内开窗通风每日1~2次，每次30min，室内空气消毒每日2次，每次30min。

（3）保持病室安静，勿喧哗，保证患者的休息。

（4）保证患者的饮食卫生，给予营养丰富的软食，必要时给予高热量、高蛋白、富含维生素的清淡饮食，血小板过低的患者进少渣软食或流食。

（5）做好患者的心理指导，向其讲解预后好的病例，有条件时请预后良好的患者现身讲解，树立患者对抗疾病的信心，以便积极配合治疗。

(6) 嘱患者卧床休息，在病情允许的情况下适当下床活动，危重患者绝对卧床休息，预防出血。

(7) 严密观察患者病情变化，监测患者血常规，了解患者血细胞变化，同时注意患者有无发热、寒战、出血、贫血等症状。病情危重的患者随时记录患者的病情变化，防止大出血的发生。

(8) 定期更换患服及床单位，指导患者温水擦浴，保持皮肤的清洁卫生，预防感染，需要长期卧床的患者，建立翻身卡，定时翻身，有条件的给予气垫床应用，预防压疮的发生。

(9) 指导患者清晨及餐后用软毛牙刷刷牙，并勤漱口，必要时使用朵贝氏、碳酸氢钠或双氧水等漱口。

(10) 指导患者注意会阴部的清洁卫生，可以使用高锰酸钾坐浴预防肛周感染。

(11) 化疗期间指导患者多饮水，饮水量每日3 000以上，保证每日小便量不低于3 000mL。

(12) 遵医嘱做好各项治疗，保证患者的治疗顺利进行。

(13) 按要求采取患者的各种检查标本，保证检测结果的准确性。

(14) 根据患者病情变化，做好患者的健康指导，及时解答患者的疑问，使患者正确认识疾病的进展，树立战胜疾病的信心，促进早日康复。

(15) 做好患者的出院指导，定期电话回访，指导患者按医嘱服用口服药物，坚持治疗并定期复查。

二、各种操作的健康指导

(一) 骨髓穿刺术的健康指导

1. 术前准备

(1) 穿刺前应向患者说明穿刺的目的，并简要说明穿刺过程，消除患者的恐惧心理，使其积极配合操作，并备齐所有的用物。

(2) 协助医生做出凝血时间检查，有出血倾向的患者，操作时宜特别注意。

(3) 了解患者有无相关麻醉药品的过敏史，必要时做皮试或改用其他麻醉剂，以免发生意外。

(4) 将患者置于安静的环境中，减少病室内人员走动。

2. 术中配合　穿刺时应严格执行无菌操作，以免发生骨髓炎。穿刺过程中应注意观察患者面色、脉搏、血压的变化，如发现患者精神紧张、大汗淋漓、脉搏快等休克症状，应立即报告医生，并停止穿刺，协助处理。

3. 术后护理

(1) 穿刺后应局部压迫止血，一般需按压1~2min，并注意观察穿刺部位有无出血。

(2) 穿刺处以无菌纱布覆盖，保持局部干燥。

(3) 穿刺后72h内不宜洗澡，应保持穿刺部位干燥，以免污染伤口。

(4) 若穿刺部位有出血或纱布被打湿，应立即消毒穿刺部位并更换纱布。

（二）腰椎穿刺术的健康指导

1. 术前准备

（1）穿刺前向患者和家属讲解穿刺的目的、方法，消除患者恐惧心理，使其积极配合。

（2）了解患者有无相关麻醉药品的过敏史，如有应告知医师，必要时做皮试或改用其他麻醉剂，以免发生意外。

（3）将患者置于安静的环境中，减少病室内人员走动。

（4）嘱患者排空大小便。

2. 术中配合　保持心情平静，如出现大汗淋漓、脉速过快等症状，立即报告医师，并停止穿刺。

3. 术后护理

（1）术后去枕平卧 4~6h，避免脑脊液漏出引起头痛、头晕等不适。出现头晕或血压升高，应平卧 24h，并遵医嘱给予吸氧补液等处理。

（2）穿刺后局部压迫止血，注意观察穿刺部位有无出血，穿刺点给予无菌纱布覆盖。

4. 穿刺后 72h 内不宜洗澡　应保持局部干燥，以免污染伤口。

5. 穿刺部位有出血或纱布被打湿　应立即消毒穿刺部位并更换纱布。

（三）PICC 置管术的健康指导

1. 术前准备

（1）向患者讲解 PICC 置管的目的、操作注意事项，取得其配合。

（2）了解患者有无相关麻醉药品的过敏史，如有应告知医师，必要时做皮试或改用其他麻醉剂，以免发生意外。

（3）将患者置于安静的环境中，减少病室内人员走动。

2. 术中配合　嘱患者摆好体位，保持心情平静，避免因紧张造成血管痉挛。

3. 术后护理

（1）穿刺点以藻酸盐敷料及敷贴覆盖，并以弹力绷带加压固定止血。

（2）指导患者进行功能锻炼并局部涂以喜疗妥，预防血栓的发生。

（3）常规行 X 线检查，确定 PICC 导管尖端的位置。

（4）按 PICC 置管的护理常规进行护理。

三、各种疾病患者的健康指导

（一）再生障碍性贫血患者的健康指导

（1）保持病室内清洁、空气流通，调节适宜的温、湿度。每日通风换气两次，空气消毒两次，每次 30min。

（2）急性再生障碍性贫血的患者以休息为主，病情危重时要绝对卧床休息，慢性再生障碍性贫血患者当没有严重贫血时可以适当活动，但要防止碰撞、跌倒等。

（3）饮食方面要摄入高蛋白、高热量、高维生素等富含营养、易消化的软食。

（4）病情观察：

1）定期监测血常规，主要了解红细胞、白细胞及血小板计数的变化。

2）急性再生障碍性贫血的患者要注意观察有无出血以及出血的部位、出血量、出血的范围;监测生命体征,头痛者应警惕颅内出血的发生。

3)慢性再生障碍性贫血的患者要注意其贫血程度,必要时进行成分输血。

4)观察药物疗效。

(5)当严重贫血的患者吸氧时,应绝对禁止吸烟及使用电器,同时应注意防火、防油、防热、防震,避免引起火灾。

(6)输血时,应注意配合观察患者有无发热症状;有无皮肤瘙痒、皮疹等过敏症状,如果出现上述症状应立即告知医务人员。

(7)使用雄激素时应该注意药物的副反应;ATG 和 ALG 可出现超敏反应、出血加重和血清病等不良反应,用药期间应该注意预防感染和出血。

(8)做好口腔、皮肤、肛门及会阴部的护理。每日用生理盐水漱口6次,温水清洗肛门2次,便后随时清洗。有肛周疾病的患者可以用1:5000的高锰酸钾溶液坐浴每日2次。

(9)做好对患者的心理护理,消除其对不良反应的顾虑,积极配合治疗。

(10)指导患者按时服药,定期复诊。

(二)急性白血病患者的健康指导

(1)保持病室内清洁、空气流通,调节适宜的温、湿度。每日通风换气两次,空气消毒两次,每次30min。

(2)患者应取舒适卧位,减少下床活动,保证充足的休息和睡眠。

(3)饮食方面应该进食高蛋白、富含维生素的清淡食物。发热的患者应该多饮水。注意饮食卫生。当血小板低于50×10^9/L 时,应进食易消化软食或半流质食物,禁食过硬、粗糙的食物。

(4)病情观察:

1)观察皮肤黏膜的苍白程度,观察有无牙龈肿胀,肝、脾、淋巴结肿大,中枢神经系统损害等白血病细胞浸润的症状。

2)监测患者体温的变化,体温增高提示患者可能出现了感染,对于高热的患者进行处理时,应避免酒精擦浴。

3)观察患者的皮肤黏膜有无淤点、淤斑,有无消化道出血、泌尿道出血、颅内出血及女性月经过多等出血的症状。

4)检查口腔黏膜有无充血、糜烂、溃疡,如发生口腔溃疡,可用生理盐水500mL 加利多卡因10mL,庆大霉素8×10^4U 漱口。

(5)贫血的患者应限制活动,卧床休息,防止坠床。有心悸气促的患者可以给予吸氧,并做好输血护理。

(6)出血的预防及护理。

1)皮肤出血:避免因皮肤摩擦及肢体挤压引起出血。患者应勤剪指甲,尽量避免人为的创伤,拔针后局部按压的时间应适当延长,穿刺部位也应交替使用。发生出血时,应定期检查出血部位,注意出血点、淤点、淤斑的消长情况。

2)鼻出血:防止鼻黏膜干裂出血。防止鼻部外伤,少量出血时可用棉球或明胶海绵填塞、肾上腺素棉球填塞,并且局部冷敷。当出血严重时,可用凡士林纱条做后鼻腔填塞术。

3)口腔牙龈出血:防止牙龈和口腔黏膜损伤。牙龈渗血时,可用肾上腺素棉球或明胶海绵片贴敷牙龈。

4）关节腔出血或深部组织血肿：适当减少活动量，一旦出血，应立即停止活动，卧床休息，抬高患肢并固定使之处于功能位。开始出现出血时可以用冰袋冷敷，当出血停止后应改为热敷。

5）消化道出血：有少量消化道出血的患者，可进食温凉的流质饮食，当出现大量出血时应禁食，并建立静脉通道，配血和做好输血的准备，保证液体、止血药物和血液制品的输入。准确记录出入量。

6）眼底及颅内出血：眼底出血时，应卧床休息，不要揉擦眼睛。

7）颅内出血：及时与医师联系，并协助做好以下处理：立即去枕平卧，头偏向一侧；保持呼吸道通畅；给予低流量氧气吸入；遵医嘱快速静脉滴注或静脉推注 20% 甘露醇、50% 葡萄糖、地塞米松、速尿等；观察并记录患者的生命体征变化、意识状态及瞳孔大小；准确记录患者出入量。

（7）化疗药物的副反应防护及护理

1）局部血管反应及护理：化疗药物刺激性强，一定要注意保护和合理使用静脉血管。建议留置 PICC 导管或穿刺静脉输液港进行化疗。

2）骨髓抑制期的护理：从化疗开始到停止化疗后的两周，为骨髓抑制期，患者应做到戴口罩，预防呼吸道感染，饮食卫生，预防胃肠道感染，减少下床活动，预防出血。

3）消化道反应的防护：避免不良刺激，饮食要清淡、可口，少食多餐。当患者出现恶心、呕吐时可暂停进食。必要时遵医嘱给予止吐药物。

4）其他副作用：如甲氨蝶呤、门冬酰胺酶等对肝脏有损害，环磷酰胺可引起出血性膀胱炎，长春新碱可引起末梢神经炎，柔红霉素可引起心肌及心脏传导障碍等，用药期间应注意观察和防护，并遵医嘱应用解毒药物。

5）鞘内注射化疗药物：操作完后应去枕平卧 4~6h，密切观察患者有无头痛、发热等表现。

6）尿酸性肾病的预防：遵医嘱口服别嘌呤醇，鼓励患者多饮水，每日饮水量 3 000mL 以上。

（8）对患者做好心理护理：不良的心理状态对身体康复不利，患者应正确对待疾病，树立战胜疾病的信心，争取早日康复。

（9）其他：

1）患者治疗达到缓解后缓解期仍需注意饮食和休息，避免过度劳累。

2）日常生活中应保持个人卫生，防止感染。

3）患者应坚持治疗，定期复查。

（三）慢性粒细胞白血病患者的健康指导

（1）保持病室内清洁、空气流通，调节适宜的温、湿度。每日通风换气两次，空气消毒两次，每次 30min。

（2）患者应合理安排休息和活动，适当锻炼身体，避免劳累。

（3）协助患者采取舒适体位，根据医嘱使用镇痛药。

（4）饮食方面应给予高蛋白、高维生素、高热量、易消化的饮食。化疗期间多饮水，每日 3 000mL 以上，给予清淡、合口味的饮食。在血小板减少时，应指导患者进食少渣的饮食，禁止进食辛辣、刺激性的食物。

(5) 密切观察患者生命体征的变化，每日测量脾脏的大小及质地，警惕有无脾栓塞、脾破裂的可能，一旦出现上述症状，应立即通知医生并给予相应处理。

(6) 患者应了解药物的作用、副作用及有关的注意事项，化疗时注意防止外渗及静脉炎的发生，注意监测血象变化。

(7) 注意保持皮肤黏膜的清洁，预防口腔溃疡，肛周脓肿的发生。

(8) 做好心理护理，帮助患者树立战胜疾病的信心，正确认识、正确对待疾病。

(9) 健康教育：

1) 避免接触 X 线或其他有害的放射性。慎用氯霉素、保泰松、细胞毒素类抗癌药及免疫抑制剂类等。多吃有防癌抗癌作用的食品。

2) 学会自我照顾，患者之间多沟通交流，家属应给予患者精神、物质支持，减轻、消除患者焦虑、恐惧的不良心态，提高患者生存的信心。

3) 指导患者注意休息，养成良好的生活习惯，保持心情舒畅，不可受风寒侵袭，以免诱发感染，加重病情。

4) 遵医嘱按时服药，定期门诊复查。

(四) 慢性淋巴细胞白血病患者的健康指导

(1) 保持病室内清洁、空气流通，调节适宜的温、湿度。每日通风换气两次，空气消毒两次，每次 30min。

(2) 保证充足的睡眠，适当减少活动以降低体力消耗，当血小板低于 $20 \times 10^9/L$ 时，应指导患者绝对卧床休息，做好生活护理，预防出血。

(3) 饮食方面注意进食高蛋白、高维生素、易消化的饮食，多食蔬菜及水果，化疗期间多饮水，防止尿酸性肾病的发生。

(4) 密切观察体温、脉搏、呼吸、血压的变化，观察患者有无咽痛、咳嗽等呼吸道感染的症状，如发现异常应立即通知医师进行处理。定期监测肝、脾及淋巴结肿大的情况，观察有无皮肤、口腔及牙龈等部位的出血，一旦发现出血征象应立即采取有效措施进行止血。

(5) 化疗药物常见副作用有消化道反应、骨髓抑制等，患者化疗期间应观察有无恶心、呕吐症状，对于呕吐严重的患者应遵医嘱使用止吐药物。患者应配合医生做好血象监测，预防感染和出血。

(6) 患者应养成良好的生活习惯，保持皮肤清洁卫生，勤洗澡或擦澡，勤换内衣。皮肤瘙痒时，勿搔抓皮肤，以免引起出血、感染。

(7) 为患者进行肌肉、静脉注射应严格执行无菌操作，防止皮肤黏膜的感染。

(8) 为患者做好心理护理：社会各界应该关心、鼓励和支持患者，帮助患者克服不良情绪，积极配合治疗，早日回归社会。

(9) 健康教育：

1) 养成良好的卫生习惯，学会自我护理，保持皮肤、口腔清洁卫生。

2) 注意保暖，积极预防感染，尤其是呼吸道感染，不要去人群聚集的公共场所，出门戴口罩。

3) 遵医嘱按时服用口服药物，勿擅自停药。

4) 向患者及家属进行有关疾病、药物方面知识的讲解介绍，做好心理准备，树立战胜疾病的信心，积极配合治疗，定期到门诊复查，如遇到异常随时到医院就诊。

（五）淋巴瘤患者的健康指导

（1）保持病室内清洁、空气流通，调节适宜的温、湿度。每日通风换气两次，空气消毒两次，每次30min。

（2）由于疾病早期患者体力尚好，可适当进行社交活动及身体锻炼；淋巴瘤患者晚期则应以卧床休息为主，并坚持室内运动、床上锻炼，做好肌肉按摩。

（3）在饮食方面应该为患者提供高热量、高蛋白、高维生素及低盐饮食，保证病人机体的消耗。

（4）病情观察：

1）观察患者肝、脾、淋巴结肿大程度及相应症状。

2）观察患者有无发绀、呼吸困难等呼吸道受阻或压迫症状。

3）监测体温变化，发热时可采用物理降温，或遵医嘱给予药物降温。

4）严密观察放、化疗期间的副反应，并注意肿块的大小、症状的程度、血象等情况变化。

（5）放疗护理：

1）观察治疗效果及不良反应。

2）保护放疗照射区域皮肤，避免一切刺激性因素。

（6）化疗药物护理，同白血病护理。

（7）保持皮肤、毛发、口、鼻及会阴部的清洁，皮肤瘙痒时给予温水擦洗。

（8）心理护理：

1）关心、体贴、照顾患者，向患者及家属介绍本病的相关知识及成功病例，增强患者信心，使其安心配合治疗及护理。

2）建立社会支持网，嘱家属亲人给予患者物质和精神上的支持，鼓励患者之间多交流一些防病、养病的好经验，以帮助患者减轻或消除不良的心态。

3）治疗前向患者解释放、化疗中可能出现的副作用，以消除顾虑，取得配合。

（9）坚持治疗，定期复查，与医护人员配合，克服治疗中的副作用。

（10）养成良好的生活习惯，平时应保证充分休息，加强营养，戒除烟酒，保持心情舒畅，保持个人卫生，少去公共场所，防止交叉感染，适当进行锻炼，如散步、打太极拳等，但应注意活动时避免外伤。

（11）如感到身体不适或肿块增大，应及时就诊。

（六）溶血性贫血患者的健康指导

（1）保持病室内清洁、空气流通，调节适宜的温、湿度。每日通风换气两次，空气消毒两次，每次30min。

（2）急性溶血或严重贫血的患者应卧床休息，慢性期及中度贫血的患者可以适当活动但应以休息为主。

（3）在饮食上给予高蛋白、高热量、高维生素饮食，如瘦肉、牛奶、鱼、新鲜水果、蔬菜等。

（4）病情观察：

1）观察有无皮肤、巩膜黄染，尿色深黄或酱油色尿等溶血表现。

2）观察有无疲乏无力、眩晕,甚至嗜睡、昏厥、昏迷等贫血表现。
3）监测体温变化,每日测量体温4~6次。
4）观察有无出血、厌食、水肿及肝脾肿大等症状。
(5) 症状护理:
1）有溶血及血红蛋白尿者,应及时告知医师,做好相应的处理。
2）高热者用冰敷或者温水擦浴,禁用酒精擦浴,注意体温变化,必要时给予药物降温。
3）严重贫血的患者应遵医嘱输注洗涤红细胞。输血时,注意配合观察有发热症状;有无皮肤瘙痒、皮疹等过敏症状,发现异常立即告知医务人员。
(6) 用药的护理:
1）使用糖皮质激素期间应注意避免感染。
2）使用环磷酰胺治疗时应多饮水,每日饮水量3 000mL以上,防止出血性膀胱炎的发生。
3）使用环孢素治疗时应定期检查肝、肾功能的变化。
(7) 患者应注意个人卫生,保持皮肤黏膜清洁,预防感染和压疮。
(8) 为患者做好心理指导,克服不良情绪,使其积极配合治疗。
(9) 坚持治疗,定期检查,有异常情况及时就诊。

(七) 特发性血小板减少性紫癜患者的健康指导

(1) 保持病室内清洁、空气流通．调节适宜的温、湿度。每日通风换气两次,空气消毒两次,每次30min。
(2) 患者可以适当进行活动,预防各种创伤,病情严重者应卧床休息。
(3) 根据病情选择饮食种类,进食高蛋白、高维生素等营养丰富的软食,防止消化道出血。
(4) 观察皮肤黏膜出血的部位、范围、出血量,预防颅内出血的发生,当血小板低且出现烦躁不安等情况时应及时告知医务人员,以便及时处理。
(5) 出血的护理:
1）皮肤出血:避免皮肤受挤压及外伤,减少皮肤穿刺及损伤性操作,穿刺部位拔针后充分按压止血。
2）鼻出血:少量鼻腔出血者,可用棉球或1∶1 000肾上腺素棉球填塞鼻腔或局部冷敷。如出血仍不止,可用油纱条形鼻腔填塞术,注意保持黏膜湿润,术后48~72h取出,防止误吸。
3）口腔、牙龈出血:宜食少渣食物,保持口腔清洁,勤漱口。有牙龈渗血时,可用肾上腺素棉球或明胶海绵片贴牙龈。勿用牙签剔牙,禁用牙刷刷牙。
4）会阴出血:保持会阴部清洁,每日清洗两次,防止泌尿生殖系逆行性感染。
5）消化道出血:消化道出血者视出血量的多少决定是否禁食,观察呕吐物和排泄物的性质、颜色。
6）眼底出血:卧床休息,不要揉擦眼睛。
7）颅内出血:给予高流量吸氧,保持呼吸道通畅;遵医嘱使用止血剂及降低颅内压的药物;头部给予冰帽或冰袋;严密观察病情,及时记录。

(6) 糖皮质激素及免疫抑制剂用药期间，应定期检查出血、血糖、白细胞计数，观察药物疗效。发现可疑为药物反应，及时报告医师并给予对症处理。

(7) 患者应养成良好的生活习惯，保持皮肤清洁，穿棉质宽松的衣服，避免皮肤受刺激引起出血。

(8) 注意保暖，避免受凉感冒而加重疾病的进展。

(9) 适当限制活动，预防各种外伤。

(10) 避免使用影响血小板的药物，如阿司匹林、消炎痛等。

(11) 定期到门诊复查血小板，坚持治疗。

(八) 过敏性紫癜患者的健康指导

(1) 保持病室内清洁、空气流通，调节适宜的温、湿度。每日通风换气两次，空气消毒两次，每次30min。

(2) 使皮肤清洁卫生，勤剪指甲，避免摩擦和搔抓皮肤。注意肛周及会阴部的清洁。

(3) 减少活动，急性期应卧床休息，环境宜安静舒适，减少因周围环境刺激而产生焦虑，从而加重疼痛。

(4) 饮食应清淡，对患者食用后曾发生过敏的食物绝对禁忌。

(5) 病情观察：

1) 观察紫癜出现的时间、部位、数量及形态的变化。了解病情与饮食、药物的关系。

2) 观察疼痛的性质、部位、程度以及持续的时间，有无伴随症状，如恶心、呕吐、便血、腹泻等。

3) 观察关节部位局部热、肿、痛情况。

4) 观察大小便的颜色、性质及量，了解泌尿道、消化道出血及转归。

(6) 疼痛护理：

1) 保证患者有充足的睡眠和休息。

2) 当疼痛加剧时，遵医嘱做好对症处理。

3) 关节疼痛者应制动，抬高患肢和冰敷疼痛部位。

(7) 应用环磷酰胺时，多饮水，注意观察小便量及颜色的改变；应用糖皮质激素时，定期检查出血、血糖、白细胞计数，观察药物疗效。发现可疑为药物反应，及时报告医师并给予对症处理。

(8) 克服不良情绪，配合治疗。

(9) 其他：

1) 避免服药或接触可疑的致敏物品、药物及食物。

2) 加强自我护理及病情监测，发现异常及时就诊。

3) 按医嘱服药，定期复查。

(九) 血友病患者的健康指导

(1) 保持病室内清洁、空气流通，调节适宜的温、湿度。每日通风换气两次，空气消毒两次，每次30min。

(2) 不要过度负重或做剧烈的接触性运动，发现出血时，应卧床休息，避免活动。

(3) 饮食以易消化的软食为主，防止因食物过硬引起口腔出血。

(4) 如有自发性或轻微受伤后出血现象，出现深部组织血肿、血肿压迫重要器官或重要脏器出血，应及时就医。

(5) 疼痛严重时可使用药物止痛。

(6) 及时清除血迹，注意口腔卫生，勤漱口，加强口腔护理，避免拔牙。

(7) 需要输入冷沉淀时应注意配合观察有无发热症状；有无皮肤瘙痒、皮疹等过敏症状，及时告知医务人员。

(8) 做好心理护理：本疾病终身有出血倾向，患者易产生恐惧和焦虑。应做好病人的思想解释工作，帮助其正确对待疾病，提高生活质量。

(9) 健康教育：

1) 学会自我救护。

2) 为患者及家属做好血友病遗传咨询工作。

3) 避免从事易引起受伤的工作和活动。

(十) 弥散性血管内凝血患者的健康指导

(1) 保持病室内清洁、空气流通，调节适宜的温、湿度。每日通风换气两次，空气消毒两次，每次30min。

(2) 患者应减少活动，给予舒适体位，保证充分的休息。

(3) 病情观察：

1) 观察有无皮肤、黏膜淤斑、伤口、注射部位渗血，以及呕血、黑便、泌尿道出血、颅内出血、意识障碍等症状。注意观察出血部位、出血量。

2) 观察有无皮肤及黏膜发绀、缺氧、尿少、尿闭、血压下降、呼吸、循环衰竭等症状。

3) 观察有无高凝及栓塞症状，静脉采血血液迅速凝固时应警惕高凝状态；观察脑栓塞、肺栓塞、肾栓塞等先兆表现。

4) 观察有无黄疸、溶血症状。

5) 观察血小板计数、凝血酶原时间、血浆纤维蛋白含量、鱼精蛋白副凝试验结果。

6) 观察原发病的病情。

(4) 出血时按医嘱使用抗凝剂，补充凝血因子、成分输血或抗纤溶药物治疗。正确、按时用药，严密观察治疗效果，监测凝血时间等实验室各项指标，预防不良反应。

(5) 保持皮肤清洁干燥，预防压疮。

(6) 心理指导：稳定情绪，克服焦虑、恐惧、悲观等不良心理反应，增强治疗信心。

(7) 其他：

1) 坚持原发病的治疗，定期复查。

2) 加强疾病的自我监测。

(十一) 巨幼细胞性贫血患者的健康指导

(1) 保持病室内清洁、空气流通，调节适宜的温、湿度。每日通风换气两次，空气消毒两次，每次30min。

(2) 轻、中度贫血的患者可以适当活动，重度贫血患者应卧床休息，减少机体耗氧量，必要时可吸氧。有末梢神经炎、四肢麻木无力的患者应注意保暖、避免受伤，共济失调者走路需有人陪伴。

(3) 饮食上注意进食富含叶酸和维生素 B_{12} 的食物。叶酸缺乏者可以多吃绿叶蔬菜、水果、谷类，以及动物肝、肾等；维生素 B_{12} 缺乏者可以多吃动物肝、肾、禽蛋、海产品等。此外，还应该改善烹调技术，减少营养素的损失。

(4) 观察贫血的进展程度、脏器功能变化以及神经系统的改变，一旦出现心功能不全症状或视力障碍、吞咽困难、晕厥、末梢神经炎、手足对称性麻木无力、深感觉障碍、共济失调等表现，应该及时与医师联系，做好对症处理。

(5) 严重贫血患者吸氧时，应绝对禁止吸烟及使用电器，注意防火、防油、防热、防震，以免引起火灾，造成不良后果。

(6) 输血时，注意配合观察有无发热症状，有无皮肤瘙痒、皮疹等过敏症状，如有及时告知医务人员。

(7) 用药指导：肌内注射维生素 B_{12} 偶有过敏反应，应该注意观察，及时告知医师。严重贫血患者在补充叶酸和维生素 B_{12} 时，容易导致血清钾突然下降，老年人、有心血管疾患和不能进食者，应注意遵医嘱补钾。

(8) 有口腔炎、舌炎的患者应该保持口腔清洁，饭前、饭后用朵贝氏液或生理盐水漱口，以减少感染的机会。口腔溃疡面可贴溃疡膜、涂碘甘油等。

(9) 做好心理指导，加强沟通，克服不良情绪，积极配合治疗。

(10) 遵医嘱按时服用口服药物，勿擅自停服。

(11) 定期复诊。

(十二) 造血干细胞移植患者的健康指导

1. 患者进入层流室的相关注意事项

(1) 进入层流室之前需要将头发剃光，避免因大剂量的化疗使头发大量脱落，造成患者刺痒不适。

(2) 进入层流室前需经过洗必泰液药浴，使皮肤清洁，浴后着消毒好的患服，在护士协助下进入层流室。

(3) 凡需要带入层流室内的物品必须先严格消毒（如卫生纸、卫生巾、衣物等）。因此所需物品必须提前准备，经过消毒后方可拿入层流室。

(4) 进入层流室后患者应该保持层流室内的清洁。呕吐时请将呕吐物装于塑料袋中，大便前需在坐便器内铺好塑料袋，使用后的纸屑等污物应丢入相应容器内，避免污染环境。

(5) 层流室内床头柜可放置患者的物品，室内治疗盘内物品为治疗专用，请勿擅自使用，以免污染，引起不良后果。

(6) 层流室内的地面属于污染区域，如有物品掉在地面上请不要自行捡起，应该由工作人员捡起并经消毒后方可再用。

(7) 患者应养成良好的个人生活习惯，饭前、便后勤洗手，勤更换患服及内裤并且需配合医护人员进行全身擦洗、坐浴等。

(8) 如患者出现身体不适症状，应及时报告医护人员，以便及时做出相应的处理。

2. 中心静脉插管的注意事项 中心静脉插管是将双腔管自锁骨下静脉插入上腔静脉的一种维持输液的方法，其目的是减少日常静脉穿刺的机会，有利于保护血管，减轻患者的痛苦。

(1) 插管时患者取去枕仰卧位，头偏向于插管部位对侧。

(2) 在进行中心静脉插管时，患者应配合医护人员，双手不要乱动，避免污染手术区域，如出现酸麻等不适感，应及时告知医生。

(3) 插管后，患者尽量不要用力活动，插管同侧肢体可以做轻微的活动，避免用力外展、上伸，以免导管脱出。

(4) 如患者在输液过程中需起床活动或需要大小便，请不要将输液管道拉得过紧，以免插管被拔出或输液管道与导管连接处脱开，引起不良后果。

3. 准确准量服用口服药的重要性　准时准量服用口服药物是保证干细胞移植成功的重要措施之一。常用的口服药主要包括抗排斥药物、抗真菌药物、抗细菌药物等，对于细胞移植的一些并发症起到预防作用，患者应该积极配合。如出现腹泻或频繁呕吐，应警惕药物吸收不好，需及时向医务人员反映。

4. 口、眼、鼻、肛门护理的意义及注意事项　口腔、眼睛、鼻腔、肛门是移植后最容易感染的部位，做好口、眼、鼻、肛门的护理，可预防并减少并发症，利于患者早日康复。

(1) 预防口腔感染的护理措施：每次餐后使用4%碳酸氢钠（抗真菌）和1∶2 000洗必泰液（抗细菌）交替漱口，保持口腔清洁卫生，处于低谷期的患者应该增加漱口的次数。在应用甲氨蝶呤期间，为减轻其对口腔黏膜的毒副作用，还需加用甲酰四氢叶酸钙液漱口，每日要求含漱≥500mL，防止发生口腔溃疡。

(2) 预防鼻部感染的护理措施：患者应每日配合滴鼻，不要挖鼻或用力捏鼻，以免引起鼻腔出血。

(3) 预防眼部感染的护理：患者应每日配合眼药水滴眼，预防眼部感染。

(4) 预防肛门感染的护理：患者应保持大便通畅，避免大便干燥，引起肛裂，每次便后使用1∶2 000洗必泰液擦洗肛门，并用百多邦或红霉素软膏涂抹肛周，每日用高锰酸钾液坐浴1次，预防肛周的感染。

5. 化疗期间的注意事项

(1) 患者应多饮水，每日3 000mL以上，以促进排毒，减少尿酸性肾病的发生。

(2) 化疗期间的饮食应注意清淡易消化，患者应该少食多餐。

6. 饮食指导

(1) 预处理前，应进食高蛋白、高维生素、营养丰富的饮食，如瘦肉、牛肉、剔刺的鱼肉、剔骨的排骨等。

(2) 化疗期间及移植早期（移植后1个月以内）：

1) 饮食应注意清淡、少渣、易消化和少刺激性，避免油腻、粗糙和带刺的食物。

2) 患者有口腔溃疡或血小板低于20×10^9/L时，应给予流质饮食，如牛奶（腹泻时禁食）、米汤、粥、面条等。

(3) 移植后期（移植后1个月以后至半年）：应注意饮食卫生；可以逐渐增加进食量，摄入营养丰富饮食，但应避免进食不易消化吸收的食物，以免引起腹泻而诱发移植物抗宿主病。

7. 活动指导

(1) 当血小板高于20×10^9/L，且无出血倾向时，可适当下床活动，以利于恢复体力。

(2) 当血小板低于20×10^9/L，或有出血征象的患者应绝对卧床休息，勿用力擤鼻、咳嗽、排便，以免引起出血。出现头昏、头痛或其他不适时，应立即通知医护人员，以便及时处理。

(3) 患者有头昏、乏力、发热时，应绝对卧床，以免发生危险。
(4) 患者起床活动时应缓慢坐起，并静坐 30s 后再离开床位，避免跌倒的发生。

8. 出院指导

(1) 移植后半年到一年内应避免到公共场合和人口密集的地方。限制房间内探视的亲友人数，避免接触有呼吸道感染症状的亲友。外出时要戴口罩，避免呼吸道感染。
(2) 保持室内空气新鲜，定时通风，室内可定期用食醋加热熏蒸消毒。
(3) 加强营养，多吃营养丰富的饮食，注意饮食卫生。
(4) 注意个人卫生，克服不良生活习惯。加强身体锻炼，劳逸结合，避免劳累。
(5) 遵医嘱按时服用药物，勿擅自停药或减药，以免影响治疗效果。
(6) 遇有身体不适，如发热、咳嗽、皮疹等，应及时到医院就诊。

(十三) 缺铁性贫血患者的健康指导

(1) 保持室内清洁卫生、空气流通，调节适宜的温、湿度。
(2) 轻、中度贫血的患者可以适当活动，重度贫血的患者应该卧床休息，减少机题耗氧量。
(3) 在饮食方面应该给予高蛋白、高维生素和含铁量丰富的食物，如牛肉、豆类、肝、蛋黄、海带、菠菜、油菜等。
(4) 密切观察患者贫血进展程度，监测血常规的变化以及脏器功能变化，一旦出现心功能不全症状或视力障碍、吞咽困难、晕厥等症状，应及时与医生联系，并给予对症处理。
(5) 对于贫血严重的患者应给予氧气吸入并遵医嘱输入压积红细胞。
(6) 用药的护理：

1) 口服铁剂容易引起胃肠道反应，宜在饭后服用。口服液体铁剂时，应使用吸管，避免牙齿染黑。铁剂的剂量应该由小剂量逐渐增加，患者应该按时服药，不能自己停药、口服铁剂 3 周后，如果血红蛋白无明显增加，应该立即通知医师，查找原因。需要注意的是，口服铁剂后大便可能呈黑色，一定要向患者解释清楚，以免引起患者和家属的恐慌，误以为是消化道出血。

2) 使用肌内注射铁剂的患者，剂量要准确，并且要深部注射，并注意更换注射部位。使用静脉注射铁剂的患者应该注意观察药物有无不良反应，若患者出现荨麻疹、心慌、肌肉关节痛、面色潮红等要及时通知医生并做相应的处理。

(7) 对患者做好心理护理，讲解疾病的相关知识，帮助患者克服不良的情绪，积极配合治疗。
(8) 对于出院的患者应该指导患者遵医嘱服用药物，定期复诊。
(9) 向患者提供电话咨询，有异常情况及时与医生取得联系。

（闫　慧）

参考文献

[1] 崔巍,韩冰.血液系统疾病[M].北京:科学技术出版社,2014.

[2] 王建祥.血液病诊疗规范[M].北京:中国协和医科大学出版社,2014.

[3] 方云,徐玉兰.血液系统危急重症病人护理及管理[M].湖北:华中科技大学出版社,2014.

[4] 黄晓军,黄河.血液内科学[M].北京:人民卫生出版社,2014.

[5] 李娟.血液系统疑难病例精析及诊断思路[M].广东:广东科技出版社,2014.

[6] 黄绍良.实用小儿血液病学[M].北京:人民卫生出版社,2014.

[7] 张艳,吴海峰,唐全,郑惠.血液系统疾病诊疗技术[M].北京:科学出版社,2014.

[8] 夏薇,岳保红.临床血液学检验[M].华中科技大学出版社,2014.

[9] 王树叶.淋巴瘤简明诊疗策略[M].北京:人民卫生出版社,2013.

[10] 林果为,欧阳仁荣,陈珊珊,等.现代临床血液病学[M].上海:复旦大学出版社,2013.

[11] 杨连粤,李晓林,钟美佐,欧阳取长,周卫兵.血液科与肿瘤科临床心得[M].北京:科学出版社,2013.

[12] 黄晓军,等.血液内科诊疗常规[M].北京:中国医药科技出版社,2012.

[13] 李宓.血液净化相关并发症[M].北京:科学出版社,2016.

[14] 李华,邹平.人体血液流变学[M].北京:科学出版社,2016.

[15] 胡晓梅.周霭祥血液病临证集萃[M].北京:科学技术出版社,2016.

[16] 周剑峰,等.血液病诊疗指南(第3版)[M].北京:科学出版社,2016.

[17] 曾小菁.血液学检验技术[M].北京:科学出版社,2016.

[18] 林惠风,等.实用血液净化护理[M].上海:上海科技出版社,2016.

[19] 李娟,王荷花.血液病简明鉴别诊断学[M].北京:人民卫生出版社,2016.

[20] 高广勋,董宝侠.血液病分子病理诊断学[M].北京:第四军医大学出版社,2016.

[21] 张梅,胡翊群.血液与肿瘤疾病[M].北京:人民卫生出版社,2015.

[22] 孙仁华,黄东胜.重症血液净化学[M].浙江:浙江大学出版社,2015.

[23] 黄晓军,等.内科学-血液内科分册[M].北京:人民卫生出版社,2015.

[24] 李运梅,赵立民,莫国华.血液净化与临床护理[M].北京:科学出版社,2015.

[25] 葛建国.血液病用药指导[M].北京:人民军医出版社,2015.

[26] 王霄霞,俞康.血液系统疾病的检验诊断(第2版)[M].北京:人民卫生出版

社，2015.
- [27] 马梁明，朱秋娟，贡蓉. 血液系统恶性肿瘤非手术治疗［M］. 湖北：华中科技大学出版社，2015.
- [28] 孙光. 血液与造血系统健康［M］. 北京：中国协和医科大学出版社，2015.
- [29] 徐锦江，梁春光. 血液、循环和呼吸系统疾病护理［M］. 北京：科学出版社，2015.
- [30] 李德爱，李雪松，张晓坚. 血液病治疗药物的安全应用［M］. 北京：人民卫生出版社，2015.
- [31] 阮长耿. 血液病学高级教程［M］. 北京：人民军医出版社，2015.
- [32] 侯振江，杨晓斌. 血液学检验（第4版）［M］. 北京：人民卫生出版社，2015.
- [33] 胡豫. 血液内科疾病临床诊疗思维［M］. 北京：人民卫生出版社，2014.
- [34] 夏薇. 临床血液学检验技术［M］. 北京：人民卫生出版社，2015.
- [35] 黄晓军. 血液内科［M］. 北京：中国医药科技出版社，2014.